인체생리학

Ross and Wilson

Anatomy & Physiology

in Health and Illness

12th Edition

ELSEVIER

Ross and Wilson Anatomy and Physiology in Health and Illness, 12th Edition
Copyright © 2014 Elsevier Ltd. All rights reserved.
ISBN: 978-0-702-05325-2

This translation of *Ross and Wilson Anatomy and Physiology in Health and Illness,* 12th Edition by Anne Waugh, Allison Grant was undertaken by Jungdam Media Publishing, Co., as part of Hakjisa Publisher, Inc. and is published by arrangement with Elsevier Ltd. and Elsevier Korea L.L.C.

인체생리학, 홍용근 외
Korean ISBN : 978-89-6069-514-6

Ross and Wilson Anatomy and Physiology in Health and Illness, 12th Edition, Anne Waugh, Allison Grant의 번역서는 Elsevier Ltd. 와 Elsevier Korea L.L.C. 와의 계약을 통해 정담미디어에서 출간 되었습니다.

Printed in Korea by Jungdam Media Publishing, Co.

인체생리학 12판

Ross and Wilson
Anatomy and Physiology in Health and Illness 12e

2016년 5월 13일 1판 1쇄 인쇄
2016년 5월 20일 1판 1쇄 발행

지은이 | Anne Waugh, Allison Grant
옮긴이 | 홍용근 외
펴낸이 | 김진환
펴낸곳 | 정담미디어 · (주) 학지사
04031 서울특별시 마포구 양화로 15길 20 마인드월드빌딩
대표전화_ 02-330-5188 팩스_ 02-326-0338
등 록 | 2010년 2월 8일 제313-2010-36호
메 일 | jdmpub@jdmpub.com
홈페이지 | http://www.jdmpub.com

ISBN 978-89-6069-514-6 93510

가 격 | 40,000원

인체생리학

Ross and Wilson

Anatomy & Physiology

in Health and Illness

12th Edition

Anne Waugh, Allison Grant 공저

홍용근 외 공역

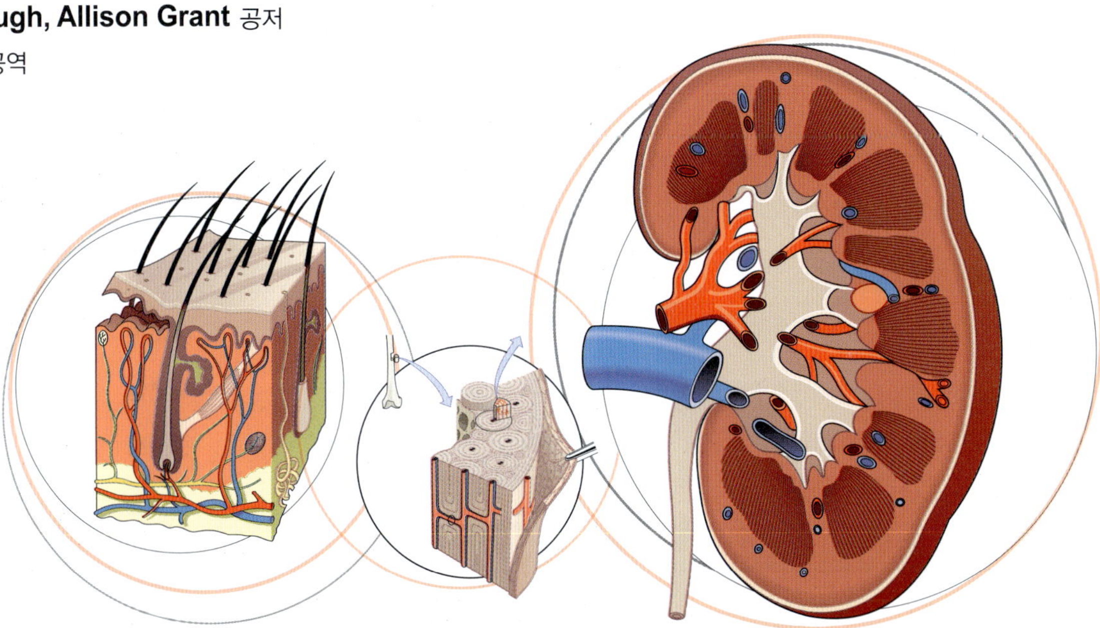

ELSEVIER

정담미디어

역자 소개

대표역자

홍용근 인제대학교

역자

감경윤	인제대학교
강동연	동주대학교
강신욱	경북전문대학교
강재선	경성대학교
구현모	경성대학교
국지연	전남과학대학교
금명희	대동대학교
김동희	부산대학교
김보경	한국국제대학교
김석범	제주한라대학교
김성호	신구대학교
김수한	가야대학교
김용숙	대구한의대학교
김윤환	광양보건대학교
김은희	한국국제대학교
김인경	송곡대학교
김재현	신성대학교
김정기	대구보건대학교
김좌준	춘해보건대학교
김춘숙	경동대학교
김현애	포항대학교
김호성	을지대학교
남건우	춘해보건대학교
노효련	강원대학교
박강희	동주대학교
박동영	구미대학교
박수경	인제대학교
박신영	제주한라대학교
박필남	포항대학교
백지영	동신대학교
송경연	한려대학교
송주민	신라대학교
용준형	한림성심대학교
유경태	남서울대학교
유재호	선문대학교
윤세원	광주여자대학교
이경란	가톨릭상지대학교
이내영	신라대학교
이대희	영동대학교
이선명	마산대학교
이선민	동주대학교
이영미	강원대학교
이영미	선린대학교
장선일	전주대학교
장인순	한국성서대학교
장 철	경남정보대학교
전미순	백석대학교
전은영	대구대학교
정복희	호원대학교
정순희	진주보건대학교
정호발	안산대학교
정효주	동신대학교
정희승	광주여자대학교
조현국	강원대학교
주현실	대원대학교
천송희	영산대학교
최순호	울산과학대학교
하윤주	호남대학교
한동욱	신라대학교
허 명	광주대학교
허영구	제주한라대학교
현경예	동의대학교
홍윤경	인제대학교
황성배	경북전문대학교

저자 서문

Ross와 Wilson의 책은 지난 50여 년 동안 해부학과 생리학을 공부하는 학생들의 주요 교재로 사용되어 왔다. 이번 12판이 나오기까지 뜨거운 관심을 나타냈던 독자들(간호학을 공부하는 학생들, 보건의료인 및 대체의학을 전공하는 전문가들을 비롯한 다양한 유관 직업에 종사하는 전문가들)을 위해 만들어졌다. 본 개정판에서도 변함없이 신체를 구성하는 계통에 대해서 사실적인 설명을 하였고, 신체 각 부위의 작용기전을 포함한 해부 · 생리학적 측면에서의 특성을 기술한 다음 일반적인 기능 이상과 질병, 즉 병리적 기전에 대해서 기술하였다.

인간의 몸은 각각의 계통들의 상호작용으로 설명할 수 있다. 따라서 계통이 각 단원별로 나뉘어 기술되어 있다고 하더라도 건강의 유지를 위해서는 이 모든 계통이 상호 협력적으로 작용해야 한다. 또한 생리학은 이러한 상호 협력적인 작용을 이해하는 통합 학문이라는 것을 독자들은 잊지 말아야 한다. 신체의 각 계통에 대해서 명확히 구분된 설명에 앞서 본 개정판의 처음 세 장은 신체의 개요에 대한 설명을 제공하고, 그 의미와 신체의 주요 구조를 설명하였다.

3장 이후부터는 우리 몸이 정상적인 기능을 수행하는 데 있어서 각각의 영역이 필수적으로 상호작용하는 것을 설명하기 위하여 추가로 3개의 절(예: 소통, 음식물의 섭취와 노폐물의 제거, 보호와 생존)을 할애하였다. 본 개정판에서는 다양하고 풍부한 자료에 대한 재개정과 수정이 이루어졌고, 많은 모식도와 새로운 전자현미경의 컬러사진 및 다양한 조직사진들을 포함시켜 다양한 해부 · 생리학적 기능을 상세히 설명하고 독자로 하여금 이해가 용이하도록 하였다.

본 개정판은 새롭게 온라인 웹사이트(https://evolve.elsevier.com/Waugh/anatomy/)를 통해 각 장의 내용을 반영한 텍스트를 스스로 학습할 수 있도록 하였다. 또한 본 12판에 사용된 자료도 교재를 중심으로 학습하는 사람들에게 자기주도학습을 테스트하고 학습 능력을 향상시킬 수 있는 기회를 제공함으로써 동반학습 가이드가 될 수 있도록 하였다.

이전 개정판에서 사용된 대부분의 형식, 즉 학습 결과, 일반적인 접두어, 어근 등의 목록 및 본문에 사용된 광범위한 참고문헌 등은 유지 또는 약간의 수정 작업을 거쳤으며 새롭고 포괄적인 용어들이 본 12판에 새로이 추가되었다. 본문에서 발췌한 일부 생물학 관련값(biological value)은 쉽게 찾아볼 수 있도록 부록으로 나타내었는데, 일부 다른 의학 실습서나 의학 교재에서는 '정상값'이 약간 다르게 표기되어 있을 수도 있다.

Anne Waugh
Allison Grant

감사의 글 저자

본 12판은 여러 사람들의 노력을 통해 나오게 되었다. 이 개정판을 성공적으로 완성할 수 있었던 것은 Kathleen Wilson께서 닦아놓으신 틀이 기반이 되었기 때문으로, 이에 깊은 감사의 말씀을 전하고자 한다. 또한, 새로운 삽화들을 위하여 끈기를 가지고 임해주신 Graeme Chambers께도 진심으로 감사드린다. 그리고 적극적인 피드백과 코멘트를 통하여 11판보다 훨씬 진일보한 12판이 나올 수 있도록 힘써주신 독자 여러분들의 깊은 관심에 대해서 감사를 드리고자 한다. 더불어, 본 최신 개정판이 나오기까지 지속적으로 지원을 아끼지 않으신 Elsevier의 Mairi McCubbin, Sheila Black, Caroline Jones께도 감사를 표하고자 한다.

끝으로, 저녁 늦은 시간이든, 주말이든 가리지 않고 끈기 있게 도움을 준 Andy, Michael, Seona, Struan에게도 감사를 드리는 바이다.

Anne Waugh
Allison Grant

역자 서문

이 책은 1963년에 초판이 발행되어 주기적으로 개정을 거듭하여 2014년에 현재의 12판이 발행되기에 이르렀다. 다양한 시각에서 접근한 인체생리학 교재가 많이 나와 있지만, 이 책은 복잡하게 얽혀 있는 생체의 기능 및 조절기전을 알기 쉽게 기술하였을 뿐만 아니라, 과학적이고 체계적인 그림을 통해 이해를 돕고 있는 점이 최고의 장점이라 할 수 있다. 이러한 장점으로 인해 생리학적 시각과 더불어 병리학적 시각, 즉 건강한 상태와 질병 상황에서의 생체 변화를 설명한 부분에서는 다른 생리학 서적과 비교할 때 배우는 학생에게 월등히 뛰어난 이론적 접근성을 제공하는 것이 본 서적의 최대의 강점이라 할 수 있다.

근래에 인체생리학과 분자생리학에 대한 지식이 급속히 발전하면서 의학 및 보건계열에서의 생리학은 임상의학을 연결하는 고리의 역할을 하게 되었다. 이 책은 'Anatomy and Physiology in Health and Illness'의 10판을 우리말로 번역한 후 11판을 거쳐 12판을 재번역 및 수정 · 보완한 것으로, 정상적인 생체기전을 사람의 각종 질환과 관련시켜 설명하였고, 이들 질환을 분자적 수준에서 작용기전을 강조하면서 각종 질환의 발병기전에 대한 원리를 쉽게 이해할 수 있도록 함과 동시에 본문에 소개된 개념들은 임상의 예를 통하여 더욱 쉽게 설명하고 있다.

본 서적은 간호학, 보건학 계열 및 생명과학 분야의 학부생, 생리학을 전공하는 대학원생을 비롯한 생명과학자들에게도 유용한 참고 서적이 될 것이다. 다만 아쉬운 것은 책의 내용이 원서의 번역에 충실함에 따라 한국인의 신체적 특징과 질환 발병 경향의 특징을 그대로 반영하지 못한 점과 아직 국내의 의학용어 통일 작업이 다소 미흡한 관계로 인한 각 장에서 용어 선택의 부적합함 등이 향후 극복해야 할 숙제로 남아 있다는 점이다.

끝으로, 이 번역서를 계기로 향후 한국인의 신체 및 건강상태에 근거한 생리학 서적 집필의 필요성이 제기되고 머지않은 시기에 그 필요성이 실현될 수 있기를 기대한다.

2016. 4
성산관 5층과 8층을 오르내리며
역자 대표

감사의 글 역자

지나고 보니 그렇게 짧지만도 않은 20년을 훌쩍 넘는 기간 동안 전공영역으로서 나름의 노력을 다해 왔으나, 집필을 한다거나 역서 출간을 할 때마다 항상 조심스러움을 떨칠 수가 없다. 특히 이 기간 동안 전공과목으로써 연구 및 강의를 해 온 생리학이지만 저명한 필독서의 번역을 통해 해당 분야의 전문가와 전문가를 지향하는 다수에게 다가가는 것이 결코 쉬운 일이 아님을 느낀다. 이번 12판의 번역과 개정작업이 이루어지는 과정에서 진행이 지연되고 지지부진한 상황에서도 조금이라도 완성에 가까운 서적을 만들고자 시간을 미루면서까지 인내하고 참아주신 정담미디어 사장님과 관계자 여러분들께 깊은 감사를 드린다.

또한 개정판이 완성되기까지 많은 관심과 노고로 참여해 주신 모든 참여 역자 여러분들께 진심으로 감사를 드린다. 주어진 학업과 연구를 소화하기에도 부족한 시간을 쪼개어 번역, 검토 및 교정에 참여함으로써 시작에서부터 마무리까지 도움을 준 인제대학교 '생체시계 및 노화연구실' 모든 구성원들에게 지면을 빌려 진심으로 감사의 뜻을 전하고자 한다.

수차례에 걸친 검토와 교정 작업을 반복하면서 완성에 근접하고자 최선의 노력을 다했으나 여러 가지 어려움과 제한으로 인하여 부분적으로는 다소 미흡한 부분이 있을 것이다. 본 서적이 50여 년 동안 12판에 걸쳐 개정을 거듭해 왔듯이 본 12판의 번역판도 추후 반복된 수정 · 보완작업뿐만 아니라 내용의 첨삭을 통해 더욱 충실한 내용이 될 수 있도록 지속적으로 노력할 것임을 약속드린다.

끝으로 수년 전부터 본 서적의 번역과 개정에 참여하신 모든 분들과 독자들의 가감 없는 차가운 지적과 조언을 부탁드린다.

2016. 4

역자 대표

차례

SECTION 1

인체구조와 구성 성분

The body and its constituents

CHAPTER 1

인체의 개요

Introduction to the human body

사람의 몸은 고도로 정교한 기계장치에 비유할 수 있다. 인체는 독립적인 단일 개체로 존재하지만 상호의존적인 많은 계통들로 구성되어 있다. 각각의 계통은 나름대로 개체가 잘 살아가는 데 필수적인 기능을 수행한다. 어떤 계통에 문제가 생기면 그 영향이 다른 계통에도 미쳐 생체 기능의 수행능력을 저하시킨다. 인체계통이 통합적으로 작용할 때 인체는 생존할 수 있는 능력을 획득한다. 인체는 구조적·기능적으로 매우 복잡하다. 이 책에서는 인체의 기본적인 구조와 관련된 기능을 설명하는 데 목표를 두고 있다.

해부학(anatomy)은 인체의 구조를 연구하고 인체계통들 간의 상관관계를 연구한다. 생리학(physiology)은 인체계통이 어떻게 작동하는지, 그리고 개인의 건강과 생명 유지를 위해 이 계통들이 어떻게 협력하는지를 연구한다. 병리학(pathology)은 신체의 비정상 상태를 연구하는 학문이고, 병리생리학(pathophysiology)은 신체의 비정상 상태가 신체의 기능에 어떻게 영향을 미치며, 질병은 어떻게 일어나는지를 연구하는 학문이다.

대부분의 신체계통들은 나이를 먹음에 따라 효율성이 떨어지게 된다. 이러한 생리학적 효율 감소는 노화에 따른 자연스러운 현상이기 때문에 질병 또는 질환들과 혼동해서는 안 된다. 건강한 생활습관을 유지하는 것은 노화의 영향을 늦춰줄 뿐만 아니라, 나이가 들었을 때 생길 수 있는 병들로부터 신체를 보호해 준다. 이 장에서는 노화에 의한 일반적인 영향들을 다루고 있으며, 뒤의 장들에서는 노화가 신체의 여러 기능들에 미치는 영향에 대해 살펴볼 것이다.

1. 구조적 복잡성의 수준

학습목표

이 단원의 학습을 통해서 다음을 이해할 수 있다.
- 인체의 구조적 복잡성의 수준

인체는 구조적 복잡성의 수준이 각기 다르다. 가장 낮은 수준은 화학적 수준이다. 인체의 광범위한 범위를 차지하는 분자들은 원자들의 결합으로 이루어져 있다. 중요한 생물학적 분자의 특성과 기능을 가진 구조물은 2장에서 언급된다.

세포는 살아가는 데 필요한 요소 중 가장 작은 기초적인 단위이며, 인체에 1조 개 이상이 존재한다. 너무 작아서 눈으로 볼 수는 없지만, 실험실에서 다양한 염색물질을 흡착시켜 현미경을 이용해 확대하면 세포의 크기나 모양을 관찰할 수 있다. 각각의 세포 형태는 독특하며, 각기 인체의 특정한 부위에서 특정한 기능을 수행하고 있다(그림 1-1).

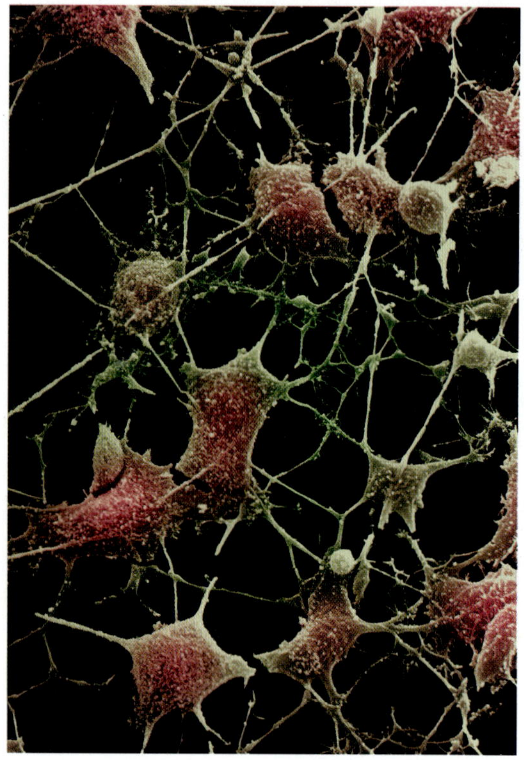

그림 1-1 고배율의 신경세포

그림 1-1은 고배율로 확대된 신경세포의 모습을 나타내고 있는데, 신경세포의 특화된 기능은 전기 신호(신경 충격)를 전달하는 것으로, 이 신호들은 통합 및 조정되어 신체 내 수백만 개의 신경세포들이 빠르고 정교한 소통체계를 갖추도록 만들어 준다.

인체는 복잡한 유기체로 유사한 구조와 기능을 가진 세포들이 모여 조직을 형성한다. 세포들의 구조와 기능, 그리고 조직은 3장에서 언급된다.

각각의 기관은 각기 다양한 종류의 조직으로 구성되고, 특수한 기능을 수행하도록 되어 있다(그림 1-2). 그 위 단계인 계통은 많은 기관과 인체의 생존에 필요한 조직들로 구성되어 있다. 인체는 여러 계통으로 구성되어 각기 독립적인 기능을 수행하는데, 건강을 위해서는 모든 계통이 필수적이다. 인체계통의 구조와 기능은 다음 장에서 알아본다.

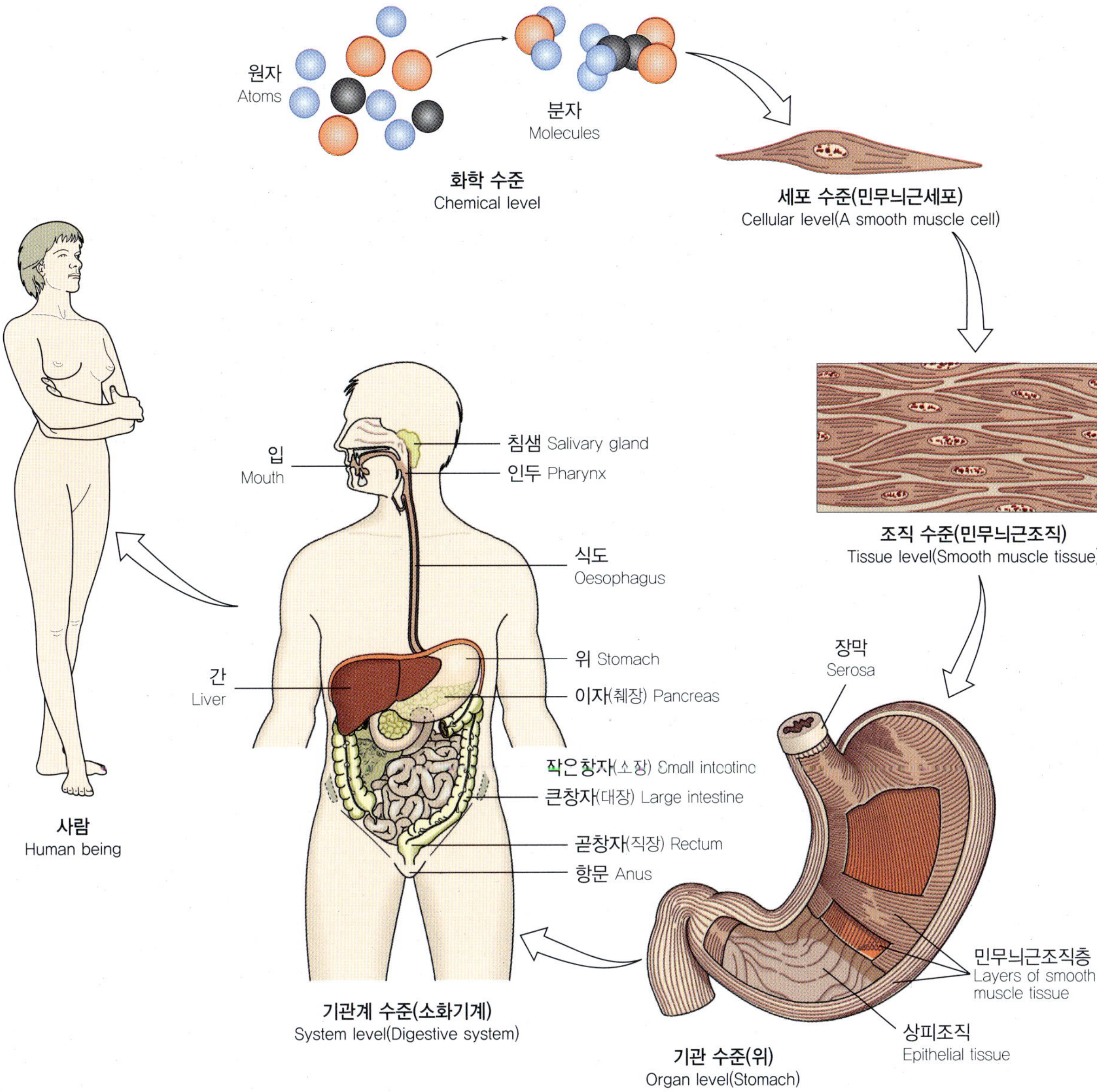

그림 1-2 구조적 복잡성의 다양한 수준

2. 내부 환경과 항상성

학습목표

이 단원의 학습을 통해서 다음을 이해할 수 있다.

- 내부 환경과 항상성의 정의
- 음성 되먹임과 양성 되먹임 조절 기전의 비교
- 항상성 불균형의 잠재적인 결과

인체를 둘러싸고 있는 외부 환경은 모든 인체세포들이 요구하는 산소와 영양분을 공급한다. 세포 활동 결과 생긴 노폐물은 외부 환경으로 배출된다. 피부는 종종 우리 몸이 적으로 받아들이기도 하며 끊임없이 변화하는 외부 환경과 신체조직들 사이에서 효율적인 방어벽이 되어준다.

내부 환경은 인체세포를 유지하는 수분에 기초를 둔 환경이다. 세포들이 잠겨 있는 전해질 액체를 세포간질액 또는 조직액이라 부른다. 세포 주변의 세포간질액은 순환하는 혈액으로부터 산소와 영양분을 흡수하며, 세포들은 이러한 역할을 하고 있던 세포간질액으로부터 산소와 영양분을 빨아들인다. 반대로, 세포 노폐물들은 간질액을 통해 혈류에 흘러들어 혈액을 타고 적합한 배설기관까지 이동한다.

각각의 세포는 물질의 출입을 선택적으로 통제하는 세포막에 의해 둘러싸여 있다. '선택적 투과성'이라고 불리

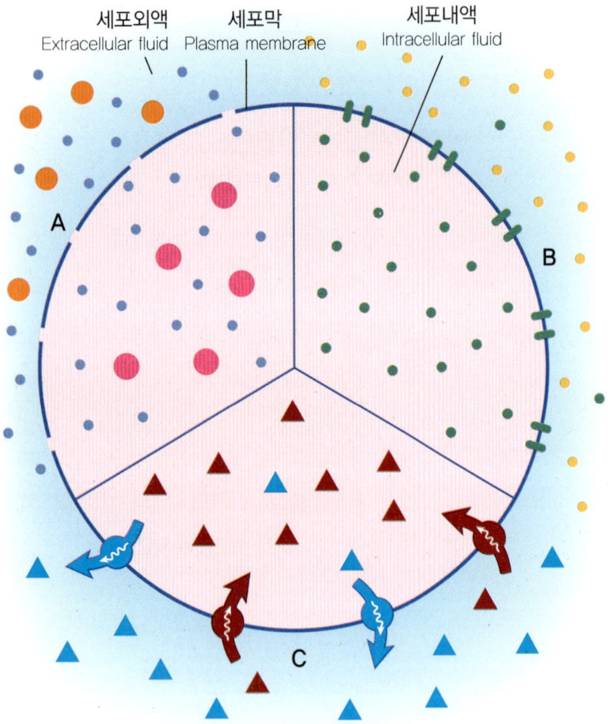

그림 1-3 세포내액의 조성을 조절하는 세포막의 역할. A. 입자크기 B. 특이적 구멍과 채널 C. 펌프와 이동

는 이러한 특성은 세포막으로 하여금 수많은 물질들이 세포 안팎으로 드나드는 것을 조절할 수 있도록 하여, 세포 내부 환경의 조성을 조절하게 만들어주며, 이 과정에는 다양한 기전들이 관여한다. 물과 같이 입자가 작은 분자는 세포막을 자유롭게 통과할 수 있는 반면에, 입자가 큰 분자들은 그렇지 못하여 세포간질액이나 세포내액에 그대로 머물게 되기 때문에 입자 크기는 중요하다(그림 1-3 A). 세포막의 구멍 또는 특이적 채널들은 특정한 물질만을 이동시키고, 그 외의 물질들은 이동시키지 않는다(그림 1-3 B). 또한, 세포막에는 특수한 펌프가 있어서 특정 물질만으로 유입 또는 배출시킨다(그림 1-3 C). 선택적 투과성은 세포내액의 화학적 조성이 세포가 담겨있는 간질액과 차이가 있게 유지시켜준다.

항상성

내부 환경의 구성은 철저하게 조절되기 때문에 외적 환경의 변화에도 내부 환경은 일정한 상태를 유지하게 된다. 이러한 내부 환경이 일정하게 유지되는 성질을 항상성이라 부른다. 사실상, 이 용어는 '불변의'라는 의미이지만, 실제로는 전혀 변화가 일어나지 않는 것이 아니라 제한된 범위 내에서 다양한 생리학적 기전들이 나타나는, 역동적이며 지속적으로 변화하는 상황을 뜻한다. 이러한 균형이 위협받거나 깨질 때 개인의 건강에 심각한 위험이 초래된다. 반드시 제한된 범위 내에서 조절되어야 할 생리학적 변수들이 있는데, 그들 중 몇 개가 Box 1-1에 기록되어 있다.

Box 1-1 생리학적 변수들의 예

중심체온
물과 전해질 농도
체액의 pH(산과 알칼리)
혈당치
혈액과 조직에서의 산소 · 이산화탄소 농도
혈압

제어체계

거의 모든 것들이 음성 되먹임 기전의 조절을 받는다. 양성 되먹임 기전은 상대적으로 덜 일반적이지만, 출생 시 자궁 수축이나 혈액 응고 등에 관여하기 때문에 중요하다. 항상성은 내부 환경의 변화를 인지하고 반응하는 제어체계에 의해 유지되고, 제어체계는 세 가지의 기본 구성요소인 탐지기, 조절중추, 효과기로 구성된다(그림 1-4). 조절중추는 변수들의 정상 범위를 결정한다. 먼저, 탐지기에서 입력을 받아 들어온 정보를 통합한다. 들어온 신호에 의해 어떤 조절이 필요하다면, 조절중추가 작동하여 효과기의 출력을 변화시킨다. 이것이 생리적인 많은 변수를 일정하게 유지하는 역동적 과정이다.

음성 되먹임 기전

음성 되먹임은 제어체계의 일반적인 조절 방향을 거스르는 모든 움직임을 뜻한다. 어떠한 변수가 증가하면, 음성 되먹임 기전은 그것을 감소시키고, 반대로 어떠한 변수가 감소하면 음성 되먹임 기전은 그것을 원래의 정상적인 수준만큼 증가시킨다. 따라서 어떤 자극에 대한 반응은 그 자극의 효과에 반대되고, 신체체계를 안정적이게 하여 항상성을 유지한다. 예를 들어, 체온조절은 가정의 중앙난방체계와 유사하다. 자동 온도 조절장치(탐지기)는 방 온도 변화(변화하기 쉬운 요소)에 민감하다. 자동 온도 조절장치는 보일러 조절장치와 연결되며(조절중추), 보일러(효과기)를 조절

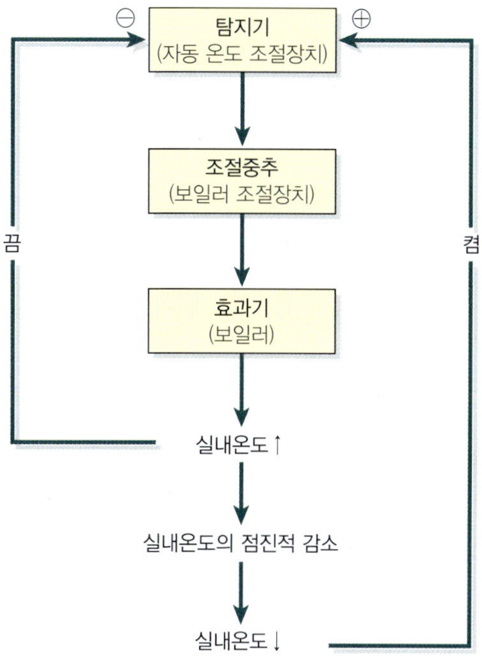

그림 1-4 음성 되먹임 기전의 예. 가정 보일러에 의한 실내온도 조절

한다. 자동 온도 조절장치는 설정한 온도 조절장치로부터 끊임없이 비교하고 방 온도를 바꾸려 할 때 조절된다.

자동 온도 조절장치에 의해 방 온도가 설정 온도보다 낮은 것이 입력되면, 보일러 스위치가 켜진다. 그 결과 보일러에서 열을 생산하여 방을 따뜻하게 한다. 조절된 온도에 도달하게 되면 자동 온도 조절장치는 반대로 작용한다. 즉, 자동 온도장치가 방 온도가 높다는 것을 감지했을 때 보일러는 꺼진다. 보일러에서 열 생성이 멈추고 방은 점차 열이 감소되어 시원해진다. 지금까지 일어난 일련의 과정이 음성 되먹임 기전이고, 이것은 끊임없이 정해진 범위 안에서 변수를 조절할 수 있게 한다.

체온은 음성 되먹임 기전에 의해 조절되는 생리학적 변수 중의 하나이다(**그림 1-5**). 체온이 허용 범위(37℃ 정도) 이하로 떨어지면 뇌에서 체온 조절중추로 기능하는 부분인 시상하부의 온도감각신경종말에 의해 감지된다. 그러면 이 체온 조절중추는 생체기관(뼈대근육, 피부혈관 등)이 체온을 높이는 기전을 활성화시킨다. 이러한 기전들은 다음과 같다.

- 근골격계 자극을 통한 몸의 떨림 유발
- 피부 속 혈관을 수축시켜 혈액의 흐름을 감소시키므로 말초로부터 열 손실을 감소시킴
- 행동적인 변화, 즉 많은 옷을 입거나 또는 웅크리는 것 등

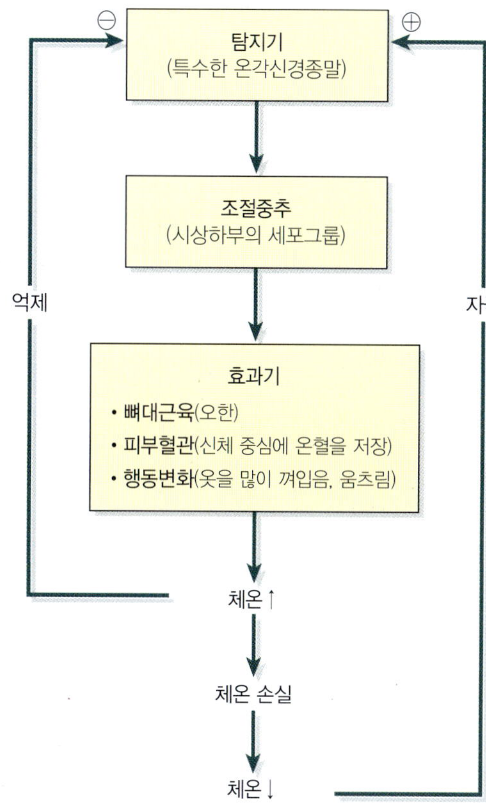

그림 1-5 생리학적 음성 되먹임 기전의 예. 체온조절

정상 범위보다 체온이 올랐을 때, 온도감각신경종말은 더 이상 자극되지 않는다. 그 결과 조절중추세포에 자극을 가하지 않고 중추의 체온 조절작용이 비활성화된다.

인체의 항상성 조절의 대부분은 내부 환경의 갑작스럽고 심각한 변화를 막기 위해 음성 되먹임 기전을 사용한다. 더 많은 내용은 다음 장에서 설명할 것이다.

양성 되먹임 기전

체내에는 초기 변화를 증폭시키는 여러 가지 체계가 있다. 양성 되먹임 기전에서는 자극에 대한 반응이 자극이 존재하는 동안 지속되며, 반응의 크기도 점진적으로 증가된다. 혈액 응고 기전이나 분만 시 자궁 수축 등을 예로 들 수 있다. 분만을 위한 진통 중, 자궁 수축은 옥시토신 호르몬에 의해 유발된다. 자궁수축은 아기의 머리가 자궁목의 수용기를 자극하도록 하며, 이 자극에 의해 더 많은 옥시토신이 방출되고 자궁의 수축력은 더욱 증가된다. 아기가 태어난 후 자궁목의 자극은 사라지고 옥시토신의 분비는 감소된다(**그림 9-5** 참조).

항상성 불균형

항상성 불균형은 내부 환경의 어떤 요소에 대한 조절이 정상적으로 이루어지지 않아 정상 범주 밖으로 벗어날 때 발생한다. 만약 조절체계가 항상성을 유지할 수 없다면 건강 또는 생명이 위협받을 우려가 있다. 이러한 상태는 다음 장에서 언급할 것이다.

3. 인체의 생존에 필요한 요구들

학습목표

이 단원의 학습을 통해서 다음을 이해할 수 있다.

- 우리 몸의 운반체계
- 내부 체계에 있어서의 신경계와 내분비계
- 신체에서의 물질 흡수
- 신체로부터 노폐물 배출
- 보호와 생존을 위한 생리적인 활동

인체계통은 해부학과 생리학으로 각기 구분되어 설명되기도 한다. 그러나 사실상 그것들은 모두 상호의존적이다. 이 장에서는 인체 활동과 생존에 필요한 요구들을 설명한다(**표 1-1**). 이후의 장들에서는 건강에 관련하여 인간의 구조와 기능, 그리고 질환에 대해 계통별로 알아보도록 한다.

소통

이 장에서는 운반과 소통에 대해 알아본다. 운반체계는 모든 세포로 하여금 내·외부 환경과 소통하도록 되어 있는데 혈액, 순환계, 림프계가 포함된다. 소통체계에는 적절한 정보를 받는 것, 비교하는 것, 반응하는 것이 포함된다.

내·외부 환경과 소통하기 위해 다양한 계통이 존재한다. 내적 소통은 주로 신경계와 내분비계에 의해 이루어지는데, 항상성 유지와 인체의 생명 유지에 필요한 기능 조절에 중요하다. 외부 환경과의 소통, 즉 특수감각, 언어적·비언어적 의사소통들은 신경계에 의존한다.

표 1-1 생존을 위한 요구와 이와 관련된 인체 활동

생존 요구	인체 활동
소통	운반체계: 혈액, 순환계, 림프계 내부 의사소통: 신경계, 내분비계 외부 의사소통: 특수감각계, 언어적·비언어적 의사소통
원재료의 섭취와 노폐물의 배설	산소 섭취 식이 노폐물 배설: 이산화탄소, 소변, 대변 등
보호와 생존	외부 환경으로부터의 보호: 피부 세균으로 인한 감염 방어: 저항과 면역 몸의 움직임 종의 생존: 번식 및 유전적 특징의 전달

운반체계

혈액

혈액은 광범위한 혈관조직망을 통해 물질을 운반한다. 성인의 혈액량은 5~6L이다. 혈액은 혈장과 혈구로 나누는데, 액체 성분을 혈장이라 하고 혈액세포(혈구)는 혈장에 떠 있다.

혈장. 대부분 물로 되어 있으며, 여러 성분들이 함유되어 있다. 그 성분들은 아래와 같다.

- 위장관으로부터 흡수된 영양분
- 폐로 흡수된 산소
- 호르몬 등 인체세포에 의해 합성된 화학물질
- 세포에 의해 생산되어 분비된 노폐물

혈구. 혈구는 기능에 따라 세 가지로 분류할 수 있다(**그림 1-6**).

적혈구는 폐와 인체세포 사이의 산소와 이산화탄소 운반에 관여한다.

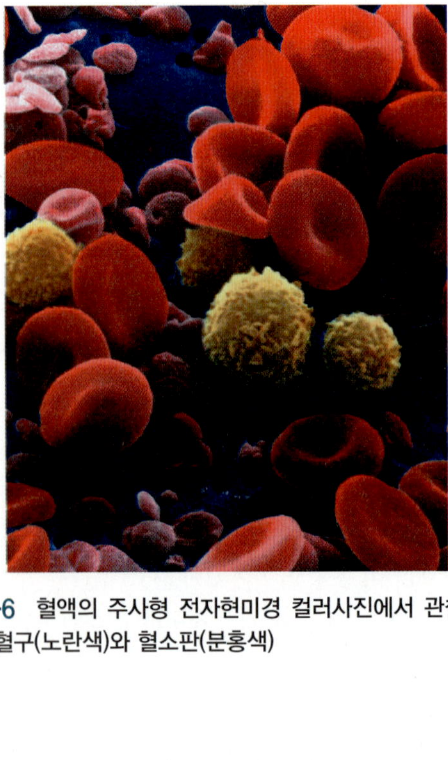

그림 1-6 혈액의 주사형 전자현미경 컬러사진에서 관찰되는 적혈구, 백혈구(노란색)와 혈소판(분홍색)

백혈구는 대개 인체에 침입한 미생물에 대한 보호와 또 다른 잠재적인 해로운 물질에 대한 방어 역할과 관계가 있다. 백혈구의 유형은 몇 가지가 있는데, 각기 다른 방법으로 보호 기능을 수행한다. 이 세포들은 적혈구보다 크고 수는 적다.

혈소판은 부서진 조각 같은 작은 세포로 혈액응고에서 없어서는 안 된다.

순환계(5장 참조)

심장과 혈관의 그물망으로 구성되어 있다(그림 1-7).

혈관. 세 가지 형태가 있다.

- 동맥: 혈액이 심장에서 나가는 혈관
- 정맥: 혈액이 심장으로 들어오는 혈관
- 모세혈관: 동맥과 정맥을 이어주는 혈관

모세혈관은 작은 혈관으로 단 한 겹의 세포층으로 이루어진 매우 얇은 벽으로 구성되어 있으며, 혈액과 인체조직 사이에서 영양소, 산소, 그리고 노폐물 등의 물질을 교환하는 장소이다. 혈액을 운반하는 혈관은 그물망을 형성하고 있다. 심장은 폐와 신체의 모든 부위로 혈액을 보낸다.

- 폐(소순환 또는 폐순환)는 폐 속의 공기에서 산소를 흡수하고 동시에 혈액의 이산화탄소를 배출한다.
- 신체 다른 부위의 세포(대순환 또는 체순환)(그림 1-8)

심장. 심장은 근육성 주머니이다. 이것은 혈액을 온몸으로 내보내고 폐순환과 체순환을 통해 혈압을 유지한다.

심장 근육은 불수의적으로 조절된다. 정상적인 심장은 안정 시 분당 65~75회 정도 수축한다. 운동을 하는 경우처럼 신체의 산소 요구량이 증가할 때는 박동수가 크게 증가한다.

심장박동 수는 맥박으로 측정할 수 있다. 맥박은 체표면의 동맥을 아래로 살짝 압박하면 쉽게 느낄 수 있다. 맥박 측정에는 손목 부분의 요골동맥이 가장 흔히 이용된다.

림프계(6장 참조)

림프계는 모세혈관과 조직세포 사이의 맹관에서 시작되는 다양한 림프혈관으로 구성된다(그림 1-9). 구조적으로는 정맥이나 모세혈관과 비슷하지만 림프모세관 벽의 구멍은 모세혈관이나 정맥의 구멍보다 크다. 림프는 큰 분자가 함유된 조직액인데, 단백질, 손상된 조직세포의 파편 조각이나 미생물 등이 들어 있다. 이러한 것들은 림프관을 따라서

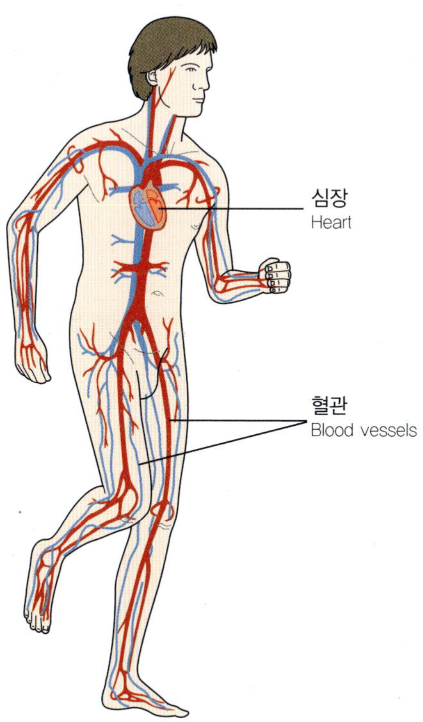

그림 1-7 순환계

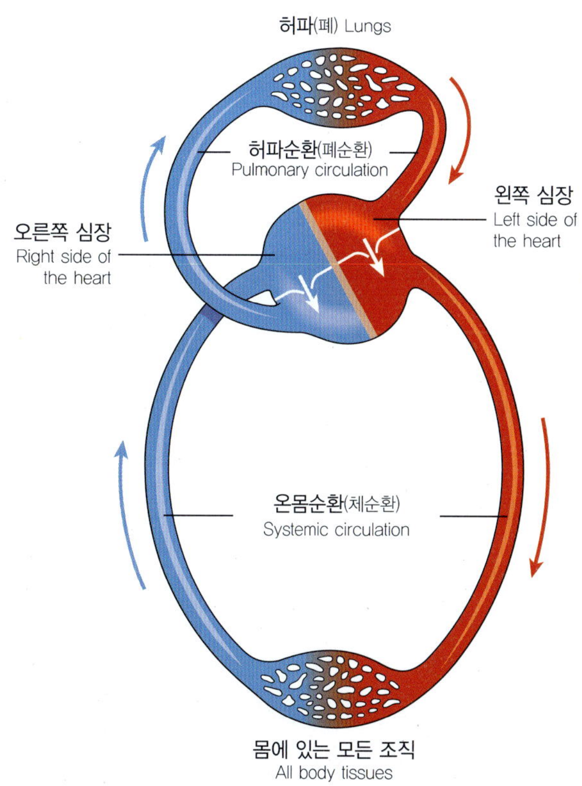

그림 1-8 체순환과 폐순환을 통한 혈액의 순환

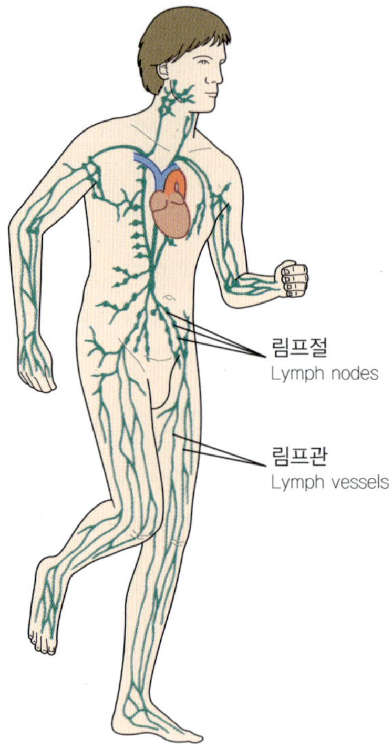

그림 1-9 림프계. 림프절과 림프관

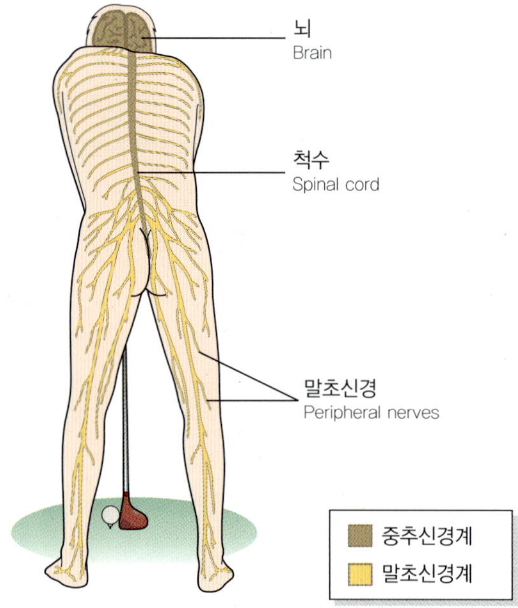

그림 1-10 신경계

운반되고 심장에 인접한 혈류로 되돌아간다.

림프절은 림프관을 따라 다양한 지점에 위치해 있다. 림프액은 림프절을 통과하며 미생물과 다른 물질을 걸러 제거한다.

림프계는 림프구, 즉 면역을 담당하는 백혈구를 형성하고 성숙시키기 위한 장소를 제공한다(15장 참조).

내부 소통

신경계(7장)

신경계는 빠른 소통체계이다. 주요 구성은 **그림 1-10**과 같다. 중추신경계의 구성은 다음과 같다.

- 뇌: 두개골 안에 위치해 있다.
- 척수: 두개골에서부터 허리 부분까지 뻗어 있고 손상되지 않게 척추뼈에 의해 보호받고 있다.

말초신경계는 신경다발의 그물망이다.

- 감각 또는 구심성 신경: 기관과 조직으로부터 뇌로 '입력'을 제공한다.
- 운동신경 또는 원심성 신경: 신경자극을 뇌에서 효과기, 즉 근육이나 샘(선) 등의 분비기관으로 '출력'을 전달한다.

체성감각은 통증, 촉각, 온각, 냉각이다. 이 감각들은 피부 전 영역에 걸쳐 있는 감각신경의 특화된 수용기에 의해 조절된다.

근육과 관절에는 신체의 자세와 운동에 따라 반응하여 자세 조절과 균형을 유지하게 하는 수용기가 있다. 내부 수용기는 내장 장기로부터 자극을 받아서 인체가 필수적인 신체 기능들, 즉 심박동, 호흡률과 혈압 등을 조절할 수 있도록 한다. 이 수용기의 자극은 감각(구심성)신경을 통해 뇌로 전달된다. 신경세포에 의한 신호전달은 신경종말이 자극을 받을 때 발생하는 전기적 충격을 통해 이루어진다.

신경세포와 신경세포 간의 신호전달은 신경연접에서 이루어진다. 신경연접에서의 신경전달은 특정한 화학물질(신경전달물질)이 작은 틈 사이로 방출됨에 따라 이루어진다. 신경전달물질은 빠르게 틈(gap)을 가로질러 움직이고, 다음 신경세포를 자극 또는 억제하게 된다. 감각신경과 순환하는 혈액 내에 존재하는 화학적 물질(호르몬)을 통해 정보가 뇌의 적절한 부분에 전달되고, 음성 되먹임 기전의 조절을 받아 운동(원심성)신경을 통해 효과기로 반응하게 한다. 이러한 정보들 중 통증 같은 것은 의식적으로 지각되지만 혈압의 변화 같은 것은 의식적인 지각 없이 조절된다. 신경충격(impulse)은 신경섬유를 따라 빠른 속도로 전달되기 때문에 많은 신체 기능 조절을 몇 초 안에 발생시킨다.

반사작용은 무의식 중에 아주 빠르게 나타나며 특수한 자극들에 대한 보호적인 운동반응이다. 반사의 예는 아래와 같다.

- 매우 뜨거운 표면에 손가락이 닿았을 때
- 불빛을 눈에 비췄을 때의 동공 수축반응
- 혈압의 조절

내분비계(9장 참조)

내분비계의 분비기관은 신체의 여러 곳에 위치하고 있다. 호르몬이라는 화학적 메신저를 합성하고 분비하며 혈액을 통해 순환시킨다. 호르몬은 표적기관 또는 조직을 자극하여 신체대사와 다른 세포의 활동에 영향을 미치거나 신체 성장과 성숙을 조절한다. 내분비샘들은 호르몬을 포함하여 혈액 속의 특별한 화학물질의 농도에 반응한다. 혈액 속 호르몬 농도는 대개 음성 되먹임 기전에 의해 조절된다(**그림 1-4**). 내분비계는 신경계보다 더 천천히, 더 정확하게 인체 기능을 조절한다. 1차적으로 내분비샘들이 내분비 기능을 가지고, 다른 여러 조직들에서 2차적으로 호르몬이 분비되는데, 이러한 기능들은 9장에서 자세히 살펴볼 것이다.

외부 환경과의 소통

특수감각(8장 참조)

시각, 청각, 균형, 후각, 미각 등을 감지하는 것은 특수한 감각 수용세포 또는 장기들의 자극에 의해 발생된다. 이런 각각의 특수감각들은 다른 감각과 별개로 지각되는 것으로 여겨지지만, 다른 감각들과 보완적인 관계에서 정보를 전달한다(**그림 1-11**).

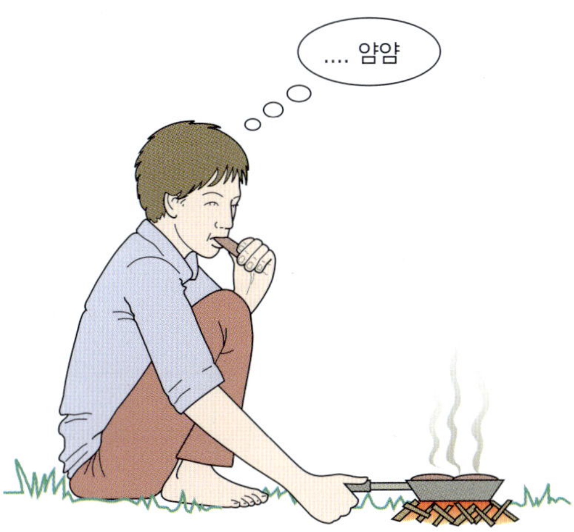

그림 1-11 특수감각의 복합적 사용. 시각, 청각, 후각, 미각

예를 들어, 후각을 통해 연기 냄새를 인지했을 때 시각이나 청각과 같은 다른 감각이 불의 원인을 발견하려고 한다. 유사하게 미각과 후각은 음식과 밀접하게 관련되어 있다. 뇌는 입력된 정보를 기억되어 있는 정보와 통합하고 분석한 후 근육이나 샘과 같은 효과기로 운동명령을 보낸다. 이와 같은 반응은 개인이 불로부터 탈출하거나 음식을 먹을 때 소화기관에서 소화액의 분비를 촉진하도록 한다.

언어적 소통

음성은 숨을 내쉬는 동안 공기가 후두부의 성대를 진동시켜 발생하며, 이를 통해 인간은 의사소통을 하게 된다. 인간에게서 목과 뺨 근육의 협응된 수축, 혀와 아래턱의 움직임에 의해 음성이 만들어진다.

비언어적 소통

머리로 가볍게 인사를 나누거나 어깨를 으쓱하거나 하는 등의 자세나 움직임은 비언어적 소통과 관련이 있다. 뼈대계는 인체의 기본 뼈대를 제공하며(16장 참조), 뼈와 뼈 사이 관절의 움직임을 통해 인간이 움직일 수 있게 한다. 뼈대근육은 하나 이상의 뼈대에 붙어 움직이며, 하나 이상의 관절들 사이에서 수축 이완을 한다. 신경계에 의해 수의적인 조절이 이루어진다. 일부 비언어적 소통(예: 얼굴 표정)은 뼈의 움직임이 관여하지 않는다.

물질의 섭취와 노폐물의 배설

신체는 물질을 섭취하고 배출한다. 산소, 물 및 음식은 받아들이고 이산화탄소와 소변, 대변은 배출한다.

산소 흡입

공기 중 약 21%는 산소이다. 산소는 영양분으로부터 에너지를 추출하는 화학적 반응에 반드시 필요하므로, 세포의 화학적 활동에는 산소의 지속적인 공급이 필수적이다.

상부 호흡기계는 숨을 쉬는 동안 코와 폐로 공기를 운반한다(10장 참조). 공기는 인두로 구성된 통로(일부는 소화관의 부분), 후두(소리를 내는 공간), 기관, 두 개의 기관지(왼쪽 허파, 오른쪽 허파, 각 하나씩의 기관지), 그리고 많은 수의 기관지를 통과한다(**그림 1-12**). 각각의 허파 끝부분에는 수백만 개의 작은 공기주머니인 허파꽈리가 있다. 허파꽈리 바깥으로 작은 모세혈관이 그물망 모양으로 감싸

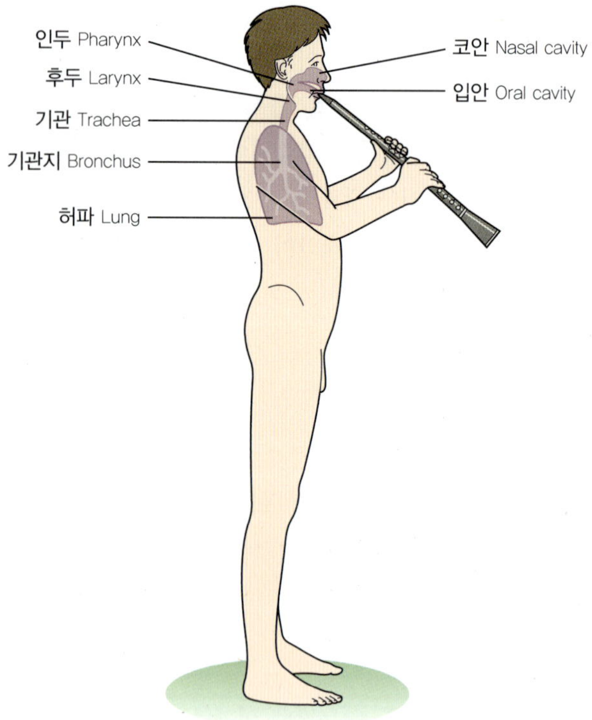

그림 1-12 호흡기계

고 있으며 실질적인 가스교환은 허파꽈리의 벽과 허파의 모세혈관 사이에서 이루어진다(그림 1-13).

질소는 대기의 약 80%를 차지하고 있으며 호흡을 통해 체내로 들어오지만 이러한 가스의 형태로는 몸속에서 사용될 수 없다. 대신 신체에 필요한 질소는 고기와 생선 같은 단백질 식이의 형태로 공급된다.

식이

영양분 섭취는 11장에 자세히 소개되어 있다. 균형 잡힌 식이는 건강을 위해 중요하다. 이는 소화된 후 영양소를 제공하며 신체 기능을 촉진한다. 영양소에는 물, 탄수화물, 단

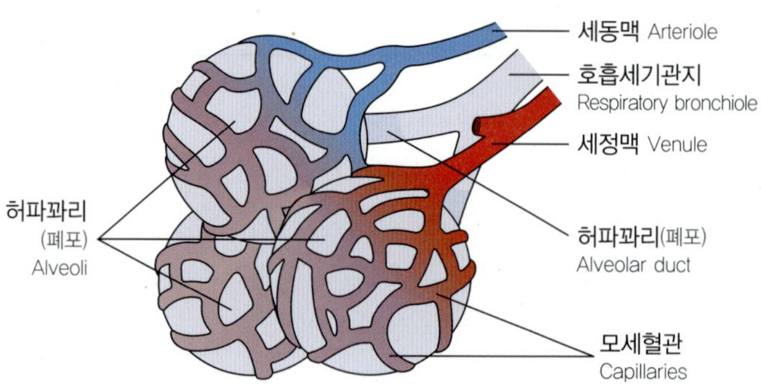

그림 1-13 허파꽈리. 가스교환 장소

백질, 지방, 비타민, 무기염류 등이 있다. 이들의 기능은 아래와 같다.

- 체내 수분 균형의 유지
- 에너지 생산–주로 탄수화물과 지방
- 크고 복잡한 분자의 합성–무기염류, 단백질, 지방, 탄수화물 및 비타민 사용
- 에너지의 원천은 식이 탄수화물과 지방인데, 이것들이 부족할 경우, 단백질을 사용하게 된다.

소화작용

음식물은 화학적 합성물로, 그 자체로는 신체세포들이 이용할 수 없다. 소화작용은 음식물을 세포에 의해 사용될 수 있는 형태로 부수거나 소화시킨다. 소화기계는 소화관과 소화선으로 구성된다(그림 1-14).

소화관. 입에서 시작하여 인두와 식도, 위, 소장, 대장, 직장과 항문으로 이어지는 관상기관이다.

부속기관. 부속기관들은 소화관 밖에 위치하고, 소화관으로 소화액을 분비하도록 하는 관을 가지고 있으며, 여기에는 침샘, 이자(췌장, pancreas)와 간 등이 있다. 또한 매우 작은 샘들이 소화관의 벽에 있으며 이들은 음식을 화학적으로

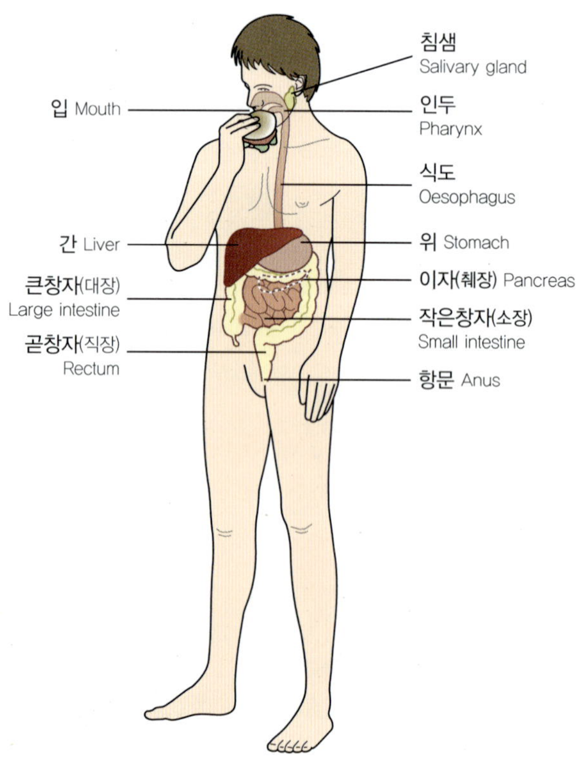

그림 1-14 소화기계

부수는 데 관여하는 소화효소들을 합성하는 기능을 한다.

대사

인체에서 일어나는 화학반응 전체를 일컬어 대사(metabolism)라고 하며, 두 가지로 구분한다.

- 동화작용(anabolism): 크고 작은 물질의 합성으로 단순한 것에서 복잡한 것을 만드는 대사작용이다.
- 이화작용(catabolism): 복잡한 물질이 더 간단한 물질로 분해되는 과정으로, 물질을 부수어 에너지를 제공하거나 동화작용을 위한 물질을 제공하며, 이 과정에서 노폐물이 생성된다.

인체는 대개 섭취한 탄수화물과 지방의 소화작용에서 에너지를 얻는다. 에너지원으로 탄수화물이나 지방이 부족해지면 체내의 단백질이 에너지원으로 사용된다.

노폐물의 배설

이산화탄소

세포 신진대사의 노폐물로 이산화탄소가 생성된다. 이것이 용해되면 체액이 산성화되기 때문에 정상 범위의 pH를 유지하기 위해 배출되어야 한다. 이산화탄소는 주로 폐를 통해 배출된다.

소변

소변은 비뇨기계 장기인 콩팥(신장)에서 만들어진다(13장 참조). 비뇨기계기관들은 그림 1-15와 같다. 소변은 물과 단백질 대사산물(예: 요소) 등으로 구성된다. 호르몬의 영향 아래에서 콩팥은 수분 균형을 조절하며, 혈액의 pH를 정상 범위 내에서 유지하는 역할을 한다. 소변은 방광에 저장되어 있다가 배뇨 시 배출된다.

대변

소화기계에서 만들어진 노폐물은 배변으로 배출된다. 소화되지 않고 소화관에 남아있는 음식물 찌꺼기들은 미생물에 의해 흡수될 수 없기 때문에 분변에 포함되어 있으며, 그 내용물은 다음과 같다.

- 소화되지 않은 음식물찌꺼기와 소화관으로 흡수되지 못한 잔류물
- 간에서 생성된 담즙 – 적혈구의 분해산물 함유
- 많은 수의 미생물들

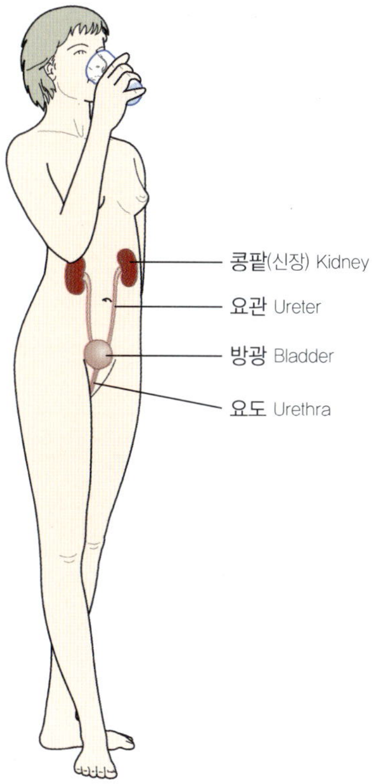

그림 1-15 비뇨기계

보호와 생존

활동과 관련하여 신체가 필요로 하는 것들인 '외부 환경으로부터의 보호', '감염에 대한 방어', '움직임과 생존'에 대해 알아보게 될 것이다.

외부 환경으로부터의 보호

신체 표면(그림 1-16)인 피부(14장 참조)는 표피와 진피의

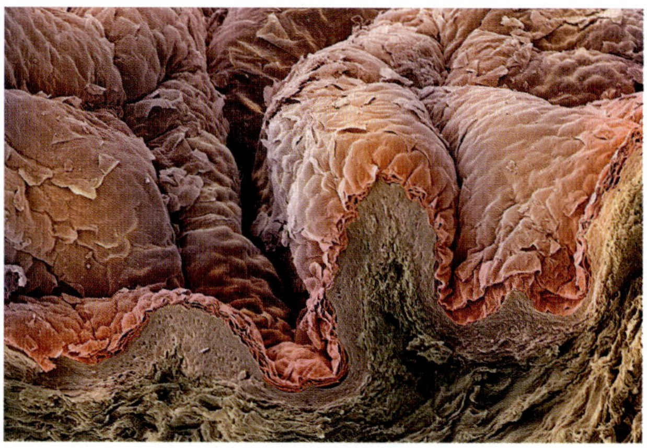

그림 1-16 피부의 주사형 전자현미경 컬러사진. 피부는 세균이나 화학물질의 침입과 탈수로부터 보호하는 막을 형성한다.

두 층으로 구성된다. 표피는 인체 표면의 광범위한 부분에 걸쳐 있으며, 여러 세포층으로 구성되어 있다. 깊은 층에 존재하는 세포가 세포분열을 하고, 세포분열 결과로 생긴 딸세포들은 표면을 향해 자란다. 표면층은 죽은 세포로 구성되며, 아래 세포층으로부터 새로운 세포들이 밀고 올라오면 각화되어 떨어져 나간다. 표피는 외부 환경의 건조한 공기와 촉촉한 내부 환경 사이에서 방어막 기능을 한다.

진피에는 작은 관을 가진 작은 땀샘들이 다수 존재하는데, 체표면과 연결되어 있다. 털은 진피의 모낭에서 자란다. 피부층은 화학물질, 탈수, 미생물의 침입에 대해 방어막을 형성한다. 진피의 감각신경종말은 통증, 온각, 촉각 등을 수용한다. 피부는 신체 표면으로부터 입력된 감각정보를 끊임없이 중추신경계에 제공하는 거대한 기관이며, 또한 체온조절에 중요한 역할을 한다.

감염에 대한 방어

인체는 많은 침입자로부터 자기 자신을 보호한다(15장 참조). 방어는 비특이적 방어 기전과 특이적 방어 기전으로 나눌 수 있다.

비특이적 방어 기전

어떠한 침입자도 효과적으로 방어한다. 피부에 의한 보호는 앞에서도 언급했지만 인체 표면에서의 분비된 점액은 미생물이나 다른 이물질들을 포획하는 역할을 한다. 몇몇 체액은 항균성 특성이 있다. 예를 들면, 염산이 포함된 위액은 섭취된 미생물을 죽인다. 병원체가 감염되면 비특이적 방어 기전에 의해 염증반응이 일어나면서 조직의 치유 과정이 진행된다.

특이적 방어 기전

인체는 외부의 침입물질에 대해 특이적인 면역반응을 일으킨다. 이와 같이 면역반응을 일으키는 물질을 항원이라 하고 다음의 것들이 항원으로 작용한다.

- 박테리아나 다른 미생물
- 암세포 또는 이식조직세포
- 식물의 꽃가루

항원에 노출되면 일생 동안 면역이 생기기도 한다. 이렇게 생긴 면역은 같은 항원에 재차 노출될 때 효율적으로 항원의 침입을 막게 된다. 알레르기반응은 항원에 대한 면역반응이 비정상적으로 강하게 나타난 반응이다.

움직임

전신의 움직임 또는 부분적 움직임은 음식물을 얻는다거나 상해를 피하는 데 중요하다.

대부분의 인체 움직임은 의식적으로 조절된다. 그러나 매우 뜨거운 표면에 손이 닿았을 때 일어나는 반사와 같은 움직임은 무의식적인 움직임이 발생하고 나서 의식적으로 그 움직임을 깨닫게 된다. 근육뼈대계에는 뼈대, 뼈대근육과 관절이 포함된다. 뼈대는 신체의 단단한 틀과 두 가지 또는 그 이상의 뼈 사이의 연결 부분인 관절을 형성한다. 뼈대근육은(그림 1-17) 신경계를 통해 수의적으로 조절되고, 뼈대가 움직일 때 자세와 균형 유지를 조절한다. 뼈대에 대한 간략한 설명은 3장에 기술되며, 뼈, 근육, 관절에 대한 세부적인 내용은 16장에서 소개된다.

종의 생존

한 생물종이 멸종하지 않으려면 번식을 통해 유전적 특징을 다음 세대에게 전달해야 한다.

유전적 특성의 전달

생존에 유리한 유전자를 가진 개체는 다른 개체보다 오래

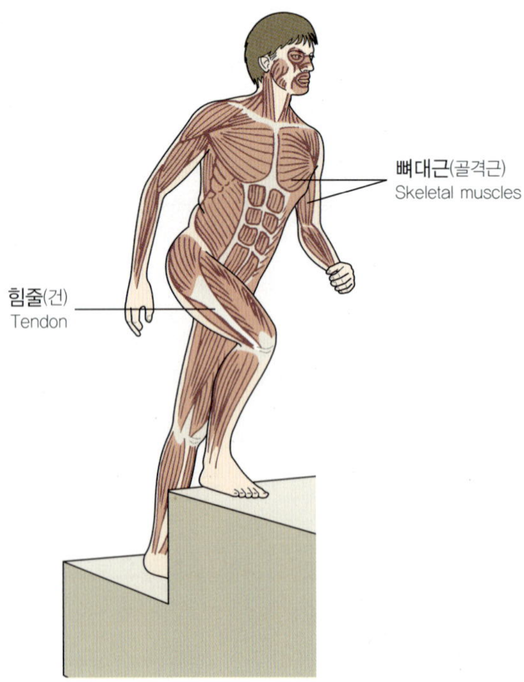

그림 1-17 뼈대근(골격근)

생존하며, 자신의 유전자를 다음 세대에 전달할 확률이 높다. 이것이 자연 선택 즉, 적자생존의 기초이다. 17장은 유전적 특성이 전달되는 과정을 소개하고 있다.

생식(18장)

성공적인 생식은 한 세대에서 그 다음 세대로 종족의 특성과 유전 특징을 이어가기 위해서 필수적이다. 여성의 난자와 남성의 정자가 만나면 수정이 이루어진다(그림 1-19). 난자는 여성 골반에 위치한 두 개의 난소에서 한 달에 하나씩 번갈아가며 배란되며(그림 1-18), 대개 한 개의 난자는 난관을 거쳐 자궁 속으로 이동한다. 음낭에 위치한 두 개의 고환에서 많은 수의 정자가 만들어지면 정관을 통해 사정관 및 요도를 통해 배출된다. 성관계(성교)를 가지는 동안 정자는 질을 거쳐 자궁을 가로질러 난관으로 이동하여 난자와 만나 수정란을 형성하며, 수정란은 자궁 속으로 이동하여 자궁 속의 벽에 착상한다. 40주의 임신기간 동안 태아는 자궁 내에서 성장, 발달하게 된다. 태아는 출생할 때까지 전적으로 모체로부터 영양분을 공급받고 보호를 받는다.

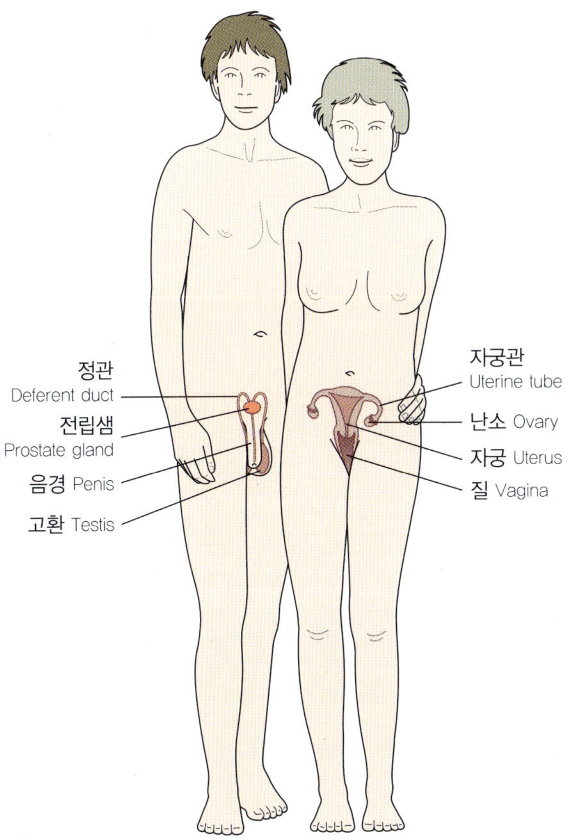

그림 1-18 생식기계. 남성과 여성

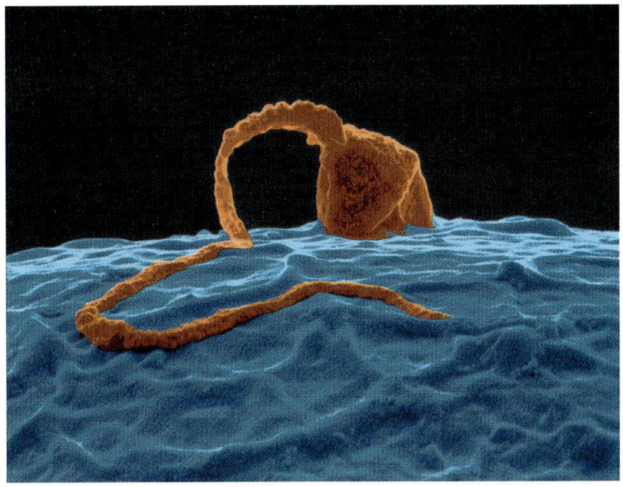

그림 1-19 수정(fertilisation)의 주사형 전자현미경 컬러사진(정자: 주황색, 난자: 파란색)

사춘기에서 폐경기까지 약 28일의 주기로 하나씩의 난자가 배출되어 출산이 가능하다. 수정이 이루어지지 않은 난자는 월경이라는 자궁출혈을 유발하는데, 여성의 월경주기는 생식과 관련된 호르몬 농도의 변화 양상과 관련이 있다. 남성의 경우 생식주기는 없지만 여성에서 생식과 관련된 호르몬들이 남성에서는 정자의 생성과 성숙에 관여한다.

4. 노화에 대한 소개

학습목표

이 단원의 학습을 통해서 다음을 이해할 수 있다.

- 노화의 주요 특징
- 노화가 인간에게 미치는 영향

출생 후 신체가 자라고 성숙해 감에 따라 여러 가지 변화가 나타나게 된다. 생리학적 기능이 최고치에 달하는 기간은 보통 그리 길지 않은데, 이는 신체의 수행능력이 나이에 따른 변화에 영향을 받을 수 있기 때문이다. 예를 들어, 신장 기능은 약 30세경부터 감퇴하기 시작한다. 신체 기능은 인간 수명의 처음과 끝에 위치한 사람들에게서 그리 효율적이지 않다. 예를 들자면, 유아나 노인들에게서 체온 조절은 덜 효율적으로 이루어진다.

신체 장기들은 사춘기 동안에 성숙되고, 성인 초기에 최대의 효율성을 발휘한다. 뇌나 심장근 등 몇몇을 제외하고, 대부분의 장기에서 조직들은 스스로 고쳐지고 교체될 수 있다. 많은 장기들은 성숙기에 '여유능력'을 기능적으로 비축해두며, 이는 그 후에 점차적으로 감소한다. 이 기능적 비축은 뚜렷한 생리학적 변화 이전에 기능적 소실이 일어난다는 것을 의미한다. 노년기 동안 신체 기능의 변화는 주의 깊은 평가가 필요한데, 이는 노화가 신체기관 효율성의 감소와 연관되어 있기 때문이다. 노화는 다른 여러 가지 변화를 가져오는 요인이지만, 특정한 어느 질병에 노화가 동반되지는 않는다.

노화는 사람들에게 다양하게 영향을 주지만, 노화의 과정은 완벽하게 밝혀져 있지는 않다. 노화와 관련된 여러 가지 가설들이 발표되어 있지만, 정확히 어느 특정한 가설 하나만이 노화와 연관되어 있는 것은 아니며, 노화의 속도는 개개인마다 차이가 크다. 개인의 수명은 유전 등 개인이 조절할 수 없는 여러 가지 요인에 영향을 받는다. 개인이 조절할 수 있는 노화 관련 요소로는 가난에 따른 좋지 못한 건강 상태를 들 수 있다. 삶의 방식 또한 장수에 영향을 줄 수 있는데, 대표적으로 운동 부족, 흡연, 음주 등이 수명을 줄인다고 할 수 있다.

흰머리나 피부 주름이 생기는 것과 같이 노화에 따라 특정 기관이나 계통에서 일반적으로 나타나는 다양한 변화들은 우리가 알아볼 수 있다. 이러한 다양한 변화들은 **그림 1-20**에서 다루고 있으며, 이 변화들뿐 아니라 다양한 생리학적, 임상적 특징들이 함께 관련 장의 끝에 제시되어 있다. 노화는 대부분의 암, 관동맥성 심장병, 치매와 같은 몇몇 질병에서 위험 요소로 작용한다.

세계보건기구(WHO, 2012)는 세계적으로 60세 이상 인구수가 2000년 605만 명에서 2050년 20억 명으로 증가할 것으로 내다보고 있다(**그림 1-21**). 20세기에는 수입이 높은 국가들에서 노인층 인구가 증가하였다. 향후 40여 년 동안에는 소득수준이 낮거나 보통인 국가들에서 이러한 경향이 나타날 것으로 예상된다. 기대수명의 증가는 건강 관리에 큰 영향을 주며, 질병의 예방 및 초기 중재는 더욱더 중요해 질 것이다.

생리학적 변화

신경계통
- 정확한 운동 조절능력의 감소
- 신경 전도 속도의 감소

특수감각
- 귀: 모세포 약해짐
- 눈: 수정체가 뻣뻣해짐, 백내장(수정체가 뿌옇게 됨)
- 미각과 후각: 인지능력이 감소됨

호흡기계통
- 점액분비 감소
- 흉곽이 뻣뻣해짐
- 호흡 반사 감소

심혈관계통
- 혈관벽이 뻣뻣해짐
- 심장기능 및 효율성의 감소

내분비계통
- 이자섬세포: 베타세포의 기능 감소
- 부신겉질: 폐경 후 에스트로겐 결핍

소화기계통
- 치아 빠짐
- 연동운동 감소
- 간 용적 감소

비뇨기계통
- 네프론 감소, 사구체 여과 능력의 감소

저항 및 면역기능
- 감소

근골격계통
- 뼈가 가늘어짐
- 연골 및 결합조직들이 뻣뻣해짐

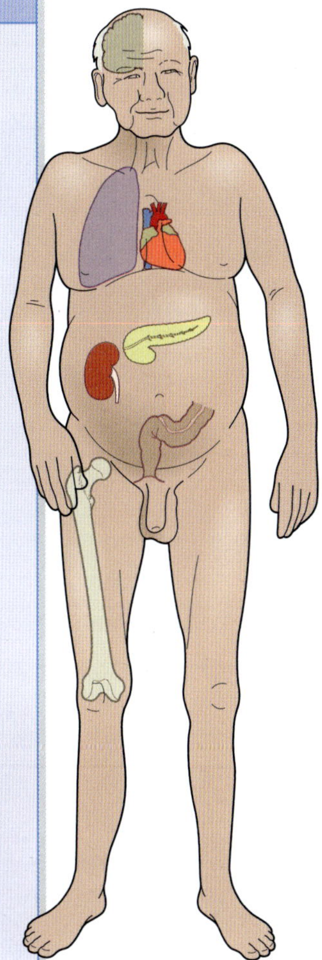

일반적으로 나타나는 현상

신경계통
- 어떠한 동작을 취하는 데 시간이 오래 걸림, 넘어지기 쉬움
- 혈관 수축 및 이완, 압수용체 반사 등의 조절기능이 떨어짐

특수감각
- 청력이 약해짐
- 안경 없이는 글자를 읽는 것이 힘듦, 적당한 수준의 빛이 있어야 앞을 잘 볼 수 있음
- 음식이 싱겁게 느껴짐, 타는 것과 같은 냄새를 알아차리지 못함

호흡기계통
- 감염에 대한 위험성 증가
- 호흡량 감소
- 동맥혈 가스 변화에 대한 대응능력이 떨어짐

심혈관계통
- 혈압 증가, 혈관 파열 및 출혈의 위험성 증가
- 심박출량 및 심예비력 감소

내분비계통
- 제2형 당뇨에 취약해짐, 특히 비만인 경우 더욱 그러함

소화기계통
- 씹는 것이 어려움
- 변비
- 간의 대사가 감소하며 약물독성에 취약해짐

비뇨기계통
- 체액 균형 조절 능력이 감소함
- 탈수가 오기 쉬움

저항 및 면역기능
- 감염의 위험성 증가
- 치유되는 데 오래 걸림

근골격계통
- 골절의 위험성 증가
- 관절이 뻣뻣해짐
- 골다공증

생식기계통
- 여성의 생식기능 소실
- 남성 생식기능의 감소

그림 1-20 노화에 따른 신체 각 계통에서의 변화

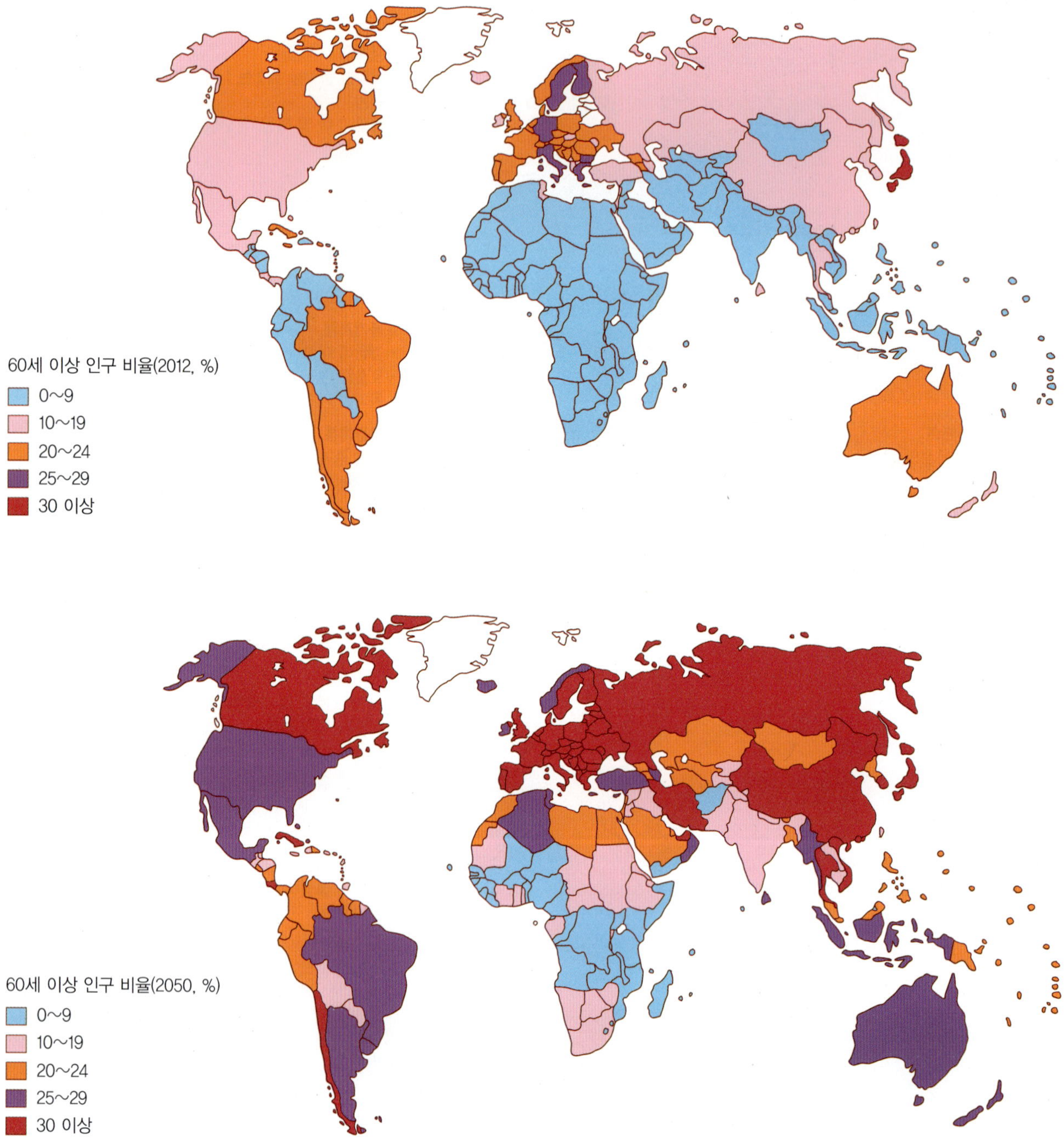

그림 1-21 세계의 노화 추이

5. 질병 연구에 대한 소개

학습목표

이 단원의 학습을 통해서 다음을 이해할 수 있다.

- 질병을 일으키는 원인
- 병인론, 발병 기전 및 예후의 정의
- 인체계통에 영향을 미치는 일반적인 질병의 진행과정

이후의 장에서 설명될 질병들을 이해하기 위해서는 해부학이나 생리학과 관련된 지식이 필수적이며, 다음에 기술할 병리학적 과정도 어느 정도는 이해를 해야 한다.

가벼운 증상에서부터 매우 심각한 상태에 이르게 하는 다양한 질병, 장애와 질환들이 잘 알려져 있다. 질병 상태에 대한 연구도 인체계통별로 접근할 때 이해가 용이해진다. 앞으로 소개될 질병들은 Box 1-2에 언급된 체계에 따라 설명될 것이다. 우선 질병의 원인(병인론)에 대한 개요를 살펴보고 그 원인과 비정상 상태의 결과와의 관계를 알아본다.

병인론

질병은 하나 이상의 요인들에 의해 유발되며, 그 원인으로는 다음과 같은 것들이 있다.

- 유전자 이상: 유전적 또는 후천적
- 미생물 또는 기생충의 감염: 바이러스, 박테리아 또는 벌레 등
- 화학물질
- 방사선
- 신체 외상
- 퇴화: 노화 또는 과도한 사용

위에서 언급된 것 이외에도 질병의 원인과 관련된 요소는 많다. 질병의 정확한 원인을 알 수 없는 경우가 있는데, 이러한 상태를 일컫는 말로는 본태성(essential), 특발성(idiopathic), 자발성(spontaneous) 등이 있다. 어떤 질병의 정확한 원인은 아직 밝혀지지는 않았지만 병에 쉽게 걸리게 하는 요소(위험요소)를 알 수 있는 경우도 있다. 병원에서 치료를 받다가 다른 병에 걸리면 이를 의원성(iatrogenic) 감염이라고 한다.

Box 1-2 질환에 대한 이해

병인론: 질병의 원인

발병 기전: 질병의 진행과정과 정상적인 인체 기능에 미치는 효과

합병증: 질병 진행 중 나타날 수 있는 다른 결과

예후: 예측되는 병의 결과

발병 기전

질병이 일어나는 주요한 과정은 다음과 같다. Box 1-3은 질병과 관련된 용어를 보여준다.

염증. 외상이나 미생물의 침입 등과 같은 신체 상해에 대한 조직반응이다. 염증 상태는 ~염(-itis)이라는 접미사를 붙여 표현한다(예: 충수돌기염).

종양. 세포의 사멸보다 생성 비율이 훨씬 높을 때 종양이 생길 수 있다. 종양의 이름에는 ~종(-oma)이라는 접미사를 사용한다(예: 암종).

비정상적 면역 기전. 면역반응이 바람직하지 못한 효과를 낳기도 한다

혈전증, 색전증, 경색. 혈액 또는 혈관벽에 생긴 비정상적인 변화의 결과로 나타난다.

퇴화. 나이가 들어감에 따라 정상적으로 생기는 현상이지만, 기능 손상을 수반하는 구조적 변화를 지칭한다.

대사 이상. 당뇨병처럼 바람직하지 못한 신진대사 결과로 초래된다.

유전자 이상. 유전 또는 방사선의 노출과 같은 환경적 요소에 의해 초래될 것이다.

Box 1-3 질병과 관련된 용어 모음

급성: 병이 갑자기 발병하는 것으로 즉각적인 치료가 필요함(만성과 비교)

후천적: 태어나고 일정 시간이 지난 후 장애가 발생하는 것(선천적인 것과 비교)

만성: 비교적 쉽게 치료할 수 없는 오래된 장애(급성과 비교)

선천적: 태어나면서 가지고 있는 장애(후천적인 것과 비교)

징후: 환자가 아닌 다른 사람에 의해 관찰되거나 측정되는 비정상적인 특징

증상: 환자에 의해 설명되는 비정상적인 특징

증후군: 일련의 징후와 증상이 한꺼번에 나타나는 질병 상태

CHAPTER 2

생체 화학의 개요

Introduction to the chemistry of life

이후의 장들을 통해 세포, 조직 및 신체기관에 대해 자세하게 다룰 것이다. 신체는 세포보다 더 작은 화학물질로 구성된다. 그러므로 해부학과 생리학의 기초도 화학적 관점에서 이해될 수 있다. 본격적인 생리학을 공부하기 전에 생명현상을 가능하게 하는 화학과 생화학의 기초에 대해 살펴보는 것은 매우 중요하다.

1. 원자, 분자 및 화합물

학습목표

이 단원의 학습을 통해서 다음을 이해할 수 있다.

- 원자번호, 원자량, 동위원소, 분자량, 이온, 전해질, pH, 산, 염기
- 원자의 구조
- 분자의 결합 유형
- 몰 농도의 개념
- pH 조절에서 완충작용의 중요성

원자(atom)는 안정 상태로 존재할 수 있는 원소의 가장 작은 단위이고, 원소(element)는 순수한 화학물질이다. 철은 오직 철 원자만 포함되어 있다. 화합물(compounds)은 한 가지 이상의 원소가 포함되어 있다. 예를 들면, 물은 수소와 산소가 이루는 화합물이다.

자연계에는 92종류의 원소가 있다. 신체는 탄소, 수소, 산소 및 질소의 4가지의 주요 원소로 구성되어 있다. 그밖에 다른 원소가 소량 존재하는데, 이를 통칭하여 무기염류(mineral salts)라고 한다.

원자 구조

원자는 전자궤도를 선회하는 작은 전자들과 양성자(protons)와 중성자(neutrons)로 이루어진 작은 중심핵으로 구성된다(**그림 2-1**). 중성자는 전기적으로 전하를 띠지 않지만, 양성자는 양성의 전기적 성질을 가지고 있고, 전자는 음성의 전기적 성질을 띠고 있다. 일반적으로 원자의 양성자와 전자의 수는 동일하기 때문에 하나의 원자는 전체적으로 전하를 띠지 않는다.

이 소립자들은 질량이 서로 다르다. 전자는 매우 작기 때문에 그 질량을 무시할 수 있지만, 중성자나 양성자는 각각 1의 질량단위를 갖는다. 전자, 양성자, 중성자의 물리적 특징은 **표 2-1**에 요약되어 있다.

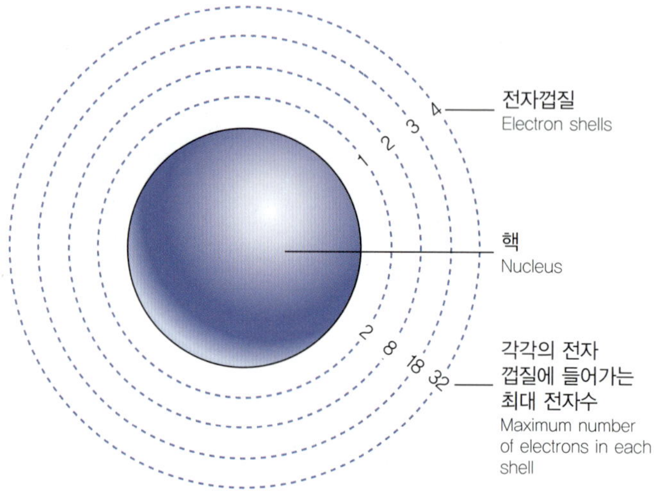

그림 2-1 핵과 네 개의 전자껍질을 가진 원자

표 2-1 하위 원자 미립자의 특징

미립자	질량	전하
양성자	1단위	1+
중성자	1단위	중성
전자	없음	1–

원자번호 및 원자량

각각의 원소들은 원자의 핵에 고유한 개수의 양성자를 갖는다(**그림 2-2**). 예를 들면, 수소는 핵에 1개의 양성자만 가지고 있으나, 산소는 8개, 나트륨(Na)은 11개를 가지고 있다. 원자핵 내의 양성자 수를 원자번호(atomic number)라고 한다. 그러므로 수소의 원자번호는 1, 산소는 8, 나트륨은 11이 된다. 각각의 원소는 자신만의 고유한 원자번호

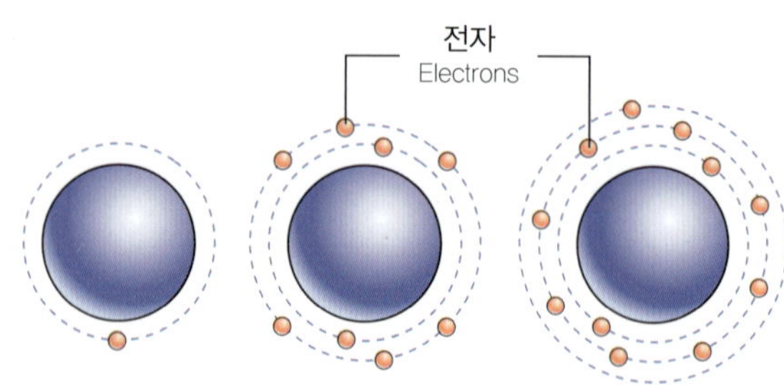

	수소	산소	나트륨
원자번호	1	8	11
원자량	1	16	23

그림 2-2 수소, 산소, 나트륨 원소의 원자구조

를 가진다. 원소의 원자량(atomic weight)은 원자핵 내의 양성자와 중성자를 합한 값이다.

전자는 그림 2-1에서 보는 것과 같이 핵 주위 동심원 모양의 전자껍질 내에 존재한다. 이러한 껍질구조는 단순한 전자의 물리적 위치를 표현한 것이 아니고, 핵과 관련된 다양한 에너지 준위를 도식적으로 보여준다. 첫 번째 에너지 준위는 최대 2개의 전자를 가질 수 있으며 가장 먼저 채워진다. 두 번째 에너지 준위는 최대 8개의 전자를 가질 수 있으며, 그 다음으로 채워진다. 세 번째와 그 이후의 에너지 준위들은 전 단계의 준위보다 더 많은 전자와 에너지를 갖는다.

전자 배치(electron configuration)는 각 원소의 전자 분포를 나타내는데, 나트륨을 예로 들면, 나트륨의 전자 배치는 2 8 1이다(그림 2-2).

생화학은 원자가 다른 원자들과 반응하고 화합물을 형성하면서 생물학적 다양성을 나타내기 위한 다양한 분자를 합성하는 과정들을 다룬다. 원자 내의 소립자 중에서 화학적으로 중요한 것은 최외각(outermost shell) 전자이다. 원자는 최외각 껍질의 전자가 안정 수만큼 존재하지 않을 때 반응성을 띠게 되면서, 안정한 상태를 이루기 위해 1개 이상의 전자를 다른 원자와 주고받거나 공유한다. 이에 대해서는 분자와 화합물 부분에서 더 자세하게 다루게 될 것이다.

동위원소. 핵 내의 중성자 수가 다른 원자를 동위원소(isotopes)라 한다. 중성자는 전하를 띠지 않으므로 원자의 전기적 활동에 영향을 주지는 않지만 원자량에는 영향을 미친다. 예를 들어, 수소 원자에는 3가지 형태가 있다. 가장 일반적인 형태는 핵 내에 1개의 양성자와 1개의 전자를 가진다. 다른 형태(중수소, deuterium)는 핵 내에 1개의 양성자와 1개의 중성자를 가지고, 세 번째 형태(삼중수소, tritium)는 핵 내에 1개의 양성자와 2개의 중성자를 갖는다.

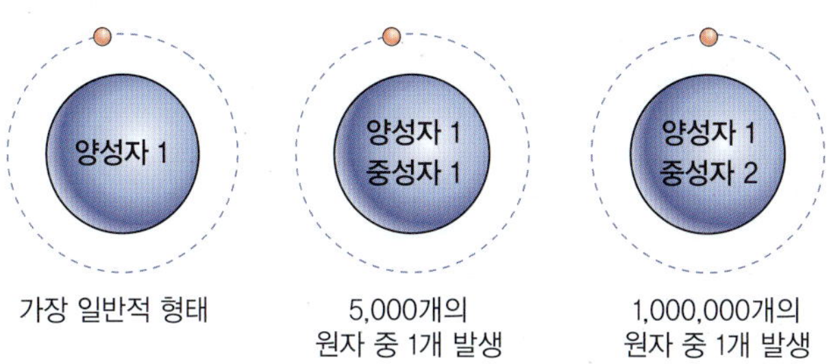

그림 2-3 수소 동위원소

중수소와 삼중수소 모두 궤도 전자가 1개 있다. 이러한 수소의 3가지 형태를 동위원소라 한다(그림 2-3).

수소 동위원소들의 비율을 고려하여 계산했을 때, 수소의 정확한 원자량은 1.008이지만, 실용적인 목적을 위해서 수소의 원자량을 1이라고 한다.

염소의 원자량은 35.5인데 이것은 원자량이 35(핵 내의 18개의 중성자 포함)인 것과 37(핵 내의 20개의 중성자 포함)인 동위원소가 존재하기 때문이다. 이 두 가지 동위원소의 존재 비율이 동일하지 않기 때문에 평균 원자량은 35.5인 것이다.

분자 및 화합물

각 원소의 원자는 특정한 수의 전자를 가진다. 원자의 바깥층에 있는 전자의 수가 최대수(그림 2-1)이거나 안정된 수일 때, 그 원자는 비활성(inert) 또는 화학적으로 반응성을 갖지 않는다. 즉, 화합물을 형성하기 위해 다른 원소와 쉽게 반응하지 않는다. 이러한 원소는 헬륨(helium), 네온(neon), 아르곤(argon), 크립톤(krypton), 크세논(xenon), 그리고 라돈(radon)과 같은 비활성 가스들이다.

분자는 화학적으로 결합된 2개 이상의 원자로 구성된다. 원자는 대기 중의 산소(O_2) 분자가 2개의 산소 원자로 구성되는 것과 같이 동일한 원소로 구성될 수도 있다. 그러나 물 분자(H_2O)가 2개의 수소 원자와 1개의 산소 원자로 구성되는 것과 같이 대부분의 분자는 2개 이상의 서로 다른 원소로 구성된다. 앞서 언급되었듯이 2개 이상의 원소가 결합해서 만들어지는 분자를 화합물이라고 한다.

탄소 원소가 포함된 화합물은 유기화합물(organic compound)로 분류되고, 그밖의 다른 화합물은 무기화합물(inorganic)로 분류된다. 신체에는 이 두 종류의 화합물이 모두 포함되어 있다.

공유결합과 이온결합. 신체의 기능은 원자들이 결합하고 해리하는 다양한 화학적 반응에 의해 이루어진다. 예를 들어, 물 분자는 지구상 모든 생명체의 중요한 토대가 된다. 만약 물이 불안정한 화합물이고 산소와 수소로 쉽게 분리된다면, 생물학이란 학문은 결코 성립할 수 없었을 것이다. 한편 신체는 다양한 분자(예: 당, 지방 등)를 분해시켜 세포 활동을 위한 에너지를 생산한다. 원자가 결합할 때는 일반적으로 공유결합이나 이온결합이라는 2가지 형태의 화학적 결합을 하게 된다.

*공유결합*은 원자가 서로 전자를 공유할 때 형성된다. 원자들 간의 결합은 대부분 이 형태를 띠고 있는데, 이 결합은 강하고 안전하다. 물 분자도 공유결합에 의해 형성된다. 수소는 전자궤도에 1개의 전자를 갖고 있지만, 이 전자궤도 준위는 2개의 전자로 채워졌을 때 안정화된다. 산소는 최외곽 전자궤도에 6개의 전자가 있지만, 이 전자궤도를 안정화시키는 전자의 수는 8개이므로 2개의 전자가 추가적으로 필요하다. 그러므로 1개의 산소 원자와 2개의 수소 원자가 결합할 때, 각각의 수소 원자가 전자 1개씩을 산소에게 주어 총 8개의 최외각 전자수를 이루게 하면 산소는 안정한 상태를 이룬다. 또한 산소가 1개의 전자를 각각의 수소와 공유하게 되면 수소는 2개의 궤도전자를 가지게 되어 안정한 상태가 된다(**그림 2-4**).

*이온결합*은 공유결합보다 약한 결합으로, 전자가 하나의 원자에서 다른 원자로 이동될 때 형성된다. 예를 들면, 나트륨과 염소(Cl)가 결합하여 염화나트륨(NaCl)을 형성할 때, 염소 원자의 최외각 껍질에서 나트륨 원자의 최외각 껍질로 하나의 전자만 이동한다(**그림 2-5**).

이러한 과정의 결과로 화합물의 나트륨에서는 바깥궤도(원래의 두 번째 바깥궤도)에 8개의 전자를 남겨두기 때문에 안정화된다. 염소 원자 또한 비록 다 채우지는 않지만 최외각 전자껍질에 안정된 수인 8개의 전자를 갖는다. 이 두 원자는 서로 다른 전하를 띠게 되어 서로에게 상호인력을 갖게 된다. 나트륨 원자는 전자를 잃어버려 양전하를 가지고, 염소 이온은 나트륨 원자로부터 잉여 전자를 수용하기 때문에 음의 전하를 가진다.

이러한 유형의 화학반응에서 원자에게 일어난 유일한 변화는 전자수의 변화이다. 그러나 원자핵의 양성자나 중성자 수는 변함이 없다. 염소 원자는 음전하를 띤 18개의 전자와 양전하를 띤 17개의 양성자를 갖게 된다. 나트륨 원자는 11개의 양성자를 가진 핵 주변의 궤도에서 10개의 전자를 남기고 1개의 전자를 버린다. 염화나트륨이 물에 녹으면 이 두 원자가 분리되는데, 이때 이들을 원자라고 하지 않고 이온(ions)이라고 한다. 양전하를 가진 나트륨을 양이온(cation)이라 하고, Na^+라 표기하며, 염소는 음이온(anion)이므로 Cl^-로 표기한다. 이온에 의해 운반되는 전기적 전하의 수는 플러스나 마이너스 기호와 함께 어깨글자(위첨자)로 표기한다.

전해질

염화나트륨과 같이 물에서 분해되는 이온화합물은 전기를 전도할 수 있기 때문에 전해질(electrolyte)이라 한다. 전해질은 다음과 같은 이유 때문에 중요한 신체 구성 성분이 된다.

- 근육과 신경의 기능을 위해 필수적인 전기를 전도한다.
- 체액을 유지하는 삼투압(osmotic pressure)에 영향을 미친다.
- 체액의 급격한 pH 변화를 완화하는 완충물질로 산-염기 평형(acid-base balance)에 관여한다.

체내에 존재하는 화합물은 이온 상태가 아니기 때문에

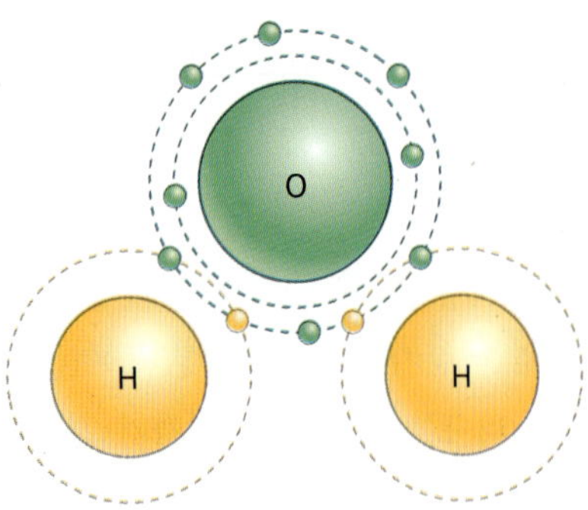

그림 2-4 수소(노란색)와 산소(초록색) 간의 공유결합을 가진 물 분자

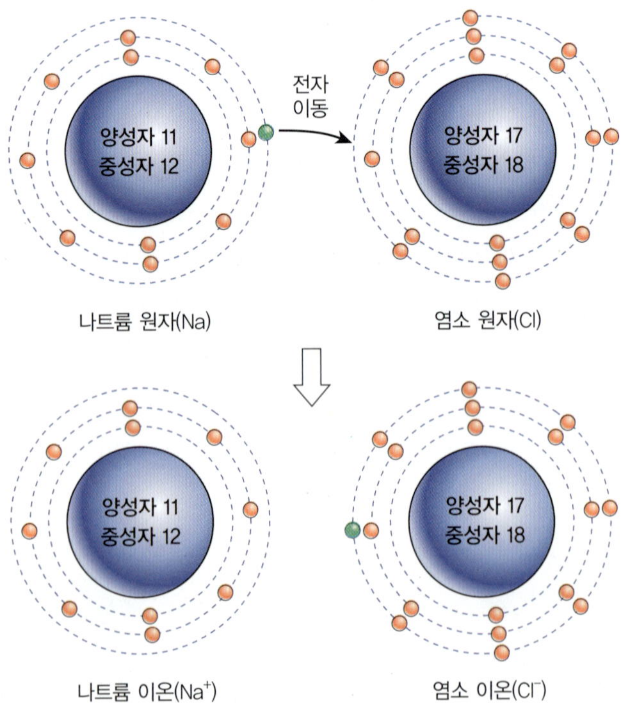

그림 2-5 염화나트륨 이온결합물의 형성

표 2-2 정상 혈장량의 예

물질	몰량	다른 단위로의 환산
염소	97~106mmol/L	97~106mEq/L
나트륨	135~143mmol/L	135~143mEq/L
포도당	3.5~5.5mmol/L	60~100mg/100mL
철	14~35mmol/L	90~196mg/100mL

탄수화물과 같이 물에서 분해될 때 전기적 성질을 띠지 않는다. 나트륨과 염소보다 더 중요한 전해질에는 칼륨(K^+), 칼슘(Ca^{2+}), 중탄산염(HCO_3^-), 인산염(PO_4^{2-}) 등이 있다.

체액 내 물질들의 측정

체액 내 여러 물질들의 농도를 측정하고 표현하는 방법에는 여러 가지가 있다. 보통은 무게단위인 그램(g)과, 밀리그램(mg), 마이크로그램(μg), 나노그램(ng)과 같은 그 하위단위들로 표현한다. 특정 물질의 분자량을 알면 그 물질의 농도는 리터당 몰(mol), 밀리몰(mmol), 나노몰(nmol)로 표현할 수 있다. 그리고 이와 관련된 단위로는 밀리그램당량(mEq)가 있다.

어떤 물질들의 경우 그 물질의 양을 활성도로 표현하는 것이 편한 경우도 있다. 대표적으로 국제단위(IU)로 나타내는 인슐린을 들 수 있다.

표 2-2는 몇몇 중요한 물질들의 혈장 내 정상 농도를 몰농도와 또다른 농도단위들로 나타내주고 있다.

산, 염기 및 pH

용액의 산성도는 용액 내 수소 이온(H^+)의 수로 표현한다. 정상적인 수소 이온 농도를 유지하는 것은 신체 내 환경을 안정적으로 유지하는 데 중요하다.

산성 물질은 용액 내에 있을 때 수소 이온을 방출한다. 반면 염기성(알칼리성) 물질은 수산화 이온(OH^-)의 방출과 더불어 수소 이온을 받아들인다. 염(salt)은 용액 내에서 다른 양이온과 음이온으로 분해되는 물질이다. 그러므로 염화나트륨은 용액에서 나트륨과 염소 이온으로 분해되므로 염인 것이다.

pH 척도

용액의 수소 이온 농도를 측정하기 위해 개발한 표준 척도가 pH 척도이다. 이 척도는 0~14까지로 구분하며, 중간 지점은 7로 중성을 의미한다. 순수한 물의 pH는 7이다. 물 분자는 이온으로 분해될 때 1개의 H^+와 1개의 OH^-를 방출하여 균형을 이루기 때문에 물은 산도 염기도 아닌 중성이다. 강한 산과 강한 염기는 살아 있는 조직에 손상을 입히기 때문에 대부분의 체액은 중성에 가깝다. 또한 체액에는 약산성과 약염기성 물질인 완충물질(buffers)이 포함되어 있어 pH가 크게 변화하지 못하도록 한다.

pH 7 이하는 산성 용액(acid solution)이라 하고, 7 이상은 염기성(alkalinity)이라 한다(그림 2-6). pH 척도에서 1의 변화는 수소 이온의 10배의 변화를 의미한다. 그러므로 pH 5인 용액은 pH 6인 용액보다 수소 이온이 10배가 더 많다.

리트머스 종이는 염기성인 경우 푸른색으로, 산성인 경우는 붉은색으로 색깔을 변화시켜 용액이 산성인지 염기성인지를 보여준다. 이밖에도 색깔의 변화를 통해 pH의 근사치를 측정할 수 있는 용지도 있다. pH를 정확하게 측정하고자 할 때에는 민감도가 높은 pH 측정기를 사용해야 한다.

모든 산이 물에서 분해될 때 완전하게 이온이 되는 것은 아니다. 그러므로 수소 이온 농도는 존재하는 산의 총량을 측정하기보다 해리된 산(dissociated acid)의 양을 측정해야 한다. 염산(hydrochloric acid)은 H^+와 Cl^-로 쉽게 해리

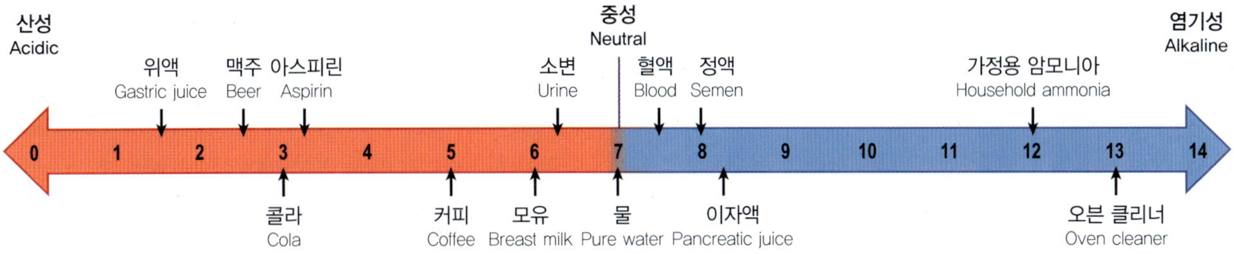

그림 2-6 pH의 척도

되지만, 탄산(carbonic acid)은 H^+와 HCO_3^-로 완전하게 해리되기 어렵다. 강산(strong acid)은 약산(weak acid)보다 더 쉽게 해리된다. 유리 수소 이온(free hydrogen ion) 수는 유리된 산성 물질의 특성을 나타내기보다는 용액의 pH를 반영한다.

마찬가지로 모든 염기도 완전하게 해리되지는 않는다. 강염기(strong base)가 약염기보다 쉽게 해리된다. 즉, OH^-를 더 많이 방출한다.

체액의 pH

체액은 정상적인 세포 활동을 위해서 매우 좁은 범위의 정상 pH를 유지해야 한다. pH가 신체의 모든 부분에서 같은 것은 아니다.

위액은 위샘(gastric gland)의 벽에 있는 벽세포(parietal cell)에서 분비되는 염산에 의해 강산성으로 유지된다. 이러한 산성 상태는 섭취한 단백질의 소화를 돕는 펩신(pepsin)이라는 효소가 기능하기에 가장 알맞은 환경을 제공한다. 타액(saliva)의 pH는 5.4~7.5 사이이며, 이는 탄수화물의 소화를 돕는 타액 내 효소인 아밀레이스(amylase)가 작용하기에 최적의 조건이다. 음식이 위에 도달하여 산성인 위액과 혼합될 때 이 작용은 억제된다.

혈액의 pH는 7.35~7.45 사이이며, 이 좁은 범위를 약간이라도 이탈하면 정상적인 생리학적 및 생화학적 과정에 심각한 영향을 미친다. 신체세포의 대사활동으로 산성 또는 염기성 물질이 형성되는데, 이는 조직액과 혈액의 pH를 변화시킨다. 그러므로 정상 범위에서 pH를 유지하기 위해 혈액 내에는 완충작용을 하는 물질이 있다.

완충물질

최적의 pH는 세포에 의해 만들어지는 산과 염기 사이의 균형을 통해 유지된다. 완충 시스템은 혈액 pH의 급격한 변화를 억제함으로써 신체의 정상 pH가 유지되지만, 신체로부터 과도한 산이나 염기가 배출되는 경우는 다른 억제 수단이 있을 경우에만 효과적으로 기능할 수 있다. 신체의 pH 변화에 반응하는 주요한 기관으로 폐(lung)와 콩팥(kidney)이 있다. 폐는 이산화탄소(carbon dioxide, CO_2)를 배출하기 때문에 혈액의 pH를 조절하는 중요한 기관이다. 이산화탄소는 탄산을 형성하기 위해 물과 결합하고 중탄산염 이온과 수소 이온으로 해리되기 때문에 체액의 H^+를 증가시킨다.

CO_2	+	H_2O	↔	H_2CO_3	↔	H^+	+	HCO_3^-
이산화탄소		물		탄산		수소 이온		중탄산염 이온

폐는 배설되는 이산화탄소의 양을 조절함으로써 혈액의 pH를 조절한다. 뇌는 혈액의 수소 이온 농도가 증가되는 것을 인식하고 호흡을 자극하여 이산화탄소를 배출시켜 수소 이온의 농도를 감소시킨다. 반대로 pH가 염기성에 가깝다면, 뇌는 이산화탄소와 수소 이온의 농도를 증가시키기 위해 호흡수를 감소시켜 pH를 정상으로 되돌린다(10장 참조).

콩팥은 수소 이온과 중탄산염 이온이 배설되는 양을 통해 혈액의 pH를 조절한다. 만약 pH가 낮아지면, 수소 이온 배설은 증가하고 중탄산염은 유지되며, pH가 높아지면 이와 반대의 현상이 나타난다. 또한 콩팥의 콩팥세뇨관(신세뇨관, renal tubule)에서는 아미노산의 부산물로서 중탄산염 이온을 생성하고, 이 과정에서 암모늄(ammonium)이 생성되어 빠르게 배출된다.

다른 완충물질인 단백질은 과도한 수소 이온과 세포 내의 pH 조절에 특히 중요한 인산염을 흡수한다. 완충 시스템과 신체의 배설계는 모두 산-염기 균형(acid-base balance)을 유지하며, 혈액의 pH가 정상 범위에 있도록 돕는다.

산증 및 알칼리증

완충 시스템은 대부분의 pH 변화 시 위에서 언급한 것과 같은 보상작용을 하지만, 이러한 반응은 제한적이고 극단적인 경우에는 조절되지 않을 수도 있다. pH가 7.35 이하로 낮아지고 염기성 물질의 완충능력의 범위를 넘어서게 되면, 산증(acidosis) 상태가 된다. 반대로 pH가 7.45 이상으로 오르고 증가된 염기성 물질이 모든 산을 흡수하면 알칼리증(alkalosis)의 상태가 된다.

산증과 알칼리증은 모두 신체에, 특히 중추신경계와 심혈관계에 손상을 입힌다. 실제로 신체는 염기성 물질보다 산성 물질을 더 많이 생산하는 경향이 있기 때문에 산증이 알칼리증보다 더 흔하다. 산증은 폐가 정상처럼 효과적으로 이산화탄소를 배출하지 못하거나, 신체가 산을 과도하게 분비하거나(예: 당뇨병성 케토산증, 9장 참조), 신장질환으로 콩팥에서의 수소 이온 배설이 감소되면 호흡기계 문제를 일으킨다. 알칼리증은 구토, 설사, 내분비계 질환이나 이뇨제 치료 등으로 산성 물질이 감소되어 생기고, 이는 콩팥의 배설을 자극한다. 그러나 드물게는 급성 불안 시 많은 양의 이산화탄소가 과도환기(hyperventilation)를 통해 배출되는 경우에 알칼리증이 생길 수 있다.

2. 주요 생물학적 분자

학습목표

이 단원의 학습을 통해서 다음을 이해할 수 있다.

- 당, 단백질, 지질, 뉴클레오타이드, 효소의 화학적 성질
- 중요한 분자의 생물학적 중요성

탄수화물

탄수화물(carbohydrate)은 당이다. 탄수화물은 탄소, 산소와 수소로 구성되고, 일반적으로 탄소 원자는 산소, 수소 원자로 이루어진 고리구조를 형성한다. 포도당(glucose), 과당(fructose), 자당(sucrose)의 구조는 그림 2–7과 같다. 2개의 당이 연결될 때, 물 분자와의 결합을 유도하는 반응을 글리코시드 결합(glycosidic linkage)이라 한다.

포도당과 같은 단순한 당은 1개의 단위로 존재하기 때문에 단당류(monosaccharide)라 한다. 포도당은 세포에 의해 형성되는 당 중에서 가장 중요하며, 포도당의 혈중 농도는 엄격하게 조절된다. 두 개의 단당류가 결합하여 자당(설탕)과 같은 이당류(disaccharide)를 이루기도 하고, 더 많은 단당류가 모여(때로는 수천 개의 단당류로 구성된) 긴 사슬을 이루기도 한다. 그러한 복합적인 탄수화물을 다당류(polysaccharide)라 하며, 대표적인 것은 전분(starch)이다.

포도당은 산소가 있든(호기성, aerobically) 없든(혐기성, anaerobically) 대사가 가능하지만, 산소를 사용할 때 더 효과적으로 대사된다. 대사가 일어나는 동안 에너지, 물, 이산화탄소가 방출된다(12장 참조). 이 탄수화물은;

- 세포 활동을 위한 에너지로서 가장 우선적으로 이용된다.
- 에너지를 저장한다[예: 글리코젠(glycogen)].
- DNA와 RNA 구조에서 중요한 부분을 형성한다.
- 세포 표면에서 다른 분자나 세포를 인식하기 위한 수용체(receptor)로 작용한다.

아미노산과 단백질

아미노산은 기본적으로 탄소, 수소, 산소, 질소로 이루어져 있고, 다수의 아미노산은 이 네 가지 원소에 황(sulphur)이 추가로 포함되기도 한다. 사람의 경우, 20개의 아미노산은 단백질의 중요한 구성요소로 사용되지만, 그밖의 특별한 단백질을 구성하는 데 사용되는 아미노산이 있고, 미생물에서만 볼 수 있는 아미노산도 있다. 단백질 합성에 사용되는 아미노산은 아미노기(NH_2), 카복시기(COOH), 수소 원자 하나가 포함된 공통적인 구조를 가진다. 아미노산마다의 차이는 위 3개의 기본 잔기 외 나머지 하나의 측쇄(side chain)에 어떤 잔기가 결합하느냐에 달려 있다. 기본 구조와 3개의 일반적인 아미노산의 예가 그림 2–8에 나타나 있다. 2개의 아미노산이 물 분자를 방출하면서 형성된 결합을 펩타이드 결합(peptide bond)이라 한다.

단백질은 아미노산의 결합으로 형성된 신체의 주요 분자이다. 단백질 분자는 크기, 모양, 화학적 구성요소 및 기능에 있어서 매우 다양하다. 단백질은 대부분의 생물학적 활성의 주체로 매우 중요한 생체 구성 성분이며 대표적인 예는 다음과 같다.

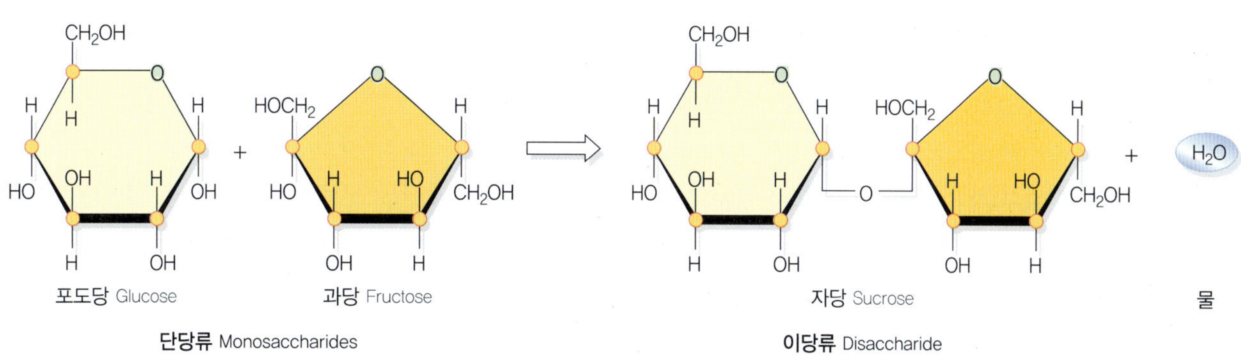

그림 2–7 자당을 구성하는 포도당과 과당의 결합

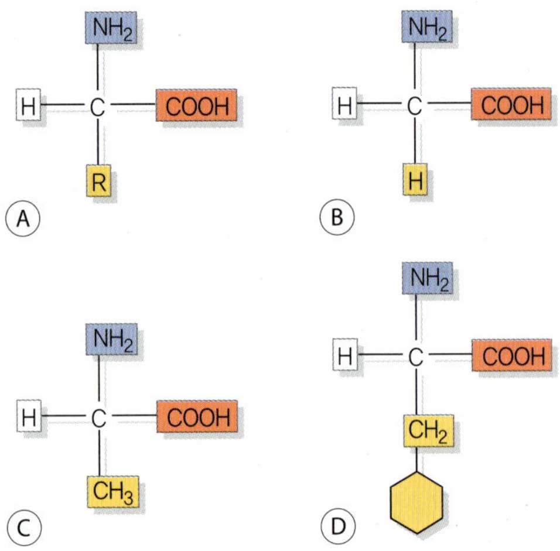

그림 2-8 아미노산의 구조. A. 기본 구조 R=가변 사슬 **B.** 글리신, 가장 단순한 아미노산 **C.** 알라닌 **D.** 페닐알라닌

- 운반단백질(예: 헤모글로빈)
- 효소
- 호르몬(예: 인슐린)
- 항체

단백질은 비록 탄수화물이나 지방이 대사될 때보다 효율성은 떨어지지만 식이가 불충분할 때 대체 에너지원으로 사용될 수 있다.

지질

지질은 탄소, 수소 및 산소 원자로 구성된다. 지질의 한 유형인 인지질(phospholipid)은 세포막의 중요한 부분을 형성한다. 지질 분자의 중요한 특징은 강한 소수성(hydrophobic)으로, 물을 싫어하기 때문에 지질은 물과 혼합되지 않는다. 이것은 세포막의 기능에 있어서 중요하다.

지질에는 지용성 비타민(비타민 E와 K), 스테로이드(steroid)성 호르몬과 지방(fat)이 있다. 지방 분자는 3개의 지방산(fatty acid)과 글리세롤(glycerol) 한 분자로 구성된다(그림 2-9). 지방은 에너지원이고, 여분의 에너지를 저장하는 중요한 형태이다. 지방은 대사될 때 에너지를 방출하지만, 탄수화물이 대사될 때보다는 덜 효율적이므로 대사 시 더 많은 에너지가 요구된다. 지방은 신체 내에서 다음과 같은 역할을 담당한다.

- 절연물질
- 신체 보호
- 에너지 저장

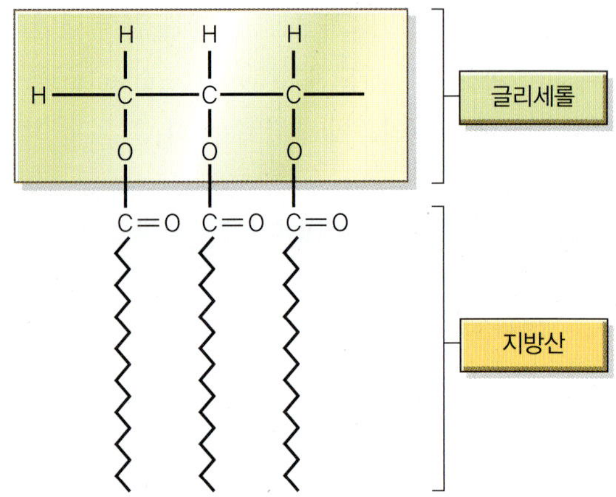

그림 2-9 지방(중성지방)의 핵심구조

뉴클레오티드

핵산

핵산(nucleic acid)은 신체 내의 가장 큰 분자로, 뉴클레오타이드로 불리는 물질에서 만들어지며, 3개의 소단위(subunit) 즉, 당과 염기, 1개 이상의 인산염으로 구성된다. 핵산은 17장에서 더 자세하게 설명할 것이다.

아데노신 삼인산염

아데노신 삼인산염(adenosine triphosphate, ATP)은 당단위인 리보스(ribose), 염기물질인 아데닌(adenine), 리보스에 결합되어 있는 3개의 인산염이 포함된 뉴클레오타이드이다(그림 2-10 A). ATP는 신체의 에너지 화폐라고 하기도 하는데, 신체가 이를 '소비하기' 전에 '벌어들여야(합성해야)' 하기 때문이다. 많은 신체반응은 호기성 상태에서 당이 대사될 때와 같이 에너지를 방출한다. 신체는 이렇게 방출된 에너지를 이용하여 아데노신 이인산염(adenosine diphosphate, ADP)으로부터 ATP를 합성한다. 신체가 세포 활동을 위해 화학적 에너지를 필요로 할 때, ATP는 물과 인산염과 함께 에너지를 방출한다. 즉, 고에너지 인산결합을 통해 저장된 에너지가 방출되고 ATP는 다시 ADP로 되돌아간다(그림 2-10 B).

신체는 다음과 같은 기능을 수행하기 위해서 화학적 에너지가 필요하다.

- 합성반응(즉, 생물학적 분자의 합성)
- 움직임이나 운동의 동력원
- 막을 통한 물질의 이동

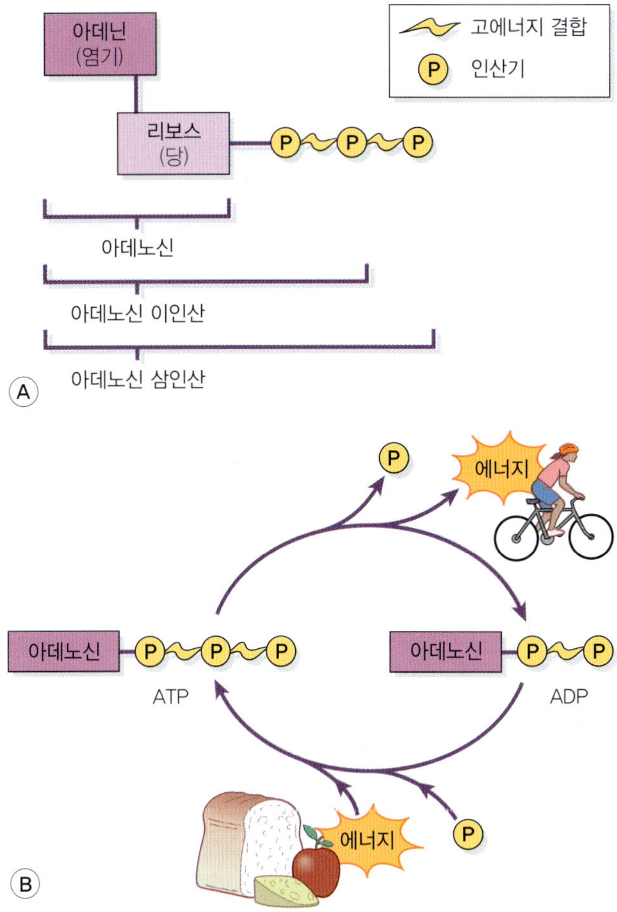

그림 2-10 ATP와 ADP. A. 구조 B. 전환회로

효소

신체에서 일어나는 대부분의 화학적 반응은 시험관에서 재현이 가능하다. 그러나 실제로 시험관 내에서의 반응은 거의 일어나지 않는다고 할 정도로 매우 느리게 진행된다. 세포는 이러한 문제를 해결하기 위한 방법으로 다양한 효소를 갖고 있다. 효소는 생화학적 반응을 빠르게 촉진하는 촉매제(catalyst)로 주로 단백질이다. 효소는 촉매반응에서 자신은 변화하지 않기 때문에 다음 반응을 위해 지속적으로 사용될 수 있다. 그러나 매우 선택적이어서 오직 하나의 특정한 반응에만 촉매 역할을 한다. 반응에 관계되는 분자를 기질(substrate)이라 하고, 활성부위(active site)라고 부르는 효소의 매우 특별한 부위에 부착된다. 기질이 활성부위에 결합하게 되면 반응이 진행되고, 반응의 생산물이 완성되면 생성물은 효소로부터 떨어져 나가며, 활성부위는 다시 사용할 수 있는 상태로 되돌아간다(그림 2-11).

반응을 위한 조건이 부적절하면 효소 활동은 감소되거나

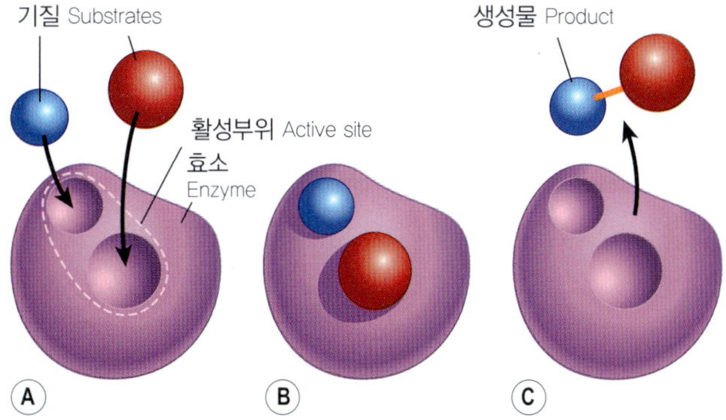

그림 2-11 효소의 작용. A. 효소와 기질 B. 효소-기질 복합체 C. 효소와 생성물

정지한다. 예를 들면, 온도나 pH가 너무 증가하거나 감소하면 효소 활성이 감소된다. 어떤 효소는 기질과의 결합을 도와주는 이온이나 작은 분자인 보조인자(cofactor)가 필요하다. 몇몇 비타민은 효소반응에서 보조인자로 작용한다.

효소는 합성과 분해반응에서 모두 촉매 역할을 하며, 그 이름의 끝에는 거의 항상 -이스(-ase)가 붙는다.

3. 체내에서 물질의 이동

학습목표

이 단원의 학습을 통해서 다음을 이해할 수 있다.

- 삼투와 확산의 과정
- 삼투와 확산의 개념을 통한 체내에서 물질의 이동 방법

신체 내에서 물질(예: 분자, 전해질)의 이동은 필수적이다. 소장에서 흡수되는 영양소(nutrient)는 분명히 이동하지만 양분이 필요한 조직에 반드시 도달하는 것은 아니다. 또한 노폐물은 조직에서부터 체외로 배출되는 출구로 이동한다. 흡입된 공기가 몸속으로 들어가기 위해서 산소는 먼저 허파꽈리벽(폐포벽, alveolar wall)을 통과하고 폐의 모세혈관벽을 지난 후에 비로소 혈액 내로 들어가게 된다. 호르몬과 같은 분자는 샘에서 분비되어 목적지까지 이동한다. 신체의 가장 중요한 구성물인 물은 체액의 형태로 신체 각 부위로 이동하여 분포하고, 용질(solute)로 하여금 적절한 생리학적 농도로 유지되도록 한다.

물리적 관점에서 장벽(barrier)이 없다고 가정한다면 물질은 항상 농도가 높은 곳에서 농도가 낮은 곳으로 이동한다. 이러한 두 영역 사이에는 농도 경사(concentration gradient)가 존재하므로 물질은 각 영역의 농도가 동일해질 때까지 즉, 평형 상태(equilibrium)에 도달할 때까지 농도 경사를 따라 고농도에서 저농도로 이동한다. 이러한 이동에서는 에너지가 요구되지 않기 때문에 이 과정을 수동수송(passive transport)이라 한다.

고농도 —— 물질의 순이동(net movement) ——→ 저농도

그러나 신체 내에는 저농도에서 고농도로 즉, 농도 경사를 역행하여 물질이 이동하는 경우도 많이 있다. 이러한 경우에는 ATP 형태의 화학적 에너지가 필요한데, 이러한 물질의 이동과정을 능동수송(active transport)이라 한다. 3장에서 서술된 세포막을 통한 물질의 이동은 능동수송이다.

체내 물질의 수동수송은 대개 확산이나 삼투의 2가지 주된 방법 중 하나로 이루어진다.

확산

확산(diffusion)은 고농도에서 저농도로 화학적 물질이 이동하는 것을 말하고, 주로 가스, 액체 및 용액 내에서 볼 수 있다. 이 과정은 폐포에서 혈액으로 산소가 이동하는 것을 예로 들 수 있는데, 폐포에 고농도로 존재하는 산소는 폐포벽과 모세혈관벽을 통해 산소 농도가 낮은 혈액 내로, 확산의 형태로 이동한다. 커피잔 아래에 가라앉은 설탕은 저어주지 않아도 시간이 지나면 확산을 통해 설탕 분자가 액체 내에 균일하게 분포된다(그림 2-12). 확산의 과정은 온도가 높거나 확산되는 물질의 농도가 높을수록 더 빠르다.

또한 확산은 원형질막(plasma membrane)과 같은 반투과성(semipermeable) 막을 통과할 수 있다. 그러나 이러한 경우 막을 통과할 수 있는 분자만 확산할 수 있다. 예를 들어, 모세혈관벽은 효과적인 반투과성 막이다. 물은 방향에 관계없이 모세혈관벽을 자유롭게 이동할 수 있지만 혈장 내 큰 단백질과 적혈구는 모세혈관벽을 통과하기에는 너무 크기 때문에 혈액 내에 남아 있게 된다.

삼투

삼투(osmosis)는 용질 분자가 반투과성 막을 통한 확산에 의해 평형 상태에 도달하지 못했을 때 용매인 물이 농도 경사에 따라 이동하는 것이다. 이는 대개 용질 분자가 막의 구멍(pore)을 통과하기에 너무 크기 때문에 생긴다. 이러한 이동을 일으키는 힘을 삼투압(osmotic pressure)이라 한다. 물은 용질의 농도가 낮은 곳에서 용질의 농도가 더 높은 곳으로 막을 통과한다. 이러한 과정은 농도가 높은 쪽은 희석시키고, 농도가 낮은 쪽은 농도를 짙게 하는 결과를 낳는다. 삼투는 평형 상태에 도달할 때까지 계속되는데, 막의 양쪽 부분의 용액이 같은 농도에 이르게 되는 것을 등장성(isotonic)이라 한다. 삼투는 적혈구의 반투과성 막을 이용하여 설명할 수 있다.

혈장에서의 물과 용질의 농도는 매우 좁은 범위 내에서 유지된다. 왜냐하면 만약 혈장의 농도가 올라가면 즉, 혈장이 적혈구 내의 세포내액보다 더 희석되면, 물이 막을 통과하여 적혈구 내로 들어갈 것이기 때문이다. 이것은 적혈구가 팽창하여 파열되는 원인이 된다. 이러한 상황의 혈장을 저장성(hypotonic)이라 한다. 반대로 혈장의 수분량이 감소하여 혈장이 적혈구 내의 세포내액보다 더 농축되면 혈장은 고장성(hypertonic)이 되므로, 물은 삼투에 의해 혈구에서 혈장으로 이동되어 혈구가 수축된다(그림 2-13).

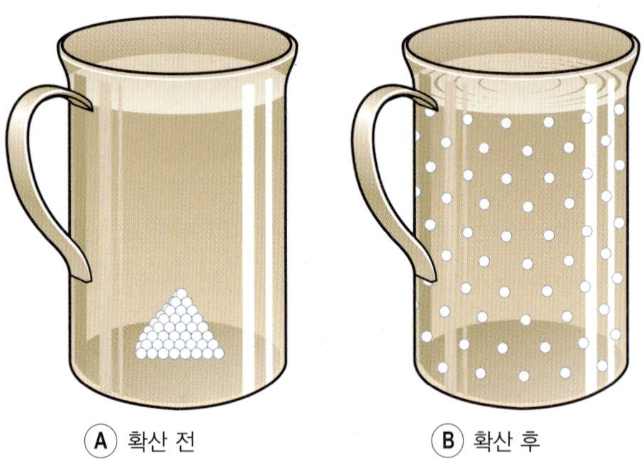

그림 2-12 확산의 과정. 컵에 설탕 한 스푼을 넣었을 경우

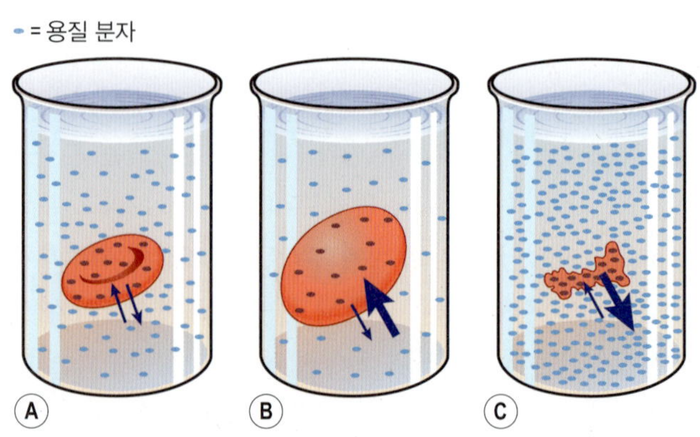

그림 2-13 삼투의 과정 적혈구가 다양한 농도의 용액에 노출되었을 때 물의 이동. A. 등장성 용액 **B.** 저장성 용액 **C.** 고장성 용액

4. 체액

학습목표

이 단원의 학습을 통해서 다음을 이해할 수 있다.

- 세포내액과 세포외액의 용어 정의
- 세포내액과 세포외액의 항상성 조절

일반 성인의 총 체액(total body water)은 체중의 약 60%이다. 어린 아이와 젊은 성인은 이 비율보다 더 높고, 노인과 모든 연령에 있어서 비만인 사람은 더 낮다. 체중의 약 22%는 세포외액(extracellular fluid, ECF)이고, 약 38%는 세포내액(intracellular fluid, ICF)이다(그림 2-14).

세포외액

세포외액은 혈액, 혈장, 림프, 뇌척수액 및 간질액으로 구성된다. 이 밖의 다른 세포외액은 아주 소량 존재하는데, 그 역할은 주로 윤활(lubrication)작용이다. 대표적으로 관절의 윤활액(활액, synovial fluid), 심장 주위의 심장막액(심막액, pericardial fluid), 폐 주위의 기슴막액(흉막액, pleural fluid) 등이 있다.

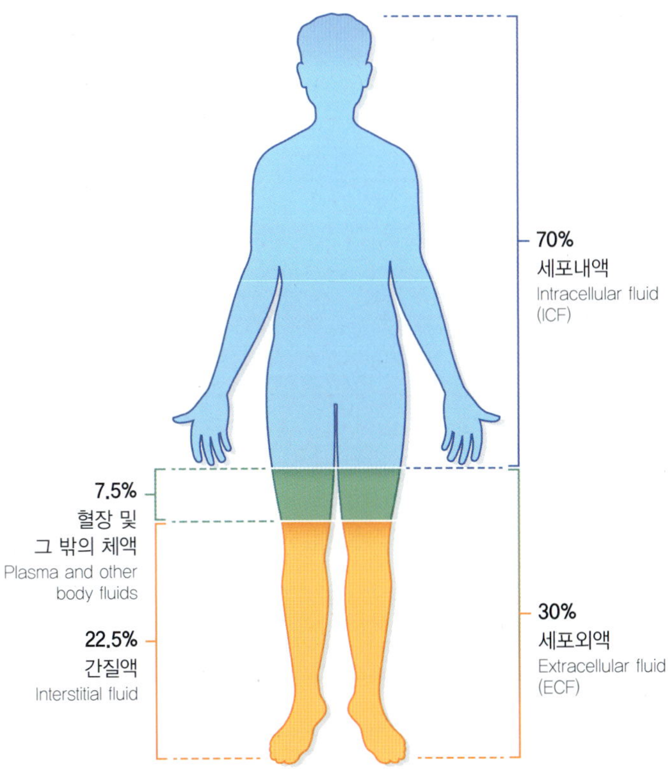

그림 2-14 70kg인 사람의 체액 분포

세포간질액 또는 조직액은 피부의 바깥층을 제외한 신체의 모든 세포에 존재하며, 혈액에서 세포로, 또는 세포로부터 혈액으로 물질을 이동시키는 매개물이다. 세포외액과 접촉하는 모든 세포는 세포외액의 구성 성분에 의존한다. 아주 작은 변화도 영구적인 손상의 원인이 될 수 있으므로 체액의 변화를 억제하는 하나 이상의 조절 기전이 있다. 예를 들어, 혈장의 칼륨 수치가 감소하면 근육과 신경조직의 흥분성이 증가하여 근육 약화(muscle weakness)와 심부정맥(cardiac arrhythmia)을 일으킨다. 또한 혈액의 칼륨이 증가하면 심장의 기능을 방해하고, 심지어는 심장정지까지 일으킬 수 있다. 혈액 내 칼륨 수치는 신체의 항상성 기전에 의해 일정하고 정밀하게 조절되는 많은 변수 중 하나이다.

세포내액

세포내액의 구성성분은 주로 세포막에 존재하는 선택적 흡수 · 배출 기전에 의해 세포 스스로 조절한다. 그러므로 세포내액의 구성성분은 세포외액과는 매우 다를 수 있다. 세포외액의 나트륨 수치는 세포내액보다 10배나 더 높다. 이러한 농도차가 유지되는 것은 나트륨이 농도 경사에 따라 세포 내로 확산된다 하더라도 지속적으로 나트륨을 세포 밖으로 배출하는 펌프가 있기 때문이다. 이와 같은 농도 경사는 신경이나 근육과 같은 흥분성이 있는 세포의 기능에 필수적이다. 반대로 ATP, 단백질, 칼륨과 같은 물질은 세포 밖보다 세포 내에 더 많이 존재한다.

CHAPTER 3

세포와 조직, 인체의 구성

The cells, tissues and organisation of the body

세포는 인체의 가장 작은 기능적 단위이다. 세포들이 모여서 조직(tissues)의 형태로 분류되어 각각의 특수한 기능을 한다. 혈액, 근육, 뼈를 예로 들 수 있다. 서로 다른 조직들은 모여서 기관(organs)의 형태로 분류된다. 심장, 위, 뇌를 예로 들 수 있다. 기관은 모여서 계통(system)의 형태로 분류되어 개개인의 항상성 유지와 건강에 기여하는 특수한 기능을 수행한다(그림 1-2 참조). 예를 들면, 소화기계는 음식물의 섭취, 소화, 흡수를 담당하며, 위와 창자 같은 많은 기관이 이에 해당한다.

세포의 구조와 기능, 그리고 조직의 종류는 이 장에서 공부할 것이다. 용어는 신체 부분의 해부학적 관계를 말하는 데 사용하였고, 뼈대와 신체 내부의 공간(강, cavity)들은 이 장의 마지막 부분에서 설명할 것이다.

1. 세포: 구조와 기능

학습목표

이 단원의 학습을 통해서 다음을 이해할 수 있다.

- 원형질막의 구조
- 소기관의 기능
- 유사분열의 과정
- 세포막을 통한 물질의 능동적 · 수동적 대량수송

인체는 난자(여성 생식세포)와 정자(남성 생식세포)의 결합으로 인해 생성된 접합체(zygote)라는 단일세포로부터 발달한다. 세포분열은 태아가 성장함에 따라 세포들이 다른 구조적이고 기능적인 분화된 조직으로 발달하는 것이며, 모든 세포들은 접합체로서 유전적 기질이 같다. 각각의 세포는 너무 작아서 육안으로는 볼 수 없지만 실험실에서 얇게 썬 조직을 염색하여 현미경으로 확대하면 볼 수 있다.

세포는 세포질(cytosol)이라고 하는 수분의 유체를 담고 있는 많은 소기관들 속에 원형질막(plasma membrane)으로 이루어져 있다(그림 3-1). 소기관은 글자 그대로 '작은 기관들'이며, 개별적이고 매우 특수한 기능을 가지고 있는데, 종종 세포질 내에 고유의 막으로 둘러싸여 있기도 한다. 소기관에는 핵(nucleus), 사립체(mitochondria), 리보소체(ribosomes), 세포질그물(endoplasmic reticulum), 골지장치(golgi apparatus), 용해소체(lysosomes), 그리고 세포골격(cytoskeleton)이 있다.

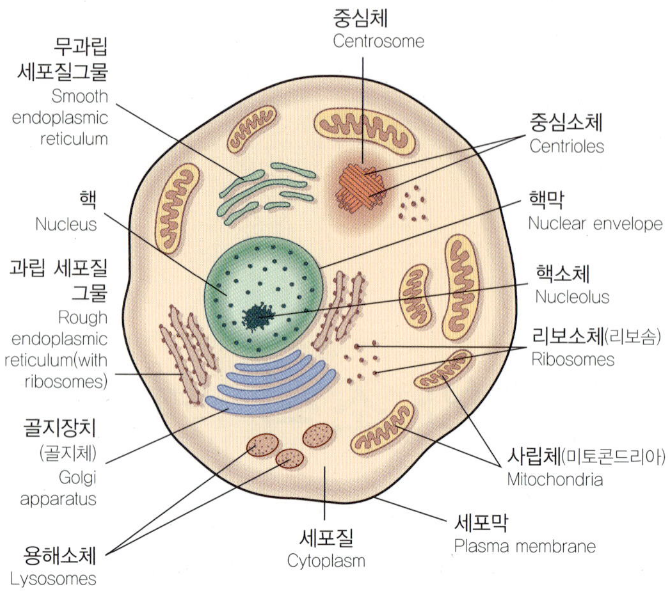

그림 3-1 단순세포

원형질막

원형질막은 단백질을 포함한 인지질과 당 분자가 결합된 두 층으로 되어 있다. 막을 통하여 뻗어 있는 원형질막은(그림 3-2), 전해질과 지용성이 아닌 물질의 투과를 허용하는 경로를 제공해준다.

인지질 분자의 머리는 전기적으로 작용하는 친수성(hydrophilic)이며, 꼬리는 전기적으로 작용하지 않는 소수성(hydrophobic)이다. 인지질 이중층은 친수성 머리가 막의 바깥층에 정렬되고, 소수성 꼬리가 중심의 수분-억제층으로 정렬된 샌드위치 모양으로 배열되어 있다. 이들의 다른 역할은 막을 통한 물질의 이동이다(그림 3-2 A).

막 단백질

막 단백질은 여러 가지 기능을 수행한다.

- 세포막 단백질 분자의 바깥에 부착된 탄수화물 분자 사슬은 세포에 면역학적 동질성을 제공한다.
- 호르몬과 화학적 전달자를 위한 특수한 수용체(승인된 위치에서)로서의 작용도 한다.
- 일부는 효소이다.
- 일부는 막을 통한 수송자의 작용을 한다.

소기관

핵

인체의 모든 세포는 성숙된 적혈구(적혈구 세포들)를 제외

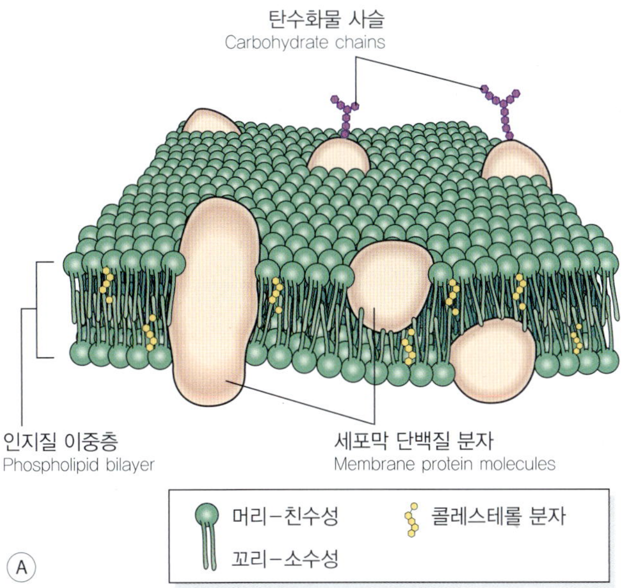

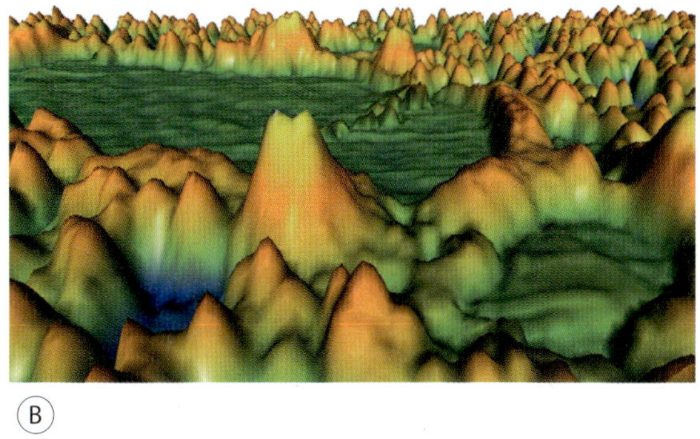

그림 3-2 원형질막. A. 구조 모식도 B. 세포막 단백질의 원자력 현미경 컬러사진

하고는 핵을 가지고 있다. 뼈대근육과 다른 세포들은 여러 개의 핵을 가지고 있다. 핵은 소기관들 중에서 가장 크고, 핵막(nuclear envelope)을 가지고 있는데, 이 막은 원형질막과 유사하지만, 작은 구멍을 통하여 핵과 세포질 사이에 물질이 통과할 수 있다. 즉, 핵을 제외한 세포물질들이 통과할 수 있다.

핵에는 인체의 유전물질이 들어 있어서 모든 세포의 신진대사를 감독한다. 핵은 디옥시리보핵산(DNA)으로부터 만들어진 46개의 염색체(chromosomes)로 되어 있다. 세포분열 시를 제외하고는 염색체는 실이 연결된 것과 같은 모양의 염색질(chromatin)로 불린다.

사립체

사립체는 세포질에서 소시지 모양 구조로 되어 있고, 때때로 세포의 'power house'로 묘사되기도 한다(**그림 3-3**). 사립체는 세포에서 화학적 에너지를 만드는 과정인 유산소 호흡과 관련이 있다. 이것은 세포분열 시 ATP의 형태로 에너지를 방출한다(**그림 2-10** 참조). ATP 합성은 산소가 필요한 과정인 유산소 호흡의 마지막 단계에서 가장 활발하다. 예를 들면, 간, 근육, 정자와 같은 가장 활동적인 세포 형태는 사립체의 수가 많다.

리보소체

리보소체는 RNA와 단백질로 구성된 작은 소체이다. 리보소체는 RNA를 주형(template)으로 사용하여 단백질을 합성한다(**그림 17-5** 참조). 세포 안에서 자유롭게 떠돌아다니거나 작은 무리를 지어 존재한다. 리보소체에는 신진대사를 위해 필요한 효소가 포함되어 있다. 신진대사 경로는 각각의 특수한 효소에 의해 이루어진 단계의 연속이다. 리보소체는 핵막의 바깥면뿐만 아니라 세포로부터 그들이 생산한 단백질을 수송하는 곳인 과립 세포질그물에서도 발견된다(**그림 3-3**).

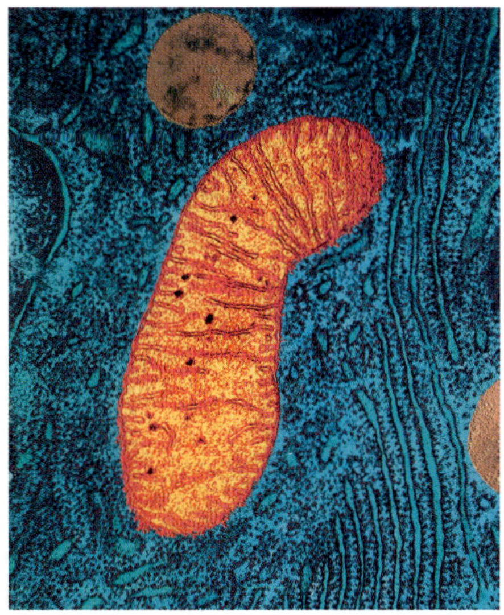

그림 3-3 사립체와 과립 세포질그물. 투사형 전자현미경 컬러사진에서 사립체(오렌지색)와 리보소체(점)가 부착된 과립 세포질그물(청록색)

세포질그물

세포질그물은 세포질에서 막성 통로를 상호연결한다(그림 3-3). 세포질그물은 무과립형과 과립형 두 가지 형태가 있는데, 무과립 세포질그물(smooth ER)은 지질과 스테로이드 호르몬 합성 및 약물의 해독과 관련이 있다. 과립 세포질그물(rough ER)은 리보소체를 부착하고 있다. 리보소체는 단백질의 합성 장소로 세포 밖으로 방출된다. 다시 말하면, 다른 장소에서 세포에 의해 사용된 모세포로부터 효소와 호르몬을 방출시킨다.

골지장치

골지장치는 막 주머니가 편평하게 가까이 접혀진 무리로 이루어져 있다(그림 3-4). 골지장치는 모든 세포에 존재하나 단백질 합성과 분비 시에 커진다. 세포질그물에서 단백질이 분비과립(secretory granules)이라 불리는 막-도약 소포 안으로 모여들어 골지장치로 이동한다. 소포는 저장되고, 필요 시 원형질막으로 이동하여 단백질을 방출한다.

용해소체

용해소체는 골지장치에 의해 형성된 분비소체 중의 하나이다. 용해소체는 소기관과 거대분자(RNA, DNA, 탄수화물, 단백질)를 세포 내에서 작은 입자로 분해조작하는 다양한 효소를 함유하고 있으며, 분해조작된 작은 입자를 재생하거나 세포 밖으로 방출하게 된다.

백혈구 내의 용해소체는 세균과 같은 외부물질을 탐식하는 효소를 포함하고 있다.

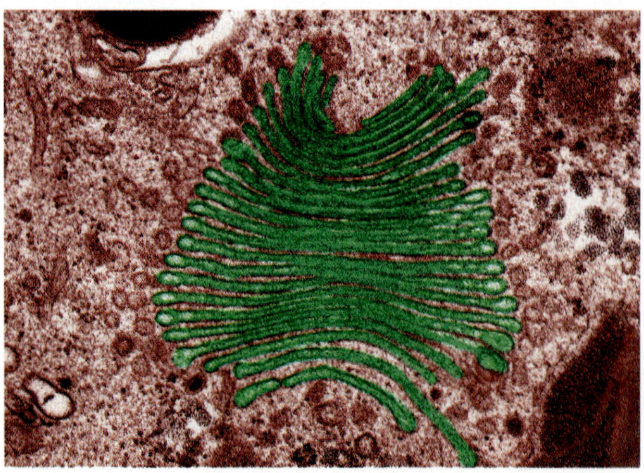

그림 3-4 골지장치(녹색)의 주사형 전자현미경 컬러사진

세포골격

세포골격은 단백질의 작은 성분으로 이루어져 있다(그림 3-5).

미세섬유. 미세섬유는 섬유 중에서 가장 작다. 미세섬유는 구조적 지지를 제공하고 세포의 독특한 모양을 유지하는데, 예를 들면, 근육세포에서 수축이 일어나는 것을 허용한다.

미세소관. 미세소관은 다음과 같은 움직임을 포함한 큰 수축성 단백질 섬유이다.

- 세포 안에서 소기관들
- 세포 분열 시의 염색체
- 세포 신장

중심체. 중심체는 세포 안에서 미세소관의 구성에 관여한다. 중심체는 한 쌍의 중심소체(centrioles, 작은 미소관의 다발)로 이루어지며, 세포분열 시 중요한 역할을 수행한다.

세포 신장. 세포 신장은 원형질막으로부터 실행되며, 중요한 요소는 움직임을 허용하는 미소관이다. 미소관은 다음과 같이 구성되어 있다.

- 미세융모: 미소관을 포함하는 미세돌기. 미세융모는 작은창자의 흡수세포와 같은 종류의 세포를 덮고 있다(그림 3-6). 흡수기능을 극대화하기 위해 표면적을 넓힘으로써 작은창자에서 영양이 최대로 흡수되도록 한다(그림

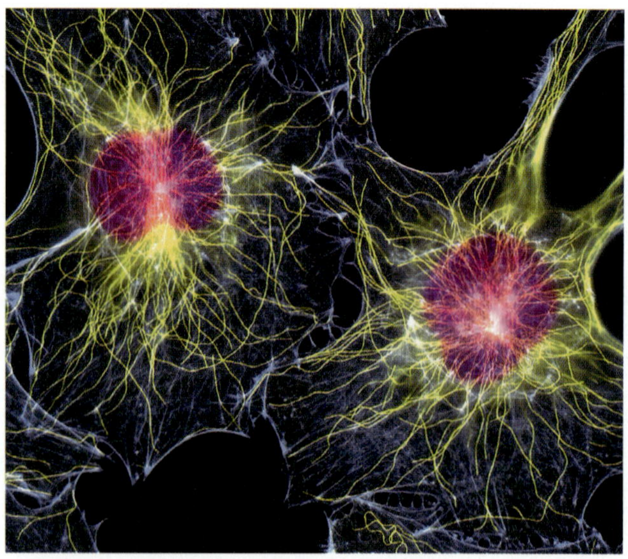

그림 3-5 섬유모세포 핵(보라색)과 세포골격(노란색과 파란색)을 보여주는 형광현미경 사진

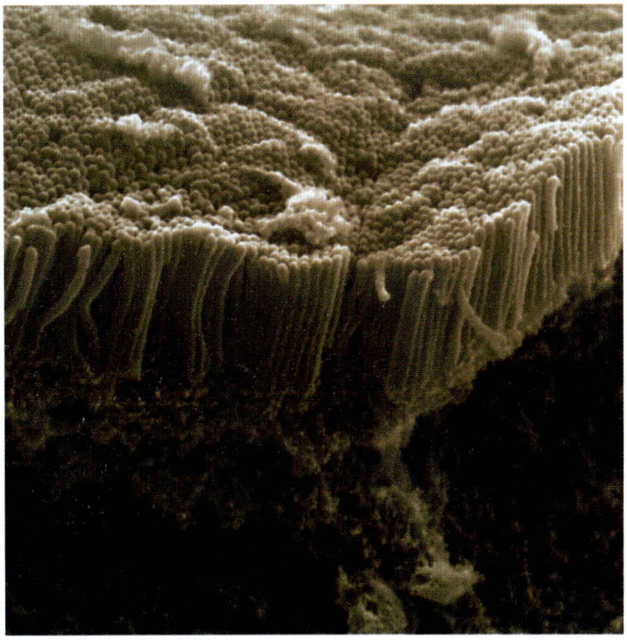

그림 3-6 작은창자 내 미세융모의 주사형 전자현미경 컬러사진

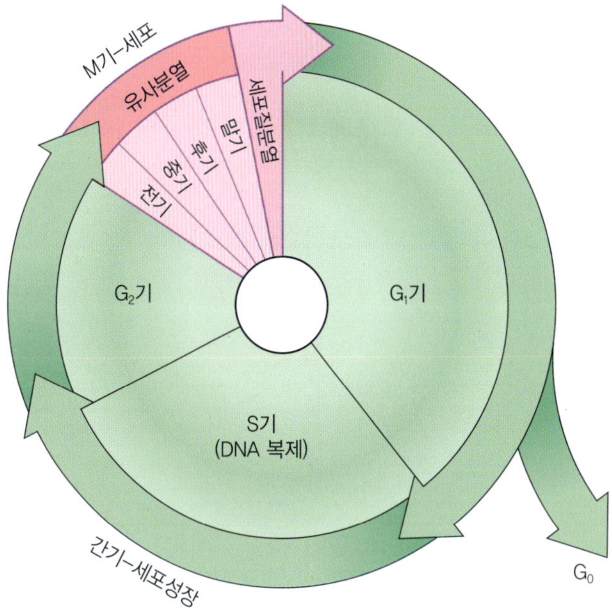

그림 3-7 세포주기

3-6).

- 섬모: 작은 머리카락 모양 돌기는 몇몇 세포의 자유면을 따라 배열되어 있다. 그들은 호흡 경로에서 점액을 위로 올릴 때처럼 표면을 따라 물질을 이동시킬 때 움직인다(그림 10-12 참조).
- 편모: 단일 긴 채찍 모양 돌기는 정자의 꼬리처럼 세포를 이동시킨다(그림 18-14 참조).

세포주기

손상되거나 사멸, 노화된 많은 세포는 다른 유사한 세포의 분화나 성장에 의해 대체될 수 있다. 대부분의 체세포는 46개의 염색체를 가지고 있으며, 유사분열(mitosis)에 의해 유전적으로 동일한 두 개의 새로운 딸세포를 만들어낸다. 생식세포의 생성은 이 과정에서 제외되며, 난자와 정자의 형성은 감수분열(meiosis)에 의해 만들어진다.

두 세포가 분화하는 동안을 세포주기라고 하며, 두 단계는 광학현미경으로 관찰할 수 있다[유사분열(M기)과 간기, 그림 3-7].

간기

간기는 길며 3개의 분리된 과정으로 구성된다.

- 첫 공백기(G_1): 세포의 크기와 부피가 성장한다. 일반적으로 가장 긴 과정이고 길이가 가장 다양하다. 가끔 세포는 세포주기가 지속되지 않고 휴지기(G_0)로 들어가게 된다.
- DNA 합성(S기): 염색체가 두 개의 동일한 DNA로 복제된다. S기에 의해 92개의 염색체를 가지게 되고, 유사분열에 의해 두 개의 세포로 분열될 준비를 한다.
- 이차 공백기(G_2): 성장과 세포분열을 준비한다.

유사분열(그림 3-8, 3-9)

광학현미경으로 보면 유사분열은 4개의 뚜렷한 단계를 거치는 연속적인 과정임을 알 수 있다.

전기. 이 기간 동안 염색체는 핵 안에서 볼 수 있고, 유사분열 장치가 출현한다. 중심소체(centrioles)는 미세소관에서 형성된 유사분열 방추사(mitosis spindle)에 의해 둘로 나누어진다. 중심소체는 세포의 끝으로 각각 이동하고, 핵막이 사라진다(그림 3-8).

중기. 염색체가 적도면에 배열하고, 염색체 동원체에 방추사가 부착된다.

후기. 동원체가 분리되어 각각 한 쌍의 자매 염색분체는 유사분열 방추사로 구성된 미세소관이 수축할 때 방추사 각극으로 이동한다.

말기. 유사분열 장치가 사라지고 염색체는 풀리며 핵막이 다시 나타난다. 말기에 세포질과 원형질막은 두 개의 동일

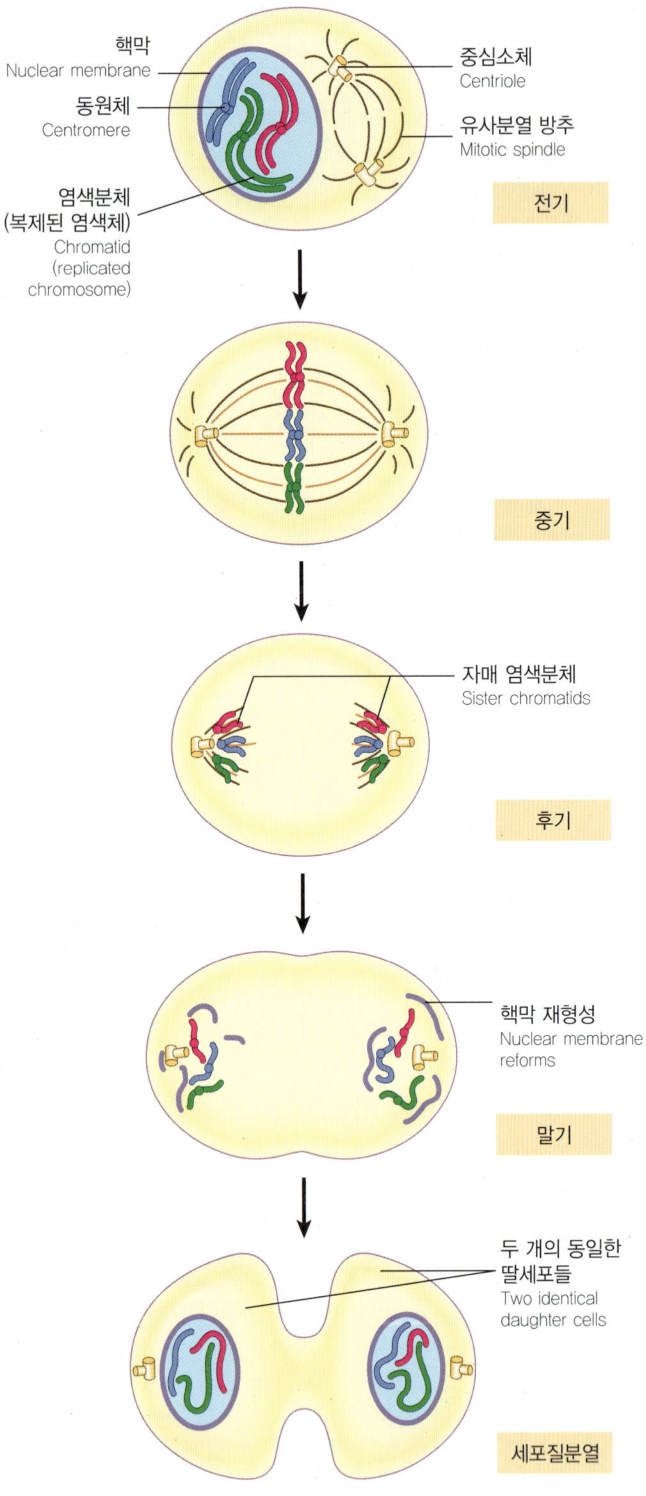

그림 3-8 유사분열 단계

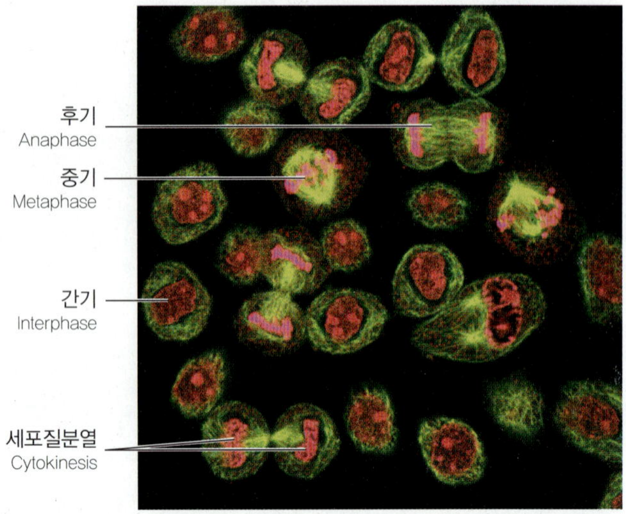

그림 3-9 유사분열. 세포분열의 각기 다른 단계를 보여주는 광학 현미경 사진, 염색질(염색분체)은 분홍색

한 딸세포를 형성하며 반으로 나누어진다. 딸세포의 소기관은 세포분열 말기에서도 불완전하나, 간기 동안 세포 성숙으로 발달한다. 세포분열의 빈도는 세포의 다른 형태에 의해서 변화되어 나타난다.

세포막을 통한 물질의 수송

수동수송

수동수송은 물질들이 반투과성 원형질과 소기관막을 통과할 수 있을 때 발생한다. 이들은 에너지를 사용하지 않고 농도 기울기에 의해 이동한다.

확산

확산은 앞에서 설명하였다. 작은 물질은 막을 통해 농도 기울기 아래로 확산된다.

- 산소, 탄소, 이산화물, 지방산, 스테로이드 등의 지용성 물질은 막의 지질 부분에서 용해된다.
- 나트륨, 칼륨, 칼슘 등의 작은 수용성 물질은 물로 채워진 관이나 또는 막의 구멍을 통해 통과한다.

촉진 확산

이 수동 과정은 포도당, 아미노산처럼 반투과성 막을 통해 확산될 수 없는 물질에 사용된다. 특수한 단백질수송 분자는 자물쇠와 열쇠처럼 수송시킬 물질을 끌어당기고 묶는 특별한 위치에 있다. 수송 분자는 모양을 변화시키고 막의 다른 부분으로 물질을 옮긴다(그림 3-10). 운반 위치는 특수하고 오직 한 가지 물질을 이동시키는 데 사용될 수 있다. 수송자의 제한된 수 때문에 한정된 시간에 수송시킬 수 있는 물질의 양은 제한되어 있다. 이것을 최대수송(transport maximum)이라 한다.

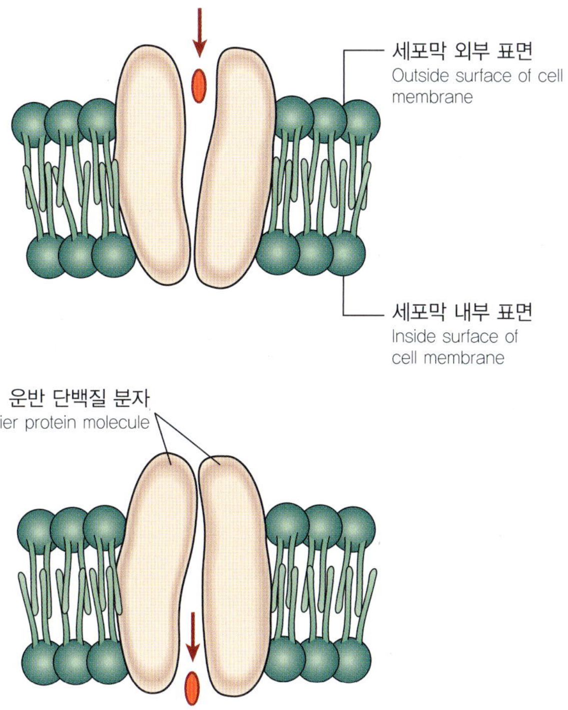

그림 3-10 촉진 확산과 능동적 수송에 관련되어 있는 특수한 단백질 수송 분자들

삼투성

삼투성은 농도 기울기의 평형을 이루기 위해 수분이 농도가 높은 곳에서 낮은 곳으로 반투과성 막을 통하여 수동적으로 움직이는 것이다.

능동수송

능동수송은 낮은 농도에서 높은 농도로 농도 기울기(uphill)에 의해 물질을 수송하는 것이다. ATP에 의해 형성된 화학적 에너지는 조절할 수 없는 특수한 단백질수송 분자를 조절한다(그림 3-10). 수송단백질의 수송 부위는 특정하고, 오직 하나의 기질(substrate)에 의해 사용할 수 있다. 그러므로 물질수송의 비율은 유용한 수송 부위의 수에 의존한다.

나트륨-칼륨 펌프

이 능동수송 기전은 전해질 나트륨이온(Na^+)과 칼륨이온(K^+)의 항상성을 유지하는 것이다. 세포가 필요로 하는 ATP의 30%를 사용한다. 이론적으로 양이온은 세포 내의 칼륨이온과 세포 밖의 나트륨이온이다. 이들 이온은 농도 기울기에 따라 칼륨이온은 밖으로, 나트륨이온은 세포 안으로 확산된다. 농도 기울기를 유지하기 위해서는 초과된 나트륨이온을 항상 칼륨이온으로 전환하고 세포막을 통하여 밖으로 밀어내야 한다.

대량수송(그림 3-11)

입자의 크기가 너무 크면 세포막을 통해 입자를 수송할 수 없으므로 음세포직용(pinocytosis) 또는 식세포작용(phagocytosis)에 의해 발생한다. 입자는 막-경계 소강 형태로 둘러싸인 세포질의 확장에 의해 받아들여진다. 소강은 작고 음세포작용이 일어난다. 식세포작용에서 큰 입자(예: 세포 파편, 낯선 물질, 세균)를 세포 안으로 삼켜버리면 리보소체는 소강막에 부착하여 내용물을 소화시킬 수 있는 효소를 방출한다.

버려진 물질의 방출은 세포 외 유출(exocytosis)이라고 하는 원형질막을 통한 역과정으로 이루어진다. 골지장치에 의해 분비성의 과립은 식세포작용으로 소화되지 않은 잔여물들도 이 방법으로 세포에서 내보낸다.

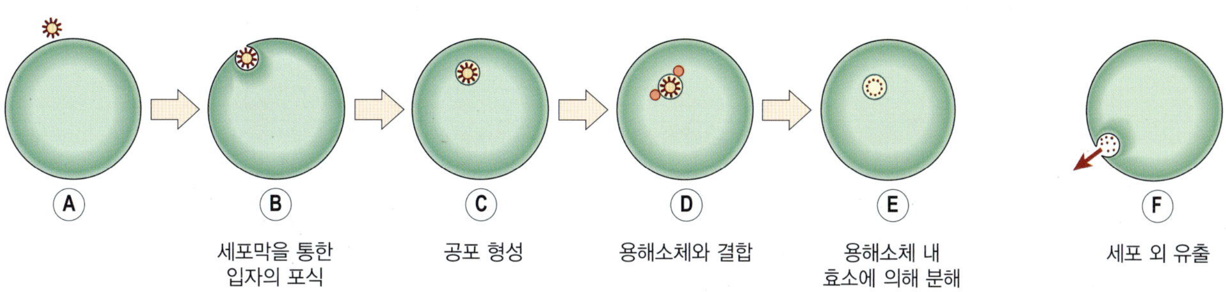

그림 3-11 원형질막을 통한 부피수송. A~E. 식세포작용 F. 세포 외 유출

2. 조직

학습목표

이 단원의 학습을 통해서 다음을 이해할 수 있다.
- 상피, 결합 및 근조직의 구조와 기능
- 막의 구조와 기능
- 외분비성과 내분비성 샘(gland)의 구조와 기능

인체의 조직은 수많은 세포들로 이루어져 있고, 그들 세포의 크기, 모양과 기능에 따라 분류된다. 조직은 네 가지의 주된 형태로 나뉘는데, 각각은 세분화되어 있다.

- 상피조직 또는 상피
- 결합조직
- 근조직
- 신경조직

상피조직(그림 3-12)

상피조직은 몸과 내부의 공간들, 공동의 기관과 관들을 덮고 있다. 상피조직은 또한 샘에서도 발견된다. 상피조직의 구조는 다음의 기능과 밀접한 연관이 있다.

- 탈수증이나 화학적 · 기계적 손상 등으로부터 내부 구조물 형태를 보호한다.
- 분비
- 흡수

세포는 매우 가까이 붙어 있고, 기질(matrix)이라고 하는 세포사이물질들은 매우 작다. 세포는 상피세포 스스로 만들어진 비활성의 결합조직 안 기저막(basement membrane)에 놓여 있다. 상피세포는 다음과 같다.

- 단층(simple): 세포 하나의 층
- 중층(stratified): 세포 여러 개의 층

단층상피

단층상피는 동일한 세포의 단일층으로 이루어져 있고, 네 가지 형태로 나눈다. 단층상피는 흡수하거나 분비하는 면에서 그들 과정이 강화되는 단일층에서 유용하며, 스트레스를 받는 표면에는 유용하지 않다. 네 가지 형태들은 세포의 모양과 다른 그들의 기능에 따라 이름지어졌다. 조직이 더 활성화될수록 세포들도 커진다.

편평상피

세포가 편평하게 놓인 단일층으로 구성되어 있다(그림 3-12 A). 세포는 편평한 돌처럼 모두 꼭 맞게 위치하고, 얇고 매우 부드러운 막을 형성한다.

다음 구조물의 얇고 부드러운 내부를 통하여 확산이 자유롭게 일어난다.

- 심장 ┐
- 혈관 ├ 내피로 알려져 있던 곳
- 림프관 ┘
- 폐의 폐포
- 콩팥 내 네프론의 수집관(그림 13-9 참조)

입방상피

입방모양의 세포가 기저막에 꼭 맞게 같이 놓여 있다(그림 3-12 B). 이 형태는 신장관들과 몇몇의 샘들에 존재한다. 입방상피는 분비, 흡수와 배설을 활발하게 한다.

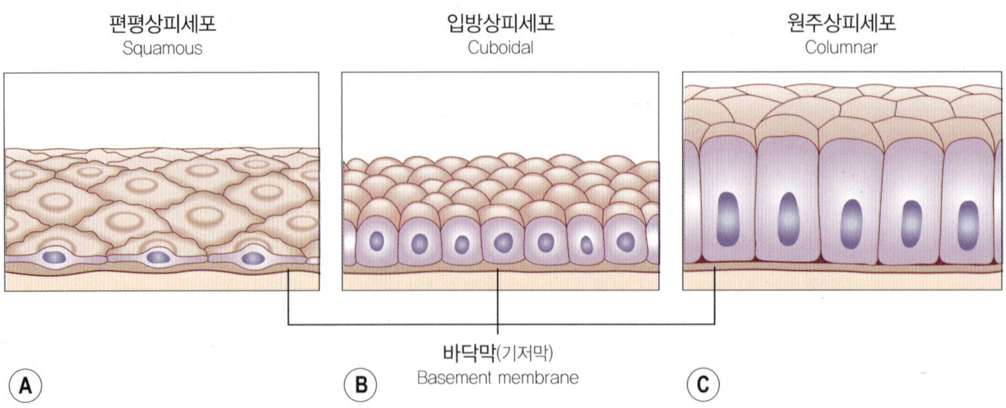

그림 3-12 단층상피. A. 편평상피 B. 입방상피 C. 원주상피

원주상피

세포의 단일층으로 되어 있고, 직사각형 모양으로 기저막에 놓여 있다(그림 3-12 C). 다양한 기관 내의 원주상피는 특별한 기능을 수행할 수 있도록 형성되어 있다. 그림 3-12)의 원주상피는 표면 구조를 가지지 않는 단순원주상피로 덮여 있다. 작은창자의 원주상피의 표면은 미세융모로 덮여 있다(그림 3-6). 미세융모는 작은창자에서 영양의 흡수를 위해 광범위한 면적을 제공한다. 기관의 원주상피에는 섬모층으로 점액을 분비하는 술잔세포(배상세포, goblet cells)가 있다(그림 12-5 참조). 이는 점액층에 집중되는 흡입 입자를 호흡기 내의 섬모에 의해 인후 방향으로 이동시키는 작용을 한다. 자궁관의 경우에도 난자가 자궁 방향으로 이동할 수 있는 추진력을 제공한다.

중층상피

중층상피는 다양한 모양의 세포가 여러 층으로 이루어져 있다. 아래층에서의 지속적인 세포분열은 세포들을 밀어서 점점 표면에 가깝게 이동시킨다. 기저막은 거의 존재하지 않는다. 중층상피의 주된 기능은 기계적인 마모로부터 아래의 구조물들을 보호하는 것이다. 중층상피는 중층편평과 이행, 두 가지의 주된 형태가 있다.

중층편평상피(그림 3-13)

중층편평상피는 새로이 형성되거나, 성숙된 모양이 다른 세포가 여러 층으로 구성되어 있다. 최하층에 놓여 있는 세포는 주로 입방에 가깝지만 그들이 표면 쪽으로 자라면서 편평해지고 그 다음 저절로 탈락해나간다.

각질중층상피. 각질중층상피는 피부, 털, 손톱과 같이 마모가 일어나는 마른 면에서 찾을 수 있다. 표면층은 핵이 없는 죽은 상피세포들로 이루어져 있으며, 케라틴 단백질을 포함한다. 케라틴 단백질은 거칠고, 상대적으로 물에 대한 저항을 가지는 층을 만들어 살아있는 세포가 말라버리는 것을 방지한다. 이 표면층이 닳아서 벗겨지면 그 아래에 있던 층으로 대체된다(그림 1-16, 그림 14-4 참조).

비각질중층상피. 비각질중층상피는 눈의 결막, 입술, 인두, 식도, 질 등의 표면에서 마모로 인해 수분이 날아가 건조해지는 것을 막아준다(그림 3-14).

이행상피(그림 3-15)

이행상피는 배 모양 세포들의 여러 층으로 이루어져 있다. 요관의 내부에서 볼 수 있고, 소변이 채워지면 늘어날 수 있도록 해준다.

결합조직

결합조직은 인체에서 가장 많은 조직이다. 결합조직세포는 상피조직보다 넓게 펼쳐져 있고, 세포간질(기질)의 양은 상당히 많다. 결합조직은 조직의 위치와 기능에 따라서 반고체의 젤리 같은 점도, 조밀함 또는 단단한 기질의 섬유로 존재한다. 결합조직 대부분의 형태는 좋은 혈액 공급원을 가지고 있다. 결합조직의 중요한 기능은 다음과 같다.

- 연결, 구조 지지
- 보호
- 수송
- 절연체

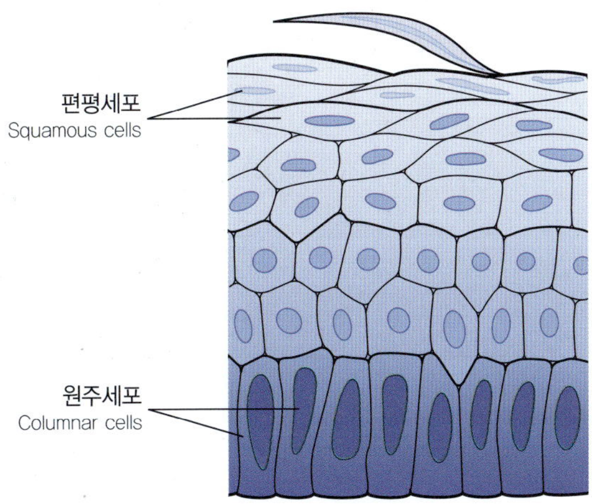

그림 3-13 중층상피

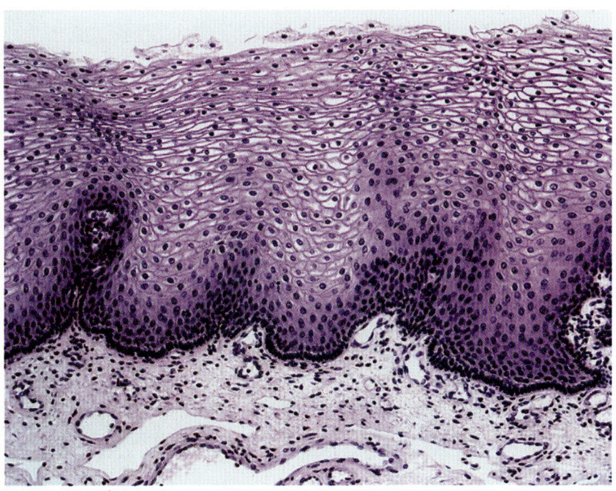

그림 3-14 질의 비각질 중층편평상피의 절단면(배율×100)

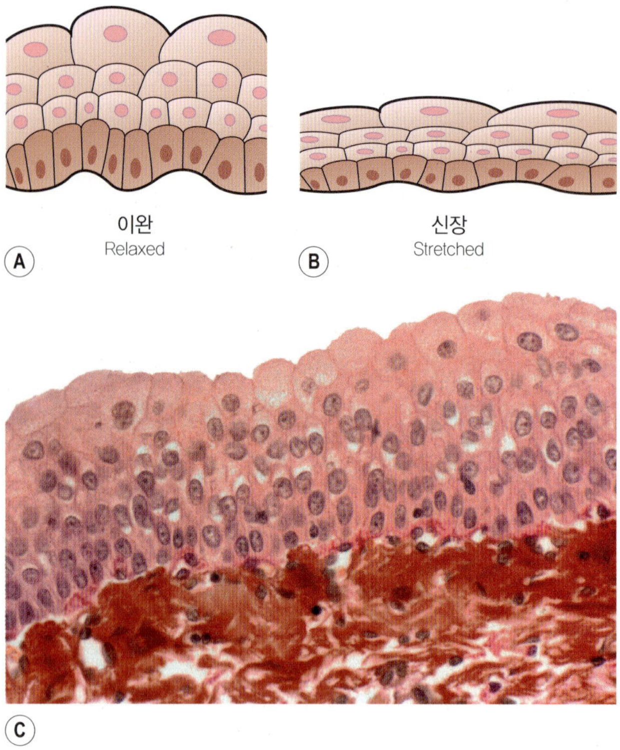

그림 3-15 **이행상피. A.** 이완 **B.** 신장 **C.** 방광벽의 민무늬근과 결합조직층 위 이행상피의 광학현미경 사진

결합조직의 세포

혈액을 제외한 결합조직(14장 참조)은 모든 기관을 지지하는 특수한 조직에서 볼 수 있다. 섬유아세포, 지방세포, 대식세포, 백혈구와 비만세포 등의 서로 다른 네 가지 형태의 세포를 가지고 있다.

섬유아세포. 섬유아세포는 불규칙한 과정을 가진 거대편평세포이다(그림 3-5). 섬유아세포는 교원(collagen)과 탄력섬유(elastic fibers), 세포 외 물질의 기질을 생산한다. 매우 좋은 탄력섬유는 망상섬유(reticulin fibers)라고 불리기도 하는데, 간과 림프조직 같은 매우 활동적인 조직에서 볼 수 있다. 섬유아세포는 상처의 절단면이 함께 묶여 있거나, 조직파괴로 인해 형성된 육아조직(granulation tissue)이 있는 곳에서 조직재생(상처 치료) 시 가장 활발하다. 그들이 성장함에 따라 상처가 축소하는 치료기간에 교원섬유가 형성되는데, 기관의 기능과 인접한 구조물을 방해하기도 한다.

지방세포. 지방세포(adipocytes)로 알려져 있는 이들 세포는 결합조직의 많은 형태에서 단일 또는 그룹으로 나타나며, 지방조직에 유달리 풍부하다(그림 3-19 B). 지방세포는 포함하고 있는 지방의 양에 따라 다양한 크기와 모양을 가지고 있다.

대식세포. 대식세포는 세포질에서 미립을 가진 불규칙한 모양의 세포이다. 몇몇은 결합조직섬유에 부착되어 고정되어 있고, 나머지는 운동성이 있다. 대식세포는 인체의 방어기전에 중요한 역할을 한다. 세포 파편, 박테리아, 또는 나머지 낯선 물질을 감싸거나 소화시키는 활동적인 식세포이므로 이와 같은 식작용은 대식세포 · 단핵세포 방어 시스템이다. 예를 들면, 혈액의 단핵세포, 폐의 폐포에서의 대식세포, 간의 동양혈관에서의 쿠퍼세포, 림프절과 비장의 섬유아세포 및 뇌의 소교세포 등이 대표적이다(그림 4-13 참조).

백혈구. 보통 건강한 결합조직에서 볼 수 있는 백혈구세포

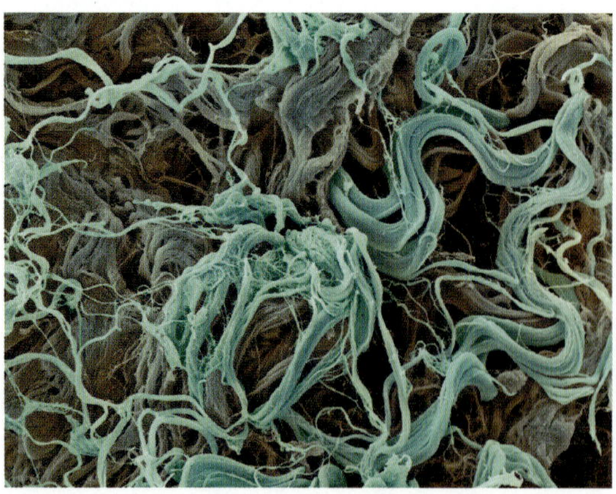

그림 3-16 **지방세포 주위의 결합조직섬유들의 주사형 전자현미경 사진**

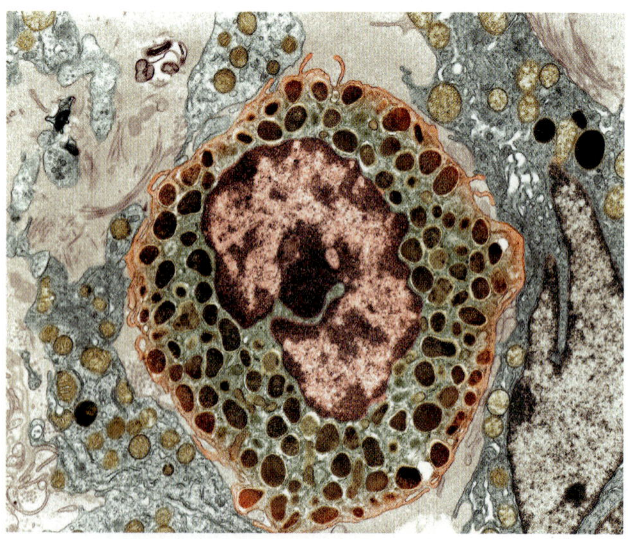

그림 3-17 **비만세포.** 핵(분홍색과 갈색)과 과립에 쌓인 세포질(녹색)의 주사형 전자현미경 사진

는 적지만, 감염 시 그들이 중요한 조직방어 역할을 할 경우에는 호중성 백혈구가 대량 생성된다.

비만세포. 이들 세포는 호염기성 백혈구와 유사하다. 비만세포는 느슨한 결합조직과 간, 비장과 같은 몇몇 기관들의 섬유성 낭 아래와 혈관 주위에서 많이 볼 수 있다. 비만세포는 질환이나 손상에 의해 세포가 손상을 입었을 때 헤파린(heparin), 히스타민(histamine)을 포함한 미립자와 나머지 물질들을 제공한다(그림 3-17). 히스타민은 국소적이고 일반적인 염증성 반응과 관련된 신경과민의 발달이나 과민증 단계와 연관되고, 위액의 분비를 자극한다. 헤파린은 침범된 조직의 혈액으로부터 방어물질의 통과를 돕고 혈액응고를 방지한다.

느슨한(소성) 결합조직(그림 3-18)

소성결합조직은 결합조직의 가장 일반적인 형태이다. 기질은 많은 섬유아세포와 약간의 지방세포(adipocyte)를 포함한 반고체이고, 비만세포와 대식세포는 탄력섬유와 교원섬유에 의해 광범위하게 분류된다. 소성결합조직은 탄력성과 신장력을 제공하는 인체의 거의 모든 곳에서 볼 수 있다. 다음의 예와 같이 다른 조직과 연결된다(그림 3-18 B).

- 피부 아래
- 근육 사이
- 혈관과 신경 지지
- 소화관 내부
- 샘에서 분비세포 지지

지방조직(그림 3-19)

지방조직은 소성결합물질 내에 거대지방혈구를 포함한 지방조직으로 이루어져 있다. 지방조직은 백색과 갈색의 두 형태가 있다.

백색지방조직. 이것은 건강한 성인 체중의 20~25%를 차지한다. 개개인의 지방조직의 양은 에너지 섭취와 소비 사이

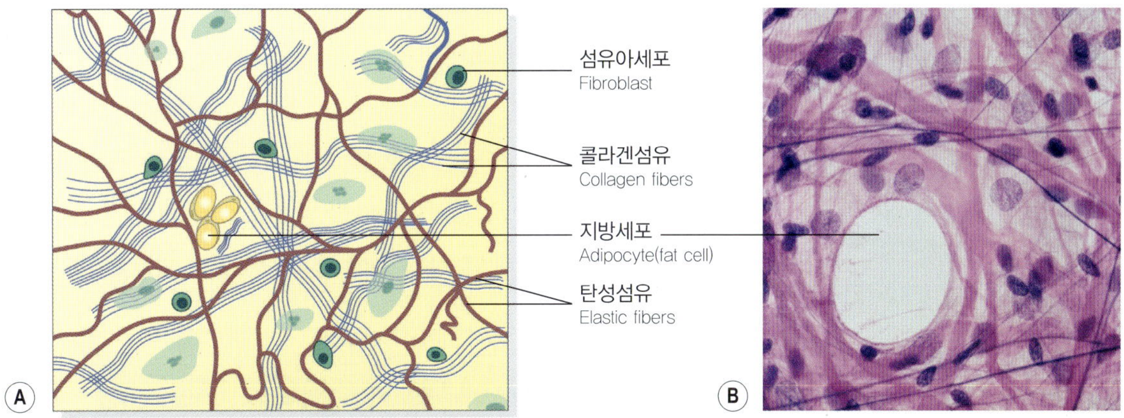

그림 3-18 느슨한(소성) 결합조직. A. 기본구조 모식도 B. 공학현미경으로 관찰한 사진

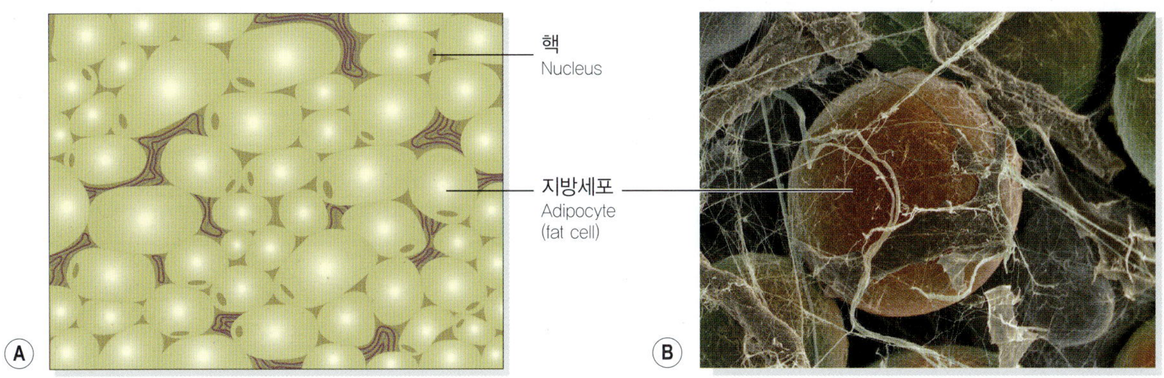

그림 3-19 지방조직. A. 기본구조 모식도 B. 지방세포 주위의 결합조직 섬유들의 주사형 전자현미경 사진

의 균형에 의해 결정된다. 백색지방조직은 콩팥과 눈을 지지하고, 절연체와 에너지 저장 장소인 근섬유 사이와 피부 아래에서 볼 수 있다.

갈색지방조직. 갈색지방조직은 신생아에 존재한다. 백색지방세포보다 모세혈관망이 넓다. 갈색조직의 신진대사 시 다른 지방보다 적은 에너지와 많은 열을 생산하여 체온 유지에 기여한다. 성인에게도 적은 양의 갈색지방조직이 존재한다.

그물조직(그림 3-20)

그물조직은 가지를 뻗고 있는 레티큘린섬유들로 구성된 반고체 기질이다. 여기에는 그물세포들과 백혈구들이 존재한다. 그물조직은 림프절을 비롯하여 림프계통의 모든 조직들에서 찾을 수 있다.

치밀결합조직

치밀결합조직은 많은 섬유와 소성결합조직보다 작은 세포로 이루어져 있다.

섬유조직(그림 3-21 A)

섬유조직은 매우 작은 기질이 포함된 교원섬유 다발이 근접하게 쌓여 있는 구조이다. 섬유아세포(늙고 비활성 섬유아세포)는 수가 적고, 섬유의 다발 사이에 열을 지어 놓여 있다.

섬유조직은 다음에서 볼 수 있다.

- 뼈들을 연결하는 인대(ligament)의 형성 시
- 골막(periosteum)이라고 하는 뼈의 외부 보호덮개
- 콩팥, 림프절과 뇌와 같은 몇몇 기관의 외부 보호덮개
- 골에 근육을 부착시키는 건(tendon)까지 뻗어 있는 근막(muscle fascia)이라 불리는 근초 형성 시(그림 16-61 참조)

탄력조직(그림 3-21 B)

탄력조직은 상당한 신장과 반동의 능력이 있다. 탄력조직은 주로 작은 세포와 섬유아세포에 의해 분비되는 탄력성 섬유 덩어리로 이루어진 기질이다. 탄력조직은 예를 들면, 큰 혈관벽 안쪽, 기관과 기관지 및 폐와 같이 신장(stretching)과 모양의 변화를 요구하는 조직에서 볼 수 있다.

혈액

혈액은 유동성 결합조직으로 4장에서 자세히 설명할 것이다.

연골

연골은 다른 결합조직보다 더 단단하다. 세포들은 연골뼈세포(chondrocytes)라고 하며, 그 수는 적다. 연골은 콜라겐과 탄력섬유에 의해 강화된 기질로 인해 깊이 박혀 있으며, 초자연골, 섬유연골, 탄력성 연골의 세 가지 형태가 있다.

초자연골(그림 3-22 A)

초자연골은 부드러운 푸른빛을 띤 흰색 조직이다. 연골세포는 세포망들 안에 작은 그룹으로 있고, 기질은 단단하고

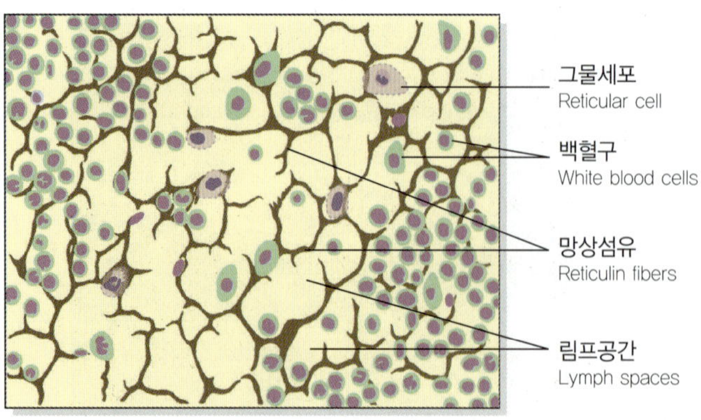

그림 3-20 그물조직

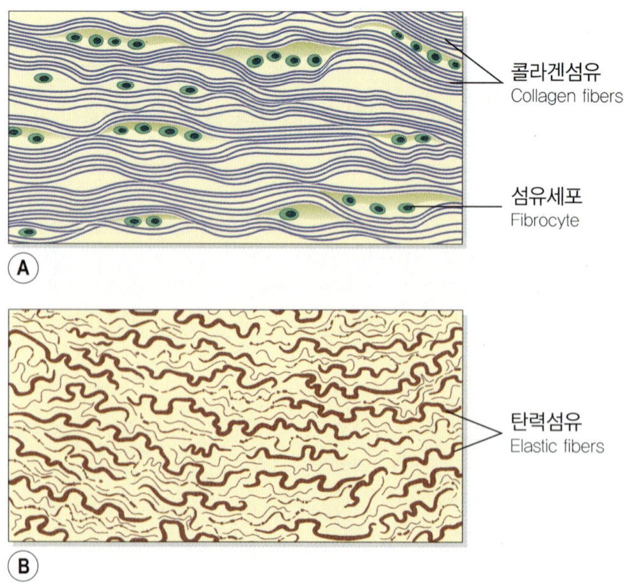

그림 3-21 치밀결합조직. A. 섬유조직 B. 탄력조직

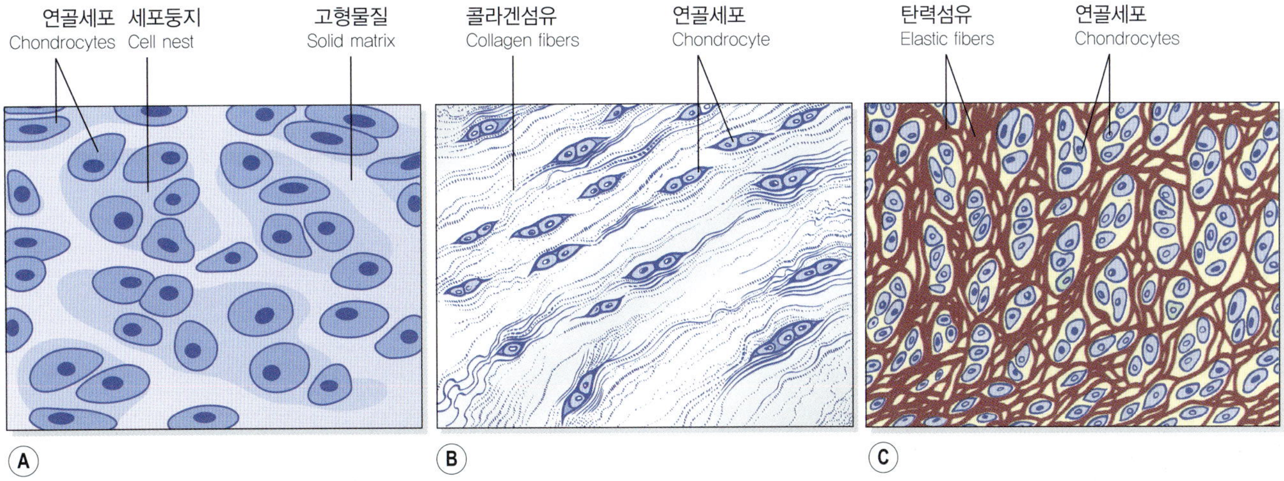

그림 3-22 연골. A. 초자연골 B. 섬유연골 C. 탄력성 섬유연골

매끈하다. 초자연골은 관절의 움직임을 위한 유연성 지지와 매끄러운 표면을 제공한다. 초자연골은 다음과 같은 곳에서 보인다.

- 관절을 형성하는 긴뼈의 말단부
- 가슴뼈에 갈비뼈를 부착시키는 갈비뼈연골 형성 시
- 후두, 기관과 기관지들의 형성 시

섬유연골(그림 3-22 B)

섬유연골은 세포가 넓게 분산된 초자연골과 유사한 백색 콜라겐섬유의 밀집된 덩어리로 이루어져 있다. 섬유연골은 거칠고, 약간의 유연성 지지조직에서 볼 수 있다.

- 척추뼈 사이의 쿠션으로서의 추간원반(intervertebral disc)
- 반월상 연골(semilunar cartilages)이라 불리는 무릎뼈의 관절면 사이
- 움직임을 제한시키지 않고 공간을 깊게 하는 엉덩이관절과 어깨관절의 골와 가장자리
- 뼈와 뼈를 잇는 인대(ligament)

탄력성 섬유연골(그림 3-22 C)

이 유연한 조직은 단단한 기질에 놓여 있는 황색 탄력성 섬유로 이루어져 있다. 연골세포는 섬유 사이에 놓여 있다. 탄력성 섬유연골은 예컨대, 귀의 귓바퀴 또는 귓불과, 혈관벽의 피막과 중막 부분같이 지지와 모양 유지 기능을 제공한다.

뼈

뼈세포(osteocytes)는 무기성 염들, 특히 칼슘과 인산염에 의해 강화되는 교원섬유의 기질로 둘러싸여 있다. 뼈는 이 교원섬유로 인해 내구성과 강성을 가지게 된다. 또한 뼈는 생애 첫 20년 동안 많은 성장을 하며, 모든 시기에 걸쳐 재생된다. 육안으로 확인할 수 있는 뼈의 두 가지 형태가 있다.

- 치밀뼈(compact bone): 고체 또는 조밀한 모양
- 해면질뼈(sponge or cancellous bone): 스펀지 또는 벌집 모양

뼈는 16장에서 자세히 설명할 것이다.

근조직

근조직은 수축과 이완이 가능하여 인체의 내부와 인체 자체의 움직임을 제공한다. 근 수축은 충분한 산소, 칼슘과 영양소를 제공하고 초과 생성물질을 이동시킬 수 있는 충분한 혈액 공급이 필요하다. 근조직은 특수한 수축세포의 세 가지 형태가 있는데, 바로 섬유(fibers)로 알려진 뼈대근, 민무늬근, 심장근이다.

뼈대근조직(그림 3-23)

뼈대근조직의 형태는 뼈대로 묘사되는데, 뼈(뼈대를)를 움직이는 근육으로 생성되었기 때문이다. 현미경 검사를 통해 줄무늬를 볼 수 있기 때문에 가로무늬(횡문, striated)이라 하며, 지각적으로 조절할 수 있으므로 수의적(voluntary)이다. 사실 움직임은 글씨 쓰는 것과 같은 미세한 협응

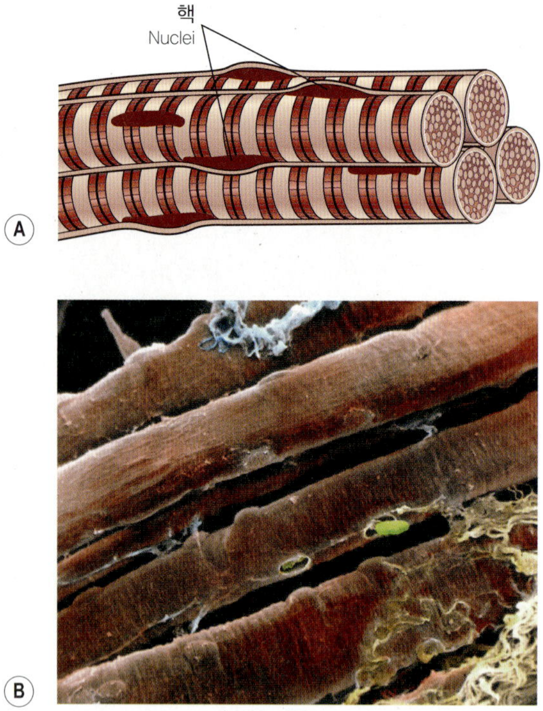

그림 3-23 뼈대근섬유들. A. 모식도 B. 뼈대근섬유들과 결합조직(오른쪽 아랫부분)섬유들의 주사형 전자현미경 사진

으로 가능하지만 무의식적인 조절도 한다. 예를 들면, 직립 자세를 유지하는 것은 스케이트나 자전거 타기와 같이 새로운 위치 기술을 요구하지는 않는다. 그리고 횡격막은 수면하는 동안 호흡이 유지되도록 한다.

섬유는 원통형이며, 여러 개의 핵이 있고, 35cm 이상 길어질 수 있다. 뼈대근육의 수축은 뇌 또는 척수와 신경근접합의 말단에서 일어나는 운동신경자극에 의해 흥분된다. 뼈대근육의 특성과 기능은 16장에서 자세히 설명할 것이다.

민무늬(내장)근조직(그림 3-24)

민무늬(내장)근은 비가로무늬(nonstriated) 또는 불수의적(involuntary)으로 설명된다. 민무늬근은 횡문을 가지고 있지 않고, 의식적으로 조절할 수 없다. 그러나 민무늬근은 수축과 이완의 내재된 능력을 가지고 있다. 추가로 자동적 신경자극들, 약간의 호르몬과 국소 신진대사 산물이 수축을 자극한다.

근육의 긴장은 항상 어느 정도 존재한다. 이는 민무늬근이 오직 짧은 기간 동안에 완전히 이완되는 것을 의미한다. 민무늬근의 수축은 뼈대근보다 느리고 지속적이다. 다음과 같은 속이 빈 장기의 벽에서 볼 수 있다.

- 혈관의 직경과 기도 부위를 조절한다.
- 수뇨관과 분비샘에 분포하는 맥관 및 호흡 경로에서 내용물을 추진시킨다.
- 비뇨기의 방광과 수뇨관의 내용물을 배출시킨다.

현미경으로 실험할 때에 세포는 중앙에 한 개의 핵을 가진 방추상으로 보인다. 근초로 형성된 섬유 다발들은 위의 구조물들의 벽에서도 볼 수 있다.

심장근조직(그림 3-25)

이러한 형태의 근조직은 오직 심장벽에서만 볼 수 있다. 심장근은 의식적으로 조절할 수 없지만 현미경으로 보면 뼈대근의 특징인 가로무늬(striations)를 볼 수 있다.

각 섬유(세포)는 한 개의 핵과 하나 이상의 가지를 가지고 있다. 세포의 말단과 이들 가지들은 말단과 인접한 세포의 가지들과 매우 가까이 접촉하고 있다. 현미경으로 보면 이들 '관절' 또는 사이원반(개재판, intercalated discs)은 보통의 격자무늬보다 두껍고 어두워 보일 수 있다. 이 배열은 개별 섬유의 양이 많은 것이 아니라, 근초 모양으로 인해서 심장근에 나타난 것이다. 심장근세포의 끝과 끝 연속체는 심장근 수축과 중요한 관계가 있다. 수축이 일어나면 개재판을 통하여 세포에서 세포로 뻗어 나가는데, 이는 세포를

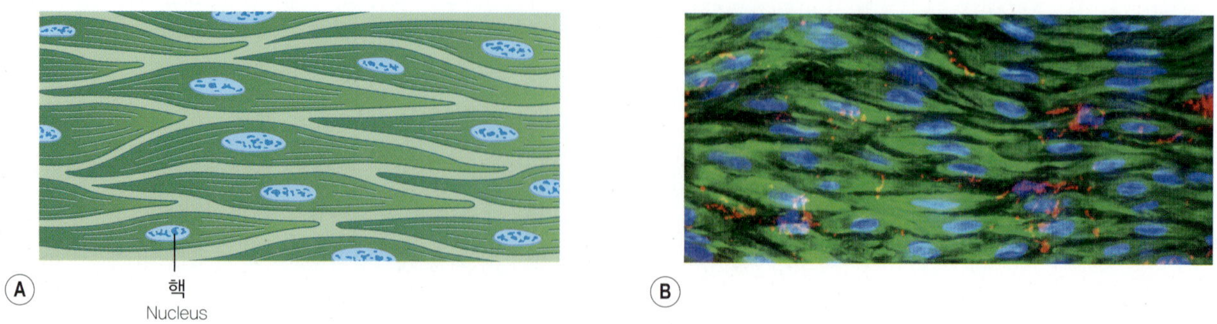

그림 3-24 민무늬근. A. 모식도 B. 형광현미경을 통해 액틴, 수축근육단백질(녹색), 핵(푸른색)과 모세혈관(붉은색)을 관찰할 수 있다.

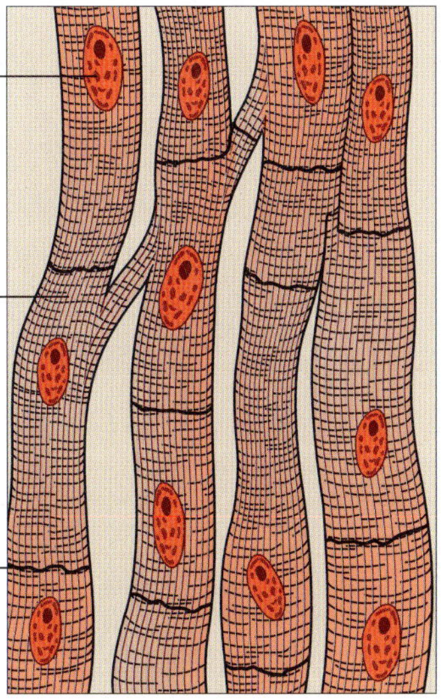

그림 3-25 심장근섬유

개별적으로 자극할 필요가 없음을 의미한다.

심장에는 내재성 심장박동 조절장치가 있다. 이것은 비록 자동 신경자극들, 약간의 호르몬, 국소 신진대사와 다른 물질에 의해 심박동률이 영향을 받는다 하더라도 이재성 신경자극 없이 조화로운 방법으로 심장이 뛸 수 있다는 것을 의미한다(5장 참조).

신경조직

신경계에서 두 가지 조직 형태를 볼 수 있다.

- 흥분성 세포: 신경원(neurones)이라 불리며, 정보를 시작하고, 받고, 안내하며 전달한다.
- 비흥분성 세포: 아교세포(glial cells)로 알려져 있으며, 신경원을 지지한다.

이에 대해서는 7장에서 자세히 설명할 것이다.

조직 재생

재생 가능한 범위는 세포 형태에 따른 정상 전도율에 따라 결정되며, 빠른 전도 재생이 가장 효과적이다. 조직 재생은 세 가지로 나눌 수 있다.

- 불완전세포(labile cells)는 복제가 정상적으로 지속되는 과정의 세포이다. 불완전세포에는 피부, 점막, 분비샘, 도관, 자궁의 안, 골수와 비장의 세포들, 그리고 림프조직의 상피세포가 해당한다.
- 안정된 세포(stable cells)는 복제능력을 계속 유지하고 있지만, 아주 불규칙적으로 일어난다. 안정된 세포에는 간, 신장, 체세포, 섬유아세포, 민무늬근세포, 뼈의 뼈모세포(골모세포, osteoblast)와 뼈파괴세포(파골세포, osteoclast)가 있다.
- 항구적인 세포(permanent cells)는 완전히 정상적으로 성장한 후에는 재생이 불가능하다. 항구적인 세포에는 신경세포(뉴런), 뼈대근육과 심근이 있다.

막

상피막

막들은 많은 내부 구조 또는 강들에 놓여 있거나 덮고 있는 상피조직과 지지 결합조직이다. 주요 상피막으로는 점막, 장막과 피부(피부막)가 있다(14장 참조).

점막

점막은 영양의 경로, 호흡 경로와 비뇨생식기계 경로의 분비성 내부이며, 때때로 점막(mucosa)과 관련된다. 막 표면은 상피세포와 점액성의 끈끈한 액체인 점액(mucus)이라고 불리는 약간의 분비성 생성물로 이루어져 있다.

점액이 축적됨에 따라 세포는 확대되고, 결국에 파괴되어 자유면 위로 점액을 배출한다. 세포에 의해 점액이 채워지면 술잔세포(배상세포, goblet cells)(그림 12-5 참조)로 알려진 플라스크가 나타난다. 기관의 내부는 분비성의 매끄러운 표면을 가진 점막으로 형성되어 있다. 점액은 건조와 기계적 · 화학적 손상으로부터 내부 막들을 보호한다. 또한 호흡 경로에서 점막은 낯선 입자의 흡입을 막고 폐의 폐포로 이물질이 들어가는 것을 방지한다.

장막

장막 또는 융모막(serosa)은 수분성 유체인 장액을 분비한다. 장막은 단층 입방상피 위에 위치한 층으로서 소성 유륜 결합조직의 이중층으로 이루어져 있다. 체벽(parietal)층은 강의 내부에, 내장(visceral)층은 강을 포함한 기관(내장)을 둘러싸고 있다. 두 층은 상피에 의해 장액(serous fluid)을 분비하느냐로 나누어진다. 장막은 세 곳에 존재한다.

- 가슴공간의 윤곽을 잡고 폐를 둘러싼 가슴막(pleura)
- 심막공간의 윤곽을 잡고 심장을 둘러싼 심장막(pericardium)
- 배공간의 윤곽을 잡고 심부장기를 둘러싼 배막(peritoneum)

내장층과 벽층 사이의 장액은 기관과 근접한 기관들 사이의 마찰에 의해 생기는 손상 없이 강 내에서 자유롭게 움직일 수 있도록 해준다. 예를 들면, 심장이 뛰는 동안 모양과 크기의 변화와 마찰 손상은 심막의 정렬과 장액으로 방지할 수 있다.

윤활막(활액막)

이 막은 손목관절에서처럼 뼈의 마찰에 의해 손상을 받을 수 있는, 건(tendon) 주위와 가동 관절의 공간 내에 놓여 있다. 이 막은 상피막이 아니다. 대신에 유륜결합조직(areolar)과 탄력섬유들로 이루어져 있다. 윤활막은 관절을 보호하고 매끄럽게 해주는 맑고 끈적거리는 지성의 윤활액(synovial fluid)을 싸고 있다(16장 참조).

샘(선)

샘(선, glands)은 특별한 분비물을 생성하는 상피세포의 집단이다. 직접 또는 관을 통하여 공동 기관의 상피면 위로 분비물을 배출하는 것을 외분비샘(exocrine glands)이라고 부른다. 외분비샘의 분비물로는 점액, 타액, 위액과 귀지 등이 있다. 외분비샘은 그림 3-26에서 나타낸 것과 같이 크기와 모양이 다양하다(그림 3-27).

나머지 다른 샘은 혈액과 림프 속으로 분비물을 배출한다. 이것을 내분비샘(endocrine glands, ductless glands)이라고 부르며, 분비물로는 호르몬(hormones)이 있다(9장 참조).

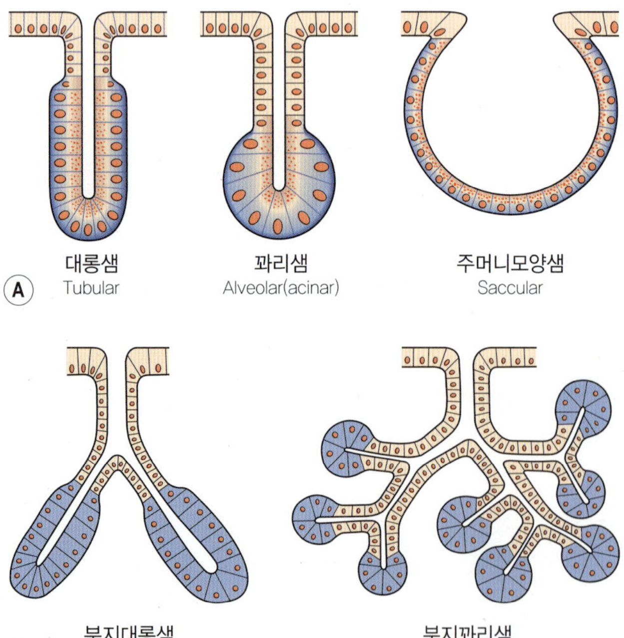

그림 3-26 외분비샘. A. 단순한 샘 B. 복합적인 샘

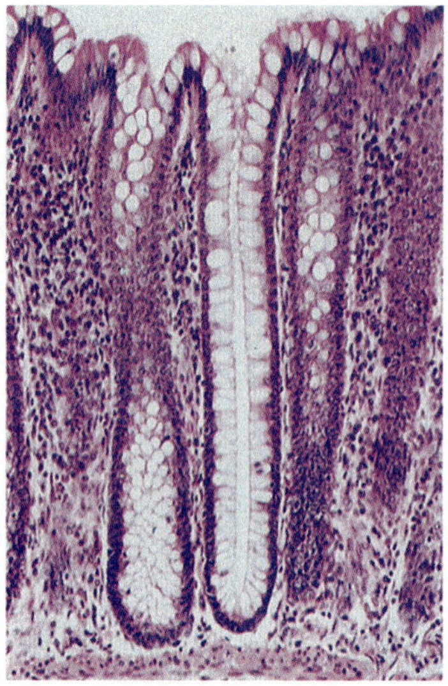

그림 3-27 염색된 큰창자의 단순대롱샘 사진(배율×50)

3. 인체의 구성

학습목표

이 단원의 학습을 통해서 다음을 이해할 수 있다.

- 일반적인 해부학적 용어
- 몸통뼈대와 사지뼈대의 이론적 뼈들
- 인체공간들의 경계
- 인체공간들의 내용물

이 장에서는 개괄적인 해부학적 용어와 이름, 그리고 뼈의 자세를 학습할 것이다. 뼈, 근육과 관절에 대한 보다 자세한 설명은 16장에서 할 것이다.

해부학적 용어

해부학적 자세. 이 자세는 정확하고 일관성 있게 모든 것을 해부학적으로 설명할 수 있는 자세이다. 머리는 전방을 향하고 팔은 손바닥이 앞으로 향하게 하여 양측면에 붙이고 발을 붙이고 똑바로 선 자세이다.

정중면. 해부학적 자세에서 정중선을 통하여 장축으로 왼쪽과 오른쪽 반으로 나눌 때 인체는 정중면에서 나누어진다.

방향에 대한 용어. 방향에 대한 용어는 보통 짝을 이루며 나머지 부분들과 연관된 신체 부분의 위치를 나타낸다. 표 3-1에서 설명하였다.

부위에 대한 용어. 신체의 부위를 나타내는 데 자주 사용된다(그림 3-28).

신체의 면들(그림 3-29)

신체의 면은 세 가지가 있다. 이 면들은 몸의 내부 배열을 각기 다른 여러 관점에서 시각화하거나 설명할 수 있도록 몸의 각 부분을 나누어준다. 해부학적 자세는 신체의 면들

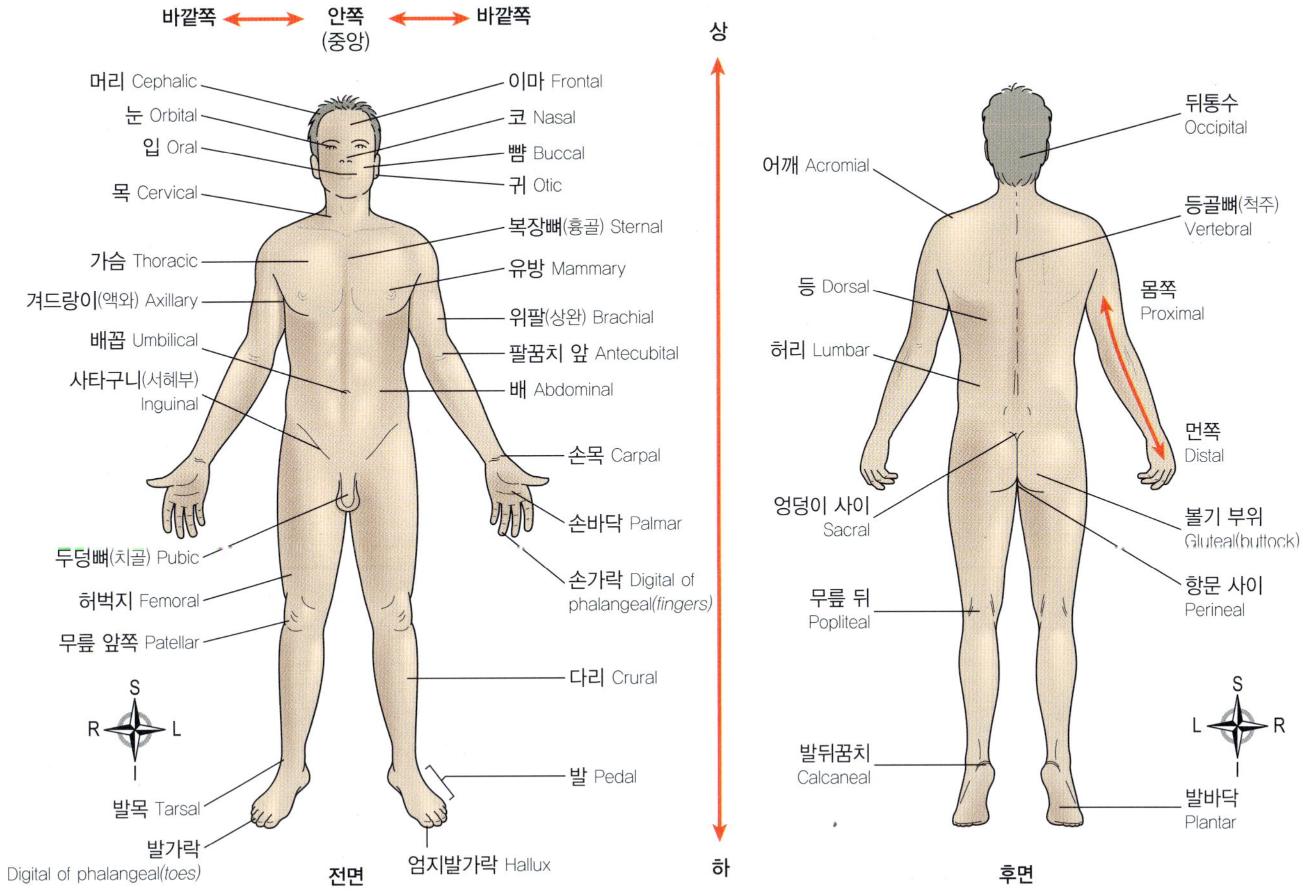

그림 3-28 인체의 부위와 방향을 나타내는 용어

표 3-1 해부학에서 사용되는 짝을 이루는 방향에 대한 용어들

방향용어	의미
안쪽(내측, Medial)	중심선에 가까운 구조. 심장은 위팔뼈(상완골)보다 내측에 있다.
가쪽(외측, Lateral)	중심선에서 멀거나 신체의 측면에 있는 구조. 위팔뼈는 심장보다 외측에 있다.
몸쪽(근위, Proximal)	신체 기시부나 사지에 가깝게 붙어 있는 것. 넙다리뼈(대퇴골)는 종아리뼈(비골)보다 근위에 있다.
먼쪽(원위, Distal)	신체 기시부나 사지에 멀게 붙어 있는 것. 종아리뼈는 넙다리뼈보다 원위에 있다.
앞(전방, Anterior) 또는 배쪽(복측, Ventral)	몸의 부분을 묘사할 때 몸의 앞쪽에 가까이 있는 것을 말한다. 복장뼈(흉골)는 등골뼈(척주)의 전방에 있다.
뒤(후방, Posferior) 또는 등쪽(배측, Dorsal)	몸의 부분을 묘사할 때 몸의 뒤쪽에 가까이 있는 것을 말한다. 등골뼈는 복장뼈의 후방에 있다.
위(상방, Superior)	머리쪽에 가까운 구조, 머리뼈(두개골)는 어깨뼈(견갑골)의 위(상방)에 있다.
아래(하방, Inferior)	머리쪽에 떨어진 구조, 어깨뼈는 머리뼈의 아래(하방)에 있다.

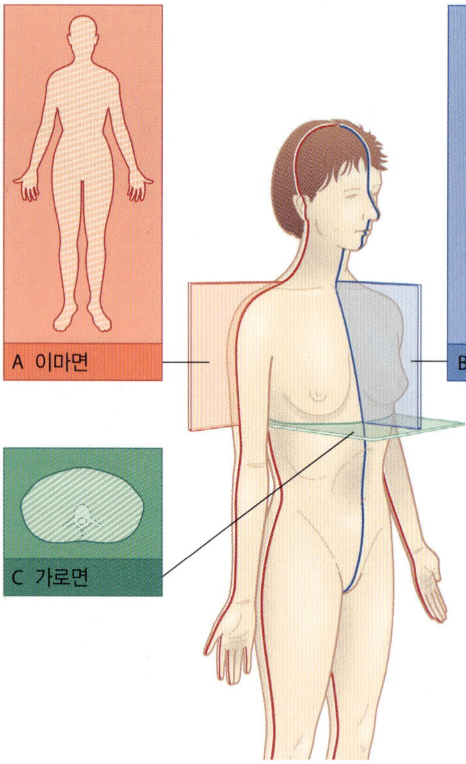

그림 3-29 신체의 면들

을 설명하는 데 있어서 기준 자세가 된다.

정중면

몸을 왼쪽과 오른쪽으로 나누는 세로 단면을 정중면이라고 한다. 그림 3-40을 예로 들 수 있다. 시상단면은 정중면과 평행하다.

관상면

몸을 앞쪽과 뒤쪽으로 나누는 세로 단면을 관상면이라고 한다. 그림 7-19를 예로 들 수 있다.

횡단면

횡단면은 몸을 위와 아래로 나누는 면이다. 이 면은 두개강, 흉곽, 배, 사지, 장기 등 높이와 상관없이 적용할 수 있다. 그림 7-28을 예로 들 수 있다.

본 교재에서 사용한 해부학적 표식

각 신체 부분들 사이의 관계를 명확히 하기 위하여 해부학적 표식이 사용되었다. 본 교재의 많은 그림들에 콤파스처럼 생긴 표식들이 들어가 있으며, 이러한 표식들은 표 3-1에 나타낸 용어를 표시함으로써 방향을 알 수 있도록 해주고 있다.

뼈대

뼈대(그림 3-30)는 신체의 뼈 구조이다. 뼈대는 몇몇 구조물을 보호하는 공간과 와(함몰구조 또는 속이 빈 장기)로 이루어져 있고, 관절을 이루며 근육의 부착부를 제공한다. 뼈에 대한 자세한 설명은 16장에서 할 것이다. 표 16-1은 뼈대와 연관된 용어를 나열하고 있다. 뼈대는 몸통(axial)과 사지(appendicular; 몸통뼈대에 부착된 부속지)뼈대의 두 군으로 나누어진다.

몸통뼈대

몸통뼈대(인체의 축)는 머리뼈(두개골, skull), 척주, 가슴

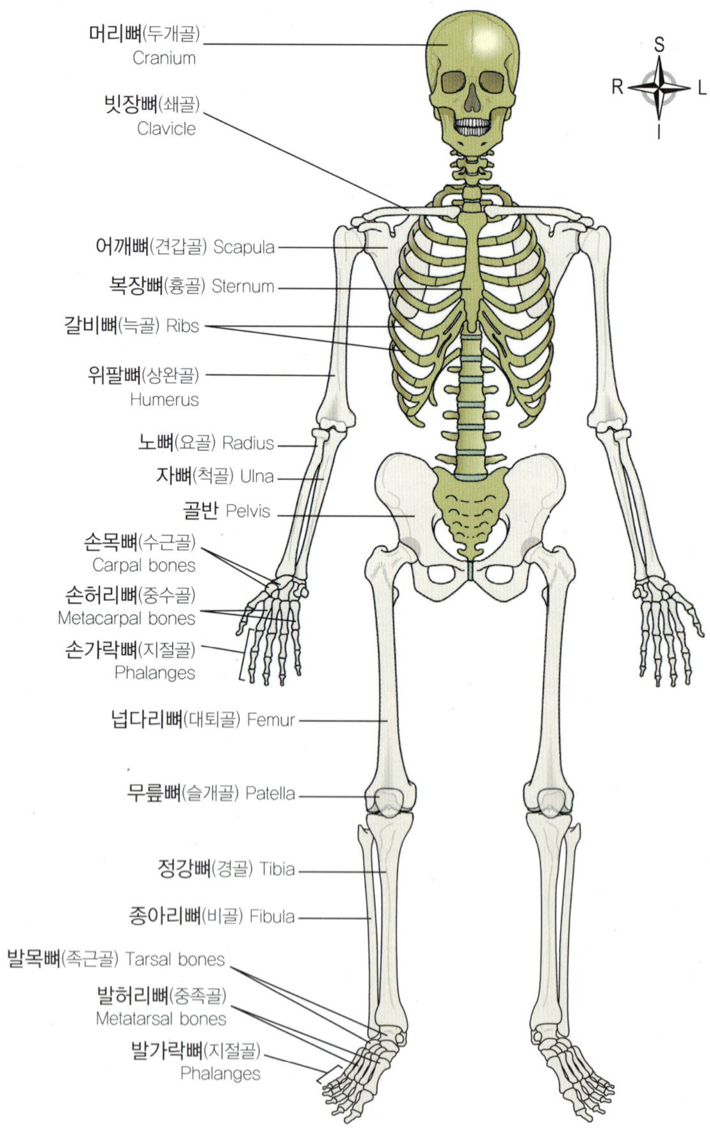

그림 3-30 뼈대의 구조(앞에서 본 모습). 몸통뼈대-금색, 사지뼈대-갈색

뼈(가슴골)와 갈비뼈(늑골)로 이루어진다.

머리뼈(두개골)

머리뼈는 뇌를 담고 있는 머리뼈(두개, cranium)와 안면(face)의 두 부분으로 나눈다. 성장 분화하는 수많은 뼈로 이루어져 있지만 뼈의 성숙에 따라 함께 융합된다. 움직임이 가능한 뼈는 오직 아래턱뼈이다. 머리뼈 각각의 이름과 위치는 그림 3-31에서 설명하고 있다.

머리뼈의 기능

머리뼈의 다양한 부분은 특별하고 다양한 기능을 가지고 있다. 이를 요약하면 다음과 같다.

- 뇌, 눈, 내이를 포함한 연약한 구조물들을 보호한다.
- 호흡이 가능하도록 콧구멍의 개방을 유지한다.
- 먹기 – 아래턱뼈와 위턱뼈(상악골)에 치아가 깊이 고정되어 있다. 머리뼈 중에서 유일하게 움직일 수 있는 아래턱뼈를 사용해 씹기(저작, chewing)가 이루어진다.

등골뼈(척주)

24개의 움직일 수 있는 척추뼈(척추)와 엉치뼈(천골), 꼬리뼈(미골)로 이루어져 있다. 척추의 몸체는 각각 추간원반이라는 연골로 분리되어 있다. 척주는 다섯 부분으로 나눠고 각각의 부분은 위쪽부터 아래쪽으로 번호를 붙인다(그림 3-32).

- 7 목뼈(경추, cervical)
- 12 등뼈(흉추, thoracic)
- 5 허리뼈(요추, lumbar)
- 1 엉치뼈(천골, sacrum) – 5개의 합쳐진 뼈
- 1 꼬리뼈(미골, coccyx) – 4개의 합쳐진 뼈

첫 번째 목뼈는 고리뼈(환추, atlas)라고 부르며, 머리뼈와함께 관절을 이룬다. 그 후 각각의 등골뼈(척주) 형태의 위와 아래로 관절을 형성한다.

엉치뼈는 5개의 척추가 유합되어 하나의 뼈로 이루어져 있는데, 5개의 허리뼈(요추) 위에 관절면을 형성하고 아래쪽으로 꼬리뼈(미골)와 무명골(골반 또는 볼기뼈)이 각각 옆에 있다.

꼬리뼈는 4개의 말단부 미추가 유합된 조그만 삼각형 모양의 뼈로 엉치뼈 위에서 관절면을 이룬다.

등골뼈의 기능

등골뼈는 몇몇 중요한 기능을 한다.

- 척수를 보호한다. 각각의 척추뼈에는 척추뼈구멍(추공)이라는 구멍이 있고, 이 구멍이 연합하여 만들어진 관이 척수가 지나가는 길이 된다.
- 서로 연접하는 척추는 척추사이구멍(추간공, intervertebral foramina)이라고 하는 열린 공간을 형성하는데, 이로 인해 척수에서부터 나오는 척수신경이 보호를 받게 된다(그림 16-26 참조).

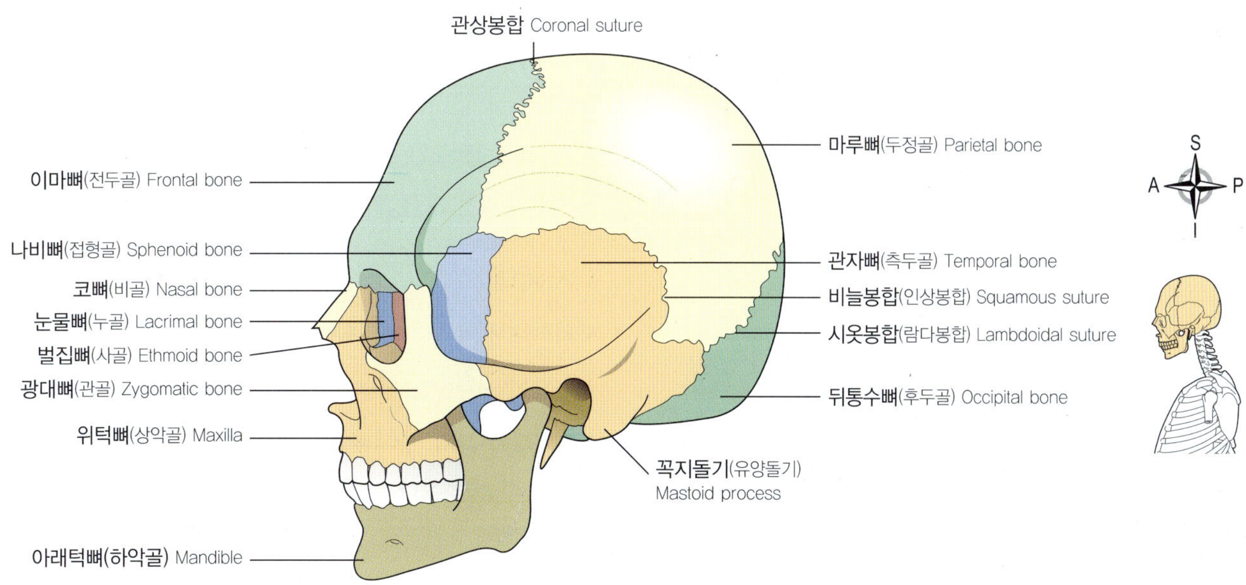

그림 3-31 두개골. 두개와 얼굴의 뼈

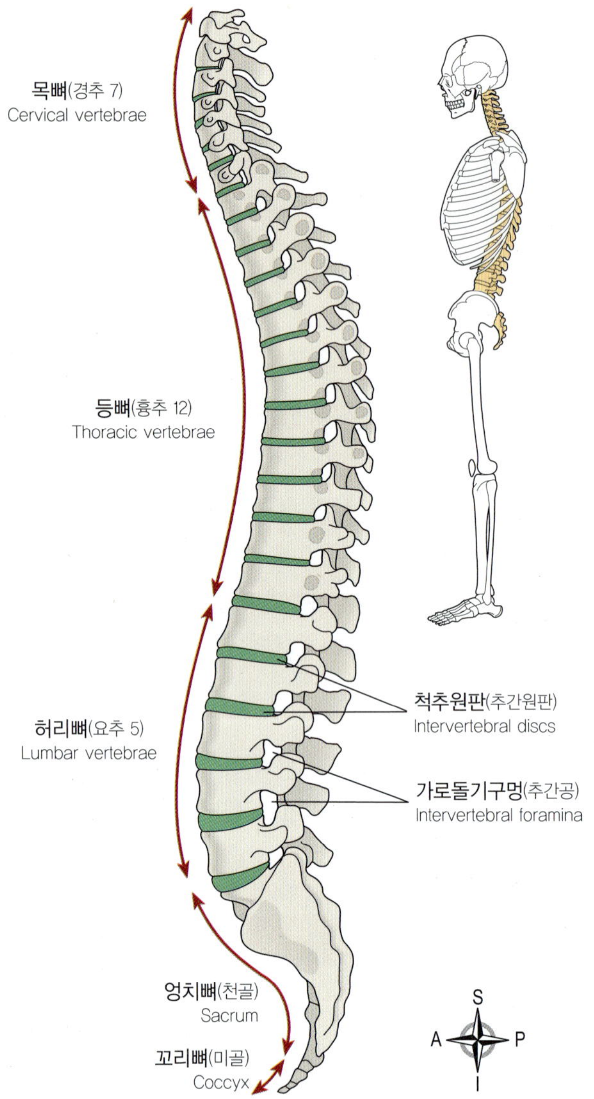

그림 3-32 등골뼈(척주)의 구조

- 등뼈 영역의 갈비뼈(늑골)와 척추의 관절면은 호흡을 하는 동안 갈비뼈의 움직임을 나타낸다.

흉곽

흉곽의 형태는 다음과 같다.

- 12 등뼈
- 12쌍의 갈비뼈
- 1 복장뼈(흉골) 또는 가슴뼈

뼈의 배열은 그림 3-33에서 나타내었다.

흉곽의 기능

흉곽의 기능은 다음과 같다.

- 가슴에 있는 심장과 같은 기관을 포함하여 허파(폐)와 큰 혈관을 보호한다.

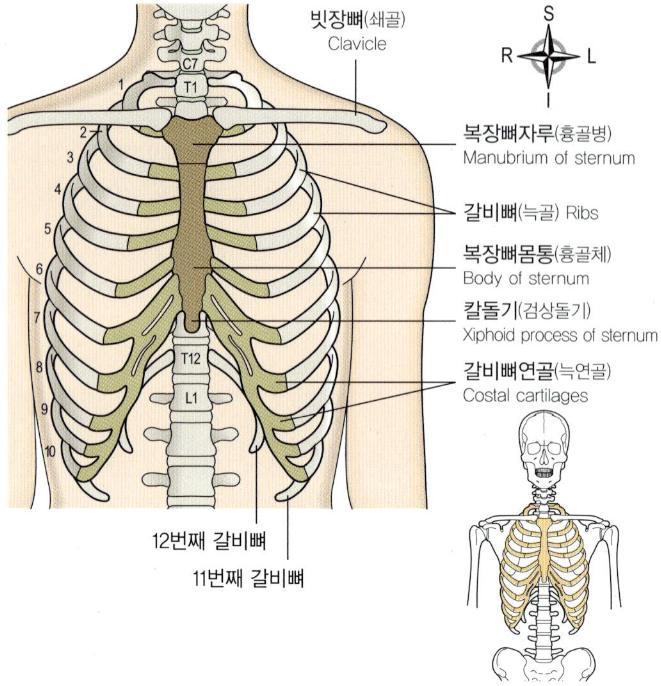

그림 3-33 흉곽벽을 형성하는 구조

- 상지와 몸통뼈대 사이의 관절을 형성한다. 가슴뼈의 가슴뼈자루가 빗장뼈(쇄골)와 만나는 형태는 상지와 몸통뼈대 사이만의 관절이다.
- 호흡근의 부착부를 제공한다.
  - 갈비사이근(늑간근)은 갈비뼈(늑골)와 갈비뼈 사이(늑간)의 공간을 차지하는데, 수축 시 갈비뼈를 위, 바깥으로 들어 올리게 되어 흡기 시 가슴우리(흉곽)의 용량이 증가한다.
  - 가로막(횡격막)은 둥근 모양의 근육이며 가슴안(흉강)과 배안(복강)으로 나눈다. 가로막은 가슴우리의 뼈에 붙어 있고, 수축하면 흡기 시 도움을 준다.
- 가슴우리는 호흡작용을 가능하게 한다.

사지뼈대

사지뼈대에는 상지뼈대와 상지, 그리고 하지뼈대와 하지가 포함된다(그림 3-30).

상지뼈대와 상지. 상지뼈대는 빗장뼈와 어깨뼈가 포함된다. 상지는 다음과 같다.

- 1 위팔뼈(상완골, humerus)
- 1 노뼈(요골, radius)
- 1 자뼈(척골, ulna)

- 8 손목뼈(수근골, carpal bones)
- 5 손허리뼈(중수골, metacarpal bones)
- 14 손가락뼈(지절골, phalanges)

하지뼈대와 하지. 하지뼈대의 뼈는 2개의 무명골과 엉치뼈이다. 하지는 다음과 같다.

- 1 넙다리뼈(대퇴골, femur)
- 1 정강뼈(경골, tibia)
- 1 종아리뼈(비골, fibula)
- 1 무릎뼈(슬개골, patella)
- 7 발목뼈(족근골, tarsal bones)
- 5 발허리뼈(중족골, metatarsal bones)
- 14 발가락뼈(지절골, phalanges)

사지뼈대의 기능

사지뼈대는 두 개의 중점적인 기능을 한다.

- 수의적 움직임 – 뼈대의 움직임 안에 사지의 뼈, 근육, 관절을 포함한다. 글을 쓸 때 필요한 섬세한 손가락의 움직임과 뛰거나 뛰어오르는 협응동작은 사지와 관련이 있다.
- 섬세한 구조의 보호 – 사지의 뼈의 길이에 따라서 근육, 피부와 함께 혈관과 신경 등을 손상으로부터 보호한다.

인체공간

인체공간은 우리 몸의 체계를 만든다. 머리뼈공간, 가슴안, 배안, 골반안의 4개 공간이 존재한다.

머리뼈공간

머리뼈공간에는 뇌가 있고 경계는 머리뼈의 뼈들이다(그림 3-34).

앞 – 1 이마뼈(전두골, frontal bone)
옆 – 2 관자뼈(측두골, temporal bone)
뒤 – 1 뒤통수뼈(후두골, occipital bone)
위 – 2 마루뼈(두정골, parietal bone)
아래 – 1 나비뼈(접형골, sphenoid bone)와 1 벌집뼈(사골, ethmoid bone)와 이마뼈의 한 부분, 관자뼈와 뒤통수뼈

가슴안

가슴안은 체간의 윗부분을 경계로 위치하고 뼈대와 근육으로 구성되어 있다(그림 3-35).

앞 – 가슴뼈와 갈비뼈연골, 갈비뼈
옆 – 12쌍의 갈비뼈와 갈비뼈사이근
뒤 – 등뼈
위 – 목의 끝부분의 구조
아래 – 가로막(횡격막), 둥근 모양의 근육

내용

가슴안에는 주요 장기와 구조가 있다(그림 5-10 참조).

- 기관, 2 기관지, 2 허파

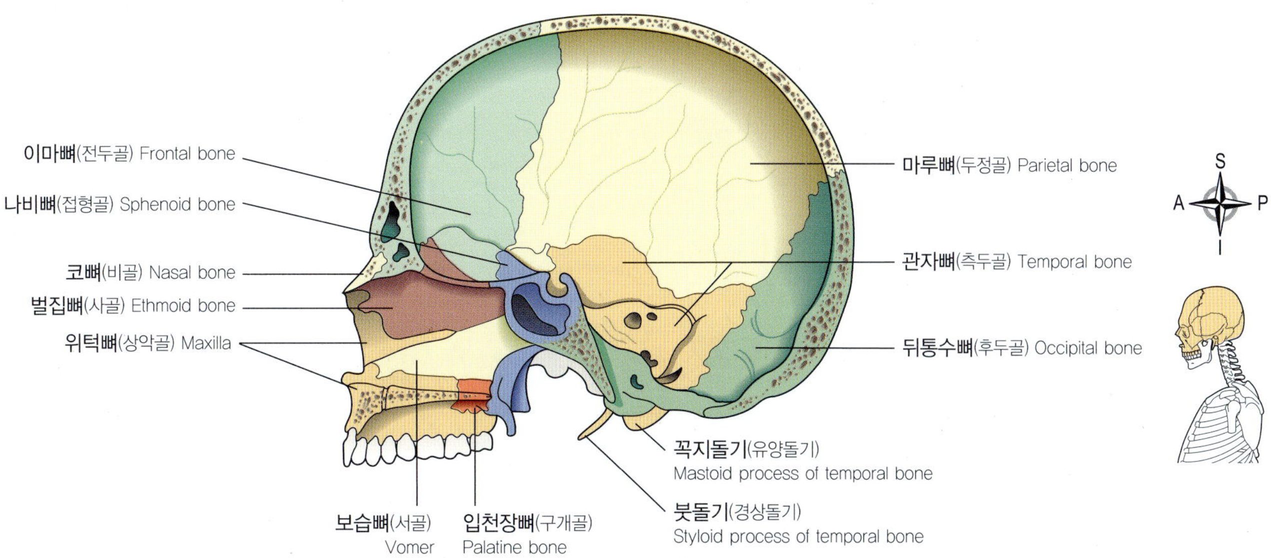

그림 3-34 오른쪽 머리뼈(두개골)를 형성하는 뼈. 왼쪽에서 본 모습

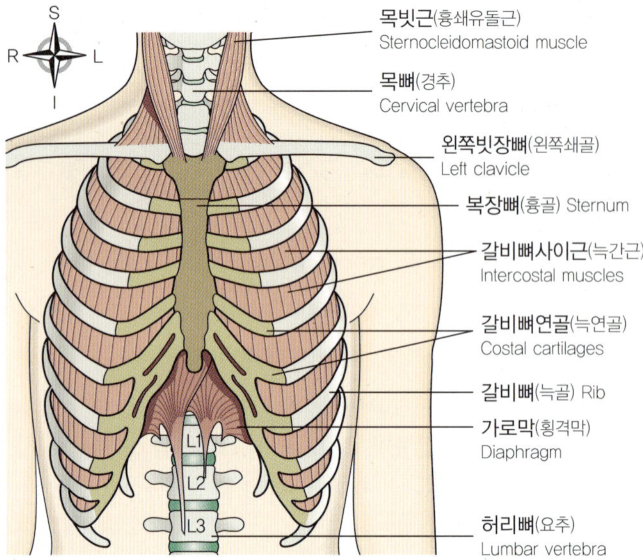

그림 3-35 흉강벽을 형성하는 관련 구조물

- 심장, 대동맥, 위와 아래 대정맥, 수많은 혈관
- 식도
- 림프관과 림프절
- 신경

가슴세로칸(종격)은 좌 · 우 허파(폐) 사이의 공간이 포함된 구조이고, 심장과 식도, 그리고 혈관이 있다.

배안

신체에서 가장 큰 공간이고 난형의 모양이다(그림 3-36, 그림 3-37). 배안은 체간의 중요한 부분에 위치하고 경계는 다음과 같다.

위 – 가로막, 가슴안/흉강과 나뉜다.
앞 – 앞쪽 배 부위의 근육
뒤 – 등뼈와 뒤쪽 배 부위의 근육
옆 – 아래의 갈비뼈와 배 부위의 근육
아래 – 골반안과 이어져 있다.

배안은 9개의 영역으로 나누는데 그림 3-38에서 나타내었다. 이 영역은 기관의 구조의 위치를 용이하게 파악할 수 있도록 기술되어 있다.

내용

대부분 배안은 소화계의 기관과 샘이 자리하고 있다(그림 3-36, 그림 3-37).

- 위, 작은창자(소장), 큰창자(대장)
- 간, 쓸개, 쓸개관, 이자(췌장)

또 다른 구조에는 다음과 같은 기관과 샘이 있다.

- 비장
- 2 콩팥과 요관의 윗부분

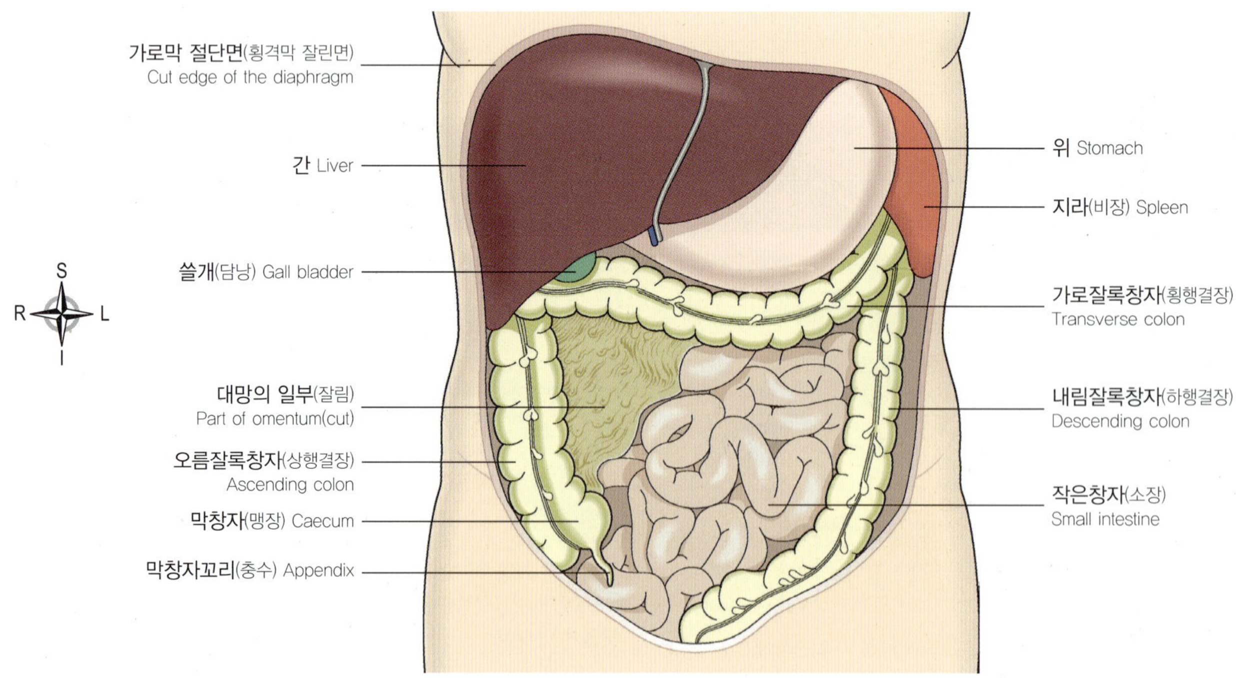

그림 3-36 배안의 앞쪽 부분에 위치하는 장기

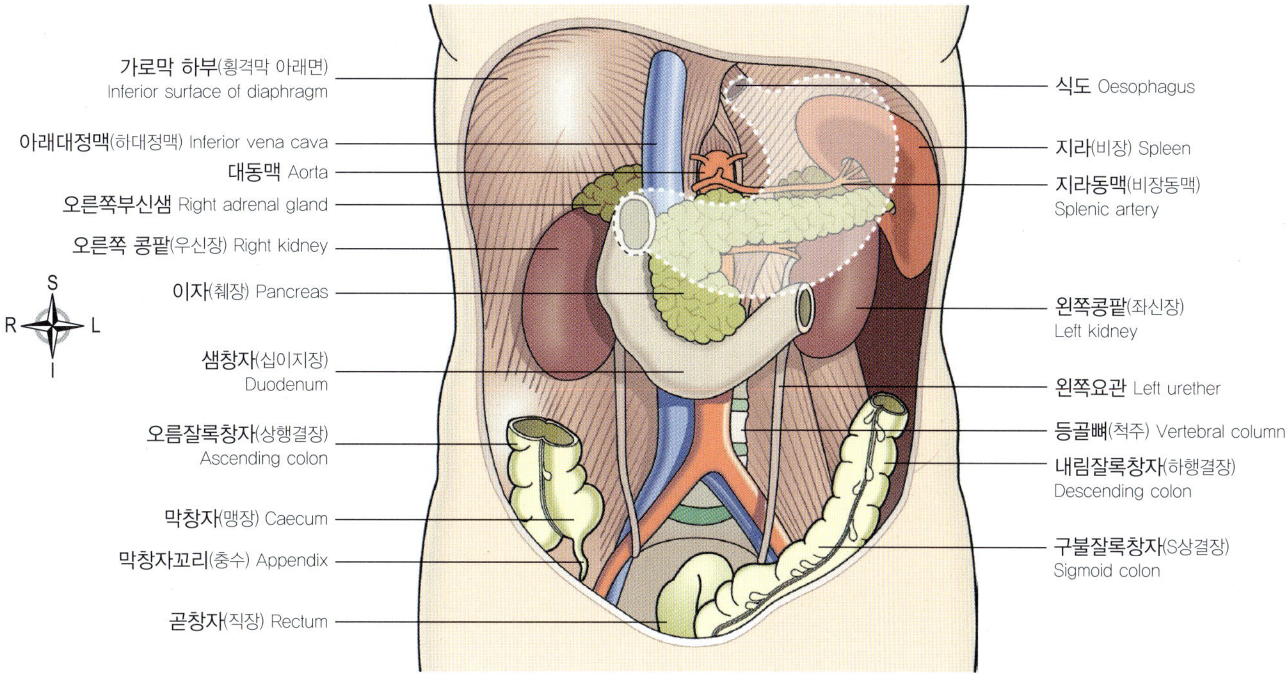

그림 3-37 배안과 골반강 뒤쪽에 위치하는 장기

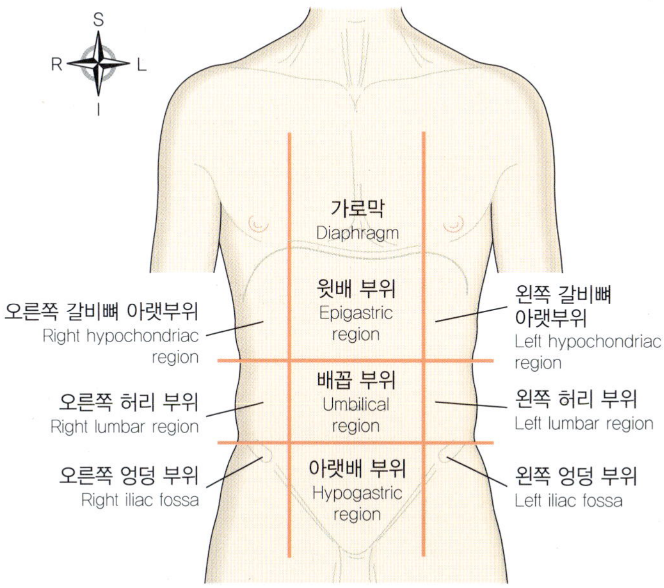

그림 3-38 배안의 위치

- 2 부신샘(부신)
- 많은 혈관, 림프관, 신경
- 림프절

골반안

골반안은 깔대기 모양이고, 배안(복강)의 아랫부분과 연결된다(그림 3 39, 그림 3 40).

위 – 배공간과 연속된다.

앞 – 두덩뼈(치골, pubic bone)

뒤 – 엉치뼈(천골, sacrum)와 꼬리뼈(미골, coccyx)

옆 – 무명뼈(무명골, innominate bone)

아래 – 골반층의 근육

내용

골반안의 구조물은 다음과 같다.

- S상결장, 곧창자(직장)와 항문
- 작은창자의 몇몇 고리
- 방광과 요관의 아랫부분과 요도
- 여성의 생식기관의 체계: 자궁, 난소, 난관, 질(그림 3-39)
- 남성의 생식기관의 체계: 전립샘(전립선), 정낭, 수정관, 정관, 사정관, 요도(공통의 생식과 비뇨기계)(그림 3-40)

4. 세포 크기와 수의 변화

본 단원에서 지금까지 일반적인 세포들과 조직들의 특성에 대해 알아보았는데, 이러한 세포들과 조직들은 생리학적 ·

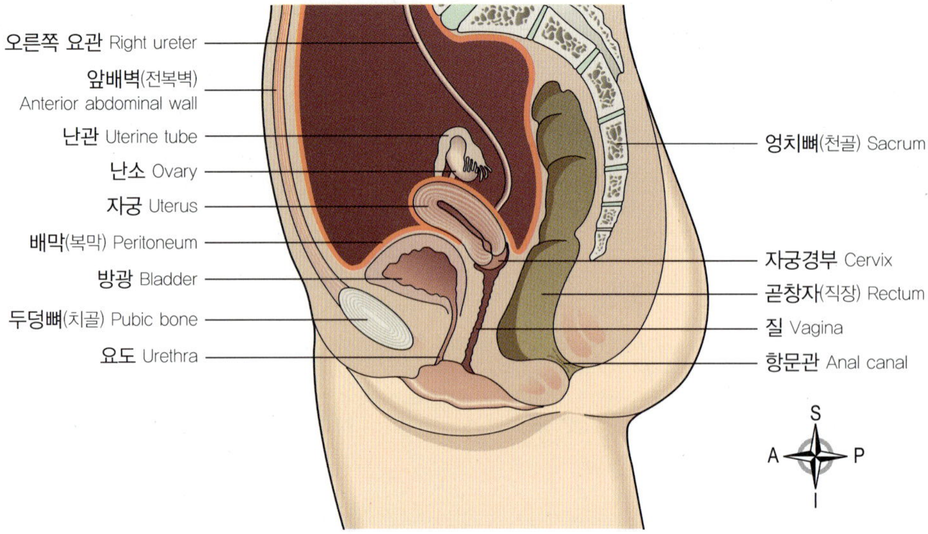

그림 3-39 여성의 생식기와 골반안 구조

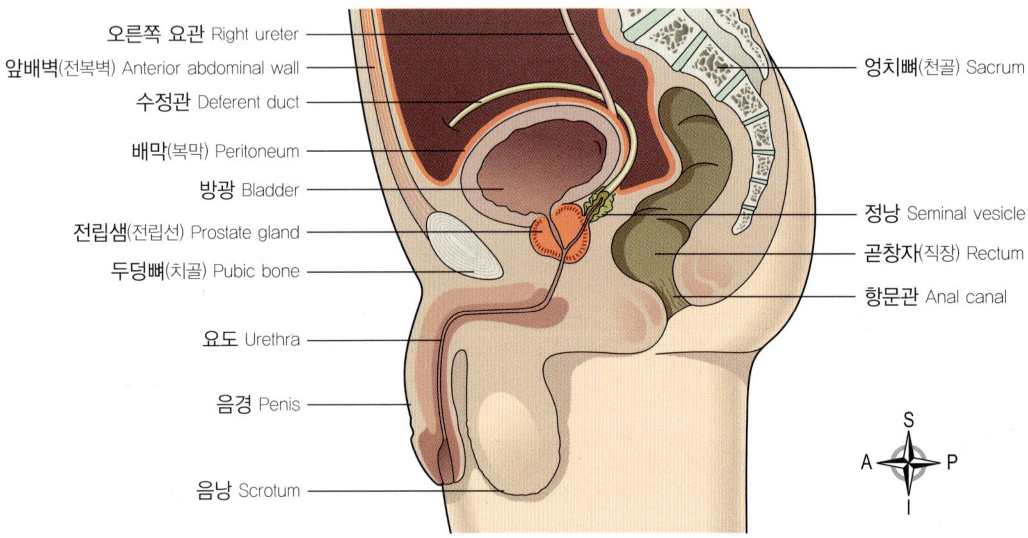

그림 3-40 남성의 생식기와 골반안 구조

병리학적 변화에 영향을 받는다.

세포에서는 추가적인 수요에 대한 반응으로 세포가 커지는 '비대(**그림 3-41**)'가 나타날 수 있다. 예를 들면, 운동 후에, 운동에 사용된 근육의 부피와 긴장도가 증가하여 골격근의 비대가 나타나는 경우가 있다.

세포 크기와 세포 수의 감소는 '위축'이라고 한다. 골절 후에 깁스를 하여 근육을 사용하지 않아 위축이 오는 경우를 예로 들 수 있다. 또한, 영양분이 산소 공급이 부족한 경우에도 위축이 나타날 수 있다.

'과다 형성'은 세포들이 이전보다 빠르게 분열하여 세포

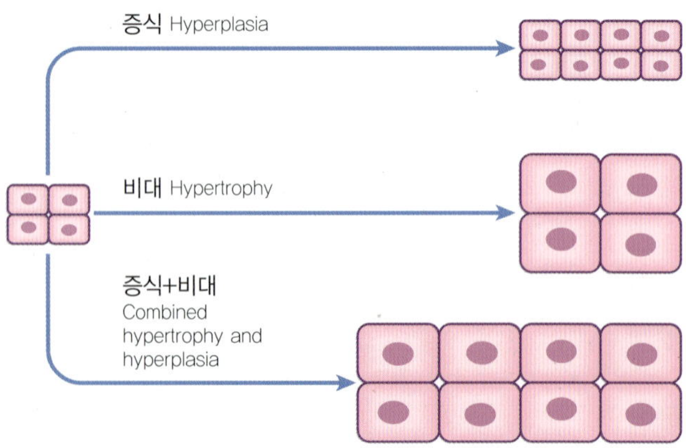

그림 3-41 증식과 비대

수를 비롯하여 그 세포가 있는 조직과 기관의 크기까지 증가하는 경우를 일컫는다. 임신하여 모유수유를 하는 동안에 유방의 유선조직에서 세포가 증가하고 유방의 크기가 커지는 것을 예로 들 수 있다. 유사분열이 조절되지 않고 딸세포들이 비정상적인 특성을 가지게 될 정도로 비정상적인 과다 형성은 종양을 가져올 수 있다.

세포 죽음

세포 죽음에는 두 가지 기전이 있다.

세포 사멸

세포 사멸은 유전적으로 프로그램화 된 세포 죽음으로, 노화된 세포가 쪼그라들고 그 조각들이 염증반응 없이 식세포작용으로 사라지는 것이다. 후에, 세포 사멸을 거친 소수의 세포들은 교체되어 조직 및 기관 크기의 감소를 가져오게 된다.

괴사

괴사는 손상이나 병리학적 과정으로 인한 산소 부족으로 나타나는 세포 죽음의 형태이다. 세포막이 파열되면서 세포 내용물들이 나오면서 염증반응이 나타나게 된다. 염증은 조직 치유에 있어서 첫 번째 단계이며, 세포가 치유될 수 있도록 세포 파편이 있던 자리가 청소되어야 한다(14장 참조).

5. 신생물 또는 종양

학습목표

이 단원의 학습을 통해서 다음을 이해할 수 있다.

- 종양의 일반적 원인
- 분화의 개역과 잘못된 분화의 차이
- 악성 질환에서 사망의 원인
- 양성과 악성 종양

종양 또는 신생물(새로 성장하는 것을 의미)은 정상적으로 잘 조정되어 통제되는 조직보다 훨씬 더 빨리 성장하는 조직덩어리이고, 최초의 자극이 끝난 후에도 성장이 계속된다. 종양을 확실한 차이로 양성과 악성으로 분류하는 것이 항상 가능한 것은 아니다.

양성 종양은 좀처럼 변하지 않는 형질이고, 형질이 변화되었을 때 악성 종양이 된다. 종양은 조직의 기원에 따라서 분류가 가능하다. 예를 들면, 양성 종양의 선조직은 선종인데 비해, 선 또는 분비상피조직의 악성 종양은 선암이다. 악성 종양은 나타나는 조직에 따라서 명칭이 달라진다. 예를 들면, 암종(carcinoma)은 상피조직에서 기원하는 반면에 육종은 결합조직에서 일어난다(**표 3-2**).

신생물의 원인

세포에서 신생물을 발생시키는 몇몇 요소는 알지만 조절하지 못하는 세포 증식의 이유는 알지 못한다. 변화의 과정을 발암현상이라 하는데, 갑자기 변화하는 이유는 발암물질 때문이다. 발암현상이 일어나는 원인은 유전적일 수도 있고 또는 환경적일 수도 있지만 명확하게 구분되지 않는다.

표 3-2 양성 종양과 악성 종양의 차이점

양성 종양	악성 종양
천천히 자란다.	빨리 자란다.
세포 구분이 잘 됨 (조직이 유사하다)	세포구분이 잘 안 됨(조직이 유사하지 않다)
피막에 싸여 있다.	피막이 없다.
국소 전이	확산 전이 – 국소 침윤 – 림프 경유 – 혈액 경유 – 체강 경유
재발이 드물다.	재발이 일어난다.

발암물질

환경적 요인은 세포를 악성으로 변화시키는 원인이며 DNA에 영향을 미쳐 다시 돌아갈 수 없게 한다. 발암물질의 최대 안정은 명확하게 말할 수 없다. 초기 변화는 작게 나타나지만, 무한정의 기간 동안 반복되어 누적된 영향을 미치는 것을 제외하고 악성을 일으킬 만큼 충분하지 않다. 게다가, 악성의 증거와 노출의 사이에서 잠복기간이 변한다. 다른 알지 못하는 요소 또한 있다. 환경적 발암물질에는 화학물질, 방사선 노출, 종양 바이러스 등이 있다.

화학 발암물질

몇몇 화학물질은 흡수되면 발암물질이 된다. 다른 말로 하면 흡수 후에 변화되어 발암성 물질이 되는 것이다. 예를 들면,

- 아닐린 염료는 방광암에 걸리기 쉽게 한다.
- 석면은 흉막의 악성 종양을 유발한다.
- 흡연은 폐암의 위험요소이다.

방사능 발암물질

X-ray, 방사성 동위원소, 환경적 방사능, 그리고 자외선 등의 방사능 물질에 노출될 경우 악성 종양의 원인이 되고, 세포와 다른 것을 죽인다. 정상적이고 지속적으로 통제된 분열, 유사분열을 하는 동안 영향을 받은 세포가 가장 민감하다. 대표적으로 불안정한 조직들, 피부, 점액막, 골수, 림프조직과 배우자의 난소와 정소가 포함된다.

종양원성 바이러스

바이러스는 동물에서 악성 종양으로 바뀌게 하는 원인으로 알려져 있고, 사람에게도 유사한 관련 징후를 보인다. 바이러스가 세포에 들어오고 유전적인 구성요소인 DNA나 RNA가 합쳐지면 돌연변이의 원인이 된다. 돌연변이세포는 악성 종양일 것이다. 예를 들어, B형 간염 바이러스는 간암의 원인이고, 유두종 바이러스는 자궁목(경부)암을 유발한다.

개체요인

인종, 영양, 나이, 유전적 요소와 같은 각각의 특성은 종양에 민감한 영향을 미칠 수 있다. 각각의 조직과 기관의 종양은 해당 장에서 다룰 것이다.

종양의 성장

정상적인 세포는 규칙적인 방법으로 나뉘지만 종양세포는 정상적 조직에서 벗어나고 불규칙적인 방법의 형태로 종양을 늘린다. 이때 혈관은 증식세포와 함께 성장하나 악성 종양은 혈액 공급을 유지하지 못한 채 함께 성장하고 허혈로(혈액 공급 부족) 종양세포를 죽이는데, 이를 괴사라고 한다. 만약 종양이 표면 근처에 나타날 경우 피부의 궤양화와 감염이 나타날 것이다. 심부조직에 섬유화가 있다면, 예를 들어 유방암으로 인한 유두의 퇴축은 괴사성 종양 안의 섬유조직의 응고 수축 때문이다. 종양세포의 수명 조절 기전에 대한 이해는 아직 많이 부족한 실정이다.

세포 분화

세포 분화는 태아의 초기 발달단계에서 입자성 구조와 기능의 특성이 발생하는 것에 따라 특별한 세포 형태가 되는 것이다. 상피세포는 림프구에서 다른 특성으로 발달한다. 나중에 세포들이 대치될 때 딸세포는 모세포와 비슷한 모양과 기능을 가지고 유전적으로 형성된다. 양성 종양은 처음 유래된 세포에서 쉽게 인식할 수 있다. 종양세포는 잘 분화된다. 종양은 잘 분화되는 세포이고 보통 양성이지만 악성일 수도 있다. 악성 종양은 성장 후에 정상적 경계와 분화의 단계를 변화시키는 것으로 알려져 있다.

- 경도적 형성장애–종양세포는 모세포와 거의 동일한 정상적 구조를 동일하게 보존할 수 있다.
- 퇴화–종양세포는 모세포와 동일한 정상 구조를 가지지 못한다.

종양의 피막 형성과 전이

거의 모든 양성 종양은 종양의 주위 조직과 부분적으로 유래된 섬유낭에 포함된다. 종양은 침윤하는 것도 아니고 몸의 다른 부분으로 전이하는 것도 아니며, 조심스럽게 보호하는 것도 아니다. 그들은 부분적으로 침윤, 전이되며 종양 조각은 혈액과 림프 안의 한 부분에서 전이가 일어날 수도 있다. 분화세포가 식작용을 하지만 일차 위치에서 다른 조직으로 옮겨지고, 몇몇은 이차성 종양으로 성장한다(전이성).

전이는 보통 다발하며 **표 3–3**에 일차 종양과 전이성 종양의 일반적인 위치를 나타내었다.

표 3–3 일차 종양과 전이성 종양의 일반적인 위치

일차 종양	전이성 종양
기관지	부신
영양로	복부와 골반 구조, 특히 간
전립샘	골반뼈, 척추
갑상샘	골반뼈, 척추
유방	척추, 뇌, 뼈
많은 기관	폐

국소적 전이

양성 종양은 확대되고 국소구조물을 압박하는 원인이 되나 몸의 다른 부분으로 전이되지는 않는다. 양성 또는 악성 종양은 다음과 같은 영향을 미친다.

- 신경 손상, 통증 유발과 신경 조절의 손실, 다른 조직과 공급기관의 신경 손상
- 근접한 구조의 압축 유발. 예를 들어, 허혈성(혈액부족), 관의 방해, 기관의 기능부전 또는 전위, 신경압박에 의한 통증

게다가 악성 종양은 주위 조직을 침윤시키고, 혈액과 림프관벽을 파괴하며 몸의 다른 부분으로 종양세포를 전이시킨다.

체공간 전이

체공간 전이는 강의 벽에 종양이 잠입해서 일어난다. 배안(복강)은 침범이 잘 된다. 예를 들어, 악성 종양이 복부기관 안의 배막내장에 잠입하면 종양세포는 복막과 복부 또는 골반기관 전체에 전이될 것이다. 종양은 공간 내부의 움직임이 적은 곳에서 조직을 함께 결합시키는 경향이 있다. 예를 들면, 가슴막의 종양은 내장과 외벽층을 결합시켜 폐의 확장을 제한한다.

림프의 전이

악성 종양은 성장하면 림프관에도 전이된다. 종양세포덩어리는 주변을 파괴하고 이동하여 림프절로 모이며, 이차 종양으로 성장할 수 있다. 빗장뼈아래정맥 안의 림프배액관에 의해서 림프계와 혈액을 통해 전이될 것이다.

혈액 전이

악성 종양은 혈관벽을 서서히 파괴하기 시작한다. 그 위치

에서 혈전(혈액덩어리)이 형성될 수도 있고, 종양조각으로 형성된 색전과 혈전은 혈류 속으로 들어간다. 색전덩어리는 작은 혈관을 막고 경색(죽은 조직의 범위)과 전이성 종양의 원인이 된다. 색전에 대한 종양세포의 식작용은 일어나지 않는다. 왜냐하면 혈액덩어리로부터 보호를 받기 때문이다.

하나의 종양세포는 다른 신체기관의 모세혈관에 모일 수 있다. 종양세포는 분열하고, 이차 종양으로 성장하거나 전이가 일어날 수도 있다. 혈액 확산으로 인한 전이의 위치는 원발 종양의 위치와 그 부위 순환계의 해부학적 위치에 달려 있다. 가장 일반적인 전이 위치는 뼈, 폐, 뇌, 간이다.

종양의 영향

압박 영향

양성과 악성 종양 모두는 특히 제한된 공간을 압박하고 인접한 구조를 손상시킬 것이다. 손상의 영향은 암의 위치에 따라 다르지만, 머리뼈의 안쪽, 뼈의 막 아래, 뼈의 공동, 호흡통로 같은 확장하기에 좁은 공간에서 가장 큰 영향을 미친다.

근접한 구조의 압박은 허혈성과 괴사, 관의 방해, 기관의 기능부전, 전위, 신경 침범이나 압박으로 인한 통증의 원인이 될 수 있다.

호르몬의 영향

내분비샘의 종양은 호르몬을 과다분비하는 데 영향을 미칠 것이다. 이러한 이상형성(dysplasia)된 세포의 크기는 중요한 요소이다. 잘 분화되는 양성 종양은 명백하게 이상 형성된 악성 종양보다 더 많은 호르몬을 분비할 것이다. 항상성 조절기전과 정상 자극의 결핍으로 인한 분비가 발생하면 혈중 호르몬 수준이 높아질 수 있다. 악성 종양은 적합하지 않은 호르몬을 만들어낸다. 예를 들면, 폐종양은 인슐린을 만든다. 내분비샘은 침입한 종양에 의해 파괴될 수도 있고, 이는 호르몬 결핍의 원인이 될 수 있다.

쇠약

체중 감소, 점진적 허약, 식욕 감소, 체력 감소와 빈혈은 악성 종양의 진행에 관련되어 나타날 수 있다. 체중 감소는 병의 발달단계를 나타내기도 한다.

악성 질환에 의한 사망의 원인

감염

감염은 악성으로 진행되는 일반적인 이유이다. 감염을 일으키기 쉬운 소인은 장기간의 부동이나 장기 침상안정, 방사성 동위원소나 X-ray에 의한 방사선 조사를 이용한 치료, 약물에 의한 세포독성 또는 우울로 인해 증가된다. 가장 일반적으로 발생하는 감염은 폐렴, 패혈증, 복막염, 신우신염 등이다.

기관 파손

종양은 기관이 기능을 할 수 없게 조직을 파괴한다. 폐, 뇌, 간, 콩팥과 같은 생명기관이 심한 손상을 받으면 사망의 원인이 된다.

암종증

병이 넓게 전이된 것과 관련된 악액질, 심한 생리적 · 생화학적 손상은 죽음의 원인이 된다.

출혈

출혈은 종양의 성장 지점에서 발생할 수 있고, 동맥 · 정맥벽이 파열될 때에도 발생할 수 있다. 위장관, 뇌, 폐, 그리고 배안(복막강)에서 흔히 발생한다.

SECTION 2

소통

Communication

CHAPTER 4

혈액

The blood

혈액은 체액성 결합조직으로, 몸 구석구석을 순환하면서 여러 조직들 간의 끊임없는 소통을 가능하게 해 준다. 혈액이 운반하는 것은 다음과 같다.

- 산소
- 열
- 영양소
- 보호물질
- 호르몬
- 응혈인자

혈액은 다양한 종류의 세포들이 포함된 담황색의 투명한 유동체, 혈장(plasma)으로 구성되어 있다. 혈장은 혈액 부피의 약 55%, 세포는 혈액 부피의 약 45%를 차지한다(그림 4-1 A). 세포는 혈장보다 무거워서 바닥에 가라앉는다.

혈액은 몸무게의 약 7%(70kg인 남성인 경우 약 5.6L)를 차지한다. 이 비율은 여성의 경우 더 낮고, 어린이의 경우 상당히 높지만, 성인에 이를 때까지 점차적으로 감소한다.

혈액은 심장의 박출작용에 의해 혈관 내에서 항상 이동한다. 이러한 지속적인 흐름은 세포가 신진대사를 수행할 수 있도록 일정한 환경을 제공한다.

혈액의 부피와 혈액의 구성요소들의 농도는 항상성 기전에 의해 정밀하게 유지된다.

1. 혈장

학습목표

이 단원의 학습을 통해서 다음을 이해할 수 있다.

- 혈장의 화학적 조성
- 적혈구의 구조, 기능 및 생성
- 백혈구의 종류, 기능 및 생성
- 혈액응고에서 혈소판의 역할의 개요

혈장은 물(90~92%)과 다음의 용해물질로 구성되어 있다.

- 혈장단백질(plasma proteins)
- 무기염류
- 음식물 섭취를 통한 영양분
- 노폐물
- 호르몬
- 가스 성분

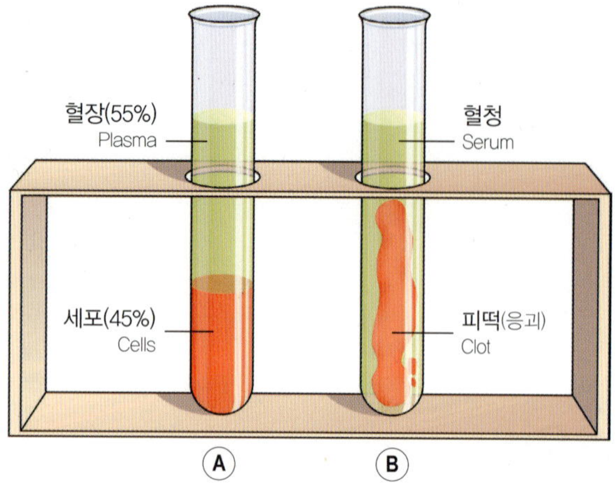

그림 4-1 A. 중력에 의해 분리된 혈액 내의 혈액세포와 혈장의 비율 B. 혈청 내의 혈액응고

혈장단백질

혈장 성분의 약 7%를 차지하는 혈장단백질은 큰 물질로, 세포 내부의 미세한 구멍들을 통과할 수 없으므로 일반적으로 혈액 속에 분포한다. 이들은 혈액의 삼투압(보통 25mmHg 혹은 3.3kPa)을 형성하는 역할을 한다. 만약 혈장단백질의 생산이 감소하거나 혈관으로부터 소실되어 혈장단백질의 수치가 떨어진다면 삼투압이 감소하고, 그 결과 체액이 조직으로 이동하여 부종(edema)을 일으킨다.

혈장의 점성은 혈장단백질의 알부민과 피브리노겐 성분 때문이다. 이 점성은 질병에 대한 인체의 반응을 측정하는 수단이 된다.

알부민(albumins). 간에서 생성되며 혈장단백질에 다량 존재한다. 이들의 주요 기능은 혈장의 삼투압을 정상적으로 유지하는 것이다. 또한 지질과 스테로이드 호르몬 등의 분자를 운반하는 운반자(carrier)의 역할도 한다.

글로불린(globulins). 대부분 간에서 생성되며 나머지는 림프조직에서 만들어진다. 이들의 주요 기능은 다음과 같다.

- 림프구에서 면역체계에 주요한 역할을 하는 복합단백질인 항체(면역글로불린)를 생성한다. 이 항체는 미생물과 같은 외부물질(항원)과 결합하여 중화시킨다.
- 무기염류와 일부 호르몬을 운반한다. 예를 들면, 티로글로불린(thyroglobulin)은 티록신(thyroxine) 호르몬을 운반하고, 트랜스페린(transferrin)은 철분을 운반한다.
- 단백질 가수분해 효소의 작용을 억제한다. 예를 들면, $\alpha 2$ 마크로글로불린(macroglobulin)은 트립신의 활동을 억제한다.

응고 인자. 이들 성분은 혈액응고작용에 있어 필수적이다. 혈청은 혈장 성분에서 피떡(혈액응괴, blood clot)을 제외한 부분을 말한다(**그림 4-1 B**).

무기염류

무기염류는 근육의 수축작용, 신경흥분의 전도, 산-염기 평형 등 광범위하고 다양한 기능을 한다. 건강한 혈액은 약한 알칼리성을 나타낸다. 알칼리성이나 산성은 수소 이온 농도를 측정하는 단위인 pH나, $[H^+]$로 표시한다. 혈액은 완충 시스템(buffering system)을 포함한 복잡한 일련의 화학작용에 의해 항상 pH 7.35~7.45 정도를 유지한다.

영양분

섭취된 음식물은 체내 소화기관을 통해 단당류, 아미노산, 지방산 등의 작은 분자 형태로 분해되어 흡수된다. 무기염류는 신체 각 부위와 혈액 구성 성분을 합성하기 위한 대체물질 생산, 열 생산, 신체 각 세포에 에너지를 공급하는 역할 등을 수행한다.

노폐물

요소, 크레아틴, 요산은 단백질 물질대사의 결과로 발생하는 노폐물이다. 이들은 간에서 형성되어 혈액을 통해 콩팥으로 운반되어 배출된다.

호르몬(9장 참조)

호르몬은 내분비세포에서 합성되어 혈액 속으로 직접 분비된 후 표적 세포나 기관의 세포활동에 영향을 미친다.

가스 성분

산소, 이산화탄소, 질소는 혈장 속에 용해된 상태로 신체 각 부위로 이동된다. 특히 산소와 이산화탄소는 적혈구의 헤모글로빈에 의해 이동된다. 대부분의 산소는 헤모글로빈과 결합하여 이동되며, 이산화탄소는 대부분 혈장 속에 중탄산염 이온 형태로 녹아 있다. 질소는 다른 가스 성분들과 같은 형태로 공기 중에서 신체 내부로 들어와 혈장에 녹아 있지만 생리학적 기능을 수행하지는 않는다.

2. 혈액의 세포성분

혈액세포는 크게 다음의 3가지로 구분한다(**그림 4-2**).

- 적혈구(erythrocytes)

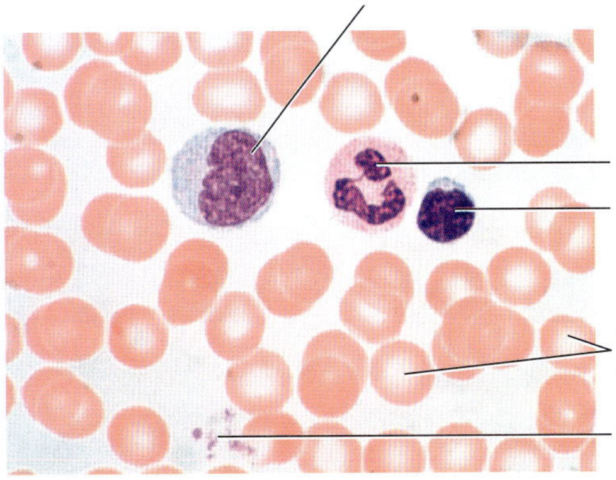

그림 4-2 혈액도말표본. 적혈구, 단핵구, 호중구, 림프구, 혈소판을 관찰할 수 있다.

- 혈소판(platelets)
- 백혈구(leukocytes)

모든 혈액세포는 '만능줄기세포(pluripotent stem cells)'에서 생성되어 몇 단계의 발달단계를 거친 후 혈액 내로 분비된다. 혈액세포는 유형에 따라 각기 다른 발달단계를 거치면서 성숙한다. 이러한 혈액세포의 형성과정을 '조혈작용(haemopoiesis)'이라 하며(**그림 4-3**), 적색뼈속질(적골수, red bone marrow)에서 이 기능을 담당한다. 생후 처음 몇 년간은 적색뼈속질이 뼈의 대부분을 차지하지만, 20년 정도 지나면, 점차적으로 지방 성분의 황색뼈속질(황골수, yellow bone marrow)로 대체되면서 더 이상 조혈작용을 하지 않게 된다.

성인의 조혈작용은 주로 복장뼈(흉골, sternum), 갈비뼈(늑골, ribs), 골반뼈(골반, pelvis), 머리뼈(두개골, skull) 등의 편평골, 불규칙골, 긴뼈(장골)의 골단부(epiphyses)에서만 이루어진다. 또한 백혈구는 림프세포에 의해 생성된다.

적혈구

적혈구는 가운데가 오목하게 패인 납작한 원반 형태를 하고 있다. 핵은 없으며 직경은 약 7㎛ 정도이다(**그림 4-4**). 주요 기능은 체내의 산소 운반이지만 소량의 이산화탄소도 운반할 수 있다. 이와 같은 적혈구의 특징적인 형태는 산소 운반에 매우 적합하다. 양면이 오목하게 패인 형태는 가스교환을 위한 표면적을 넓혀주고, 가운데 얇은 부분은 산소가 빠르게 출입할 수 있도록 도와준다. 적혈구세포는 유연하여 좁은 모세혈관 사이로 쉽게 이동할 수 있고, 헤모글로빈을 제외하고는 아무런 세포 내 소기관이 존재하지 않으며, 커다란 혈색소 단백질은 가스수송 기능을 담당한다.

적혈구의 수나 양, 그리고 헤모글로빈 수의 측정은 일반적으로 임상에서 유용하게 이용할 수 있다(**표 4-1**). 표의 괄호는 연구보고서에서 일반적으로 사용하고 있는 수치이다.

표 4-1 적혈구-정상수치

항목	정상수치
적혈구 수/1L	남성: 4.5×10^{12}/L~6.5×10^{12}/L 여성: 3.8×10^{12}/L~5.8×10^{12}/L
1L 내에 차지하는 적혈구의 부피(PCV)	0.40~0.55L/L
평균 세포 부피(MCV)	80~96fL(femtoliters, 1fL=10^{-15}L)
전체 혈액 중 헤모글로빈 무게	남성: 13~18g/100mL 여성: 11.5~16.5g/100mL
세포당 평균 헤모글로빈 무게 (MCH)	27~32pg/cell (picogram, 1pg=10^{-12}g)
세포당 평균 헤모글로빈 농도 (MCHC)	30~35g/적혈구 100mL

적혈구의 수명과 기능

적혈구는 긴뼈의 골단부, 편평골, 불규칙골 등에 있는 적색뼈속질에서 생산되며, 혈액 속으로 흘러들어 가기 전에 여러 단계의 성숙과정을 거치게 된다. 적혈구의 수명은 보통 120일 정도이다.

만능줄기세포(pluripotent stem cells)에서 적혈구세포로의 발달까지는 보통 7일 정도 걸리며, 이를 '적혈구 생성(erythropoiesis)'이라고 한다(**그림 4-3**). 미성숙한 상태인 망상적혈구(reticulocytes)로 혈류에 방출된 세포는 혈류에 의해 순환하는 동안 1~2일에 걸쳐 성숙하게 된다. 이 과정에서 핵이 소멸되어 더 이상 분열을 할 수 없게 된다(**그림 4-5**).

적혈구세포의 합성을 위해 비타민 B_{12}와 엽산(folic acid)

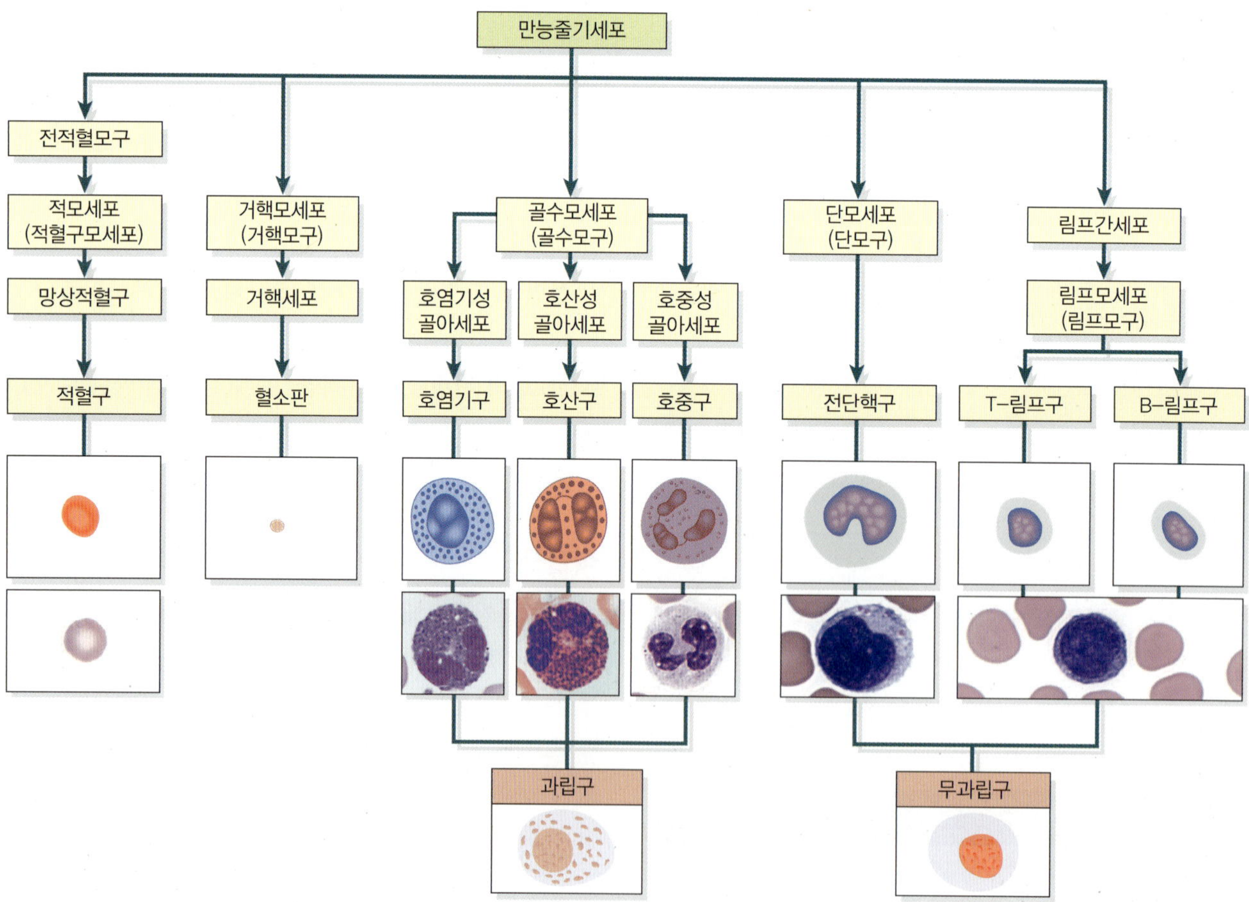

그림 4-3 조혈작용. 혈액세포의 단계별 발달과정

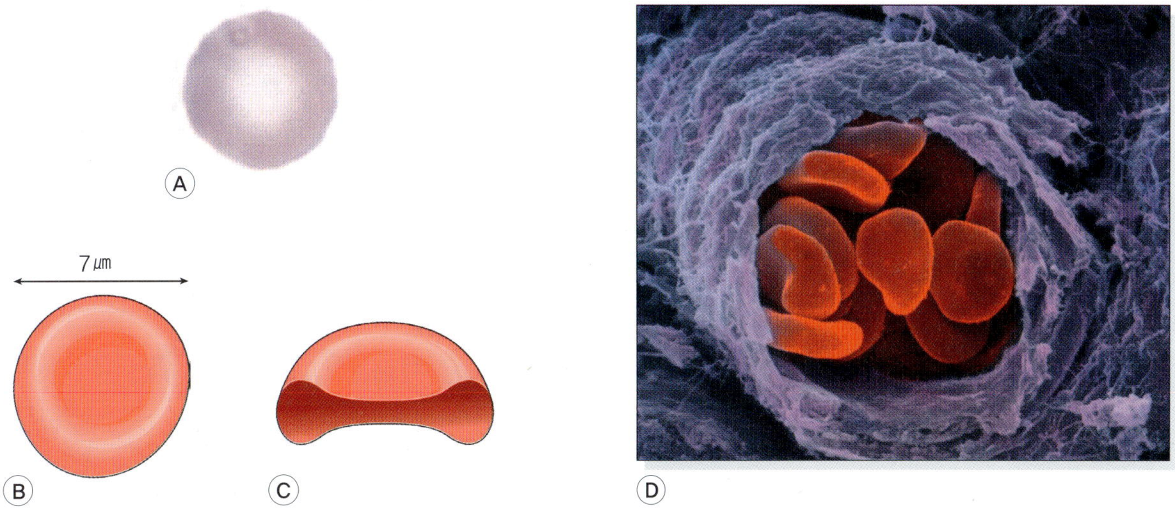

그림 4-4 적혈구. A. 광학현미경으로 관찰한 적혈구 B. 앞에서 본 모습 C. 자른 모습 D. 소동맥을 따라 이동하는 적혈구들의 주사형 전자현미경 사진

이 필요하다. 이 두 가지 비타민은 소화흡수를 통해 얻을 수 있으며, 비타민 B_{12}의 흡수작용이 일어나기 위해서 내재적인 요소들이 갖추어져야 한다. 이 비타민은 주로 유제품이나 고기, 녹색 채소에 많이 들어 있다. 비타민 B_{12}는 대개 간에 몇 년치가 저장되어 있어 결핍이 잘 일어나지 않지만, 엽산의 결핍 증상은 몇 달 이내에 바로 나타난다.

산소수송(헤모글로빈)

헤모글로빈은 구형단백질(globin)과 철 이온을 포함하는 헴(heme)으로 구성된 크고 복잡한 단백질이다. 각각의 헤모글로빈 분자는 글로빈 사슬 4개와 헴 단위 4개로 구성된 구조이다(**그림 4-6**). 각각의 철 원자는 산소 분자 1개와 결합할 수 있으므로 헤모글로빈 분자 1개가 산소 분자 4개를 이동시킬 수 있다. 평균적으로 적혈구 1개는 2억 8천만 개의 헤모글로빈 분자를 가지고 있으므로 각 세포는 이론상 약 10억 개가 넘는 산소 분자를 운반할 수 있는 능력을 가지고 있다.

산소 운반

헤모글로빈 분자의 4군데 산소 운반 장소가 모두 차게 되면 이를 '포화 상태(saturated)'라고 표현한다. 헤모글로빈은 산소와 결합하여 산화헤모글로빈을 형성하는데, 그 방정식은 다음과 같다.

헤모글로빈 + 산소 ↔ 산화헤모글로빈
(Hb) (O_2) (HbO)

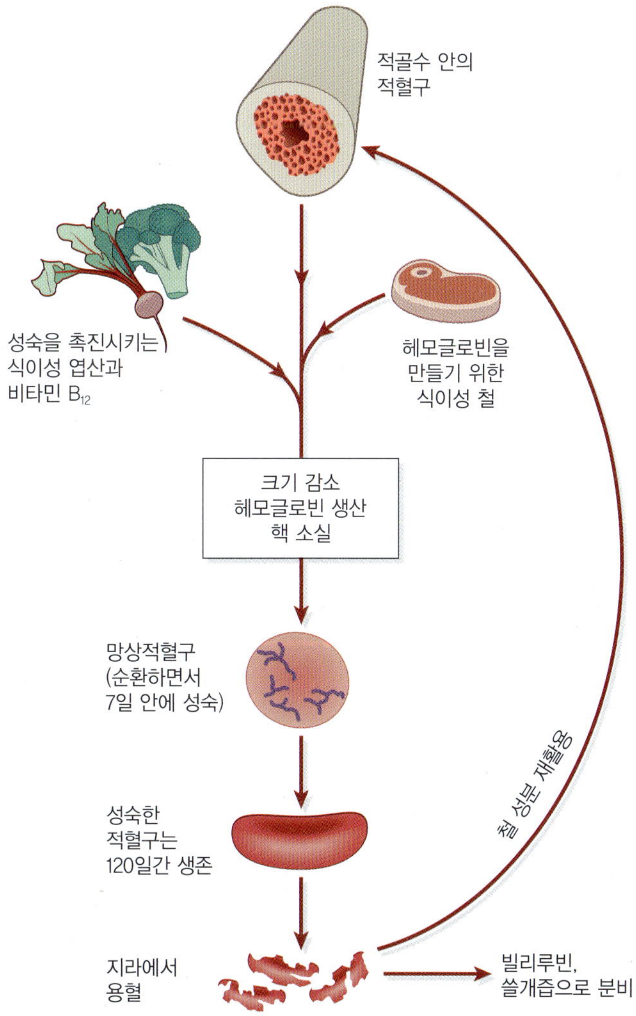

그림 4-5 적혈구의 생애주기

혈액 내 산소량이 증가하면 색상 또한 변화하게 된다. 산소가 풍부한 혈액은 산화헤모글로빈의 함량이 높아 산소가 부족한 혈액이 검붉은색을 띠는 데 비해 상대적으로 밝은 적색을 띤다.

산화. 헤모글로빈의 산소결합은 느슨하게 이루어져 있어 필요한 상황에서 신속하게 산소를 해리시킬 수 있다.

낮은 pH. 신진대사가 활발한 세포(예: 활동 중인 근육)는 산성 노폐물을 생성하기 때문에 조직 내 pH가 감소한다. 말초조직에서 산화–헤모글로빈은 산소를 해리시켜 산소를 공급해주게 된다.

저산소 상태(hypoxia). 산소량이 적은 곳에서 산화헤모글로빈은 산소를 해리시킨다. 예를 들어, 신체조직에서 계속적으로 산소를 소모하는 곳은 산소가 부족한 상태가 되므로 이때 산소가 해리되어 공급된다. 반대로 폐와 같이 산소량이 풍부한 곳에서는 산화헤모글로빈 형성이 촉진된다.

온도. 신진대사가 활발하여 일반적인 산소요구량보다 더 많은 산소가 필요한 조직은 다른 부위에 비해 온도가 높아 산화헤모글로빈의 분해를 촉진시켜 보다 신속하게 산소를 공급받는다. 폐의 경우 폐포에서 호흡을 통해 흡입된 산소와의 결합을 촉진시키기 위해 다른 부위에 비해 체온이 낮다.

적혈구 생성의 조절

적혈구가 파괴되는 만큼 골수에서 계속해서 적혈구를 생성하기 때문에 그 수는 항상 일정하게 유지된다. 이는 항상성 음성 되먹임 기전에 의해 조절된다.

적혈구 생산을 조절하는 호르몬은 주로 신장에서 만들어지는 에리트로포이에틴이다.

최초로 적혈구 생성을 자극하는 것이 저산소 상태, 즉, 신체세포의 산소 공급 부족이다. 저산소 상태는 빈혈, 적은 혈액량, 혈류 이상, 흡기 시 산소의 부족(높은 고도), 폐질환 등과 같은 경우에 나타난다. 이러한 경우들에서 조직으로의 산소 공급을 다시 제대로 하기 위해서 에리트로포이에틴이 생산되는 것이다. 에리트로포이에틴은 전적혈구모세포의 생산이 증가하도록 자극하고 혈액 내 망상적혈구의 수를 증가시킨다. 이러한 변화는 혈액의 산소 증가시켜 조직의 저산소증을 정상적으로 바꾸어 놓는다. 조직의 저산소 상태가 극복되면 에리트로포이에틴 호르몬의 생성이 감소하게 된다(그림 4–7). 만약 에리트로포이에틴 호르몬 농도가 떨어지게 되면, 저산소 상태에서도 적혈구 생성이 일어나지 못하게 되는데, 이러한 상태를 '빈혈(anaemia)'이라 한다(신체가 필요로 하는 충분한 산소를 공급하는 능력의 부족).

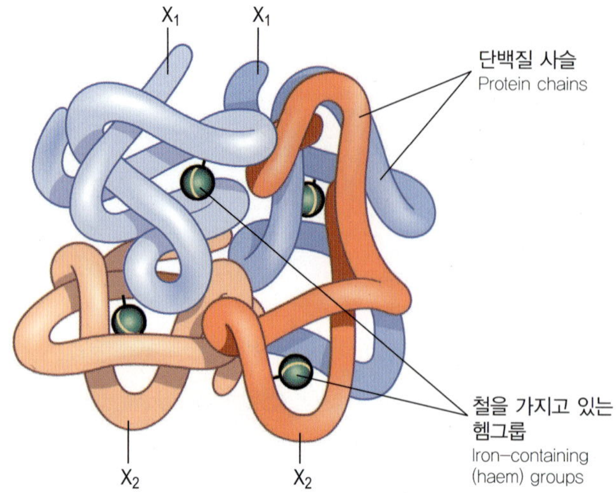

그림 4–6 헤모글로빈 분자구조

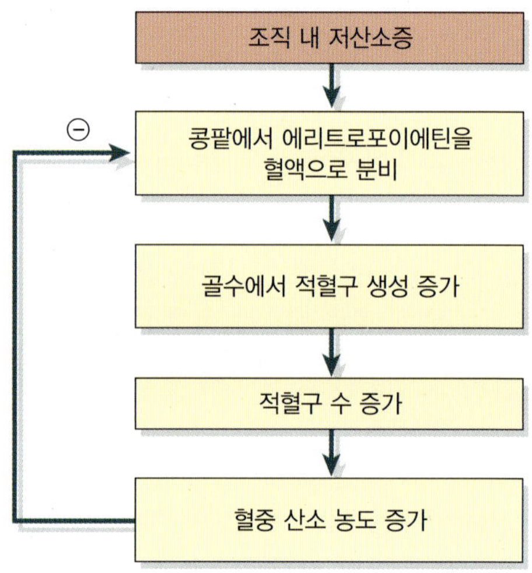

그림 4–7 적혈구 생성의 조절. 에리트로포이에틴의 역할

에리트로포이에틴은 저산소 상태가 아니더라도 정상적인 적혈구의 치환(replacement)을 조절한다.

적혈구의 파괴

적혈구의 수명(그림 4–5)은 대략 120일 정도이며, 그 후에는 파괴되거나 용혈이 일어나게 되는데, 이러한 작용은 식작용 세망내피세포(phagocytic reticuloendothelial cells)에 의해 이루어진다. 이 세포들은 대부분의 조직에 존재하지만 비장이나 골수, 간에서 주로 발견된다. 적혈구는 시간이 경과함에 따라 세포막 용혈이 일어나기 쉬운 상태가 된다. 용혈에 의해 유리된 철분은 혈액 내에 남아 있게 되고 새로운 헤모글로빈 분자를 형성할 때 다시 사용된다.

헤모글로빈의 '헴' 부분으로부터 빌리베르딘(biliverdin)이 형성된다. 이들은 대부분 환원되어 노란 색소인 빌리루빈(bilirubin)으로 바뀌고 빌리루빈은 혈장 글로불린과 결합되어 간으로 이동한다(그림 12-37 참조). 간에서 이 호르몬은 지용성에서 수용성으로 변화하여 담즙 구성물의 형태로 분비된다.

혈액형

적혈구 표면의 항원은 개인에 따라 그 종류가 다르다. 이러한 항원은 부모로부터 유전되고 개인의 혈액형을 결정한다. 자신이 가지고 있는 혈액형의 항원에 대해서는 항체를 형성하지 않으나 다른 혈액형에 대한 항체가 형성되기 때문에 잘못 수혈을 할 경우 치명적인 수혈반응(transfusion reaction)이 일어날 수 있다. 혈액형에 대한 항체를 만드는 능력도 유전적으로 결정되며 후천적으로 획득되지 않는다.

개인이 같은 혈액형을 수혈받으면, 즉 동일한 항원이 들어오면 거부반응이 일어나지 않는다. 그러나 만약 다른 혈액형을 수혈받게 되면, 즉 적혈구의 항원에 다른 종류가 들어오게 되면, 혈액 내에 존재하는 항체가 수혈된 혈액세포를 공격하여 이를 파괴시킨다. 이것이 수혈반응의 기본이며, 수혈자의 혈액형과 수혈을 받는 자의 혈액형이 부적합(incompatible)하다는 것을 의미한다.

많은 종류의 적혈구 표면 항원이 존재하지만, 혈액형은 Rh형과 함께 주로 ABO형으로 구분하여 나타낸다.

ABO 시스템

약 55%의 사람들이 A 타입의 항원(A형)과 B 타입의 항원(B형) 중 하나의 항원을 가지고 있거나 두 가지 모두를 가지고 있다(AB형). 나머지 45%의 사람들은 A 항원과 B 항원 모두를 가지고 있지 않다(O형). 이에 상응하는 항체를 항 A 또는 항 B라고 칭한다. A 혈액형은 항 A 항체를 형성할 수 없으나, 항 B 항체를 형성할 수 있다. B형은 같은 이유로 항 A 항체만을 만들 수 있다. AB형은 둘 다 형성하지 않으며, O형은 항 A 항체와 항 B 항체를 모두 형성한다(그림 4-8).

AB 혈액형인 사람들은 항 A 항체와 항 B 항체를 모두 형성할 수 없어서 모든 혈액형으로부터 수혈을 받을 수 있기 때문에 '보편적 수혈자(universal recipients)'라고 한다. 반대로 O형인 사람들은 A와 B 항원을 가지고 있지 않으므로 A, B, AB, O 어느 혈액형이든지 수혈을 해주어도 안전하기 때문에 '보편적 공혈자(universal donor)'라고 한다. 그러나 ABO 혈액형 시스템만을 고려하여 만들어진 '보편적 수혈자'나 '보편적 공혈자'라는 용어는 문제를 일으킬 소지가 있다. ABO 혈액형 시스템에서는 적합하다 하더라도 수혈반응이 일어날 수 있기 때문이다. 이러한 이유 때문에 수혈을 하기 전에는 수혈하는 자와 수혈을 받는 자 사이에 어떠한 반응이 일어날 수 있는지 여부에 대해 확인해 볼 필요가 있다.

Rh 시스템

적혈구 세포막에는 또 다른 중요한 항원 인자가 있는데 이를 Rh 항원, 혹은 Rh 인자라고 한다. 약 85% 사람들이 이 항원을 가지고 있다. 이를 Rh^+라고 하며 이 항원을 가지고 있지 않은 나머지 15%의 사람들은 Rh^-라고 한다. Rh^- 혈액형을 가진 사람들은 항 Rhesus 항체를 만들 수 있지만, 임신이나 부적합한 혈액의 수혈 등과 같은 특수한 상황에서만 자극을 받아 생성할 수 있다.

백혈구

백혈구는 미생물이나 다른 외부 물질로부터 신체를 방어하는 중요한 기능을 한다. 백혈구는 가장 큰 혈액세포로 전체 혈액량의 약 1%만을 차지한다.

핵이 있으며, 일부 세포의 세포질에는 과립입자를 가지고 있다. 과립의 유무에 따라 크게 2가지로 나눌 수 있다(표 4-2).

- 과립성 백혈구: 호중성 백혈구, 호산성 백혈구, 호염기성 백혈구
- 무과립 백혈구: 단핵구, 림프구

과립성 백혈구

뼈속질모세포(골수아세포, myeloblast)는 세 가지 유형의 뼈속질세포(골수세포, myelocyte)로 분화하고 이어서 과립성 백혈구가 형성된다(그림 4-3과 그림 4-9). 모든 과립성 백혈구에는 세포질 내에 엽상(multilobed)의 세포핵이 존재한다.

혈액형	항원+항체	공여자	수여자
A	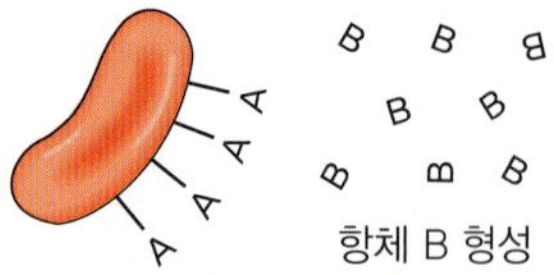 항원 A / 항체 B 형성	가능: A와 AB 불가능: B와 O, 이들 두 혈액형은 항체 A를 형성하여 항원 A를 공격하기 때문	가능: A와 O 불가능: B와 AB, A형은 항체 B를 형성하여 항원 B를 공격하기 때문
B	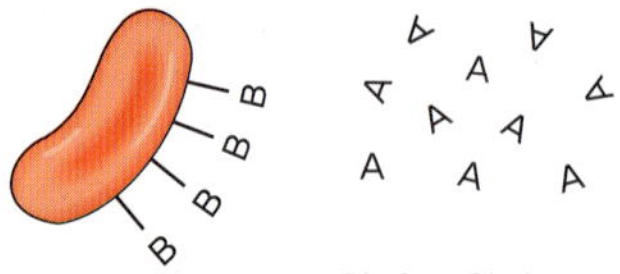 항원 B / 항체 A 형성	가능: B와 AB 불가능: A와 O, 이들 두 혈액형은 항체 B를 형성하여 항원 B를 공격하기 때문	가능: B와 AB 불가능: A와 O, 이들 두 혈액형은 항체 B를 형성하여 항원 B를 공격하기 때문
AB	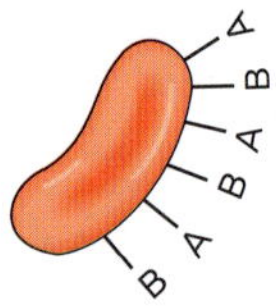 항원 A와 B / 항체 형성 없음	가능: AB 불가능: A, B, O 이들 세 혈액형은 항원 AB를 공격하기 때문	가능: 모든 혈액형 AB형은 항체를 형성하지 않기 때문에 어떠한 혈액형과도 반응하지 않음
O	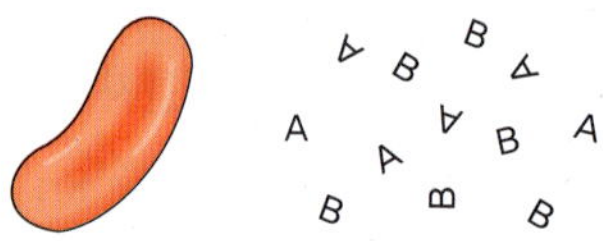 항원이 없음 / 항체 A와 B 형성	가능: 모든 혈액형 O형 적혈구는 항원이 없기 때문에 항체 A와 항체 B 형성이 이루어지지 않음	가능: O 불가능: A, AB, B 이들 세 혈액형은 항체 A와 항체 B를 형성하기 때문

그림 4-8 ABO식 혈액형 체계. 항원, 항체와 적합성

표 4-2 정상 성인에서 백혈구 수치

	개수×10^9/L	전체의 백분율
과립백혈구		
호중성구	2.5~7.5	40~75
호산성구	0.04~0.44	1~6
호염기성구	0.015~0.1	< 1
무과립백혈구		
단핵구	0.2~0.8	2~10
림프구	1.5~3.5	20~50
전체	5~9	100

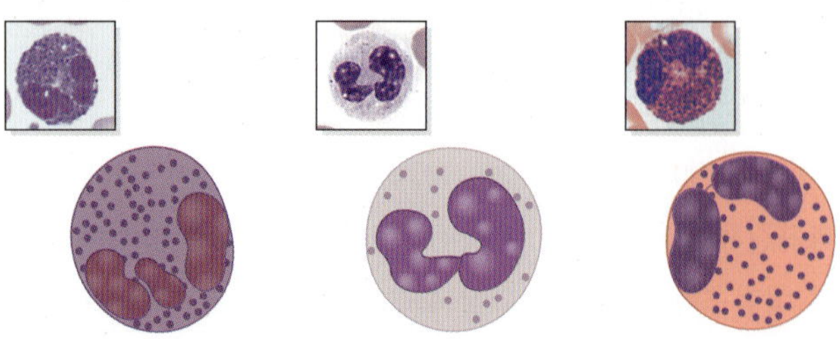

그림 4-9 과립백혈구

이들은 실험적으로 염색하면 확연히 구별할 수 있다. 호산성 백혈구는 붉은색 산성 염료, 즉 에오신(eosin)에 의해 쉽게 염색되며, 호염기성 백혈구는 알칼리성 메틸렌 블루 염색물질에 의해 쉽게 염색되고, 호중성구는 이 두 염색물질 모두에 의해 염색될 수 있다.

호중성 백혈구

이 백혈구의 주요 기능은 체내에 침투한 외부물질이나 대부분의 미생물로부터 신체를 보호하고, 세포 찌꺼기 등의 노폐물을 제거하는 것이다. 만약 체내에 어떤 감염이 발생하면 그 부위에서 분비된 화학물질에 의해 대량의 호중성 백혈구가 모여드는데, 이를 '주화성(chemotaxins)'이라고 한다. 호중성 백혈구는 이동성이 좋아서 모세혈관벽을 뚫고 손상받은 장소로 쉽게 이동할 수 있으며, 이를 '유출(diapedesis)'이라고 한다(그림 4-10). 감염 장소에 이르면 호중성 백혈구는 미생물을 완전히 둘러싸서 포식작용을 통해 이들을 파괴한다(그림 4-11). 이들의 핵은 6개에 이르는 복잡한 엽상구조가 특징적이다.

과립질에는 포식작용을 하는 물질인 효소가 포함된 용해

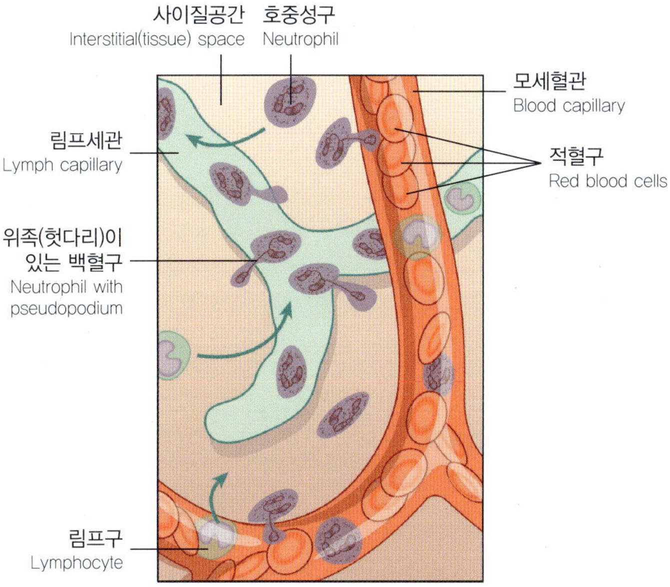

그림 4-10 백혈구의 유출

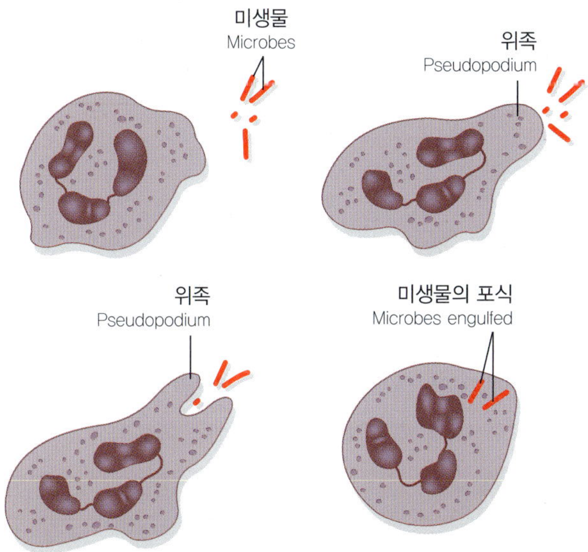

그림 4-11 호중성 백혈구의 포식작용

소체(리소좀)가 있다. 고름은 죽은 조직세포, 죽은 포식세포와 살아 있거나 죽은 미생물 등으로 이루어진 감염 부위에서 형성된다.

호산성 백혈구

호산성 백혈구는 포식능력이 있긴 하지만 호중성 백혈구에 비해 떨어진다. 그러나 호산성 백혈구는 크기가 큰 벌레 등의 기생충을 제거할 때 중요한 역할을 한다. 이 백혈구는 세포질 과립에 독성 화학물질을 저장하고 있다가 감염물질과 결합하게 되면 이 물질을 분비한다.

호산성 백혈구는 주로 천식환자의 기도나 피부 알레르기 등의 알레르기성 염증 부위에서 관찰된다. 백혈구들은 조직 염증 시 독성 화학물질을 분비하지만 때로는 히스타민을 파괴시키는 효소를 분비하여 염증반응을 완화시키기도 한다(15장 참조).

호염기성 백혈구

알레르기 반응과 밀접한 관련이 있는 호염기성 백혈구에는 헤파린(혈액의 항응고물질), 히스타민(염증성 물질)과 그 밖의 염증성 물질들이 세포질 내 과립에 포함되어 있다. 일반적으로 호염기성 백혈구로 하여금 과립함유물을 분비하도록 하는 물질을 알레르겐(allergen)이라고 한다. 이 물질은 호염기 백혈구의 세포막상의 항체 타입의 수용기에 의해 결합된다. 혈액 내에 존재하는 호염기성 백혈구와 매우 유사한 조직 내 세포를 비만세포(mast cell)라 한다. 비만세포는 꽃가루와 같은 알레르겐에 반응하여 과립 내 물질을 방출시켜 수초 내에 알레르기 증상을 나타낸다(15장 참조).

무과립 백혈구

큰 핵이 있고 세포질 내에 과립물질이 포함되어 있지 않다. 보통 단핵구와 림프구로 나눌 수 있으며, 전체 백혈구 중 25~50% 정도의 비율을 차지한다(그림 4-3, 그림 4-12).

단핵구

이들은 큰 단핵세포로 적색뼈속질에서 생산된다. 일부 혈액을 따라 순환하는 단핵구는 신체 여러 부위를 이동하면서 탐식작용을 하고, 일부의 단핵구들은 조직 사이로 이주해 다니며 대식세포로 분화하여 식작용을 한다. 두 가지 세포 모두 인터루킨-1을 생성한다.

- 시상하부에 작용하여 세균성 감염과 관련된 체온상승을 유발한다.
- 간에서 글로불린 생성을 자극한다.
- 활성화된 T림프구의 생성을 강화한다.

대식세포는 염증과 면역에서 중요한 기능을 한다.

단핵구-대식세포 시스템. 그물내피계통(망상내피계, reticuloendothelial system)(그림 4-13)이라고도 불리며, 단핵구와 대식세포를 포함하여, 이들의 기능과 유사한 방어 기능을 갖는 세포들로 구성된다. 일부 대식세포는 운동성

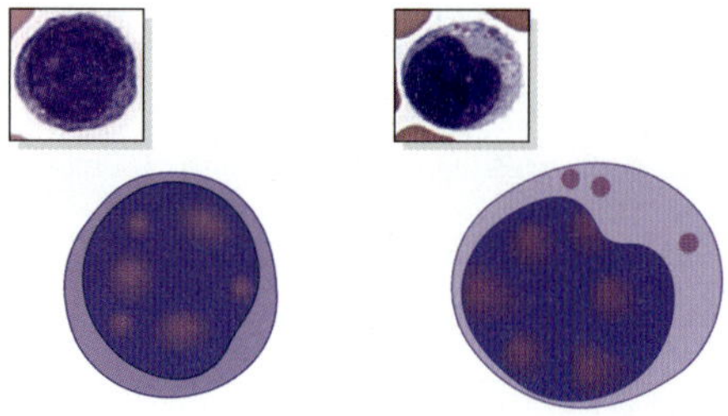

그림 4-12 무과립 백혈구의 종류

이 있고, 다른 대식세포들은 한 곳에 정착하여 방어기능을 수행한다. 이렇게 이동성이 없이 특정 위치에 고정된 상태로 기능하는 대식세포들은 다음과 같다.

- 관절 내 활액세포
- 피부의 랑게르한스세포
- 뇌의 소교세포(미세아교세포)
- 간의 쿠퍼세포
- 폐의 폐포 대식세포
- 비장, 임파절, 가슴샘의 망상대식세포
- 콩팥 네프론의 사구체에 존재하는 혈관간세포
- 뼈의 파골세포(뼈파괴세포)

대식세포는 여러 방어기능을 하는 식작용이 활동적이고, 소량인 호중성 백혈구보다 더 강력하고 수명이 길다. 또한 앞서 언급한 인터루킨-1을 포함하는 사이토카인이라고 하는 생물학적 활동물질을 합성하고 분비한다. 또한 비특이적 반응과 특이적 면역반응(15장 참조)을 연결해주는 중요한 연결고리 역할을 수행하며, 염증과 회복 시 중요한 인자를 생산한다.

단핵구의 수는 미생물 감염이 있을 때나 콜라겐 질병, 그리고 비감염성의 내장질환에서도 증가한다.

림프구

림프구는 단핵구보다 크기가 작지만 핵은 더 크다. 혈액을 따라 순환하며 임파절이나 비장과 같은 림프계 조직에 다량 존재한다. 림프구는 적색뼈속질의 만능줄기세포와 림프조직의 전구세포로부터 분화되어 형성된다. 혈액 내를 돌아다니다가 림프조직 내에서 활성화된다. 즉, 항원(외부물질)에 대해 반응할 수 있는 면역적합세포(immunocompetant cell)가 된다. 항원의 예는 다음과 같다.

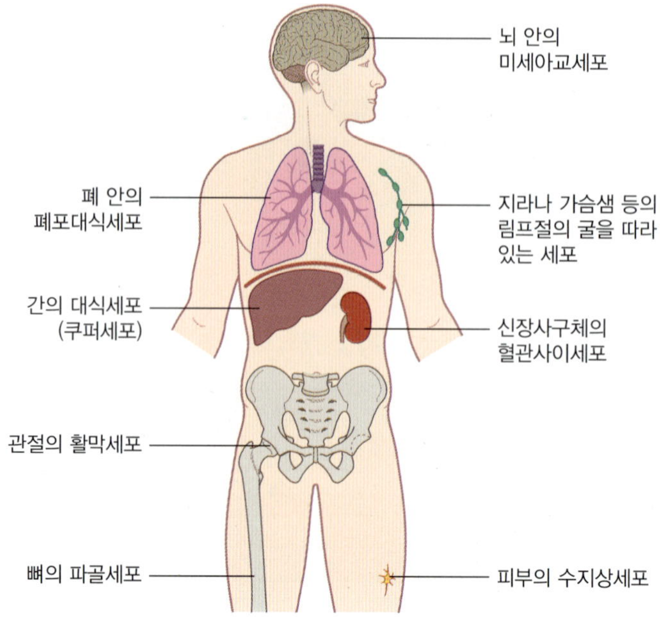

그림 4-13 그물내피계통

- 림프구에 의해 비정상 세포로 인식되는 세포: 바이러스 감염세포, 암세포, 이식 조직세포
- 꽃이나 식물의 꽃가루
- 곰팡이
- 박테리아
- 대분자 약물: 페니실린이나 아스피린

비록 모든 림프세포가 하나의 줄기세포에서 생성되더라도, 기능에 따라 T림프구와 B림프구 두 가지 종류로 대별된다. 이 두 가지 세포의 특수한 기능에 대해서는 15장에서 다시 언급하겠다.

혈소판

크기가 매우 작고 핵이 없는 원반형으로 직경은 2~4㎛이며, 적색뼈속질의 거핵세포의 세포질에서 유래된다(**그림 4-3**). 이들은 다양한 종류의 혈액응고물질을 함유하고 있어 지혈작용에 효과적으로 작용한다.

일반적인 혈액 혈소판 수는 200×10^9~350×10^9개/L 정도이다. 혈소판 생성의 조절은 아직 명확하게 밝혀지지는 않았지만 혈소판 수의 감소가 그 자극요인이라 추측된다. 콩팥은 트롬보포이에틴(thrombopoietin)이라 불리는 물질을 분비하는데, 이 물질은 다른 사이토카인과 함께 혈소판 생성을 자극한다.

혈소판의 수명은 8~11일 정도이며, 지혈작용에 사용되지 않은 혈소판은 대개 비장에 존재하는 대식세포에 의하여 파괴된다. 혈소판의 1/3은 혈류 속이 아닌 비장 내부에 축적되어 있다. 이것은 비상시를 위해 축적된 것으로 과도한 출혈을 조절할 필요가 있을 때 분비된다.

지혈작용

혈소판이 손상된 혈관과 접촉하게 되면 혈관 표면이 끈적해지면서 손상된 벽을 치유하려고 한다. 혈관이 손상을 입으면 혈액 손실을 막기 위해 지혈작용이 일어나고 치유과정이 진행된다. 이때 혈소판이 중요한 역할을 한다. 혈소판에 의한 지혈작용은 다음과 같다.

1. 혈관수축. 혈소판이 손상된 혈관과 접촉하여 내부로 흘러들어 오며, 혈관 표면이 끈적거리게 되고 혈색소가 혈관벽에 달라붙는다. 세로토닌(5-hydroxytryptamine, 5-HT)을 분비하는데, 이는 혈관을 수축시키는 작용을 하여 혈액의 흐름을 감소시켜 준다. 그 밖에 혈관수축에 관여하는 다른 물질들도 있다. 예를 들면, 트롬복산(thromboxane)은 손상을 받은 혈관에 분비된다.

2. 혈소판덩어리(응괴, plug) 형성. 서로 달라붙은 혈소판덩어리는 아데노신 이인산(ADP)을 분비하는데, 이 물질은 혈소판을 더 단단히 부착하는 작용을 한다. 이 부위를 지나가는 혈액들 내의 혈소판은 추가적으로 손상된 혈관에 달라붙고 혈소판에서는 활성물질이 더 많이 나오게 된다. 즉 양성 되먹임작용에 의해 많은 혈소판이 빠른 속도로 손상 부위에 집합하고 혈소판덩어리를 형성해서 지혈작용을 한다.

3. 혈액응고(coagulation). 혈액응고는 복잡한 일련의 과정에 의해 일어난다. 관여하는 인자들에 대해서는 **표 4-3**에 나타나 있다. 발견된 순서대로 인자의 번호가 매겨져 있고, 이 번호는 응고작용에 관여하는 순서를 의미하지는 않는다. 혈액응고는 혈액세포의 누출을 막기 위해 불수용성의 피브린섬유를 만들어내는 과정으로, 이렇게 형성된 섬유망이 적혈구를 포획하게 된다. 피브린섬유망이 혈소판 응괴보다 더욱 강하게 적혈구를 제한한다.

혈액응고 과정의 마지막 단계에는 프로트롬포닌 활성인자가 작용하여 프로트롬빈을 트롬빈으로 활성화시키고 이렇게 생성된 트롬빈이 피브리노젠으로부터 피브린을 생성하게 된다(**그림 4-14**).

표 4-3 혈액응고 인자

I	피브린노젠
II	프로트롬빈
III	조직 인자(트롬보플라스틴)
IV	칼슘
V	불안정 인자, 프로엑셀레린, Ac 글로불린
VII	안정 인자, 프로콘버틴
VIII	항혈우글로불린, 항혈우 인자 A
IX	크리스마스 인자, 혈장트롬보플라스틴 인자, 항혈우 인자 B
X	스튜어트-프라워 인자
XI	혈장트롬보플라스틴 전구물질, 항혈우 인자 C
XII	하게만 인자
XIII	섬유소 안정 인자

Factor VI은 없음
Factor II, VII, IX, X의 합성 시, 비타민 K가 필수적 요소

프로트롬빈 활성 인자는 외인성 경로와 내인성 경로라는 두 가지 과정에 의해 형성된다(**그림 4-14**). 외인성 경로는 혈관 밖의 조직이 손상되었을 때 몇 초 내에 빠르게 진행된다. 손상된 조직은 트롬보플라스틴 혹은 조직 인자라 불리는 화학물질을 분비시켜 응고를 시작한다. 내인성 경로는 이보다 늦게 반응(3~6분)하여 혈액의 순환을 차단한다. 이것은 혈관내피에 손상이 일어나고 여기에 혈소판이 흡착된 결과로 일어난다. 그 후 혈액응고물은 수축되어 맑은 혈청이 밖으로 밀려나온다. 응고수축은 손상된 혈관 가장자리를 끌어당겨 혈액의 누출을 막고 혈관벽의 구멍을 메운다.

그림 4-15는 혈액응고물의 주사형 전자현미경 사진이다. 섬유소 가닥(핑크색)이 적혈구와 혈소판, 그리고 백혈구를 가두어 두고 있다.

4. 섬유소 분해. 응고작용이 끝나면 혈액응고물의 제거와 손상을 받은 혈관벽의 치유과정이 시작된다. 응고물질의 분해 혹은 섬유소 용해가 첫 번째 단계이다.

플라스미노겐(plasminogen)이라 불리는 비활성물질은 피떡 내에 존재하다가 손상된 내피에서 분비된 활성 인자에 의해 플라스민(plasmin)으로 활성화된다. 플라스민은 피브린을 분해하여 수용성 생성물로 만들기 시작한다. 이때 생성되는 노폐물은 대식세포에 의해 제거된다. 응고물질이 제거되고 나면 이후의 치료과정에 의해 혈관벽이 완전하게 복구된다.

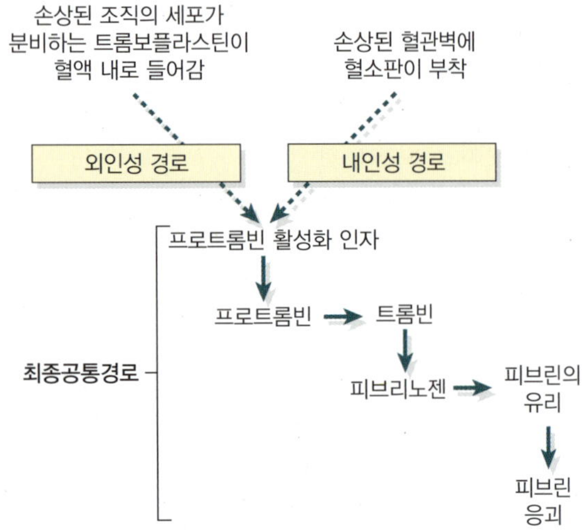

그림 4-14 혈액응고단계

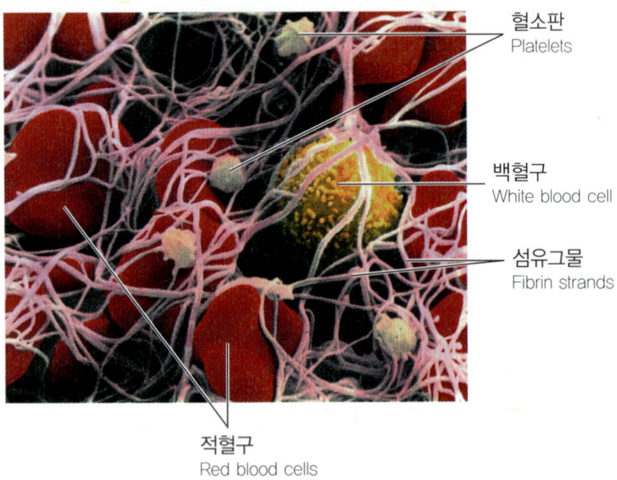

그림 4-15 피떡(혈액응괴)의 주사형 전자현미경 사진, 섬유그물(분홍색 가닥), 적혈구, 혈소판과 백혈구

활성 인자
↓
플라스미노젠 → 플라스민
↓
피브린 → 분해산물

혈액응고의 조절

혈액의 응고과정은 여러 가지 자가-지속과정(self-perpetuating processes)에 의해 진행된다. 즉, 반응이 한번 시작되고 나면 양성 되먹임 기전에 의해 지속적으로 수행된다. 예를 들어, 트롬빈은 자신을 생성하게 만드는 화학반응을 강하게 촉진시킨다.

인체는 혈액응고과정을 조절하는 다양한 메커니즘을 가지고 있다. 만약 그렇지 않으면 한번 시작된 혈액응고는 결국 전체 순환기계통으로 퍼져나가 모든 혈액이 응고될 것이기 때문이다. 혈액응고를 조절하는 주요 기전은 다음과 같다.

- 정상적인 부드러운 혈관에는 혈소판이 달라붙지 않는다.
- 트롬빈이 혈관의 특수한 트롬빈 수용체에 결합하면 트롬빈은 활성화되지 않는다.
- 혈액 내에 응고 인자를 불활성화시킬 수 있는 내재적인 항응고물질(예: 헤파린)이 존재한다.

3. 적혈구 이상

학습목표

이 단원의 학습을 통해서 다음을 이해할 수 있다.

- 빈혈의 정의
- 철분결핍성 빈혈, 비타민 B_{12} 및 엽산결핍성 빈혈, 재생불량성 빈혈, 저형성 빈혈 및 용혈성 빈혈의 원인과 결과
- 적혈구 증가증의 발생 원인

빈혈

빈혈은 헤모글로빈의 양이 부족하여 폐에서 조직으로의 산소 공급이 충분하지 못해 발생한다. 이는 용혈이 일어나는 비율과 적색뼈속질에서 생성되어 혈액으로 들어가는 성숙세포의 비율이 일정하게 유지되지 못하기 때문에 일어난다. 빈혈의 종류는 다음과 같이 분류한다.

- 적혈구 생성량의 감소
  - 철분결핍성 빈혈
  - 비타민 B_{12} 및 엽산결핍성 빈혈
  - 저형성 빈혈
- 적혈구 손실
  - 용혈성 빈혈
  - 정상적혈구 빈혈

특징적인 변화에 대한 내용은 **표 4-4**에 정리되어 있다. 빈혈의 증상과 징후는 신체조직 내 충분한 산소를 공급하는 혈액의 능력 부재와 관련이 있으며, 이를 보완하려는 신체의 적응방법으로 볼 수 있다. 그 예는 다음과 같다.

- 빠른맥(tachycardia): 혈액 공급을 증가시키기 위해 심장박동이 증가하고 순환이 빨라진다.
- 심장고동(심박의 인지), 혹은 협심증: 심장근에 과도한 무리가 가해진 결과로 나타난다.
- 격렬한 활동에 의한 숨가쁨: 산소 요구량이 증가하고, 호흡비율과 작용이 증가하게 된다.

표 4-4 적혈구의 특성과 관련된 용어

용어	정의
Normochromic(정상적혈구)	정상 크기의 세포
Microcytic(작은 적혈구)	정상보다 작은 크기의 세포
Macrocytic(큰 적혈구)	정상보다 큰 크기의 세포
Hypochromic(저색소적혈구)	정상보다 색깔이 옅은 세포
Haemolytic(용혈성)	세포 파괴
Megaloblastic (거대적혈구모세포/거대적모구)	정상보다 크고, 미성숙한 세포

철분결핍성 빈혈

전 세계적으로 가장 흔한 빈혈이다. 보통 성인 남성의 1일 철분 요구량은 1~2mg 정도이며, 고기류나 짙은 유색채소를 통해 흡수할 수 있다. 여성의 1일 요구량은 3mg 정도이며, 이는 월경기간 동안 철분을 잃거나, 임신 초기 동안에 철분이 태아에게 더욱 필요하기 때문이다. 어린이의 경우에는 성장기에 보통 성인들에 비해 더 많은 철분이 필요하다.

평균적혈구 혈색소량(mean corpuscular haemoglobin concentration, MCH)이 27pg/cell 미만이면 정상 이하로 본다(**표 4-1**). 빈혈은 혈액 내 헤모글로빈 수치가 9g/dL 이하일 때 중증으로 본다. 이는 골수의 철분 부족으로 초래되며, 그 밖에 영양부족이나 과도한 영양요구, 혹은 영양분 흡수불량 등이 빈혈의 원인이 될 수 있다.

이러한 종류의 빈혈에서 적혈구는 소적혈구이거나 헤모글로빈 함량이 낮은 저혈색소상태이다.

정상적인 철분 요구량과 철분 섭취 부족

신체의 철분 요구량이 정상임에도 불구하고 상대적인 철분 흡수의 부족으로 결핍되는 경우가 있다. 체중 감량을 위해 소식을 하는 경우, 채소가 부족한 식단, 혹은 편식 등은 이러한 부족 증상을 더욱 가중시킬 수 있다. 첫 해를 지나서까지 철분이 혼합된 이유식을 먹지 못하고 우유를 먹는 아기들의 경우, 철분이 부족한 우유를 섭취함으로써 철분 부족으로 인한 경미한 빈혈 증상이 나타날 수 있다.

높은 철분 요구량, 정상적이거나 혹은 부족한 철분 섭취량

이러한 종류의 빈혈은 여성의 임신기에 볼 수 있는데, 태아의 성장과 태아에 양분을 공급하기 위해 어머니의 심혈관계 역시 철분 요구량이 더욱 증가하게 된다. 또한 소화기 궤양이나 월경 출혈과다, 치질이나 위장의 암종 등으로 인한 만성적인 혈액 부족상태에서도 빈혈이 나타난다.

영양분 흡수불량

철분의 흡수는 일반적으로 출혈 후에 증가하지만 위, 십이

지장, 빈창자에 이상이 생기면 흡수에 장애가 된다. 철분의 흡수는 위의 산성 환경에 달려 있다. 위의 pH가 높아지면 철분 흡수가 감소된다. 이 경우는 위의 일부를 절제했거나 악성 빈혈 시 위산분비세포가 파괴되어 일어난다. 창자에서의 흡수 저하는 외과적 내장 절제 후 흡수면적이 감소되는 경우에 일어날 수 있다.

비타민 B_{12} 및 엽산결핍성 빈혈

적혈구의 성숙과정은 비타민 B_{12} 및 엽산 결핍 시 저해된다(그림 4-5). 이때 비정상적으로 큰 적혈구(거대적아세포)가 혈액에 출현한다. 정상적인 적혈구 생성과정(그림 4-3)에서는 수차례의 세포분열이 연속적으로 일어난다. 각 분열단계에서 생성된 딸세포는 모세포보다 크기가 더 작은데, 이는 분열 후 세포의 크기가 다시 증가할 시간이 부족하기 때문이다. 그러나 비타민 B_{12} 및 엽산이 부족해지면 DNA와 RNA 합성속도가 감소되면서 세포분열이 지연된다. 결과적으로 세포들은 정상적인 세포분열의 경우보다 훨씬 크게 성장하게 된다. 그래서 혈액 내에 정상세포보다 큰 미성숙한 세포들이 많아지게 되고 일부 세포들은 핵을 가지고 있기도 한다(MCV > 95fL).

이들 세포의 헤모글로빈 함량은 정상이거나 증가되어 있다. 이러한 세포는 부서지기 쉽고 수명은 40~50일 정도로 단축된다. 결국 생산 감소와 이른 세포 용해는 빈혈을 초래한다.

비타민 B_{12} 결핍 빈혈

악성 빈혈

악성 빈혈은 비타민 B_{12} 결핍으로 인한 가장 대표적인 빈혈이다. 이러한 증상은 남성보다 여성에게 빈발하며, 보통 45~65세 사이에 많이 발병한다. 이 빈혈은 위의 내인자(intrinsic factor)와 벽세포가 자가면역항체에 의해 파괴되는 자가면역질환이다(12장 참조).

비타민 B_{12}의 섭취량 부족

이 경우는 동물성 식이를 전혀 섭취하지 않는 순수한 채식주의자의 경우를 제외하면 발생이 드물다. 체내에 비타민 B_{12}가 상당량이 저장되어 있기 때문에 부족증상이 나타나기까지는 수 년이 걸린다.

그 밖의 비타민 B_{12} 결핍의 원인

- 위절제술–위의 부분절제술 후 남은 위 조직세포들의 내인자 생성능력이 부족해진다.
- 만성 위염, 악성 질환, 그리고 방사능 노출 – 내인자를 생성하는 벽세포와 위 점액분비 기능이 손상된다.
- 흡수불량–회장이 제거되거나 염증을 일으키게 되면(예: 크론병–국한성 회장염) 비타민이 흡수되지 않는다.

비타민 B_{12} 결핍성 빈혈의 합병증

합병증이 빈혈 증상보다 먼저 나타나기도 한다. 말이집(신경수초, myelin) 생성에 이 비타민이 필요하기 때문에 결핍이 될 경우 비가역적인 신경학적 손상을 초래할 수 있다. 설염(혀의 염증)과 같은 점막 이상 또한 흔한 편이다.

엽산 결핍에 의한 빈혈

뼈속질의 손상은 비타민 B_{12}의 부족 시에 보이는 증상과 동일하게 거대적아세포를 형성하지만, 신경학적인 손상과는 관련이 없다. 이 빈혈은 다음의 원인에 의해 생긴다.

- 식이성 결핍–유아의 이유식 시작 시기 지연, 알코올 중독, 식욕 감퇴 등의 영양소 부족상태나 임신에 의한 철분 요구량 증가 시
- 빈창자의 흡수불량–복강질환(coeliac disease)이나 열대지방의 병 혹은 항경련제 복용
- 엽산대사의 저해–세포독성 약물이나 항경련제 복용 등

저형성 빈혈과 재생불량성 빈혈

저형성이나 재생불량성 빈혈은 골수의 기능부전이 주요 원인이다. 골수의 기능이 저형성 빈혈에서는 감소되어 있고, 재생불량성 빈혈에서는 전혀 나타나지 않는다. 골수는 적혈구뿐만 아니라 백혈구와 혈소판을 생성하기 때문에 백혈구 감소증(leukopenia)이나 혈소판 감소증(thrombocytopenia)이 적혈구세포의 감소와 함께 일어난다. 이 3가지 요소가 모두 감소한 상태를 '범혈구 감소증(pancytopenia)'이라고 하며, 이는 빈혈, 면역력 저하, 출혈 경향 증가가 함께 나타난다. 종종 원인을 알 수 없는 경우도 있지만 대부분의 원인은 다음과 같다.

- 세포독성 약물이나 항염증성 약물 혹은 항경련제
- 방사능 노출
- 일부 화학물질(예: 벤젠과 그 유도체)

- 간염과 같은 바이러스성 질환
- 골수질환(예: 악성질환, 백혈병, 섬유증 등)

용혈성 빈혈

이 빈혈은 체순환 동안에 적혈구가 파괴되거나 너무 일찍 제거되기 때문에 발생하며, 발생 원인으로는 비정상 혈구 세포나 정상적이나 비장의 과다활동을 들 수 있다.

선천적 용혈성 빈혈

이 빈혈은 유전적 이상이 비정상적 헤모글로빈의 합성과 적혈구 막의 취약성을 증가시켜 산소 운반능력과 수명을 단축시켜 일어난다. 겸상적혈구 빈혈과 지중해성 빈혈(지중해 연안에서 볼 수 있는 유전성 용혈성 빈혈)이 대표적인 예이다.

낫적혈구 빈혈

비정상적인 헤모글로빈 분자는 산화상태일 때 모양이 낫모양과 같이 변한다. 비정상적인 분자의 비율이 높아지면 낫모양의 형태가 영구적으로 지속된다(그림 4-16). 이러한 세포의 수명은 조기용혈에 의해 단축되며, 이로 인해 빈혈을 일으키게 된다. 낫적혈구(겸상적혈구)는 작은 혈관벽을 부드럽게 통과하지 못한다. 이는 혈액의 점도를 증가시켜 혈류의 속도를 감소시킴으로써 혈관 내 응고나 국소빈혈, 경색과 같은 결과를 초래할 수 있다.

이 빈혈은 다른 인종에 비해 흑인의 발병률이 특히 높다. 또한 이 병에 걸린 사람들 중에는 말라리아에 대해 높은 저항성을 보이는 경우도 있는데, 그 이유는 말라리아 원충이 혈구세포 내부에서 성숙하기 위해 걸리는 시간보다 낫적혈구의 수명이 짧기 때문이다.

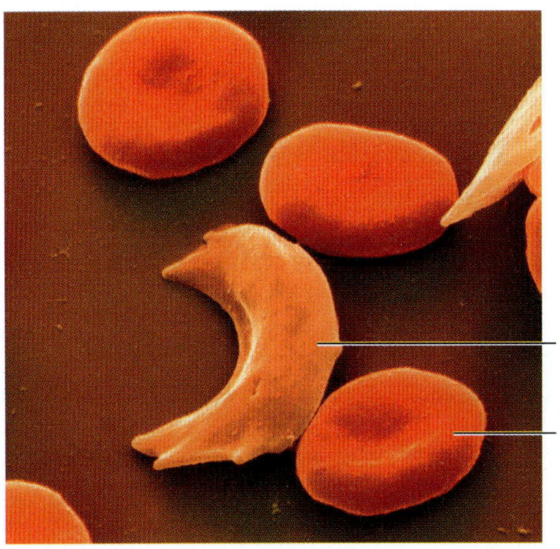

그림 4-16 세 개의 정상 적혈구와 하나의 낫 모양 적혈구를 나타내는 주사형 전자현미경 컬러사진

합병증. 임신이나 감염, 탈수증은 '낫모양위기(sickle crisis)'라는 증상을 일으킬 소지를 높이는데, 이 증상은 혈관 내 응고나 국소빈혈에 의해 생기며, 긴뼈나 가슴, 복부의 극심한 통증이 특징이다. 담석증과 담낭염을 일으킬 수 있다.

지중해성 빈혈

글로빈 합성 감소로 인해 헤모글로빈 생산이 감소되고 세포막이 약해져 조기용혈이 일어나는 것이 특징이다. 소아나 청소년에서는 심각한 경우 사망에 이를 수도 있다. 이러한 유전성 질환은 지중해 나라들에서 흔히 발생하여 지중해성 빈혈이라 한다.

신생아의 용혈성 질환

이 경우는 모태의 면역 시스템이 태아의 적혈구에 대한 항체를 만들어 태아의 적혈구용혈을 일으키고 포식을 하여 파괴한다. 이 현상은 반드시는 아니지만 Rh 항원과 깊은 관련이 있다.

Rh^-인 모태는 Rh 항원에 대한 항체가 존재하지는 않지만 항 Rh 항체를 생산할 수 있는 능력은 가지고 있다. 만약 이 모태가 Rh^+인 아버지와의 사이에서 아이를 임신하게 되면 그 태아는 아버지에게서 유전적으로 Rh 항원성을 물려받아 태아 역시 Rh^+가 된다. 즉, 어머니와는 다른 혈액 유형을 가지게 되는 것이다.

임신기 동안 태반은 어머니의 면역체계로부터 태아를 보호하고 있지만, 분만 시 태아의 적혈구 중 일부가 모체의 체내로 유입되게 된다. 이때 Rh 항원이 모체에 유입되면서 어머니의 면역 시스템이 자극을 받아 이에 대한 항체를 형성하게 된다. 어머니가 두 번째나 그 이후의 아기를 임신하게 되면 모체 내에 이미 형성된 항체가 태아의 혈액 내로 유입되어 Rh^+인 태아를 공격하게 된다(그림 4-17). 대부분의 경우, 심각한 빈혈로 인해 태아는 자궁 내에서 사망하고, 덜 심각한 경우는 어느 정도 빈혈 증상을 가지고 태어나기 때문에 수혈을 통해 치료해야 한다.

최근 들어 이 질환은 과거에 비해 많이 감소하였다. Rh^+인 태아를 출산한 후 72시간 이내에 항 Rh 항체를 Rh^-인 어머니에게 주입하면, 어머니의 면역체계에서는 항체를 형성하지 않아 두 번째 임신에도 영향을 미치지 않는다. 항

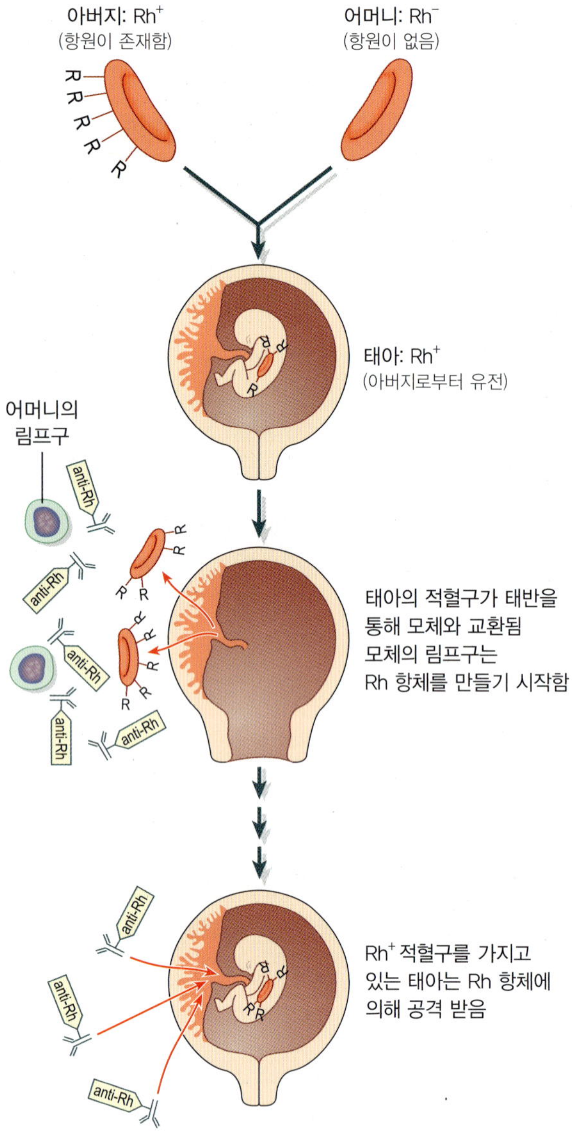

그림 4–17 신생아의 용혈성 질환의 면역

Rh 항체는 어머니의 면역체계가 태아의 적혈구 존재에 대해 반응하기 전에 중립화하고 예방하는 역할을 한다.

후천적 용혈성 빈혈

여기서 말하는 '후천적'이라는 용어는 가족력이나 인종 등에 의해 구분되지 않는 용혈성 빈혈을 말한다.

화학약품

다음의 물질들은 조기 혹은 과도한 용혈반응을 유발한다.

- 일부 약물을 과다로 장기 복용하는 경우(예: 설포나미드 약제)
- 일반적 또는 작업환경에서 노출되는 화학약품들(예: 납, 비소화합물)
- 미생물에 의해 생성된 독소(예: 화농사슬알균, 클로스트리듐균 등)

자가면역

이 경우는 자신의 적혈구에 대해 항체를 형성하여 용혈을 일으키는 경우이다. 급성 혹은 만성, 원발성 혹은 다른 질병에 의해 2차적으로 나타나는 경우가 있다. 이런 질병으로는 암종, 바이러스 감염, 다른 종류의 자가면역질환 등이 있다.

혈액 수혈반응

정상적으로는 자신의 적혈구 항원에 대해 항체가 형성되지 않는다. 그러나 이런 일이 일어난다면 항체와 항원이 반응을 일으키게 되고 혈구덩어리가 생기거나 혈구가 용해된다(그림 4–8). 그러나 만약 다른 혈액형의 혈액을 수혈하게 되면, 면역체계에서는 이를 외부 침입물질로 인식하여, 그에 대한 항체를 형성하여 수혈된 혈액의 혈구들을 파괴시키게 된다(수혈반응). 이러한 혈액을 받는 자와 공급하는 자 사이의 부적합한 혈액은 심혈관계의 용혈을 초래한다. 분해된 용혈물질은 콩팥의 기능을 약화시키고 네프론의 여과 기능을 약화시킨다. 수혈반응의 주요 증상으로는 발열, 오한, 요통과 쇼크 등이 있다.

적혈구 증가증

혈액 내 적혈구 수의 이상 증가로 나타난다. 이는 혈액의 점도를 증가시켜 혈류 속도를 늦추며, 혈관 내 응고, 국소빈혈이나 경색으로 인한 손상을 증가시킨다.

적혈구 수의 상대적 증가

적혈구 수는 정상이나 체액의 손실로 혈액량이 감소하는 경우에 나타나며, 심한 화상으로 인한 과도한 혈청 삼출물이 생겼을 때 발생한다.

적혈구 수의 실질적 증가

생리적. 장기적인 저산소증은 적혈구 형성을 자극하여 혈액량이 증가하지 않고 적혈구 숫자만 증가시킨다. 이러한 증상은 고도가 높아 대기압이 낮은 곳에 사는 사람들에게서 흔히 관찰되며, 이때 폐의 폐포 내 산소분압이 낮아지게 된다. 각각의 세포가 운반하는 산소량이 적으므로 신체가 필요로 하는 산소량에 맞추기 위해 적혈구 수가 증가하게 되는 것이다.

병리학적. 밝혀지지 않은 원인에 의해 순환혈류 내 적혈구 수가 2배까지 증가하는 경우가 생긴다. 즉, 흡연, 폐질환, 골수암 등 적색뼈속질의 저산소증을 일으키는 다른 요인에 대하여 2차적으로 생기는 것으로 보인다.

4. 백혈구 이상

학습목표

이 단원의 학습을 통해서 다음을 이해할 수 있다.

- 백혈구 감소증과 백혈구 증가증
- 혈액 내의 백혈구 수의 비정상적인 증가나 감소의 생리학적 중요성
- 백혈병 형성의 원인, 징후와 증상

백혈구 감소증

전체 혈액의 백혈구 수치가 4×10^9/L(4000/mm^3) 이하일 때 백혈구 감소증이라 한다.

과립구 감소증(호중성구 감소증)

순환하는 과립성 백혈구의 수가 비정상적으로 감소하는 것을 의미하며, 일반적으로 호중성구 감소증이라고 하는데 그 이유는 40~75%의 과립성 백혈구가 호중성 백혈구로 이루어져 있기 때문이다. 순환하는 과립성 백혈구 수의 감소는 세포의 정상적인 제거와 생성 속도가 일정하지 못할 때나 세포의 수명이 단축될 때 일어나게 된다. 과립구의 수가 극단적으로 적거나 아예 없을 때 무과립구증(agranulocytosis)이라고 한다. 과립구의 일시적인 감소는 염증에 대한 반응으로 일어나지만 빠르게 회복된다. 호중성구 감소증은 다음과 같은 경우에 발생한다.

- 약물[예: 세포독성 약물이나, 페노티아진(향정신성 약제), 설포나미드, 항생제]
- 방사선 조사-적색뼈속질 내의 과립구 전구세포에 손상을 줌(예: X-ray, 방사성 동위원소)
- 적골수의 병변(예: 백혈병, 일부 빈혈)
- 심각한 미생물 감염

비장이 비대된 상태에서 과도한 수의 과립성 백혈구가 비장 내에 저류하게 되어 순환혈액 내의 과립성 백혈구의 수는 감소하게 된다. 호중성구 감소증은 심각한 감염을 유발시키기 쉬우며 패혈증과 사망을 초래할 수도 있다. 패혈증은 혈액 내에 상당수의 병원체가 존재하는 상태를 말한다. 이때 병원체는 평소에 대장 같은 곳에 존재하면서 감염증을 일으키지 않던 병원균 즉, 공생균(commensal)인 경우가 흔하다.

백혈구 증가증

다양한 병리학적 상태에서 정상적인 생체보호반응으로 순환혈액 내 백혈구의 수가 증가하게 된다. 특히 염증반응에서는 이런 현상을 쉽게 볼 수 있다. 감염의 요인이 사라지게 되면 백혈구의 수치는 원래 상태로 돌아간다.

병리학적인 백혈구 증가증은 혈액 내 백혈구의 정상수치가 11×10^9/L(11,000/mm^3) 이상이면서 증가된 백혈구들이 보호 기능을 하지 못할 때를 말한다. 세포 종류가 하나 혹은 그 이상 관여한다.

백혈병

백혈병은 골수에서의 백혈구 전구세포의 악성 증식이 나타나는 것을 말한다. 이것은 백혈구 및 백혈구 전구세포들의 생성이 무제한적으로 증가함으로써 발생하게 된다. 종양세포가 혈액 내 침입하게 되면 대개 백혈구의 수가 증가하게 되지만, 어떤 경우에는 정상 혹은 그 이하가 되는 경우도 있다. 미분화 백혈구세포의 증식은 골수에서 다른 혈액세포의 형성을 급격히 감소시켜 빈혈을 일으키거나 혈소판감소증과 백혈구 감소증(범혈구 감소증)을 일으키기도 한다. 미성숙 백혈구가 늘어나게 되면 면역체계가 약해지고 염증의 위험이 높아지게 된다.

백혈병의 원인

백혈병은 일부 그 원인이 밝혀졌으나 대부분 명확한 이유를 알 수 없다. 일부 사람들은 유전학적으로 발병하기 쉬운 체질이거나, 환경적 요인, 바이러스 감염 등이 그 이유라고 추측한다.

그 밖에 다른 원인으로는 다음의 것들이 있다.

방사능 노출. X-ray와 같은 방사선 생성물과 방사성 동위원소는 백혈구의 생성 인자에 치명적인 변화를 초래한다. 세포의 DNA는 손상을 받아 세포의 일부가 죽고 대신 다른 세포들이 비정상적인 속도로 증가한다. 백혈병은 20년 혹은 그 후에 발병하기도 한다.

화학물질. 일상생활 또는 근무지 환경에서 접하는 일부 화학물질은 백혈구 전구세포의 DNA를 변화시킨다. 벤젠과 그 화합물, 석면, 세포독성 약물, 클로람페니콜 등이 이에 해당한다.

유전적 요인. 일란성 쌍둥이의 하나가 백혈병을 앓고 있다면 다른 형제가 백혈병에 걸릴 위험이 훨씬 증가되는 것으로 미루어 볼 때 유전적 소인이 존재하는 것으로 판단된다.

백혈병의 유형

백혈병은 대개 손상을 받은 세포의 종류나 성숙 정도에 따라 분류하거나 병의 진행 정도에 따라 구분한다(그림 4-3).

급성 백혈병

이 병은 급격히 발병하며 불완전하게 분화되거나 또는 미분화된 세포가 영향을 받아 발병한다(그림 4-3). 이들 세포는 수 주에서 몇 달 이내에 최고조에 이르는 악성 종양이다. 뼈속질 손상의 급속한 진행으로 기능이 손상되고, 빈혈이 절정에 다다르게 되며, 출혈과 염증 감염이 증가된다. 구강 내의 점막과 위장의 점막에도 손상을 받게 된다.

백혈구 증가증은 보통 급성 백혈병으로 분류한다. 뼈속질이 엄청나게 많은 미분화세포나 비정상적인 세포로 채워진다.

급성 골수아세포 백혈병(acute myeloblastic leukaemia, AML). 골수아세포가 무제한으로 분열 증식하는 병이다(그림 4-3). 대부분 25~60세 사이의 성인에게서 발병하며, 나이가 듦에 따라 증가한다. 경우에 따라서는 질병이 치유되거나 오랜 시간에 걸쳐 증상이 경감될 수도 있다.

급성 림프구성 백혈병(acute lymphoblastic leukaemia, ALL). 주로 어린이들에게서 관찰되며, 어른에 비해 예후가 좋아서 70% 정도가 치유된다. 이 병에서 영향을 받는 세포는 원시 B림프구이다.

만성 백혈병

급성 백혈병만큼 활동적이지 못하며 백혈구들도 더 분화된 상태이다. 즉, '세포' 상태에 있다(그림 4-3).

만성 백혈병의 특징은 백혈구 증가증이며, 병의 유형에 따라 다양하지만 뼈속질은 미성숙 비정상 백혈구로 채워진다.

만성 골수성 백혈병(chronic myeloid leukaemia, CML). 모든 연령에서 발생한다. 발생이 점진적으로 일어나며 대부분의 환자의 경우, 궁극적으로 AML과 비슷한 진행을 하다가 죽게 된다. 발병 후 사망까지는 5년 정도 걸린다.

만성 림프성 백혈병(chronic lymphocytic leukaemia, CLL). B림프구의 증식에 의하며, 대개 CML보다는 병변 정도가 약하다. 대부분 더 어린 연령층에서 발병한다. 질병의 진행은 최대 25년까지 느리게 나타난다.

5. 출혈성 질환

학습목표

이 단원의 학습을 통해서 다음을 이해할 수 있다.

- 혈소판 감소증의 원인과 증상
- 비타민 K 결핍과 관련된 혈액응고장애
- 파종성 혈관내응고증(disseminated intravascular coagulation)과 그 원인
- 혈우병과 관련된 생리학적 결핍 인자

혈소판 감소증

혈액 내 혈소판 수치가 150×10^9/L(150,000/mm^3) 이하로 떨어지는 경우를 말하며 30×10^9/L(30,000/mm^3) 이하일 경우 자발적으로 모세혈관 출혈이 일어난다. 혈소판 생산능력의 감소나 혈소판 파괴속도의 증가가 그 원인이다.

혈소판 생성능력 감소

뼈속질의 부족으로 인하여 발병하며, 이로 인해 백혈구와 적혈구의 수 또한 감소하는 범혈구 감소증이 동반된다. 원인은 다음과 같다.

- 뼈속질의 병변으로 인해 뼈속질의 혈소판이 빠져나간 경우(예: 백혈병, 악성 빈혈, 악성 종양)
- 뼈속질 내 분열하는 전구세포에 손상을 입히는 방사선 노출(예: X-ray나 방사성 동위원소 등)
- 뼈속질에 손상을 입히는 약물(예: 세포독성 약물, 클로람페니콜, 클로르프로마진, 설포나미드 약제)

혈소판 파괴의 증가

혈소판 수의 감소는 손상된 세포 또는 오래된 세포의 파괴속도와 새로운 세포의 생성 속도 사이의 균형이 깨지기 때문에 생긴다. 파종성 혈관내응고증과 자가면역성 혈소판감소자반병(autoimmune thrombocytopenia purpura)을 일

으킨다(아래 참조).

자가면역성 혈소판감소자반병. 주로 어린이나 젊은 연령층에서 호발하며, 홍역과 같은 바이러스 감염이 그 원인이라고 할 수 있다. 항 혈소판 항원은 혈소판을 감싸 파괴시킨다. 이 질병의 특징은 자반(purpura)의 존재이다. 좁쌀 크기의 무늬에서 큰 반점까지 다양한 크기의 자반이 피하 출혈에 의해 생성된다. 혈소판 수치가 급격히 낮아지면 심각한 멍이나 혈뇨, 위장 내부나 머리뼈(두개골) 내의 출혈을 초래하기도 한다.

비타민 K의 결핍

비타민 K는 간에서 많은 혈액응고 인자의 합성을 위해 필요한 영양소이다. 그러므로 비타민 K의 결핍은 혈액응고 이상을 초래한다.

신생아의 출혈성 질환

신생아의 장기는 비타민 합성을 담당하는 장기 내부의 박테리아가 아직 성숙하지 않았기 때문에 출생 전 어머니로부터 얻은 비타민 K를 다 써버린 태아는 탯줄과 장막에서 자발적인 출혈이 발생하게 된다. 주로 조산아들에게 이런 증상을 잘 관찰할 수 있다.

성인에서의 비타민 K 결핍

비타민 K는 지용성이고 담즙산염은 결장에서 비타민 흡수를 위해 필요하다. 간의 질병, 담도가 장기간 막혀 있거나, 그 밖에 다른 이유로 소아지방병증과 같은 지방 흡수 약화 시에 비타민 부족 증세가 나타난다. 보통 창자의 박테리아의 활동에 의해 비타민 K가 합성될 수 있기 때문에 결핍이 되는 것은 드물다. 그러나 장 살균을 위해 약물을 사용하는 경우에 발생할 수도 있다.

파종성 혈관내응고증(DIC)

DIC는 응고 시스템이 혈관 내에서 활성화되어 혈관 내 응고를 형성하고 조직의 피브린 침착을 유발시킨다. 이와 같이 혈액응고 인자와 혈소판의 소모 때문에 결과적으로 출혈이 발생하게 된다. DIC는 일반적으로 다음의 합병증을 일으킬 수 있다.

- 심각한 쇼크(특히 미생물 감염 시에 심하다.)
- 그람 음성 박테리아에 의해 균체 내 독소가 분비되는 패혈증
- 심각한 종양
- 양수가 모태의 혈액으로 스며들어가 발생하는 태반조기박리
- 소화효소가 혈액으로 분비되는 급성 췌장염
- 악성 종양의 광범위한 전이

선천적 질환

혈우병

혈우병은 유전학적 혈액응고 이상증으로, X염색체에 의해 유전된다(즉, 성염색체 유전이다). 비정상적인 혈액응고 인자(VIII 인자와 크리스마스 인자)의 결함이 있는 유전자는 남아에서만 유전된다. 결손 유전자를 하나라도 가지게 되면 남아는 혈우병에 걸리게 된다. 그러나 여성의 경우는 결손유전자를 두 개 모두 가져야 병에 걸리게 된다. 결손된 유전자 하나만 가지고 있으면서 그 유전자를 다음 세대로 전달할 수 있는 여성을 보인자(carrier)라고 한다. 여성은 하나의 X염색체만 정상 유전되어도 혈액응고가 정상적으로 일어난다. 극히 드물게 여아의 XX염색체 모두에 이상 인자가 유전되는 경우에는 혈우병이 생길 수 있다.

혈우병을 겪고 있는 사람들은 외상이 전혀 없더라도 장시간에 걸친 치명적인 출혈을 반복해서 경험하게 된다. 관절 내로의 반복적인 출혈이 흔하다. 이 경우 심한 통증이 일어나며, 오랜 시간이 지나면 연골에 손상을 입을 수 있다. 질병의 범위는 경미한 경우부터 심각한 경우까지 다양하며, 손상 인자는 불완전하게 활동하여 심한 출혈을 조절하는데, 며칠에서 몇 주까지 걸릴 수 있다.

혈우병을 형성하는 주요한 2가지 이유는 혈액응고 인자가 서로 다를 뿐 임상적 소견은 동일하게 나타난다.

- 혈우병 A–VIII 인자가 비정상적이고, 생물학적인 활성이 떨어진다.
- 혈우병 B(Christmas disease)–혈우병 A보다 덜 흔하다. 일반적으로 XI 인자가 부족하여 혈액응고촉진성분인 트롬보블라스틴(응고 인자 III)의 부족을 초래한다.

폰빌레브란드병(혈관혈우병)

이 질환은 폰빌레브란드 인자의 부족으로 인해 VIII 인자가 감소된다. 유전은 성별을 가리지 않고, 남자나 여자에게서 동일하게 응고장애로 인해 출혈이 일어나게 된다.

CHAPTER 5

심장혈관계

The cardiovascular system

순환계는 2가지 주요 부분으로 나누어 설명할 수 있다.

- 펌프 역할을 하는 심장(heart)과 혈액을 순환시키는 혈관(blood vessel)으로 구성된 순환계(circulatory system)
- 무색 림프가 흐르는 림프관(lymphatic vessel)과 림프절(lymphatic node)로 구성된 림프계(lymphatic system)(6장 참조)

순환계와 림프계는 서로 교통하고, 궁극적으로 관련되어 있다. 심장은 해부학적으로 나눠진 2개의 혈관 시스템으로 혈액을 짜낸다(**그림 5-1**).

- 허파순환(pulmonary circulation)
- 온몸순환(systemic circulation)

심장의 우측에서 가스교환이 일어나는 허파(폐)로 혈액을 보낸다. CO_2는 혈액을 통해 허파로 들어가고 O_2는 허파를 통해 혈액으로 나간다. 심장 좌측에서는 몸의 나머지 부분에 혈액을 공급하는 온몸순환을 위해 펌프질한다. 이때, 혈액을 통해 노폐물이 분비되고 세포체는 영양분과 O_2를 받는다.

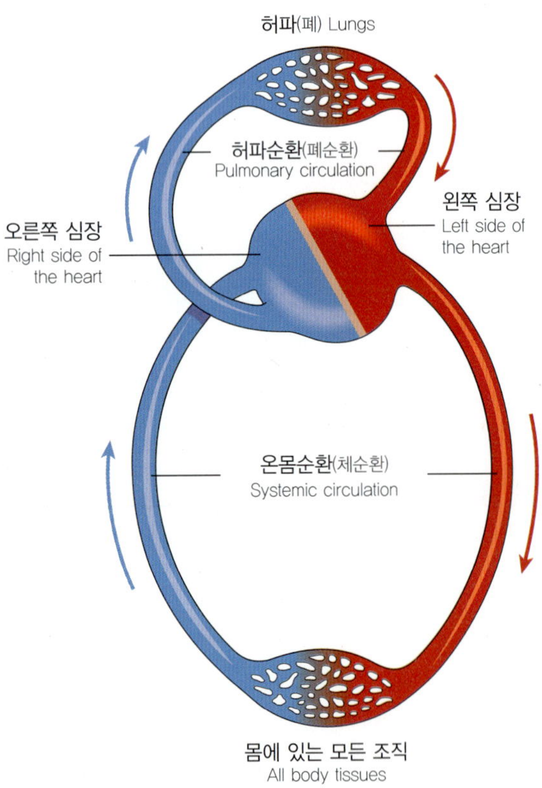

그림 5-1 허파순환과 온몸순환 사이 관계

순환계는 모든 체세포에 일정하게 혈액을 공습하는데, 이는 충분한 혈액 공급을 유지하기 위해 계속되는 생리적 조절을 하기 위함이다. 체세포에 O_2와 영양분 공급이 충분하지 않다면 세포 손상이 일어나 세포사로 이어질 것이다.

1. 혈관

학습목표

이 단원의 학습을 통해서 다음을 이해할 수 있다.

- 동맥, 정맥, 모세혈관의 기능과 구조
- 혈관의 다른 유형 간의 관계
- 혈관 직경을 조절하는 주요 인자
- 혈액과 조직 간에 일어나는 영양분과 가스, 노폐물교환 기전

심장은 구조, 크기, 기능이 다양한 혈관으로 혈액을 짜내는데, 그런 혈관에는 몇 가지 종류가 있다: 동맥(artery), 세동맥(소동맥, arteriole), 모세혈관(capillary), 세정맥(소정맥, venule), 정맥(vein)(**그림 5-2**)

동맥과 세동맥

동맥과 세동맥은 심장으로부터 멀리 혈액을 이동시키는 혈관이다. 혈관 직경은 상당히 다양하며, 혈관벽은 3층으로 구성된다(**그림 5-3**).

- 섬유성 외막인 바깥막 또는 혈관바깥막(혈관외막, tunica adventitia)
- 민무늬근과 탄력성 조직으로 된 중간층 또는 혈관중간막(혈관중막, tunica media)
- 내피라고 불리는 안쪽의 편평상피세포층 또는 혈관속막(혈관내막, tunica intima)

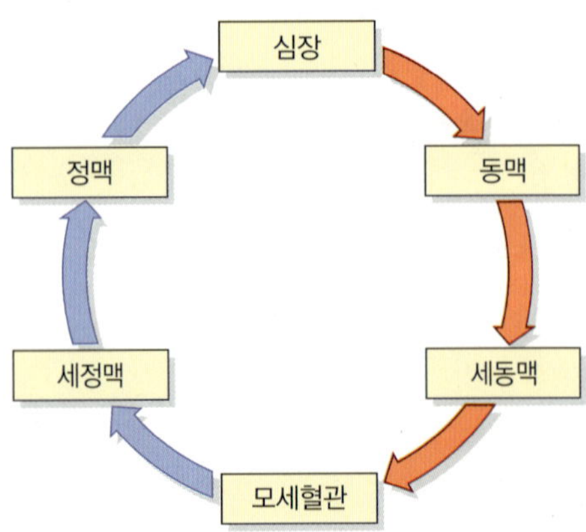

그림 5-2 심장과 각기 다른 혈관들 간의 관계

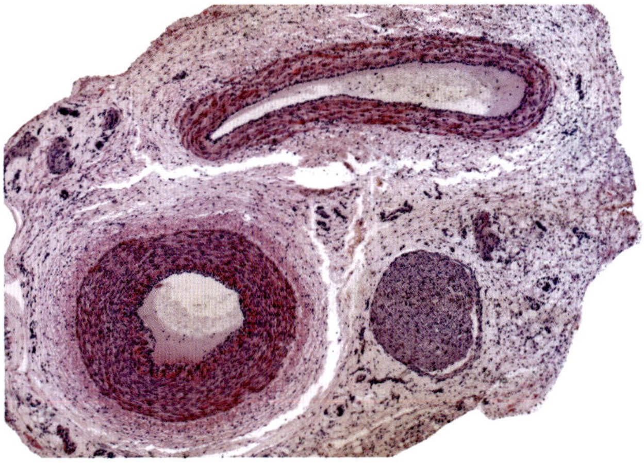

그림 5-3 동맥·정맥과 관련된 신경의 광학현미경 사진

혈관의 크기와 기능에 따라 동맥에서의 근육과 탄력조직의 양은 다양하다. 탄력형 혈관이라 불리는 큰 동맥의 혈관중간막은 탄력성 조직이 좀 더 많고 민무늬근이 조금 적다. 흡입력은 심장에 의해 일어나며, 이는 혈관벽이 늘어나도록 한다. 혈관 크기는 동맥이 몇 번 분지되면서 세동맥(가장 작은 동맥)이 될 때까지 작아진다. 혈관중간막은 거의 전체가 민무늬근으로 이루어져 있다. 때문에 혈관벽은 세밀하게 조정되고 혈관 내 혈압을 조절한다. 전신 혈압은 주로 작은 동맥이 혈액을 공급할 때 생기며, 저항에 영향을 받기 때문에 저항성 혈관이라고 부른다.

동맥벽은 정맥벽보다 두꺼우며, 이는 높은 동맥 혈압을 견딜 수 있도록 한다.

연결과 끝동맥(종동맥)

연결(문합, anastomoses)은 혈액을 공급하는 주요 동맥간 연결된 형태의 동맥을 말한다: 손바닥, 발바닥, 뇌, 관절과 심근에 동맥 공급.

혈액을 공급하는 동맥 하나가 막혔다면 연결성 동맥은 측부순환(collateral circulation)을 제공한다. 연결성 동맥이 확장할 시간을 주어 폐색이 진행될 때 점차적으로 혈액을 공급한다.

끝동맥(종동맥, end-artery)은 연결이 없거나 연결 끝에 있는 동맥이다. 예를 들어 대뇌동맥고리(윌리스 환)와 눈의 망막에서 중심동맥으로 분지가 있다. 끝동맥이 막힌다면 대신할 혈액 공급이 없기 때문에 이 혈관에 의해 혈액을 공급받는 부분은 죽는다.

모세혈관과 동양혈관

가장 작은 세정맥은 모세혈관이라는 미세하고 많은 혈관으로 나뉜다. 모세혈관벽은 아주 얇은 기저막에 단일내피세포층을 이루고 있고, 이를 통해서 물과 다른 작은 분자 물질들이 통과할 수 있다. 혈구와 혈장단백질과 같은 큰 분자 물질은 정상적으로 모세혈관벽을 통과할 수 없다. 모세혈관은 세동맥과 세정맥을 연결하는 작은 혈관으로 거대한 네트워크를 이루고 있다. 모세혈관의 직경은 대략 적혈구(erythrocyte) 크기(7㎛)이다. 모세혈관은 혈관과 조직액 사이 물질을 교환하는 부위에 위치하여 체세포를 깨끗하게 한다.

모세혈관으로 들어가는 입구는 혈류를 조절하기 위해 민무늬근 고리(전모세혈관 괄약근, precapillary sphincter)에 의해 경계지어져 있다. 저산소증(조직 내에 낮은 산소 농도)이 있거나 활동 강도를 나타내는 조직 내 노폐물 농도가 높으면 괄약근을 확장시키고 환부에 혈류를 증가시킨다.

동양혈관은 모세혈관보다는 넓고 세포벽은 극히 얇아 이웃해 있는 세포로부터 혈액을 분리한다. 일부는 내피세포 사이에 뚜렷한 공간이 있다. 내피세포 사이에는 큰포식세포(대식세포, phagocytic macrophage)가 많은데, 예를 들면, 간의 쿠퍼세포(kupffer cell)가 있다. 동양혈관은 뼈속질(bone marrow), 내분비샘(endocrine gland), 비장(spleen), 간(liver)에서 발견된다. 혈관의 내강(lumen)이 크기 때문에 동양혈관의 혈압은 모세혈관에서 보다 낮고 혈류는 느리다.

모세혈관이 다시 채워지는 시간

손가락으로 피부를 세게 누르면 그 아래에 있는 모세혈관 내 혈액들이 손가락에 의해 밀려서 피부가 하얗게 된다. 정상의 경우, 손가락을 떼고 나서 2초 안에 모세혈관 내의 혈액이 다시 채워져야 한다. 성인에게 이런 테스트는 신뢰도가 다소 떨어질 수도 있지만, 아이들의 경우에는 혈액순환 불량이나 탈수를 예상할 수 있게 해 주기 때문에 유용하다.

정맥과 세정맥

정맥은 낮은 압력으로 혈액을 심장으로 환류시키는 혈관이다. 정맥벽은 동맥벽보다 얇지만 3층 구조를 이루고 있다(그림 5-3). 혈관중간막은 근육과 탄력조직이 거의 없고 동맥보다 낮은 압력으로 혈액을 운반하기 때문에 얇다. 동맥과 정맥이 잘리는 경우, 두꺼운 동맥벽은 벌어지는 반면에

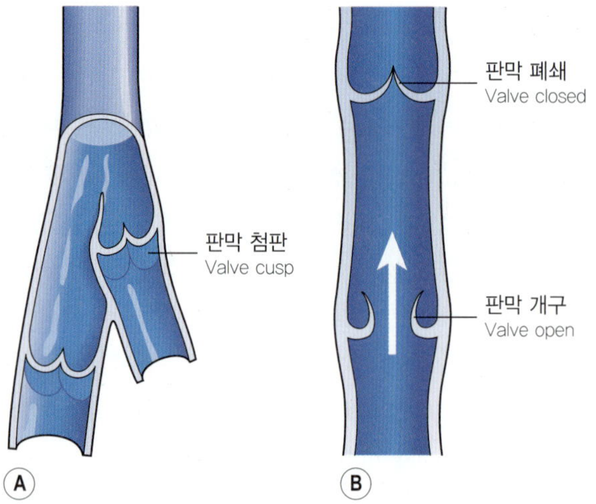

그림 5-4 정맥 내부. A. 판막과 첨판 B. 판막을 통해 흐르는 혈액의 방향

정맥은 쪼그라든다.

동맥이 잘렸다면 높은 혈압 때문에 혈액이 튀지만 정맥에서는 혈액이 천천히 흘러나간다.

일부 정맥에는 혈액의 역류를 막아 심장으로 일정하게 혈액을 유입시키는 판막(valve)이 있다(그림 5-4). 판막은 혈관내막 주름에 의해 형성되고 결합조직에 의해 보강된다. 판막 첨판(cusp)은 심장 쪽으로 오목한 부분이 있는 반달 모양이다. 판막은 상 · 하지에 있는 정맥, 특히 서 있을 때 중력에 대항해서 혈액이 상당한 거리를 이동해야 하는 하지에 많다. 흉부와 복부의 아주 작거나 아주 큰 정맥에는 판막이 없다. 정맥을 둘러 싼 뼈대근육은 혈액이 한 방향으로 흐르도록 판막을 보조한다.

가장 작은 혈관을 세정맥이라고 부른다. 정맥은 팽창할 수 있어 몸에 있는 혈액을 많이 저장할 수 있는 능력을 가지고 있기 때문에 용량혈관(capacitance vessel)이라고도 부른다. 몸에 있는 혈액의 약 2/3 정도는 항상 정맥 내에 있다. 이는 혈관계가 출혈과 같은 혈액량의 갑작스러운 변화를 완화시키도록 한다. 정맥은 혈압이 갑자기 떨어지는 것을 막아 원래 상태로 되돌릴 수 있다.

혈액 공급

두꺼운 혈관벽의 바깥층은 맥관벽혈관(자양혈관, vasa vasorum)이라는 네트워크를 통해 혈액을 공급받는다. 얇은 혈관벽과 다른 혈관의 내피세포는 혈관을 지나는 혈액에서 확산을 통해 산소와 영양분을 공급받는다.

혈관 직경 조절

모세혈관을 제외한 모든 혈관은 자율신경계(autonomic nervous system)에 의해 지배되는 혈관중간막에 민무늬근 섬유가 있다.

신경은 숨뇌(medulla oblongata)에 있는 혈관운동중추(vasomotor centre)에서 나와서 보유하고 있는 혈액량을 변화시켜 혈관 내강의 직경을 변화시킨다. 작거나 중간 크기 동맥은 혈관벽의 탄력성 조직보다 근육이 더 많다. 대동맥과 같은 큰 동맥에서 중간층은 거의 전체가 탄력조직이다. 이것은 큰 동맥의 직경은 그들이 포함하고 있는 혈액의 양에 따라 다양한 반면 작은 동맥과 세동맥은 신경자극에 반응한다는 것을 의미한다.

혈관 직경과 혈류

관을 따라 액체 흐름에 대한 저항은 관의 직경, 관의 길이, 액체의 점도(viscosity)의 3가지 요인에 의해 영향을 받는다.

혈관을 통해 혈액이 얼마나 쉽게 흐르는가를 결정하는 가장 중요한 요소는 저항성 혈관(말초저항)의 직경이다.

혈관 길이와 혈액 점도 또한 영향을 끼칠 수 있지만 건강한 사람의 경우 이들은 일정해서 혈류 변화에 유의한 변수가 아니다.

말초저항은 혈압 조절에 있어서 중요한 요소이다.

혈관 직경은 혈관중간막의 민무늬근에 의해 조절되며, 이것은 자율신경계에 속하는 교감신경들에 의해 지지된다. 대부분의 혈관은 부교감신경의 지지를 받지 않으며, 따라서 혈관 내강의 직경과 긴장도는 교감신경의 활성에 의해 결정된다. 일반적으로 교감신경이 활성화되면 혈관 민무늬근을 수축시켜 혈관이 좁아지고(혈관 수축) 혈압은 증가하게 된다. 휴식 상태에서의 교감신경 활성은 혈관의 기초적인 긴장도를 유지시켜 주어서 혈압이 지나치게 떨어지는 것을 막아준다(그림 5-5). 신경 자극이 감소하면 민무늬근이 쉬게 되면서 혈관벽이 얇아지고 혈관 내강이 확장된다(혈관 확장). 이것은 혈류량 증가를 가져온다.

혈관 직경이 끊임없이 조절되기 때문에 말초저항과 전반적인 혈압이 조절될 수 있다.

대부분의 소동맥들에서는 교감신경 자극에 대한 반응으로 혈관 수축이 나타나지만, 몇몇 경우에서는 그러한 반응이 덜 나타날수도 있다. 비행기에 타고 있거나, 싸우고 있

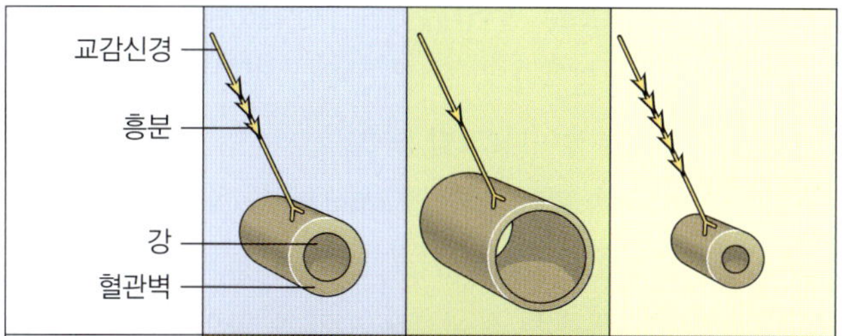

	기준	혈관 확장	혈관 수축
교감신경자극	보통	감소	증가
민무늬근	보통	이완	수축
혈관벽 비후	보통	얇아짐	두꺼워짐
내강의 직경	보통	증가	감소
세동맥에서 말초저항	보통	감소	증가

그림 5-5 교감신경성 자극과 혈관 직경 간의 관계

는 경우와 같은 상황에서는 교감신경 활성이 매우 높아서 뼈대근이나 뇌와 같은 조직들이 평소보다 더 많은 산소나 영양소를 필요로 할 수 있다.

혈류의 국소조절

조직의 산소 및 영양 요구도는 각 조직의 활성도에 따라 차이가 있기 때문에 혈류가 국소적으로 조절되어야 각 조직의 요구를 충족시킬 수 있다. 한 기관이 그 기관의 요구 정도에 따라 스스로 혈류를 조절하는 능력을 자기조절(autoregulation)이라고 한다. 중추신경계, 간, 신장과 같은 몇몇 기관들은 당연히 상대적으로 더 많은 혈류량이 필요하다. 쉬고 있는 뼈대근의 경우에는 상대적으로 적은 혈류량이 필요하지만, 힘든 운동 시에는 혈류량이 20배까지 증가할 수 있다. 또 다른 예로, 식사 후 위장관의 활동이 증가함에 따라 혈류량 또한 증가한다. 마찬가지로, 체온을 조절하기 위해 피부가 혈류량을 조절하기도 한다. 각 기관에서의 혈류는 그 기관을 지지하는 혈관의 확장 또는 수축으로 조절된다. 이러한 혈류의 국소조절의 주된 기전은 다음을 포함한다.

- 이산화탄소나 젖산과 같은 대사 폐기물의 분비. 활동 중인 조직은 쉬고 있는 조직보다 대사 폐기물을 많이 내보낸다. 대사 폐기물의 양이 많으면 그 조직으로 가는 혈류 또한 많아진다.
- 조직 온도. 대사 활동이 활발할수록 조직 온도가 높아지고, 이는 차례로 혈관 확장을 일으킨다.
- 저산소증의 경우, 혈관 확장이 일어나 해당 조직으로의 혈류가 증가한다.
- 혈관 확장에 관여하는 화학물질들의 분비. 염증이 있거나 대사활동이 활발한 조직은 혈관 확장에 관여하는 화학물질들을 많이 만들어내서 해당 부분으로의 혈액 공급을 증가시킨다. 중요한 혈관확장물질 중 하나인 산화질소는 동맥을 열어 기관을 지지하는 데에 중요하다. 또 다른 혈관확장물질들로는 염증반응 시에 분비되는 히스타민과 브래디키닌 등이 있다.
- 혈관수축물질들의 작용. 부신수질에서 분비되는 교감신경 호르몬인 아드레날린(에피네프린)은 강력한 혈관수축물질이다. 그 외에는 앤지오텐신 II가 있다.

모세혈관에서의 물질교환

가스교환

내호흡(internal respiration)(그림 5-6)은 모세혈관과 체세포 사이에서 일어나는 가스교환이다.

산소(oxygen)는 헤모글로빈(haemoglobin)과 결합해 산화헤모글로빈(oxyhaemoglobin)이라는 형태로 허파에서 조직으로 이동한다. 조직에서의 가스교환은 먼저 모세혈관의 동맥 끝부분 혈액과 조직액 사이에서 일어나고 그 후에 조직액과 세포 사이에서 일어난다. 산소는 농도의 차이에 의해 산소가 풍부한 동맥혈에서 일정량이 조직에 사용되기

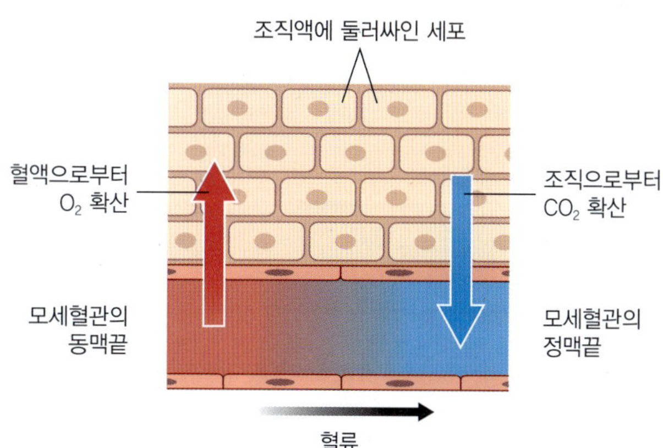

그림 5-6 내호흡에서 가스교환

때문에 산소 농도가 낮은 조직으로 확산된다.

산화헤모글로빈은 결합이 불안정하고 자유산소에 의해 쉽게 분리된다. 산소해리를 증가시키는 요인은 4장에 언급했다.

이산화탄소(carbon dioxide)는 세포대사 후 모세혈관의 정맥쪽 끝부분으로 가는 노폐물 중의 한 가지로 농도의 차에 의해 농도가 높은 곳에서 낮은 곳으로 확산된다.

3가지 기전으로 CO_2를 배출하기 위해 혈액은 허파로 보내진다.

- 혈장의 수분에 용해되어: 7%
- 나트륨과 화학 결합하여 중탄산나트륨(sodium bicarbonate) 형태로: 70%
- 헤모글로빈과 결합한 형태로: 23%

다른 물질교환

체세포에 필요한 영양분은 혈장에서 운반된다. 영양분은 혈액에서 세포로 이동될 때 반투과성 모세혈관벽을 통해서 조직액으로 이동하고 그 후 세포막을 통해 세포로 이동한다(**그림 5-7**). 모세혈관에서 물이나 다른 물질의 이동 기전은 주로 확산(diffusion)이나 삼투(osmosis)에 의해 일어난다.

모세혈관에서 액체의 움직임

모세혈관벽을 통한 액체의 움직임을 결정하는 주요한 힘은 혈류에서 조직액으로 밀어내는 혈압(hydrostatic pressure)과 그것을 다시 혈액으로 보내고 주로 혈장단백질에 의해 영향을 받는 삼투압이다(**그림 5-8**).

동맥쪽 끝에서 혈압은 약 35mmHg(5kPa) 정도이고 이에 반하는 삼투압은 25mmHg(3kPa)에 불과하다. 그러므로 모세혈관의 동맥쪽 끝에서는 액체가 나와 조직으로 들어간다. 혈류에서 소실된 액체는 몇 가지 방법으로 다시 사용된다.

정맥쪽 끝부분에서의 상황은 이와 반대이다. 모세혈관에서 혈압이 15mmHg(2kPa)로 떨어지기 때문에 혈류는 동맥쪽 끝부분에서보다 느리다. 삼투압은 변함없이 25mmHg(3kPa)로 유지되어 혈압보다 높기 때문에 액체는 다시 모세혈관으로 들어온다.

물을 포함해 조직 내 공간으로의 물질 이동은 동적인 과정이다. 모세혈관의 동맥 끝부분에서 정맥 끝부분까지의 큰 연결고리를 통해 혈류가 천천히 이동하면서 일정하게 변한다. 모든 수분과 노폐물이 혈액으로 되돌아오지는 않는다. 매일 모세혈관벽을 통해 혈액을 빠져 나오는 액체 중 일부, 24L 중 약 21L만이 모세혈관의 정맥쪽 끝부분으로 돌아온다.

초과량은 조직강에서 혈관과 유사하지만 더 투과성이 큰 끝이 막힌 관에서 시작하는 모세림프관으로 유입된다(**그림 5-7**). 세포외액과 일부 세포 대사산물은 림프관으로 유입되고 결국 혈류로 되돌아온다(6장 참조).

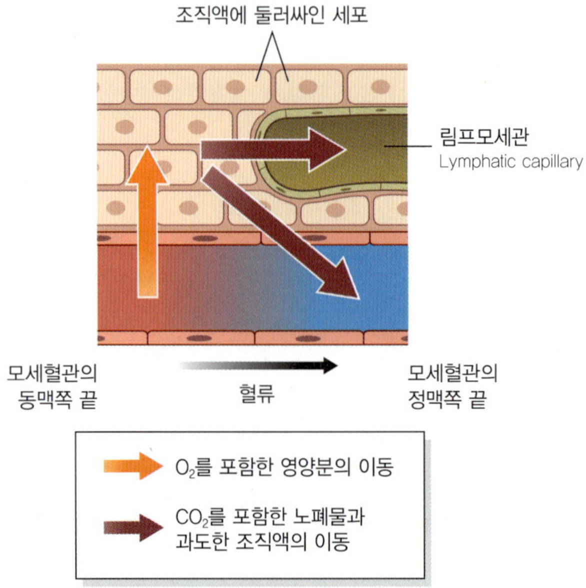

그림 5-7 모세혈관과 세포 사이 노폐물과 영양분의 확산

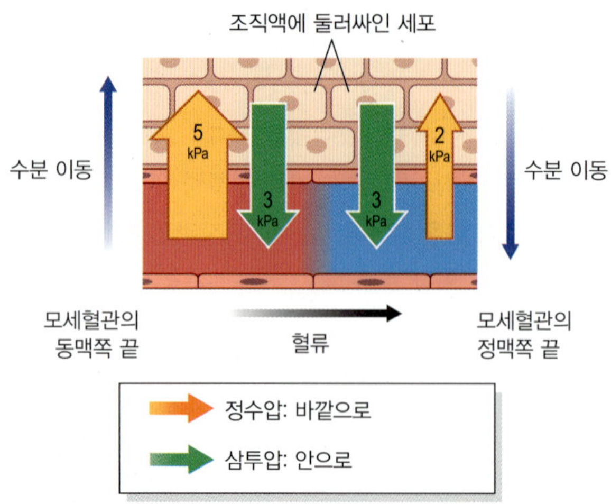

그림 5-8 모세혈관과 세포 사이 수분 이동에 대해 모세혈관의 압력이 끼치는 영향

2. 심장

학습목표

이 단원의 학습을 통해서 다음을 이해할 수 있다.

- 흉곽 내 심장의 구조와 위치
- 심장과 혈관을 통한 혈액순환
- 심장의 전도계
- 심장주기와 심장 전도의 전기적 활동
- 심박동수와 심박출량을 결정하는 주요 요소

심장은 원뿔형의 속이 텅 빈 근육성 기관이다. 심장은 약 10cm 정도로 개개인의 주먹 크기만 하다. 여성의 심장은 약 225g이고 남성은 이보다 무겁다(약 310g).

위치

심장은 흉강(그림 5-9) 내 세로칸(종격, mediastinum)(왼·오른 허파 사이 공간) 안에 위치한다. 심장은 좀 더 왼쪽으로 치우쳐 기울어져 있고 위쪽을 바닥(저부, base), 아래쪽을 끝(첨부, apex)이라 한다. 끝은 5번째 갈비사이(늑간, intercostal)공간에서 정중선으로부터 왼쪽으로 약 9cm 정도 떨어져 있다. 젖꼭지(유두, nipple) 바로 아래에서 정중선에 가까워진다. 저부는 2번째 갈비뼈(늑골, rib)까지 뻗어 있다.

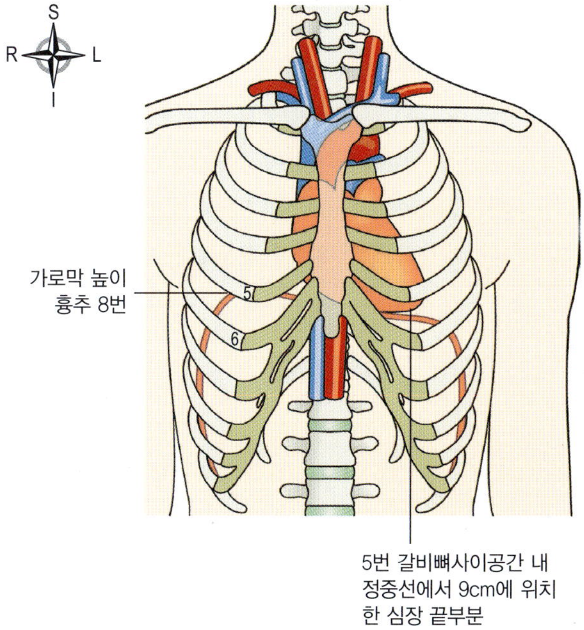

그림 5-9 흉곽 내 심장의 위치

심장과 관련된 장기(그림 5-10)

아래쪽 – 끝은 가로막(횡격막, diaphragm)이 힘줄(중심건, tendon)에 놓여 있다.

위쪽 – 대동맥(aorta), 위대정맥(상대정맥, superior vena cava), 허파동맥(폐동맥, pulmonary artery), 허파정맥(폐정맥, pulmonary vein)과 같은 큰 혈관

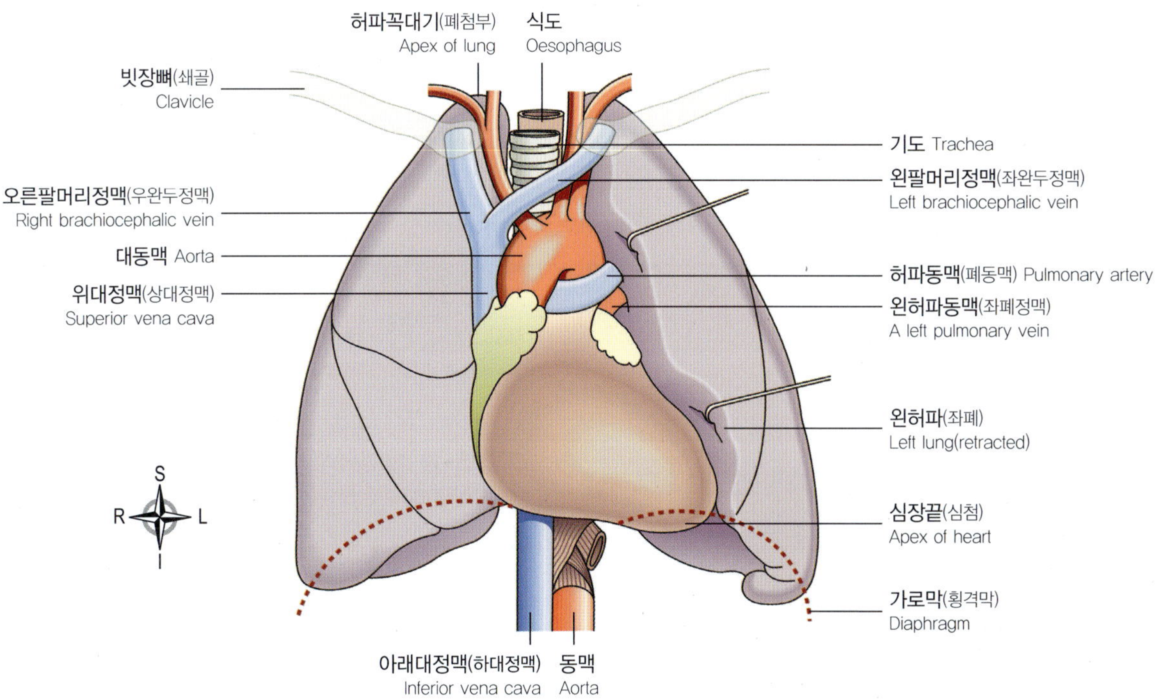

그림 5-10 심장과 관련된 장기

이 위치한다.

뒤쪽 – 식도(oesophagus), 기관(trachea), 좌우 기관지(bronchus), 내림대동맥(하행대동맥, descending aorta), 아래대정맥(하대정맥, inferior vena cava), 흉추(thoracic vertebra)가 위치한다.

외측 – 좌폐가 심장의 왼쪽면을 덮는다.

앞쪽 – 복장뼈(흉골, sternum), 갈비뼈, 갈비사이근(늑간근, intercostal muscle)이 있다.

구조

심장조직은 3층으로 이루어져 있다(그림 5-11): 심장막(pericardium), 심장근육층(myocardium), 심장속막(endocardium)

심장막

심장막은 2개의 주머니로 이루어져 있다. 바깥쪽 주머니는 섬유성 조직이고, 안쪽 주머니는 2층 장막이다.

바깥쪽 섬유성 주머니는 위쪽에 있는 큰 혈관의 혈관외막으로 이어져 횡격막 아래까지 붙어 있다. 이 탄력성 없는 섬유성 조직은 심장이 심하게 팽창하는 것을 막는다.

장막의 바깥층인 벽쪽 심장막(벽측 심장막, parietal pericardium)은 섬유성 주머니에 닿아 있다. 내장쪽 심장막(visceral pericardium) 또는 심장바깥막(epicardium)인 내층은 벽쪽 심장막에서 이어진 것으로 심근에 붙어 있다. 강을 형성하는 이중막의 유사한 배열이 허파를 싸는 가슴막(흉막, pleura)에서 보인다(그림 10-15 참조).

장막은 편평상피세포로 구성되어 있다. 장막은 벽쪽 심장막과 내장쪽 심장막 사이에 장액을 분비하고, 심장이 뛸 때 두 개의 막 사이에서 움직임을 부드럽게 한다. 벽쪽 심장막과 내장쪽 심장막 사이는 잠복강(potential space)이다. 건강한 사람은 두 층 사이에 장액이 있고 얇은 막만이 존재하며 가깝다.

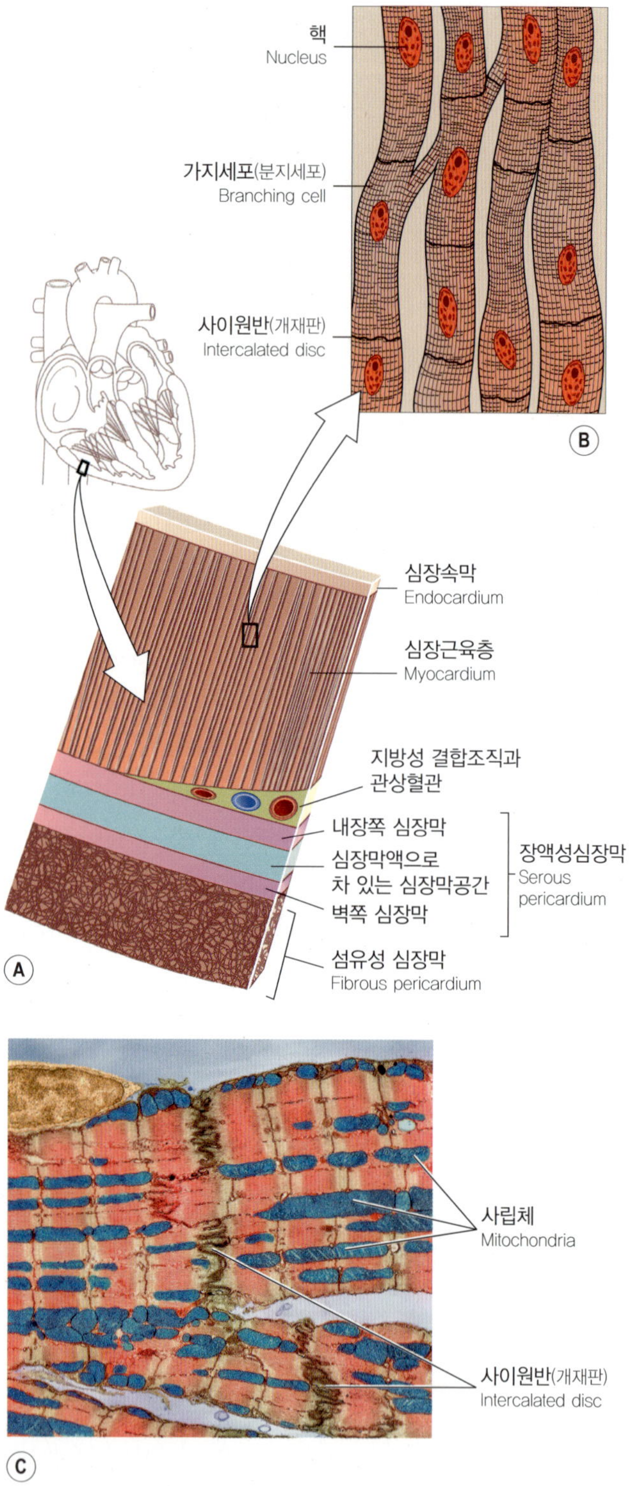

그림 5-11 심장벽의 조직. A. 심장벽의 층: 심장속막, 심장근육층, 심장막 B. 심장근섬유 C. 전자현미경으로 본 심장근조직

심장근육층

심장근육층은 심장에서만 발견되는 특별한 근육으로 구성되어 있다(그림 5-12). 수의적으로 조절되지는 않지만 현미경으로 보면 뼈대근육처럼 횡문이 관찰된다. 각각의 세포는 하나의 핵이 있고, 끝부분에서 하나 또는 그 이상으로 갈라진다. 한 세포의 끝과 가지는 근접해 있는 세포의 가지와 끝부분과 매우 가까이 있다. 현미경상으로 이 사이원반(개재판, intercalated disc)은 보통의 횡문근보다 선이 좀 더 두껍고 진해 보인다. 이 배열은 심장근이 크고 많은 세포라고 하기보다는 근육층임을 보여준다. 근섬유의 끝과 끝이 연결되어 있기 때문에 각각 분리된 신경지배를 받을

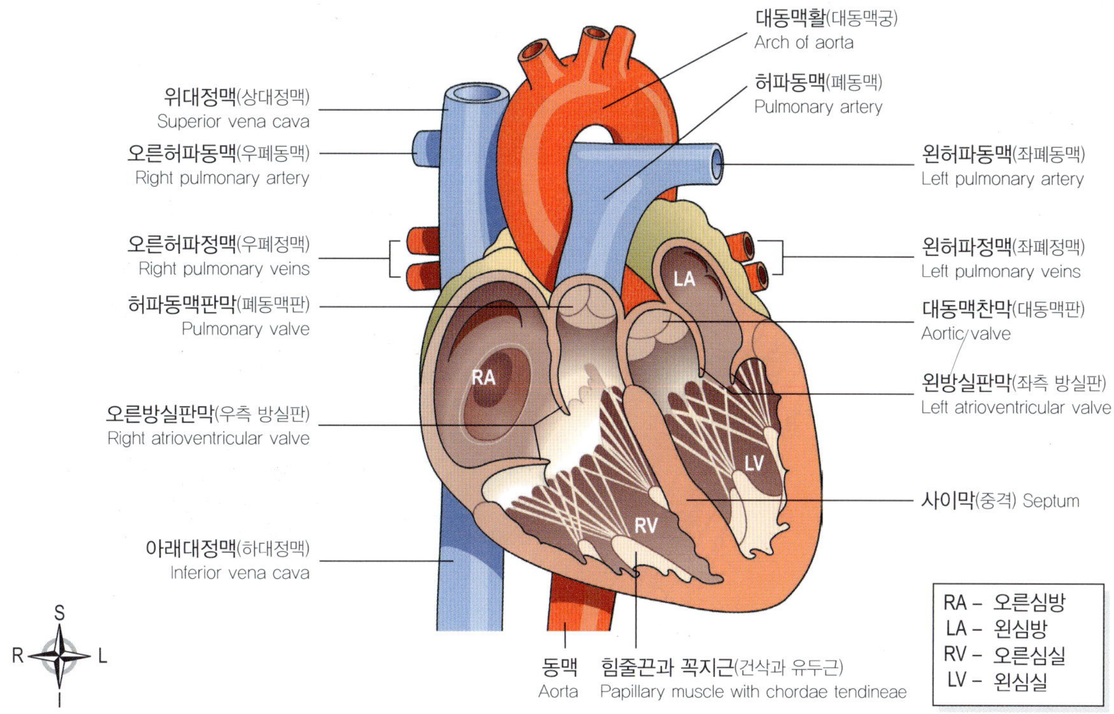

그림 5-12 심장의 내부

수 없다. 흥분이 시작되고 전체 근육층에 있는 가지와 사이원반을 통해 세포에서 세포로 퍼져나가 수축을 유발한다. 심장근육의 층 배열은 심방(atria)과 심실(ventricle)을 섬세하고 효율적인 방법으로 수축하게 한다.

심장근육층을 가로지르는 섬유들은 심장의 전기신호를 전달하는 것을 담당한다.

심장근육층은 심첨부에서 가장 두껍고 저부로 갈수록 얇아진다(**그림 5-12**). 이는 각 방(chamber)이 혈액을 박출하게 하는 정도를 나타낸다. 왼심실이 가장 두꺼워 가장 많은 부하가 걸린다.

심방과 심실은 섬유성 조직으로 된 고리로 분리되어 있고 전기적인 흥분을 전도하지 않는다. 결과적으로 전기적 활동파가 심방근육을 통해 이동되고, 심방에서 심실까지 섬유성 조직으로 연결된 전도계를 통해 심실로 퍼져 나간다.

심장속막

이것은 심장의 판막과 방에 연결되어 있다. 심장 내로 혈류를 원활히 이동시키는, 얇고 부드러우며 반짝거리는 막이다. 심장속막은 편평상피세포로 이루어지며 혈관과 닿아 있는 내피로 이어진다.

심장 내부

심장은 사이막(중격)(**그림 5-12**)에 의해 왼쪽과 오른쪽으로 나뉘고 심장근층을 구성하는 부분은 심장속막으로 덮여 있다. 출생 후 종격의 한쪽 편에서 다른 쪽 편으로 가로질러 이동할 수 없다. 각각은 심방심실판(방실판, atrioventricular valve)에 의해 위쪽은 심방(atrium), 아래쪽은 심실(ventricle)로 나누어진다. 심방심실판은 심장속막의 이중 주름으로 되어 있으며, 약간의 섬유성 조직에 의해 보강된다. 오른심방심실판(삼첨판, tricuspid valve)은 3개의 융기로 되어 있고, 좌심방심실판(승모판/이첨판, mitral valve)은 2개의 융기가 있다. 심장에서 혈류는 한 방향으로만 흐른다. 혈액은 심방을 통해서 심장으로 들어가고 심실로 흘러들어간다.

심방과 심실 사이 판막은 각 방에서 압력 변화에 따라 수동적으로 열리고 닫힌다. 심방심실판은 심방의 압력이 심실의 압력보다 높을 때 열린다. 심실 수축기(ventricular systole) 동안 심실 내 압력은 심방 내 압력보다 높아지고, 판막은 '찰칵'하고 닫혀 혈액이 역류되는 것을 막는다. 힘줄끈인 건삭(chordae tendinae)은 판막이 심방 쪽으로 가는 것을 막고, 내피에 싸여 심실 주머니 하부에서 꼭지근(유두

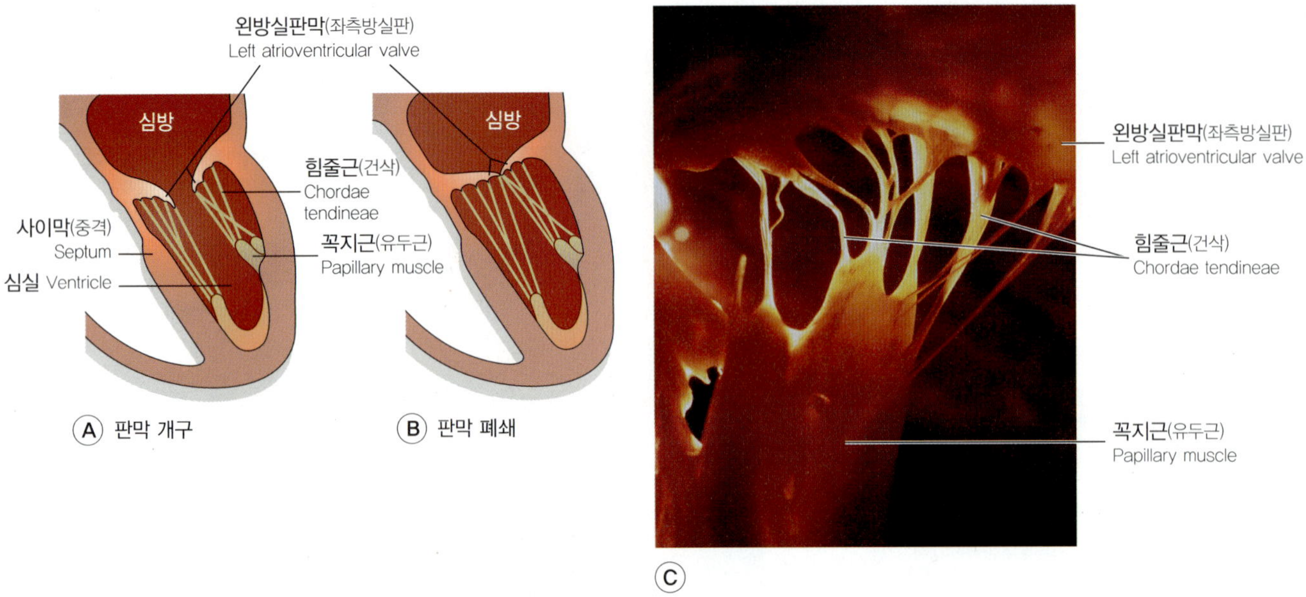

그림 5-13 좌측 방실판. A. 판막 개구 B. 판막 폐쇄 C. 건삭을 나타내는 사진

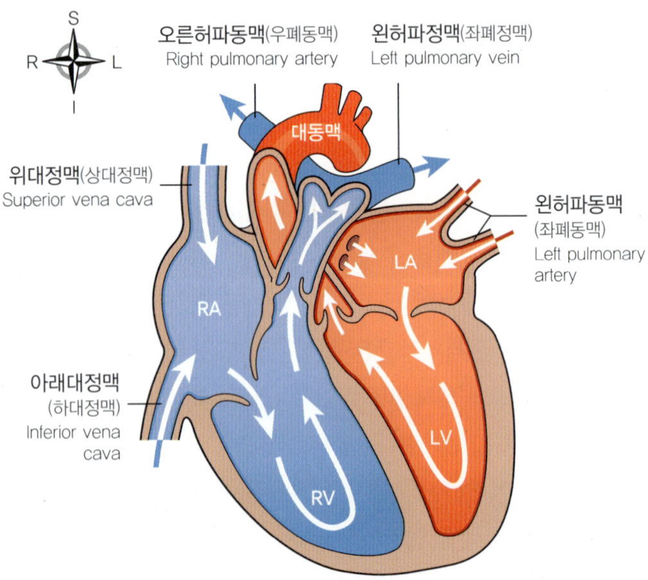

그림 5-14 심장을 통해 혈액이 흐르는 방향

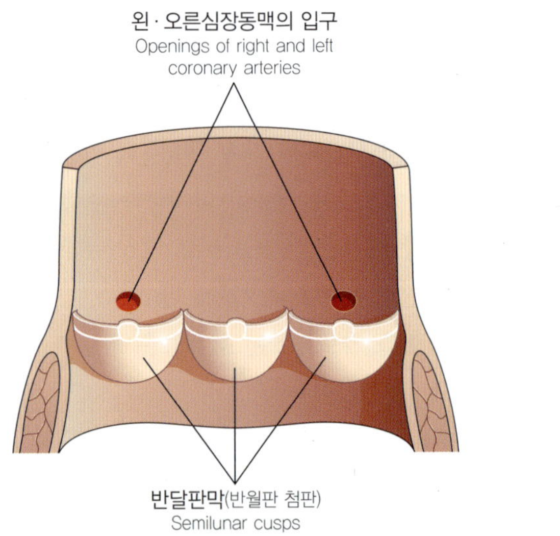

그림 5-15 대동맥판의 반월상 첨판을 보기 위해 자른 대동맥

근, papillary muscle)이라는 내피로 덮인 심장근육층 돌기까지 이어져 있다(**그림 5-13**).

심장을 통한 혈류 흐름(그림 5-14)

몸에서 가장 큰 2개의 정맥인 위대정맥과 아래대정맥은 오른심방(우심방)으로 혈액을 보낸다. 이 혈액은 오른방실판을 통해 오른심실(우심실)로 들어가고 허파동맥으로 박출된다(몸에서 이 동맥만이 산소가 없는 혈액을 운반한다). 허파동맥공은 3개의 반월상 주머니로 이루어진 허파동맥판(폐동맥판, pulmonary valve)에 의해 나뉜다. 이 판막은 심실근육이 이완될 때 오른심실로 혈액이 역류되는 것을 막는다. 심장을 나간 후 허파동맥은 좌·우 허파동맥으로 나뉘고 가스교환이 일어나는 허파로 정맥혈을 운반한다. 허파에서 CO_2는 배출되고 O_2는 흡수된다.

허파에서 나오는 2개의 허파정맥은 산소가 많은 혈액을 왼심방으로 운반한다. 그 후 혈액은 왼방실판을 통해 왼심실로 유입되고 대순환의 첫 번째 동맥인 대동맥으로 박출된다. 대동맥공은 3개의 반월상 주머니로 이루어진 대동맥판(aortic valve)을 경계로 나누어진다(**그림 5-15**).

이러한 일련의 과정들을 통해 혈액은 허파순환을 거쳐 심장의 좌, 우측을 지난다(그림 5-16). 하지만 왼 · 오른심방이 먼저 동시에 수축하고 그 후 왼 · 오른심실이 동시에 수축한다.

심방벽의 근육층은 심실의 근육층보다 얇다(그림 5-12). 이는 이들이 하는 일의 양과 관련이 있다. 중력의 보조를 받아 심방은 혈액을 방실판을 지나 심실로 보내는 반면 심실은 폐와 몸 전체에 능동적으로 혈액을 박출한다.

허파동맥은 오른심실의 위쪽에서, 대동맥은 왼심실의 위쪽에서 심장을 빠져나간다.

심장의 혈액 공급

동맥 공급(그림 5-17). 심장은 대동맥판에서 먼 대동맥에서 나오는 왼 · 오른심장동맥(관상동맥, coronary artery)으로부터 동맥혈을 공급받는다(그림 5-16, 그림 5-18). 비록 심장이 몸무게에서 차지하는 비율은 낮다고 하더라도, 심장동맥은 심장에서 박출된 혈액의 약 5%를 받는다. 특히 왼심실에 많은 심장의 혈액 공급은 몸 전체에서 심장 기능의 중요성을 보여준다. 심장동맥은 거대한 모세혈관 네트워크를 형성하여 심장을 가로지른다.

정맥 공급. 대부분의 정맥혈은 심장정맥굴을 형성하기 위해 합쳐지는 여러 심실정맥으로 모여 우심방 쪽으로 열린다. 나머지는 작은 정맥 통로를 통해 심방으로 직접 유입된다.

심장의 전도계

심장은 수축하기 위한 외부 자극이 필요 없는, 심근이 자동적으로 흥분되는 내인성 시스템이다. 이 능력을 자동능(autorhythmicity)이라 한다. 하지만 내인계는 뇌에서 유발되는 신경흥분과 호르몬 같은 순환하는 화학물질에 의해 자극되거나 억제될 수 있다. 심장근육층에서 특수한 신경

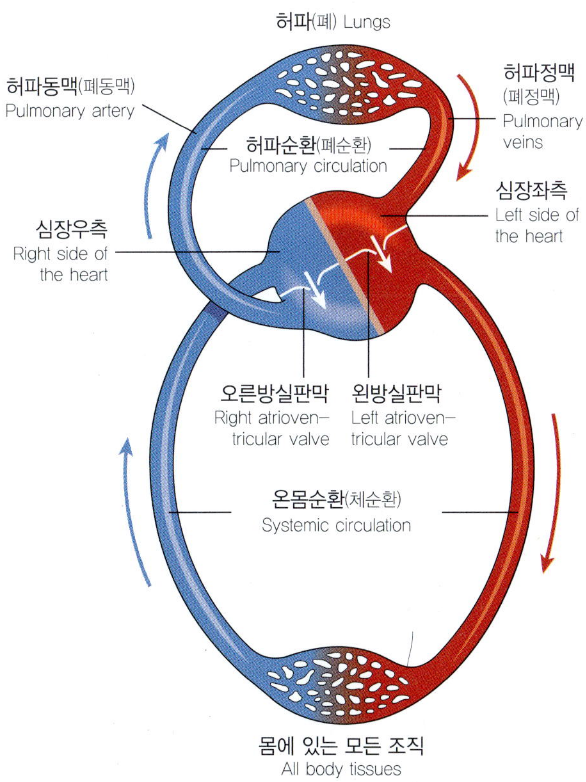

그림 5-16 심장을 통한 혈액순환과 폐순환, 체순환

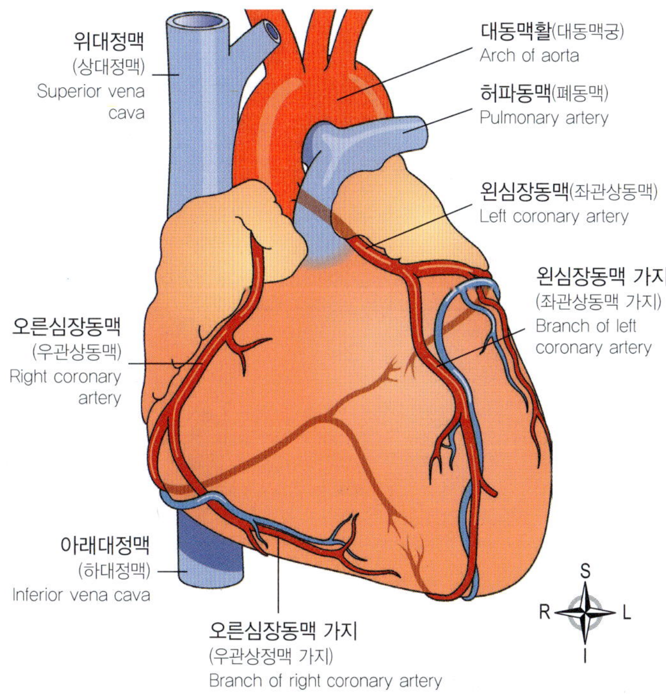

그림 5-17 관상동맥

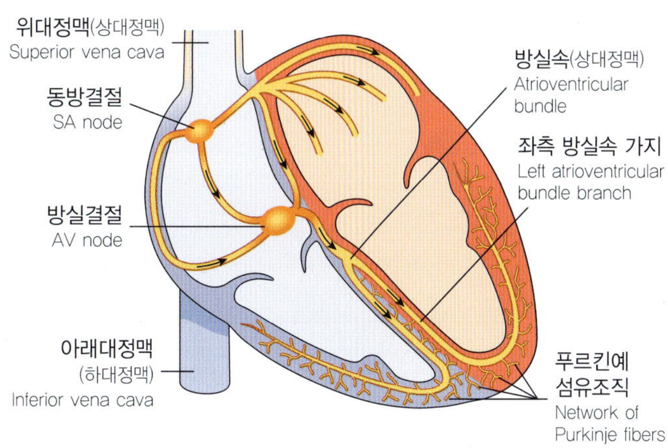

그림 5-18 심장의 전도계

근세포 집단은 흥분을 개시하고 전도해서 심장근육의 섬세하고 동시적인 수축을 유발한다(그림 5-19).

동굴심방결절(동방결절: SA node)

특수한 세포가 작게 모인 덩어리들이 위대정맥공 가까이 있는 오른심방벽에 모여 있다. 동굴심방결절은 일반적으로 다른 신경근육세포 집단보다 더 빨리 흥분을 개시하기 때문에 심박조율기(pacemaker)라 한다. 동굴심방결절의 발화(firing)는 심방수축을 일으킨다.

심방심실결절(방실결절: AV node)

심방심실결절은 신경근육성 조직이 방실판 가까이 심방사이막(심방중격) 벽에 위치하고 있는 것이다. 일반적으로 심방심실결절은 동굴심방결절로부터 시작되어 심방을 통해 도달된 흥분을 전도한다. 이 흥분은 심방심실결절에서 지연된다. 전기적 신호가 심실로 들어가는 데는 0.1초 정도 소요된다. 이는 심방 수축이 끝나야 심실 수축이 시작되도록 한다. 또한 심방심실결절은 2차 심박조율기 기능을 하고 심방으로 흥분을 전달하는 동굴심방결절 기능 자체에 문제가 생기면 심박조율기 역할을 대신한다. 하지만 내인성 발화율은 동굴심방결절에서 일어나는 것보다 느리다.

방실다발(방실속: AV bundle 또는 His bundle)

방실다발은 방실결절에서 시작된 특수한 섬유조직이다. 방실다발은 심실사이막(심실중격) 윗부분에서 심방과 심실을 분리하고 왼·오른가지로 나누어지는 섬유성 고리이다. 심실의 심근층에서 푸르킨예 섬유(심장전도근육섬유, Purkinje fiber)라 불리는 얇은 가지로 나뉜다. 방실다발, 좌우가지와 푸르킨예섬유는 심방심실결절로부터 심실수축파가 시작되어 상방 외측으로 퍼져 허파동맥과 대동맥에 혈액을 공급하는 심근층의 첨부까지 전기적 흥분을 전달시킨다.

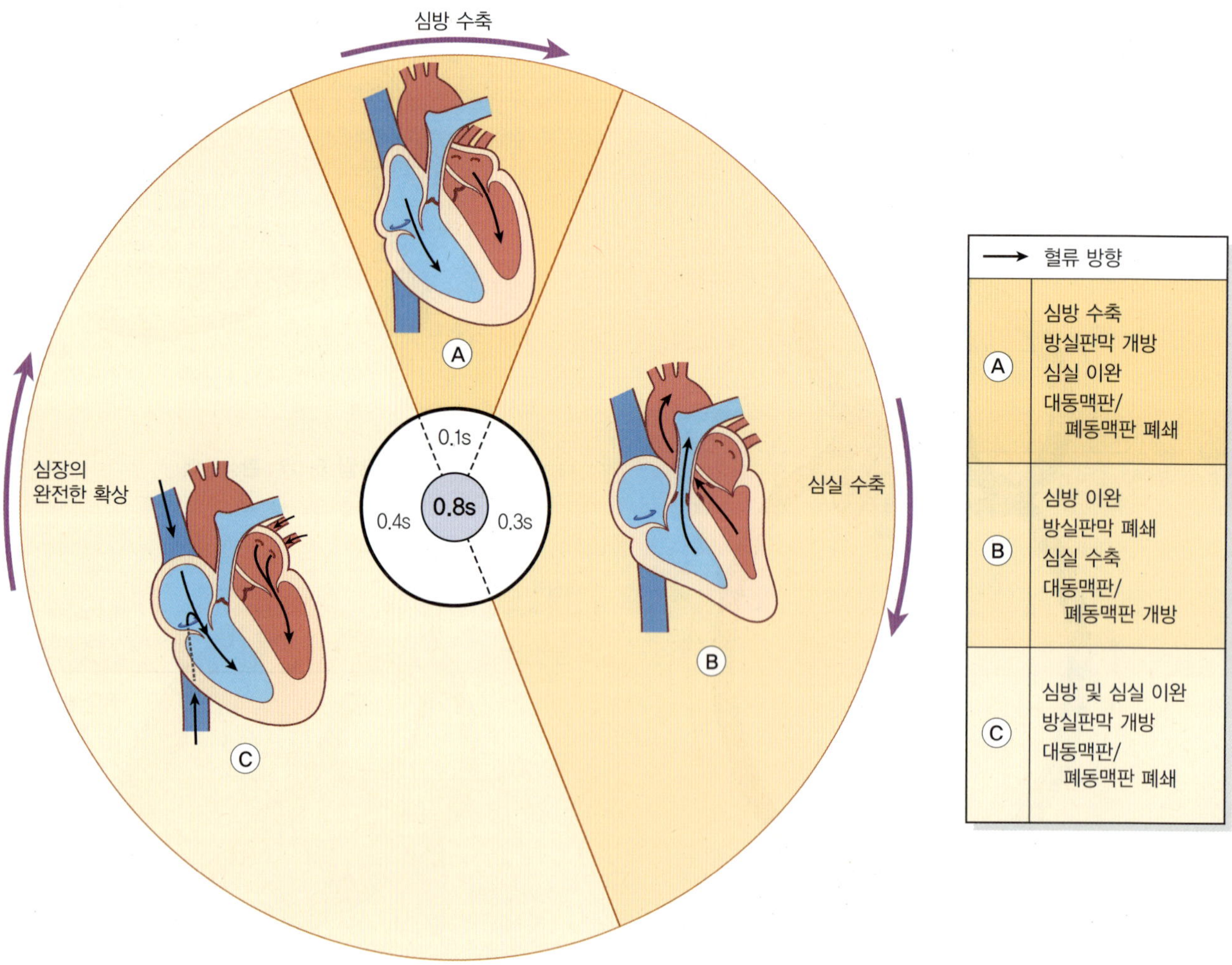

그림 5-19 심장주기 단계

심장의 신경지배

위에서 설명했던 전도계에 의해 일어나는 내재적 흥분과 더불어 심장은 숨뇌(medulla oblongata) 내 심장혈관중추(cardiovascular center)에서 시작되는 자율신경에 의해 조절되어 자율신경계를 통해 심장에 도달한다. 자율신경은 교감성(sympathetic) 신경과 부교감성(parasympathetic) 신경으로 구성되어 있고, 그 둘은 서로 길항작용을 한다.

부교감신경성인 미주신경(vagus nerve)은 주로 동굴심방결절과 심방심실결절, 심방근육을 주로 지배한다. 부교감신경자극은 흥분이 일어나는 비율, 즉 발화율을 감소시켜 심장박동력과 박동수를 감소시킨다.

교감신경은 동굴심방결절과 심방심실결절, 심방과 심실 근육을 지배한다. 교감신경자극은 심박동력과 박동수를 증가시킨다.

심박동률에 영향을 미치는 요인

가장 중요한 요소는 Box 5-1에 요약해 놓았다.

심장주기

심장의 기능은 온몸에 혈액순환을 일정하게 유지하는 것이다. 심장은 펌프로써의 역할을 하고 심장주기라는 일련의 연속적인 과정으로 일어난다(그림 5-19).

각 심박동 동안, 즉 심장주기에서 수축하고 이완한다. 수축기는 systole, 이완기는 diastole이라고 한다.

심장주기의 단계

정상적인 분당 심장주기의 수는 60~80회 정도이다. 예를 들어 74회라고 한다면, 각 주기는 초당 0.8초 정도 지속된 것으로 다음과 같이 구성되어 있다.

- 심방 수축기
- 심실 수축기
- 완전한 심장 확장기: 심방과 심실의 이완

심장주기가 어느 단계에서 시작하는지는 중요하지 않다. 여기서는 설명을 용이하게 하기 위해 심방이 혈액으로 가득 찰 때를 심장주기가 시작하는 시기로 한다.

허파정맥이 산화된 혈액을 왼심방으로 보내는 것과 동시에 위대정맥과 아래대정맥은 환원된 혈액을 오른심방으로 보낸다. 심방심실판막이 열리고 수동적으로 혈액을 심실로 보낸다. 동굴심방결절은 양쪽 심방의 심근층에 전달할 수축파를 유발해 심방을 비우고 심실을 가득 채운다(심방수축기 0.1초). 전기적 신호가 심방심실결절에 도착하면 전달이 느려진다. 이것은 심방 흥분, 심방 수축, 얼마간의 전기적 활동 지연에 대한 물리적인 결과를 의미한다. 즉 심실이 수축하기 전 심실로 혈액을 밀어내 심방을 완전히 비운다. 잠시 속도가 느려지고 난 후 심방심실결절은 자체적으로 전기적 흥분을 유발시키고 방실다발, 좌우가지, 푸르킨예섬유를 통해 빠르게 심실근육으로 퍼져나간다. 이때 심장의 끝에서 상방으로 허파동맥과 대동맥에 혈액을 박출하는 양쪽 심실벽을 가로질러 수축파를 유발한다(심실수축기 0.3초). 심실 수축기 시 생성되는 혈압은 대동맥압보다 더 높고, 심방심실판막을 닫아 심방으로 혈액이 역류되는 것을 막는다.

심실 수축 후 심방과 심실이 이완되면서 0.4초 정도의 완전한 심장 확장기가 이어진다. 이 기간 동안 심근층은 다음 심박동을 위해 원래 상태로 돌아오고 심방은 다음 주기를 위해 혈액을 다시 채운다.

심장 판막과 큰 혈관은 심장의 각 방 내압에 따라 열리고 닫힌다. 심방이 혈액으로 가득 차는 동안 심방심실판막은 열리는 반면 심실근육은 이완된다. 심실이 수축할 때 심실내압이 서서히 증가하고 심방내압보다 높아지면 심방심실판막이 닫힌다. 심실내압이 대동맥압과 허파동맥압 이상으로 높아지게 되면 대동맥판과 허파동맥판이 열려 혈관으로 유입된다. 심실이 이완되고 심실내압이 떨어지면 반대의 과정이 발생한다. 먼저 허파동맥판과 대동맥판이 닫히고 심방심실판막이 열리면서 심장주기가 다시 시작된다. 판막이 열리고 닫힘으로써 혈액은 한 방향으로만 흐른다.

Box 5-1 심박동률에 영향을 미치는 주요 요소

- 성(gender)
- 자율신경(교감성, 부교감성) 활동
- 연령
- 호르몬: 아드레날린(adrenaline), 티록신(thyroxine)
- 활동과 운동
- 체온
- 압수용기 반사(baroreceptor reflex)
- 감정상태

심음

자신의 심박동을 의식하는 사람은 드물지만 청진기를 왼쪽 젖꼭지 약간 아래, 정중선에 가까이 위치한 가로막에 대보면 심박동을 들을 수 있다.

심장주기에는 4개의 심음이 발생한다. 청진기를 통해 'lup dup'으로 들리는 처음 2개의 심음은 구별할 수 있다. 첫 번째 소리 'lup'은 심방심실판막이 닫히는 소리로 다소 크게 들리는데, 심실 수축기의 시작을 의미한다. 두 번째 소리인 'dup'은 대동맥판과 허파동맥판이 닫히는 소리로 더 낮게 들리는데, 심방 수축기를 나타낸다.

심장에서 전기적 변화

체액과 조직액은 좋은 전도체이기 때문에 심장에서의 전기적 활동은 체표에 붙인 도자를 통해 감지할 수 있다. 전기적 활동 양상은 오실로스코프(oscilloscope) 영상이나 종이에 나타난다. 사용된 장치는 심전계(electrocardiograph)라 하며, 기록된 것은 심전도(electrocardiogram, ECG)라 한다.

정상적인 ECG 기록은 P, Q, R, S, T파라 불리는 5개의 파형으로 나뉜다(그림 5-20). P파는 동굴심방결절에서 시작된 흥분이 심방으로 퍼질 때 나타난다. QRS파는 심방심실결절에서부터 방실다발과 푸르킨예섬유를 통해 빠르게 퍼지는 심실의 전기적 활동을 나타낸다. T파는 심실근육의 이완을 나타낸다.

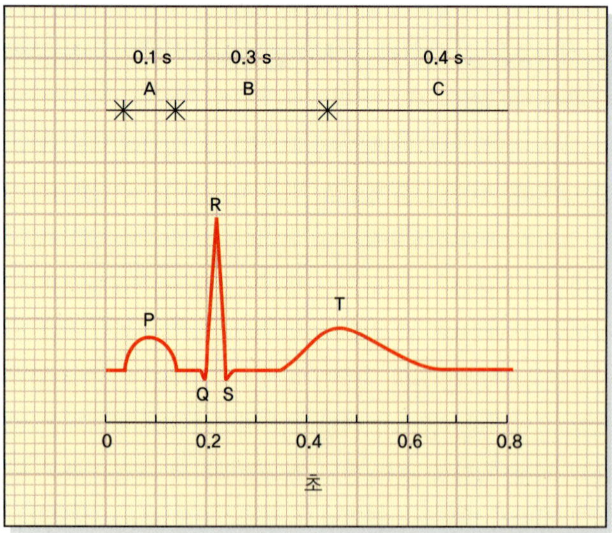

그림 5-20 심전도 상 하나의 심장주기

위에서 언급했던 것처럼 ECG는 동굴심방결절에서 시작되는데, 이를 동굴심방결절리듬(동방결절리듬, sinus rhythm)이라 한다. 동굴심방결절리듬의 속도는 분당 60~100회이다. 심박동이 빨라지는 것을 빠른맥(빈맥, tachycardia)이라 하고, 심박동이 느려지는 것을 느린맥(서맥, bradycardia)이라 한다. 파의 양상과 심장주기와 각 주기 사이 시간 간격을 검사해보면, 심근과 심장전도계의 상태를 알 수 있다.

심박출량

심박출량은 심장에서 뿜어지는 혈액의 양을 말한다. 심실 수축에 의해 내보내는 양을 일회박출량(stroke volume)이라 한다. 심박출량은 분당 L로 나타내며(L/분), 일회박출량에 심박동수(분당 박동수)를 곱해서 구한다.

심박출량 = 일회박출량 × 심박동수

휴식 시 건강한 성인의 일회박출량은 약 70mL 정도이고, 분당 심박동수가 72회라면 심박출량은 5L/분이다. 운동에 의해 증가된 요구량을 충족시키기 위한 심박출량은 25L/분 정도로 운동선수는 최고 35L/분까지 늘어날 수도 있다. 운동 중 심박출량이 증가하는 것을 심장예비력(cardiac reserve)이라 한다.

조직에 많은 산소와 영양분 공급이 필요하면 혈액 공급은 증가하고, 심박동수와 심박출량도 증가한다(Box 5-2).

심박출량

심박출량은 심실이 수축하기 바로 전 전부하(preload)라고 불리는 시기에 심실에 있던 혈액량, 즉 심실확장말기용적

Box 5-2 심박출량에 영향을 미치는 요소 요약

심박출량=일회박출량×심박수

일회박출량에 영향을 미치는 요소:
- 심실확장일기용적
- 정맥 환류
  - 몸의 위치
  - 뼈대근육 펌프
  - 호흡 펌프
- 심근 수축강도
- 혈액량

(ventricular end-diastolic, VEDV)에 의해 결정된다. 바꿔 말하면, 전부하는 위 · 아래 대정맥을 통해 심장으로 돌아오는 혈액의 양에 따른다(정맥 역류). 심실확장말기용적이 증가하면 심근 수축은 강해지고 더 많은 혈액이 방출된다. 즉, 심박출량과 일회박출량이 증가한다. 증가된 심실확장말기용적과 일회박출량을 수용하는 능력은 제한되어 있고 한계에 다다르면, 즉 정맥 환류와 심박출량이 맞지 않으면 심박출량은 감소하고 심장은 고장이 나기 시작한다. 심근수축을 증가시키는 다른 요소는 다음과 같다.

- 심장에 교감신경 활동증가
- 호르몬[예: adrenaline(epinephrine), thyroxine, noradrenaline(norepinephrine)]

동맥의 혈압. 동맥의 혈압은 심실에서 박출되는 혈액이 큰 동맥으로 들어가면서 저항이 생기기 때문에 일회박출량에 영향을 받는다. 이 저항은 큰 동맥의 확장성 혹은 탄력성, 세동맥의 말초저항에 의해 결정된다.

혈액량. 일반적으로 혈액량은 신장에 의해서 일정하게 유지되고 일회박출량에 문제가 생겼다면 심박출량과 정맥 환류가 감소한다.

정맥 환류

정맥 환류는 심박출량의 주요 결정요소이고 일반적으로 심장은 환류된 혈액을 모두 뿜어낸다. 혈액을 대동맥으로 뿜어내는 왼심실 수축력은 정맥을 통해 혈액이 환류되어 심장으로 돌아오는 데 충분하지 않다. 다른 요인도 관련되어 있다.

몸의 위치. 중력은 서 있거나 앉아 있을 때 두부(head)와 경부(neck)의 정맥 환류를 도와주고, 편평한 곳에 누워 있을 때는 하지에서 정맥이 환류될 때 저항이 거의 없도록 한다.

근육 수축. 판막은 특히 서 있을 때 사지에서 일어나는 정맥 내 혈액의 역류를 막는다(**그림 5-4**). 심부정맥 주위 뼈대근육의 수축은 정맥을 압박하고 혈액을 심장 쪽으로 밀어 올린다(**그림 5-21**). 하지에서 이것을 뼈대근 펌프(skeletal muscle pump)라고 한다.

호흡 펌프. 흡기 동안 흉곽이 확장되면 흉강 내 압력은 음압이 되어 심장으로 혈액의 유입을 증가시킨다. 게다가 흡기 시 가로막이 하강하면 복강내압이 증가하여 혈액을 심장으로 밀어낸다.

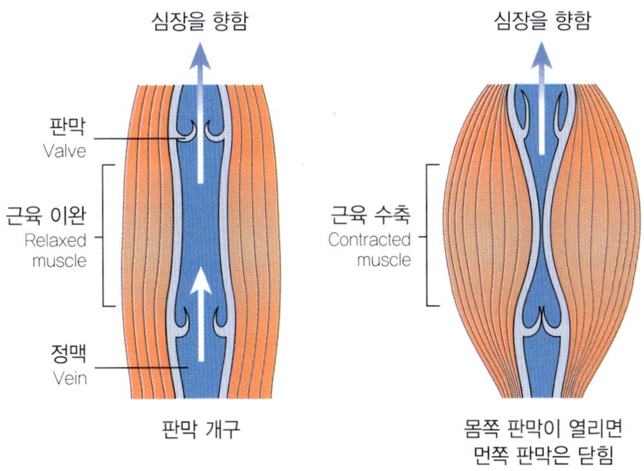

그림 5-21 뼈대근 펌프

심박동수

심박동수는 심박출량에 영향을 받는다. 심박동수가 증가하면 심박출량도 증가하고, 심박동수가 감소하면 심박출량도 감소한다. 심박동수에 영향을 미치는 주요 요소는 아래에 제시했다.

자율신경계. 내재적으로 일어나는 심박동수는 교감신경과 부교감신경 활동 간에 균형을 이루고, 이는 심박동수를 결정하는 데 가장 중요한 요인이다.

화학물질. 부신속질(부신수질, adrenal medulla)에서 분비되는 아드레날린(adrenaline, epinephrine), 노르아드레날린(noradrenaline, norepinephrine)은 교감신경 자극과 같은 효과를 나타낸다. 즉, 심박동수를 증가시킨다. 티록신(thyroxine)을 포함한 다른 호르몬은 대사작용에 의해 심박동수를 증가시킨다. 저산소증과 높아진 CO_2 농도는 심박동수를 자극한다. 전해질 불균형은 심박동수에 영향을 끼친다. 예를 들어, 고칼슘혈증(hypercalcaemia)은 심장 기능을 억제하고 느린맥을 유발한다. 고혈압 치료에 사용되는 β-수용체 길항제와 같은 약물 또한 느린맥을 유발할 수도 있다.

위치. 사람이 서 있을 때의 심박동수는 누워 있을 때보다 빨라진다.

운동. 능동적으로 근육을 움직일 때는 쉬고 있을 때보다 더 많은 혈액이 필요해져 심박동수를 증가시키고 선택적으로 혈관을 확장시킴으로써 이루어진다.

감정상태. 흥분, 두려움, 걱정하는 동안 심박동수는 증가된다. 교감신경계에 의해 매개되는 다른 효과가 있을 수도 있다(그림 7-43 참조).

성. 남성의 심박동보다 여성의 심박동이 더 빠르다.

연령. 아기와 어린아이의 심박동은 성인의 심박동보다 더 빠르다.

체온. 심박동수는 체온에 따라 증가하고 감소한다.

압수용기 반사. CO 친화성이 나타나는 요소들을 요약해 놓았다(Box 5-2).

3. 혈압

학습목표

이 단원의 학습을 통해서 다음을 이해할 수 있다.

- 혈압의 정의
- 혈압을 조절하는 주요 기전

혈압은 혈관벽에 가해지는 혈액의 압력 또는 힘을 말한다. 정상 범위 내로 혈압을 유지하는 것은 매우 중요하다. 만약 혈압이 너무 높아지면 혈관이 손상되어 혈관이 찢어진 곳에 피떡(응괴, clot)이나 출혈을 유발할 수 있다. 만약 혈압이 너무 낮게 떨어진다면 조직으로 들어가는 혈류가 충분하지 않게 된다. 이는 심장, 신장, 뇌와 같은 필수 장기에 심각한 손상을 초래한다.

일반적으로 동맥혈압이라고 하는 전신적인 동맥혈압은 왼심실에서 혈액을 밀어내 대동맥으로 보낸 결과이다. 왼심실이 수축하고 대동맥으로 혈액을 밀어낼 때 동맥에서 생성되는 압력을 수축기 혈압(systole blood pressure)이라고 한다. 성인의 수축기 혈압은 약 120mmHg(16kPa)이다. 완전한 심장 확장기가 일어나고 심장이 혈액을 뿜어낸 후 쉬고 있을 때 동맥내압은 많이 낮아지는데 이를 확장기 혈압(diastolic blood pressure)이라 부른다. 성인의 확장기 혈압은 약 80mmHg(11kPa)이다. 수축기 혈압과 확장기 혈압의 차이를 맥압(pulse pressure)이라 한다.

혈압은 하루 중 시간, 자세, 성, 연령에 따라 다양하다. 오래 시간 잠을 자는 밤에 혈압은 떨어지는 경향이 있다. 그리고 연령에 따라 증가하고 남성에서보다 여성에게서 높다.

수축기압과 확장기압

좌심실이 수축하여 대동맥으로 혈액을 보낼 때 동맥계통에 의해 생기는 압력을 수축기압이라고 하며, 성인의 경우 120mmHg 또는 16kPa 정도이다.

심장에서 혈액이 방출되고 나서 심장이 완전하게 확장되며, 이때 동맥혈압이 감소하는데 이를 확장기압이라고 한다. 성인의 경우 확장기압은 80mmHg 또는 11kPa 정도이다. 수축기압과 확장기압의 차이점은 맥압이다.

동맥혈압은 혈압계(sphygmomanometer)로 측정되고 확장기 혈압을 아래에, 수축기 혈압을 위에 나타낸다.

$$BP = \frac{120}{80}\ \text{mmHg} \quad \text{또는} \quad BP = \frac{16}{11}\ \text{kPa}$$

동맥벽의 탄력성. 동맥벽, 특히 큰 동맥벽에는 상당한 양의 탄력성 조직이 있다. 그러므로 왼심실이 대동맥으로 혈액을 뿜어낼 때 대동맥은 탄력성 때문에 그에 맞춰 늘어났다가 다시 되돌아오면서 혈액을 앞쪽으로 밀어내 체순환을 하게 한다. 이처럼 심장 이완기 동안 동맥이 탄력적으로 되돌아오는 것이 확장기 압력을 유지한다(그림 5-21).

혈압을 결정짓는 요인들

혈압은 심장박출량과 말초저항에 의해 결정된다. 이 변수에서 일어나는 각각의 변화는 보상기전이 어떤 큰 변화를 조절한다 할지라도 체혈압을 변화시킨다.

$$\text{혈압} = \text{심박출량} \times \text{말초저항}$$

심박출량

심박출량은 일회박출량과 심박동수에 의해 결정된다. 심박동수와 일회박출량에 영향을 끼치는 요소는 위에서 기술했고 그것들이 심박출량, 즉 혈압을 증가시키거나 감소시킨다. 심박출량의 증가는 수축기 혈압과 이완기 혈압 모두를 증가시킨다. 일회박출량 증가는 이완기 혈압보다는 확장기 혈압을 더 증가시킨다.

말초 또는 세동맥저항

세동맥은 가장 작은 동맥으로 전체가 거의 민무늬근으로 이루어진 혈관중간막이 있고, 신경과 화학물질의 자극에 반응한다. 세동맥의 수축과 확장은 말초저항의 중요한 결정 요인이다. 혈관 수축은 혈압을 상승시키고 혈관 확장은 혈압을 감소시킨다.

일부 노화과정에서는 혈관중간막의 탄력성 조직이 비탄력성 조직으로 대체되고, 혈압은 상승한다.

자동조절

체혈압(systemic blood pressure)은 활동 정도, 자세 등에 따라 끊임없이 오르고 내리기를 반복한다. 그러나 신체 기관들은 각 기관들의 국소 혈관의 혈류와 혈압을 독립적으로 조절할 수 있다. 이러한 특성을 자동조절(autoregulation)이라고 한다. 이 자동조절기전은 체혈압이 오르내리는 것으로부터 조직을 보호한다. 특히, 신장에서 이 기전이 매우 중요한데, 이는 사구체모세혈관들의 압력이 증가하면 신장에 손상을 줄 수 있기 때문이다. 뇌에서도 이 기전이 중요한데, 왜냐하면 뇌는 세포 노폐물 증가에 아주 예민하기 때문이다.

혈압 조절

혈압은 2가지 기전으로 조절된다.

- 단기 조절: 압수용기 반사(주루 관여), 화학적 수용기, 호르몬
- 장기 조절: 콩팥과 레닌–앤지오텐신–알도스테론 시스템(renin–angiotensin–aldosterone system)에 의한 혈액량의 조절

단기 혈압 조절

심혈관중추(CVC)는 뇌줄기(뇌간, brain stem)의 숨뇌와 다리뇌(뇌교, pons)를 연결하는 신경원이 모여 있는 곳이다. 심혈관중추는 다음과 같은 부분에서 입력을 받아 통합하여 조절한다.

- 압수용기
- 화학적 수용기
- 뇌의 고위중추

심혈관중추는 자율신경(교감신경과 부교감신경 모두)을 심장과 혈관으로 보내 심박동수를 줄이거나 높여서 또는 혈관을 수축시키거나 확장시켜서 혈압을 조절한다. 이 섬유의 활동은 혈압조절에 필수적이다(**그림 5–22**). 자율신경계의 교감신경과 부교감신경은 7장에 더 자세히 설명되어 있다. 심장과 혈관에 관련한 작용은 **표 5–1**에 요약해 놓았다.

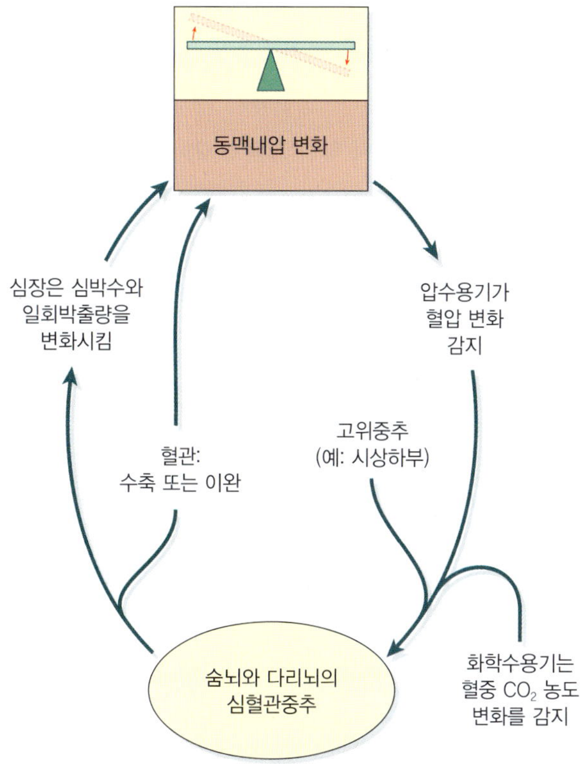

그림 5–22 혈압 조절의 주요 기전 요약

표 5–1 심장과 혈관에 대한 자율신경계의 영향

	교감성 자극	부교감성 자극
심장	↑심장박동수 ↑심장 수축력	↓심장박동수 ↓심장 수축력
혈관	대부분 수축하지만 뼈대근육과 뇌에 공급하는 혈관을 확장	혈관을 지배하는 부교감성 자극은 거의 없음

압수용기

압수용기는 대동맥과 목동맥토리(경동맥동, carotid sinus)에 위치한 혈관 내 압력변화에 민감한 신경종말(**그림 5–23**)로 몸의 주요 단기 혈압 조절 기전이다. 이들 동맥에서 혈압이 상승하면 압수용기를 자극하고 심혈관중추로의 입력을 증가시킨다. 심장에 부교감신경의 활동이 증가함에 따른 반응으로 심장은 느려진다. 동시에 혈관에 대한 교감신경 자극은 억제되어 혈관 확장을 일으킨다. 그 결과 체혈압이 감소한다. 반대로 대동맥활(대동맥궁)과 목동맥팽대 내 혈압이 떨어진다면 압수용기 발화율 또한 떨어진다. 심혈관중추는 심박동수를 증가시키기 위해 심장에 교감신경

의 흥분이 증가하도록 한다. 혈관에서의 교감신경 활동 또한 증가하고 혈관 수축을 일으킨다. 2가지 방법 모두 혈압이 떨어지는 것을 막는다. 혈압에서 압수용기의 조절은 압수용기 반사로도 알려져 있다(그림 5-23).

화학수용기

화학수용기는 목동맥체와 대동맥체에 있는 신경종말로 일차적으로 호흡 조절과 관련이 있다(10장 참조). 이들은 혈액의 CO_2, O_2 농도, pH의 변화에 민감하다(그림 5-24).

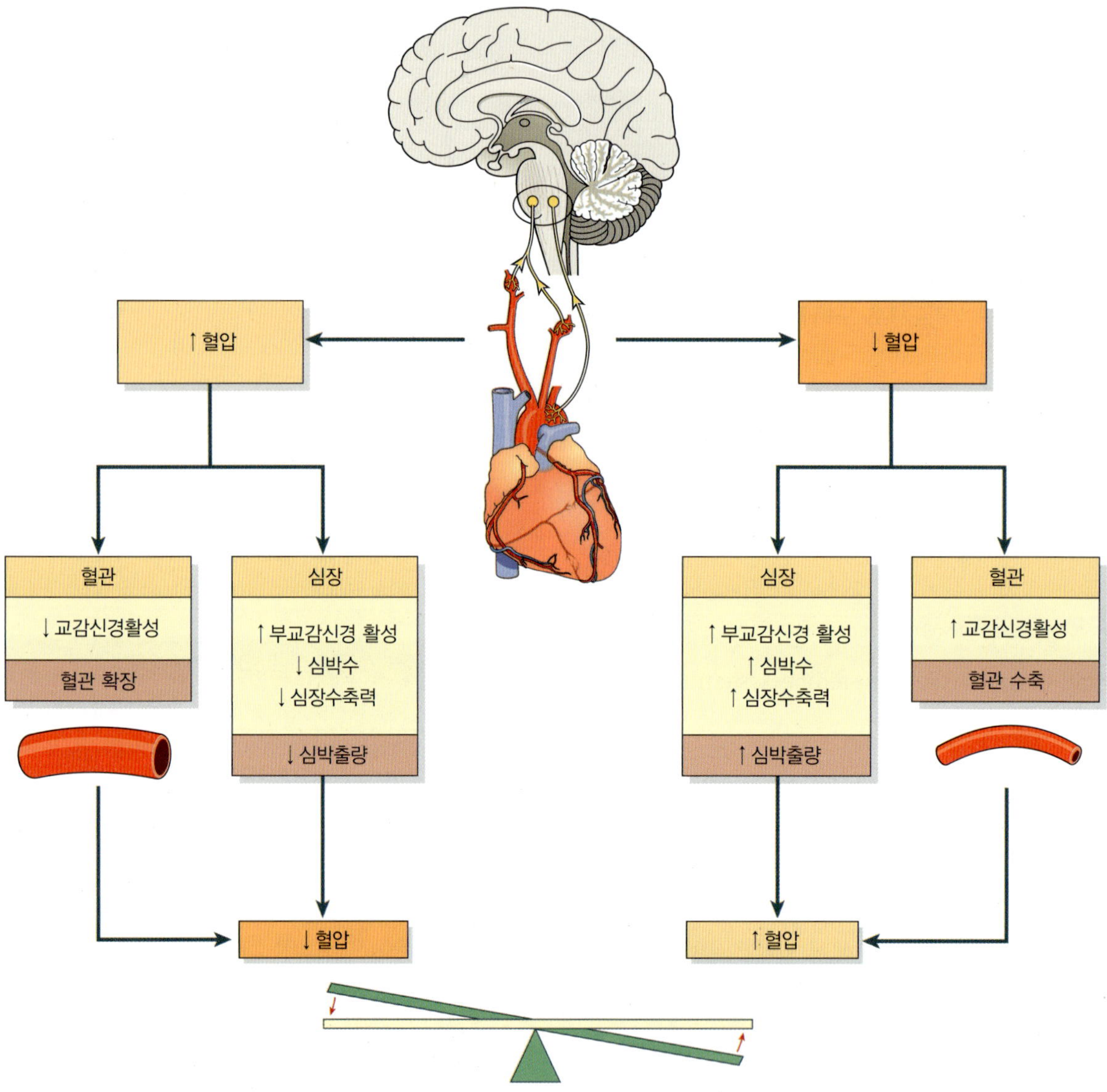

그림 5-23 압수용기 반사

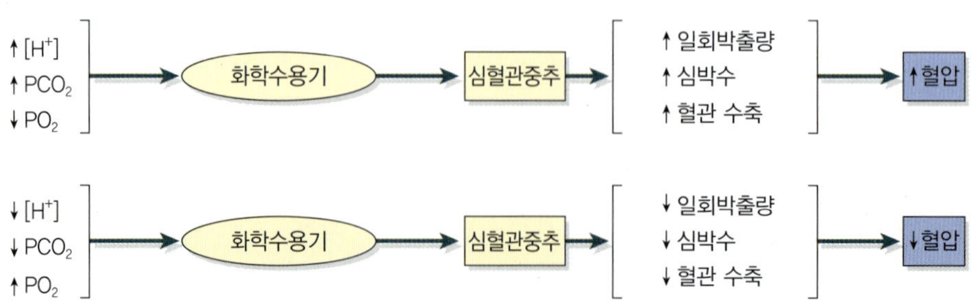

그림 5-24 화학적 수용기의 자극과 동맥압 사이의 관계

혈중 CO_2가 높아지고 O_2 농도가 낮아지거나 pH가 떨어지는 것 모두 조직관류(perfusion)에 이상이 있다는 것을 나타낸다. 화학수용기에 의해 이러한 변화가 감지되면 심혈관중추로 신호를 보내고 심장과 혈관으로 가는 교감신경섬유의 활동을 증가시켜 조직의 혈액 공급을 향상시키기 위해 혈압을 올린다. 호흡 또한 활성화되기 때문에 혈중 산소 농도는 증가한다.

심혈관중추로 입력되는 화학수용기는 호흡 기능에 심한 장애가 왔을 때 또는 심방의 혈압이 80mmHg 이하로 떨어졌을 때 심박출량에만 영향을 미친다. 유사한 화학수용기가 숨뇌 표면에서 발견되고 뇌척수액(cerebrospinal fluid) 주위의 CO_2, O_2 농도, pH를 측정한다. 정상적으로 활성화되면 위에서 언급했던 것처럼 대동맥/목동맥 수용체와 유사한 반응을 나타낸다.

뇌의 고위중추

고위중추로부터 심혈관중추로의 입력은 혈압 변화를 일으킬 만한 두려움, 걱정, 통증, 분노와 같은 감정상태에 의해 영향을 받는다.

뇌의 시상하부(hypothalamus)는 체온을 조절하고 피부에 있는 혈관의 직경을 조절함으로써 심혈관중추에 영향을 끼치게 되는데, 이는 체온 소실과 보존을 결정하는 데 중요한 기전이다.

장기 혈압 조절

장기 혈압 조절은 주로 레닌-앤지오텐신-알도스테론 시스템(RAAS)과 항이뇨 호르몬(antidiuretic hormone)에 의해 조절된다. 이 두 시스템 모두 혈액량을 조절해 혈압에 영향을 끼친다. 게다가 심장 자체에서 분비되는 호르몬인 심방나트륨이뇨펩타이드(atrial natriuretic peptide, ANP)는 콩팥에서 수분과 염분 소실을 유발해 혈압을 감소시키게 되는데, 이는 ADH와 RAAS의 반대 작용이다.

허파순환 시의 혈압

허파에서의 혈압은 체순환 시의 혈압보다 낮다. 허파가 우심실로부터 받는 혈액의 양은 좌심실에서 몸으로 나가는 혈액의 양과 같은데도 불구하고 이렇게 혈압 차이가 발생하는 이유는 허파에 모세혈관이 많아서 혈압이 낮게 유지되기 때문이다. 만약 허파의 모세혈관압력이 25mmHg를 초과하면 체액성분이 혈류에서 빠져나와 폐포로 가게 되는데, 이는 심각한 결과를 가져올 수 있다(허파부종). 허파순환에서의 자동조절기전은 넓게 퍼져 있는 모세혈관을 흐르는 혈류가 산소 공급이 잘 되고 있는 폐포로 흐르게끔 해준다.

4. 맥박

학습목표

이 단원의 학습을 통해서 다음을 이해할 수 있다.

- 맥박의 정의
- 맥박이 잡히는 체표면 부위
- 맥박에 영향을 끼치는 주요 요소

맥박은 왼심실 수축에 의해 동맥벽에서 일어나는 팽창과 신장의 변화이다. 심실 수축은 대동맥을 통해 동맥 전체로 약 60~80mL의 혈액을 밀어낸다. 대동맥이 확장되면 피가 동맥벽을 따라가고, 뼈 근처에서 천부동맥이 약간 눌리는 어떤 지점에서 느낄 수 있다(그림 5-25). 정상적으로 분당 맥박수는 심박동수를 나타내는데, 사람마다 다르고 동일 인물이라 할지라도 시간대마다 다르다. 휴식 시 평균 60~80(회)

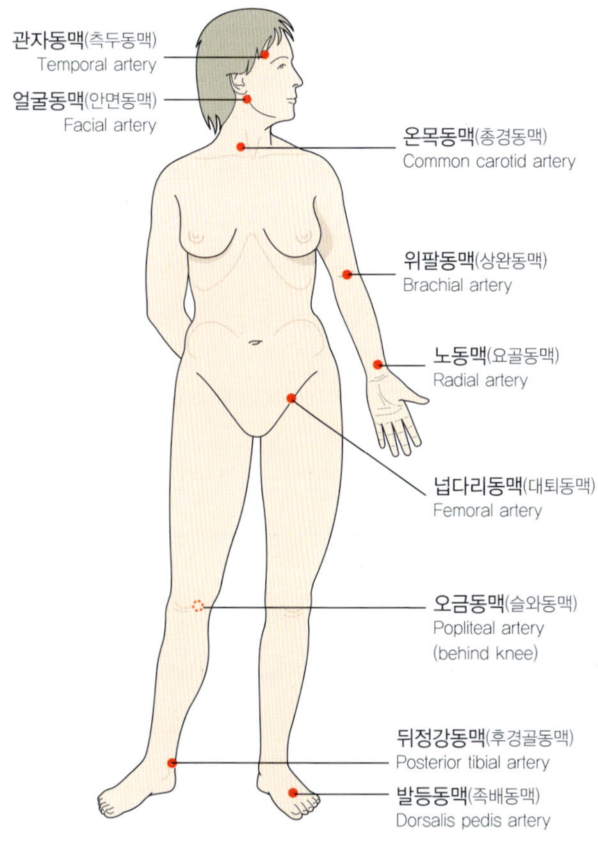

그림 5-25 주요 맥박점

정도이다. 맥박에서 알 수 있는 것은 다음과 같다.

- 심장박동수
- 심박동의 규칙성–박동 간 간격이 일정해야 한다.
- 박동량 또는 박동강도–적당한 압력으로 동맥을 누르면 혈류가 멈추는 것으로 알 수 있다. 혈관의 압축성은 어느 정도 혈압과 혈관벽의 상태를 나타낸다.
- 압력–손가락 아래에서 동맥벽은 부드럽고 유연하게 느껴진다.

맥박에 영향을 끼치는 요소

건강한 사람의 맥박수는 동일하다. 맥박수에 영향을 끼치는 요소는 앞에 요약되어 있다. 하지만 어떤 상황에서는 맥박이 심장박동수보다 낮다.

- 말초조직에 혈액을 공급하는 동맥의 내강이 좁아지거나 막혀 심박동 동안 혈액을 조직으로 공급할 수 없을 때 일어난다.
- 심장병이 있거나 기능부전이 있을 때 말초조직으로 혈액순환을 시키기 위한 충분한 힘을 생성할 수 없다.

5. 혈액순환

학습목표

이 단원의 학습을 통해서 다음을 이해할 수 있다.

- 허파를 통한 혈액순환과 관련된 주요 혈관
- 몸의 주요 구조에 혈액을 공급하는 동맥
- 몸에서 심장으로 오는 정맥 환류
- 문맥순환과 관련된 혈관 배열

비록 몸에서의 혈액순환은 하나이지만(그림 5–16) 이 책에서는 편의상 두 부분으로 나누어 설명하고자 한다.

- 허파순환
- 몸순환 또는 대순환(그림 5–26, 5–27)

허파순환

허파순환은 심장의 우심실에서부터 허파로 향하는 혈액순환으로 좌심방으로 유입된다. 허파에서 CO_2는 방출되고 O_2는 흡수된다.

환원된 혈액을 옮기는 허파동맥은 오른심실 상부로 나간다. 그리고 상행해서 5번째 흉추 높이에서 왼 · 오른허파동맥으로 나뉜다.

왼허파동맥은 2개의 가지로 나뉘는 왼쪽허파의 아래로 가서 각 엽마다 하나씩 지나간다.

오른허파동맥은 오른허파의 바닥으로 가서 2개의 가지로 나뉜다. 굵은 가지는 중엽과 하엽에 혈액을 공급하고 얇은 가지는 상엽에 혈액을 공급한다.

허파 내에서 이들 동맥은 계속 나뉘어 작은 동맥, 세동맥, 모세혈관이 된다. 모세혈관과 대기 사이의 가스교환은 폐포에서 일어난다. 허파에서 산화된 혈액이 있는 모세혈관은 다시 합쳐져 결국 2개의 허파정맥을 형성한다.

2개의 허파정맥은 허파에서 나와 산화된 혈액을 왼심방으로 보낸다. 심방 수축기 동안 혈액은 왼심실로 보내지고 심실 수축기 동안 혈액은 대순환의 첫 번째 동맥인 대동맥으로 보내진다.

몸순환 또는 대순환

왼심실에서 박출된 혈액은 대동맥 가지에 의해 몸 전체로 운반되고 위대정맥과 아래대정맥을 통해 오른심방으로 돌아간다. 그림 5–26은 대동맥과 사지의 주요 동맥의 일반적인 위치를 보여준다. 그림 5–27에는 위 · 아래 대정맥과 사지의 정맥들을 나타내었다. 몸의 다른 부분에서의 혈액순환은 대동맥에서 나오는 순서대로 설명할 것이다.

주요 혈관들

대동맥은 신체에서 가장 큰 동맥이다. 가장 큰 정맥인 상대정맥과 하대정맥은 온몸 각 부분의 혈액을 심장으로 돌아오게 만든다.

대동맥

대동맥(그림 5–28)은 왼심실의 상부에서 시작되어 약간 위로 상행한 후 다시 왼쪽 아래로 내려간다. 그리고 흉추 약간 좌측 심장 아래의 가슴안까지 내려간다. 12번째 흉추 높이에서 대동맥은 가로막을 통과하여 4번째 요추 높이의 배안으로 내려가고 여기서 왼 · 오른온엉덩동맥(총장골동맥, common iliac artery)으로 나뉜다.

대동맥은 전체에 걸쳐 많은 가지를 내는데, 가지 중 일부는 쌍을 이룬다. 즉, 왼 · 오른 이름이 같은 가지, 예를 들어, 콩팥에 혈액을 공급하는 왼 · 오른콩팥동맥(신동맥,

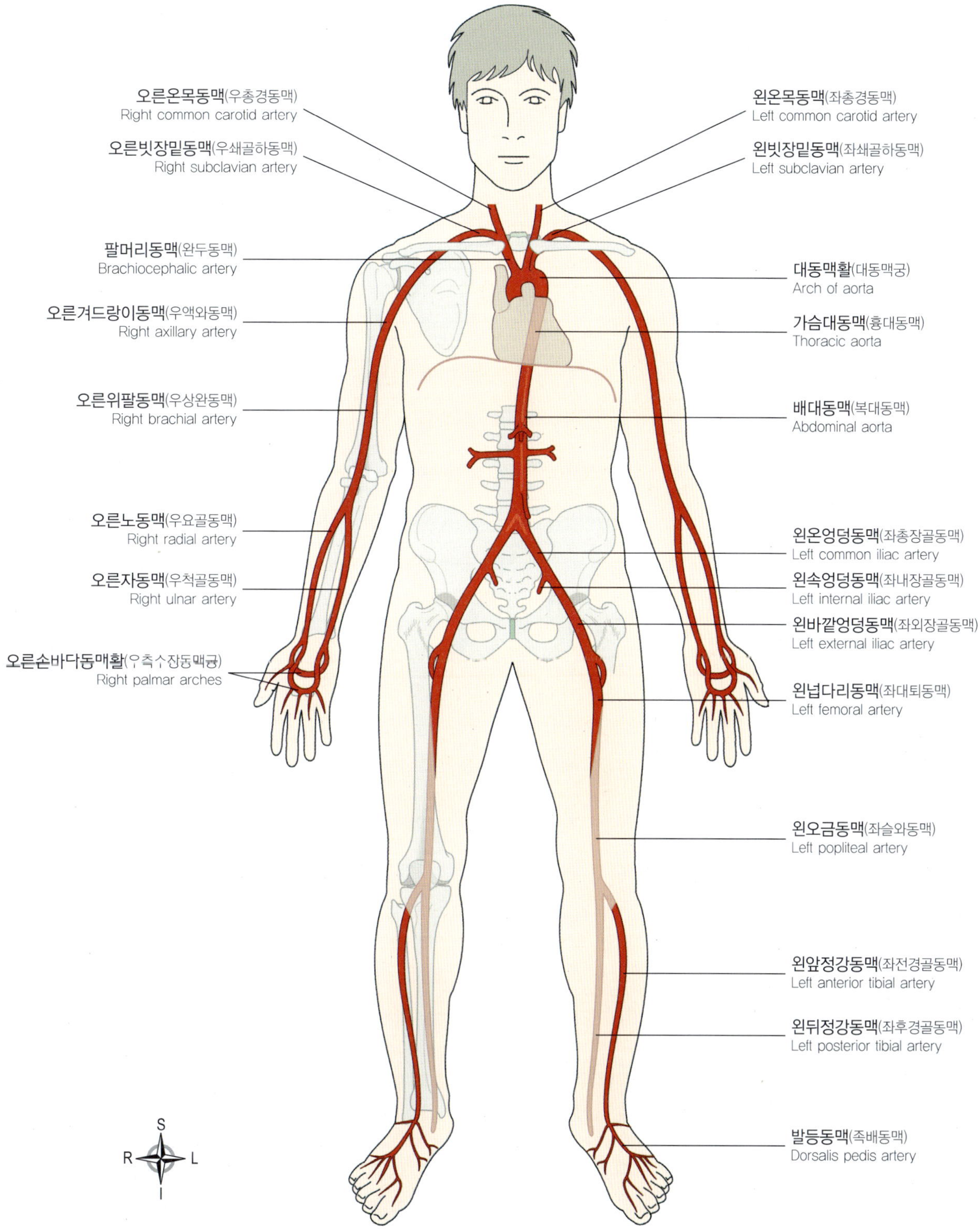

그림 5-26 대동맥과 사지의 주요 동맥

renal artery)이 있다.

짝이 없는 동맥의 예로는 복강동맥(coeliac artery)이 있다. 여기서 대동맥은 위치에 따라 설명될 것이다.

- 가슴대동맥(흉대동맥, thoracic aorta)
- 배대동맥(복대동맥, abdominal aorta)

가슴대동맥

이 부분은 가로막 위에 위치하고 있으며 3부분으로 나누어

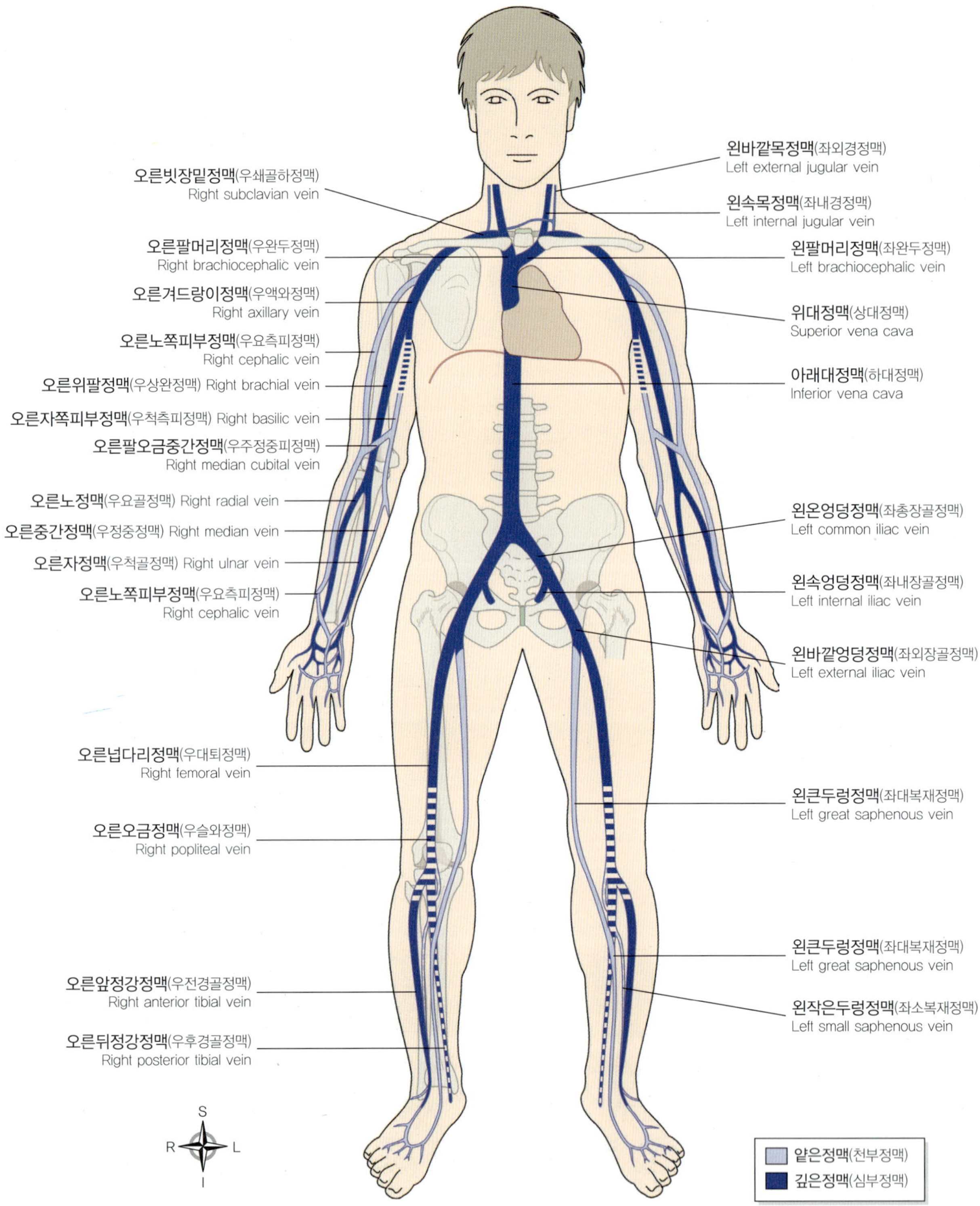

그림 5-27 대정맥과 사지의 주요 정맥

설명된다.

- 오름대동맥(상행대동맥, ascending aorta)
- 대동맥활(대동맥궁, arch of aorta)
- 흉곽 내 내림대동맥(하행대동맥, descending aorta)

오름대동맥. 심장에서 나오는 대동맥 중 짧은 부분이다. 길이는 약 5cm 정도이고 복장뼈 아래 놓여 있다.

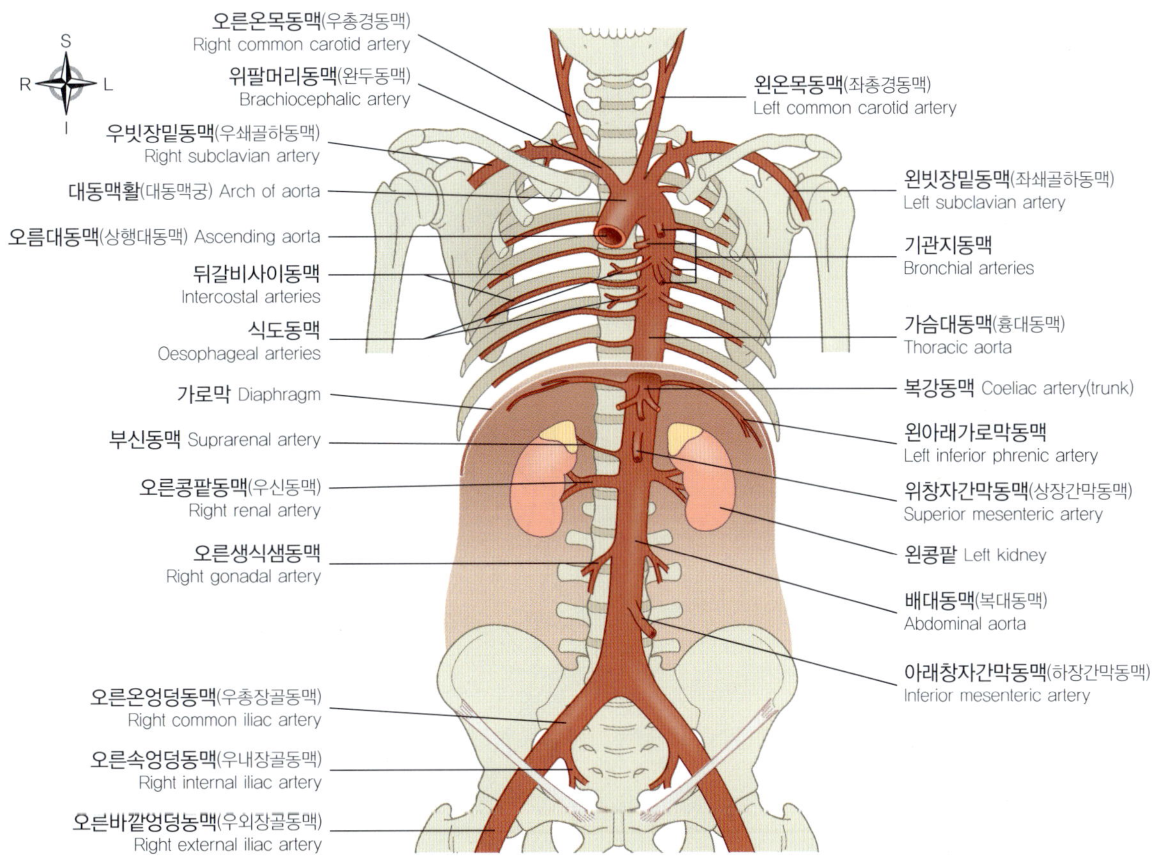

그림 5-28 대동맥과 주요 가지

왼 · 오른 심장동맥은 오름대동맥의 유일한 가지이고, 대동맥판 바로 위에서 빠져나온다(그림 5-15). 이 혈관은 심근에 혈액을 공급하므로 중요하다.

대동맥활. 대동맥활은 오름대동맥의 연장이다. 복장뼈자루(흉골병, manubrium) 아래에서 시작하여 상 · 후방으로 주행한 후 기도(trachea) 앞에서 좌측으로 이어진다. 기도의 좌측에서 아래로 이어진 후 내림대동맥과 연결된다. 상면으로부터 3개의 가지가 빠져나온다.

- 팔머리동맥(완두동맥, brachiocephalic artery)
- 왼쪽온목동맥(좌총경동맥, left common carotid artery)
- 왼빗장밑동맥(좌쇄골하동맥, left subclavian artery)

팔머리동맥은 길이가 약 4~5cm 정도이고 사선방향으로 상행해서 오른쪽 후방으로 주행한다. 복장빗장관절(흉쇄관절, sterno-clavicular joint) 높이에서 팔머리동맥은 오른온목동맥과 오른빗장밑동맥으로 나뉜다.

가슴의 내림대동맥. 가슴의 내림대동맥은 대동맥활과 이어지며, 4번 등뼈 높이에서 시작하여 12번 등뼈의 몸체까지 내려오는데, 여기서 가로막의 뒤를 지나면서 배대동맥이 된다.

가슴의 내림대동맥은 수많은 가지를 내어 가슴안 내 여러 기관들에 혈액 공급을 가능하게 한다.

배대동맥(그림 5-28)

배대동맥은 가슴대동맥의 연장이다. 대동맥이 12번째 등뼈 높이에서 가로막 뒤를 지나 배안(abdominal cavity)으로 들어가게 되면 배대동맥이 된다. 배대동맥은 척주 앞쪽에서 4번째 허리뼈까지 내려가서 오른쪽 온엉덩동맥과 왼쪽 온엉덩동맥으로 나뉜다.

배대동맥에서는 짝을 이루는 가지와 짝을 이루지 않는 가지들을 포함하여 여러 가지들이 분지되는데, 이들은 모두 배의 구조물과 기관에 혈액을 공급한다.

대정맥(그림 5-29)

위대정맥과 아래대정맥은 우리 몸에서 가장 큰 정맥들이며, 혈액을 모아 우심방으로 흘러들어가게 한다(그림 5-15). 위

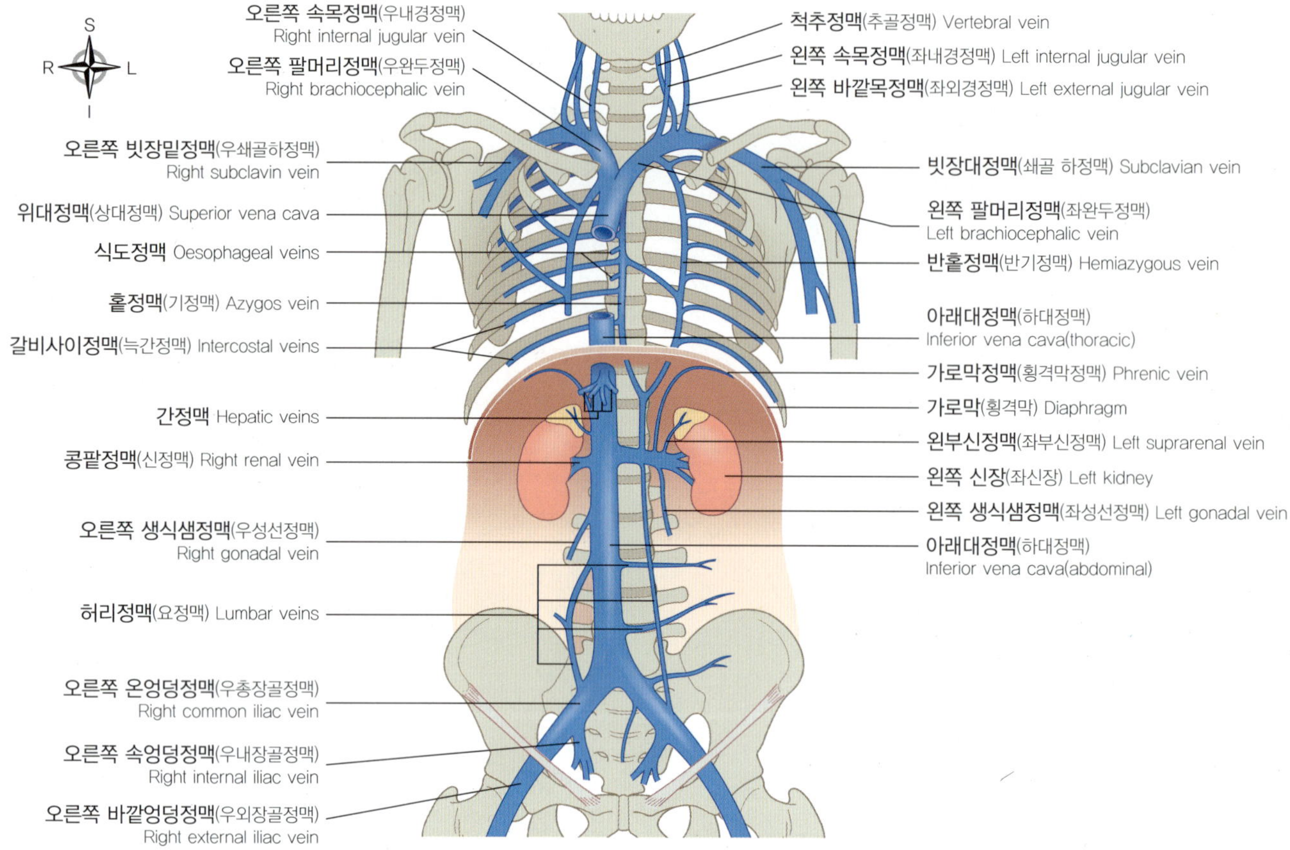

그림 5-29 대정맥과 대정맥을 이루는 주요 정맥들

대정맥은 가로막 위의 구조물들로부터 혈액을 모으고, 아래대정맥은 가로막 아래의 구조물들로부터 혈액을 모은다.

위대정맥

길이는 약 7cm 정도이며, 왼팔머리정맥과 오른팔머리정맥이 합쳐져서 위대정맥이 된다.

아래대정맥

5번 허리뼈 높이에 위치하며, 오른 온엉덩정맥과 왼 온엉덩정맥이 합쳐져서 아래대정맥이 된다. 배대동맥의 바로 오른쪽에서 배대동맥과 평행하게 위치하고 있다. 가로막의 힘줄 부분을 지나 가슴우리까지 올라가 8번 등뼈 높이까지 뻗는다. 골반과 배 안 기관들에 있는 정맥혈은 배를 따라 위로 뻗어 있는 아래대정맥으로 혈액을 모아 보낸다.

두부와 경부에 혈액순환

동맥 공급

두부와 경부에 혈액을 공급하며, 좌 · 우 쌍으로 존재하는 동맥은 온목동맥과 척추동맥(추골동맥, vertebral artery)이다(그림 5-30, 그림 5-32).

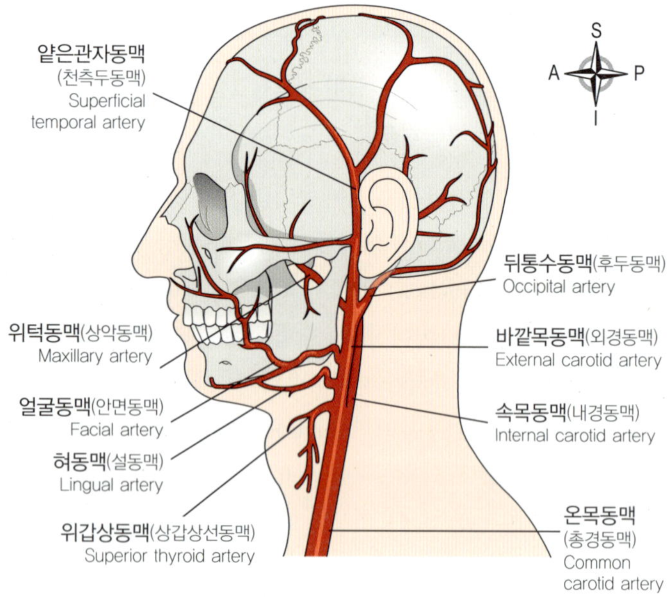

그림 5-30 좌측 두경부의 주요 동맥

목동맥. 오른온목동맥은 팔머리동맥의 가지이다. 왼온목동맥은 대동맥궁에서 직접 분지된다. 왼 · 오른온목동맥은 목의 양쪽에서 상행하여 같은 부분에 혈액을 공급한다. 온목

동맥은 목혈관신경집(경동맥초, carotid sheath)이라는 근막 깊이 위치한다. 왼·오른온목동맥은 방패연골(갑상연골, thyroid cartilage) 상연의 높이에서 속목동맥(내경동맥, internal carotid artery)과 바깥목동맥(외경동맥, external carotid artery)으로 나뉜다.

목동맥토리는 온목동맥이 안·바깥 목동맥으로 분지(bifurcation)되는 부위에서 약간 팽대된다. 동(sinus)의 벽은 얇고 혀인두신경(설인신경, glossopharyngeal nerve)의 신경종말이 많이 존재한다. 이 신경종말, 즉 압수용기는 경동맥동의 혈압 변화에 의해 자극받는다. 그 결과 신경은 즉시 숨뇌의 혈관운동중추(vasomotor center)를 통해 반사적 혈압 조절을 일으킨다.

목동맥토리에는 화학수용기(chemoreceptor)라는 특수한 세포가 2개의 작은 그룹을 이루고 있고, 각각은 온목동맥이 분지되는 부위와 매우 가까이 위치해 있다. 혀인두신경의 지배를 받고 목동맥토리세포는 혈중 CO_2와 O_2 농도 변화에 의해 자극된다. 그 결과 신경은 즉시 숨뇌의 호흡중추(respiratory center)를 통해 반사적 호흡 조절을 일으킨다.

바깥목동맥(그림 5-30). 이 동맥은 많은 가지를 내어 두부와 경부의 천부조직에 혈액을 공급한다.

- 위갑상샘동맥(상갑상선동맥, superior thyroid artery)은 갑상선과 근처 근육에 혈액을 공급한다.
- 혀동맥(설동맥, lingual artery)은 혀와 입의 점막, 입의 저부에 있는 구조물들, 편도(tonsil)와 후두덮개(후두개, epiglottis)에 혈액을 공급한다.
- 얼굴동맥(안면동맥, facial artery)은 하악각 바로 앞에서 아래턱뼈(하악골, mandible)의 바깥으로 지나 안면표정근과 입에 있는 구조물에 혈액을 공급한다. 맥박은 동맥이 아래턱뼈를 가로지를 때 느낄 수 있다.
- 뒤통수동맥(후두동맥, occipital artery)은 머리덮개(두피, scalp) 후부에 혈액을 공급한다.
- 관자동맥(측두동맥, temporal artery)은 귀 앞쪽의 광대돌기(관골돌기, zygomatic process) 위로 상행하여 두피의 이마(전두, frontal), 관자(측두, temporal), 마루(두정, parietal) 부위에 혈액을 공급한다. 귀의 상부 앞쪽에서 맥박을 느낄 수 있다.
- 위턱동맥(상악동맥, maxillary artery)은 저작근(mastication)에 혈액을 공급하고 위턱동맥의 가지인 가운데뇌막동맥(중뇌막동맥, middle meningeal artery)은 머리뼈 내부구조에 혈액을 공급하기 위해 심부로 주행한다.

속목동맥. 속목동맥은 주로 뇌의 많은 부분에 혈액을 공급하는 대뇌동맥고리(circulus arterious, circle of willis)를 형성한다(그림 5-31). 또 눈, 이마, 코에 혈액을 공급하는 혈관 가지를 낸다. 속목동맥은 두개골 저부에서 상행하여 관자뼈(측두골, temporal bone)의 목동맥구멍(carotid foramen)을 통해 주행한다.

대뇌동맥고리(대뇌동맥륜, circulus arterious, circle of Willis). 뇌의 대부분은 대뇌동맥고리 또는 윌리스 고리(윌리스환)라는 구조를 통해 동맥혈을 공급받는다(그림 5-31). 대뇌동맥고리는 4개의 큰 혈관인 2개의 속목동맥과 2개의 척추동맥(그림 5-32)으로 구성된다.

척추동맥은 빗장밑동맥에서 분지되어 경추의 가로구멍(횡돌기공, transverse foramen)을 통해 상행하다 큰구멍(대공, foramen magnum)을 통해 머리뼈로 들어간 다음 바닥동맥(기저동맥, basilar artcry)을 형성하기 위해 합쳐진다. 이런 대뇌동맥고리의 구조는 동맥이 손상을 받거나 두부나 경부에 심한 움직임이 있을 때 뇌 전체가 충분한 혈액 공급을 받도록 한다.

앞쪽으로는 2개의 앞대뇌동맥(전대뇌동맥, anterior cerebral artery)이 속목동맥으로부터 분지되고 앞교통동맥(전교통동맥, anterior communicating artery)을 통해 합쳐진다.

뒤쪽으로는 2개의 척추동맥이 바닥동맥이 된다. 바닥동맥은 조금 주행하다 2개의 뒤대뇌동맥(후대뇌동맥, posterior cerebral artery)으로 나뉘고, 각각의 뒤대뇌동맥은 속목동맥과의 교통을 위해 뒤교통동맥과 연결되어 완전한 원을 그린다. 그러므로 대뇌동맥고리는 다음과 같이 구성된다.

- 2개의 앞대뇌동맥
- 2개의 속목동맥
- 1개의 앞교통동맥
- 2개의 뒤교통동맥
- 2개의 뒤대뇌동맥
- 1개의 바닥동맥

대뇌동맥고리에서 나온 앞대뇌동맥은 뇌의 전부(anterior part)에 혈액을 공급하기 위해 앞쪽으로 주행하고 중간

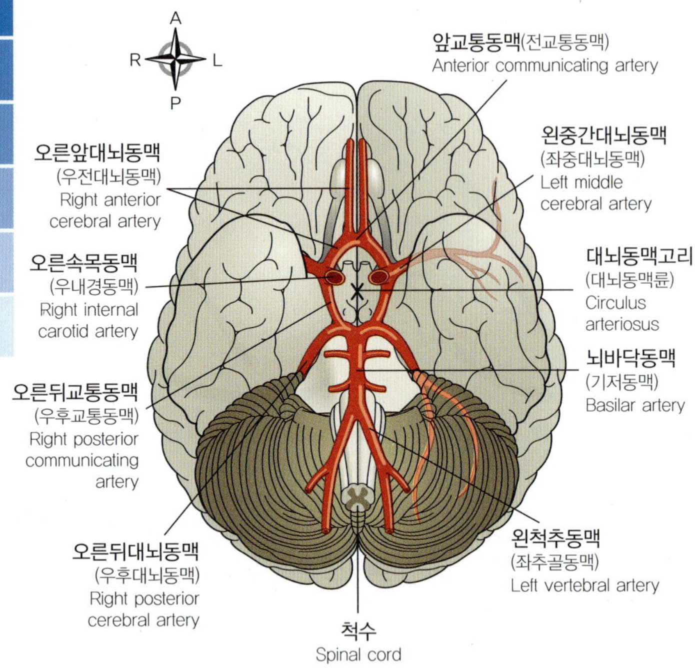

그림 5-31 대뇌동맥고리를 형성하는 동맥과 주요 가지

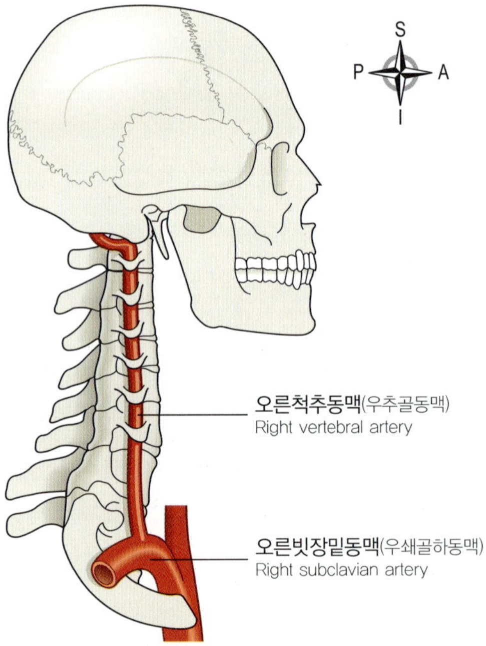

그림 5-32 오른척추동맥

대뇌동맥(중대뇌동맥, middle cerebral artery)은 뇌의 측면에 혈액을 공급하기 위해 외측으로, 뒤대뇌동맥은 뇌의 후부에 혈액을 공급하기 위해 뒤쪽으로 간다.

기저동맥의 가지는 뇌줄기에 혈액을 공급한다.

두부와 경부의 정맥 환류

두부와 경부의 정맥혈은 천부정맥과 심부정맥에 의해 환류된다.

바깥목동맥의 가지와 같은 이름의 천부정맥은 두피와 얼굴의 천부구조물의 정맥혈을 회수해 바깥목정맥이 되기 위해 합쳐진다(**그림 5-33**).

바깥목정맥은 하악각(angle of jaw) 높이에 해당하는 목에서 시작한다. 이 혈관은 목빗근(흉쇄유돌근, sternoclavicularmastoid) 앞으로 하행하여 빗장뼈 아래로 들어가 빗장밑정맥을 형성한다.

뇌의 심부에 있는 정맥혈은 경질막정맥동(경막정맥동, dural venous sinus)이라는 통로로 모인다.

뇌의 경질막정맥동굴(**그림 5-34**과 **그림 5-35**)은 내피와 닿아 있는 경질막(경막, dura mater)층으로 이루어져 있다. 경질막은 뇌를 보호하는 가장 바깥막이다. 주요 정맥동굴은 아래에 있다.

- 위시상정맥동굴(상시상정맥동, superior sagittal sinus)은 뇌의 상부 정맥혈을 운반한다. 이것은 이마엽에서 시작해 정중선을 따라가다 오른쪽으로 돌아 오른가로정맥동굴(우회동구, right transverse sinus)이 되는 뒤통수엽 부위까지 일직선으로 뻗어 있다.
- 아래시상정맥동굴(하시상정맥동, inferior sagittal sinus)은 뇌의 심부에 위치하고 후방으로 주행해 곧은정맥동굴(직정맥동, straight sinus)이 된다.
- 곧은정맥동굴은 후하방으로 주행하다 왼가로정맥동굴(좌횡동굴, left transverse sinus)이 된다.
- 가로동굴(횡동구, transverse sinus)은 후두부에서 시작된다. 앞으로 주행하다 중앙으로 이동해 머리뼈의 굽은 고랑이 되어 구불정맥동굴(S상정맥동, sigmoid sinus)이 된다.
- 구불정맥동은 가로동굴과 이어진다. 왼 · 오른 정맥동 각각은 내하방으로 주행하다 관자뼈의 꼭지돌기(유양돌기, mastoid process) 안 고랑으로 들어간다. 앞쪽으로만 있는 관자뼈의 얇은 판이 유양돌기 벌집(봉소, air cell)과 동을 분리한다. 구불정맥동굴은 아래쪽으로 계속해서 이어져 속목정맥이 된다.

속목정맥은 구불정맥동굴과 이어져 중간두개오목(중두개와, middle cranial fossa)의 목정맥구멍에서 시작되어

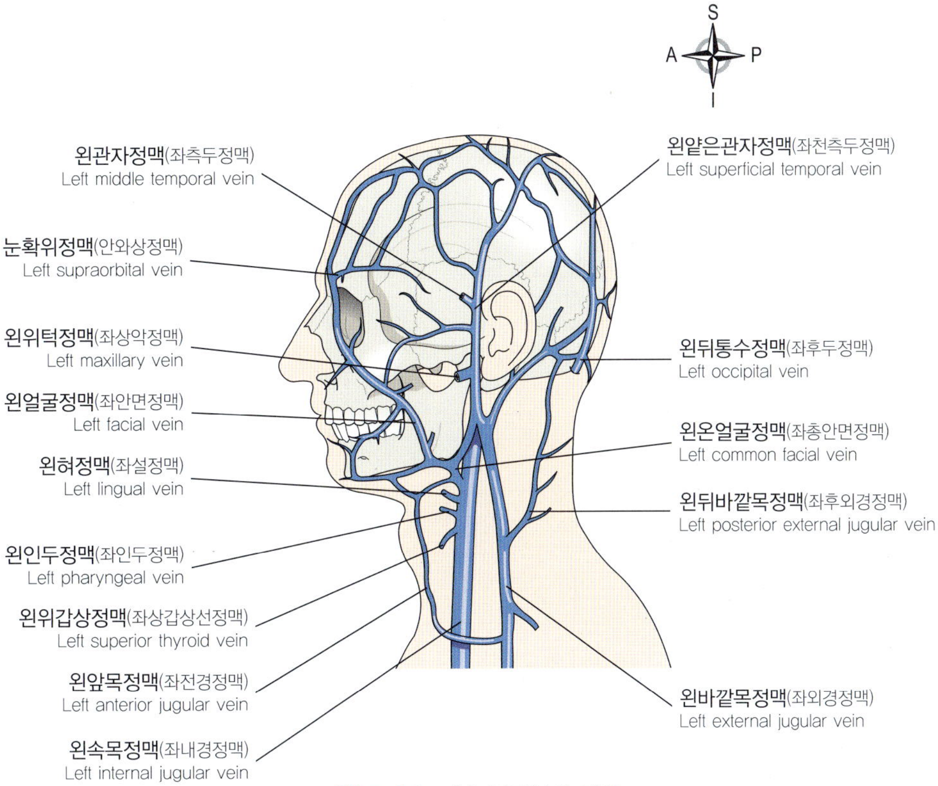

그림 5-33 좌측 두경부의 정맥

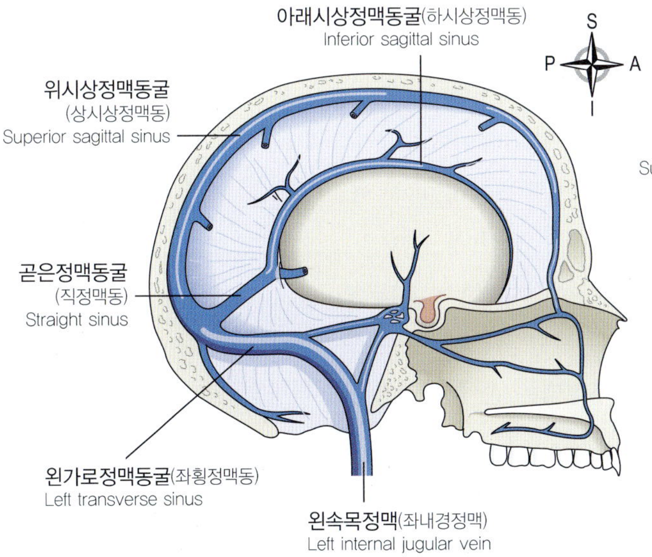

그림 5-34 우측에서 보는 뇌의 정맥동

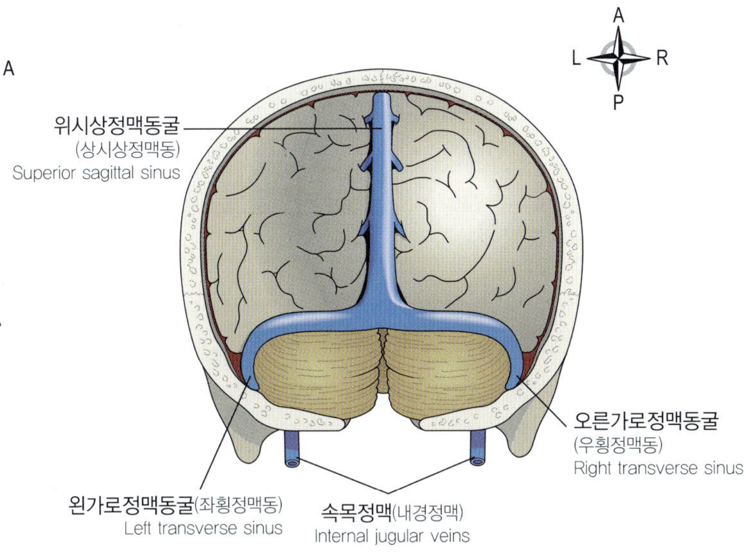

그림 5-35 상부에서 보는 뇌의 정맥동

목빗근 아래에서 하방으로 주행한다. 속목정맥은 빗장뼈 밑에서 상지의 정맥을 운반하는 빗장아래정맥과 합쳐져 팔머리정맥이 된다.

팔머리정맥은 목의 저부에서 좌 · 우 한쪽에 하나씩 있다. 각각의 팔머리정맥은 속목정맥과 빗장아래정맥이 합쳐져 만들어진다. 왼팔머리정맥은 오른팔머리정맥보다 더 길고 위대정맥을 형성하기 위해 오른팔머리정맥과 합쳐지는 부위인 복장뼈자루 아래에서 사선으로 주행한다.

두부, 경부, 상지의 모든 정맥혈이 유입되는 위대정맥의 길이는 약 7cm이다. 위대정맥은 복장뼈의 우측연(right board)을 따라 하행해 우심방에서 끝난다.

상지의 혈액순환

동맥 공급

빗장아래동맥. 오른쪽 빗장아래동맥은 대동맥활의 왼쪽 가지인 팔머리동맥에서부터 이어지며, 살짝 굽어 있고 빗장뼈 뒤를 지나 첫 번째 갈비뼈 위까지 연결되면서 겨드랑동맥이 된다(그림 5-36).

겨드랑이로 들어가기 전, 각 빗장아래동맥은 2개의 가지를 낸다: 뇌에 혈액을 공급하기 위해 상행하는 척추동맥과 흉강 내 많은 구조와 가슴에 혈액을 공급할 속가슴동맥(내흉동맥, internal thoracic artery).

겨드랑이동맥은 빗장아래동맥이 이어진 것으로 겨드랑이에 있다. 초기에는 심부로 주행하다 서서히 표면으로 올라와 위팔동맥(상완동맥, brachial artery)이 된다.

위팔동맥은 겨드랑이동맥이 이어진 것이다. 이 동맥은 위팔의 내측연으로 하행해 팔꿉관절을 통과해 1cm 정도 더 내려가 노동맥(요골동맥, radial artery)과 자동맥(척골동맥, ulnar artery)으로 분지된다.

노동맥은 노뼈(요골, radius)를 따라 하행하거나 전완에서 손목까지 외측면을 따라 하행한다. 손목 바로 위에서 노동맥은 천부에 위치해서 노뼈 앞에서 노뼈동맥박(radial pulse)을 느낄 수 있다. 그 후 노동맥은 첫 번째, 두 번째 손허리뼈(중수골, metacarpal bone) 사이를 통과해 손바닥으로 들어간다.

자동맥은 자뼈(척골, ulna)를 따라 하행하거나 손목까지 아래팔 내측을 따라 주행하다 손으로 들어간다.

바닥쪽손허리동맥(장측중수동맥, palmar metacarpal)과 바닥쪽손가락동맥(장측지절동맥, palmar digital artery)으로부터 분지되는 혈관은 손과 손가락에 있는 구조물에 혈액을 공급하기 위해 얕은, 깊은 손바닥동맥활(천부/심부 심장동맥궁, superficial/deep palmar arch)이라 불리는 노동맥과 자동맥 간의 연결이 일어난다.

상지 정맥의 환류

상지의 정맥은 심부정맥과 천부정맥(그림 5-37)의 2개 그룹으로 나뉜다.

심부정맥은 동맥과 같은 형태로 주행하고 같은 이름이 붙는다.

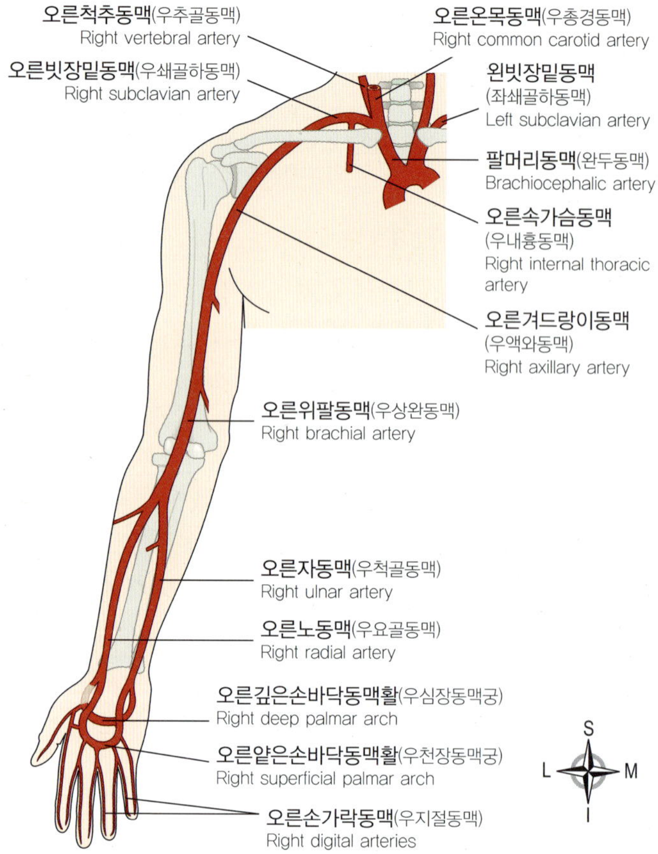

그림 5-36 우측 팔의 주요 동맥

- 바닥쪽손허리정맥(palmar metacarpal vein)
- 심장정맥활(deep palmar venous arch)
- 노 · 자정맥(radial, ulnar vein)
- 위팔정맥(brachial vein)
- 겨드랑이정맥(axillary vein)
- 빗장아래정맥(subclavian vein)

천부정맥은 손에서 시작하고 다음의 혈관들로 이루어진다.

- 노쪽피부정맥(요측피정맥, cephalic vein)
- 자쪽피부정맥(척측피정맥, basilic vein)
- 노쪽중간정맥(요측정중피정맥, median vein)
- 팔오금중간정맥(주정중피정맥, median cubital vein)

노쪽피부정맥은 손등에서 시작되어 대부분 쉽게 볼 수 있는 천부정맥얼기로부터 혈액을 모은다. 그런 다음 요측 주위를 돌아 위팔의 전면으로 향한다. 팔꿈치 앞에서 노쪽피부정맥은 팔오금중간정맥이라는 큰 가지를 내고 자쪽피부정맥과 합쳐지기 위해 내 · 상방으로 기울어져 주행한다.

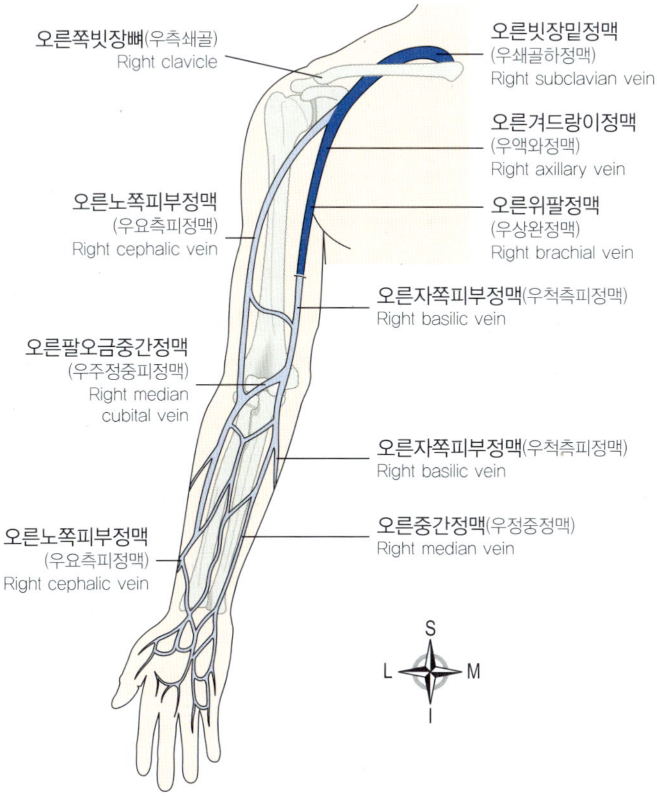

그림 5-37 우측 팔의 주요 정맥. 짙은 파란선은 심부정맥을 나타낸다.

팔굽관절(주관절, elbow joint)을 지난 후 위팔 외측과 견관절 앞을 지나 겨드랑이정맥이 될 때까지 이어진다. 혈관이 시작되는 처음부터 끝까지 노쪽피부정맥은 손, 위팔과 아래팔의 외측에 있는 천부조직의 혈액을 회수한다.

자쪽피부정맥은 손등의 자쪽(척측)에서 시작한다. 이 혈관은 아래팔과 위팔의 내측을 따라 상행하여 겨드랑이정맥과 합쳐진다. 자쪽피부정맥은 손 아래팔과 위팔의 내측연에서 혈액을 받는다. 자쪽피부정맥과 이를 연결하는 많은 소정맥들이 있다.

노쪽중간정맥은 항상 보이지 않는 혈관이다. 이 혈관은 손의 장측면에서 시작되어 위팔의 전면을 따라 상행해 자쪽피부정맥이나 팔오금중간정맥으로 끝난다.

팔머리정맥은 속목정맥과 빗장아래정맥이 합쳐져서 생긴다. 좌 · 우 한쪽에 하나씩 있다.

위대정맥은 2개의 팔머리정맥이 합쳐져 형성된다. 이 혈관은 두부, 경부, 상지의 모든 정맥혈을 유입하고 오른심방에서 끝난다. 길이는 약 7cm 정도이고 복장뼈의 우측연을 따라 하행한다.

가슴우리(흉곽)에서의 혈액순환

대동맥 공급

가슴대동맥의 가지들은 다음의 구조물들에 혈액을 공급한다.

- 기관지와 그 가지, 허파의 결합조직, 허파바닥에 있는 림프절에 혈액을 공급하는 기관지동맥(branchial artery)
- 식도(oesophagus, esophagus)에 혈액을 공급하는 식도동맥(oesophageal artery)
- 갈비뼈의 하연을 따라 주행해 갈비사이근과 흉곽의 근육 일부, 갈비뼈, 피부, 피하 결합조직에 혈액을 공급하는 갈비사이동맥

흉강에서의 정맥 환류

흉강 내 장기의 정맥혈 중 대부분은 홀정맥(기정맥, azygos vein)과 반홀정맥(반기정맥, hemiazygos vein)으로 유입된다. 이 혈관들과 합쳐지는 주요 정맥은 기관지, 식도, 갈비사이정맥이다. 홀정맥은 위대정맥과 합쳐지고 반홀정맥은 왼팔머리정맥과 합쳐진다. 식도 원위부에서 식도정맥의 일부는 홀정맥과 합쳐지고 나머지는 왼위정맥(좌위정맥, left gastric vein)과 합쳐진다. 홀정맥과 합쳐진 정맥과 왼위정맥에 의해 합쳐지는 정맥 사이 연결에 의해 정맥얼기(정맥총)가 형성되어 대순환과 문맥순환이 연결되어 있다(그림 12-46 참조).

배대동맥

동맥 공급

배대동맥의 가지들은 배의 구조물들에 혈액을 공급한다.

쌍을 이루는 혈관

- 아래가로막동맥(하횡격동맥, inferior phrenic artery)은 가로막에 혈액을 공급한다.
- 신동맥(renal artery)은 신장에 혈액을 공급하고 부신에 혈액을 공급하는 부신동맥(suprarenal artery)으로 가지를 낸다.
- 고환동맥(testicular artery)은 고환에 혈액을 공급한다.
- 난소동맥(ovarian artery)은 난소에 혈액을 공급한다.

고환과 난소는 콩팥이 위치한 부위에서 발달하기 때문에 고환동맥과 난소동맥은 다른 동맥보다 더 길다. 고환과 난소가 성장함에 따라 상대적으로 음낭(scrotum)과 골반(pelvis)쪽으로 내려가고 혈관도 동행한다.

쌍을 이루지 않는 혈관. 복강동맥(celiac artery)은 길이 1.25cm 정도의 짧고 굵은 동맥이다. 이 동맥은 가로막 바로 아래에서 분지되고 3개의 가지로 나뉜다.

- 왼위동맥은 위(stomach)에 혈액을 공급한다.
- 지라동맥(비동맥, splenic artery)은 이자(췌장, pancreas)와 지라에 혈액을 공급한다.
- 간동맥(hepatic artery)은 간, 쓸개(담낭, gall bladder), 위(stomach)의 일부, 샘창자(십이지장, duodenum), 이자에 혈액을 공급한다.

위창자간막동맥은 복강동맥과 콩팥동맥 사이 대동맥에서 분지된다(**그림 5-39**). 이 혈관은 작은창자(소장, small intestine) 전체와 큰창자(대장, large intestine)의 근위 1/2에 혈액을 공급한다.

아래창자간막동맥은 온엉덩동맥으로 분지되는 곳의 약 4cm 위에서 나온다. 이 혈관은 대장의 원위 1/2과 곧창자(직장, rectum)의 일부에 혈액을 공급한다.

복강에서의 정맥 환류

아래대정맥은 제5요추체 높이에서 왼·오른 온엉덩동맥이 합쳐져 형성된다. 이 혈관은 몸에서 가장 큰 혈관으로 가로막 아래에 있는 몸의 모든 부분으로부터 혈액을 받아 오른심방으로 보낸다. 아래대정맥은 8번 흉추 높이에서 가로막의 중심 힘줄을 통과한다.

쌍이 있는 고환, 난소, 신장, 부신정맥은 아래대정맥으로 합쳐진다. 복강에 있는 나머지 장기의 혈액은 아래대정맥으로 들어가기 전 문맥순환(portal circulation)을 통해 간을 통과한다(**그림 5-38**).

문맥순환

이제까지 언급했던 모든 순환에서 정맥혈은 조직에서 심장으로 하나의 모세혈관을 통해 대부분 바로 이동되었다. 그러나 문맥순환에서 정맥혈은 소화기계 중 복부의 모세혈관, 지라, 이자에서 나와 간으로 간다. 그 다음 아래대정맥을 통한 대순환으로 들어가기 전에 간의 동양혈관으로 간다. 이와 같이 위와 장에서 흡수한 영양분의 농도가 높은 혈액은 간으로 제일 먼저 간다. 간에서 혈중 영양분의 농도를 조절하는 어떤 변화가 일어난다.

문맥정맥. 간정맥은 동맥에 의해 혈액이 공급된 부분으로부터 혈액을 회수하는 일부 정맥(**그림 5-40**, **그림 5-41**)이 모여 이루어진다.

- 지라정맥(splenic vein)은 지라, 이자, 위의 일부에서 혈액이 유입된다.
- 아래창자간막정맥(inferior mesenteric vein)은 곧창자, 골반, 큰창자의 내림창자(하행결장, descending colon)로부터 혈액을 받는다.
- 위창자간막정맥은 소장과 막창자(맹장, caecum), 오름,

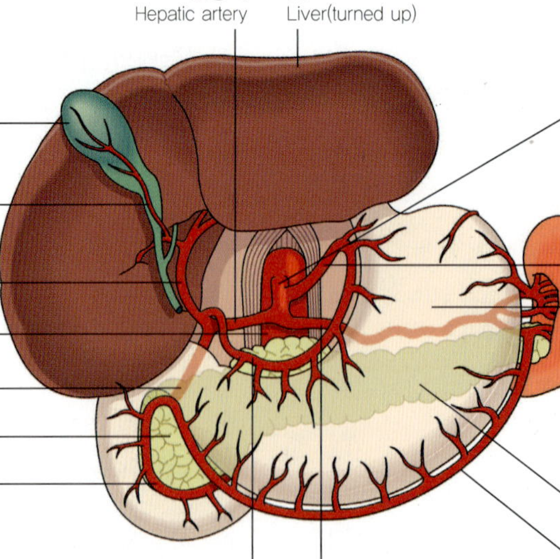

그림 5-38 복강동맥과 가지, 하횡격동맥

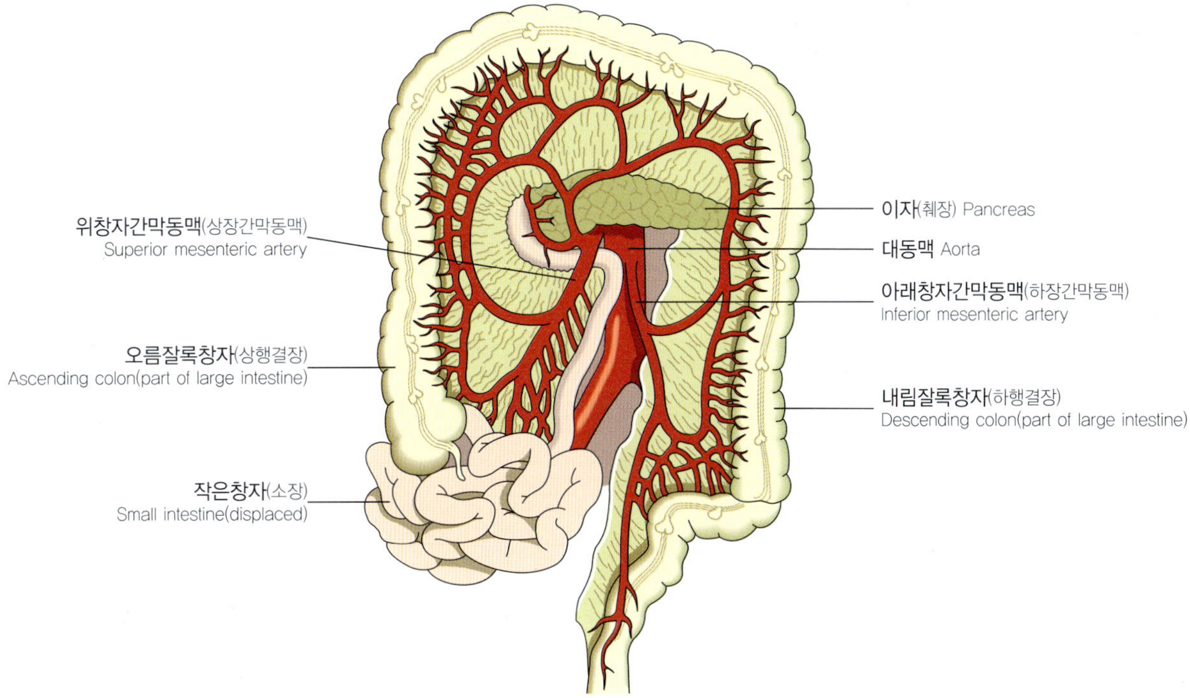

그림 5-39 위아래 창자간막동맥과 가지

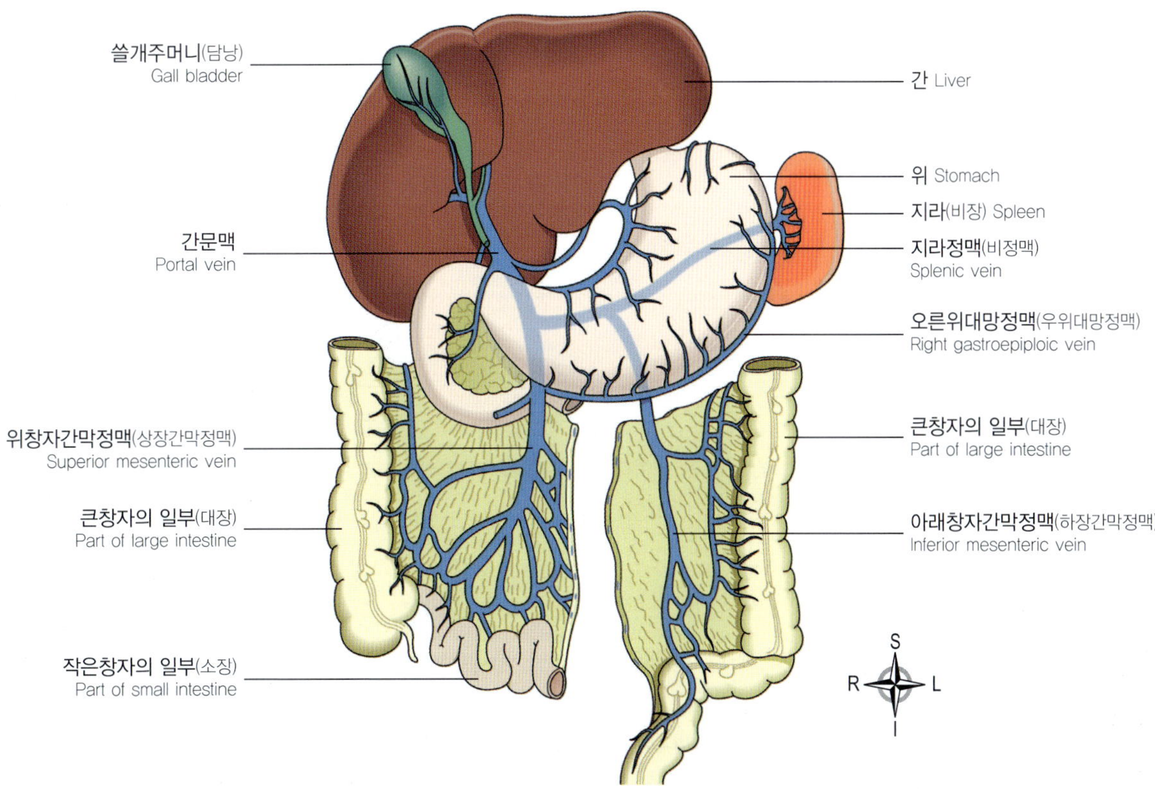

그림 5-40 복강 장기에서 정맥 유출과 간문맥 형성

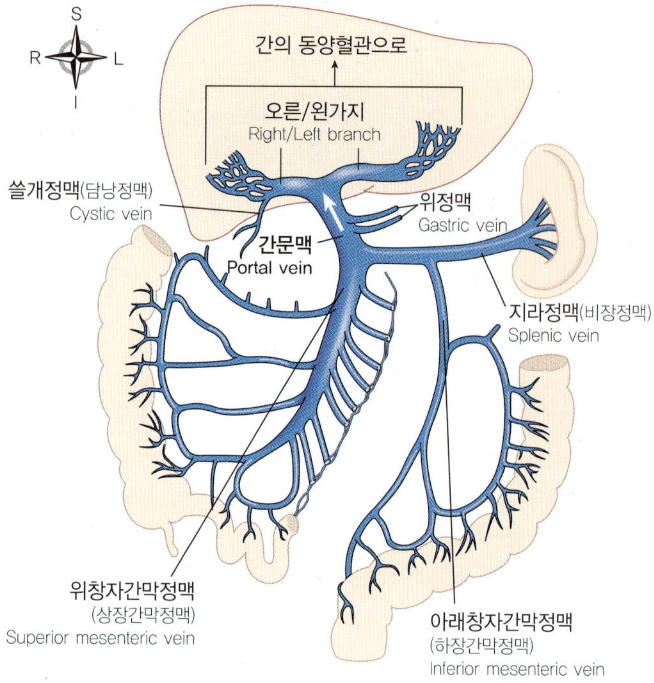

그림 5-41 간정맥-기시와 정지

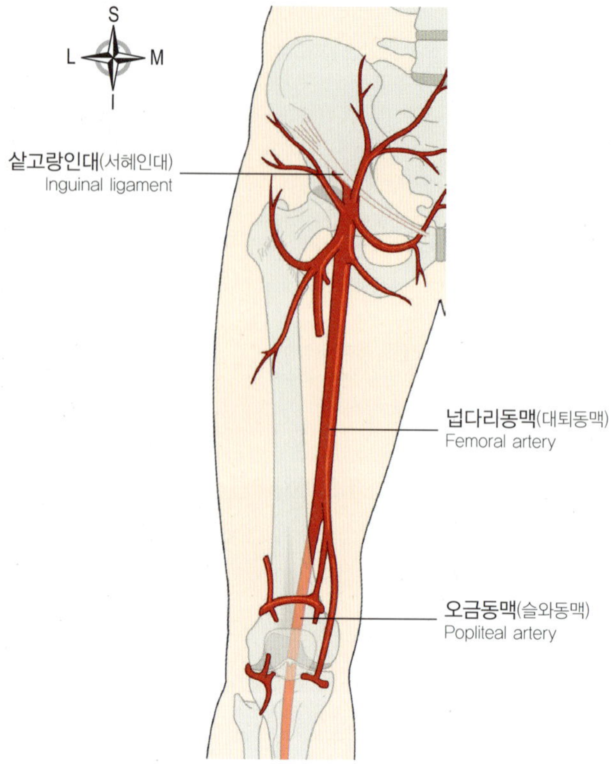

그림 5-42 넙다리동맥과 주요 가지

가로 잘록창자(상행/횡행 잘록창자, ascending/transverse colon)와 같은 대장의 근위 1/2로부터 혈액을 회수한다. 이 혈관은 지라정맥과 합쳐져 간문맥(portal vein)을 형성한다.

- 위정맥(gastric vein)은 위, 식도 원위부의 혈액을 회수해 간문맥으로 합쳐진다.
- 담낭의 혈액을 유입하는 쓸개정맥(cystic vein)은 간문맥과 합쳐진다.

골반과 하지의 혈액순환

동맥 공급

온엉덩동맥. 배대동맥은 제4요추 높이에서 왼 · 오른 온엉덩동맥으로 분지된다(**그림 5-26**). 각 온엉덩동맥은 엉치엉덩관절(천장관절, sacroiliac joint)에서 속 · 바깥엉덩동맥으로 분지된다.

속엉덩동맥은 골반안(골반강) 내 장기들에 혈액을 공급하기 위해 내측으로 주행한다. 여성에서 속엉덩동맥의 가장 큰 가지는 자궁동맥(uterine artery)으로 주로 생식기계에 혈액을 공급한다.

바깥엉덩동맥은 사선으로 내려와 샅고랑인대(서혜인대, inguinal ligament) 아래를 통과해 넙다리(대퇴부, thigh)로 들어가 넙다리동맥(대퇴동맥, femoral artery)이 된다.

넙다리동맥(**그림 5-42**)은 샅고랑인대의 중앙에서 시작해 넙다리 앞쪽으로 내려온다. 그 후 내측으로 돌아 넙다리 내측을 통과하고 오금(슬와, popliteal space)으로 들어가 오금동맥(슬와동맥, popliteal artery)이 된다. 넙다리동맥은 대퇴와 골반 천부 중 일부 구조물, 샅고랑 부위에 혈액을 공급한다.

오금동맥(**그림 5-43**)은 무릎 아래 오금을 지나는데, 그곳에서 맥박을 느낄 수 있다. 오금동맥은 무릎관절(슬관절, knee joint) 주위 구조물에 혈액을 공급한다. 오금동맥은 슬와 하부에서 앞 · 뒤정강동맥(경골동맥, anterior posterior tibial artery)으로 분지된다.

앞정강동맥(**그림 5-43**)은 앞에서 정강뼈(경골, tibia)와 종아리뼈(비골, fibula) 사이를 지나 종아리 앞부분에 혈액을 공급한다. 앞정강동맥은 경골 위에 위치하고 발목의 앞쪽으로 주행해 발등까지 이어져 발등동맥(dorsalis pedis artery)이 된다.

발등동맥은 앞정강동맥이 연장된 것으로 맥박이 느껴지는 발등을 지나면서 동맥혈을 공급한다. 발등동맥은 첫 번째, 두 번째 중절골 사이를 지나 발바닥으로 들어가 발바닥활(족저궁, plantar arch)을 형성한다.

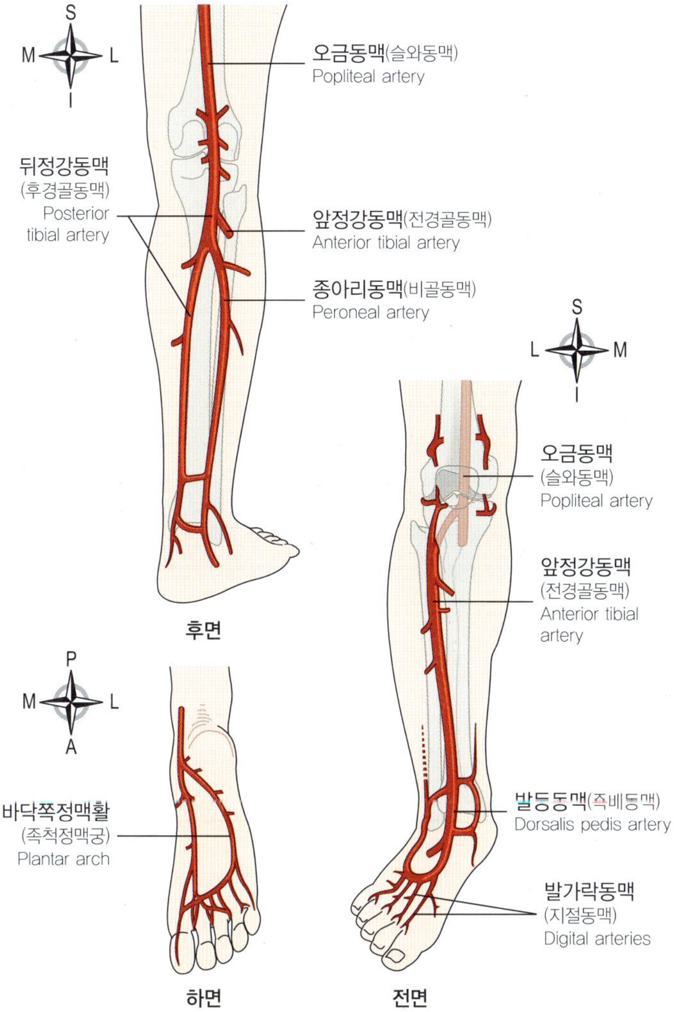

그림 5-43 오른오금동맥(우측슬와동맥)과 주요 가지

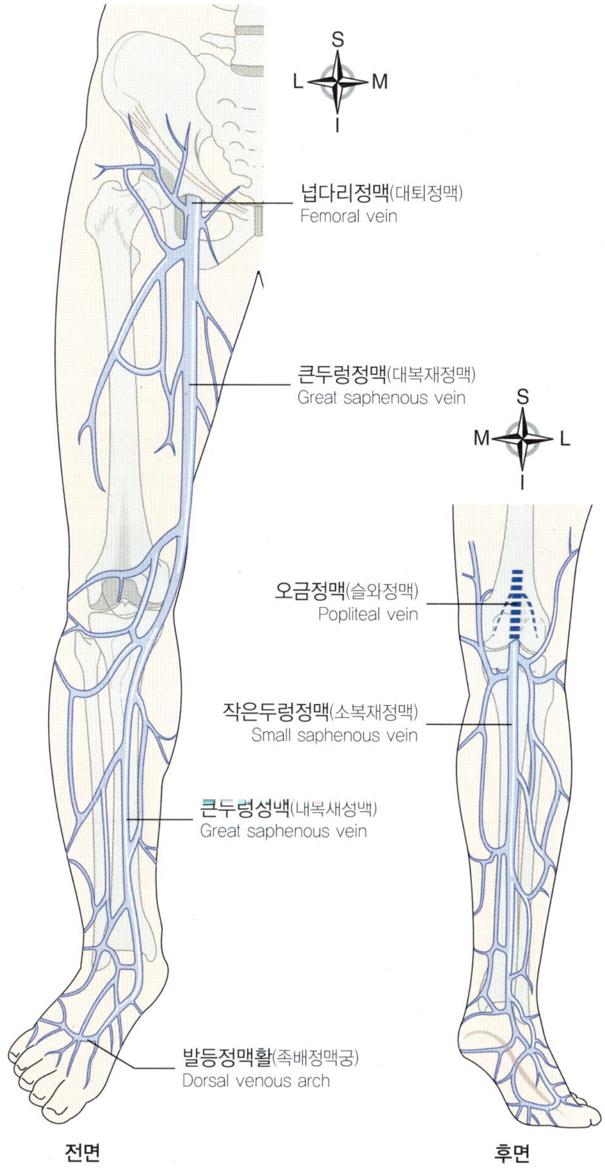

그림 5-44 다리의 얕은정맥

뒤정강동맥(그림 5-43)은 아래로 주행하여 하퇴 후부로 간다. 뒤정강동맥의 기시부 가까이에서 종아리동맥(비골동맥, peroneal artery)이라는 큰 가지가 나오고 하퇴 외측에 혈액을 공급한다. 하부로 오면 종아리동맥은 천부로 가고 발바닥으로 가기 위해 발목관절(족관절, ankle joint) 중앙을 지나 발바닥동맥(족저동맥, plantar artery)으로 이어진다.

발바닥동맥은 발바닥에 혈액을 공급한다. 발바닥동맥, 발등동맥 가지는 발가락에 혈액을 공급하기 위한 발가락동맥으로부터 발바닥활을 형성한다.

정맥 환류

하지에는 천부정맥과 심부정맥이 모두 있다(그림 5-27). 천부정맥으로 들어오는 혈액은 교통하는 정맥을 통해 심부정맥을 지난다. 심장을 향한 혈액의 움직임은 부분적으로 뼈대근육 수축에 달려 있다. 정맥에는 큰 판막이 많이 있어 역류를 막는다. 깊은정맥은 얕은정맥보다 주변 조직의 도움을 더 받는다.

깊은정맥. 깊은정맥은 동맥, 동맥에서 나오는 분지와 같이 주행하고, 같은 이름을 가진다.

- 넙다리정맥은 넙다리 부분의 샅고랑인대 높이까지 상행해서 바깥엉덩정맥이 된다.
- 바깥엉덩정맥은 넙다리정맥이 연장된 것으로 넙다리동맥에 매우 근접하여 골반으로 들어간다. 이 혈관은 골반 가장자리를 따라 주행하다 엉치엉덩관절 높이에서 속엉덩정맥과 합쳐져 온엉덩정맥을 형성한다.

- 속엉덩정맥은 골반강 장기에서 나오는 정맥의 일부로부터 혈액을 받는다.
- 두 개의 온엉덩정맥은 엉치엉덩관절 높이에서 시작된다. 이 혈관은 사선으로 상행하다 제5요추체 약간 오른쪽에서 아래대정맥으로 합쳐져 끝난다.

얕은정맥(그림 5-44). 하지에서 혈액을 주로 유입하는 2개의 얕은정맥은 큰 · 작은두렁정맥(복재정맥, saphenous vein)이다.

작은두렁정맥(소복재정맥, small saphenous vein)은 발등에서 유출되는 많은 소정맥들이 합쳐지는 발목관절 아래에서 시작된다. 이 혈관은 하퇴 후부를 따라 천부로 상행하여 오금에서 심부정맥인 오금정맥으로 합쳐진다.

큰두렁정맥(대복재정맥, great saphenous vein)은 몸에서 가장 긴 정맥이다. 이 혈관은 발등 내측 1/2 지점에서 상행하여 정강뼈 내측연을 가로질러 넙다리 내측까지 이어진다. 큰두렁정맥은 샅고랑인대 바로 아래에서 넙다리정맥과 합쳐진다.

많은 교통(communicating)정맥이 천부정맥과 하지의 천부 · 심부정맥을 합친다.

6. 주요 혈관 요약(그림 5-45)

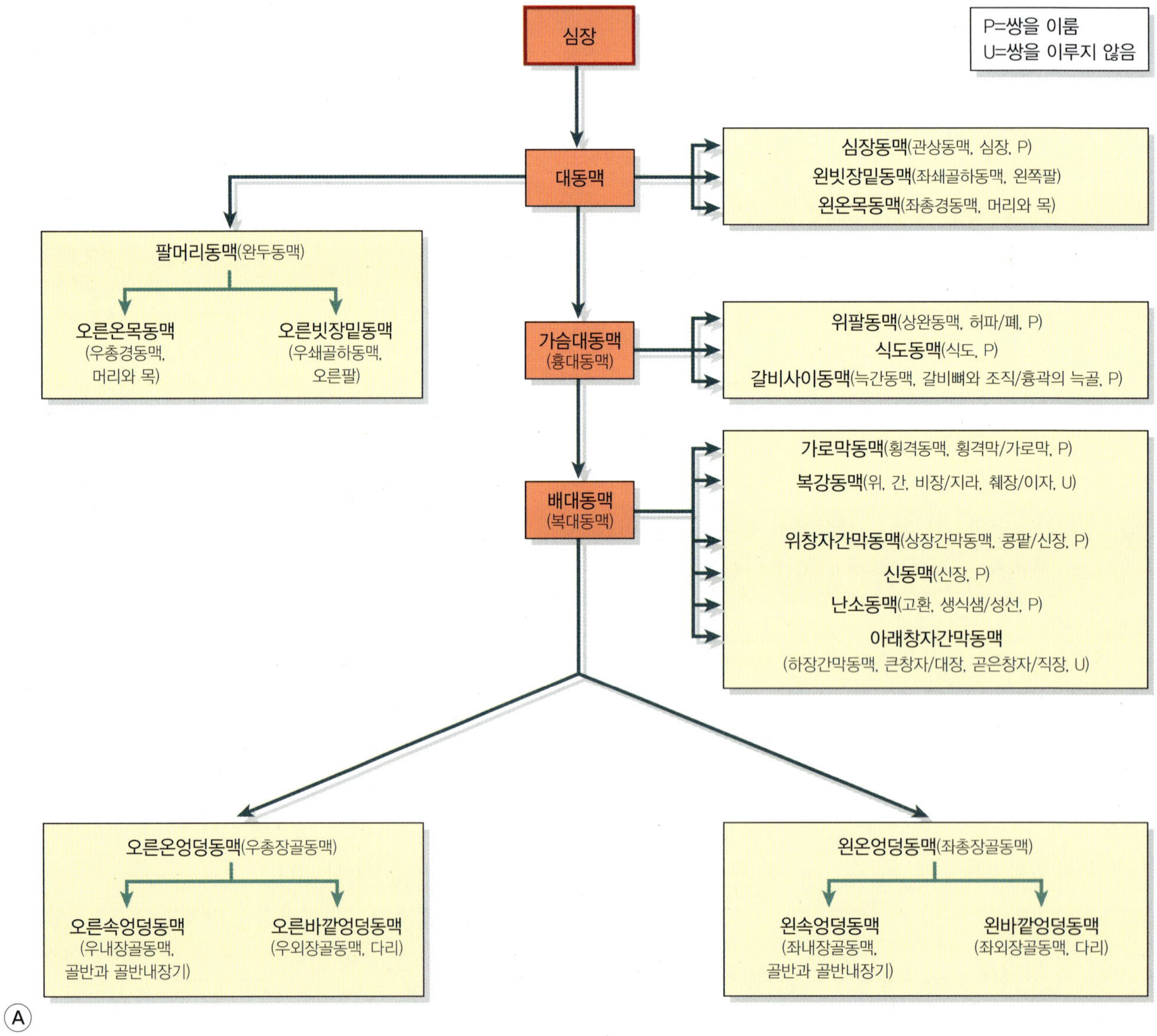

그림 5-45 A. 대동맥과 몸의 주요 동맥

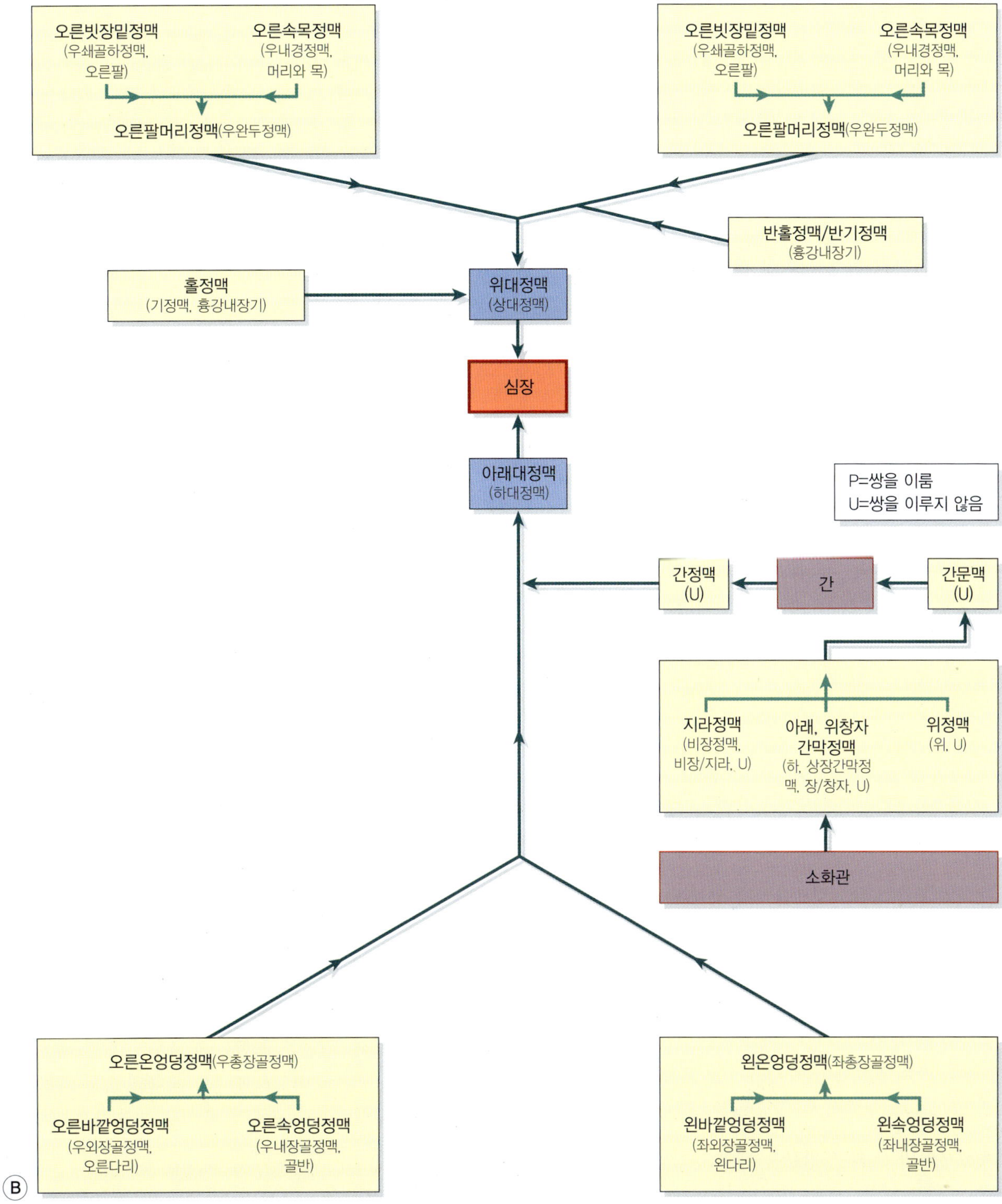

그림 5-45 B. 대동맥과 몸의 주요 정맥

7. 태아순환

학습목표

이 단원의 학습을 통해서 다음을 이해할 수 있다.

- 태아순환의 정의
- 태반(placenta)의 기능
- 출생 전과 후 잠시 동안의 심장, 허파, 간을 통한 혈류의 흐름

태아순환의 특징

임신 중 태아는 O_2와 영양분을 조직에 공급하고, CO_2와 노폐물을 제거하기 위한 태아만의 혈액 공급을 발달시킨다. 이를 태아순환(fetal circulation)이라 한다(그림 5-46). 출생 후까지 허파, 소화기계(gastrointestinal system), 콩팥의 기능이 시작되지 않기 때문에 태아순환에서는 출생 전 혈류를 공급하기 위한 어떤 변형된 구조물이 존재한다.

태반

태반은 모체와 태아 사이를 연결하는 일시적인 구조물로 순환계 간 물질교환을 하도록 한다. 이는 모체 자궁내막 깊숙이 위치한 수정된 난자 표면에서 발달한다(그림 5-46). 출생 직후 태반이 더 이상 필요하지 않게 되면 자궁에서 배출된다.

구조

성숙한 태반은 팬케이크 모양으로 무게는 500g 정도이며 직경은 20cm, 두께는 2.5cm이고 너비는 개인마다 다양하다. 태아측 태반은 자궁벽에 붙어 모체 혈액이 들어 있는 태아의 모세혈관이 네트워크를 이루고 있다. 모체 혈액 공급과 태아 모세혈관은 매우 밀접한 관계가 있지만 2개의 순환은 완전히 분리되어 있다.

기능

태아순환은 주로 확산에 의해 가스교환이 일어나게 한다.

영양분과 노폐물교환. 관련 물질은 다음과 같다:

- 모체로부터의 O_2와 영양분은 태아 성장과 발달에 필요하다.
- 태아의 CO_2와 노폐물은 모체에 의해 분비된다.

태아의 보호. 출생 전 태반을 지나는 모체의 항체(antibody)는 출생 후 몇 달 동안 일시적인 수동면역을 제공한다. 태아와 모체순환 사이에 간접적으로 일어나는 물질교환은 잠재적으로 병원균, 약물을 포함한 해로운 물질에 대해 보호막(barrier)을 제공하지만 아래에서 제시한 일부 물질은 태아로 들어가 비정상적인 발달을 초래한다.

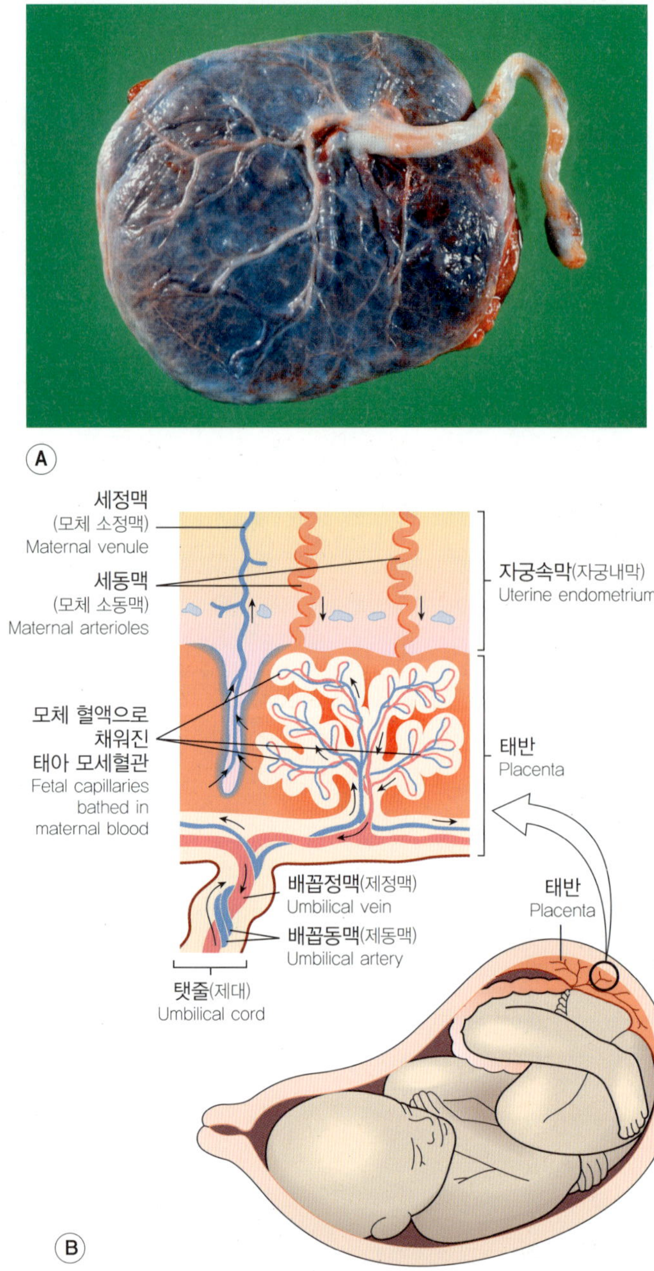

그림 5-46 태아순환

- 알코올
- 풍진(German measles)을 일으키는 바이러스와 같은 일부 감염성 병원균
- 기형 인자가 되는 다른 물질과 일부 약물

임신 유지. 태반은 임신을 유지하기 위한 호르몬을 분비하기 때문에 필수적인 내분비 기능을 한다.

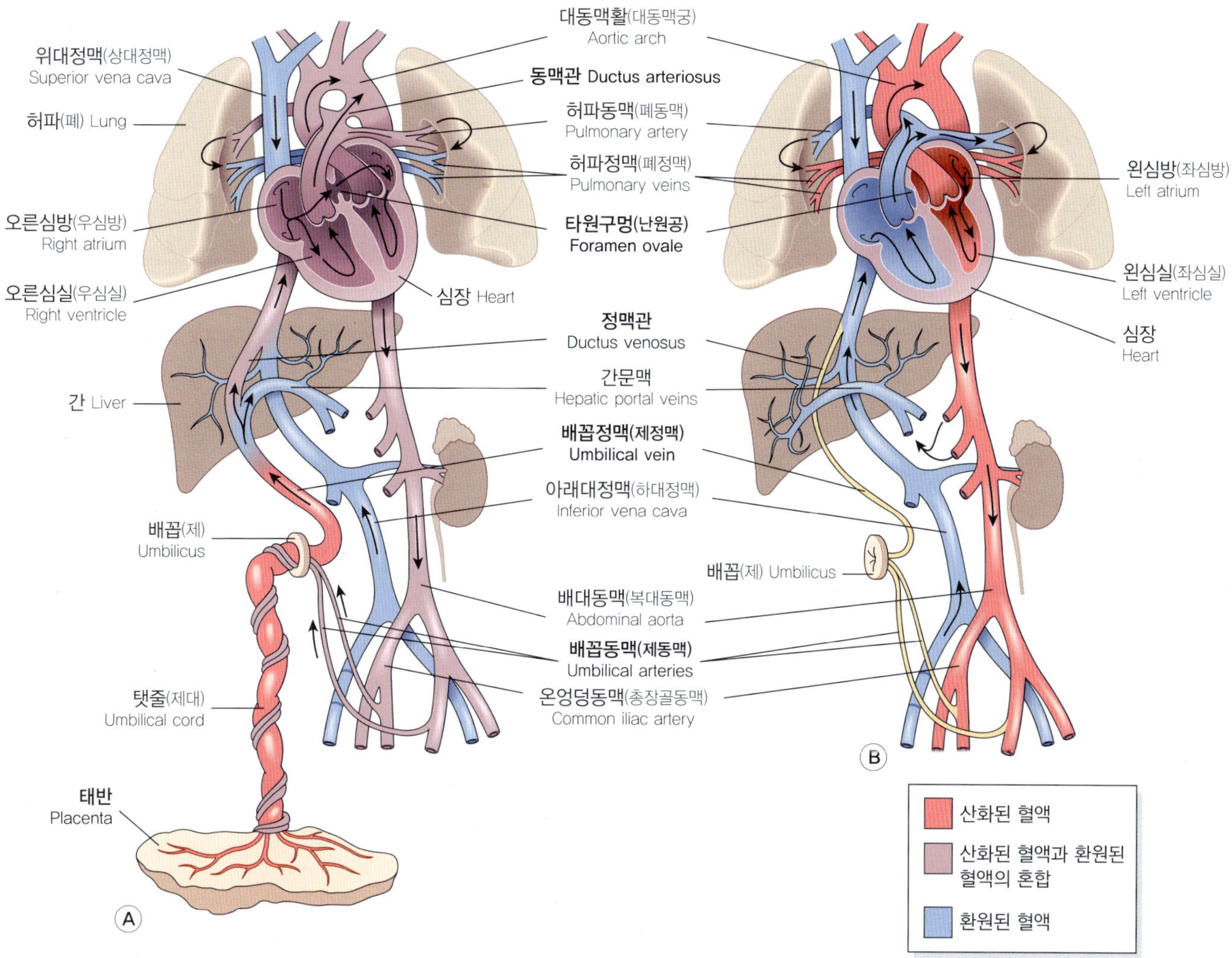

그림 5-47 태아순환. A. 출생 전 B. 출생 시 변화

인체융모성 성샘자극 호르몬(human chorionic gonadotropin, HCG). 이 호르몬은 임신 초기에 분비되는 것으로 임신 8~9주경 최고로 분비되고 그 후에는 점점 감소한다(18장 참조). HCG는 월경을 막고 자궁내막을 유지시키는 프로게스테론과 에스트로겐 분비를 유지시키기 위해 황체(corpus luteum)를 자극해 초기에 임신을 유지시킨다(그림 18-10 참조).

프로게스테론과 에스트로겐. 임신이 유지됨에 따라 태반은 임신 12주경 후에는 퇴화하는 황체로부터 호르몬을 분비한다. 12주경부터 분만까지 태반은 에스트로겐과 프로게스테론을 많이 분비한다. 이 호르몬들은 임신 유지에 필수적이다.

태아적응(그림 5-47 A)

정맥관. 정맥관은 배꼽정맥의 연장으로, 태아의 아래대정맥으로 혈액을 직접 보내는 역할을 한다. 태아의 간은 아직 기능이 갖추어지지 않은 상태이기 때문에 혈액은 태아의 간을 우회한다.

동맥관. 동맥관은 폐동맥과 밑으로 뻗는 가슴대동맥을 연결하며, 많은 양의 혈액을 체순환하게끔 만들어 태아의 허파로는 적은 양의 혈액만 지나가게끔 만든다(그림 5-59).

난원공. 난원공은 좌우심방 사이에 위치하며, 밸브처럼 생긴 서로 통하는 구멍으로 좌심방에서 우심방으로 혈액이 흐르게 한다. 그렇게 함으로써 대부분의 혈액은 기능을 하지 못하는 태아의 허파를 우회한다.

출생 시 변화(그림 5-47 B)

아기가 호흡을 시작하면 허파가 확장되어 허파의 혈류를 증가시킨다. 타원구멍이 폐쇄되면 심방 간 혈류의 흐름을 막아 허파에서 환류되는 혈액이 왼심방 내 압력을 증가시킨다. 오른심방으로 들어온 혈액은 오른심실에서 허파정맥을 통해 허파순환으로 전환된다. 앞에서 설명했듯이 허파순환은(그림 5-1) 혈중 O_2 농도를 증가시켜 동맥관(ductus arteriosus)의 협착과 폐쇄를 유발한다. 만약 출생 후에도 조절이 이루어지지 않으면 선천성 기형(congenital abnormality)이 된다(그림 5-59와 그림 5-60).

출생 후 태반을 통한 순환이 멈추게 되면 정맥관과 배꼽정맥은 더 이상 필요하지 않으므로 사라진다.

8. 노화와 심혈관계통

학습목표

이 단원의 학습을 통해서 다음을 이해할 수 있다.

- 노화가 심혈관계통에 미치는 영향을 설명할 수 있다.

노화와 심장

나이가 들어감에 따라 심박출량이 떨어지고 심장전도체계의 효율이 떨어지는 등 심장 기능은 일반적으로 감소한다. 심장근세포의 수는 꾸준히 줄어들지만, 균형유지를 위해 심장근세포가 비대해져 노인의 심실은 젊은 사람의 심실보다 약간 크다. 나이가 들수록 심장의 수축력이 줄어드는데, 주된 이유는 심장의 섬유체가 딱딱해져 부하가 증가하기 때문이다. 또한, 아드레날린과 노르아드레날린에 대한 심장근의 응답력이 줄어들며, 수축력과 심예비력도 마찬가지로 감소한다. 그렇기 때문에 노인들의 심장은 심부전에 걸리기 쉽다.

이러한 변화들은 노화에 따른 자연스러운 변화로, 질병에 따른 변화는 아니다. 규칙적으로 운동을 해온 노인의 경우에는 노화에 따른 심장 기능의 감소가 늦춰진다.

노화와 혈관

나이가 듦에 따라 혈관 수축과 혈관 확장의 효율성이 떨어지게 되기 때문에 조직으로 가는 혈류의 조절은 잘 통제가 되지 않게 된다. 동맥벽과 세동맥벽이 굳어져 혈압이 높아지고 좌심실이 할 일이 많아진다. 딱히 심혈관계 질환이 없더라도 나이가 들면 혈압은 높아지는 경향이 있다. 나이가 들수록 심장뿐만 아니라 신장, 뇌 등의 기관에 위치한 동맥벽에서 평활근의 양이 증가하여 혈관이 굳어지게 된다. 이는 대부분이 장기들로 공급되는 혈액이 줄어든다는 것을 뜻하지만, 건강한 노인이라면 대사율 또한 감소하는 것이 정상이므로 크게 문제되지 않는다.

나이가 들수록 심장과 혈관의 반응이 느려지기 때문에 압수용기 반사가 느려진다. 또한, 신경 노화도 이의 원인이 된다. 이렇게 느려진 압수용기 반사는 기립성 저혈압을 가져올 수 있다.

9. 쇼크

학습목표

이 단원의 학습을 통해서 다음을 이해할 수 있다.
- 쇼크의 정의
- 쇼크 중 발생하는 중요한 생리학적인 변화
- 쇼크를 일으키는 주 원인의 병태생리

쇼크는 불충분한 혈액 공급 때문에 세포의 대사가 충족되지 않을 때 발생한다. 이러한 영향으로 혈액량, 혈압, 심박출량이 감소한다. 이는 조직에 영양분을 충분히 공급하지 않고 노폐물을 축적시키는 저산소증을 유발한다. 쇼크는 여러 종류가 있다.

저혈량성 쇼크

저혈액량성 쇼크는 혈액량이 15~25% 줄어들었을 때 발생한다. 각기 다른 상황에 따라 혈액량이 감소하면 정맥 환류도 감소하기 때문에 심박출량도 감소할 것이다.

- 심한 출혈: 전체 혈액 소실
- 넓은 화상: 혈청 소실
- 심한 구토와 설사(diarrhoea, diarrhea): 수분과 전해질 소실

심인성 쇼크

심인성 쇼크는 손상을 받은 심근이 충분한 심박출량을 유지할 수 없는 심근경색(myocardiac infarction)과 같은 급성 심장질환에서 발생한다.

패혈성 쇼크

패혈성 쇼크는 박테리아 독소가 순환계로 방출되는 심각한 감염에 의해 일어난다. 이런 독소는 심한 염증반응과 면역반응을 유발하고 강력한 여러 매개물질을 방출시킨다. 이 반응은 조절되지 않기 때문에 광범위한 혈관 확장, 심근 수축력 감소, 조직관류장애, 조직괴사(necrosis)로 인해 일어나는 저혈압을 포함해 여러 기관의 기능부전을 초래한다.

신경성 쇼크

신경성 쇼크의 원인은 갑작스러운 급성 통증, 심각한 감정적인 경험, 척수마취(anaesthesia), 척수손상 등이다. 과한 부교감신경성 활성 또는 교감신경 활성 감소는 심박동수, 즉 심박출량을 감소시킨다. 광범위한 혈관 확장은 급발성 저혈압을 일으킨다. 이런 변화는 뇌의 혈액 공급을 감소시켜 기절하게 된다. 대개 혼수상태는 짧다.

과민성 쇼크

과민증(anaphylaxis)은 페니실린(penicillin), 땅콩(peanut), 라텍스고무(latex rubber)와 같은 물질에 민감한 사람들에게 일어나는 심한 알르레기 반응이다. 히스타민(histamine), 브래디키닌(bradykinin)과 같은 매개물질이 전신에 방출됨으로써 유발되는 혈관 확장은 정맥 환류를 감소시켜 저혈압을 유발한다. 심한 기관지 축소증은 호흡부전과 저산소증을 유발한다. 갑자기 발병되며 치료하지 않으면 심한 경우에는 몇 분 후 사망에 이르게 된다.

쇼크 중 생리적 변화

단기간의 쇼크는 충분한 혈액순환을 회복하려는 보상성 쇼크(compensatory shock)로, 생리적인 기전과 관련이 있다(그림 5-48). 장기간 쇼크상태가 지속된다면 변화는 비가역적이다.

보상성 쇼크

혈압이 떨어지면 많은 반사들을 자극시켜 혈압을 회복하기 위해 호르몬 분비가 증가한다. 말초저항과 혈액량, 심박출

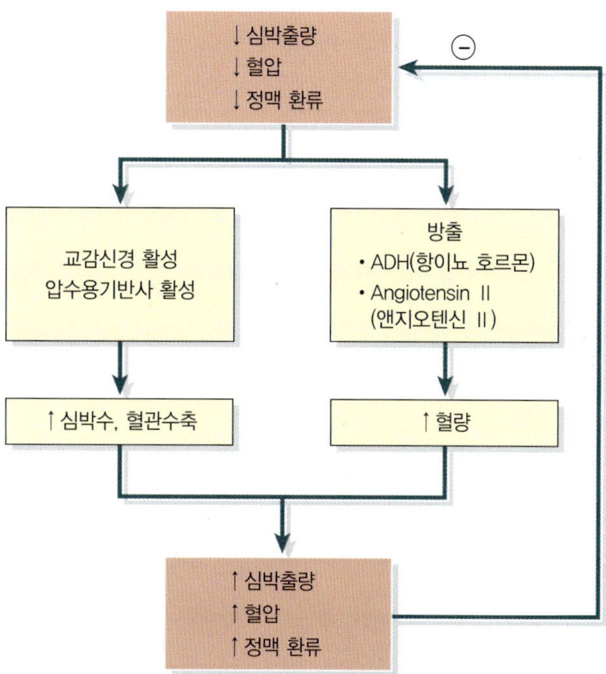

그림 5-48 쇼크 시 보상성 기전

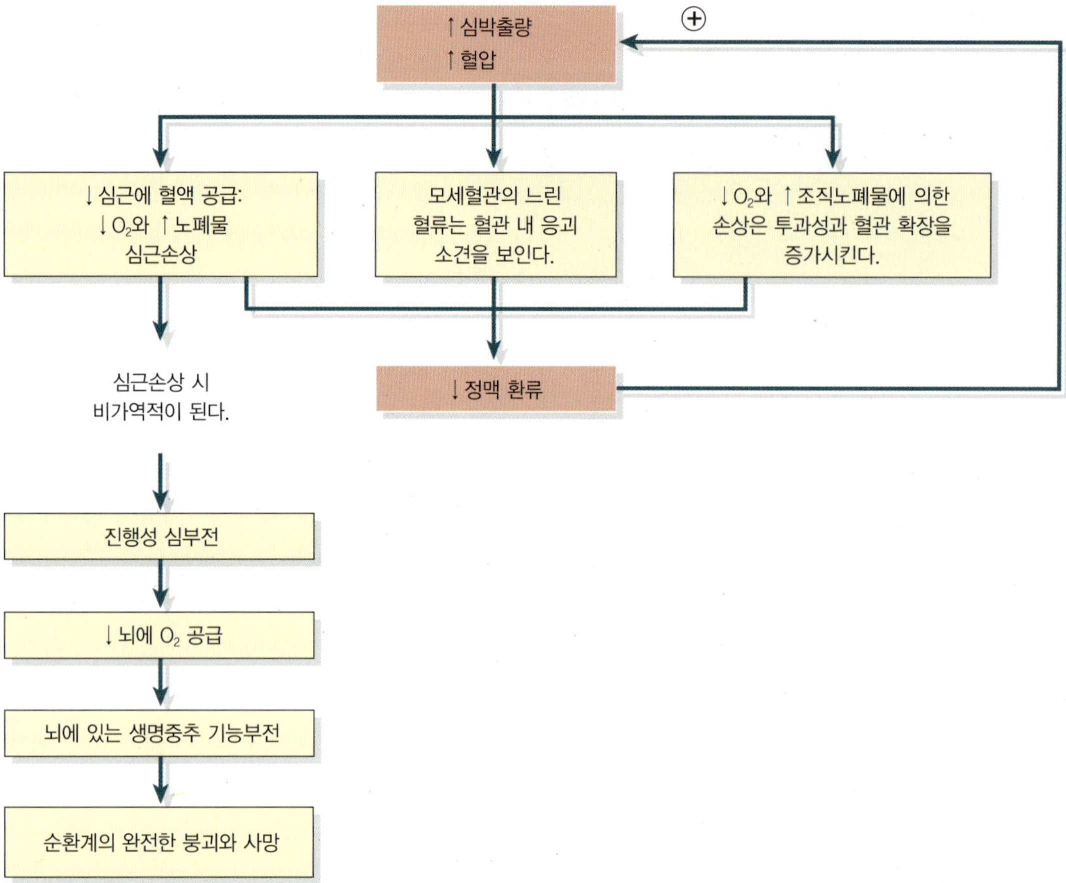

그림 5-49 비보상성 쇼크

량에 의해 혈압을 증가시킨다(**그림 5-48**).

교감신경 자극 증가는 심박동수와 심박출량을 증가시키고 또한 혈관수축을 유발해 결과적으로는 혈압을 상승시킨다. 혈액량 감소와 혈액의 삼투질 농도(osmolarity) 증가는 ADH를 분비시키고 레닌-앤지오텐신-알도스테론 시스템을 활성화시킨다. 그 결과 알도스테론(aldosterone) 분비는 수분과 나트륨 분비를 감소시키고 혈관확장을 촉진시킨다. 정맥 또한 수축해서 정맥 환류 부전을 감소시켜 정맥 환류를 도와준다.

만약 이런 보상성 기전에 어떤 의료적 중재가 충분히 이루어진다면 심장과 뇌의 혈액 공급은 안정적으로 유지될 것이고 환자의 상태 또한 안정될 것이다.

비보상성 쇼크

만약 상태가 심각하다면 쇼크는 계속해서 심혈관 기능을 악화시킬 것이다. 비보상성 쇼크(**그림 5-49**) 저산소증은 세포대사가 혐기성 기전으로 이루어지도록 해서 젖산을 축적시키고 점차 산증을 일으켜 모세혈관에 손상을 입힌다. 모세혈관의 투과성이 높아져 혈관계에서 조직으로 액체가 빠져나오고 더 나아가 혈압과 조직관류를 떨어뜨린다. 또한 노폐물 축적은 혈관 확장을 유발해 조절 기전이 혈압을 유지하는 것을 어렵게 한다. 심장을 포함한 기관들은 O_2가 공급되지 않아 기능부전이 시작될 것이다.

결국 심혈관계는 비록 보상성 기전이 최고로 작동된다 하더라도 뇌가 필요한 만큼 공급할 수 없을 때 이 단계에 도달한다. 뇌간에 있는 심혈관중추와 호흡중추를 포함해 뇌는 O_2와 영양분을 공급받지 못하게 되어 기능부전이 시작되고 보상성 기전의 중요한 조절이 소실된다. 따라서 순환계도 붕괴된다. 마지막으로 퇴행 중인 심혈관계 기능은 비가역적이고 점진적으로 뇌간에 손상을 끼쳐 사망으로 이어진다.

10. 혈전과 색전

학습목표

이 단원의 학습을 통해서 다음을 이해할 수 있다.

- 혈전, 색전, 허혈에 대한 용어 정의
- 위에서 언급한 것들이 몸의 전반적인 면에 끼치는 영향
- 혈전 형성의 세 가지 위험 요인

혈전증

혈전은 혈관 안에 피떡이 생겨 조직으로의 혈액 공급을 방해하는 것이다. 혈관 내 혈전의 위험성은 다음의 요인에 의해 증가한다.

혈류 속도 감소. 이런 상황은 장기간 앉은 자세라든지 침상에서의 휴식과 같은 고정(immobility) 시나 또는 혈관이 종양과 같은 인접한 구조에 의해 압박받거나 쇼크와 같이 저혈압이 장기간 지속될 때 발생한다.

혈관내피세포 손상. 죽상동맥경화증(atherosclerosis)이나 종양에 의해 일어날 수 있다.

혈액 응집성 증가. 응집성 증가 요소는 에스트로겐, 탈수(dehydration), 임신, 분만, 정맥 내 삽관(cannula), 일부 악성 질병, 일부 혈액응고 질병이다.

동맥 내에서 생긴 색전은 통과하기에 너무 좁은 동맥에 도달하기 전까지 심장으로부터 멀리 이동해 거기에 머무르면서 부분적으로 또는 완전하게 원위 조직으로의 혈액 공급을 막는다. 정맥에서 생긴 색전은 심장으로 향하고 거기에서 허파동맥을 통해 허파로 들어간다. 그 다음 색전이 통과하기에 너무 좁은 첫 번째 가지에 머무르게 된다. 결국 막힌 혈관에 의해 혈액을 공급받는 허파조직에 허혈이 생겨 사망한다(허파색전, pulmonary embolism). 색전은 작은 색전에서 매우 큰 색전에 이르기까지 다양하다. 커다란 허파색전은 주요 허파동맥을 막고 갑자기 혈관을 막아 사망을 초래한다.

Box 5-3 색전증 위험요소

- 죽상경화반 파편
- 심장 판막에 감염균이 붙는 것(vegetation), 예를 들어 심내막염
- 종양 파편 또는 그로 인한 암세포의 전이
- 출생 시 양수
- 골절 부위의 지방
- 부러진 갈비뼈나 의학적 행위 중 구멍난 혈관을 통해 유입된 공기
- 감압증 시 질소 방울
- 종기에서 나오는 고름

색전증

색전은 혈액 내 떠다니는 어떠한 물질들에 의해 혈관이 막히는 것이다. 보통 이런 물질들은 혈전, 혈전 조각, 또는 Box 5-3에서 제시한 것과 같은 색전성 물질들이다. 동맥에서 온 색전들은 떠다니다가 그것들이 통과할 수 없을 정도로 좁은 동맥에 걸려서 혈액이 각 조직으로 가는 것을 부분적으로, 또는 완전히 막아버린다. 이것은 뇌졸중, 심근경색, 괴저의 일반적인 원인이다. 정맥에서 온 색전은 심장으로, 그리고 심장에서 폐로 폐동맥을 타고 이동한다. 그러다가 색전 자체의 몸집보다 좁은 첫 번째 가지에 걸리게 되는데, 이것이 폐색전증이다.

폐색전증. 폐동맥이나 폐동맥의 가지가 막혀 폐로 향하는 혈류가 줄어드는 것이 폐색전증이다. 커다란 폐색전은 폐동맥을 막고, 이는 사람을 갑자기 쓰러지게 만들거나, 심지어 죽음까지 초래할 수 있어 정맥색전의 가장 심각한 결과 중의 하나이다.

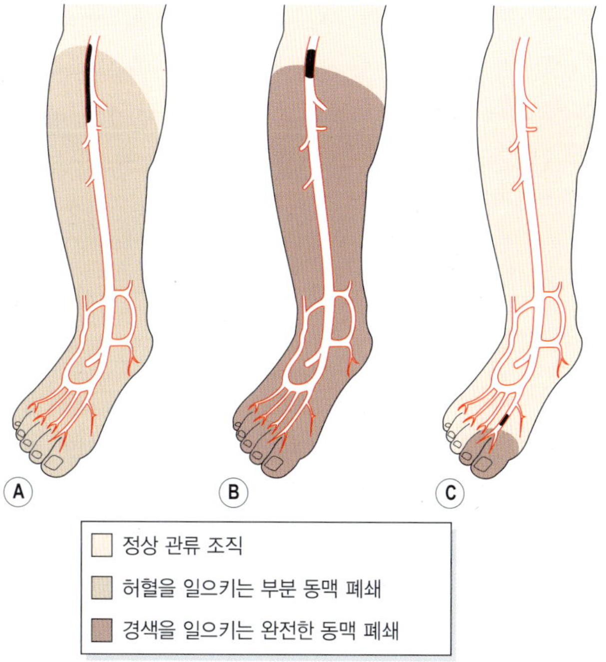

그림 5-50 허혈과 경색

경색 및 허혈

경색은 혈액 공급이 원활하지 않아 생기는 조직사에 쓰이는 용어이다. 조직의 혈액 공급장애는 막힌 동맥의 크기와 영향을 받은 조직의 기능에 달려 있다. 허혈(ischaemia)은 혈액 공급 감소로 인한 조직손상을 의미한다(그림 5-50).

11. 혈관병리

학습목표

이 단원의 학습을 통해서 다음을 이해할 수 있다.

- 죽종(atheroma), 동맥경화증(arterio-sclerosis), 동맥류(aneurysm) 같은 동맥질환의 주요 원인, 영향, 합병증
- 정맥류(varicose vein) 기형
- 정맥류가 발생하는 공통 부위와 소인
- 혈관에 영향을 끼치는 주요 종양

죽종

병리적 변화

죽상판(atheromatous plaque)은 큰 · 중간 크기 동맥의 혈관내층이 울퉁불퉁하게 변하는 것이다. 죽상판은 콜레스테롤과 다른 지방 결합체가 축적되거나 지방으로 차 있는 단핵구(monocyte)와 민무늬근이 과해서 생긴다. 플라크는 섬유성 딱지로 덮이고, 계속 커지면서 동맥벽을 따라 퍼지다 혈관 내강으로 밀려나 종창을 일으킨다. 결국 비후한 혈관벽과 세로벽은 영향을 받게 된다(그림 5-51). 플라크는 부서지고 내막 아래에 존재하는 물질이 혈액에 노출된다. 이것이 혈전증과 혈관경련(vasospasm)을 일으켜 혈류를 조절하는 것이다.

가장 흔히 손상되는 동맥은 심장, 뇌, 신장, 소장, 하지에 있는 혈관이다.

죽종의 원인

죽상판이 시작하는 부위는 불분명하다. 유아의 동맥벽에 지방줄무늬(fatty streak)가 존재하고 대개 흡수되지만 불완전하게 흡수되면 후에 죽상판이 된다.

죽상동맥경화증(atherosclerosis)은 대개 노년층에서 임상적 증상이 나타나기 때문에 노인에게 발생하는 질병으로 생각된다. 하지만 죽상판은 발달단계 중 유년기에 형성되기 시작한다.

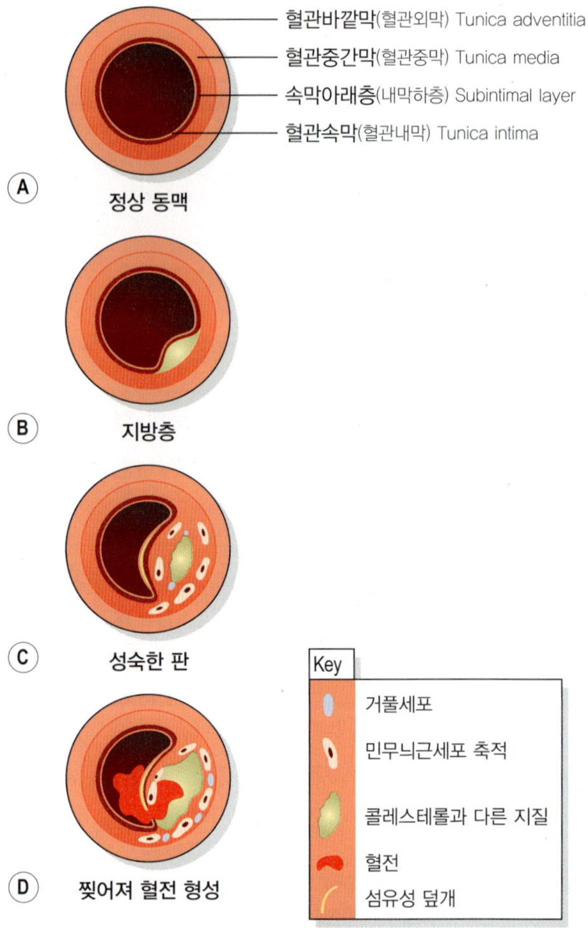

그림 5-51 죽상판 형성 단계

죽종은 선진국에서 자주 발생한다. 죽상판이 왜 생기는지는 정확하게 알 수 없지만 장기간 동안 소인을 밝히기 위해 노력해왔다. 이는 생활방식의 변화가 죽종의 발달을 지연시키거나 심지어는 멈추게 할 수도 있다는 것을 의미한다(Box 5-4).

죽종이 끼치는 영향

죽상판은 부분적으로 또는 완전하게 동맥을 막는다. 피떡 형성으로 인해 혈관이 막힐 수 있다. 이에 대한 결과는 동맥의 크기와 부위, 측부순환 범위에 달려 있다. 일반적으로 영향을 받는 동맥은 심장, 복부, 골반에 위치한다.

동맥협착

협착된 지점인 먼 부위의 조직에서 허혈이 일어난다. 세포는 최소한의 요구를 충족시키기에 충분한 혈액을 공급받지만 근육활동이 증가하는 것처럼 대사율 증가를 충족시키기에는 부족하다. 이는 경련 같은 급성 허혈성 통증을 일으

Box 5-4 죽상동맥경화증의 소인

가변적 요소는 보라색으로 나타내었다.

- 유전: 가족력
- 비만
- 성: 여성의 폐경 후까지 여성보다 남성에서 더 빈발
- 식이: 정제된 탄수화물 또는 포화지방산과 콜레스테롤을 많이 섭취
- 노령
- 흡연
- 당뇨
- 지나친 감정적 스트레스
- 고혈압
- 좌식 생활양식
- 고지질혈증
- 지나친 알코올 소모

키는데, 하지의 뼈대근육과 심근이 가장 흔하게 영향을 받는다. 심장에서의 허혈성 통증을 협심증(angina pectoris)이라 하고, 하지에서는 간헐적 파행(intermittent claudication)이라 한다.

동맥폐색

동맥이 완전하게 막혔을 때 이 혈관이 혈액을 공급하는 조직은 빠르게 퇴화하게 되고 허혈을 일으키며, 이로 인해 경색이 초래되어 사망하게 된다. 만약 큰 조직에 혈액을 공급하는 주요 혈관이 영향을 받게 되면 작은 혈관이 막혔을 때보다 결과가 더 심각해진다. 만약 조직이 측부순환(뇌에서 대뇌동맥고리와 같은)에 의해 혈액을 잘 공급받는다면 측부혈관(심장에서의 경우)이 거의 없을 때보다 조직손상은 덜하다. 심근경색 시에는 심장동맥이 폐색된다. 뇌에서의 동맥폐색은 뇌의 허혈을 일으켜 뇌경색(cerebral infarction, stroke)을 유발한다.

죽종의 합병증

혈전증과 경색

만약 플라크 위에 있는 섬유성 딱지가 부서진다면 손상을 받은 세포에 의해 혈소판(platelet)이 활성화되고 피떡(혈전)이 형성되어 동맥을 막아 허혈과 경색을 일으킨다. 색전이 떨어져 나가 혈류를 유주하다 피떡으로부터 멀리 떨어진 작은 혈관에 머무르면 소규모 경색을 유발한다.

출혈

죽상판이 석회화되고 동맥을 단단하게 만들어 혈압을 상승시킨다. 죽상판이 부서져 출혈을 일으킨다.

동맥류

조직층 간에 플라크가 퍼져 동맥벽이 약해질 때 국소적인 혈관 확장(aneurysm)이 발달한다. 이는 혈전증과 색전증을 일으키거나 동맥류가 파열되어서 심한 출혈을 일으킨다. 죽종에 의해 가장 흔히 손상받는 부위는 대동맥, 복부, 골반동맥이다.

동맥경화증

동맥경화증은 노화와 관련되거나 고혈압에 동반되어 동맥벽이 점차적으로 퇴행하는 것이다.

큰 동맥이나 중간 크기 동맥에서 혈관중간막으로 섬유성 조직과 칼슘이 스며든다. 이는 혈관을 확장시키고, 탄력성을 떨어뜨리며 구불구불하게 만든다(그림 5-52). 탄력성이 감소되면 수축기 혈압과 맥압(pulse pressure, 수축기 혈압과 이완기 혈압의 차이)이 증가한다.

세동맥에 침범한다면 유리질물질(hyaline material)이라 불리는 물질의 침착 때문에, 내강이 감소하고 혈관벽의 탄력성 또한 감소된다. 이런 동맥은 말초저항을 주로 결정하기 때문에 협착은 말초저항과 혈압을 증가시킨다. 소동맥에 손상을 주면 혈류에 불균형적인 영향을 끼치고, 손상을 받은 동맥에 의해 혈액을 공급받는 조직에 허혈을 유발한

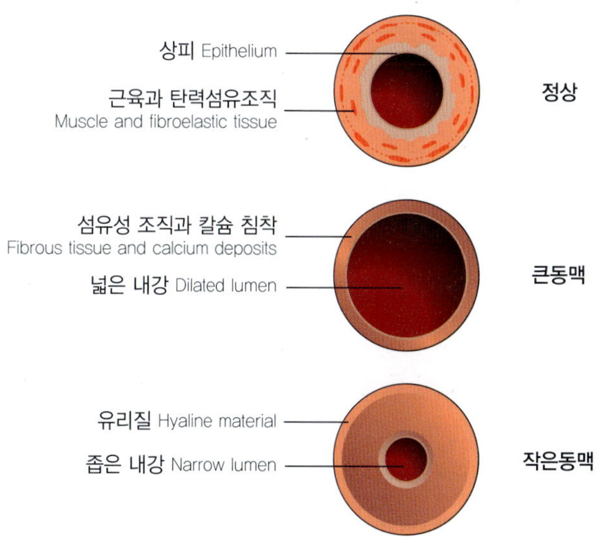

그림 5-52 동맥경화성 동맥

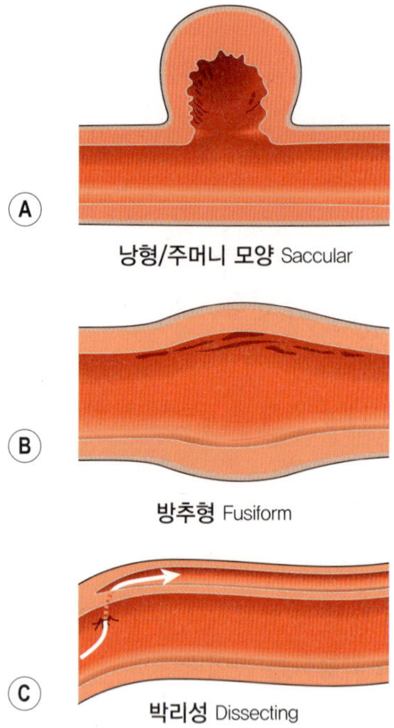

그림 5-53 동맥류의 종류

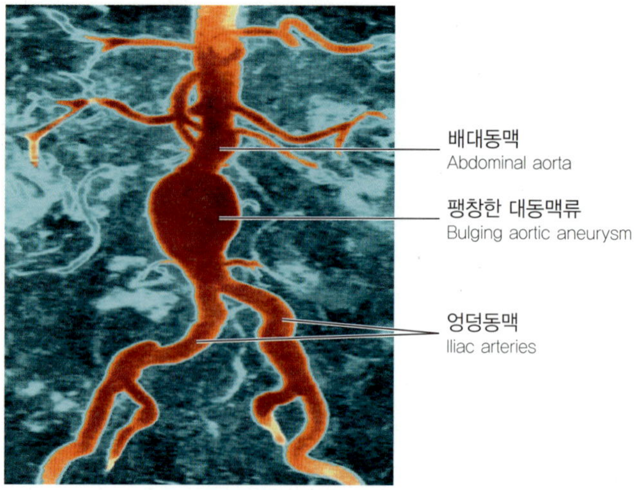

그림 5-54 복부대동맥류

다. 사지에서 결과적으로 허혈은 괴저(gangrene)의 소견을 보이는데, 특히 당뇨가 있는 사람에게서 더욱 심각하다.

노인성 동맥경화증(senile arteriosclerosis). 노인에게 영향을 미치는데, 점차적으로 혈관벽의 탄력성이 소실되고 동맥 내강이 감소해 뇌허혈과 정신 기능의 소실을 초래한다. 고혈압 증상은 있을 수도 있고 없을 수도 있다.

동맥류

동맥류는 동맥의 국소 부위에 비정상적인 혈관 확장이 있는 것으로, 크기는 매우 다양하다(그림 5-53). 발병 소인에는 죽종, 고혈압, 동맥벽에 콜라겐 형성 결함 등이 있다.

동맥류의 유형(그림 5-54)

방추형 동맥류는 배대동맥에서 주로 발생하고 엉덩동맥에서 덜하다. 동맥류는 죽종의 변화와 관련이 있다.

주머니 모양 동맥류(saccular aneurysm)는 동맥의 한쪽 편에서 부풀어 오른다. 동맥류가 상대적으로 벽이 얇은 뇌의 대뇌동맥고리에서 발생할 때 딸기 모양 동맥류(berry aneurysm)라고 한다. 동맥류는 선천적이거나 콜라겐 생성 결함, 죽종의 변화와 관련이 있다.

박리동맥류(dissecting aneurysm)는 주로 대동맥활에서 발생하며, 혈관내피와 혈관중막층 사이 혈액의 침윤에 의해 일어나 내피손상 부위에서 시작된다.

미세동맥류(microaneurysm)는 방추형 또는 주머니 모양 동맥류이고 뇌의 작은 동맥과 세동맥에서 발생한다. 미세동맥류는 고혈압과 관련이 있다. 일과성 허혈 발작(transient ischemic attack)은 동맥류가 파열되었을 때 흔히 동맥류의 혈전증이나 출혈에 의해 일어난다.

정맥혈전증

정맥 내에서 발달하는 피떡을 유발하는 위험요소는 앞에서 언급하였다.

정맥혈전증은 천부혈전정맥염(thrombophlebitis) 또는 심부혈전정맥염을 일으킨다.

천부혈전정맥염

급성 염증 시 천부정맥과 손상받은 주위 조직에 혈전이 생기고 발적과 통증이 나타난다. 가장 흔한 원인은 다음과 같다.

- 정맥 내 주입
- 큰두렁정맥의 정맥류

심부혈전정맥염

혈전은 흔히 하지의 심부정맥, 골반, 엉덩정맥에서 주로 생기지만, 때때로 상지에서도 발생한다. 혈전은 정맥의 종단면에 영향을 미치고 며칠 후 폐쇄를 통해 섬유소용해(fibrinolysis)가 재소통할 수 있다. 심부정맥혈전증은 통증과 종창이 동반되지만 종종 증상이 나타나지 않는 경우도 있다.

심부정맥혈전증의 가장 흔한 합병증은 폐색전증이다.

정맥류

정맥류는 혈액의 역류를 막는 판막이 닫히지 않아 혈관이 확장되는 것이다. 정맥의 탄력성이 소실되면 혈관이 늘어나고 구불구불해지며, 혈관 중막이 섬유성 조직으로 대체된다.

정맥류가 일어나는 부위와 끼치는 영향

하퇴의 정맥류

심부정맥과 천부정맥 간 연결형 혈관에서 판막이 쓸모없어지면 천부정맥 내 정맥압이 상승한다.

천부정맥은 심부정맥보다 주변 조직의 지지를 덜 받기 때문에 장기간 정맥이 늘어나게 되면 만성적인 확장이 일어난다. 피부를 통해 그런 부분이 정맥류로 보이는 것이다(그림 5-55).

큰두렁정맥과 작은두렁정맥, 앞정강정맥은 가장 흔히 영향을 받는 부뷴이고, 특히 장기간 서 있을 때 하퇴부의 통증과 피로를 초래한다. 늘어나고 탄력성 없는 정맥이 손상을 받는다면 쉽게 파열되어 출혈이 발생할 것이다.

정맥류 위의 피부는 혈액 균형 때문에 영양분 공급에 장애가 생겨 발목 바로 위, 하퇴 내측면에 정맥류 궤양(varicose ulcer)을 일으킨다.

치질

직장과 항문이 이어지는 부위의 정맥에 가해지는 지속적인 압력은 정맥의 압력을 증가시키고 판막 기능부전을 일으켜 치질을 유발한다(piles, 그림 5-56). 가장 일반적인 원인은 만성 변비(constipation), 임신 말기 골반 내 압력 증가이다. 배변 시 약간의 출혈이 일어나고, 이로 인해 빈혈(anemia)이 발생할 수 있다. 심한 출혈은 거의 드물다.

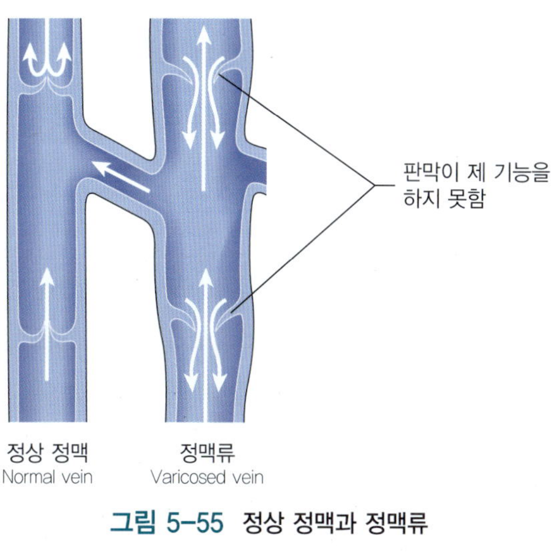

그림 5-55 정상 정맥과 정맥류

고환정맥류

각각의 정삭은 특히 장시간 서서 일을 하는 남성에서 정맥류가 일어날 수 있는 정맥얼기로 둘러싸여 있다. 만약 고환정맥류가 양측성이라면 정맥 울혈에 의해 체온이 상승해 정자 생성(spermatogenesis)을 감소시켜 불임에 이르게 한다.

식도정맥류

식도정맥류가 일어나는 정맥은 식도 하부 끝부분에 있다. 간에서 정맥압이 상승하면 왼위정맥과 홀정맥 간 문합형 정맥 내압이 상승한다. 이 압력이 지속되면 식도에서 정맥류(varicosity)가 발달한다(그림 12-46 참조). 간문맥의 압력을 증가시키는 가장 일반적인 원인은 간경화(cirrhosis of liver)와 우측심부전이다. 만약 압력이 계속 증가한다면 탄력이 없고 정맥류가 있는 정맥이 파열되어 치명적일 수도 있는 심각한 출혈을 초래한다.

혈관과 림프관의 종양

혈관종

혈관종은 혈관이나 림프관(lymphangiomas)의 종양으로 시작한다. 림프관종은 발생이 거의 드물기 때문에 혈관종은 대개 혈관에서 생기는 종양을 의미한다.

혈관종(haemangiomas). 혈관종은 실제로 종양은 아니지만 종양으로 분류하기에 충분히 비슷하다. 혈관종은 특징이 없이 배열되어 있고, 사이에 콜라겐섬유가 퍼져 있는 혈관이 과도하게 성장하는 것을 말한다.

모세혈관종(capillary haemangiomas). 국소 부위에 사이사이 콜라겐섬유가 퍼져 있는 모세혈관이 지나치게 성장하면 빽빽해져 얼기와 같은 네트워크처럼 된다. 혈관종이 단 하나의 혈관에서 발생하고 이것이 혈전화되면, 혈관종은 위축되어 사라지게 된다.

모세혈관종은 대개 출생 시 존재해 보라색이나 붉은색의 점으로 보인다. 출생 시 모세혈관종은 매우 작지만 초기 몇 달 동안 놀라운 속도로 자라서 아이의 성장에 맞춰 같이

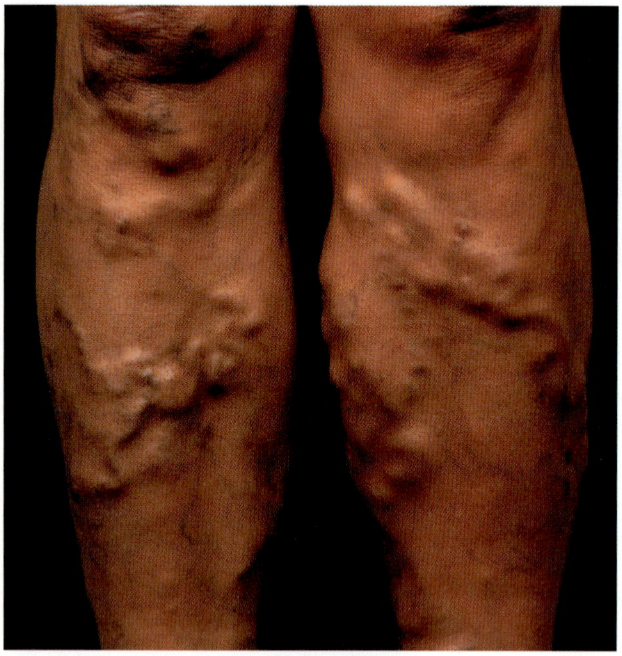

Ⓐ

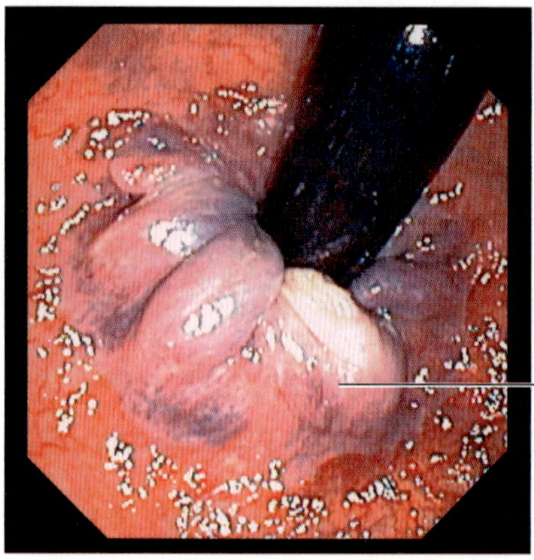

Ⓑ

그림 5-56 정맥류. A. 다리에서의 정맥류 B. 직장에서의 정맥류(치질)

일어난다. 1~3세 후에 위축이 시작되고 5세 말경에는 약 80%가 사라진다.

12. 부종

학습목표

이 단원의 학습을 통해서 다음을 이해할 수 있다.

- 부종의 정의
- 부종을 일으키는 주요 원인
- 부종의 원인과 임상적 문제
- 체강에 과한 조직액이 축적되는 원인과 결과

조직액이 과도하게 축적되어 발생하는 부종(edema)은 종창(swelling)을 유발한다. 천부조직이나 심부조직 모두에서 발생할 수 있다.

부종이 일어나는 부위

부종이 천부조직에 존재한다면 손가락으로 피부를 누른 후 피부에 남아 있는 자국과 같이 피부 표면에서 함몰(pitting)이 관찰된다. 천부부종이 발견되는 부위는 중력과 개인의 자세에 의해 영향을 받는다. 사람이 앉아 있거나 서 있을 때 발과 발목에서 시작되는 하지에서의 부종이 관찰된다. 침상에서 안정을 취하는 환자는 엉덩뼈 부위에서 부종이 발생하는 경향이 있다. 이를 체위부종(dependent oedema)이라 한다.

허파부종(pulmonary oedema) 시 허파에서의 정맥 울혈이나 허파혈관의 투과성 증가는 조직강과 폐포(alveoli)에 조직액의 축적을 일으킨다. 이는 가스교환에 사용하는 부분을 감소시켜 호흡곤란(dyspnea), 청색증(cyanosis), 거품 같은 가래 배출을 일으킨다. 허파부종의 가장 흔한 원인은 심부전, 폐렴 또는 자극, 정맥 내로 조직액의 과도한 주입 등이다.

부종의 원인

모세혈관의 정상적인 혈관 유동성 일부가 흐트러지면 조직 내에 과도한 조직액이 축적된다(그림 5-57 A).

정맥의 정수압 증가

정맥순환에서 울혈은 정맥 내 정수압을 증가시키고 정맥 끝부분에서 모세혈관으로 조직액을 되돌려 보내는 삼투압을 감소시킨다. 그렇게 되면 많은 조직액이 조직 내에 남아 있게 된다. 이는 심부전, 신장질환 또는 장시간 서 있거나 앉아 있어 생기는 압력, 꽉 끼는 옷에 의해서 발생한다.

혈장삼투압 감소

혈장단백질이 고갈되면 모세혈관의 끝부분에서 순환계로 돌아가는 조직액이 감소한다(그림 5-57 B). 원인은 신장질환 시 단백질의 과도한 소실, 간 기능부전이나 단백질이 결핍된 식이섭취로 인한 혈장단백질 감소 등이다.

림프 유출 손상

조직액의 일부는 림프계를 통해 유입되는데 흐름이 원활하

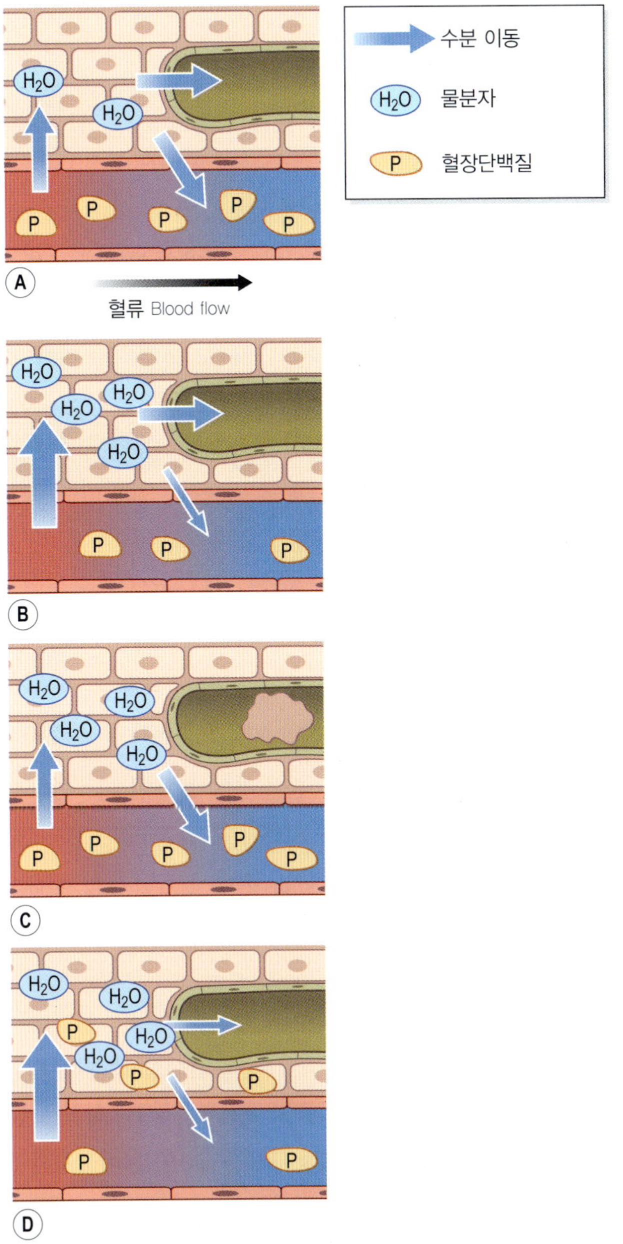

그림 5-57 모세혈관의 액체 유동설. A. 정상 **B.** 혈장단백질 감소에 따른 영향 **C.** 림프 유출 손상에 따른 영향 **D.** 모세혈관 투과성 증가에 따른 영향. 화살표는 수분이 움직이는 방향을 나타낸다.

지 않다면 부종이 발생한다(그림 5-57 C). 원인은 림프 유출을 막는 악성 종양, 림프관 제거, 또는 만성 염증에 의한 림프절 파괴 등이다.

소혈관 투과성 증가

염증 시, 화학적 매개물질이 염증 부위의 소혈관 투과성을 증가시킨다. 그 다음 혈장단백질이 이동해 조직삼투압이 증가하면 염증 부위의 종창발생 부위로 조직액을 흡수한다(그림 5-57 D). 이러한 부종의 형태는 과민증(anaphylaxis), 천식(asthma), 건초열(hay fever)과 같은 알레르기 반응에서 또한 발생할 수 있다.

복수와 삼출

흉막삼출(pleural effusion). 흉막삼출은 가슴막공간(흉막강, pleural cavity) 내에 장액성 조직액이 과도하게 축적된 것을 말한다. 이는 대개 흉막의 염증이나 감염, 허파에서 나오는 모든 혈액을 박출할 수 없어 허파순환 시 혈압을 증가시키는 왼심실 기능부전에 의해 일어난다.

복수(ascites). 복수는 복강 내 조직액이 지나치게 축적된 것을 말한다. 가장 일반적인 원인은 간 기능부전(혈장단백질 합성 감소), 복막강으로 들어가는 복부 림프절 폐쇄, 또는 염증이다. 이는 많은 종양이 염증 전 매개 인자를 방출하기 때문에 악성 질환에 포함된다.

13. 심장질환

학습목표

이 단원의 학습을 통해서 다음을 이해할 수 있다.

- 심장의 한쪽 또는 양측 기능부전 시 나타나는 결과
- 심장부전 시 발생하는 보상성 기전
- 심판막 기능 이상(faulty cardiac valve function)의 원인과 결과
- 허혈성 심장질환의 정의
- 허혈성 심장질환에 관련된 주요 조건
- 류마티스성 심장질환과 심장 기능에 끼치는 영향
- 심장막염(pericarditis)의 병태생리
- 표준 심전도 기록을 바탕으로 한 심장부정맥(cardiac arrythmia)
- 선천성 심장 기형

심장부전

심박출량이 몸에서 필요로 하는 혈액을 충분히 공급할 수 없을 때를 심장부전(심부전)이라 한다. 경미한 경우, 휴식 시 심박출량은 충분하고, 운동과 같이 심박출량의 요구가 증가할 때 불충분해진다. 심장부전은 심장의 양쪽 모두에 영향을 끼치지만 심장의 양쪽이 하나의 회로로 연결되어 있기 때문에 심장의 반에 기능부전이 생기면 다른 쪽의 긴장을 증가시켜 결국 기능부전을 일으키게 한다. 주요 임상적 증상은 심장의 어느 쪽에 영향을 받는지에 달려 있다. 왼심실에 걸리는 부하가 더 크기 때문에 오른심실보다 왼심실 기능부전이 더 빈번하다.

심장부전에서 보상성 기전

급성 심장부전이 발생했을 때 몸이 보상성 변화를 일으키는 시간은 거의 없지만 장기간 심장부전이 지속된다면 심박출량과 특히 생명유지에 필요한 장기의 조직관류를 위해 변화가 일어난다.

- 심근이 비대해지고 세포수가 증가해 심방(chamber)을 두껍게 만든다.
- 심방이 비대해진다.
- 콩팥의 혈류 감소는 레닌-앤지오텐신-알도스테론 시스템을 활성화시켜 염분과 수분의 정체를 초래한다. 이는 심박출량과 심장의 부하를 증가시킨다. 직접 혈관을 수축시키는 앤지오텐신은 말초저항을 증가시켜 기능부전이 있는 심장에 더 큰 긴장을 가한다.

급성 심장부전

갑자기 양쪽 심실로부터 혈액의 양이 감소하면 모든 조직에 산소 공급이 감소한다. 급성기로부터 회복되면서 만성화되고, 뇌의 생명중추의 무산소증(anoxia)에 의해 사망에 이르게 될 수도 있다.

가장 흔한 원인은 다음과 같다.

- 심근으로의 혈액 공급에 갑작스러운 장애가 생기면 허혈이나 조직의 괴사를 유발한다.
- 허파순환을 통해 혈류를 막는 폐색전: 폐쇄된 부분에 대항해서 혈액을 박출하기 때문에 심장 기능부전이 발생한다.
- 심장의 박출 기능이 장애를 받거나 멈췄을 때 일어나는 심한 심부정맥(cardiac arrhythmia)
- 심방이나 판막의 분쇄 모두 충분한 박출량을 공급하기 위해 요구되는 심장의 노력을 증가시킨다.
- 심한 악성 고혈압은 혈류에 대한 저항을 증가시킨다.

만성 심장부전

만성 심장부전은 위에서 언급했던 것처럼 보상성 변화가 발생하기 때문에 증상이 없는 초기단계에서 점차적으로 발달한다. 더 이상의 보상이 이루어지지 않으면 점차 심근효율이 감소한다. 원인은 노화에 따른 퇴행성 심장 변화와 빈혈, 허파질환, 고혈압이나 심장질환과 같은 많은 만성질환이다.

우측(울혈성) 심장부전

심근 수축에 의해 발생하는 오른심실 내 압력이 폐로 혈액을 밀어내기 위해 요구되는 힘보다 작을 때 오른심실 기능부전이 발생한다.

보상성 기전이 한계에 달하면 심실이 완전하게 비워지지 않고 오른심방과 대정맥에 혈액이 정체되어 정맥계를 통해 울혈이 나타난다. 처음 영향을 받는 기관은 간, 지라, 신장이다. 뒤이어 사지에서 부종이 나타나고 복수(가슴막에 조직액이 과해짐)가 찬다. 이는 허파 내에서 혈관저항 증가, 심근 약화, 심장이나 큰 혈관에서의 판막협착증과 무모증에 의해 일어난다.

허파를 통한 혈류저항. 허파를 통하는 혈류의 저항이 증가하면 오른심실은 더 많은 일을 해야 한다. 이것은 다음과 같은 원인에 의해 일어날 수 있다.

- 허파의 염증이나 만성질환 후 섬유성 조직 형성
- 승모판이 협착되거나 사용하지 않을 때 왼심실 기능부전과 같이 왼심실에서 허파순환을 통해 혈액이 이동함으로써 혈압이 떨어진다.

심근 약화. 심근 약화는 소규모의 많은 심근경색을 초래하는 허혈에 의해 일어난다.

좌측(왼심실성) 심장부전

왼심실성 기능부전은 심근수축에 의해 왼심실 내에서 발생되는 압력이 대동맥 내압보다 작을 때 발생하며, 심실은 받은 혈액 전부를 박출할 수 없다. 원인은 허혈성 심장질환이며, 이는 심근의 효율을 감소시키고 전신에 걸리는 저항을 증가시키기 때문에 심장에 걸리는 부하가 증가하며, 이로 인해 고혈압이 유발된다. 이첨판 또는 대동맥판 질환은 심장의 방이 깨끗이 비워지는 것을 막아 심근 부하를 증가시킨다.

왼심실성 기능부전은 심방을 확장시켜 폐혈관의 혈압을 증가시킨다. 이것은 우측 심장의 혈압을 상승시켜 결국 전신적 정맥 울혈을 초래한다.

폐울혈은 대부분 밤에 악화되는 허파부종과 호흡곤란을 일으킨다. 이 발작성 야간호흡곤란(paroxysmal nocturnal dyspnea)은 환자가 자는 동안 침대에 비스듬히 누워 있을 때 흡수되는 말초의 조직액을 통해 혈액량을 증가시킨다.

심장판막질환

심장판막은 심장주기 동안 심장에서의 혈액 역류를 막는다. 좌측 심방심실판과 대동맥판에는 우측보다 더 큰 압력이 가해지므로 더 쉽게 손상을 받을 수 있다.

심장주기 동안 판막이 닫힐 때 심음을 구별할 수 있다. 손상 받은 판막은 심장잡음(murmur)이라는 비정상적인 심음을 생성한다. 심각한 판막질환은 심장부전을 초래한다. 판막 결손의 가장 일반적인 원인은 류마티스열(rheumatic fever), 섬유증이고 그 뒤를 이어 염증과 선천성 기형 등이 있다.

협착증

협착증은 판막공이 좁아지는 것을 말하며 판막을 통한 혈류를 방해한다. 염증이 생기고 가피가 형성되어(encrustation) 판막 모서리가 거칠어지면 판막공이 좁아짐과 동시에 단단해지면서 발생한다. 치유과정 중에 노화가 진행됨에 따라 섬유성 조직은 주름을 형성하고 협착을 증가시켜 사용할 수 없도록 한다.

부전

대개 역류(regurgitation)라는 완전히 닫히는 판막의 기능부전에 의해 초래되는 기능적 결손이고 판막이 느슨해지면 혈액을 심실로 역류시킨다.

허혈성 심장질환

허혈은 죽종에 의해 일어나 관상동맥의 하나 이상의 가지를 폐색시키거나 내강을 좁게 한다. 죽상판은 혈관의 내강을 좁아지게 한다. 플라크가 혈전과 합쳐지거나 플라크 단독으로 폐색을 일으킨다. 전반적인 효과는 심장동맥의 크기와 단지 내강이 좁아졌는지 아니면 완전히 막혔는지에 달려 있다. 동맥의 내강이 좁아지면 협심증을 일으키고 폐색되면 심근경색이 일어난다.

서서히 죽종이 발달하면서 측부 동맥 혈액 공급이 발달해 원래의 혈액 공급을 대체하거나 효율적으로 보조하기 시작한다. 확장은 주위 동맥과 합쳐지는 문합형 동맥에서 정상적으로 일어난다. 동맥의 심각하고 갑작스러운 협착이나 폐색이 발생하면 문합형 혈관은 확장하지만 심근의 요구를 충족시킬 만큼 충분한 혈액을 공급할 수 없다.

협심증

협심증은 가끔 몸의 생리기전 조절 외에 요구되는 심박출량이 증가해 심한 흉통을 일으키고 팔, 목, 턱으로 방사되기 때문에 운동성 협심증(angina of effort)이라 한다. 협심증을 유발하는 다른 요인은 추운 날씨, 감정상태 등이 있다.

내강이 좁아진 심장동맥은 휴식기 동안이나 중간 강도의 운동을 하는 동안에는 심근의 요구를 충족시키기에 충분한 혈액을 공급하지만 심박출량이 증가해야 할 경우에는 그렇지 못하다. 예를 들어, 걷는 것은 참을 수 있지만 뛰는 것은 할 수 없다. 두껍고 유동성 없는 죽상동맥벽은 심근활동이 활발해짐에 따라 혈류가 증가하더라도 확장할 수 없게 되어 허혈이 시작된다. 협심증의 초기단계에서 흉통은 심박출량이 생리적 조절 외의 활동이 멈춘 후 안정적 수준으로 돌아올 때 멈춘다.

심근경색

심근경색은 심장동맥의 가지가 막힐 때 일어난다. 가장 흔한 원인은 혈전과 합쳐진 죽상판이다. 심근 손상의 정도는 혈관의 크기, 경색 부위에 달려 있다. 심근은 재생되지 않고, 죽은 심장세포는 비기능적인 섬유성 조직으로 대체되기 때문에 손상은 영구적이다. 혈전용해제를 사용해 막힌 동맥의 혈류 흐름이 빨리 회복되면 영구적인 손상의 정도를 줄일 수 있지만, 그 치료는 경색이 발생한 수시간 내에 시작되어야 한다. 왼심실에 심근경색이 왔을 때 우리 몸에 끼치는 영향과 합병증이 제일 크다.

심근경색은 협심증과는 다르게 흉골 아래에 매우 심한 압통이 나타나 휴식상태에 있을 때까지 계속된다.

합병증

합병증은 치명적이고, 다음과 같은 것들이 있다.

- 심장의 전도계 장애로 인한 심한 부정맥, 특히 심실세동
- 손상된 심근의 수축력 감소에 의해 초래되는 심장부전, 심각한 경우에는 심인성 쇼크
- 원래 발생한 날로부터 2주 이내에 심근벽 파열
- 심실벽의 혈전에서 생기는 뇌색전 또는 폐색전 즉, 덩어리는 심장 내에서 생겨 경색을 유발한다.
- 심장막염
- 협심증
- 재발

류마티스성 심장질환

류마티스열은 사슬알균성 인후염을 유발하는 염증과정이며, 아이와 젊은 성인에게서 가장 흔하다. 이는 자가면역 질환으로서, 감염에 대항해 싸우기 위해 생성되는 항체는 심장, 관절, 피부를 포함한 결합조직에 손상을 입힌다.

급성기에 사망은 거의 드물지만 회복되고 난 후에는 심판막에 영구적인 손상을 끼쳐 결국 장애와 심장부전을 초래한다.

급성 류마티스성 심장질환

급성 단계에서, 심장벽의 모든 층은 감염된다(전층심장염, pancarditis). 심장판막, 특히 승모판의 감염이 잘 일어난다. 섬유성 결절이 첨판에 생기는데, 나이가 들수록 쭈그러들면서 첨부를 비틀어 승모판의 협착증과 부전을 일으킨다. 감염된 심부전이나 빈맥, 호흡곤란, 심장확장증을 가져올 수 있다. 심장막의 감염은 심장이 뛸 때 심낭의 마찰이나 복장뼈 뒤의 통증, 그리고 심장의 펌핑에 간섭을 야기할 수 있다. 영구적인 섬유성 손상은 장막심장막의 안쪽과 벽쪽에서 나타나 심장의 기능을 제한할 수 있다.

만성 류마티스성 심장질환

감염된 조직은 치유되어감에 따라 섬유화되어 심근과 심장판막의 활동을 방해할 수 있다. 급성 류마티스성 심장질환자의 절반 이상이 만성 판막부전증이 된다. 이런 환자들의 대부분은 승모판 손상을 가지고 있으며, 일반적으로 대동맥판 역시 영향을 받는다. 심근과 심장막의 만성 섬유성 변화는 심부전을 가져온다.

경우에 따라 류마티스성 판막질환이 급성 류마티스열이나 연쇄구균감염 병력이 없이 나타나기도 한다.

감염성 심내막염

혈액 내 병원성 미생물(박테리아나 곰팡이)은 심내막의 어떤 부분으로 옮겨지지만, 가장 호발하는 부위는 심판막이나 그 주위, 선천성 심장 결함이 일어나는 부분의 주위이다. 이런 부분은 경한 외상을 유발하는 빠른 혈류의 흐름에 노출되어 있기 때문에 감염되기 쉽다. 감염성 심내막염은 심각한 질환으로 적절히 치료하지 않으면 치명적이다.

주요 소인은 균혈증(bacteraemia), 면역반응 감소, 심장기형 등이다.

균혈증

혈류 내에 존재하는 미생물은 항체나 대식세포에 의해 파괴되지 않는다면 혈소판과 단단히 달라붙어 작은 감염성 색전을 형성한다. 심장 내에서 색전은 이미 손상을 받은 심장내막에 가장 잘 달라붙는다. 혈소판과 피브린 증식증은 미생물을 둘러싸고 몸의 방어 기전과 항생제로부터 미생물을 보호한다. 이 때문에 광범위한 미생물은 감염을 일으키고 일부는 임상적인 감염을 일으키지 않는다. 이 미생물은 보통 피부나 입을 통해 감염된다.

면역반응 감소

독소가 약한 박테리아, 바이러스, 효모와 곰팡이가 주입되면 감염을 일으킨다. 그것들은 항상 우리 몸속, 환경에 존재하는 미생물이다. HIV 감염, 악성 질환, 세포독성약물, 방사선 치료 또는 스테로이드 치료는 면역반응을 떨어뜨린다.

심장기형

감염이 가장 흔히 일어나는 부위는 여러 가지 점에서 이미 비정상적이다. 혈류 내에 존재하는 병인성 미생물은 건강한 내피에 들러붙을 수 없지만 심혈관계에 바로 닿아 있는 내피가 손상되면 감염이 쉽게 일어난다. 특히 류마티스성 심장질환이나 선천성 기형에 의해 내피가 손상을 받으면 심판막이 손상된다. 감염이 호발하는 다른 부위는 심실사이막 결손, 동맥관개존증과 같은 심장기형 부위이다. 감염성 물질은 또한 인공판막에 초점을 맞출 수도 있다.

심장부정맥

심박동수는 정상적으로 심방심실결절에서 발생하는 내재적 흥분에 의해 결정된다. 리듬은 전도계를 따라 흥분 이동경로에 의해 결정된다. 심박동수는 대개 맥박으로 측정하지만 리듬을 알아보기 위해 심전도(ECG)가 필요하다(**그림 5-58 A**). 심부정맥은 심박동수나 리듬에 관한 질환으로, 흥분의 비정상적인 생성이나 전도에 의해 일어나는 결과이다. 정상 심장주기는 정상 동리듬(normal sinus rhythm)을 증가시키며 분당 심박동수는 60~100회 사이이다.

굴느린맥(동서맥, sinus bradycardia). 정상 동리듬은 분당 60회 이하이다. 이것은 수면 시 발생하고 운동선수에게 흔히 발생한다. 심근경색 후 굴느린맥이 오거나 두개내압 상

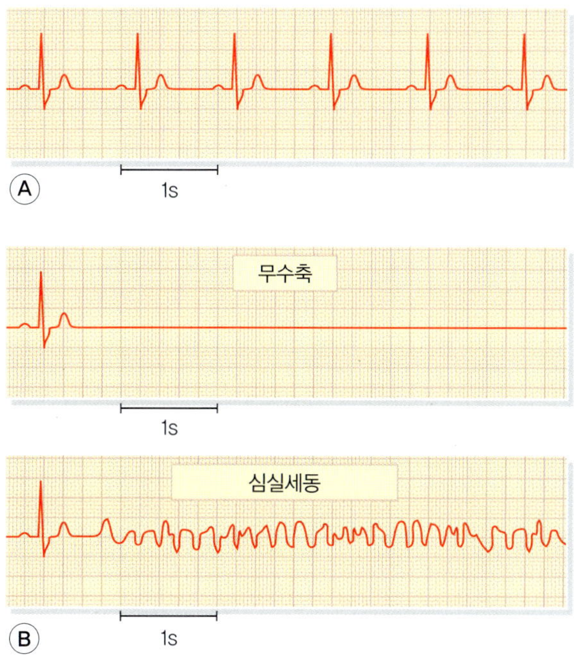

그림 5-58 **심전도 기록. A. 정상 동리듬 B. 생명을 위협하는 부정맥**

승이 동반되었을 때는 비정상적이다.

굴빠른맥(동빈맥, sinus tachycardia). 굴빠른맥은 휴식 시 분당 100회 이상이면 정상이다. 이는 운동 시나 흥분 시 동반되지만 열, 갑상샘 기능항진증(hyperthyroidism), 일부 심장질환 같은 몇몇 질환의 지표가 된다.

무수축

심실에 전기적인 활동이 없어 심박출이 없을 때 발생한다. 심전도는 편평한 선을 나타낸다(그림 5-58 B). 심실세동(ventricular fibrillation)과 무수축은 갑작스럽게 심박출량을 완전히 감소시킨다. 즉, 심장정지(cardiac arrest)와 사망을 초래한다.

세동

세동은 심장근육섬유가 무질서하게 수축하는 것이다. 방은 하나의 단위로 조절된 수축이 일어나지 않아 박출작용에 문제가 생긴다.

심방세동(atrial fibrillation)은 심방의 수축이 조절되지 않아 빠르고 박출작용은 비효과적이며 방실결절의 자극은 무질서하다. 심실수축은 빨라지고 리듬과 수축력은 불규칙적이다. 비록 적당한 심박출량과 혈압이 유지된다 하더라도, 맥박은 불안정하다. 흥분성 증가와 무질서한 활동의 원인은 명확하지는 않지만, 소인은 다음과 같다.

- 허혈성 심장병
- 노화에 따른 심장의 퇴행성 변화
- 갑상샘중독증(thyrotoxicosis)
- 류마티스성 심장병

심실세동(ventricular fibrillation)은 심실벽 내에 무질서한 전기적 활동이 효과적인 박출작용을 조절할 수 없기 때문에 치료하지 않을 경우 급사할 수 있는 의학적으로 응급상황이다. 혈액은 심장에서 허파나 체순환으로 박출되지 않는다. 맥박은 느껴지지 않고 의식은 없으며 호흡은 멈춘다. 심전도는 알아볼 수 없는 파형으로 불규칙하고 무질서한 선을 나타낸다(그림 5-58 B).

심장 차단

심장 차단은 정상적인 흥분 이동이 막히거나 손상을 받을 때 발생한다. 일반적인 형태는 방실결절을 통한 흥분 이동이 막혀 발생하지만 심방이나 심실의 전도 조직 또한 영향을 받을 수 있다. 방실결절이 영향을 받으면 심방과 심실 수축 사이에 일어나는 지연 정도가 증가할 수 있다. 심각한 정도는 심방심실결절의 자극 손실 정도에 달려 있다.

완전 심장 차단(complete heart block)에서 심실 수축은 동굴심방결절에서 시작되는 흥분과 완전히 별개이다. 동굴심방결절의 정상적인 조율작용이 전혀 없다면 심실은 심방심실결절의 심박조율기에 의해 생성되는 흥분에 의해 조절되고 그 결과, 느리고 규칙적인 심실 수축을 야기하며 심박동수는 분당 30~40회이다. 이런 상태에서 심장은 근 수축에 의한 운동과 같이 갑자기 증가한 요구에 빠르게 대응할 수 없게 된다. 가장 흔한 원인은 다음과 같다.

- 급성 허혈성 심장병
- 반복적인 경색이나 심근염 후에 일어나는 심근섬유증
- 디지털리스, 프로프라놀롤과 같이 심장병을 치료하기 위해 쓰이는 약물

심장 차단이 점차적으로 발생하면 몸에서는 심박출량을 감소시키기 위한 조절이 몇 단계에 걸쳐서 일어나지만 만약 진행성이라면 심장부전이나 뇌 무산소증에서 사망에까지 이르게 한다.

선천적 기형

출산 시 심장과 큰 혈관의 기형은 자궁 내 발달에 오류가

있거나 심장 또는 큰 혈관이 자궁 외부환경에 적응할 수 없기 때문에 일어난다. 때때로 조기에 증상이 없으며 기형은 합병증이 나타나야만 알 수 있다.

동맥관 개존증

출생 전 대동맥과 허파동맥과 대동맥궁이 합쳐진 동맥관은 혈액을 허파동맥에서 대동맥으로 이동한다(**그림 5-47**, **그림 5-59**). 이는 오른심실을 통해 허파동맥으로 박출된 혈액을 대동맥으로 운반하며 허파순환을 하지만 태아는 태반을 통해 산소를 공급받기 때문에 출생 전 태아에게서는 기능적이지 않다. 출생 시, 허파순환이 시작되면 동맥관은 완전하게 닫혀야만 한다. 만약 여전히 열린 상태로 남아 있다면 혈액은 대동맥에서 압력이 낮은 허파동맥으로 역류해 체순환으로 들어가는 혈액량을 감소시키며 허파순환의 혈액량을 증가시킨다. 이는 허파울혈을 초래하며 결국 심장부전을 일으킨다.

심방 중격 결손

심방 중격 결손은 흔히 심장 결손으로 알려져 있다. 출생 전 태반으로부터 나온 산화된 혈액은 오른심방에서 사이막에 있는 타원구멍(난원공, foramen ovale)을 통해 왼심방으로 들어간다(**그림 5-47**). 구멍을 가로지르는 판막 같은 구조물로, 부분적으로 겹쳐지는 2개의 막으로 구성되어 있다. 판막은 오른심방 내압이 왼심방 내압보다 높을 때 열린다. 이는 혈류를 심장의 우측에서 좌측으로 이동시키며 폐순환을 우회하는데, 출생 전 태아는 태반을 통해 산소 공급을 받기 때문에 기능적이지는 않다. 출생 후 폐순환이 시작되고 왼심방 내 압력이 높아지면 2개의 막은 맞닿아 판막을 닫는다. 후에 섬유화에 의해 영구적으로 폐쇄된다(**그림 5-60**).

출생 후 막이 겹치지 않을 때 심방 간 공은 개존된 상태로 남아 있다. 대부분 구멍이 너무 작아 초기에 증상을 나타내지는 않지만 후에는 나타난다. 이는 오른심실과 폐압을 증가시켜 심근의 비대를 일으키고 결국 심장부전을 유발한다. 오른심방 내압이 상승함에 따라 결손을 통해 혈류는 역류되지만 환원된 혈액이 대순환을 하기 때문에 더 심해지지는 않는다.

대동맥 협착

대동맥 협착의 가장 흔한 부위는 왼빗장아래동맥과 대동맥관(ductus arteriosus) 사이에 있는 부위이다. 이는 협착부를 통해 혈액을 밀어내는데, 심장의 수축력이 증가해야 하기 때문에 상체(협착부에서 가까운 부위의 대동맥에서 분지되는 동맥에 의해 공급받는)에 고혈압을 유발한다. 이는 전신적 고혈압을 초래할 수도 있다.

팔로네징후

팔로네징후는 4개의 심장기형이 합쳐져 있는 것이 특징적

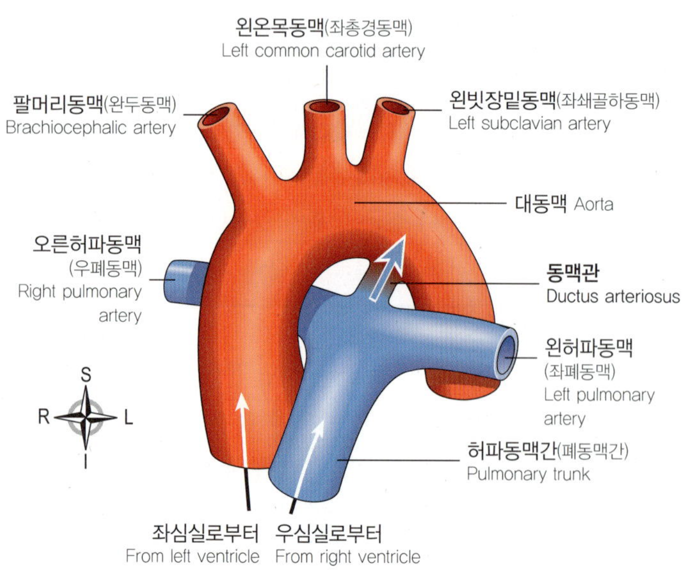

그림 5-59 태아의 동맥관. 화살표는 허파순환을 통해 대동맥으로 들어가는 혈류의 방향을 나타낸다.

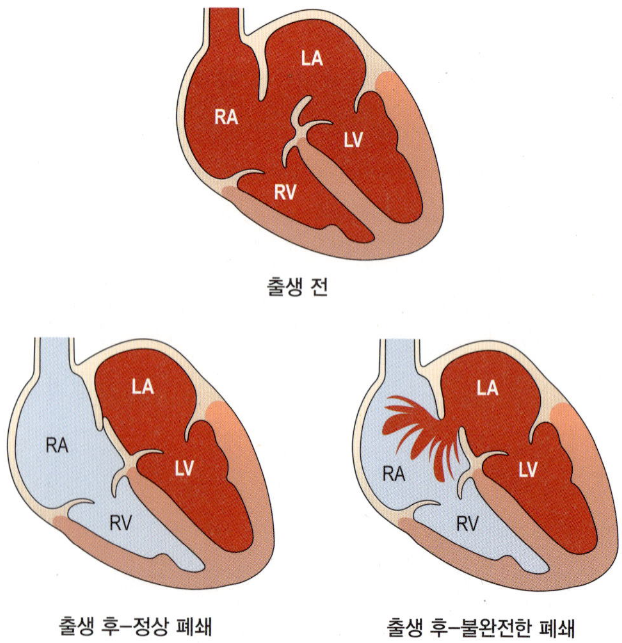

그림 5-60 심방 중격 판막. 출산 후 정상과 폐쇄 결손

이며 아기와 어린아이들에게 청색증, 발달지체, 운동 과민증을 유발한다. 4개의 기형은 다음과 같다.

- 기시부에서 허파동맥 협착은 오른심실에 걸리는 부하를 증가시킨다.
- 심실 중격 결손, 즉 심방심실판 바로 아래에 2개의 심실 간 교통하는 비정상적인 구멍이 있다.
- 대동맥의 잘못된 위치 즉, 대동맥의 기시부가 오른쪽에 잘못 위치해 있고 중격 결손 바로 위에 있다.
- 허파동맥 협착에 따른 오른심실 비대

심장 기능은 자라는 아이의 요구를 충족하기에는 불충분하다. 외과적 교정으로 예후가 좋아질 수 있다.

14. 혈압질환

학습목표

이 단원의 학습을 통해서 다음을 이해할 수 있다.

- 고혈압의 정의
- 본태성 고혈압과 이차성 고혈압의 정의 및 이차성 고혈압의 주요 원인
- 허파 내에 혈압 상승을 포함해 지속적인 고혈압이 우리 몸에 끼치는 영향
- 저혈압의 정의

고혈압

고혈압은 다른 모든 심혈관계 위험 요소를 합해 혈압의 정도를 기술하는 말로 혈압이 감소하면 환자에게 이롭다. 130/85mmHg 이하의 혈압 수치가 정상이다. 고혈압으로 간주되는 혈압 수치는 **표 5-2**에 나타나 있다. 혈압은 원래 연령에 따라 증가하는 경향이 있다. 동맥경화증은 이에 기여하지만 유일한 요인은 아니다.

고혈압은 본태성(일차적, 특발성) 또는 다른 질병에 의한 이차적 고혈압으로 나뉘어 설명된다. 원인에 상관없이 고혈압은 흔히 신장에 영향을 끼친다.

표 5-2 고혈압; 혈압 수치가 나타내는 고혈압의 정도

등급	심장수축기 판독 (mmHg)	심장확장기 판독 (mmHg)
1. 경증(mild)	140~159	90~99
2. 중등도(moderate)	160~179	100~109
3. 중증(severe)	≥ 180	≥ 110

자료: 영국 고혈압 학회/NICE 가이드라인, 2011

본태성 고혈압

본태성 고혈압의 원인은 알려져 있지 않다. 이는 환자의 95%를 차지하며 질환이 진행되는 비율에 따라 세분화 된다.

치료 목표는 합병증 예방이다. 심장부전, 뇌졸중, 심근경색과 같은 합병증이 고혈압을 나타내는 첫 번째 지표지만, 증상이 없기 때문에 보통 검진에 의해 알려진다.

고혈압의 위험 요소는 비만, 당뇨, 가족력, 흡연, 좌식 생활양식(sedentary lifestyle), 알코올이나 염분 과다섭취이다. 스트레스는 혈압을 증가시키고, 출산 시 저체중과 후에 고혈압 발병 사이 관계에 대해서는 충분히 증명되어 있다.

악성 고혈압

이는 고혈압이 빠르게 가속화되는 질환이다. 확장기 혈압이 120mmHg를 넘어가는 것이 일반적이다. 망막 출혈, 시신경 유두부종(papilloedema), 뇌병증(encephalopathy), 진행성 망막질환과 같이 몸에 끼치는 영향은 심각하고 빠르게 나타나 심장부전을 초래한다.

이차성 고혈압

다른 질환에서 유발되는 고혈압은 모든 환자의 5% 정도이다(Box 5-5).

고혈압의 영향과 합병증

장기간 서 있고 점차적으로 상승하는 혈압이 우리 몸에 끼치는 영향은 매우 심각하다. 고혈압은 죽상동맥경화증의 소견을 보이고 어떤 기관에 구체적인 영향을 끼친다.

Box 5-5 이차성 고혈압의 원인

- 콩팥 질병
- 부신장애
- 과도한 스테로이드 분비(콘 증후군, 쿠싱 증후군)
- 과도한 아드레날린 분비(크롬친화세포)
- 갑상샘중독증
- 대동맥 협착증
- 음주
- 비만
- 임신
- 약물(에스트로겐이나 코르티코스테로이드성 성분을 포함하는 경구 피임약)

심장. 심근 수축력과 박동수는 동맥압 상승에 대해 심박출량을 유지하기 위해 증가한다. 좌심실은 비대하며 보상이 한계에 달하면 기능장애가 시작된다. 이는 역류와 허파울혈, 오른심실 비대가 나타나다가 결국 오른심실 기능부전을 일으킨다. 또한 고혈압은 허혈성 심장질환과 동맥류 형성에 대한 소견을 보인다.

뇌. 뇌출혈에 의해 일어나는 뇌졸중은 일반적이며 몸에 끼치는 영향은 손상된 혈관의 위치와 크기에 달려 있다. 예를 들어, 각기 다른 시간에 미세동맥류와 같이 작은 혈관이 파열되었다면 장애는 진행성이다. 큰 혈관 파열은 광범위한 기능 소실이나 사망을 초래한다.

신장. 본태성 고혈압은 콩팥 손상을 초래한다. 만약 단기간 지속된다면 완전히 회복될 수 있다. 반면에 콩팥이 손상되면 레닌-앤지오텐신-알도스테론 시스템 활성에 의한 고혈압과 신장 기능의 진행성 손상, 신부전을 일으킨다.

혈관. 고혈압은 혈관을 손상시킨다. 소동맥 벽은 위험해지고, 큰 동맥에서 죽상이 가속화된다. 만약 흡연과 당뇨와 같은 혈관질환에 대한 다른 위험 요소가 있다면 손상은 더 광범위하다. 혈관벽은 동맥류 발달에 따른 변화에 의해 약해지고 혈관이 점차 손상되어 조절이 잘 되지 않음에 따라 고혈압은 악화된다.

망막과 신장의 모세혈관은 만성 고혈압에 의한 영향에 특히 민감해 망막 출혈과 콩팥 기능을 감소시킨다.

허파 고혈압

정상적인 폐순환 시 허파 모세혈관에서 폐포로 조직액이 나가는 것을 막기 위해 폐순환 시 혈압은 낮다. 혈압이 상승하면 폐포는 조직액으로 가득 차기 시작해 가스교환을 막는다. 왼심실이 효과적으로 박출할 수 없기 때문에 허파순환 시 혈액이 축적되면 허파의 혈압 상승이 일어나는데, 이는 좌측 심장부전이나 왼심실 기능과 관련한 다른 문제에 의해 야기된다. 또한 허파질환은 폐공기종, 일차성 폐고혈압과 같이 허파 모세혈관의 파괴 때문에 폐혈압을 증가시킬 수 있다.

저혈압

이는 대개 쇼크나 애디슨병(Addison's disease)과 같은 다른 질환의 합병증으로 발생한다. 저혈압은 뇌에 충분한 혈액을 공급하지 못한다. 원인에 따라 무의식이 짧게 또는 길게 일어날 수 있고 사망을 일으킬 수도 있다.

체위성 저혈압 실신(postural hypotension syncope)은 앉거나 누운 자세에서 빠르게 일어섰을 때 혈압이 갑자기 낮아져서 일어난다. 이는 노인층에서 가장 빈번히 발생하는데 서 있을 때 중력의 영향에 의해 목동맥토리에 있는 압수용기반응이 지연되어 일어난다. 또한 고혈압 환자가 항고혈압제로 치료받을 때, 특히 적절한 복용량을 맞춰가는 동안에도 발생한다.

CHAPTER 6

림프계

The lymphatic system

인체의 모든 조직들은 혈액에서 유래된 성분과 세포에서 나온 노폐물이 혼합된 액체, 즉 조직액(tissue fluid)에 담겨 있는 양상을 하고 있다. 상당량의 조직액은 정맥 쪽 모세혈관을 통해 다시 혈관으로 되돌아가며, 나머지는 보다 투과성이 좋은 벽을 가진 림프모세관으로 확산되어 들어가 림프(lymph)를 형성하게 된다.

림프는 점점 굵어지는 림프관과 다양한 수의 림프절을 통과한 뒤 혈액으로 되돌아가게 된다. 림프계통은 다음과 같이 구성되어 있다(**그림 6-1**).

- 림프(lymph)
- 림프관(lymph vessels)
- 림프절(lymph node)
- 림프장기[예: 지라(비장, spleen), 가슴샘(흉선, thymus)]
- 림프성 조직[예: 편도(tonsil)]
- 골수(bone marrow)

림프계통의 기능

림프계의 기능들은 다음과 같다.

조직유출(tissue drainage)

매일 약 21L 정도의 혈장 내 용해된 물질과 일부 혈장단백질이 동맥쪽 모세혈관 끝에서 조직 쪽으로 빠져 나간다. 이들 액체성분의 대부분은 모세혈관의 정맥 쪽에서 다시 혈류로 되돌아오게 되는데, 약 3~4L 정도의 체액은 림프관을

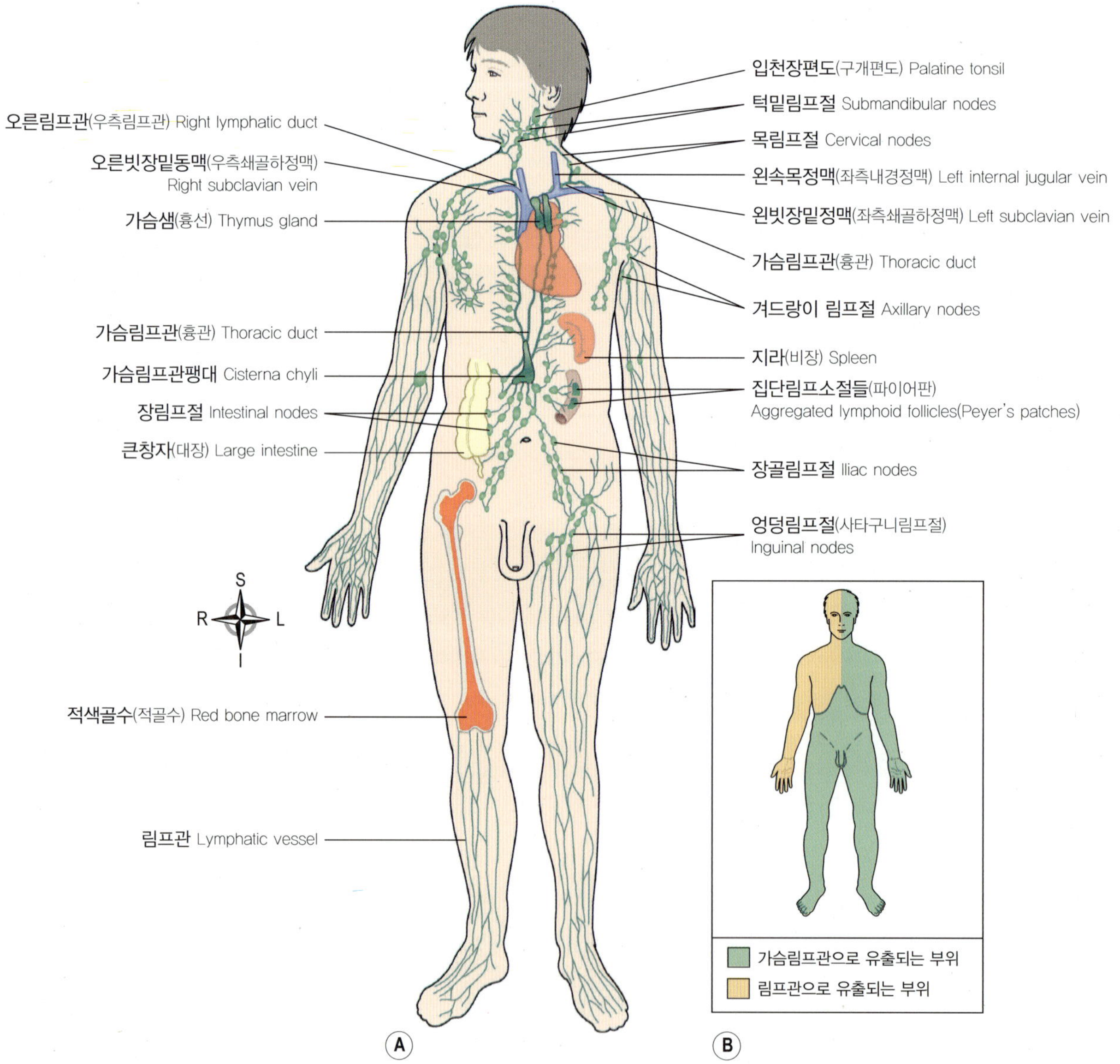

그림 6-1 A. 림프계의 주요 부위 B. 림프의 유출지역

통하여 서서히 배액된다. 만약 이러한 유출체계가 없다면 조직은 급격히 침수상태에 빠지고 혈액 내의 혈액량이 떨어지게 되어 심혈관계는 급격히 기능부전상태가 될 것이다.

소장에서의 흡수

지방과 지방에 잘 녹는 물질들, 예를 들어 지용성 비타민 등은 소장 융모의 중심암죽관(central lacteals)을 통하여 흡수된다.

면역(15장 참조)

림프 장기들은 면역에 관련된 백혈구의 하나인 림프구의 생성과 성숙에 관여하고 있다. 림프구는 골수에서 생성되므로 골수도 림프조직으로 취급되고 있다.

1. 림프와 림프관

학습목표

이 단원의 학습을 통해서 다음을 이해할 수 있다.

- 인체 내의 주요 림프관의 위치와 기능
- 림프의 구성과 주요 기능

림프

림프는 맑은 물과 같은 액체로서 혈장단백질이 거의 없다는 것만 빼면 혈장과 비슷한 성분으로 구성되어 있으며, 간질액(interstitial fluid)과 같은 구성을 보이고 있다. 림프는 모세혈관으로부터 유출된 혈장단백질을 다시 혈류로 돌려보내는 역할을 한다. 또한 박테리아나 손상된 조직에서 나오는 세포 부스러기와 같은 큰 물질들을 멀리 운송하는 기능도 있는데, 이들은 림프절에서 걸러지기도 하고 파괴되기도 한다. 림프에는 림프구가 있는데 림프구들은 림프계를 순환하면서 신체의 이곳 저곳을 순찰한다. 소장의 암죽관은 지방이 림프관을 통하여 흡수되면서 우유빛을 띠게 된다. 이것을 암죽(chyle)이라고 부른다.

림프모세관

림프모세관은 간질공간에서 맹관(blind end tube)으로 시작된다(**그림 6-2**). 림프모세관의 구조는 모세혈관과 같은 구조를 가지고 있으며 단층의 내피세포층으로 구성되어 있다. 그러나 림프모세관의 벽은 단백질이나 세포 부스러기 등이 통과할 정도로 모든 간질액의 구성성분에 대하여 모세혈관보다 투과성이 높다. 따라서 작은 모세관들이 뭉쳐서 보다 큰 림프관을 형성하게 된다. 인체 내에서 중추신경과 뼈, 그리고 피부의 표피층을 제외한 거의 모든 조직은 림프관의 네트워크를 가지고 있다.

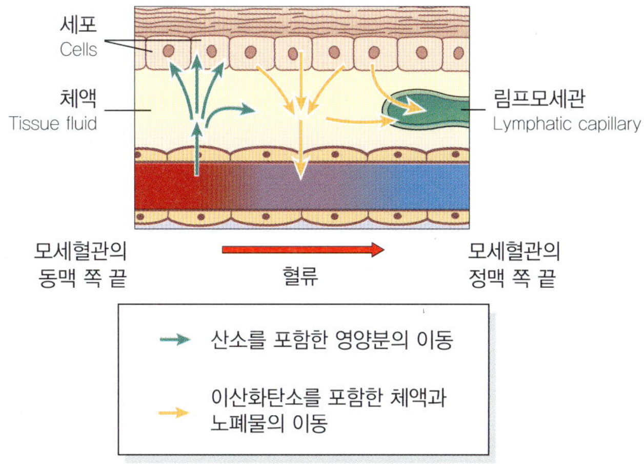

그림 6-2 림프모세관의 시작

굵은 림프관

림프관의 벽은 작은정맥의 벽과 두께가 거의 같으며, 조직층도 같은 구조를 가지고 있다. 즉 섬유성 외피, 탄력조직과 민무늬근육으로 구성된 중간층, 그리고 안쪽의 내피층으로 구성되어 있다.

림프관에는 림프가 한쪽 방향, 즉 가슴 쪽으로만 흘러가도록 하기 위한 수많은 컵 모양의 밸브가 있다(**그림 6-3**). 림프관은 림프를 한쪽 방향으로 움직이게 하기 위한 심장과 같은 펌프 기능은 없으나 큰 림프관의 벽에 있는 근육

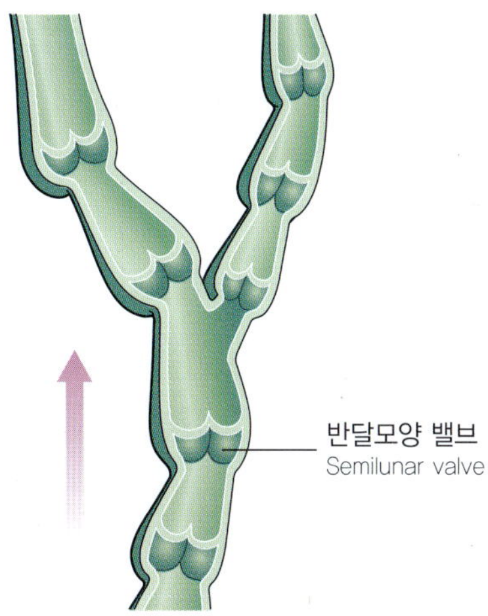

그림 6-3 밸브가 보이도록 한 림프관 단면도

층이 규칙적인 수축을 할 수 있는 능력이 있다(림프 펌프, lymphatic pump).

또한, 주기적으로 림프관을 압박하는 모든 구조물은 림프가 림프관을 따라 움직이는 것을 도와주는 역할을 하며, 흔히 주변에 있는 근육 수축이나 큰 동맥의 박동이 이러한 역할을 해준다. 림프관은 점점 커지면서 합쳐져서 최종적으로는 커다란 2개의 관이 형성되는데, 이것이 가슴림프관(흉관, thoracic duct)과 우측 림프관(right lymphatic duct)이다. 여기서 림프는 빗장뼈아래정맥으로 흘러들어 간다.

가슴림프관(흉관)

가슴림프관은 1, 2 요추체 앞에 위치하고 있는 확장된 부분인 가슴림프관팽대(cisterna chyli)에서부터 시작한다. 가슴림프관은 길이가 약 40cm 정도이며, 목 언저리에서 좌측 빗장뼈아래정맥으로 연결된다. 양측 하지, 골반, 복강, 흉강의 왼쪽반, 왼쪽의 머리와 목, 그리고 왼손의 림프가 가슴림프관으로 들어온다(**그림 6–1** A와 B).

우측 림프관

이것은 확장된 림프관으로서 길이가 약 1cm 정도이다. 목 언저리에 있으며, 우측 빗장뼈아래정맥으로 연결되어 있고, 흉강의 오른쪽 반, 오른쪽의 머리와 목, 그리고 오른쪽 팔의 림프가 이쪽으로 들어온다(**그림 6–1** A와 B).

2. 림프 장기와 조직

학습목표

이 단원의 학습을 통해서 다음을 이해할 수 있다.
- 지라와 전형적인 림프절의 구조와 기능
- 가슴샘의 위치와 구조, 기능
- 점막 연관성 림프조직(MALT)의 위치와 구조, 기능

림프절

림프절은 타원형 혹은 콩 모양으로 생긴 장기로, 림프관을 따라서 놓여 있으며, 때로는 다수의 림프절이 일정 부위에 모여 있기도 한다. 림프는 정맥순환계로 들어가기 전에 통상적으로 8~10개의 림프절을 통과하여 흘러간다. 림프절들은 크기가 다양한데, 어떤 것은 핀의 머리만큼 작기도 하고 제일 큰 것은 아몬드만큼 크기도 하다.

림프절의 구조

림프절(**그림 6–4**)의 바깥 피막은 섬유조직으로 만들어져 있고, 바깥 피막은 림프절 속으로 돌출되어 들어가서 구역을 분할시키는데, 이를 잔기둥(trabeculae)이라고 한다.

림프절의 주요 구조는 림프구와 큰포식세포(macrophage)를 가지고 있는 림프조직과 그물구조이다. 림프절로 들어오는 유입림프관은 4~5개이나, 림프절에서 나가는 유출림프관은 오직 한 개로 구성되어 있다. 각각의 림프절에는 문(장기에서 무리지어서 들어가는 부위, hilum)이라고 하는 오목한 면이 있으며, 여기로 한 개의 동맥이 들어오고 한 개의 정맥과 유출림프관이 나간다.

대부분의 림프관들은 깊은 집단과 얕은 집단을 형성하여 인체의 곳곳에 전략적으로 위치하고 있다. 머리와 목 부위의 림프는 목 부위의 얕은 림프절과 깊은 림프절을 통과한다(**그림 6–5**).

상지의 림프는 팔꿈치 부위에 있는 림프절을 통과한 뒤 겨드랑이에 있는 얕은 림프절과 깊은 림프절을 통과한다. 흉강에 있는 장기나 조직으로부터 생기는 림프는 종격동, 큰 기도, 식도와 흉벽에 가까이 위치한 림프절 집단으로 흘러간다. 골반과 복강의 림프는 가슴림프관팽대로 들어가기 전에 많은 림프절을 통과한다. 복부와 골반 림프절은 장기에 공급하는 혈관과 연계되어 위치하고 있으며, 주요 동

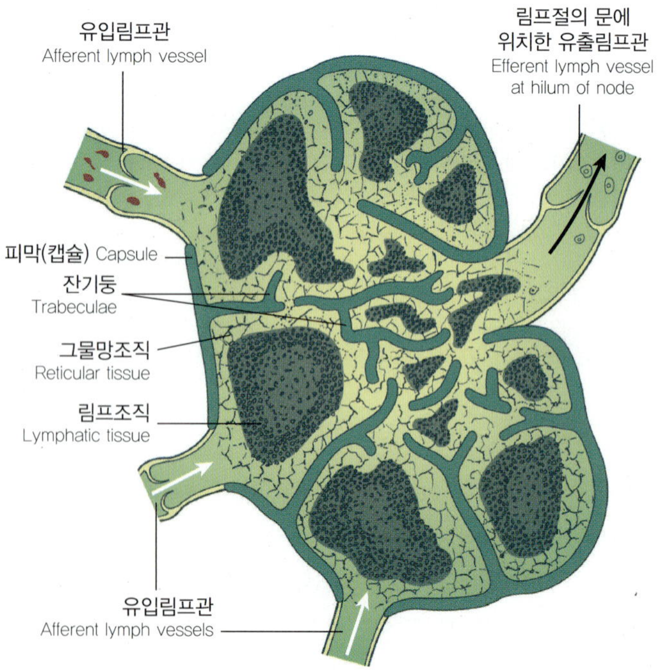

그림 6–4 림프절의 단면. 화살표는 림프의 흐르는 방향을 나타냄

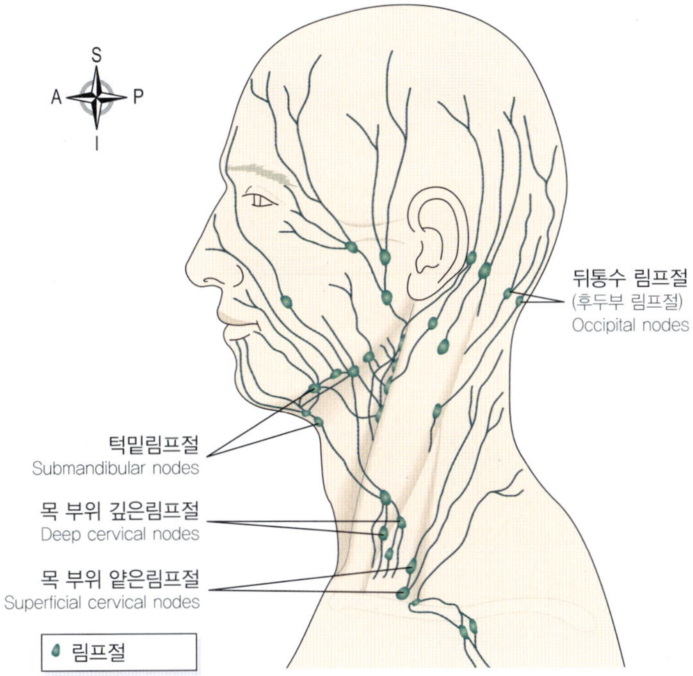

그림 6-5 얼굴과 목 부위의 여러 가지 림프절

맥, 즉 내동맥과 안 · 바깥 잉딩동맥(장골동맥, iliac artery)과 가까이 하고 있다. 다리에서 오는 림프는 무릎 뒤에 있는 림프절 그룹과 사타구니에 있는 얕은 림프절 및 깊은 림프절들을 통하여 흘러간다.

림프절의 기능

여과와 포식작용

림프는 림프절을 통과하면서 그물조직과 림프조직에 의하여 여과된다. 특히 미생물, 미생물을 포식하고 있는 포식세포, 악성 종양세포, 닳고 손상된 조직세포, 그리고 외부에서 유입된 이물질들이 여과의 대상이 된다.

유기물은 림프절에서 큰포식세포와 항체에 의하여 파괴된다. 일부 외부로부터 흡입된 무기물은 포식작용으로 파괴되지 않는다. 이들은 별다른 해를 주지 않고 큰포식세포 내에 그대로 남아 있거나 혹은 세포를 죽게 만들기도 한다. 한 개의 림프절에서 여과되지 않는 물질은 시간이 지남에 따라 그 다음 림프절 등을 통과하다가 마침내 림프 속의 이물질과 세포 부스러기가 혈액 내로 들어가서 깨끗이 제거되는 방식으로 혈액 속으로 들어가게 된다. 만약 미생물의 포식작용이 불완전하게 이루어지게 되면, 미생물이 림프절에 염증반응을 유발하여 림프절이 팽창하기도 한다(림프절 병증, lymphadenopathy).

림프구의 증식

활성화된 T 림프구와 B 림프구는 림프절 안에서 증식하게 된다. 활성화된 B 림프구가 생성한 항체는 림프와 림프절에서 빠져나가 혈액 속으로 분비된다.

그림 6-6은 림프절 조직의 주사형 전자현미경 사진에서 그물망세포, 백혈구, 큰포식세포를 보여준다.

지라

지라(**그림 6-7**)는 그물과 림프성 조직을 가지고 있는 가장 큰 림프 장기이다. 지라는 위의 저부(fundus)와 가로막 사이 복강의 왼쪽갈비 아래 부위에 위치하고 있다. 지라는 자줏빛을 띠고 있으며, 사람에 따라 크기가 다른데, 일반적

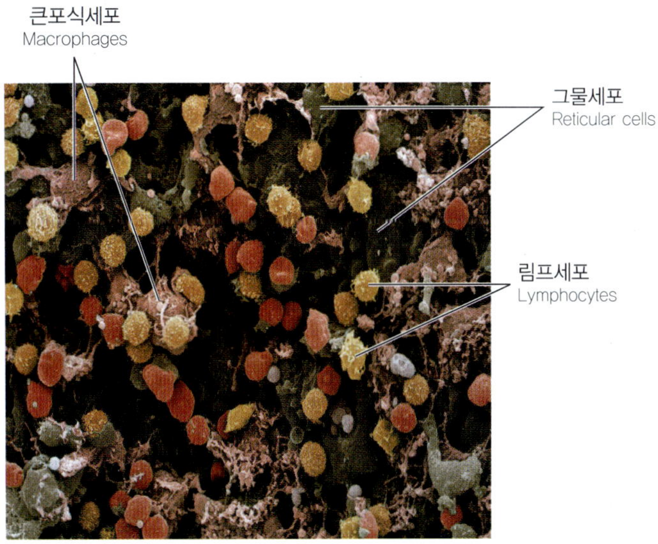

그림 6-6 림프절 조직의 주사형 전자현미경 사진. 그물세포(갈색), 큰포식세포(분홍색), 림프세포(노란색)를 포함한 세포집단

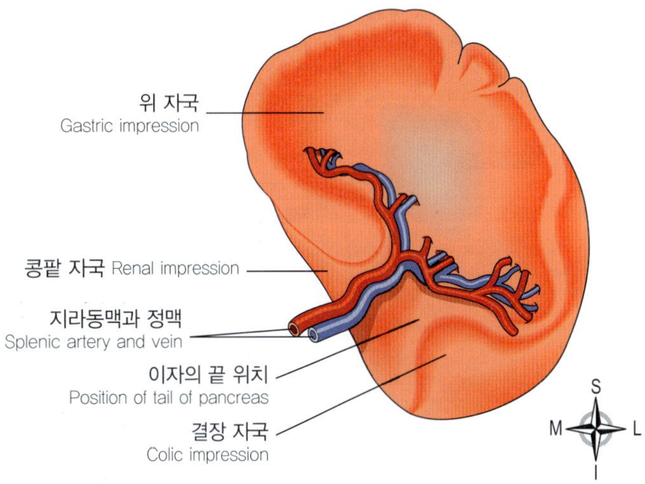

그림 6-7 지라

으로 길이는 약 12cm 정도이며, 폭이 약 7cm, 두께가 약 2.5cm이다. 무게는 약 200g 정도이다.

지라와 연관된 장기들

위쪽 및 뒤쪽 – 가로막
아래쪽 – 왼주름창자굽이(좌결장곡, left colic flexure)
앞쪽 – 위의 저부
안쪽 – 이자와 왼콩팥
바깥쪽 – 가로막에 의해 9, 10, 11번째 갈비뼈와 갈비사이근으로 분리됨

구조(그림 6-8)

지라는 생김새가 약간 타원형이며, 아래쪽의 안쪽 경계 부위에 문이 위치하고 있다. 앞면은 배막으로 덮여 있다. 지라는 탄력섬유 피막으로 둘러싸여 있으며, 이 피막은 지라 속 깊이 들어가서 잔기둥을 형성한다. 잔기둥 사이에 있는 세포 물질은 림프구와 큰포식세포로 구성되어 있으며, 지라속질(splenic pulp)이라고 부른다. 이 중에서 혈액으로 가득 차 있는 부분을 적색속질(red pulp)이라 하고, 혈관을 따라 림프구와 큰포식세포들의 언저리 부분 림프조직을 백색속질(white pulp)이라고 부른다.

지라의 문을 통하여 들어오고 나가는 구조물들은 다음과 같다.

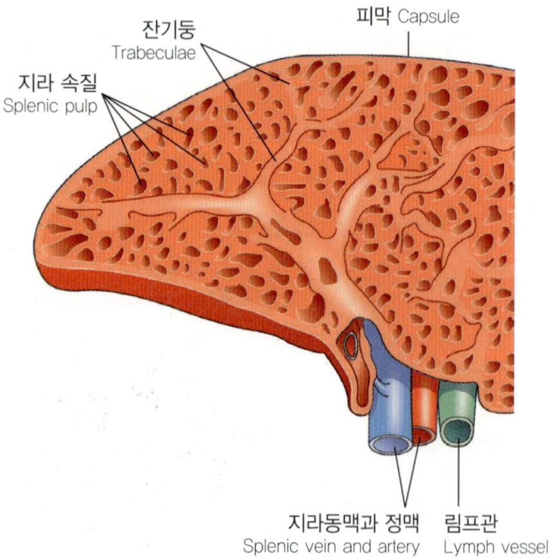

그림 6-8 지라의 단면

- 지라동맥(복강동맥 가지)
- 지라정맥(문맥 가지)
- 림프관(유출관)
- 신경

지라를 통과하는 혈액은 내피세포들 사이에 현저한 구멍들이 있는 동굴(sinus) 구조를 통과함으로써 지라 속질과 밀접한 연관을 가지도록 하고 있다.

기능

포식작용

이미 언급하였듯이 지라에서는 늙고 비정상적인 적혈구를 파괴시키며, 파괴된 부산물인 빌리루빈과 철분은 지라정맥과 간문맥을 통하여 간으로 이송된다. 다른 세포들, 예를 들어, 백혈구, 혈소판, 그리고 미생물과 같은 것들은 지라에서 포식작용에 의하여 처리된다. 지라는 림프절과는 달리 들어오는 유입림프관들이 없기 때문에 림프를 통하여 확산되는 질병에는 노출되지 않는다.

혈액의 저장

지라는 약 350mL 정도의 혈액을 저장하고 있으며, 출혈과 같은 상황에서 교감신경의 자극에 따라 이 혈액의 대부분을 순환기 내로 재빠르게 되돌려준다.

면역반응

지라는 T 림프구와 B 림프구를 가지고 있으며, 이들은 감염과 같은 항원에 의하여 활성화된다. 중증의 감염이 있는 동안에는 림프구의 증식으로 지라의 크기가 커질 수 있다(지라비대, splenomegaly).

적혈구 생성

지라와 간은 태아의 혈구 생성에 중요한 곳이며, 지라는 성인이 되어서도 꼭 필요할 경우 이러한 기능을 할 수 있다.

가슴샘

가슴샘은 가슴뼈의 뒤쪽에 있는 종격동의 윗부분에 위치하며, 위로는 목의 아랫부분까지 올라가 있다(그림 6-9). 가슴샘의 무게는 출생 시 약 10~15g이며, 사춘기까지 발육을 하다가 점차 퇴화되기 시작한다. 사춘기 때 무게가 최고로 약 30~40g 정도에 도달하며 중년이 되면 다시 출생 때

의 무게로 되돌아간다.

가슴샘과 관련된 기관들

앞쪽 – 가슴뼈와 위쪽 4개의 갈비연골
뒤쪽 – 대동맥활과 가지들, 팔머리정맥, 기관
바깥쪽 – 폐
위쪽 – 목의 아랫부분 구조물들
아래쪽 – 심장

구조

가슴샘은 젖꽃판(유륜상, areolar) 조직으로 연결된 두 개의 엽으로 이루어져 있다. 각각의 엽은 섬유피막으로 둘러싸여 있고, 이들이 안으로 들어가 가슴샘을 여러 개의 불규칙적인 가지를 가지고 있는 상피세포 구조물과 림프구를 가진 소엽으로 나눈다.

기능

림프구는 적색뼈속질에 있는 다능성 줄기세포로부터 만들어지며, 이들이 가슴샘에 들어가서 활성화된 T 림프구로 발달하게 된다.

가슴샘을 통과하여 성숙된 T 림프구가 되면 외부조직과 자기(self)조직을 구분할 수 있게 되며, 또한 각각의 T 림프구는 향후에 마주칠 수백만 개의 항원 중에서 오직 한 개의 특정 항원에만 반응할 수 있는 능력을 갖추게 된다. 그러고 나면 T 림프구는 가슴샘을 떠나 혈액 내로 들어간다. 일부는 림프조직으로 들어가고 나머지는 혈류를 타고 순환하게 된다. 남아 있는 가슴샘 줄기세포에서 T 림프구의 생성은 비록 대부분 젊을 때 왕성하지만 평생 동안 지속된다.

가슴샘과 다른 림프조직의 성숙은 가슴샘의 뼈대를 형성하는 상피세포에서 분비하는 호르몬인 티모신(thymosin)의 자극에 의하여 이루어진다. 가슴샘은 사춘기가 되면 퇴화되기 시작하며 나이가 증가함에 따라 T 림프구가 항원에 반응하는 효율도 감소하게 된다.

점막 연관성 림프조직(MALT)

인체 구석구석에는 전략적인 위치마다 림프조직 집단들이 위치하고 있는데, 이들은 지라나 가슴샘과는 달리 피막에 둘러싸여 있지 않다. 이들은 골수와 가슴샘으로부터 이주해온 B 림프구와 T 림프구를 가지고 있으며, 외부로부터의 침입자들을 조기에 찾아내는 데 아주 중요하다. 그러나 유입림프관이 없고 림프를 여과하는 기능은 없으므로 림프를 통하여 확산되는 질병에는 노출되지 않는다.

MALT는 인체가 외부 환경에 노출된 위장관, 호흡기관, 비뇨기관 같은 시스템을 따라가면서 위치하고 있다. MALT를 형성하는 주요 그룹은 편도와 파이어 판(Peyer's patch)이다.

편도(tonsils). 편도는 입과 목구멍에 위치하고 있으며, 삼키거나 흡인되어 들어오는 항원을 파괴한다.

집단 림프소절들(파이어 판). 작은창자에는 이러한 림프조직이 집단으로 뭉쳐 있으며 삼켜져 들어온 항원을 낚아챈다.

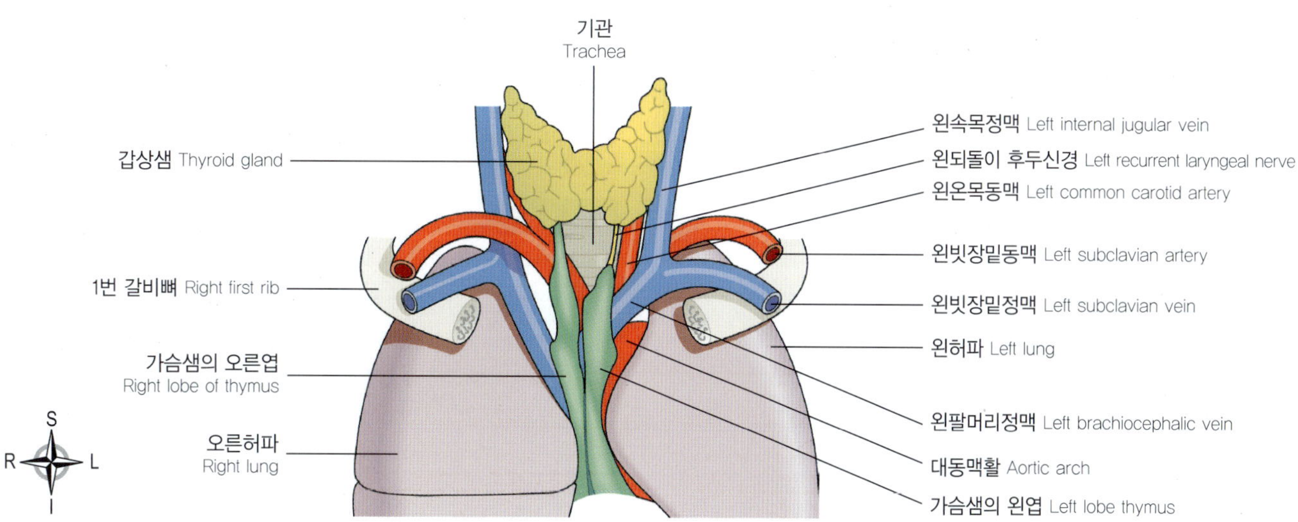

그림 6-9 성인의 가슴샘과 관련 구조들

3. 림프관의 병리

학습목표

이 단원의 학습을 통해서 다음을 이해할 수 있다.
- 감염성이나 악성 질환의 확산에서 림프관의 역할
- 림프관이 폐쇄되는 주요 원인과 결과

림프관의 주요 임무는 인체 내에서 발생하는 질병의 확산과 림프관의 폐쇄가 미치는 영향들에 관여하는 것이다(표 6-1).

질병의 확산

원래의 위치에서 림프관을 경유하여 순환혈액으로 가장 흔히 확산되는 물질은 종양덩어리와 감염물질이다.

악성 질병

악성 종양세포들은 주변의 간질액으로 유출된 후 림프관을 타고 근처의 림프절로 이동한다. 여기서 종양세포가 일정 수준 이상 모이면 전이가 일어난다. 종양은 국소의 림프절로부터 혈류를 타고 이동하여 먼 곳의 림프절이나 기관까지 퍼지게 된다.

감염

감염된 물질이 원래의 간질공간에서 림프관으로 들어가거나 혹은 국소적으로 감염이 확산되었을 때는 미생물들이 보다 큰 림프관의 벽을 침투하여 들어갈 수도 있다. 감염에 대하여 포식작용이 효과적이지 못할 경우 감염이 림프절에서 림프절로 확산되어 마침내 혈액에 도달하게 된다.

림프관염(림프관 벽의 염증). 림프관염은 어느 정도의 급성 박테리아 감염에서 발생하게 되는데 미생물들이 감염된 부위에서 나오는 림프를 감염시키고 림프관 벽을 따라서 감염이 확산되는 경우에 발생한다. 예를 들면, 손등에 급성 화농성 사슬알균(Streptococcus pyogenes)에 의한 감염이 생긴 경우 손등에서부터 겨드랑이까지 붉은 선이 뻗어가는 것을 관찰할 수 있다. 이것은 표피에 있는 림프관과 주위 조직에 염증이 생겼기 때문이다. 감염은 첫 번째 림프절에서 중지될 수도 있고, 경우에 따라서는 림프관 그물망을 통하여 퍼져서 혈액으로 들어갈 수도 있다.

표 6-1 림프계통질환에서 사용되는 용어

용어	정의
림프관염	림프관의 염증
림프절염	림프절의 감염
림프절병(증)	림프절의 비대(팽대)
지라비대	지라의 비대(팽대)
림프부종	조직의 림프배출 경로가 차단되어 생기는 부종

림프관 폐쇄

림프관이 폐쇄되면 폐쇄 부위 말단에 림프가 고이게 된다(림프부종, lymphoedema). 폐쇄된 림프관의 크기에 비례하여 부종의 크기와 정도가 영향을 받는다. 일반적으로는 림프부종이 생기면 염증이 유발되며 림프관의 섬유화를 초래하고 추가적인 림프부종을 유발한다. 종양과 외과적 림프절제를 시행한 후 발생하는 경우가 가장 많다.

종양

종양이 림프관이나 림프절 속으로 자라 들어가거나 막아서 림프의 흐름을 차단시킬 수 있다. 림프계의 바깥에 있는 큰 종양의 경우는 림프관을 압박하여 림프의 흐름을 차단할 수 있다.

수술

상당수의 외과적 수술에서는 암세포가 이미 림프절을 침범하였기 때문에 림프절을 제거하기도 한다. 이것은 국소적인 림프절에 있는 2차적인 종양이 성장하여 림프계를 통하여 추가적으로 확산되는 것을 막도록 하는 것이 목적이다. 예를 들면, 유방제거술을 시행할 때 겨드랑이의 림프절을 제거하는 경우를 들 수 있다.

4. 림프절의 질병

학습목표

이 단원의 학습을 통해서 다음을 이해할 수 있다.
- 림프절염의 정의와 주요 원인
- 림프종의 중요한 두 가지 유형이 미치는 영향
- 암을 가지고 있는 환자에서 2차적인 림프절 질환이 흔히 생기는 이유

림프절염

급성 림프절염은 주로 다른 부위에서 감염된 세균이 림프

를 타고 와서 유발한다. 림프절에는 염증이 발생하고 팽창하게 되며 충혈이 발생하게 된다. 그리고 화학주성(chemotaxis)에 의하여 많은 수의 포식세포들이 모여들게 된다. 림프절에서의 방어(포식과 항체 생성)가 제압당하게 되면 감염에 의해 림프절 내부에 농양(abscess)이 형성된다. 주변의 조직들이 침범되고 감염물질은 다른 림프절을 통하여 전파된 다음 혈액 속으로 들어가게 된다. 여러 가지의 질병의 2차 증상으로 급성 림프절염이 발생하기도 한다.

전염성 단핵구증

전염성 단핵구증(선열, glandular fever)은 대단히 강한 접촉성 바이러스성 질환으로, 주로 10대 후반 청소년기에 잘 걸리게 되며, 직접 접촉에 의하여 전파된다. 7~10일 정도의 잠복기 동안 바이러스가 인두의 상피세포에서 증식하게 된다. 이어서 바이러스들은 목의 림프절로 점차 확산되고 전신의 림프조직으로 퍼져 나간다.

임상증상으로 편도선염, 림프절병증, 그리고 비장종대를 보인다. 흔한 합병증으로 근통성 뇌염(myalgic encephalitis, 만성피로 증후군)이 있다. 현성 혹은 불현성 감염은 평생면역을 제공한다.

다른 질병들

여러 가지 감염은 가벼운 림프절염을 동반하며, 이것은 정상적인 방어기전을 작동하게 한다. 그러나 홍진이나 장티푸스, 고양이할퀴염(묘소열, cat-scratch fever), 상처나 피부감염 시에는 보다 심각한 감염이 생길 수도 있다. 만성 림프절염은 해결되지 않은 급성 감염증이 있거나 결핵, 매독, 일부 저급감염증에서도 발병할 수 있다.

림프종

림프조직에서 악성종양이 발생하며 호지킨(Hodgkin's)과 비호지킨(non-Hodgkin's) 림프종으로 분류된다.

호지킨 림프종

호지킨병은 전신에 있는 림프절 속의 림프조직이 증식함에 따라 점차적으로 림프절들이 통증 없이 진행성으로 커지는 질병이다. 목 부위에 있는 표면의 림프절들에서 맨 먼저 발견되기도 한다. 이 병은 악성이며, 발병원인은 자세히 밝혀지지 않았다. 예후는 다양하지만 주변의 림프절을 침범하고 일관성 있게 주변의 다른 조직으로 파급해나가기 때문에 확산 여부를 보고 예후를 추정할 수 있다. 치료의 효과는 주로 처음 발견될 당시의 병의 진행 정도가 중요하다.

이 병은 림프구의 기능이 저하되어 있기 때문에 면역력의 저하를 초래하며, 따라서 반복되는 감염이 흔히 발생하게 된다. 림프절이 커지게 됨에 따라 주변의 조직이나 장기를 압박하기도 하며, 골수가 침범되는 경우에는 빈혈이나 백혈구의 수가 변화를 보이게 된다.

비호지킨 림프종

다발성 골수종(multiple myeloma)이나 버키트 림프종(Burkitt's lymphoma)과 같은 종양은 골수를 포함한 어떤 림프조직에서도 발생할 수 있다. 이러한 종양들은 침범된 세포의 종류와 악성도의 정도에 따라, 즉 양성, 중등도, 악성으로 분류된다. 양성 종양은 잘 분화된 세포들로 구성되어 있고 질병이 서서히 진행하여 수 년이 경과하면 사망하게 된다. 악성 림프종은 미분화된 세포들로 구성되어 있으며, 질병의 진행경과가 빨라서 환자는 수주 또는 수개월 내에 사망에 이르게 된다. 일부의 종양은 양성이나 중등도의 악성을 보이다가 질병이 진행하면서 악성으로 상태가 바뀌기도 한다. 림프절이 팽창하면서 주변의 조직이나 장기를 압박할 수도 있다.

면역결핍으로 인하여 감염의 빈도가 증가하게 되며 지라나 골수 혹은 두 개의 장기 모두가 침범된 경우에는 다양한 정도의 빈혈이나 백혈구 감소증이 발생할 수 있다.

5. 지라질환

학습목표

이 단원의 학습을 통해서 다음을 이해할 수 있다.

- 지라비대의 중요한 원인

지라비대

지라비대란 지라가 커지는 것을 말하며 다른 질환, 예를 들어, 감염이나 순환기 질환, 혈액질환 및 악성 신생물 등에 의한 2차적인 반응으로 커지는 경우가 많다.

감염

지라는 혈관 내를 침범한 미생물이나 국소적으로 발생한 감염에 의하여 감염된다. 감염이 되면 적색속질이 혈액으로 충혈되고 포식세포와 형질세포가 축적되게 된다. 급성 감염은 비교적 드문 편이다.

만성 감염. 일부 만성 비화농성 감염은 지라비대를 유발하기도 한다. 그러나 보통은 급성 감염의 경우보다는 덜 심한 것이 일반적이다. 가장 흔히 볼 수 있는 1차 감염으로는 다음과 같은 것들이 있다.

- 결핵
- 장티푸스열
- 말라리아
- 브루셀라증(파상열)
- 전염성 단핵구증

심장혈관계

간을 통과하는 혈액의 흐름이 정체를 보이면 지라비대가 나타날 수 있다. 예를 들면, 간경화로 인한 간의 섬유화 혹은 우측 심부전으로 인한 간문맥의 정체가 이에 해당한다.

혈액질환

혈액질환에 의해서도 지라비대가 생길 수 있다. 예를 들어, 용혈성과 거대세포성 빈혈, 혈구과다증, 만성골수성백혈병과 같이 혈액질환이 있는 경우, 손상되고 닳아버리거나 혹은 비정상적인 혈액세포를 제거하기 위하여 지라가 많은 일을 해야 할 경우, 지라는 점점 커지게 된다.

지라비대 자체가 혈액질환을 유발하기도 한다. 간문맥고혈압 같은 어떤 이유로 인하여 지라가 커진 경우, 적혈구가 과다하게 혹은 조기에 용혈을 보이게 되며, 또한 정상백혈구와 혈소판이 지라에서 포식작용에 의하여 제거됨에 따라 심한 빈혈, 백혈구 감소증 및 혈소판 감소증이 발생하게 된다.

종양

지라 자체에서 생기는 양성과 악성 종양은 드물다. 그러나 신체의 다른 곳에서 발생한 종양이 혈액을 타고 퍼져서 전이성 종양을 형성할 수 있다. 특정한 질병, 특히 만성 백혈병, 호지킨 림프종 및 비호지킨 림프종 같은 질병상태에서는 악성 세포의 침윤으로 인하여 지라비대가 특징적으로 나타나게 된다.

6. 가슴샘질환

학습목표

이 단원의 학습을 통해서 다음을 이해할 수 있다.

- 가슴샘의 기본적인 질병

가슴샘비대는 일부 면역질환, 예를 들어, 갑상샘중독증이나 애디슨병과 연관이 있다. 종양의 발생은 드물지만 가슴샘이 커지면 주변의 기관이나 식도 혹은 목의 정맥을 압박하여 손상을 입히거나 장애를 일으킬 수 있다. 중증근무력증에서는 대부분의 환자들에서 가슴샘증식증(대부분)이 있거나 가슴샘종(일부)을 가지고 있다.

CHAPTER 7

신경계

The nervous system

신경계는 몸의 내·외적 자극의 변화에 대해 감지하고 반응한다. 신경계는 내분비계와 더불어 몸의 중요한 기능을 조절하고 항상성을 유지한다. 신경계 자극은 주로 즉각적인 반응을 제공하는 반면 내분비계작용은 느리지만 좀 더 지속된다(9장 참조).

신경계는 뇌, 척수, 말초신경으로 이루어져 있다. 신경계를 형성하는 조직의 구조물들은 몸의 다른 부분 간의 빠른 소통을 가능하게 한다.

내적 환경 변화에 대한 반응은 혈압이나 소화 활동 같은 불수의적인 작용을 조절한다. 외적 환경 변화에 대한 반응은 자세와 다른 수의적인 활동을 유지시킨다.

이러한 작용을 위해 신경계의 각 부분은 다음과 같이 나뉜다.

- 뇌와 척수로 구성되어 있는 중추신경계
- 뇌와 척수를 제외한 모든 신경으로 구성되어 있는 말초신경계

말초신경계는 뇌신경과 척수신경으로 쌍을 이루어 존재한다. 일부는 감각성, 일부는 운동성이고 일부는 혼합성이다. 이는 말초신경계 내에서 두 개의 기능적 부분이라 생각된다.

- 감각지
- 운동지(**그림 7-1**)

바꿔 말하면, 운동지는 다음과 같은 작용에 관련된다.

- 수의적: 체성신경계(수의근 운동)
- 불수의적: 자율신경계(평활근과 심장근, 샘에 작용). 자율신경계는 교감신경계와 부교감신경계의 두 부분으로 나뉜다.

1. 신경계의 세포와 조직

학습목표

이 단원의 학습을 통해서 다음을 이해할 수 있다.

- 말이집신경의 구조
- 민말이집신경과 말이집신경에서 자극 전달을 비교하고 대조
- 감각신경과 운동신경의 기능
- 시냅스에서 신경전달물질이 분비되는 기전
- 일반적인 신경전달물질

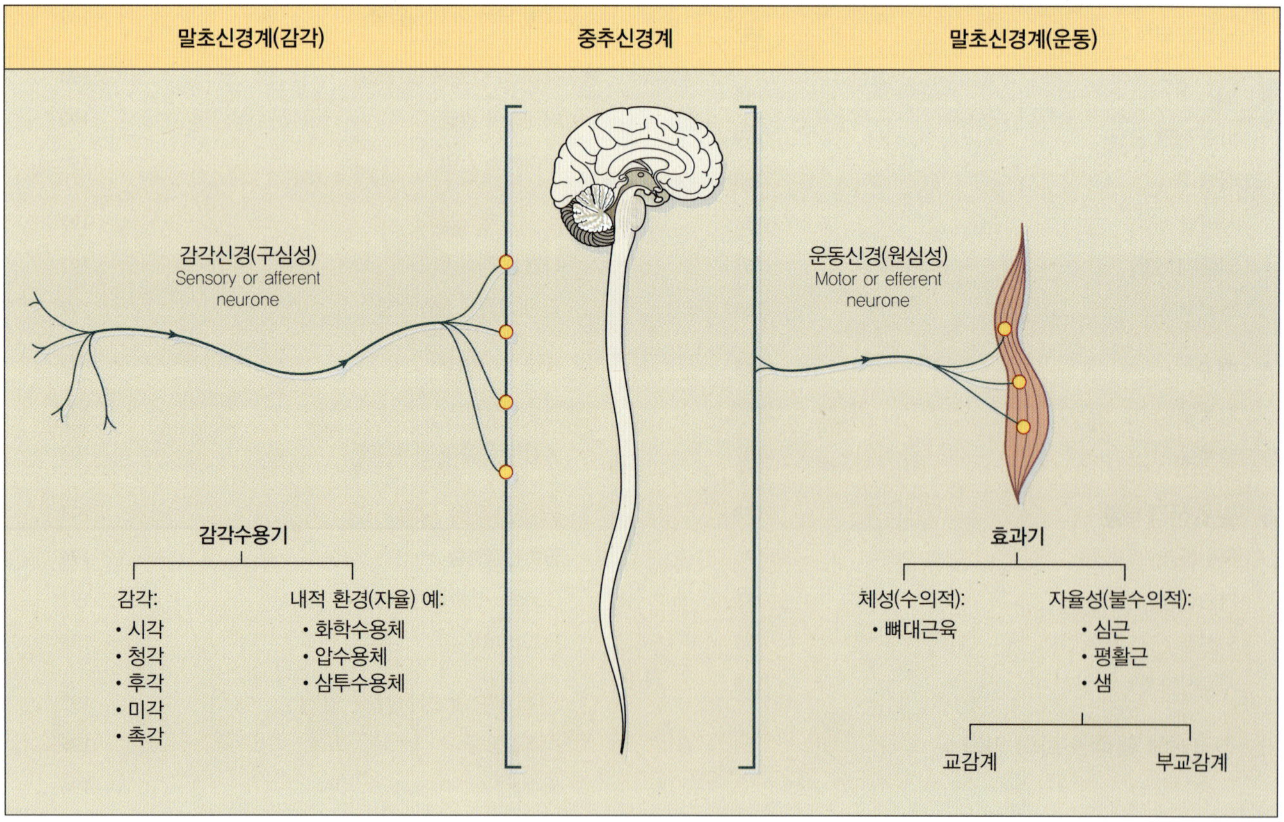

그림 7-1 신경계의 기능적 요소

신경계는 많은 신경원(neuron)(그림 7-2)으로 구성되어 있으며, 이는 신경교세포(neuroglia)라는 특별한 결합조직에 의해 지지된다. 각 신경원은 세포체와 축삭, 가지돌기(수상돌기, dendrites)로 구성된다. 신경원은 일반적으로 신경세포라 하고, 축삭다발이 묶여 있는 것을 신경이라 부른다. 신경원은 분열할 수 없고, 사는 동안 산소와 포도당 공급이 지속적으로 필요하다. 다른 세포와는 달리, 신경원은 오로지 포도당으로만 화학적 에너지(ATP)를 합성할 수 있다. 신경원 손상의 영향은 뒤에 설명되어 있다.

신경계의 생리적 'unit'은 신경흥분, 또는 활동전위이며 작은 전하와 유사하다. 하지만 보통의 전선과는 다르게 신경원은 능동적으로 신경의 흥분 전도에 관련되어 있다. 실제로 신경원에서 흥분의 초기 강도는 전체 길이를 따라서 유지된다.

일부 신경원은 신경흥분을 유발하는 반면, 일부는 전위가 지나가는 길이나 방향이 바뀌는 곳에서 '지연상태'로 작용하기도 한다.

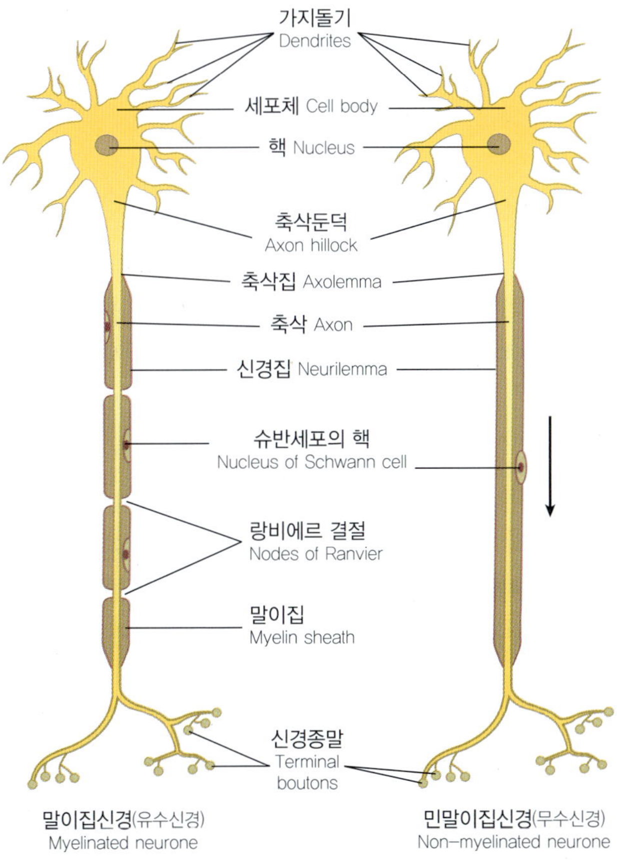

그림 7-2 신경의 구조. 화살표는 자극(impulse) 전도 방향을 가리킨다.

신경원

신경원은 감수성과 전도성이 있다. 감수성은 다음에서 오는 자극에 반응하여 신경흥분을 개시하는 능력이다.

- 체외(예: 촉각, 불빛)
- 체내(예: 혈액의 이산화탄소 농도 변화가 호흡을 변화시킨다. 이는 수의적 움직임을 유발할 것이다.)

활동전위는 전기적 자극으로 이루어지고 신경원과 효과기 사이 또는 하나의 신경원과 다음 신경원 사이에서 흥분전달은 화학적 자극에 의해 이루어진다.

세포체

신경세포는 크기와 모양이 다양하지만 육안으로 보기에는 너무 작다. 세포체는 신경계의 회백질(gray matter)을 형성하고 대뇌겉질(피질, cortex)의 겉면과 척수의 중앙부에서 발견된다. 중추신경계에서는 세포체를 '핵(nuclei)'이라 부르고, 말초신경계에서는 '신경절(ganglia)'이라 부른다. 이것의 예외 중 중요한 것은 바닥핵으로, 대뇌 내에 위치하고 있다.

축삭과 가지돌기

축삭과 가지돌기는 세포체에서 이어진 부분으로 신경계의 백색질을 형성한다. 축삭은 뇌의 심부와 척수 바깥부의 '트랙'에서 관찰되며 대뇌와 척수 밖에 존재하는 신경 또는 신경섬유라고 표현한다.

축삭

각 신경세포에는 축삭이 단 하나만 존재하며, 신경체에서 받은 활동전위를 전달한다. 그들은 대개 가지돌기보다 길며, 100cm까지 길어질 수 있다.

축삭의 구조. 축삭의 막은 축삭집(축삭초, axolemma)이라고 불리며, 세포질 부위에 닿아 있다.

말이집신경. 큰 축삭과 말초신경의 축삭은 말이집(수초, myelin sheath)으로 둘러싸여 있으며(그림 7-3 A), 축삭의 길이를 따라 슈반세포(Schwann cells)로 이어져 있다. 슈반세포는 축삭 주위를 둘러싸고 있으며, 다수의 슈반세포 원형질막으로 축삭을 덮고 있다. 세포막 사이에는 수초라고 불리는 소량의 지방질이 존재한다. 슈반세포의 가장 바깥층은 신경집(신경초, neurolemma)이라고 한다. 랑비

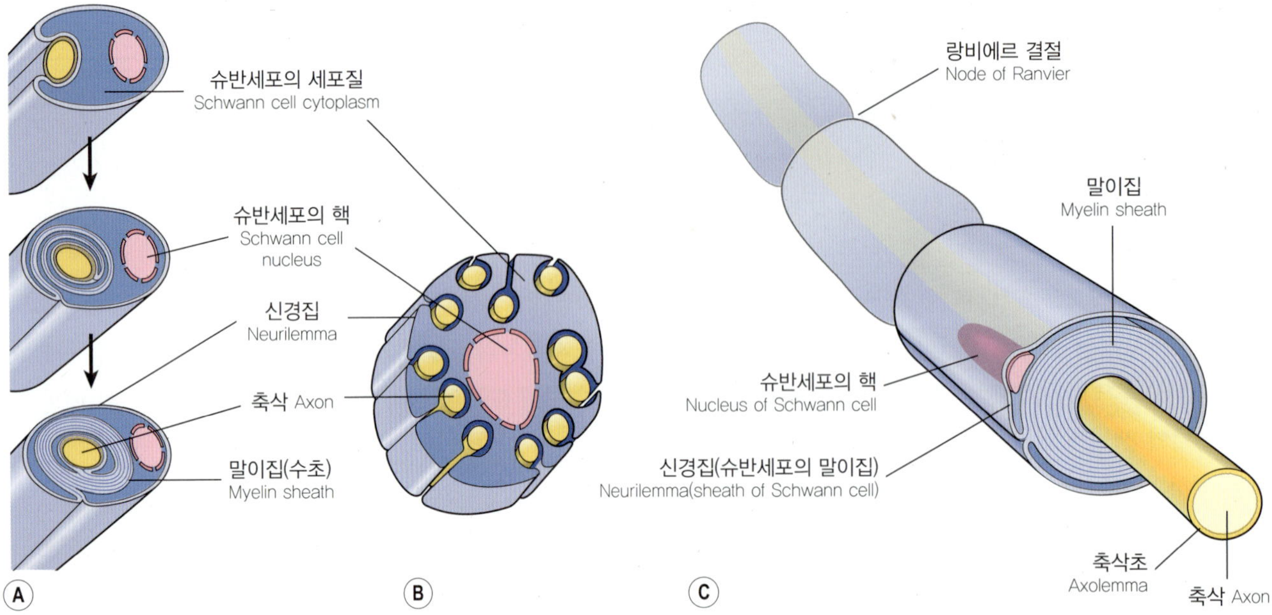

그림 7-3 수초의 정렬(배열). **A.** 말이집신경(섬유) **B.** 민말이집신경(섬유) **C.** 말이집신경의 길이

에르 결절(nodes of Ranvier)이라고 하는 슈반세포 사이의 좁은 부분이 존재하는데, 이 부분은 말이집신경(유수신경, myelinated neuron)에서 신경흥분이 빠르게 전도되도록 한다. 그림 7-4는 랑비에르 결절이 있는 부분을 수직으로 절단한 모습을 보여주는 것으로 신경말이집이 없는 부분을 명확하게 구분할 수 있다.

민말이집신경. 중추신경계의 절후신경섬유(postganglionic fiber)와 일부 작은 섬유를 민말이집신경(무수신경, nonmyelinated neuron)이라고 한다. 이런 유형의 축삭 중 다수는 슈반세포막으로 둘러싸여 있는데(그림 7-3 B), 슈반세포가 매우 가까이 연결되어 있어서 겉으로 드러나는 축삭집은 없다. 신경흥분의 전도 속도는 민말이집신경섬유에서 확연히 느리다.

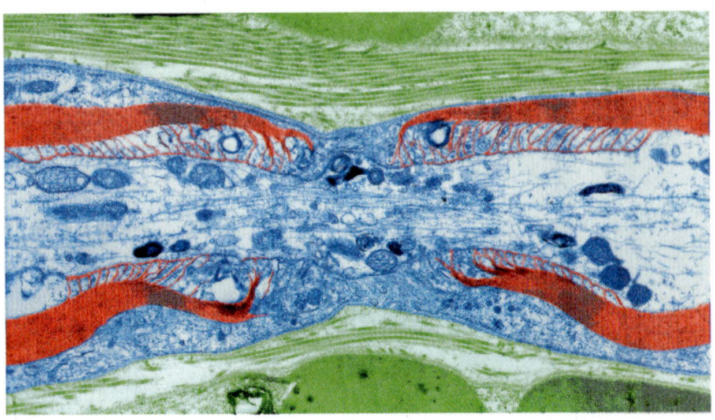

그림 7-4 랑비에르 결절. 말이집신경섬유 세로 단면의 투사형 전자현미경 사진. 신경조직은 파란색이고 말이집은 붉은색이다.

가지돌기

가지돌기는 세포체로 들어오는 신경흥분을 받아서 이동시키는 짧은 돌기이다. 축삭과 동일한 구조로 이루어져 있지만 대개 더 짧고 가지가 많이 나 있다. 운동신경에서 연접을 형성하고(그림 7-7) 감각신경에서는 특정 자극에 대해 반응하는 감각수용기를 형성한다.

신경흥분(활동전위)

흥분은 감각신경종말의 자극이나 다른 신경의 흥분에 의해서 시작된다. 흥분의 전도, 즉 활동전위는 신경세포막을 통한 이온의 이동에 의해 일어난다. 안정 시 신경세포막은 세포막 내외의 이온 농도 차이에 의해 분극상태를 유지한다. 이는 양쪽의 세포막에 다른 전하가 존재한다는 것을 의미하며, 이를 안정막전위(resting membrane potential)라 한다. 안정 시 바깥쪽의 전하는 양극을 띠고 안쪽의 전하는 음극을 띤다. 이에 관련된 주요 이온은 다음과 같다.

- 나트륨(Na^+), 주된 세포 외 양이온
- 칼륨(K^+), 주된 세포 내 양이온

안정 시, 이런 이온들은 농도경사에 따라 확산되는 경향이 있다. 예를 들면, 흥분이 전도되었을 때 칼륨은 세포 외로, 나트륨은 세포 내로 이동함으로써 이온에 대한 신경세포막의 투과성이 변하게 된다. 제일 먼저 세포외액에서 나트륨이 신경세포 내로 들어가서 탈분극(depolarization)을 유발하고 신경흥분 또는 활동전위를 생성한다. 탈분극은 매우 빨라서, 몇 ms 이내에 신경 전체로 신경흥분을 전도한다.

탈분극은 자극점에서 한 방향으로만 일어난다. 자극점으로부터 안정막전위 부분을 향해서 다음 탈분극까지 재분극(repolarization)이 일어나는 데 시간이 걸리기 때문에 한 방향 전도가 가능하다.

이런 과정 동안, 칼륨은 신경원 밖으로 유출되고 이로 인해 막전위를 안정막전위로 되돌린다. 이를 불응기(refractory period)라 하고, 이 시기 동안은 다시 자극하는 것이 불가능하다. 신경이 안정막전위로 되돌릴 때, 나트륨–칼륨 펌프는 세포 외로 나트륨을 배출하여 칼륨과 교환한다.

말이집신경에서, 말이집의 절연 기능은 이온의 움직임을 막는다. 따라서 세포막을 통한 전하는 오로지 말이집 사이 틈에서만 발생할 수 있다(그림 7–2). 대표적인 예로 랑비에르 결절을 들 수 있다. 한 곳의 랑비에르 결절에서 전위가 발생하면 다음 결절의 말이집을 따라 탈분극이 일어나게 되어 결절 간 전류의 흐름은 '도약'하는 것처럼 보인다. 이를 도약전도(saltatory conduction)라 한다(그림 7–5).

전도속도는 신경원의 직경에 달려 있다. 직경이 클수록, 전도가 빠르다. 도약전도가 단순전도(simple propagation)보다 빠르기 때문에 말이집신경섬유가 민말이집신경섬유보다 활동전위를 빠르게 전도한다(그림 7–6). 가장 빠른 섬유는 초당 130m의 비율로 전위를 뼈대근육으로 전도할 수 있는 반면에 가장 느린 섬유는 초당 0.5m의 비율로 전위를 전달한다.

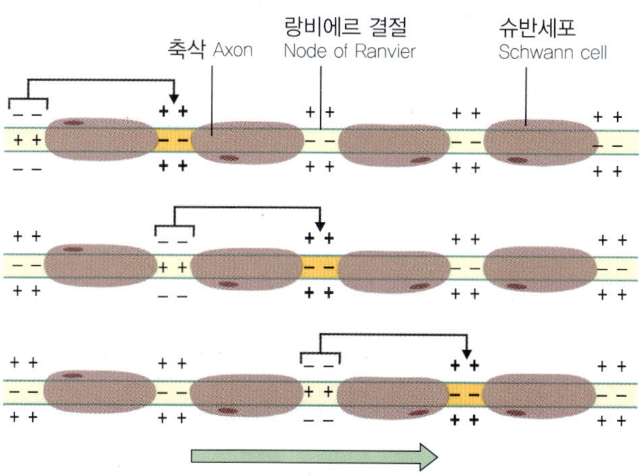

그림 7–5 말이집신경섬유에서의 단일 자극의 도약전도

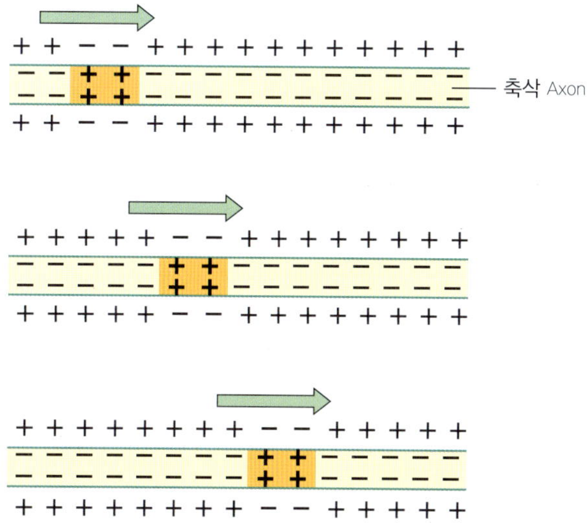

그림 7–6 민말이집신경섬유에서 자극의 단순 전달. 화살표는 자극전도의 방향을 나타내고 있다.

연접과 신경전달물질

감각, 운동신경에 상관없이 신경흥분이 발생해서 끝나는 지점까지 활동전위 전달에 관련되는 신경은 항상 하나 이상이다. 이들 신경원 간에는 물리적인 접촉이 존재하지 않는다. 신경흥분이 한 곳에서 다른 곳으로 전달되는 지점을 시냅스(synapse)라 한다(그림 7–7). 시냅스 이전 신경세포(presyanptic neuron)의 축삭이 종말단추(synaptic knobs)라 불리는 작은 돌기에 정지하는 가지를 잠깐 동안 파열시킨다. 이들은 연접후신경원(postsynaptic neuron)의 세포체와 가지돌기에 매우 가까이 존재한다. 종말단추와 연접후신경원 사이 공간을 시냅스틈새(연접간극, synaptic cleft)라 한다. 종말단추 끝에는 신경전달물질(neurotransmitter)이 들어 있는 구형의 시냅스소포(synaptic vesicle)가 존재하는데, 이것은 시냅스틈새로 방출된다.

신경전달물질은 신경세포에서 합성되어 축삭을 따라 능동적으로 이동하여 시냅스소포에 저장된다. 시냅스소포는 활동전위에 반응하여 세포외유출(exocytosis)의 방법으로 방출되어 시냅스간극으로 확산된다. 방출된 신경전달물질은 시냅스 이후 신경세포 막에 특수 수용기 부위에 작용한다. 이 반응은 시냅스 이후 신경세포나 근육섬유와 같은 효과기를 즉시 자극하기 때문에 짧게 일어나며, 효소의 작용이나 종말단추로 되돌아감에 따라 비활성화된다.

일부 약물이 신경전달물질의 작용을 중화시키거나 지속

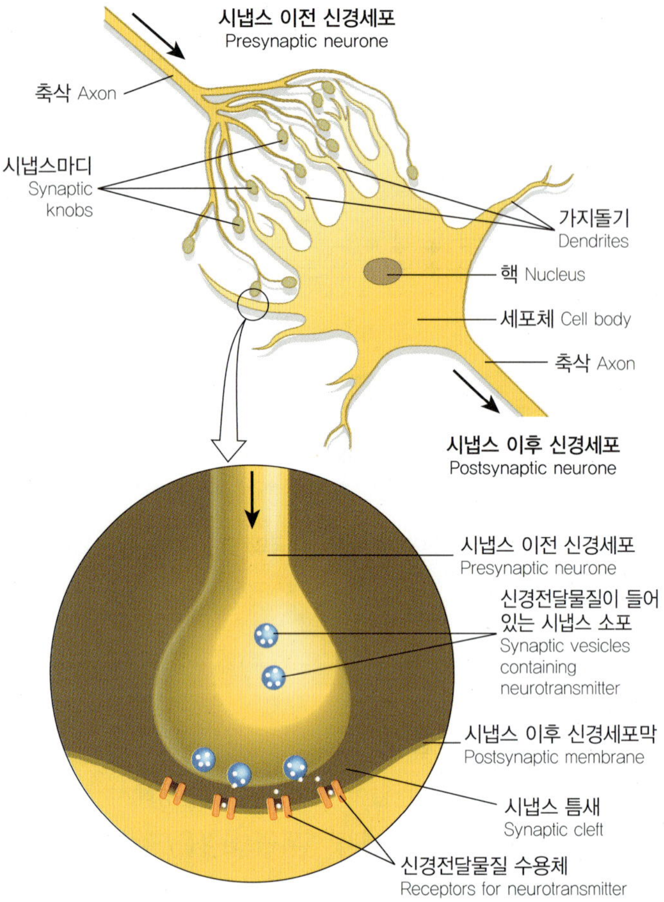

그림 7-7 시냅스 모형

시키기 때문에 신경전달물질에 대한 이해는 중요하다. 대개 신경전달물질은 연접에서 흥분성 효과가 있지만, 때로는 억제성으로 작용하기도 한다.

뇌와 척수에서의 신경전달물질에는 노르아드레날린(norepinephrine), 아드레날린(epinephrine), 도파민(dopamine), 히스타민(histamine), 세로토닌(serotonin), 가바(gamma aminobutyric acid, GABA)와 아세틸콜린(acetylcholine)이 있다. 엔케팔린(enkephalines), 엔돌핀(endorphins), substance P와 같은 물질은 통증신호전달에 특이적인 역할을 한다. **그림 7-8**은 말초신경계의 신경전달물질을 요약한 것이다.

체성신경은 뼈대근육의 연접에 직접 흥분을 전도하며, 신경근접합부를 예로 들 수 있다. 교감신경과 부교감신경으로 나뉘는 자율신경계에서 원심성 흥분은 두 개의 신경(신경절이전신경섬유와 신경절이후신경섬유)을 따라 이동하고, 평활근이나 샘과 같은 효과기까지 2개의 연접을 지난다.

신경

많은 신경들은 신경다발로 구성된다(중추신경계의 신경섬유다발은 척수들로 알려졌다). 신경다발은 3개의 결합조직으로 덮여 보호된다(**그림 7-9**).

- 신경속막은 민감한 조직으로 각각의 섬유를 둘러싸고 있으며, 신경다발막의 안쪽을 지나면 사이막과 연결되어 있다.
- 신경다발막은 매끈한 결합조직으로 각 섬유다발을 둘러싸고 있다.
- 신경바깥막은 섬유조직으로 신경섬유다발을 둘러싸고 있다. 가장 큰 신경은 신경바깥막에 의해 덮여 있다.

감각 또는 구심성 신경

감각수용기에 의해 가지돌기에서 활동전위가 생성되면 감각신경섬유에 의해서 척수에 전달된다(**그림 7-1**). 그런 다음 전위는 뇌(brain) 혹은 척수의 반사활(반사궁, reflex arc)의 신경사이세포(개재신경원, connector neuron)를 지난다.

감각수용기

감각신경의 종말은 신체 내·외의 각각 다른 자극에 의해 반응한다.

체성, 피부, 또는 일반감각. 이들은 피부에서 발생한다. 통각, 촉각, 온·냉각이 있다. 피부에 있는 감각신경종말은 말이집이 없는 미세섬유이다(**그림 14-4** 참조). 자극이 되면, 흥분이 생성되고 감각신경에 의해 뇌의 감각영역으로 전달된다.

고유수용감각. 근육과 관절에서 발생하며, 균형이나 자세를 유지하는 데 기여한다.

특수감각. 시각, 청각, 균형, 후각, 미각이 있다(8장).

자율신경. 압수용기(baroreceptor), 화학적수용기(chemo-receptor)가 포함되고 내부장기, 샘, 조직에서 발생하며, 불수의적 활동과 내장통의 반사적 조절과 관련되어 있다.

운동 또는 원심성 신경

운동신경은 뇌, 척수, 그리고 자율신경절(autonomic ganglia)에서 기원하고 흥분을 근육, 샘과 같은 효과기에 전달한다(**그림 7-1**). 운동신경에는 다음과 같은 두 가지 유형이 존재한다.

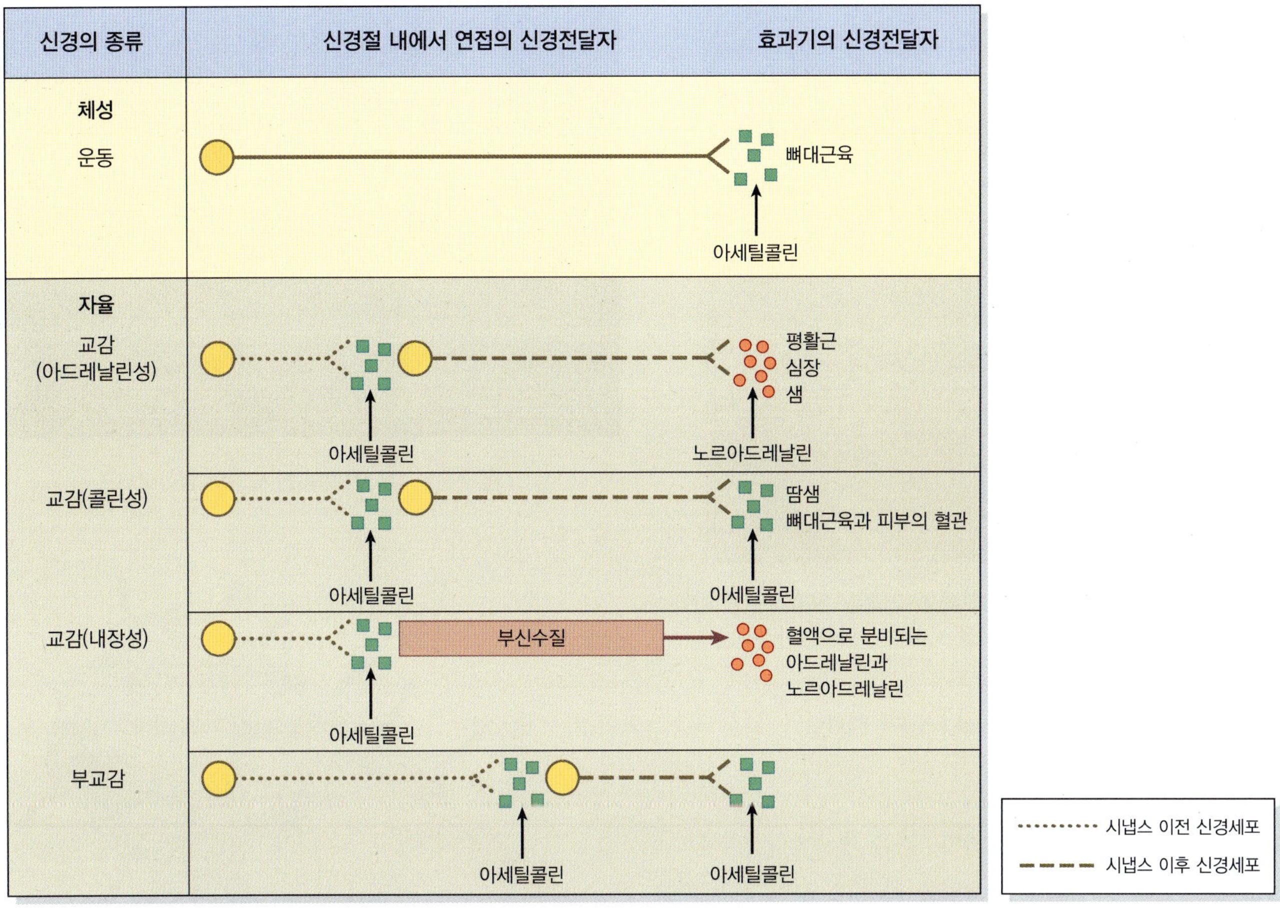

그림 7-8 말초신경계에서의 연접신경전달물질(neurotransmitters)

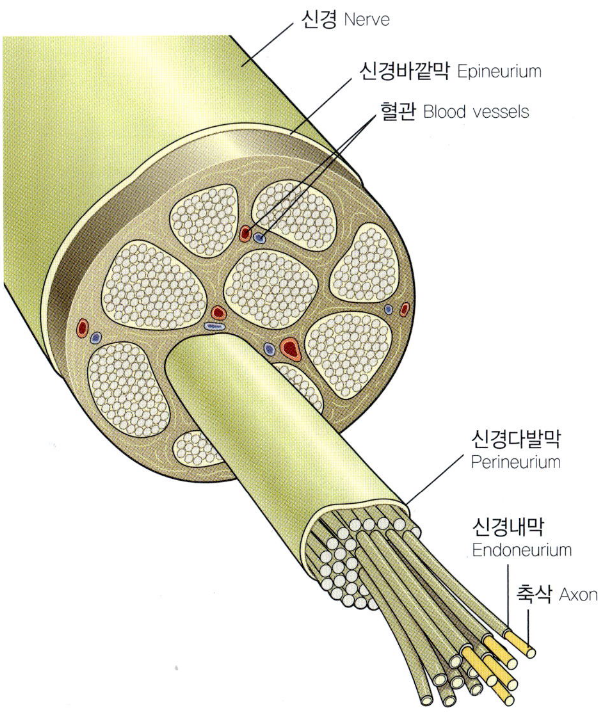

그림 7-9 말초신경의 절단면이 덮여서 보호된 것을 보여준다.

- 체성신경: 수의적, 반사적 뼈대근육 수축에 관련되어 있다.
- 자율신경(교감과 부교감): 심장과 평활근 수축, 샘의 분비와 관련되어 있다.

혼합신경

척수에서, 감각신경과 운동신경은 '경로(tract)'로 나뉜다. 척수의 바깥쪽에서 운동신경과 감각신경은 같은 결합조직막으로 둘러싸여 있고, 이를 혼합신경이라 일컫는다.

신경아교세포

중추신경계의 신경원은 뇌조직의 1/4~1/2 정도를 구성하는 4개의 비흥분성 아교세포(glial cell)에 의해서 지지된다(그림 7-10). 신경세포와는 다르게, 신경아교세포는 일생 동안 계속적으로 복제된다. 신경아교세포에는 별아교세포(성상교세포, astrocyte), 희소돌기아교세포(희돌기교세포, oligodendrocyte), 미세아교세포(소교세포, microglia), 뇌

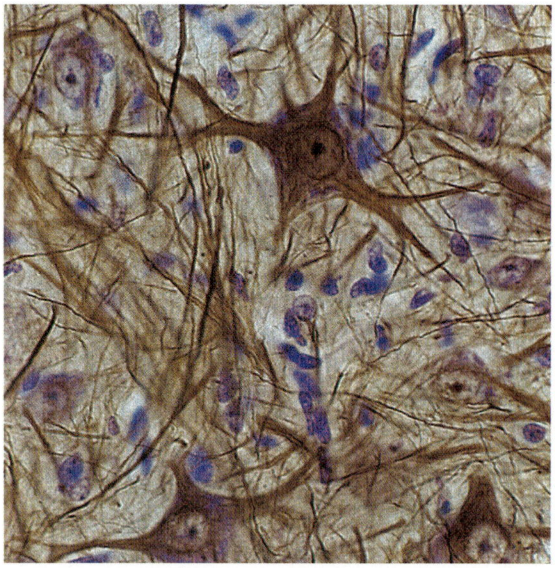

그림 7-10 신경세포와 신경아교세포. 염색된 신경세포(금색)와 다양한 신경아교세포(파란색)의 핵을 보여주는 광학현미경 사진

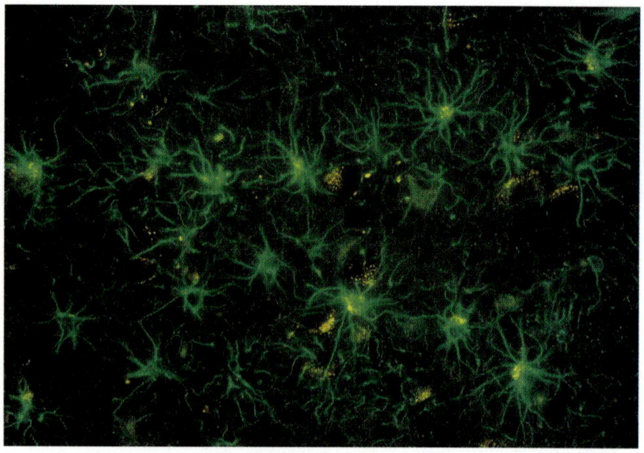

그림 7-11 대뇌겉질의 별 모양의 별아교세포

실막세포(상의세포, ependymal cell)가 있다.

별아교세포

이 세포는 주로 중추신경계 지지조직을 형성한다. 별아교세포는 미세돌기가 있는 별 모양을 하고 있으며, 점액 다당류(mucopolysaccharide)의 주변물질이 존재한다(그림 7-11). 일부 돌기의 주변부에는 세포발(족돌기, foot processes)이라는 작은 팽대부가 존재한다. 별아교세포는 혈관 주위에 세포발이 소매 모양을 형성하고 있다. 혈관은 뇌혈관장벽(blood brain barrier)을 형성하는 모세혈관벽과 별아교세포 세포발에 의해 신경원으로부터 분리되어 있다(그림 7-12). 기능은 몸의 어디라도 존재하는 섬유모세포의 기능과 유사하다.

뇌혈관장벽은 혈액 내의 독성 물질과 화학적 물질로부터 뇌를 보호하는 선택적 장벽이다. 산소, 이산화탄소, 알코올, 바르비투르염(barbiturates), 포도당, 지질친화성 물질은 빠르게 장벽을 넘어 뇌조직으로 들어간다. 일부 큰 분자, 약물, 무기질 이온과 아미노산은 혈관에서 뇌조직으로 느리게 통과한다.

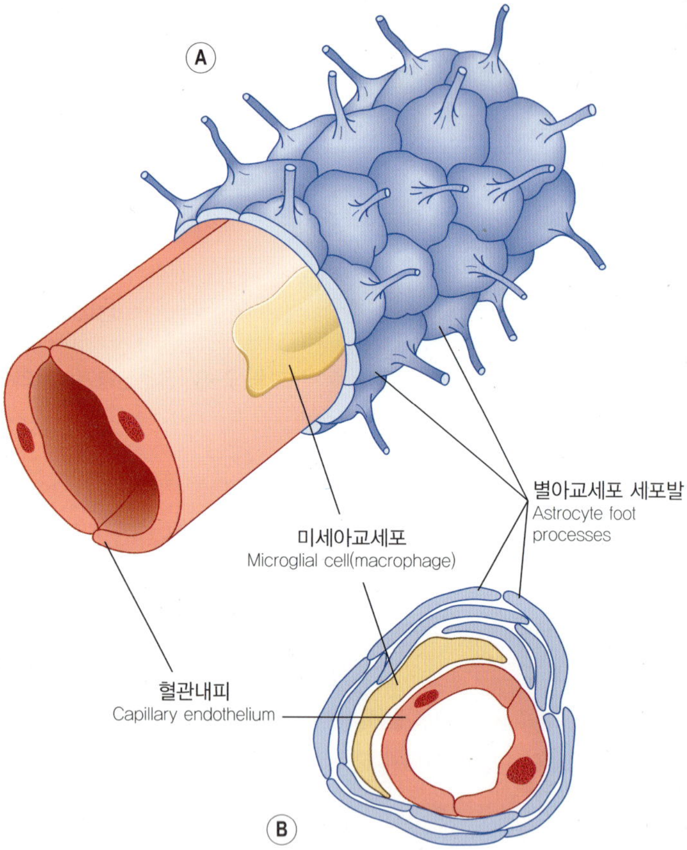

그림 7-12 뇌혈관장벽. A. 세로단면 B. 가로단면

희소돌기아교세포

이 세포는 별아교세포보다 작으며, 다음과 같은 곳에서 발견된다.

- 회색질에서 신경세포체 주위에 있으며, 지지기능을 하는 것으로 생각된다.
- 말이집신경섬유와 가까이 있으며, 길이를 따라 존재한다.

희소돌기아교세포는 말이집을 형성하고 유지하며, 말초신경에서 슈반세포와 같은 기능을 수행한다.

뇌실막세포

뇌실과 척수 중심관의 상피층을 형성한다. 뇌실의 맥락얼기(맥락총, choroid plexus)를 형성하는 뇌실막세포는 뇌척수액을 분비한다.

미세아교세포

이 세포는 출생 전 혈액으로부터 신경계로 이동하는 단핵구(monocyte)에서 기원하며, 주로 혈관 부위에서 발견된다. 미세아교세포는 팽창하여 식작용을 하고, 염증 부위에서 미생물과 손상받은 조직을 제거한다.

손상에 대한 신경섬유의 반응

신경은 발생 후 몇 주가 지나면 성숙되고, 대체될 수는 없다. 손상받은 신경은 급성 기능 소실이 나타나는 빠른 괴사나 기능장애가 점차적으로 증가되는 진행성 위축을 나타낸다. 신경의 이러한 변화는 다음과 관련이 있다.

- 저산소증과 무산소증
- 영양결핍
- 독성(예를 들어 유기 납)
- 외상, 감염
- 노화
- 저혈당증

말초신경 재생(그림 7-13)

말초신경의 축삭은 남은 세포체가 손상되지 않았다면 재생될 수 있다. 손상된 먼쪽 축삭과 신경말이집은 붕괴되고 큰포식세포에 의해 제거된다. 하지만, 슈반세포는 생존하고 신경초 내에서 증식하게 된다. 손상되지 않은 축삭의 가까운 쪽은 분화가 시작된 부분으로 성장하게 되고(약 1.5mm/일), 공급되는 신경초의 두 부분으로 정확하게 병렬적으로 위치하여 연결된다(그림 7-13 A). 기능 회복은 효과기관과의 충분한 연결이 재건됨으로써 결정된다. 골절이나 절단에 의해 신경초가 외부에 위치하거나 파괴되었을 때, 발아된 축삭과 슈반세포는 종양과 유사한 종괴(외상성 신경종)를 형성하고, 통증을 수반하게 된다(그림 7-13 B).

신경아교 손상

별아교세포. 심각한 손상 시, 별아교세포는 괴사로 진행되어 파괴된다. 심각하지 않은 손상이나 만성인 상태에서는 별아교세포의 증식이 진행되어 세포위축이 된다(신경아교증). 신경아교증은 다양한 질병에서 나타나며, 다른 조직의 섬유증과 유사하다.

희소돌기아교세포. 희소돌기아교세포는 신경말이집을 형성·유지하는 것으로 말초신경의 슈반세포와 같은 기능을 한다. 다발성 경화증과 같은 탈신경말이집 질환에서 파괴되거나 변성된 신경 주변에서 수가 증가한다.

미세아교세포. 미세아교세포는 단핵구에서 유래되는 것으로 알려져 있으며, 출생 전 혈액에서 신경계통으로 이동하고, 혈관 주변에서 주로 발견된다. 염증이나 세포가 파괴될 때 크기가 증가하고 포식성을 띠게 된다.

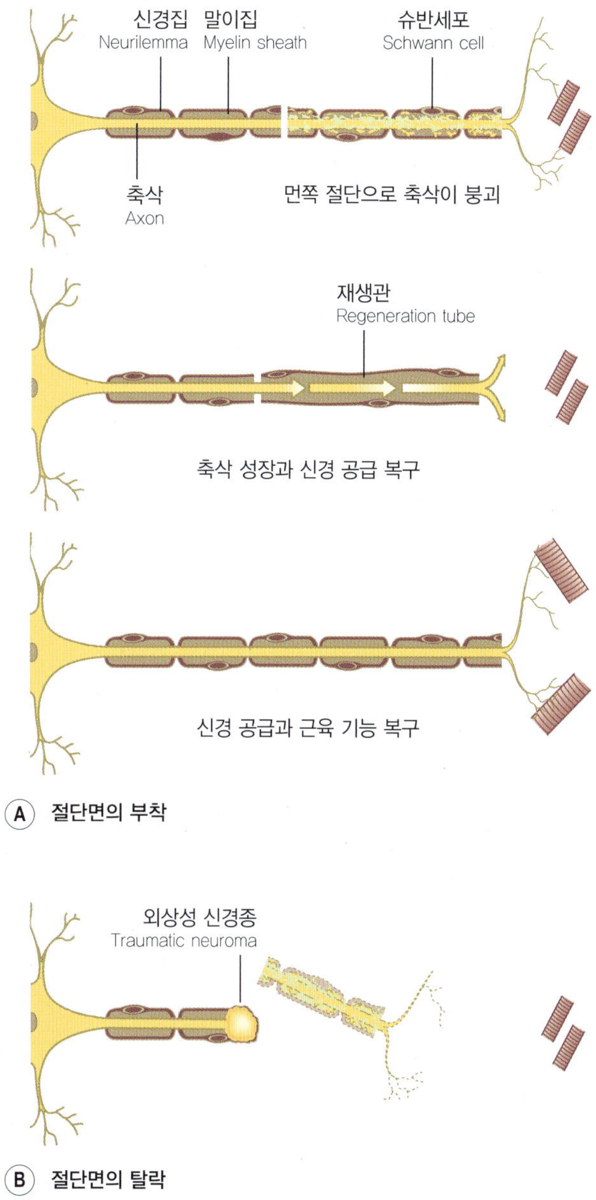

그림 7-13 손상에 따른 말초신경의 재생

2. 중추신경계

학습목표

이 단원의 학습을 통해서 다음을 이해할 수 있다.

- 4가지 신경아교세포의 기능
- 뇌척수막(meninges)의 구조
- 뇌척수액의 흐름
- 뇌척수액의 기능

중추신경계는 뇌와 척수로 구성되어 있다. 이 구조물들은 충격이나 손상으로부터 잘 보호된다. 뇌는 두개골 안에 위치하며 척수는 척추뼈들이 모인 척주에 의해 보호된다. 막으로 된 덮개인 뇌척수막 또한 뇌와 척수를 보호하는 기능을 한다. 이 장에서는 뇌척수막, 뇌, 그리고 척수의 구조와 기능에 대해 살펴보도록 한다.

뇌척수막과 뇌척수액

뇌와 척수는 뇌와 머리뼈(두개골, skull) 사이, 그리고 척추관(vertebral foramina)과 척수 사이에 존재하는 3층의 뇌척수막에 의해 완전히 둘러싸여 있다. 바깥에서 안쪽으로 존재하는 막의 이름은 다음과 같다.

- 경질막(경막, dura mater)
- 거미막(지주막, arachnoid)
- 연질막(연막, pia mater)(그림 7-14)

경질막과 거미막은 경질막밑공간(경막하강, subdural space)에 의해서 분리된다. 거미막과 연질막은 뇌척수액이 존재하는 거미막밑공간(지주막하강, subarachnoid space)에 의해 분리된다.

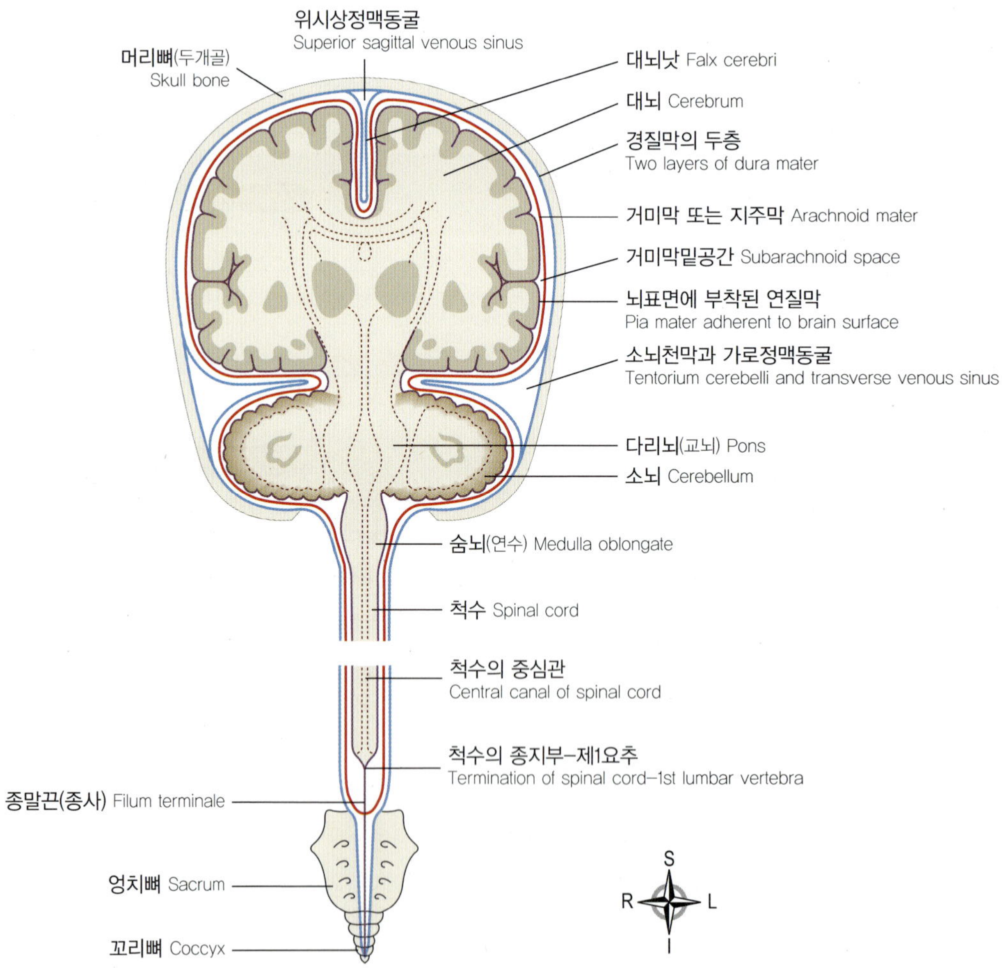

그림 7-14 뇌와 척수를 덮고 있는 뇌척수막

경질막

대뇌경질막은 2층의 치밀 섬유조직으로 구성된다. 외막은 머리뼈 내측면 뼈막(골외막, periosteum)의 기능을 하고, 내막은 뇌의 보호 기능을 한다. 내막이 내측으로 움푹 들어가는 부분, 즉 대뇌반구가 대뇌낫(대뇌겸, falx cerebri)을 형성하는 부분이나 소뇌반구가 소뇌낫(소뇌겸, falx cerebelli)을 형성하는 부분, 그리고 대뇌와 소뇌가 나누어지는 소뇌천막(ten torium cerebelli)을 제외하면 2개의 막 사이에 일부 공간이 존재한다.

뇌의 정맥혈은 경질막의 내 · 외막 사이에 존재하는 정맥동굴(정맥동, venous sinus)로 유입된다. 위시상정맥동굴(상시상정맥동, superior sagittal sinus)은 대뇌낫에 의해서 만들어지며, 소뇌천막은 곧은정맥동굴(직정맥동, straight sinus)과 가로정맥동굴(횡정맥동, transverse sinus)을 형성한다(**그림 5-34**, **그림 5-35** 참조).

척수경질막은 척수 주변에 느슨한 막을 형성하며, 큰구멍(대후두공, foramen magnum)에서 2번째 엉치뼈(천추, sacral vertebra)까지 뻗어 있다. 그런 다음 척수경질막은 종말끈(종사, filum terminale)에 둘러싸이고 꼬리뼈(미추, coccyx)의 뼈막과 합쳐진다. 이 막은 뇌경질막의 내막이 연장된 것으로 경질막바깥공간(epidural)에 의해 신경관 내에서 척추의 뼈막, 인대와 분리되어 있으며, 혈관과 젓꽃판조직(유륜조직, areolar tissue)을 포함하고 있다(**그림 7-26**). 척추뼈 사이마다 섬유성 조직에 의해서 큰 구멍과 뒤세로인대(후종인대, posterior longitudinal ligament)에 부착되어 있다. 척수로 들어가고 나가는 신경은 경질막바깥공간을 통해 지나간다. 이런 구조는 신경관 내의 척수를 안정화시킨다. 진단 목적을 위해 사용되는 물질이나 통증을 경감시키는 국소마취제, 진통제는 경질막바깥공간으로 주입된다.

거미막

거미막은 연질막과 경질막 사이에 존재하는 섬유성 조직이다. 경질막밑공간은 경질막을 분리시키고, 거미막밑공간은 연질막을 분리시키며, 뇌척수액이 들어 있다. 거미막은 이랑(뇌회, convolution)을 지나 경질막의 내층과 만나 대뇌낫, 소뇌천막, 소뇌낫을 형성한다. 거미막은 계속 아래로 뻗어 척수를 감싸고 2번째 엉치뼈에서 경질막과 합쳐져서 끝난다.

연질막

연질막은 많은 혈관이 존재하는 복잡한 결합조직층이다. 이 막은 뇌에 붙어 있으며, 완전히 이랑을 싸고 있고, 각 틈새(열, fissure) 사이로 내려간다. 연질막은 척수까지 뻗어 있다. 척수의 끝에서 연질막은 종말끈으로 이어져서 거미막을 통과하여 꼬리뼈의 뼈막과 합쳐지기 위해 경질막과 함께 주행한다.

뇌실과 뇌척수액

뇌 내에는 4개의 불규칙한 공간, 즉 뇌실(ventricle)이 존재하며, 뇌척수액이 들어 있다(**그림 7-15**).

- 좌 · 우 가쪽뇌실(측뇌실, lateral ventricle)
- 제3뇌실
- 제4뇌실

가쪽뇌실

가쪽뇌실은 뇌반구 내의 뇌들보(뇌량, corpus callosum) 바로 아래 정중면에서 한쪽에 하나씩 위치하고 있다. 가쪽뇌실은 투명사이판(투명중격, septum lucidum)이라는 얇은 막으로 분리되어 있고 섬모상피가 배열되어 있다. 뇌실내공(intraventricular foramina)에 의해서 제3뇌실과 교통하고 있다.

제3뇌실

제3뇌실은 쌍을 이루고 있는 두 개의 시상(thalamus) 사이,

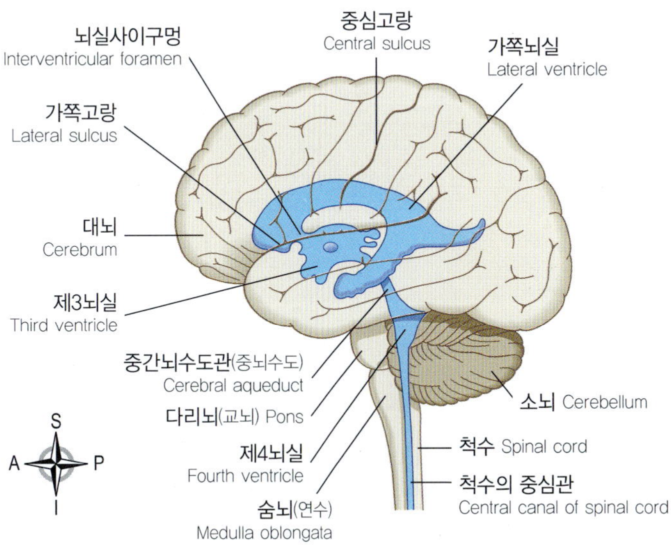

그림 7-15 **뇌의 뇌실.** 위치 왼쪽에서 본 모습

가쪽뇌실 아래쪽에 위치하고 있으며, 중간뇌수도관(중뇌수도, cerebral aqueduct)으로 제4뇌실과 교통한다.

제4뇌실

제4뇌실은 제3뇌실 아래, 다리뇌(교뇌, pons)와 소뇌(cerebellum) 사이에 위치하고 있는 다이아몬드 모양의 공간이다. 이 뇌실은 척수의 중심관으로 계속 연결되며, 뇌실 천장에 있는 구멍을 통해서 거미막밑공간과 교통한다. 뇌척수액은 이 구멍과 척수 중심관의 원위부에 있는 구멍을 통해 거미막밑공간으로 들어온다.

뇌척수액

뇌척수액은 맥락얼기에 의해 뇌실로 분비된다. 맥락얼기는 뇌실 벽에 존재하는 뇌실막세포에 의해 싸여 있으며, 혈관 증식이 일어나는 부분이다. 뇌척수액은 거미막융모(arachnoid villi)라 불리는 거미막의 작은 곁주머니(게실, diverticula)를 통해 혈액으로 환류되어 정맥동굴로 유입된다(그림 7-16).

거미막밑공간에서 정맥동굴까지의 뇌척수액 이동은 거미막융모벽의 압력에 따라 다르며, 이것은 한 방향 판막으로서의 역할을 한다. 뇌척수액의 압력이 정맥압보다 높으면 뇌척수액은 혈관으로 유입되고, 정맥압이 높으면 거미막융모가 구부러져 뇌척수액이 유입되는 것을 막는다. 또한 뇌실벽에 존재하는 세포에 의해 뇌척수액의 재흡수가 일어나기도 한다.

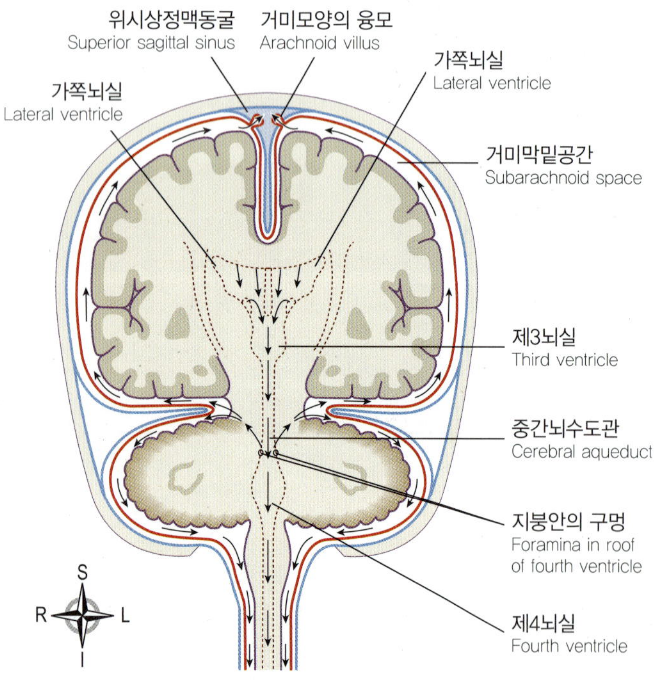

그림 7-16 뇌척수액의 흐름(화살표)

뇌척수액은 제4뇌실의 바닥에서 거미막밑공간으로 유입되며, 뇌와 척수를 완전하게 싸고 있다(그림 7-16). 뇌척수액 순환의 내재적인 체계는 없지만, 혈관의 맥박이나 호흡, 자세 변화는 뇌척수액의 이동을 보조한다.

뇌척수액은 분당 약 0.5mL의 비율로 계속해서 분비된다(하루에는 720mL). 양은 120mL 정도로 일정하게 유지되는데, 이는 분비되는 속도에 맞춰 꾸준한 재흡수가 일어난다는 것을 의미한다. 뇌척수액의 압력은 허리뼈찌름술(요추천자, lumbar puncture)에 부착된 수직도관(vertical tube)을 이용해서 측정할 수 있다. 환자가 어느 한쪽으로 누워 있을 경우 10cmH_2O이며, 앉아 있을 경우는 30cm-H_2O이다. 만약 뇌가 팽창되어 있는 상태(출혈이나 종양)라면, 뇌척수액이 감소하는 것으로 보상될 것이다. 변성이나 위축과 같이 뇌조직의 부피가 감소하였다면, 뇌척수액은 증가할 것이다. 뇌척수액은 맑고, 1.005의 비중을 가진 약알칼리성의 액체이며, 다음과 같은 성분으로 구성되어 있다.

- 수분
- 무기염류
- 포도당
- 혈장단백질: 소량의 알부민과 글로불린
- 크레아틴 ┐ 적은 양
- 요소 ┘
- 약간의 백혈구

뇌척수액의 기능

- 뇌와 척수를 지지하고 보호한다.
- 복잡한 구조물 주위에 일정한 압력을 유지한다.
- 뇌와 머리뼈 사이에서 충격을 흡수하는 쿠션 역할을 한다.
- 뇌와 척수를 촉촉하게 유지하며 뇌척수액과 신경세포 사이에서 영양분이나 노폐물 같은 물질을 교환할 수 있도록 한다.

3. 뇌

학습목표

이 단원의 학습을 통해서 다음을 이해할 수 있다.

- 뇌의 혈액 공급
- 뇌의 주요 고랑과 엽
- 대뇌의 기능
- 대뇌의 주요 감각영역과 운동영역
- 가운데뇌(중뇌), 다리뇌(뇌교), 숨뇌(연수)와 그물체(망상체) 활성화계의 위치와 기능
- 바닥핵(기저핵)과 시상, 시상하부
- 소뇌의 구조와 기능

뇌는 체중의 1/50을 차지하며 머리뼈공간 내에 위치한다. 뇌의 부분은 다음과 같다(그림 7-17).

- 대뇌(cerebrum)
- 사이뇌(diencephalon)
- 중간뇌(중뇌, mid brain)
- 다리뇌(뇌교, pons)
- 뇌줄기(뇌간, brain stem)
- 숨뇌(연수, medulla oblongata)
- 소뇌(cerebellum)

뇌의 혈액 공급

동맥고리(circulus arteriosus)와 기여혈관(그림 5-33 참조)

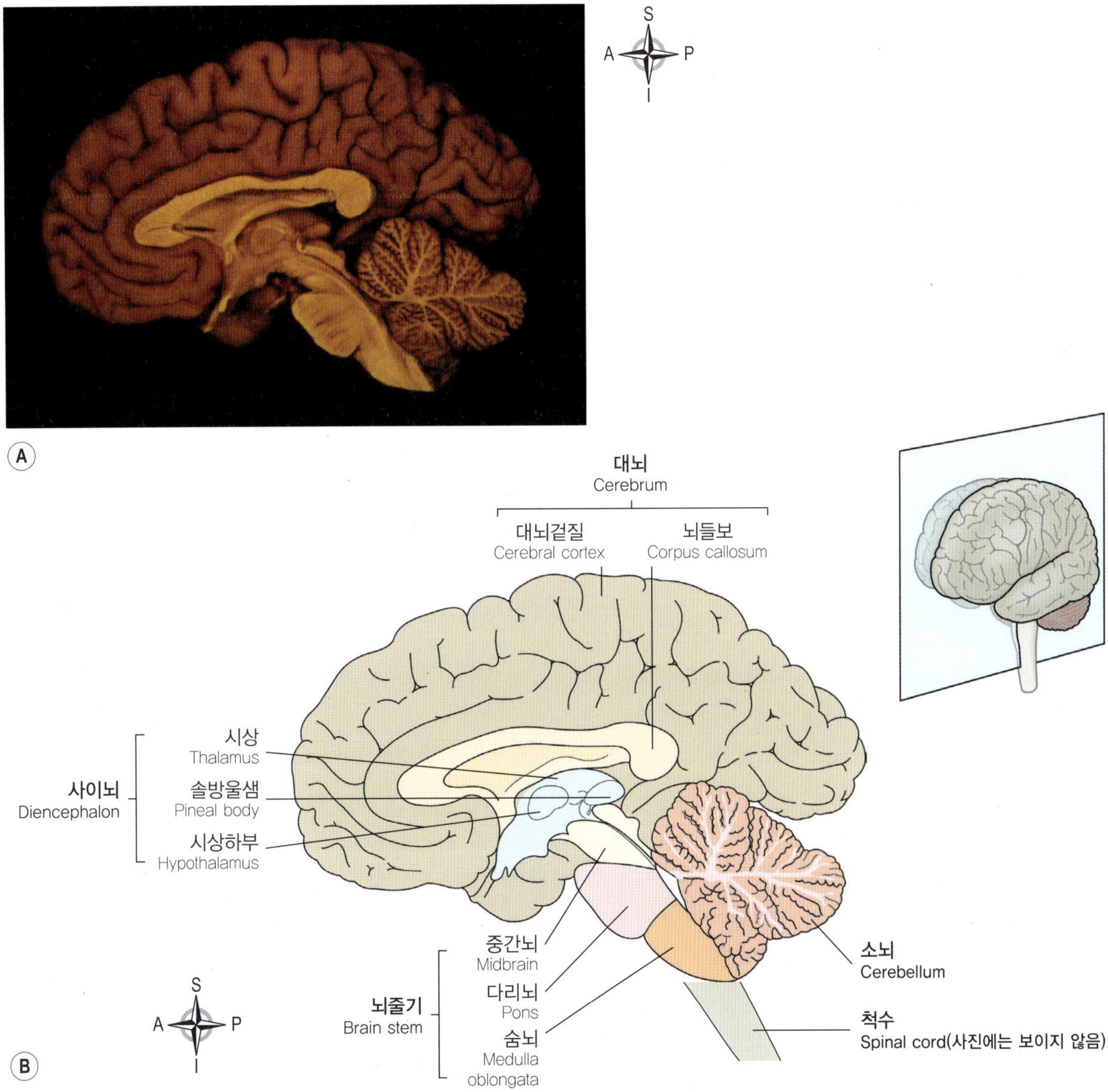

그림 7-17 뇌 주요 부분 절단면

은 혈관의 내경이 좁아지거나 머리를 움직였을 때 뇌에 일정한 산소와 포도당의 공급을 유지하는 데 중요한 역할을 한다. 뇌는 분당 심박출량의 약 15%인 750mL를 받는다. 세동맥의 압력과 직경을 조절함으로써 뇌로 유입되는 혈류를 일정하게 유지한다(약 65~140mmHg).

대뇌

뇌의 가장 큰 부분으로, 앞머리뼈오목(전두개와, anterior cranial fossa)과 중간머리오목(중두개와, middle cranial fossa)에 위치하고 있다(**그림 16-11** 참조). 대뇌세로틈새(대뇌종열, longitudinal cerebral fissure)라는 깊은 틈새에 의해 좌 · 우대뇌반구(cerebral hemisphere)로 나뉘며, 각각에는 가쪽뇌실이 있다. 대뇌반구의 심부는 뇌들보라는 백질덩어리에 의해 연결되어 있다. 대뇌낫은 경질막에 의해서 형성되며(**그림 7-14**), 2개의 대뇌반구를 분리하고 뇌들보의 심부를 관통한다. 대뇌의 천부는 신경세포체 혹은 회색질로 구성되어 대뇌겉질(cerebral cortex)을 형성하고, 심층은 신경세포 혹은 백색질로 이루어져 있다.

대뇌겉질에는 많은 이랑과 주름이 있다. 주름에서 겉으로 드러난 부분을 이랑이라 하며, 대뇌고랑(구, sulci)에 의해 분리된다. 이러한 이랑은 대뇌 표면에 많이 존재한다.

대뇌반구의 목적을 기술하기 위해 존재하는 위치에 따라 두개골의 이름을 딴 엽(lobe)으로 나눈다.

- 이마엽(전두엽, frontal lobe)
- 마루엽(두정엽, parietal lobe)
- 관자엽(측두엽, temporal lobe)
- 뒤통수엽(후두엽, occipital lobe)

각 엽은 심부에 존재하는 중심고랑(중심구, central sulci), 가쪽고랑(외측구, lateral sulci), 마루뒤통수고랑(두정후두구, parietooccipital sulcus)에 의해 경계지어졌다(**그림 7-18**).

대뇌경로와 바닥핵(그림 7-19)

대뇌의 표면은 회색질(신경세포체)로 이루어져 있다. 대뇌 안에서 엽은 경로(tract)라는 신경섬유다발에 의해서 연결되며, 이것은 뇌의 백질을 구성한다. 뇌의 척수 사이를 연결하는 구심성, 원심성 섬유는 다음과 같다.

- 연합신경경로(association tract)는 한쪽 대뇌이랑에서 다른 쪽 대뇌이랑까지 뻗어 있어서 대뇌의 다른 두 부분을 연결하며, 이들 중 일부는 가까이 존재하고 일부는 멀리 위치한다.
- 교차신경경로(commissural tract)는 2개의 대뇌반구에서 같은 부분을 연결한다. 가장 크고 중요한 교차로는 뇌들보이다.
- 투사신경경로(projection tract)는 뇌의 심층과 세포체가 있는 회색질, 척수를 연결한다[예: 속섬유막(내낭, internal capsule)].

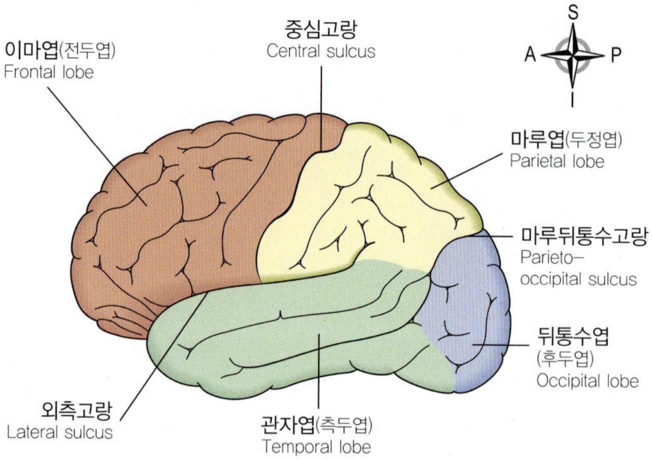

그림 7-18 대뇌의 엽들과 주요 고랑. 왼쪽에서 본 것

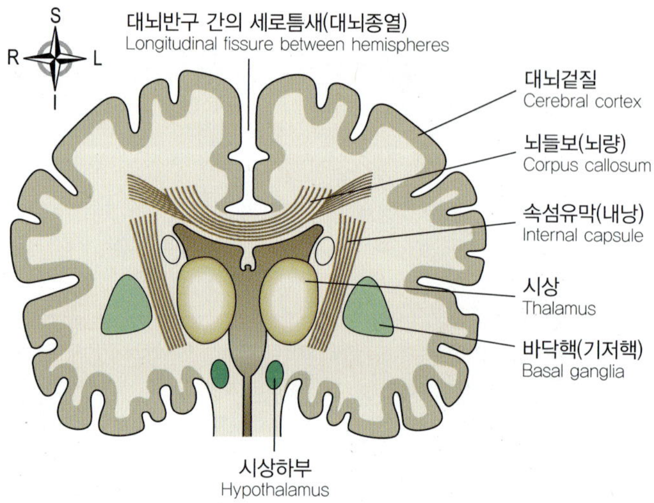

그림 7-19 일부 신경섬유의 연결을 보여주기 위해 대뇌를 절단한 모습

바닥핵

속섬유막은 바닥핵(기저핵, basal ganglia)과 시상(thalamus) 사이의 심부에 존재하는 중요한 투사신경로이다. 대뇌겉질을 드나드는 많은 신경흥분은 섬유속막을 형성하는 신경섬유에 의해서 이루어진다. 속섬유막 내의 운동신경원은 숨뇌에서 교차하는 겉질척수경로(피질척수로, corticospinal tract)를 형성한다.

대뇌겉질의 기능

대뇌겉질과 관련해서 3가지의 주요 작용이 존재한다.

- 기억, 지능, 책임감, 사고, 추론, 도덕적 감각, 학습과 관련된 정신적 활동은 고위중추에 의해서 영향을 받는다.
- 통증, 온도, 촉각, 시각, 청각, 미각을 비롯하여 후각을 포함하는 감각 인식
- 뼈대근육 수축의 조절과 개시

대뇌의 기능적 영역(그림 7-20)

대뇌의 주요 기능적 영역은 밝혀져 있지만, 어떤 영역이 단지 하나의 기능에만 관련되어 있지는 않다. 특별히 언급한 것들을 제외하면 2개의 반구에서 다른 영역이 활성화된다. 하지만 이는 개인 간의 차이가 존재한다. 기능적 영역의 다른 유형은 다음과 같다.

- 직접적으로 뼈대근육 움직임을 조절하는 운동
- 감각 인식을 가능하게 하는 감각자극의 수용과 해석
- 지능, 기억, 추론, 판단, 감정과 같은 복잡한 정신 기능의 과정과 통합과 관련된 연합

일반적으로, 감각자극은 대뇌반구의 뒤쪽(중심구 뒤쪽)에 전달되는 반면 운동자극은 대뇌반구의 앞쪽에서 시작된다.

대뇌겉질의 운동영역

1차 운동영역. 중심구 바로 앞의 이마엽에 위치하고 있다. 세포체는 피라미드 모양(베츠세포, Betz cell)이고 뼈대근육의 수축을 시작한다. 베츠세포에서 시작된 신경섬유(상위운동신경원)는 속질섬유를 통과하고 숨뇌로 내려가서 반대쪽으로 교차한 다음 척수로 내려간다. 척수의 적절한 위치에서 신경흥분은 연접을 지나 뼈대근육의 운동종말판에 정지하는 2번째 신경원을 자극하게 된다(하위운동신경원)(그림 7-21). 이는 오른쪽 대뇌반구의 운동영역이 왼쪽의 장기와 수의적인 근육 수축을 조절한다는 것을 의미한다. 이러한 신경원에 손상을 받게 되면 마비(paralysis)가 초래된다. 대뇌의 운동영역에서 몸은 위쪽이 아래를 나타낸다. 즉, 가장 위쪽에 위치한 세포가 발을 조절하고 제일 아래쪽에 위치한 세포가 머리, 목, 얼굴, 손가락을 조절한다(그림 7-22 A). 몸의 각기 다른 부분을 표현하는 겉질 영역의 크기는 운동의 크기가 아닌 복잡성에 비례한다. 그림 7-22 A는 넓은 영역으로 표시된 체간, 손, 발, 혀, 입술을 비교해서 보여준다.

브로카영역(운동성 언어영역). 가쪽고랑 바로 위 이마엽에 위치하고 있으며, 언어에 필요한 근육의 움직임을 조절한다. 오른손잡이는 왼쪽 반구가 우세하고 왼손잡이는 오른쪽 반구가 우세하다.

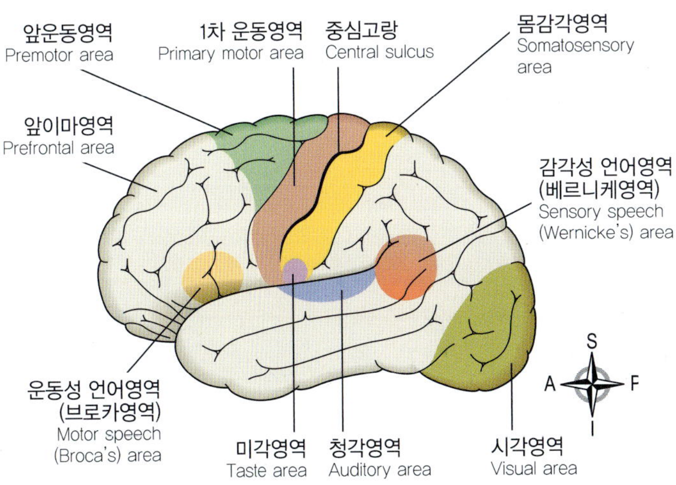

그림 7-20 대뇌의 주요한 기능적 영역

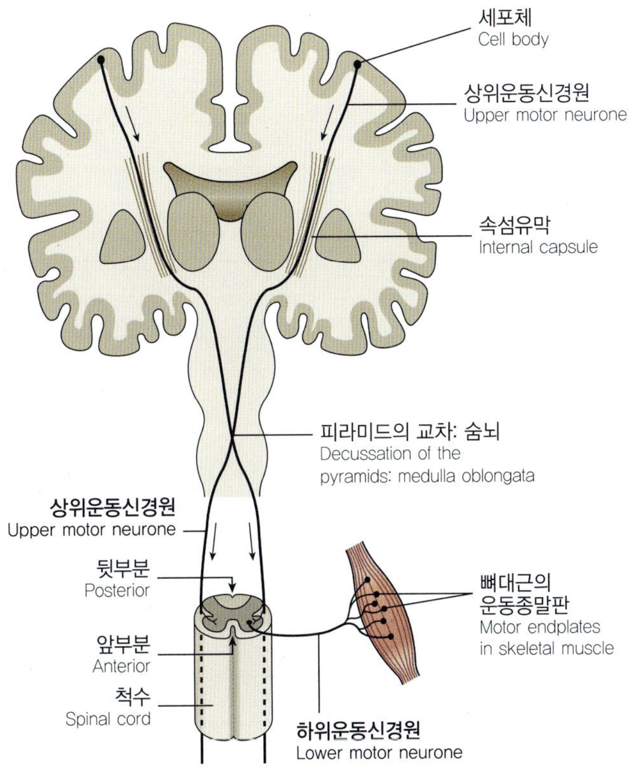

그림 7-21 운동신경의 경로. 상위운동신경원과 하위운동신경원

대뇌겉질의 감각영역

체성감각영역. 이 영역은 중심고랑 바로 뒤에 위치하고 있다. 통각, 온각, 압각, 촉각, 근육의 움직임과 관절의 위치를 인식하는 것 모두 여기에서 인지한다. 오른쪽 대뇌반구의 체성감각영역은 왼쪽 몸에서 오는 자극을 받아들이고 왼쪽 대뇌반구는 오른쪽에서 오는 자극을 받아들인다. 몸의 각기 다른 부분을 표현하는 겉질의 크기(그림 7-22 B)는 감각 지배 범위에 비례한다. 즉, 얼굴이 큰 영역을 차지하는 이유는 삼차신경(trigeminal nerve)이 3개의 가지로 나뉘어져 광범위하게 얼굴의 감각을 지배하고 있기 때문이다.

청각(듣기)영역. 이 영역은 관자엽 내부의 가쪽고랑 바로 아래에 위치하고 있다. 신경세포는 내이에서 전달된 자극을 속귀신경(전정와우신경, vestibulocochlear nerve)의 달팽이(cochlear) 부분에서 받고 해석한다.

후각영역. 이 영역은 심부 관자엽에 위치하고 있으며, 코에서 시작된 자극을 후각신경을 통해서 받아들이고 해석한다.

미각영역. 체성감각영역의 심부층에서 가쪽고랑 바로 위에 위치하고 있다. 여기서 미뢰(taste buds)로부터 자극을 받고 맛으로 인식한다.

시각영역. 마루뒤통수고랑(두정후두구, parieto-occipital sulcus) 바로 아래에 위치하고 있으며, 뒤통수엽의 많은 부분을 차지한다. 눈에서 시작해 이 영역을 지나는 시각신경(2번 뇌신경)은 인상(visual expression)으로 자극을 해석하고 받아들이며 이 영역을 지난다.

연합영역

이 부분은 연합섬유에 의해 대뇌겉질의 각 영역과 다른 영역을 연결하고, 일부는 아래로 내려간다. 높은 인지능력을 요구하는 감각, 운동겉질에서 오는 자극을 받아서 조절하고 해석한다. 그림 7-23은 일부 영역만 보여주고 있지만 기능은 훨씬 많고 복잡하다.

앞운동구역(전운동영역, premotor area). 이 영역은 운동영역 바로 앞쪽의 이마엽에 위치한다. 신경원은 1차 운동영역에 의해 시작된 움직임을 조절하고 학습된 운동경향이 반복될 수 있도록 한다. 예를 들어, 신발끈 묶기나 글쓰기를 한다면, 많은 근육들이 수축되기는 하지만 그 움직임에는 협응과 수축 순서가 필수적이다. 그런 운동경향이 잘 확

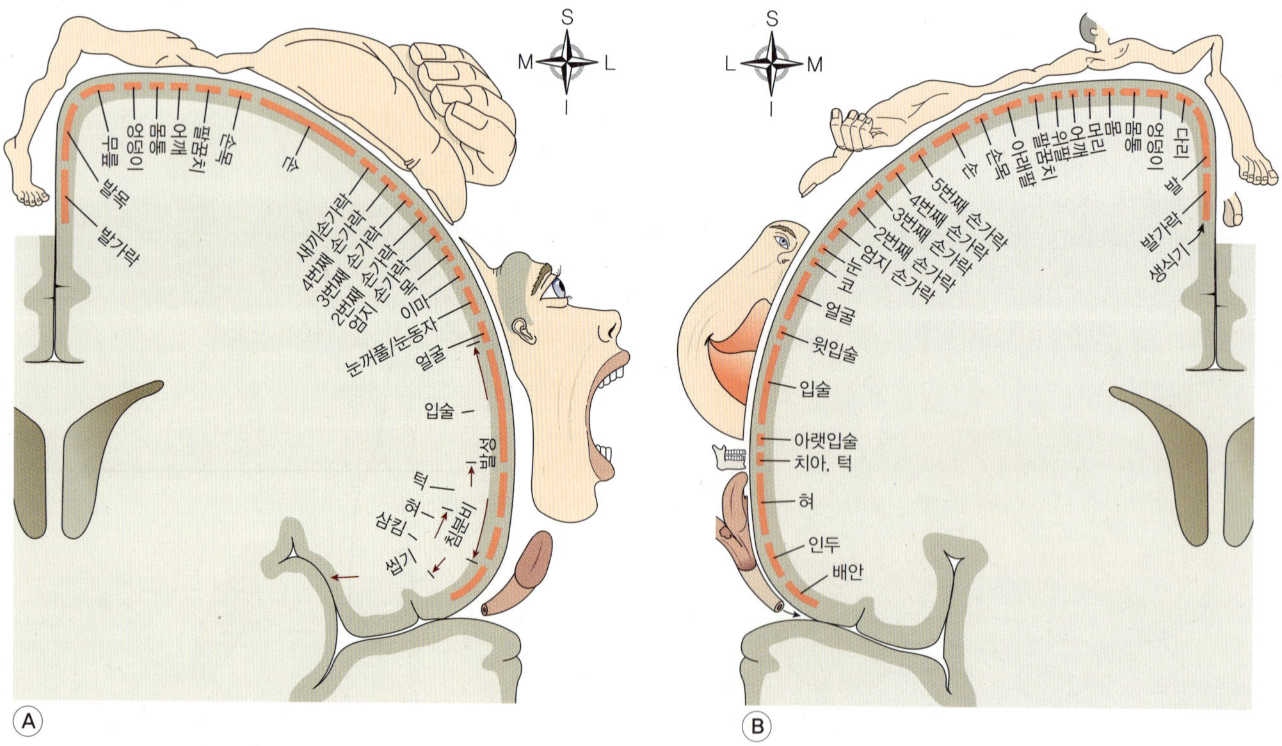

그림 7-22 A. 운동 호문쿨러스는 몸이 대뇌의 운동영역에서 몸이 어떻게 묘사되는가를 나타냄 B. 감각 호문쿨러스는 대뇌의 감각영역에서의 몸이 어떻게 묘사되는가를 나타냄

립된 경우를 일컬어 손이 정교하다고 말할 수 있다.

전이마영역(prefrontal area). 앞운동영역의 앞쪽에서부터 이마엽의 나머지 부분을 포함한다. 이 부분은 넓은 영역으로 동물보다 인간에서 더 잘 발달되어 있다. 여기서는 인지, 시간의 흐름에 대한 이해와 감정관리 등과 같은 지적 기능이 조절된다.

베르니케(감각성 언어)영역. 마루뒤통수관자엽(후두정측두엽, parietooccipitotemporal area)과 인접한 관자엽에 위치한다. 이 영역은 말로 하는 단어를 지각하고, 이해와 사고의 기초를 형성하는 곳이다. 말을 이해하는 것은 말에 근거한 더 높은 정신 기능을 수행하기 때문에 중요하다. 이 영역은 오른손잡이의 경우 왼쪽 반구에서 우세하고 왼손잡이의 경우 오른쪽 반구에서 우세하게 나타난다.

마루뒤통수관자영역. 이 영역은 체성감각영역 뒤에 위치하며 마루엽의 대부분이 포함된다. 공간의 인식, 문자 언어의 해석, 사물에 이름을 붙이는 능력을 포함해 사고력을 담당하는 곳이다(그림 7-23). 사물은 이 영역에 저장되어 있던 과거 기억 때문에 단지 만지는 것으로도 인식할 수 있다고 알려져 있다.

사이뇌(그림 7-17)

대뇌반구의 심부에는 핵(nucleus)이라 불리는 세포체 그룹이 있는데 이것들은 바닥핵을 형성하며, 한 신경세포에서부터 다음 신경세포까지 자극을 중계하는 역할을 한다. 중요한 회색질은 다음과 같은 것을 포함한다.

- 바닥핵(basal ganglia)

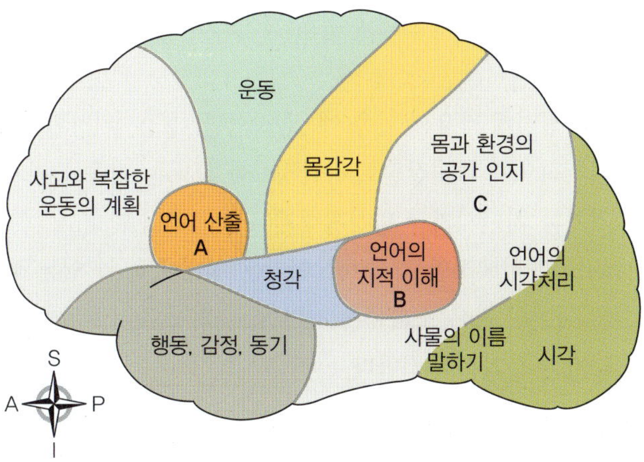

그림 7-23 고위 정신 기능에 관련된 대뇌겉질의 영역. A. 브로카영역 B. 베르니케영역 C. 마루뒤통수영역

- 시상(thalamus)
- 시상하부(hypothalamus)

바닥핵

이 부분은 회색질 영역이며, 대뇌반구 내 심부에 위치하고 대뇌겉질과 시상을 연결한다. 바닥핵(basal ganglia)은 모뿔바깥경로(추체외로, extrapyramidal tract)의 부분을 형성하며, 복잡한 움직임에서 미세한 조절과 학습된 조화로운 활동을 시작하는 부분이다. 만약 조절이 부적절하다면, 움직임은 갑작스럽고, 어색하고, 조화롭지 못하다.

시상

시상(thalamus)은 신경세포들이 두 개의 덩어리를 구성하고 있고, 대뇌반구의 내부, 뇌들보 바로 아래에 위치하고 있으며, 각각 3뇌실의 한 부분을 차지하고 있다(그림 7-17). 감각은 피부로부터 입력되고, 내장과 장기의 특수감각은 대뇌로 입력되기 전에 시상으로 중계된다.

시상하부

시상하부(hypothalamus)는 많은 신경세포다발로 구성되어 있다. 시상하부는 시상의 앞쪽 아래, 뇌하수체 바로 위에 위치한다. 시상하부는 혈관 복합체에 의해 뇌하수체 전엽과 신경섬유에 의해 후엽과 연결되어 있다. 이 연결을 통해 시상하부는 뇌하수체의 양쪽 엽의 호르몬 분비를 조절한다.

시상하부가 조절하는 다른 기능은 다음과 같다.

- 자율신경계
- 식욕과 포만
- 갈증과 수분균형
- 신체 온도
- 감정적 반응
- 생식
- 생체시계와 24시간 리듬주기(예: 수면주기, 신체온도와 일부 호르몬의 분비)

뇌줄기(뇌간)(그림 7-17)

중간뇌

중간뇌(중뇌, midbrain)는 위쪽으로 대뇌와 아래쪽으로 다리뇌(pons) 사이에 위치하며 중간뇌수도관을 싸고 있다.

핵과 신경섬유(tract)로 이루어져 있으며 척수, 뇌의 하부와 대뇌를 연결한다. 핵은 상행, 하행신경섬유의 중계소 역할을 한다.

다리뇌

다리뇌는 중간뇌 바로 아래, 숨뇌(연수, medulla oblongata) 위쪽, 소뇌 앞쪽에 위치한다. 다리뇌는 주로 소뇌의 두 개 반구 사이에 다리를 형성하고, 뇌의 상부와 척수 사이를 지나는 백색질의 신경섬유로 구성되어 있다. 다리뇌 내부의 신경핵들은 중계소로 활동하고 이들 중 일부는 뇌신경과 연결된다. 다른 일부는 숨뇌의 호흡중추와 협력하여 호흡조절중추(pneumotaxic centre)와 섭식조절중추(apnoustic centre)를 형성한다. 다리뇌의 해부학적 구조는 세포체가 심부에, 신경섬유가 겉질에 위치하고 있어 대뇌의 구조와는 다르다.

숨뇌(연수)

숨뇌는 다리뇌 위에서 시작되어 척수 윗부분까지 이어진다. 크기는 약 2.5cm 정도이며 대공(foramen magnum) 위 머리뼈 내에 위치한다. 숨뇌의 전, 후면은 중심틈새에 의해 뚜렷하게 구분된다. 숨뇌의 외관은 뇌와 척수 사이를 지나는 백색질로 구성되어 있고, 그 중심으로 회색질이 존재한다. 일부 세포들은 척수에서 대뇌를 연결하는 감각신경의 중계소 역할을 한다. 자율신경반사활동과 관계된 신경세포들(핵)로 이루어진 생명중추는 숨뇌의 심부에 위치한다. 여기에 해당하는 중추는 다음과 같다.

- 심장혈관중추
- 호흡중추
- 구토, 기침, 재채기, 삼키기와 같은 반사중추

숨뇌에는 몇 가지 특징이 있다.

모뿔경로 교차. 대뇌의 운동영역에서 내려가 척수로 들어가는 모뿔경로의 운동신경은 숨뇌에서 반대편으로 교차한다. 이는 왼쪽 대뇌반구는 신체의 오른쪽을 조절하고 오른쪽 대뇌반구는 신체의 왼쪽을 조절한다는 것을 의미한다. 모뿔경로는 뼈대(수의)근육으로 자극을 전달하는 주요 경로이다.

감각교차. 일부 감각신경섬유들은 척수에서 대뇌까지 이어지는데, 숨뇌에서 반대편으로 교차하고 다른 신경섬유들은 하위 수준(척수)에서 교차한다.

심장혈관중추. 심장 수축력과 그 빈도를 조절하고 또한 혈압도 조절한다. 심장혈관중추 내에서 혈관운동중추를 형성하는 신경세포는 소동맥과 세동맥 같은 혈관의 직경을 조절하고 혈관벽의 평활근섬유의 크기를 조절하는 역할을 한다. 혈관운동중추는 동맥의 압수용기, 체온, 성적 흥분이나 분노와 같은 감정에 의해 자극받는다. 심각한 통증의 경우 혈관 확장, 혈압 저하, 실신 등을 유발할 수 있지만 일상적으로 통증은 혈관 수축을 유발한다.

호흡중추. 호흡횟수와 깊이를 조절한다. 호흡중추에서 시작된 신경자극이 가로막과 갈비사이신경으로 전달되어 가로막과 갈비사이근을 자극하여 수축이 일어나고 이로 인해 흡기가 시작된다. 이러한 기능은 다리뇌의 호흡조절중추나 지속흡입중추(apneustic center)와 밀접한 관련이 있다.

반사중추. 위나 기도의 자극은 숨뇌를 자극하고 반사중추를 활성화시킨다. 구토나 기침, 재채기 반사들은 자극을 내보내기 위해 즉시 시도되는 것이다.

그물체

그물체(망상체, reticular formation)는 뇌간의 중심부에 있는 신경세포들의 집합이고, 뇌와 척수 사이에서 상 · 하행 신경자극을 전달하는 신경경로로 둘러싸여 있다. 그물체는 뇌의 다른 부분들과 많은 시냅스로 연결되어 있고, 계속해서 상 · 하행 신경경로의 정보를 받는다.

기능

그물체의 기능은 다음과 같다.

- 수의적인 운동 움직임과 균형 유지와 관련된 뼈대근육의 협응
- 자율신경계 작용의 협응(예: 심장혈관, 호흡, 위장활동)
- 선택적으로 대뇌겉질로 감각정보를 보내는 것을 통과시키거나 차단시키는 망상활성계(reticular activating system)의 선택적인 각성(예: 엄마는 침대에 누워 있는 아픈 아이의 작은 소리에는 깨지만, 규칙적으로 기차가 지나가는 소리는 무시한다.)

소뇌

소뇌는 다리뇌의 뒤쪽, 대뇌 후부 바로 아래에 위치하고,

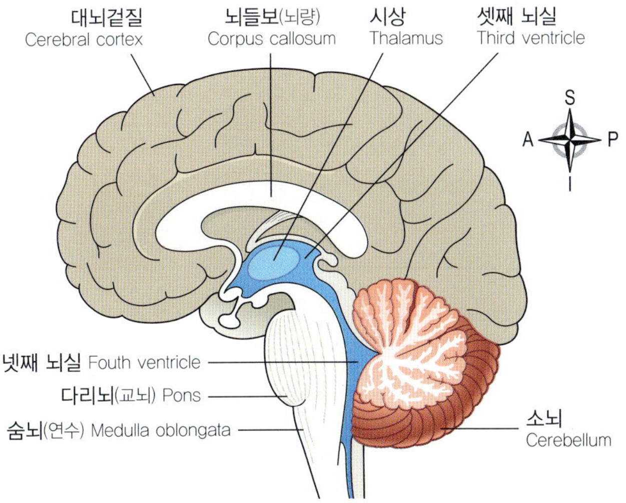

그림 7-24 소뇌와 관련된 구조물

뒤머리뼈우묵에 위치하고 있다(그림 7-24). 소뇌는 '알(ovoid)' 모양으로 두 개의 반구가 존재하는데, 이는 벌레(충부, vermis)라고 불리는 좁고 긴 부분에 의해 분리되어 있다. 소뇌표면은 회색질로 형성되어 있고, 백색질은 심부에 위치한다.

기능

소뇌는 수의근의 움직임, 자세와 균형의 협응에 관련된다. 소뇌의 활동은 수의적으로 조절되지 않는다. 부드럽고 정확하게 행동할 수 있도록 다양한 근육집단들의 활동을 조절하고 협응시킨다. 소뇌는 자세유지와 균형, 평형과 관련된 활동들을 조화롭게 한다. 이러한 기능들에 대한 감각은 근육과 관절, 눈과 귀에서 입력된다. 근육과 관절에서 입력된 고유수용기의 자극은 전체 몸의 위치를 나타내고, 눈과 귀의 반고리관에서 입력된 자극은 공간에서 머리의 위치에 대한 정보를 제공한다. 소뇌에서 입력된 자극은 자세와 균형을 유지하도록 뼈대근육의 수축에 영향을 미친다. 소뇌는 또한 학습과 언어 처리(language processing)의 역할을 한다.

소뇌가 손상되면 서투르고, 조화되지 않은 근육의 움직임이나 비틀거리는 보행양상을 보이며, 부드럽고 안정적이고 섬세한 움직임들을 하지 못하게 된다.

4. 척수

학습목표

이 단원의 학습을 통해서 다음을 이해할 수 있다.

- 척수의 전반적인 구조
- 척수의 감각신경로의 기능
- 척수의 운동신경로의 기능
- 단일반사활에서 일어나는 과정

척수는 중추신경계에서 원통형 모양으로 길게 늘어져 있는 것을 말하는데, 뇌척수액과 수막에 의해 싸여 있으며 척추관 속에 위치한다(그림 7-25). 척수의 위쪽으로는 숨뇌가 이어져 있고 고리뼈(환추, atlas)의 상연에서 1번 허리뼈(요추, lumbar spine)의 하연까지 뻗어 있다(그림 7-26).

성인 남성의 경우 척수의 길이는 약 45cm 정도이고 새끼손가락 정도의 두께이다. 뇌척수액은 척수가 끝나는 바로 아래 지점인 2번 허리뼈 바로 아래의 거미막밑공간에서 채취한다. 이 과정을 허리뼈찌름술이라고 한다.

뇌신경을 제외하고 척수는 뇌와 신체의 나머지 부분 사이를 신경조직으로 연결한다(그림 7-27). 뇌로부터의 신경흥분을 다양한 기관과 조직으로 전달하는 신경은 척수를 통해 하행한다. 적당한 지점에서 신경은 척수를 빠져나가 지배할 구조물을 통과한다. 이와 비슷하게, 조직으로 들어온 감각신경은 척수에서 뇌를 향해 상행한다.

척수의 일부 작용은 뇌와는 독립적이다. 그 예로, 척수반사가 있다. 이를 자극하기 위해서 감각신경과 운동신경

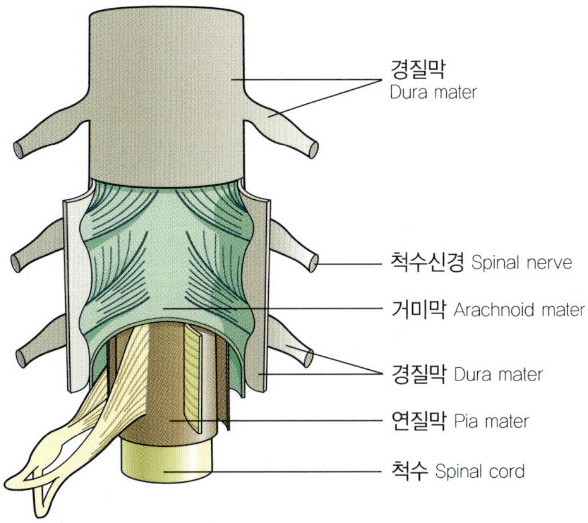

그림 7-25 척수를 덮고 있는 수막들. 아래층을 보여주기 위해 절단함

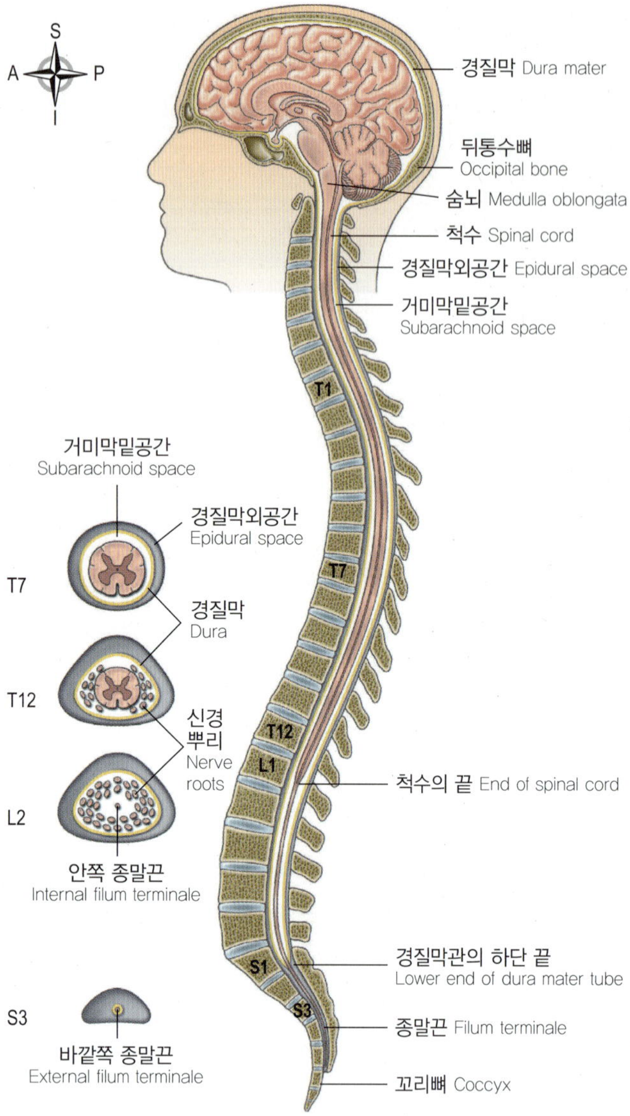

그림 7-26 경질막 공간을 보여주는 척주관 절단면

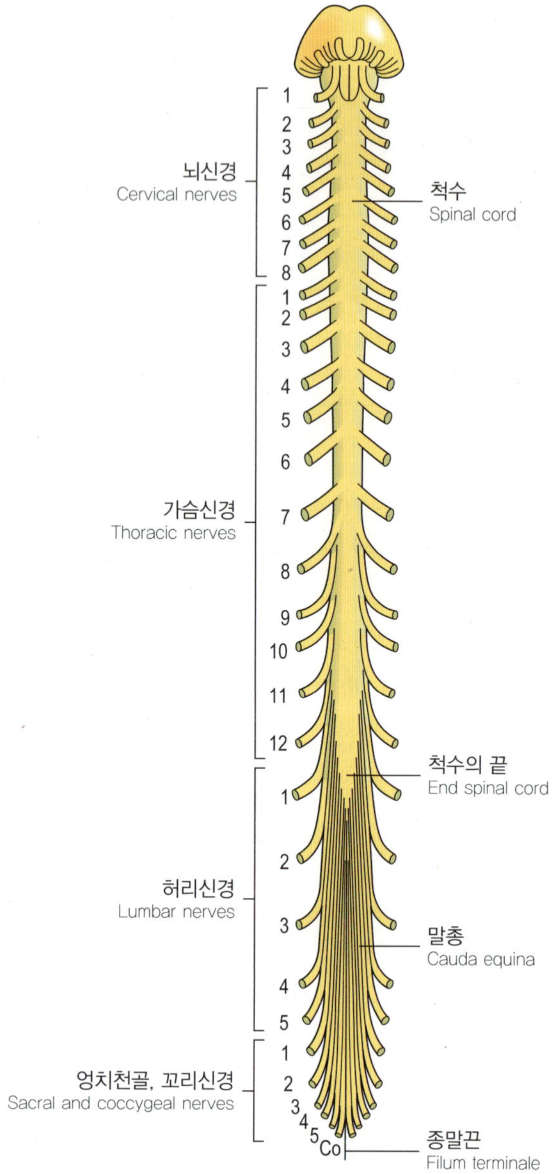

그림 7-27 척수와 척수신경

간의 많은 신경 연결이 존재한다.

척수는 앞쪽으로는 짧고 얕은 정중틈새로, 뒤쪽으로는 깊고 좁은 뒤정중사이막(후정중중격, posterior median septum)으로 완전하지 않은 2개의 부분으로 나뉜다.

척수의 횡단면은 가운데 부분이 회색질로 구성되어 있고, 이는 신경다리에 의해 지지되는 백색질로 둘러싸여 있다. 그림 7-28은 척수와 신경뿌리를 보여준다. 보여주지 않은 다른 쪽도 같다.

회색질

척수의 회색질은 'H' 모양이고 앞, 뒤, 바깥쪽에 각각 2개씩의 기둥(column)이 존재한다. 척수 횡단면에서 회백질에는 가로교차(맞교차, transverse commissure)가 있으며,

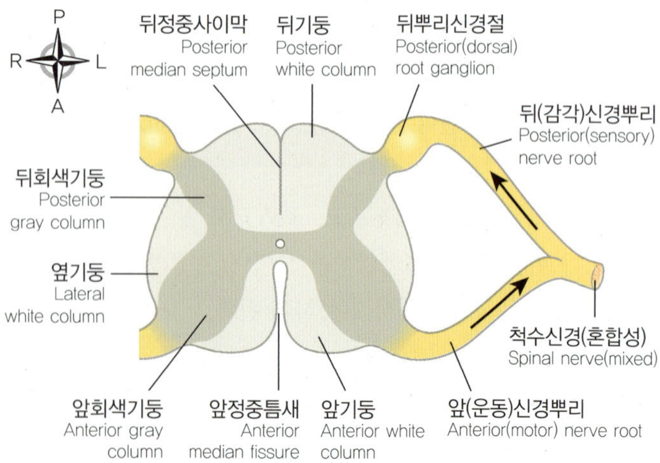

그림 7-28 한쪽의 신경뿌리를 보여주는 척수의 절단면

제4뇌실이 연장된 중심관이 통과하고 그 속에는 뇌척수액이 흐르고 있다. 신경세포체가 하는 일은 다음과 같다.

- 신체 말단에서 자극을 받는 감각신경원
- 뼈대근육에 자극을 전달하는 운동신경원
- 감각신경과 운동신경을 연결시켜 척수반사활을 형성하는 사이신경세포

신경흥분이 하나의 신경원에서 다른 신경원으로 통과하는 지점에는 연접틈새와 신경전달물질이 존재한다.

회색질의 뒤쪽기둥

뒤쪽기둥(후주, posterior column)은 신체 말단으로부터 입력되고 감각 자극에 의해 흥분되는 신경세포체로 구성된다. 후주의 신경세포는 척수의 백색질 형성에 관여하며 감각 정보를 뇌로 전달한다.

회색질의 앞쪽기둥

앞쪽기둥(전주, anterior column)은 앞쪽기둥과 뒤쪽기둥을 연결해서 반사활을 형성하는 상위운동신경원이나 사이신경세포에 의해 자극받는 하위운동신경원의 세포체로 구성되어 있다. 뒤뿌리신경절(후근신경절, posterior root ganglia)은 감각신경의 신경세포체에 의해 형성된다.

백색질

척수의 백색질은 세 종류의 기둥인 앞, 뒤, 바깥 부분으로 구성되어 있다. 이 전도경로는 뇌로 상행하는 감각신경과 뇌에서 하행하는 운동신경, 사이신경세포로 형성된다.

전도경로는 시작되는 지점과 끝나는 지점의 이름에 따라 명명된다. 예를 들면 척수시상경로, 겉질척수경로가 있다.

척수의 감각신경로

뇌로 자극을 전달하는 신경은 감각성으로 대개 상행, 구심성 신경원으로 알려져 있다. 척수에서 뇌로 전달되는 감각의 근원은 두 가지가 있다.

1. 피부. 피부에 있는 감각수용기는 통증, 열, 냉, 촉감, 압력에 의해 자극을 받는다. 유발된 신경자극은 감각이 유발된 위치의 반대쪽 대뇌반구의 감각영역을 향하여 세 개의 신경세포를 지나 전달된다(그림 7-29). 다른 쪽으로 교차되는 것은 척수나 숨뇌로 들어가는 부위에서 발생한다.

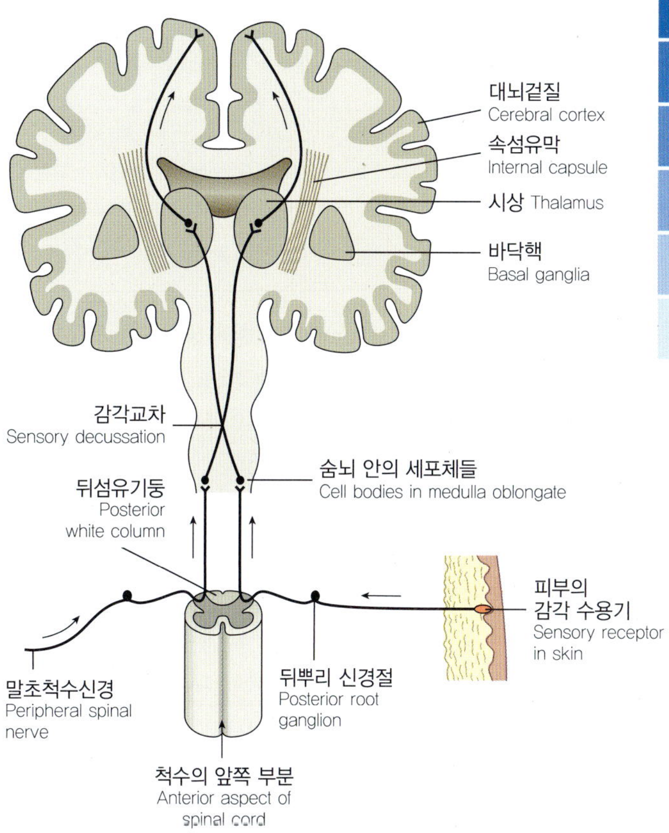

그림 7-29 피부에서 대뇌까지 감각신경전도로

2. 건, 근육, 관절. 이들 구조의 감각수용기는 특수화된 신경종말로 고유수용기라 불리고, 이들은 신장(stretch)에 의해 자극된다. 눈과 귀에서 나온 자극은 균형과 자세의 유지, 그리고 공간에서의 몸의 위치 인식에 관계된다. 신경전달은 2개의 경로가 있다.
   - 반대편 대뇌반구의 감각영역에 도달하기 위해 3개의 신경원을 지나는 경로
   - 같은 방향 소뇌반구에 도달하기 위해 2개의 신경원을 지나는 경로

표 7-1은 신경흥분의 기시, 전달경로, 정지를 보여준다.

척수의 운동신경경로

뇌에서 신경흥분을 전달하는 신경을 운동신경이라 한다. 운동신경자극으로 인해 다음과 같은 현상이 일어난다.

- 뼈대근육 수축
- 평활근과 심장근 수축, 자율신경계에 의해 조절되는 샘의 분비

표 7-1 감각신경자극: 기시, 경로, 정지

수용체	전달경로	정지부
통증, 촉각, 온도	신경세포 1–후근에서 척수까지 신경세포 2–척수에 들어가는 부분에서 교차하고 앞가쪽 척수시상로를 거쳐 시상까지 신경세포 3–	대뇌의 마루엽
촉각, 고유수용기	신경세포 1–뒤척수시상로에서 숨골까지 신경세포 2–숨뇌에서 교차, 시상까지 연결 신경세포 3–	대뇌의 마루엽
고유수용기들	신경세포1–척수까지 신경세포2–	교차되지 않고, 뒤척수소뇌로에서 소뇌까지

수의적 근육 움직임

관절을 움직이는 근육의 수축은 주로 수의적 조절하에 일어나며, 이는 수축하도록 하는 자극이 대뇌의 의식 정도에 달려 있다는 것을 의미한다. 하지만 뼈대근육 수축에 영향을 주는 일부 신경원은 가운데뇌, 뇌줄기, 소뇌에서 시작한다. 이 불수의적 움직임은 근육작용의 협응과 관련되어 있다. 예로, 매우 정교한 움직임이 요구될 때나 자세유지, 균형유지가 있다.

원심성 신경흥분은 척수의 신경다발을 통해 뇌에서 신체의 다른 부분으로 전달된다. 뇌에서 근육으로 가는 운동신경경로는 두 종류의 전도경로로 이루어져 있다(**그림 7-21**). 전도경로는 다음과 같다.

- 모뿔경로(추체로계, pyramidal tract)
- 모뿔바깥경로(추체외로계, extrapyramidal tract)

상위운동신경원. 이 신경원은 대뇌의 일차운동영역에 세포체(Betz cell)가 존재한다. 축삭은 속섬유막과 다리뇌, 숨뇌를 지난다. 척수에서 상위운동신경원은 백색질의 척수바깥경로(lateral corticospinal tract)를 형성하고 회색질의 앞쪽기둥에 있는 하위운동신경원의 세포체와 연접한다. 상위운동신경원의 축삭은 모뿔경로를 이루고 있으며 숨뇌에서 교차하여 피라미드를 형성한다.

하위운동신경원. 이 신경원은 척수 회백질의 전각에 세포체가 존재한다. 축삭은 앞뿌리(전근, anterior root)를 통해 척수에서 나와 감각성 섬유와 합쳐져 척추사이구멍으로 빠져나가는 혼합신경을 형성한다. 근육종판 가까이에서 축삭은 운동종판을 형성할 무수히 많은 작은 섬유로 나뉘고, 이들 각각은 민감한 근섬유벽에 아주 가까이 붙어 있다. 신경의 운동종판과 그것이 지배하는 근섬유를 운동단위(motor unit)라 한다(**그림 16-56** 참조). 신경근육이음부(신경근연접, neuromuscular junction)를 지나 신경흥분을 전달하는 신경전달물질은 아세틸콜린(acetylcholine)이다. 운동단위는 동시에 수축하며, 수축강도는 동시에 수축하는 운동단위의 수에 달려 있다.

하위운동신경원은 신경흥분을 뼈대근육으로 전달하는 마지막 경로이다. 신경원의 세포체는 뇌의 여러 부분에서 기시하는 상위운동신경원과 척수에서 시작하고 끝나는 일부 신경원에 의해서 영향을 받는다. 이들 신경원 중에서 일부는 하위운동신경원의 세포체를 자극하는 반면, 일부는 억제시키는 효과가 있다. 이러한 영향으로 부드럽고 협응된 근육 움직임이 나타나는데, 몇 개는 수의적인 반면 몇 개는 불수의적이다.

불수의적 근육의 움직임

상위운동신경원. 이 경우, 세포체가 대뇌 이하 단계 즉 중가운데뇌, 뇌줄기, 소뇌나 척수에 위치한다. 이 신경은 자세와 균형을 유지하는 근육작용에 영향을 미치며 근긴장도(muscle tone)를 조절한다.

표 7-2는 이들 신경원의 기시 부위와 척수에서 하위운동신경원의 세포체에 도달하기 전까지 형성했던 전도경로를 자세히 보여준다.

척수반사. 척수반사는 다음과 같은 3가지 요소로 구성된다.

- 감각신경원
- 척수에서의 사이신경세포

표 7-2 바깥피라미드 아래운동신경로: 기시와 통로

기시	통로의 이름	척수에 있는 위치	기능
중간뇌와 다리뇌	적색척수로는 뇌줄기에서 교차	가쪽 기둥	능숙한 근육 움직임의 조절
그물체	그물체척수로는 교차되지 않음	가쪽 기둥	근육운동의 협응
중간뇌와 다리뇌	덮개척수로는 중간뇌에서 교차	앞쪽 기둥	자세와 균형의 유지
중간뇌와 다리뇌	안뜰척수로, 몇몇 신경섬유들은 척수에서 교차	앞쪽 기둥	

• 하위운동신경원

가장 간단한 반사활은 위의 요소가 하나씩 존재하는 것이다(그림 7-30). 반사작용은 불수의적이며 감각자극에 대한 즉각적인 운동반응이 나타나는 것을 말한다. 많은 신경사이세포와 운동신경원은 피부의 작은 부분에서 들어오는 구심성 자극에 의해 흥분되고(예: 손으로 뜨거운 물체를 만졌을 때 느껴지는 통각), 혼합신경에서 감각신경섬유에 의해 척수로 전달된다. 이는 척수에 있는 많은 신경사이세포와 하위운동신경원을 자극하고 손과 팔, 어깨에 있는 많은 근육의 수축을 유발하여 손가락을 떼도록 한다.

반사작용은 매우 빠르게 일어나서 운동반응은 대뇌에서 통각을 인지함과 동시에 일어난다. 이런 유형의 반사는 늘 보호반응이지만 경우에 따라서는 억제될 수도 있다. 예를 들어, 만약 매우 뜨거운 접시를 매일 든다면 뜨거움에 의해 유발되는 통각을 극복하게 될 것이고, 따라서 그릇을 떨어뜨리지 않게 된다.

신장반사(stretch reflex). 신장반사에는 2개의 신경원만이 관련된다. 하위운동신경원의 세포체는 사이에 사이신경세포의 연결이 없이 감각신경원에 의해 직접적으로 자극을 받는다. 슬개건반사(knee jerk)가 하나의 예가 되지만, 이

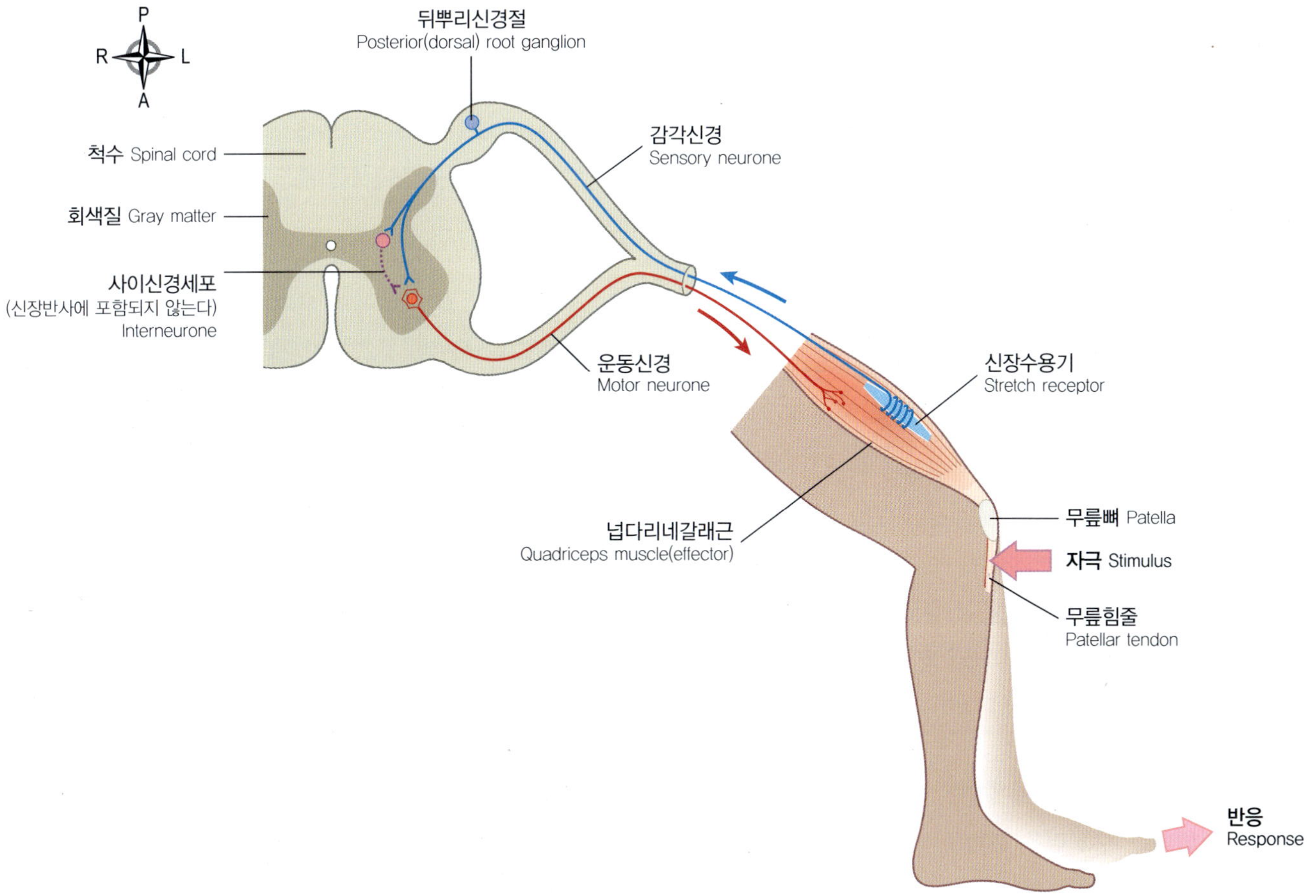

그림 7-30 한쪽 부분만 보는 단순 반사활

반사는 관절을 지나는 건이 늘어나는 특정 지점에서 볼 수 있다(그림 7-30). 무릎이 굽혀져 있을 때, 바로 아래의 건을 살짝 치면 건과 넙다리부 근육에 있는 감각신경종말이 늘어나게 된다. 이 자극은 척수 내부의 같은 쪽의 회색질 앞쪽기둥에 있는 하위운동신경원에 세포체로 들어가는 신경자극을 발생시킨다. 그 결과, 넙다리부 근육에서 갑작스런 수축이 일어나게 되고 발을 앞으로 차게 된다. 이 반사는 반사활의 이상 유무를 시험하기 위해 사용된다. 이러한 반사는 보호기능을 하는데 건, 인대, 근육이 손상을 입으려고 할 때 과도한 관절의 움직임을 방지한다.

자율성 반사. 밝은 빛에 반응에서 망막의 손상을 막기 위해 동공을 즉각적으로 수축하는 동공빛반사(동공대광반사, pupillary light reflex)가 자율성 반사에 속한다.

5. 말초신경계통

학습목표

이 단원의 학습을 통해서 다음을 이해할 수 있다.

- 척수신경의 기시
- 신경얼기의 기능
- 신경얼기로 들어가서 나오는 신경
- 가슴신경에 의해 지배되는 부분
- 12개 뇌신경의 기능

신경계는 다음과 같이 구성된다.

- 31쌍의 척수신경
- 12쌍의 뇌신경
- 자율신경계

말초신경계를 이루는 신경 중 대부분은 장기에서부터 뇌로 구심성 흥분을 전달하는 감각신경과 뇌에서 뼈대근육, 평활근, 샘과 같은 효과기로 원심성 흥분을 전달하는 운동신경으로 구성되어 있다.

각 신경은 다발로 묶인 많은 신경원들로 이루어져 있다. 각 다발은 보호결합조직으로 덮여 있다(그림 7-9).

- 신경속막(신경내막, endoneurium)은 복잡한 조직으로 개별 섬유를 싸고 있으며, 신경다발막(신경주막, perineurium)에서 내부로 이어진다.
- 신경다발막은 부드러운 결합조직으로, 신경섬유다발을 싸고 있다.
- 신경바깥막(신경외막, epineurium)은 여러 신경섬유다발을 싸고 있는 섬유성 조직이다. 대부분 큰 신경은 신경바깥막으로 싸여 있다.

척수신경

31쌍의 척수신경은 인접한 척추에 의해 형성되는 척추뼈사이구멍(추간공, intervertebral foramina)을 통해 척추공간을 빠져나간다. 연관되어 있는 척추에 따라 나누고, 이름을 붙인다(그림 7-27).

- 8쌍의 목척수신경(경수신경, cervical nerves)
- 12쌍의 가슴척수신경(흉수신경, thoracic nerves)
- 5쌍의 허리척수신경(요수신경, lumbar nerves)
- 5쌍의 엉치척수신경(천골신경, sacral nerves)
- 1쌍의 꼬리척수신경(미골신경, coccygeal)

목뼈가 7개라고 할지라도, 8쌍의 척수신경이 존재하는데, 이는 1번째 척수신경이 뒤통수뼈와 고리뼈 사이에서 빠져나오고, 8번째 척수신경이 마지막 목뼈 아래로 빠져나가기 때문이다. 그 후의 신경은 위에 있는 척추와 같은 개수이며, 같은 이름을 붙인다.

허리신경, 엉치신경, 꼬리신경은 첫 번째 허리뼈 수준의 척수에서 빠져 나와 거미막밑공간 내에서 수직 아래로 뻗어서 말꼬리 모양의 신경다발을 형성한다(그림 7-27). 이들 신경은 적절한 수준에서 척추도관을 빠져나온다.

신경뿌리(그림 7-31)

척수신경은 척수의 양측에서 빠져 나와 척추뼈사이공간을 통과한다(그림 16-26 참조). 각 신경은 운동신경뿌리와 감

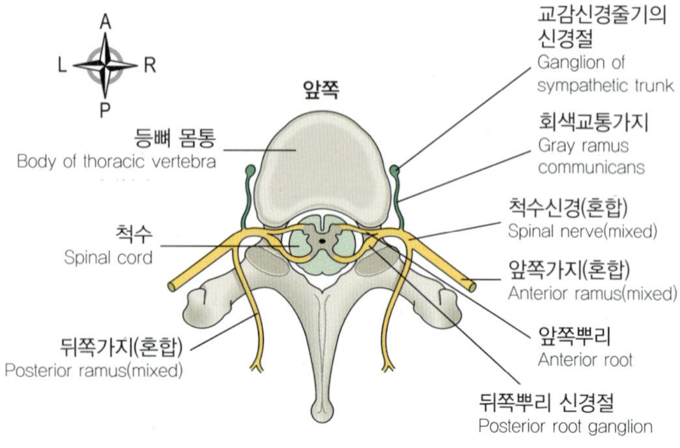

그림 7-31 교감신경과 혼합척수신경 사이의 관계. 초록색은 교감신경을 나타냄

각신경뿌리가 합쳐져 혼합신경이 된다. 가슴척수신경과 위 허리척수신경(L1과 L2)은 신경절이전신경섬유의 형태로 자율신경계의 교감신경 부분에 해당한다.

뒷부분에서 언급될 뼈와 근육에 대해서는 16장에서 설명한다. 뼈와 관절들은 인접신경들에 의해 지배받는다.

앞신경뿌리는 회색질의 앞쪽기둥에서 시작된 하위운동신경세포의 축삭인 운동신경섬유와 회색질의 가쪽기둥 신경세포의 축삭인 가슴, 허리척수 부위의 교감신경으로 구성되어 있다.

뒤신경뿌리는 감각신경섬유로 이루어져 있다. 척수에서 빠져 나온 직후 뒤신경뿌리 신경절이 존재하는데, 이는 소수의 신경세포체로 이루어져 있다. 감각신경섬유는 척수로 들어가기 전에 이 신경절을 통과한다. 각 신경이 지배하고 있는 감각수용기의 피부영역을 피부절편기(피절, dermatome)라 한다(그림 7-36, 그림 7-39).

신경뿌리는 척수를 빠져 나와 아주 짧은 거리 동안 경질막과 거미막에 싸여 있다. 이 막은 2개의 신경뿌리가 혼합신경을 형성하기 전에 끝난다. 신경뿌리는 연실막이 없다.

가지

척추사이구멍(추간공, intervertebral foramen)에서 나온 직후 척수신경은 가지(branch 또는 ramus)로 나뉜다: 교통가지, 뒤쪽가지, 앞쪽가지

- 교통가지(교통지, ramus communicante)는 자율신경계의 절전 교감신경부이다.
- 뒤쪽가지(후지, posterior ramus)는 뒤쪽으로 주행해서 머리, 목, 체간 뒤편의 근육, 피부를 지배하기 위해 내·바깥지로 나뉜다.
- 앞쪽가지(전지, anterior ramus)는 목, 인체 사이, 팔, 다리의 앞쪽과 바깥을 지배한다.

신경얼기

목신경, 허리신경, 엉치신경 부위에서 팔은 신경얼기를 형성하기 위해 기시점 근처에서 결합되는데, 이곳에서 신경섬유들은 피부, 뼈, 근육과 특정 영역의 관절을 지배하기 전에 재배열하게 된다(그림 7-32). 이는 이 구조들이 하나 이상의 척수신경에서 신경 공급을 받기 때문에 하나의 척수신경이 손상되어도 이 영역의 기능 상실을 일으키지 않는다는 것을 의미한다.

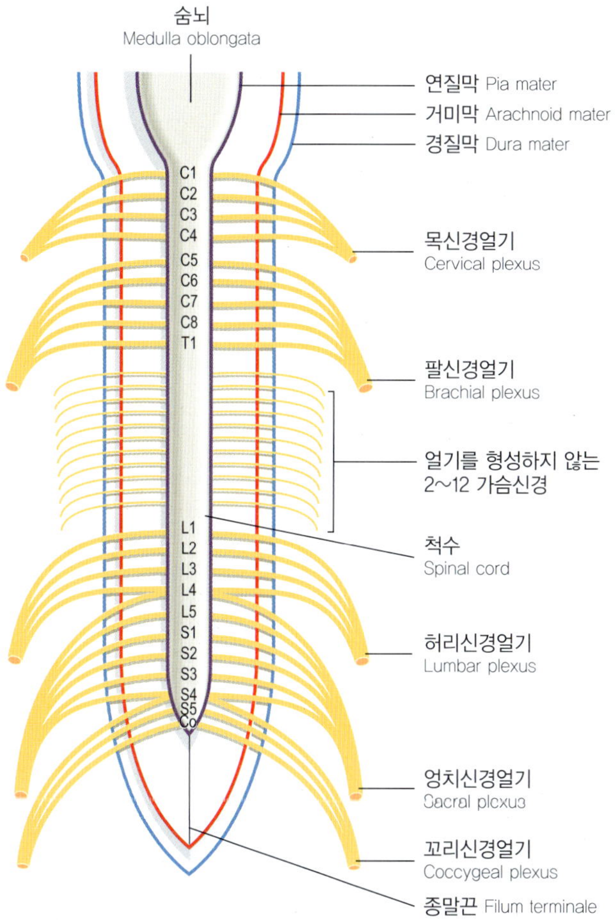

그림 7-32 척수, 척수신경과 그들이 형성하는 얼기를 덮는 뇌척수막

가슴신경에서, 앞가지는 신경얼기를 형성하지 않는다.

척주의 양쪽에는 5개의 혼합 신경얼기가 존재한다.

- 목신경얼기(경신경총, cervical plexus)
- 팔신경얼기(상완신경총, brachial plexus)
- 허리신경얼기(요신경총, lumbar plexus)
- 엉치신경얼기(천신경총, sacral plexus)
- 꼬리신경얼기(미신경총, coccygeal plexus)

목신경얼기(그림 7-33)

목신경얼기는 첫 4개 목신경의 앞쪽 가지에 의해 형성되며, 목빗근의 보호하에 1, 2, 3, 4번 목뼈에 놓여 있다.

표면의 가지는 머리의 측면과 뒤쪽, 그리고 복장뼈 높이의 앞쪽 목의 피부 구조물을 지배한다.

심부의 가지는 목에 있는 근육을 지배한다[예: 목빗근, 등세모근(승모근, trapezius)].

가로막신경(횡격신경, phrenic nerve)은 3, 4, 5번째 목신경뿌리에서 기시하여 가슴공간을 통해 하행하고 폐근육

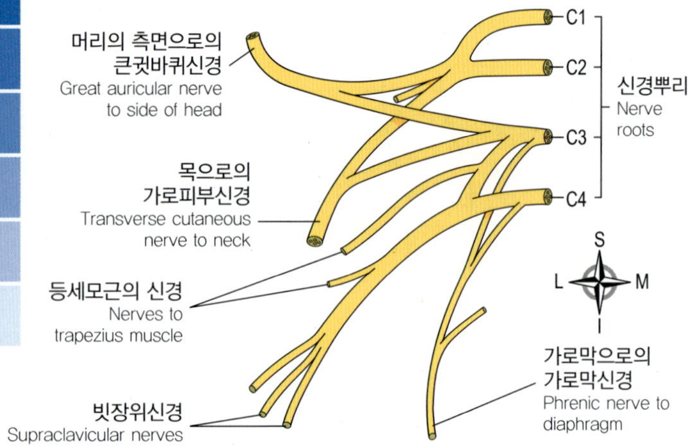

그림 7-33 목신경얼기. 앞쪽 면

앞쪽에서 가로막을 지배해서 수축을 유도하며 흡기를 시작하게 한다.

팔신경얼기

아래쪽 4개 목신경의 앞쪽가지와 첫 번째 가슴신경이 팔신경얼기를 형성한다. 그림 7-34는 신경총에서 나온 신경을 보여준다. 이 신경총은 겨드랑이부에서 목과 어깨 바로 위, 빗장뼈아래혈관(쇄골하혈관, subclavian vessel)의 뒤에 위치한다.

팔신경얼기의 가지는 팔의 피부와 근육, 그리고 가슴근육의 일부를 지배한다. 5개의 큰 신경과 다수의 작은 신경

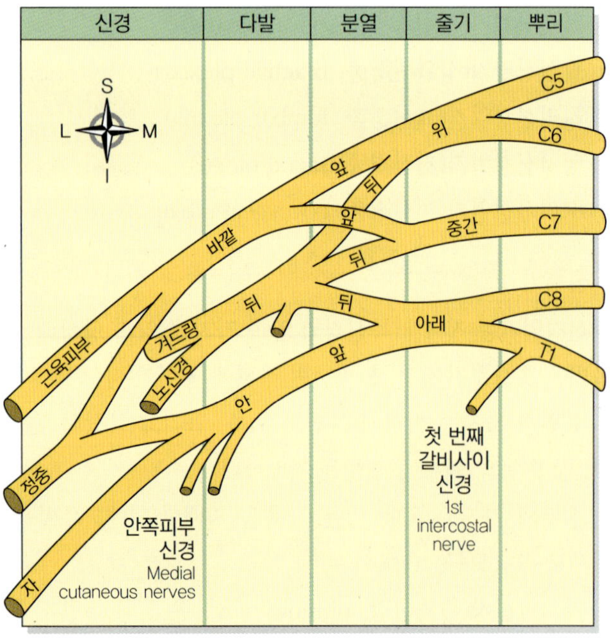

그림 7-34 팔신경얼기. 앞쪽 면

들이 이 신경얼기에서 나오는데, 감각, 운동 자율신경섬유가 포함된 하나 이상의 신경뿌리(신경근, nerve root)로 형성되어 있다.

- 겨드랑신경(액와신경, axillary nerve): C5, 6
- 노신경(요골신경, radial nerve): C5, 6, 7, 8, T1
- 근육피부신경(근피신경, musculocutaneous nerve): C5, 6, 7
- 가운데신경(정중신경, median nerve): C5, 6, 7, 8, T1
- 자신경(척골신경, ulnar nerve): C7, 8, T1
- 안쪽피부신경(내측피신경, medial cutaneous nerve): C8, T1

겨드랑신경은 외과목(외과경, surgical neck)에서 위팔뼈(상완, humerus) 주위를 감는다. 그 다음 어깨세모근(삼각근, deltoid), 어깨관절(견관절, shoulder joint)과 관절을 덮고 있는 피부를 지배하기 위해 미세가지로 나뉜다.

노신경은 팔신경얼기 중 가장 큰 가지로서, 상완 뒤에 있는 위팔세갈래근(상완삼두근, triceps brachii)을 지배한다. 팔꿈치관절(주관절, elbow joint)의 앞에서 교차한 다음 손목과 손가락관절의 펴짐근(신근, extensor)을 지배하기 위해 아래팔(전완, forearm)의 뒷부분을 감는다. 또한 이 신경은 손의 뒷부분까지 이어져 엄지손가락, 손가락의 2/3, 세 번째 손가락의 바깥쪽 절반에 해당하는 피부를 지배한다.

근육피부신경은 아래팔의 바깥면을 통해서 아래쪽으로 하행하며, 위팔의 근육과 아래팔의 피부를 지배한다.

가운데신경은 위팔동맥(상완동맥, brachial artery)과 가까이 위치해 위팔의 중간선을 따라 하행한다. 그 다음 팔꿈치관절의 앞부분을 지난 후 아래팔 앞부분의 근육을 지배하기 위해 아래로 내려간다. 작은 근육과 엄지손가락의 앞쪽, 손가락의 1/2, 세 번째 손가락의 반에 해당하는 피부를 지배하는 이 신경은 팔꿈치관절 위쪽에서의 가지가 없다.

자신경은 상완에 있는 위팔동맥을 통해 아래로 내려간다. 이 신경은 아래팔의 자뼈측 근육을 지배하기 위해 위팔의 안쪽위관절융기(내측상과, medial epicondyle)의 뒤를 지나며, 손바닥 근육과 새끼손가락 전체와 세 번째 손가락의 안쪽 1/2에 해당하는 피부를 지배한다. 팔꿈치관절에는 가지를 내지 않는다.

위팔의 주요 신경들이 그림 7-35에 나타나 있다. 위팔의

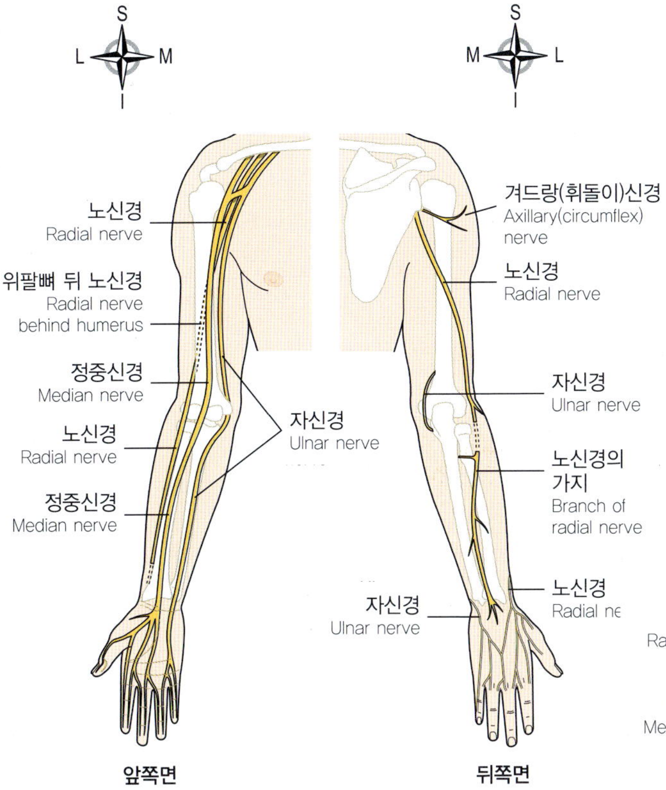

그림 7-35 팔의 주요 신경들

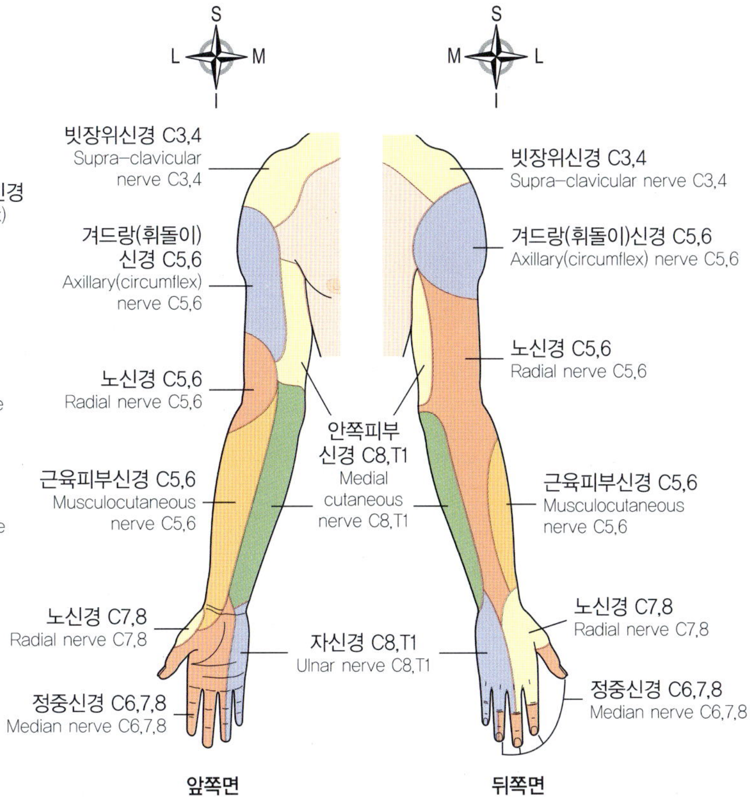

그림 7-36 팔의 피부신경의 분포와 기시

피부감각신경의 분포와 기시, 즉 피부절편기는 **그림 7-36**에 나타나 있다.

허리신경(그림 7-37, 그림 7-39)

허리신경얼기는 첫 3개의 허리신경 앞뿌리와 4번째 허리신경의 일부로 형성되어 있다. 이 신경얼기는 허리뼈 가로돌기(횡돌기, transverse process)의 앞쪽과 허리근(요근, psoas muscle)의 뒤에 위치해 있다. 주요 가지들과 신경뿌리는 다음과 같다.

- 엉덩아랫배신경(장골하복신경, iliohypogastric nerve): L1
- 엉덩샅굴신경(장골서혜신경, ilioinguinal nerve): L1
- 음부넙다리신경(음부대퇴신경, genitofemoral): L1, 2
- 가쪽넙다리피부신경(외측대퇴피신경, lateral cutaneous nerve of thigh): L2, 3
- 넙다리신경(대퇴신경, femoral nerve): L2, 3, 4
- 닫개신경(폐쇄신경, obturator nerve): L2, 3, 4
- 허리엉치신경줄기(요천골신경간, lumbosacral trunk): L4, (5).

엉덩아랫배신경, 엉덩샅굴신경, 음부넙다리신경은 배의 아랫부분, 넙다리와 상내측 샅굴부에 해당하는 근육과 피부를 지배한다.

가쪽넙다리피부신경은 앞, 뒤 바깥면을 포함해서 넙다리의 피부를 지배한다.

넙다리신경은 가장 큰 가지 중 하나이다. 이 신경은 넙다리동맥(대퇴동맥, femoral artery)과 함께 넙다리부로 들어가 샅굴인대(서혜인대, lingual ligament) 뒤를 지나는데, 넙다리 앞쪽의 피부와 근육을 지배하기 위해 피부가지와 근육가지로 나뉜다. 단일 가지인 두렁신경(복재신경, saphenous nerve)은 종아리, 발목과 발의 내측면을 지배한다.

닫개신경은 넙다리의 모음근(내전근, adductor)과 넙다리 내측의 피부를 지배하며, 무릎관절(슬관절, knee joint)의 바로 위에서 끝난다.

허리엉치신경줄기는 골반으로 하행해서 엉치신경얼기를 만든다.

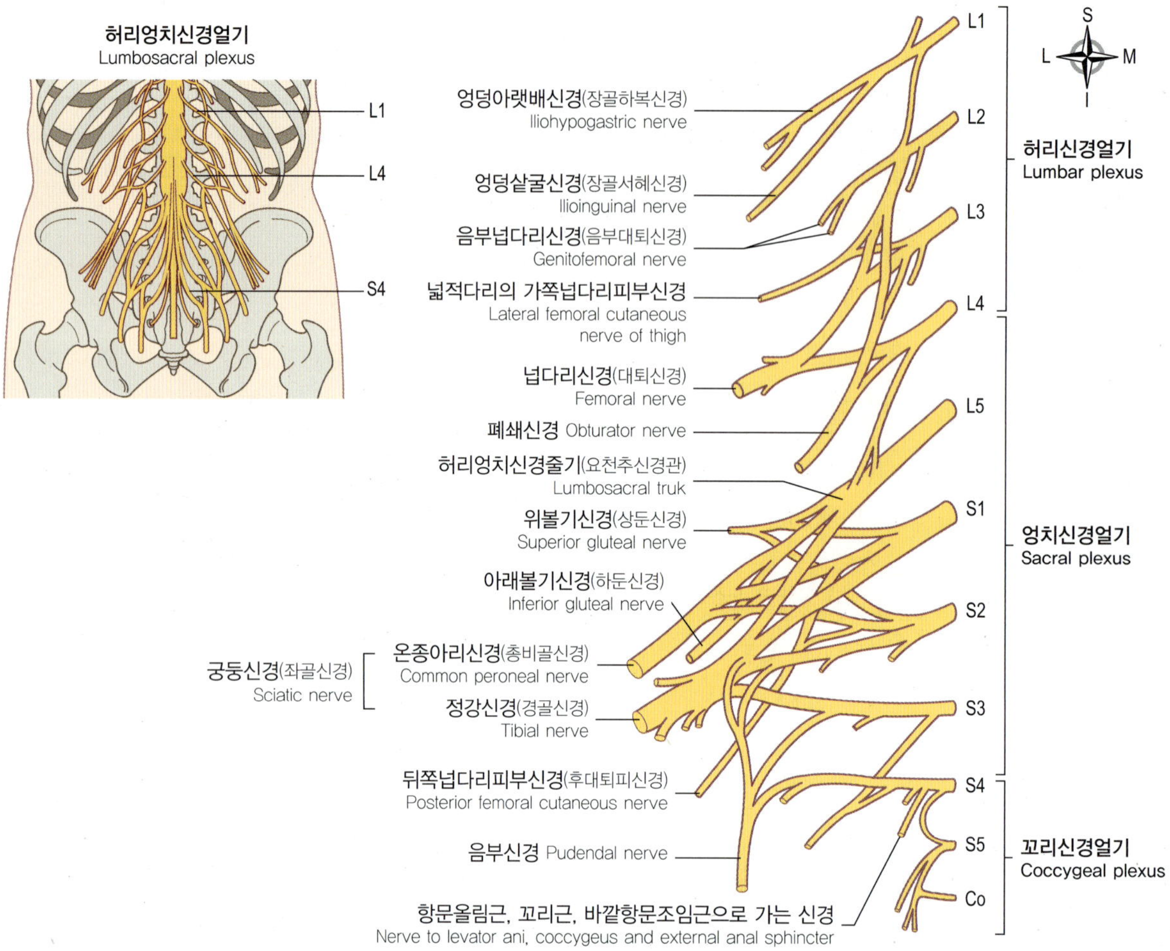

그림 7-37 허리엉치 및 꼬리신경얼기

엉치신경얼기(그림 7-37, 그림 7-38, 그림 7-39)

엉치신경얼기는 허리엉치신경줄기의 앞가지와 1, 2, 3번째 엉치신경에 의해 형성된다. 허리엉치신경줄기(요천골신경구간, lumbosacral trunk)는 4번과 5번 허리신경에 의해 형성되고, 골반공간 후벽에 위치한다.

엉치신경얼기는 수많은 가지들로 나뉘어서, 골반 아래 부위의 근육과 피부를 지배하고 엉덩관절(고관절, hip joint)과 골반장기 주위에 있는 근육들을 지배한다. 또한 이 신경다발은 궁둥신경(좌골신경, sciatic nerve)을 형성하는데, 이 신경은 L4, 5와 S1~3 섬유들로 구성된다.

궁둥신경은 인체에서 가장 큰 신경이다. 기시부에서 넓이가 약 2cm 정도이다. 이 신경은 큰궁둥구멍(대좌골공, greater sciatic foramen)을 통해서 엉덩이로 들어간 다음 뒤넙다리근(슬괵근, hamstring muscle)을 지배하기 위해 넙다리 뒤쪽으로 내려간다. 넙다리중앙부에서 궁둥신경은 정강신경(경골신경, tibial nerve)과 온종아리신경(총비골신경, common peroneal nerve)을 형성하기 위해 나뉜다.

정강신경은 오금(슬와, popliteal fossa)을 통해 아랫다리 뒤쪽으로 하행하면서 근육과 피부를 지배한다. 이 신경은 발바닥과 발가락 근육, 피부를 지배하기 위해 안쪽복사뼈(내과, medial malleolus) 아래쪽을 지나간다. 주요 가지 중 하나인 장딴지신경(비복신경, sural nerve)은 발뒤꿈치, 발목의 바깥과 발등을 지배한다.

온종아리신경은 오금의 바깥을 따라서 사선으로 내려가 아랫다리 앞쪽의 종아리뼈목(비골경, neck of fibula) 주위를 감고 깊은종아리신경(심비골신경, deep peroneal nerve)과 얕은종아리신경(천비골신경, superficial peroneal nerve)으로 나뉜다. 온종아리신경은 아랫다리 앞쪽의 피부와 근육, 발과 발가락의 발등 부분을 지배한다.

음부신경(pudendal nerve)(S2, 3, 4)의 가지는 바깥항문괄약근(외괄약근, external sphincter), 바깥요도괄약근(외요도괄약근, external urethral sphincter)과 인접해 있

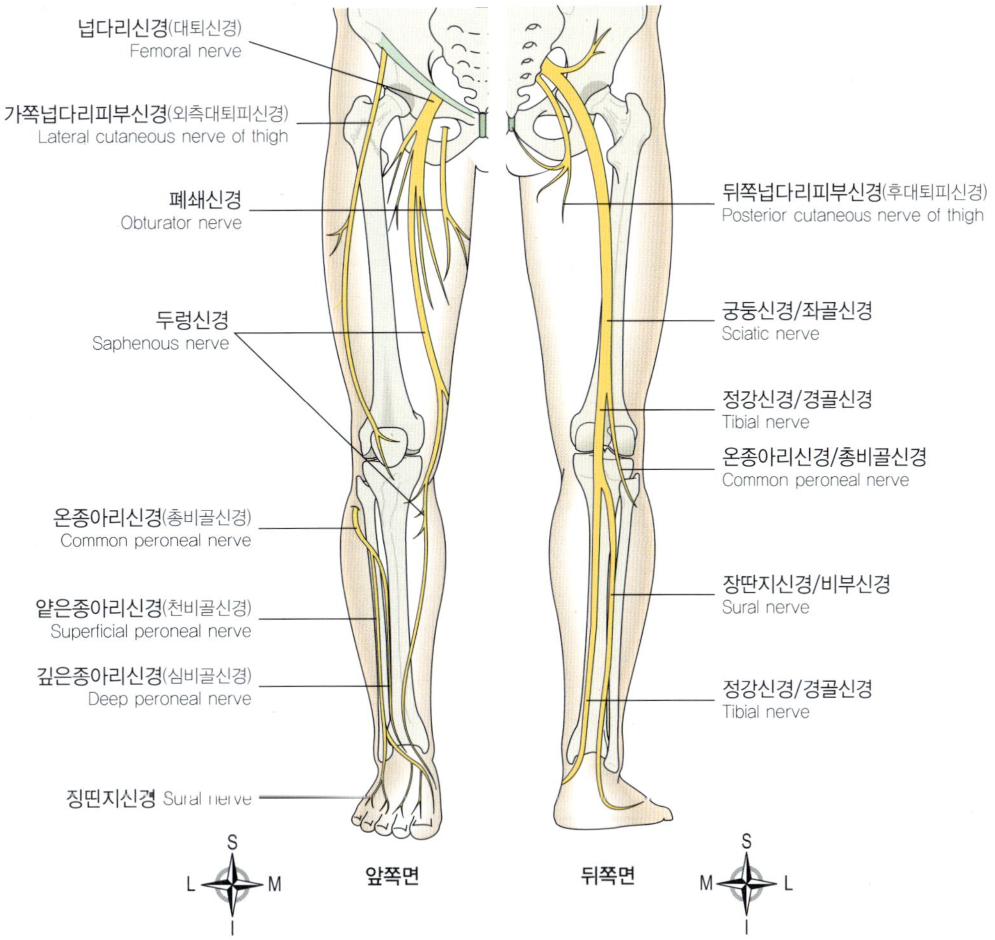

그림 7-38 다리의 주요 신경들

는 피부를 지배한다. 그림 7-38과 그림 7-39는 다리의 주요 신경들, 피절과 주요 신경의 기시점을 보여준다.

꼬리신경얼기(그림 7-37)

꼬리신경얼기는 4, 5번째 엉치신경과 꼬리신경으로 형성된 아주 작은 신경얼기이다. 이 신경얼기에서 나온 신경들은 꼬리뼈(미골, coccyx)와 항문 주위의 피부를 지배한다.

가슴신경

가슴신경은 신경얼기를 이루기 위해 합쳐지지 않는다. 12쌍이 있고 1~11번까지는 갈비뼈사이신경(늑간신경, intercostal nerve)이다. 갈비뼈사이신경은 갈비뼈사이근육(늑간근, intercostal muscle)과 그 위에 있는 피부를 지배하기 위해 갈비뼈 사이로 지나간다. 12번째 쌍은 갈비뼈아래신경(늑하신경, subcostal nerve)으로 이루어져 있다. 7~12번까지의 가슴신경은 앞, 뒤 복벽과 근육을 지배한다.

뇌신경(그림 7-40)

뇌의 하면에 있는 신경핵에서 시작하는 뇌신경은 12쌍이 있는데 일부는 운동성이고, 이들의 일부는 감각성이며, 일부는 혼합성 신경이다. 이름과 번호들은 다음과 같다.

I. 후각신경(후신경, olfactory nerve): 감각신경
II. 시각신경(시신경, optic nerve): 감각신경
III. 눈돌림신경(동안신경, oculomotor nerve): 운동신경
IV. 도르래신경(활차신경, trochlear nerve): 운동신경
V. 삼차신경(trigeminal nerve): 혼합신경
VI. 가돌림신경(외전신경, abducent nerve): 운동신경
VII. 얼굴신경(안면신경, facial nerve): 혼합신경
VIII. 속귀신경(전정와우신경, vestibulocochlear nerve): 감각신경
IX. 혀인두신경(설인신경, glossopharyngeal nerve): 혼합신경

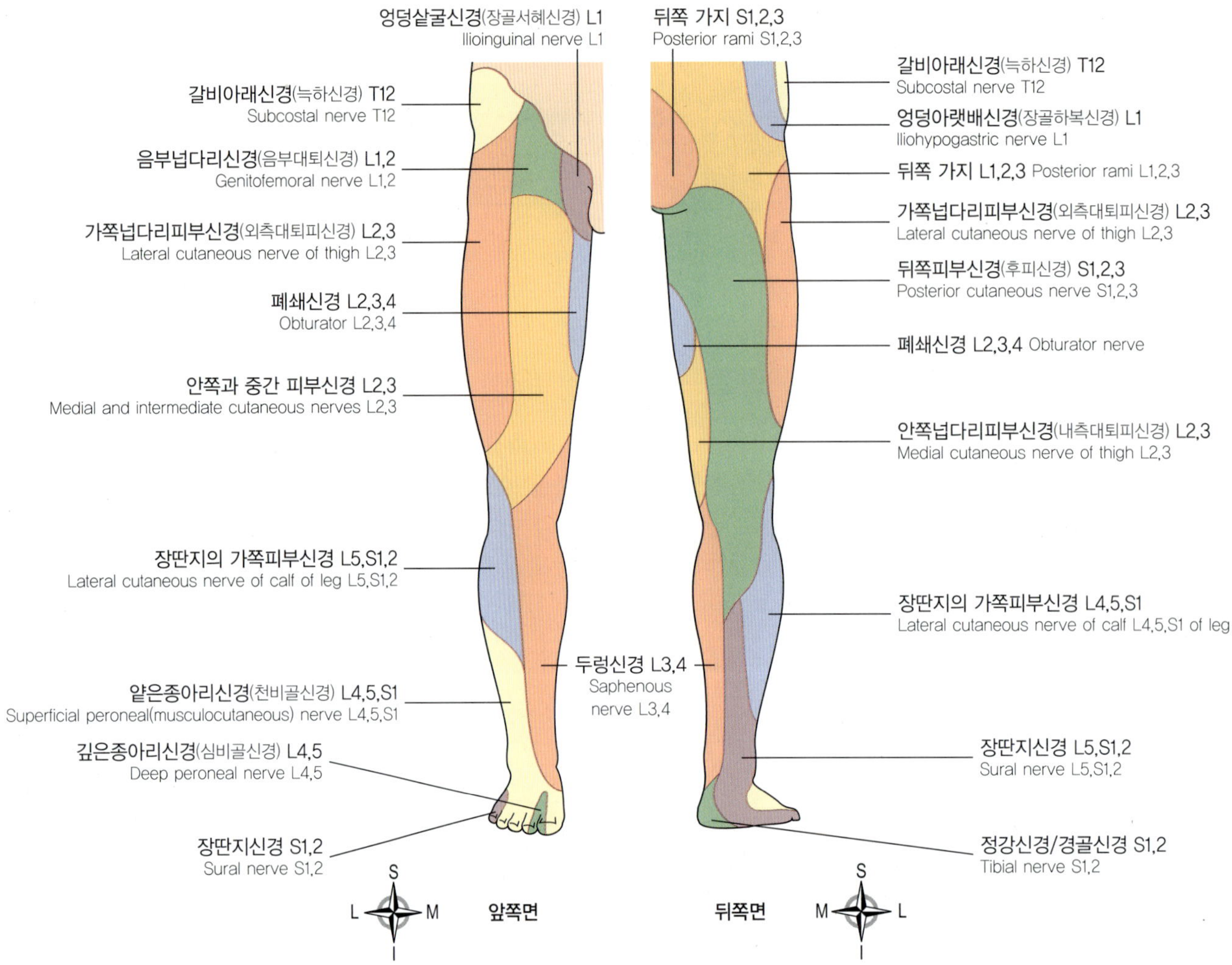

그림 7-39 다리의 피부신경의 분포와 기시점

X. 미주신경(vagus nerve): 혼합신경

XI. 더부신경(부신경, accessory nerve): 운동신경

XII. 혀밑신경(설하신경, hypoglossal nerve): 운동신경

I. 후각신경(감각성)

냄새를 감지하는 신경이다. 후각신경의 감각수용기와 섬유는 코 안의 점액막의 위쪽 부위에서 시작하고 벌집뼈(사골, ethmoid bone)의 체판(사판, cribriform plate)을 통해 위쪽 부위로 올라간 다음 후각망울(후구, olfactory blub)로 간다(**그림 8-23** 참조). 그 후 후각경로(olfactory tract)와 같이 후방을 향해 진행해 대뇌의 관자엽에 있는 냄새를 지각하는 영역까지 전달된다.

II. 시각신경(감각성)

시각을 감지하는 신경이다. 시각신경섬유들은 눈의 망막에서 시작해서 시각신경을 이루기 위해 합쳐진다(**그림 8-13** 참조). 이 신경은 눈확공간(안와강, orbital cavity)의 뒷부분을 통해 뒤쪽과 내측으로 주행한다. 그 후 시신경구멍(optic foramina)을 통해 머리뼈공간(두개강, cranial cavity) 내부의 나비뼈(접형골, sphenoid bone)를 지나 시신경교차에서 합쳐진다.

이 신경은 시각로(optic tract)로 시상(thalamus)의 가쪽무릎체(외측슬상체, lateral geniculate bodies)까지 같이 뒤쪽 방향으로 나아간다. 자극은 여기서부터 대뇌의 뒤통수엽(후두엽, occipital lobe)에 있는 시각중추와 소뇌까지 전달된다. 눈에서 전달된 자극으로 뒤통수엽에서는 시각을 인지하고 소뇌에서는 균형, 자세, 머리 정렬을 유지한다.

III. 눈돌림신경(운동성)

눈돌림신경은 중간뇌수도관 근처에 있는 신경핵에서 기시

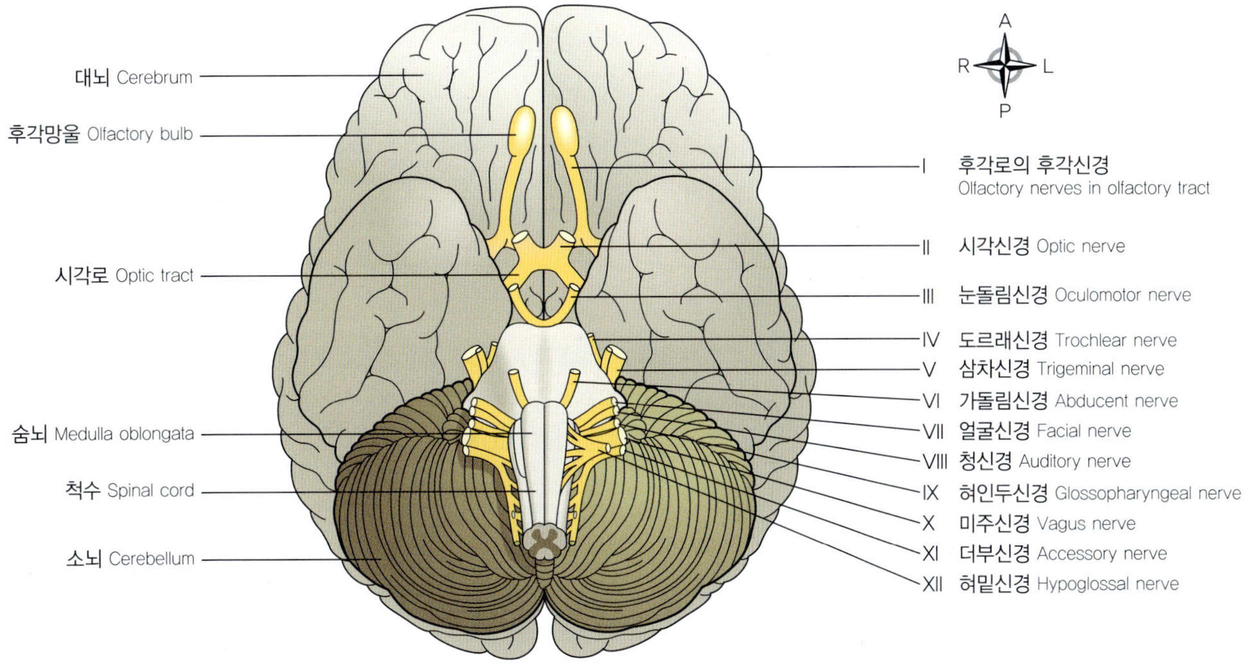

그림 7-40 뇌신경을 보여주는 뇌의 아랫면

한다.

- 6개의 외재근(extrinsic muscle) 중 4개의 근육은 눈알을 움직이는 근육, 위곧은근(상직근, superior rectus), 아래곧은근(하직근, inferior rectus), 아래빗근(하사근, inferior oblique muscle)(표 8-1 참조)이다.
- 내재근(intrinsic muscle)
  - 섬모체근(모양체근, ciliary muscle)은 수정체의 모양을 바꿔서 굴절력을 변화시킨다.
  - 홍채의 원형체근(윤주근, circular muscle)은 동공을 줄인다.
- 눈꺼풀올림근(상안검거근, levator palpebrae muscle)은 위쪽 눈꺼풀을 들어 올린다.

IV. 도르래신경(운동성)

도르래신경은 중간뇌수도관 가까이에 존재하는 신경핵에서 기시한다. 이들은 눈의 위빗근(상사근, superior oblique muscle)을 지배한다.

V. 삼차신경(혼합성)

삼차신경은 운동섬유와 감각섬유가 포함되어 있고, 뇌신경 중 가장 크다. 이 신경은 얼굴, 머리(입, 코 안과 이)의 주요 감각신경으로 통증, 온도, 접촉에 관한 자극을 전달한다. 운동섬유들은 씹기근육(저작근, masticator)을 자극한다.

삼차신경은 주요 가지가 3개 존재한다. 오른쪽의 감각신경원에 의해 지배되는 피부분절을 그림 7-41에 나타냈다.

눈신경(안신경, ophthalmic nerve)은 감각신경이고, 눈물샘, 결막, 앞이마(전두, forehead), 눈꺼풀과 코의 점막을 지배한다. 위턱신경(상악신경, maxillary nerve)은 감각

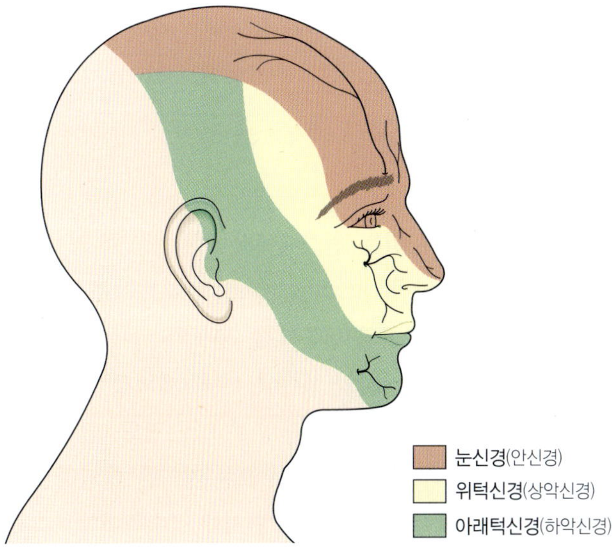

그림 7-41 오른쪽 삼차신경의 피부분포

신경이고 볼, 위쪽 잇몸, 위쪽 치아와 아래쪽 눈꺼풀을 지배한다.

아래턱신경(하악신경, mandibular nerve)은 감각과 운동섬유 둘 다를 포함한다. 이 부분은 3개의 가지(눈신경, 위턱신경, 아래턱신경) 중 가장 크고 치아와 아래턱의 잇몸, 귓바퀴, 아랫입술과 혀를 지배한다. 운동섬유들은 씹기 근육을 지배한다.

VI. 가돌림신경(운동성)

이 신경은 제4뇌실 저부에 있는 신경핵에서 기시한다. 가돌림신경(외전신경, abducent nerve)은 안구의 가쪽곧은근(외직근, lateral rectus muscle)을 지배한다.

VII. 얼굴신경(혼합성)

얼굴신경은 운동과 감각신경으로 구성되는데, 다리뇌의 아랫 부분에 있는 신경핵에서 기시한다. 운동섬유들은 얼굴 표정근을 지배한다. 감각섬유들은 혀의 앞쪽 2/3의 맛봉우리(미뢰, taste buds)로부터 입력된 자극을 대뇌겉질에 있는 미각을 인식하는 영역까지 전달한다(그림 7-20).

VIII. 속귀신경(청각, 감각성)

이 신경은 서로 다른 2개의 섬유들로 구성되는데, 안뜰신경(전정신경, vestibular nerve)과 달팽이신경(와우신경: cochlear nerve)이다.

안뜰신경은 내이의 반고리관(semicircular canal)에서 시작하며 소뇌로 자극을 전달한다. 안뜰신경은 자세와 균형의 유지에 관련된다.

달팽이신경은 내이의 나선기관(코르티)에서 발생되고, 소리를 지각하는 대뇌겉질의 듣기영역으로 자극을 전달한다.

IX. 혀인두신경(혼합성)

운동섬유는 숨뇌에 있는 신경핵에서 기시하고 혀와 인두 근육과 귀밑샘(이하선, parotid gland)의 분비세포를 자극한다. 감각섬유들은 혀의 뒤쪽 1/3, 편도와 인두, 혀의 맛봉우리(미뢰, taste buds)와 인두에서부터 대뇌겉질까지 자극을 전달한다. 감각섬유는 혀의 후부 1/3, 편도, 인두에서 오는 자극과 맛봉우리와 인두에서 오는 자극을 대뇌겉질로 전달한다. 이 신경은 삼킴과 구역 반사에 필수적이다.

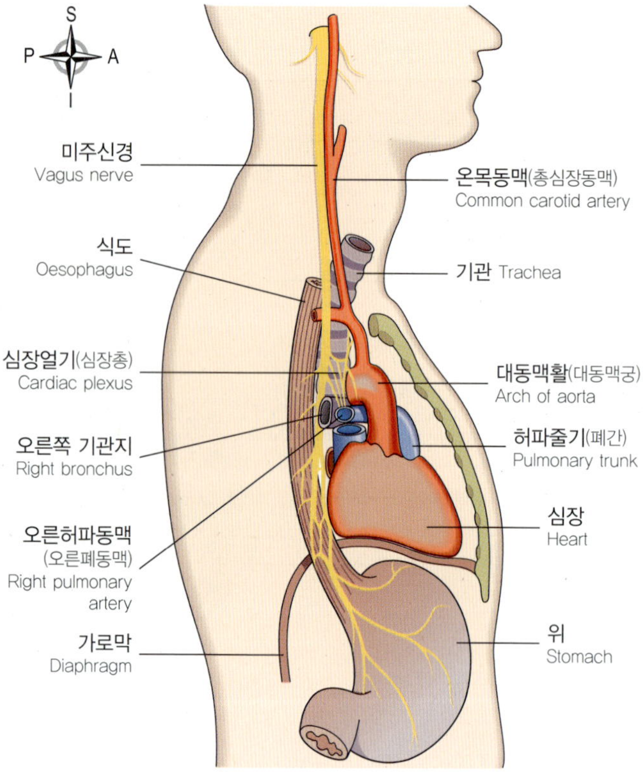

그림 7-42 오른쪽 가슴에서 본 미주신경의 위치

X. 미주신경(혼합성)(그림 7-42)

미주신경은 부교감신경계통의 중요한 부분을 형성하며(그림 7-44), 다른 뇌신경들보다 더 넓게 분포한다. 이 신경은 목을 통해 아래로 내려가 가슴과 배를 지나간다. 운동섬유들은 숨뇌의 신경핵에서 발생하고 가슴과 배 안에 있는 평활근과 인두의 분비샘, 후두, 기관, 심장, 식도, 위, 장, 이자, 쓸개, 쓸개관, 지라, 콩팥, 요관과 혈관을 지배한다. 감각섬유들은 위와 동일한 구조들을 싸고 있는 막에서 기시하여 뇌까지 자극을 전달한다.

XI. 더부신경(운동성)

더부신경은 숨뇌와 척수에 있는 신경핵에서 기시하며, 섬유들은 목빗근과 등세모근을 지배한다. 이 신경의 분지는 미주신경과 합쳐져서 인두와 후두근육을 지배한다.

XII. 혀아래신경(운동성)

이 신경은 숨뇌의 신경핵에서 기시한다. 혀 근육과 목뿔뼈(설골, hyoid bone)를 감싸는 근육을 지배하고 삼킴과 언어에 관계한다.

자율신경계통

신경계(그림 7-1)의 자율성 또는 불수의적인 부분은 신체를 자동적으로 조절한다. 대뇌 이하 수준에서 시작하는 반응을 예로 들 수 있다.

의도적으로 자극이 발생하지 않아도, 심장박동의 증가와 같은 것을 의식할 수 있다. 자율신경작용의 효과는 빠르고 효과기는 다음과 같다.

- 민무늬근, 기도, 혈관 직경의 변화
- 심장근, 심장박동의 변화나 비율
- 샘, 위내장액 분비의 증가나 감소

자율신경계의 운동신경은 뇌에 있는 신경세포에서 시작되고, 중간뇌와 척수의 엉치뼈척수 사이 등 다양한 단계에서 나와 발생한다. 자율신경계의 운동신경 중 대다수가 효과기에 도달할 때까지 중추신경과 말초신경이 같은 신경말이집 내를 주행하며 지배한다. 자율신경계는 2부분으로 나뉜다.

- 교감성(기슴허리뼈척수부)
- 부교감성(뇌, 엉치뼈척수부)

교감신경과 부교감신경은 서로 구조와 기능이 다르며, 불수의적 기능을 수행하거나 균형을 잡기 위해 반대로 작용한다. 교감신경의 작용은 긴장된 상황에서 주된 활동을 하고 부교감신경의 작용은 휴식 동안 주로 활동한다.

각 신경에는 중추신경계와 효과기 사이에 2개의 운동신경이 존재한다.

- 신경절이전신경세포(preganglionic neuron)
- 신경절이후신경세포(postganglionic neuron)

신경절이전신경세포의 세포체는 뇌나 척수 안에 있다. 신경절이전신경섬유의 축삭은 신경절이후신경세포의 세포체와 연접하여 중추신경계 밖에서 자율신경절(autonomic ganglion)을 형성한다. 신경절이후신경세포는 효과기에 자극을 전달한다.

교감신경계

신경세포는 시상하부, 그물체와 숨뇌에서 기시하여 효과기와 조직까지 자극들을 전달한다(그림 7-43). 첫 번째 신경세포는 세포체가 뇌에 있으며 축삭은 척수로 뻗어 있다. 그 후 신경절이전신경세포와 신경절이후신경세포가 감성자극을 효과기로 전달한다.

신경절이전신경세포. 가슴척추 1번에서 요추 2, 3번 사이 척수 회색질의 가쪽기둥에 세포체가 존재한다. 이 세포의 섬유는 앞쪽뿌리와 같이 척수에서 빠져 나와 교감신경절의 바깥에 있는 신경절과 연접함으로써 끝이 나거나 척추전신경절(prevertebral ganglion)을 경유하면서 지나간다. 아세틸콜린은 교감신경절의 신경전달물질이다.

신경절이후신경세포. 이 신경은 신경절에 세포체가 있고 지배하는 기관이나 조직에 정지한다. 노르아드레날린(노르에피네프린)은 보통 교감성 효과기의 신경전달물질이다. 땀샘, 피부와 뼈대근육의 혈관과 같이 부교감성 지배가 없는 부분은 예외이다. 이들 구조는 교감성 신경절이후신경세포들만이 지배하는데, 보통 아세틸콜린이 신경전달물질이다(그림 7-8). 따라서 이들은 교감성과 부교감성 신경지배의 두 가지 효과를 모두 가지게 된다(그림 7-8).

교감신경절

교감신경절의 가쪽 사슬. 신경절에 있는 사슬로 척주의 양쪽에 하나씩 있으며 상부 목뼈척수와 엉치뼈척수까지 이어져 있다. 신경절에는 각각 다른 신경섬유가 붙어 있다. 신경절이전신경세포는 척수에서 빠져 나온, 같은 수준의 신경절이후신경세포의 세포체와 연접하거나 연접을 이루기 전 사슬을 따라 한 개 또는 그 이상의 신경절을 따라 올라가거나 내려가서 연접한다. 예를 들면, 눈의 동공을 넓히는 신경은 1번 가슴뼈척수단계에서 척수를 빠져 나와 신경절이후신경세포의 세포체와 연접하기 전에 위쪽의 목뼈척수신경절로 가는 사슬을 따라 올라간다. 그 후 신경절이후신경세포는 눈을 지배하게 된다. 신경절의 배열은 빨리 신경을 흥분시키기 위해 광범위하게 교감성 반응을 제공한다.

척추앞신경절. 같은 이름의 동맥과 맞닿아 배에 위치하며 3개의 신경절이 존재한다.

- 배공간신경절(coeliac ganglion)
- 위창자간막신경절(상장간막신경절, superior mesenteric ganglion)
- 아래창자간막신경절(하장간막신경절, inferior mesenteric ganglion)

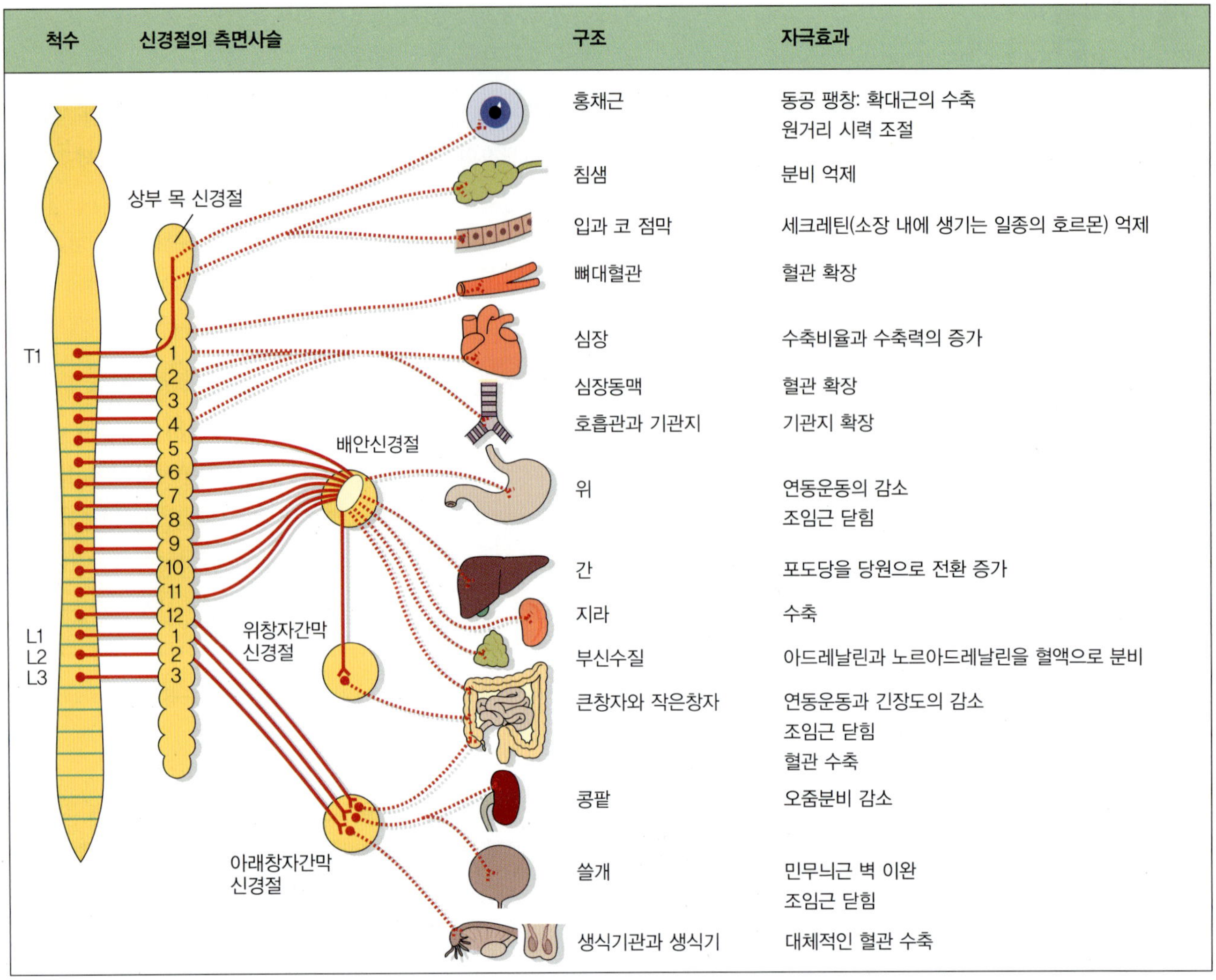

그림 7-43 교감성 유출, 주요한 구조물과 자극의 효과. 실선-신경절이전섬유들; 점선-신경절이후섬유들, 신경절 사슬은 오른쪽과 왼쪽에 각각 1개씩 있다.

신경절은 신경얼기에서 형성된 신경섬유보다 세포체가 더 넓게 퍼져 분포하고 있다. 교감성 신경절이전신경세포는 이런 신경절에 도달하기 전에 바깥 사슬을 지나간다.

부교감신경계

두 개의 신경세포(신경절이전신경세포와 이후신경세포)가 기시부에서 효과기까지 자극을 전달하게 된다(그림 7-44). 두 연접의 신경전달물질은 모두 아세틸콜린이다.

신경절이전신경세포. 이 세포는 일반적으로 교감신경과 비교해서 길고 세포체는 뇌나 척수에 위치한다. 뇌에서 기시하는 부교감신경은 중간뇌와 뇌줄기의 핵에서 시작하는 뇌신경 III, VII, IX과 X이 있고, 이 신경섬유들은 뇌의 바깥쪽에서 끝난다. 엉치뼈척수에서 세포체가 빠져나가는 곳은 척수 원위 끝의 회색질의 가쪽 기둥이다. 이 섬유들은 2, 3, 4 엉치분절에서 척수를 빠져 나오고 골반벽에서 신경절이후신경세포와 연접한다.

신경절이후신경세포. 이 세포는 보통 매우 짧고 효과기 벽의 신경절에 신경세포체가 있다.

자율신경계의 기능

자율신경계는 이전에 설명하였듯이, 뇌나 척수의 감각입력과 운동출력에 따른 복잡한 반사활동이 존재한다. 이런 경우에 반사작용은 불수의적 근육(평활근과 심장근)의 수축이 빨라지거나 억제되게 하고, 샘 분비를 조절한다. 이들 반사는 뇌에서 대뇌의 아래 수준과 무의식적으로 협응된다. 일부 감각은 의식할 수 있어서 반사작용을 일시적으로

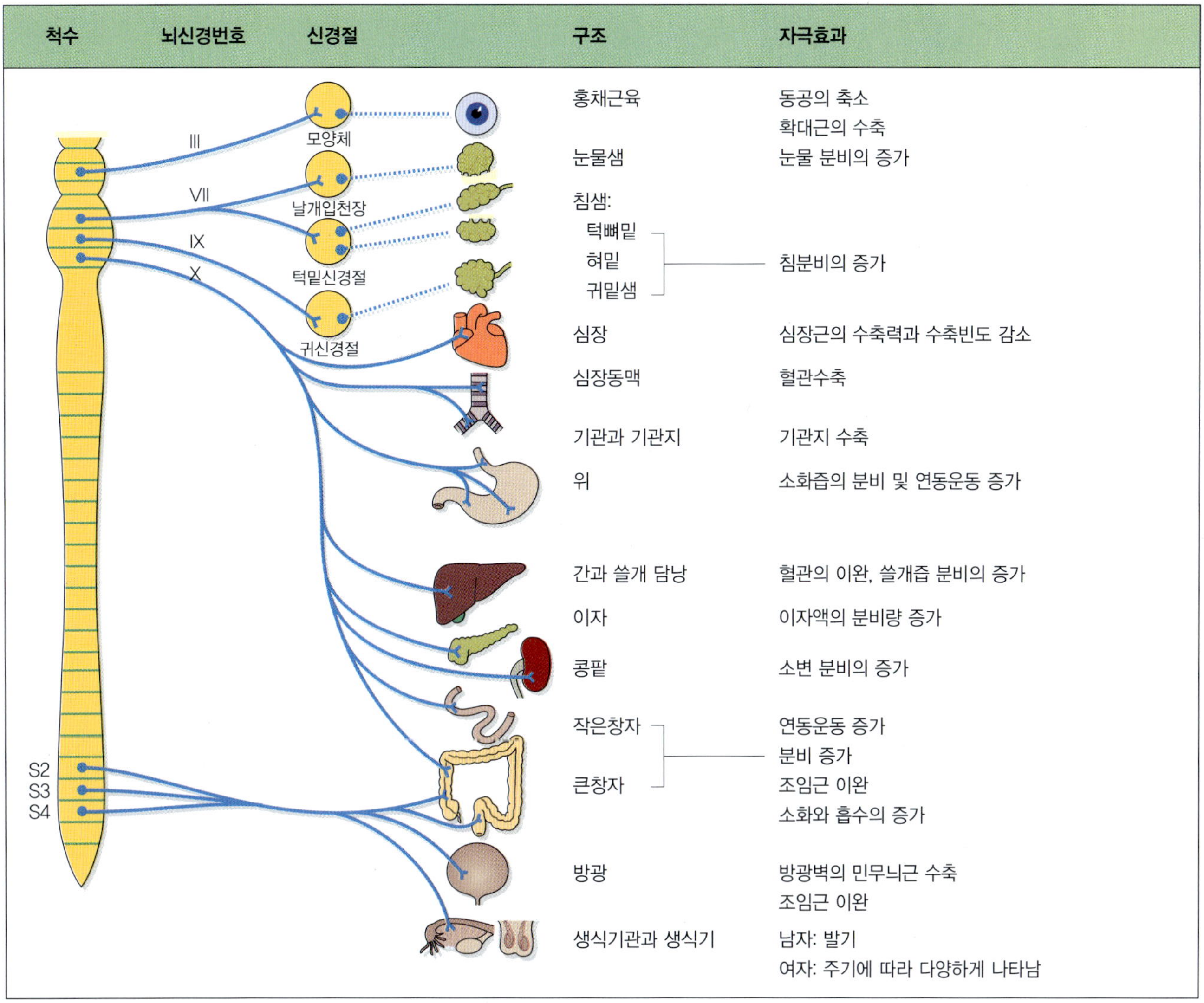

그림 7-44 부교감성 유출, 주요한 구조와 자극의 효과. 실선–신경절이전신경섬유들; 점선–신경절이후신경섬유들. 점선이 없는 곳에는 신경절 이후 신경이 각 조직의 구조물 내에 존재한다.

중단할 수 있다. 예를 들면, 배뇨반사는 일시적으로 억제할 수 있다.

신체 대부분의 기관은 서로 반대작용을 하는 교감신경과 부교감신경 모두의 지배를 받고 있는데, 이 둘은 몸이 최적의 기능을 유지하도록 세밀하게 조절된다.

교감성 자극(sympathetic stimulation)은 흥분과 긴장 상태에 대해 준비한다. 공포, 당황과 분노 같은 감정적인 상태는 교감성 자극을 유발한다. 콩팥위샘(부신, adrenal gland)은 자극을 받으면 혈액 내로 아드레날린(에피네프린)과 노르아드레날린(노르에피네프린)을 분비시키고, 교감성 자극에 대한 상태를 유지시킨다. 이것은 때때로 교감성 자극에 대해 몸을 피하는 도피반응(fight or flight)으로 설명된다.

부교감성 자극(parasympathetic stimulation)은 음식물의 소화, 흡수와 비뇨생식기계통의 기능을 제외하고 인체의 기능을 느리게 하는 경향이 있다. 부교감신경의 일반적 효과는 회복이 서서히 일어나도록 하는 '중재인'의 역할을 한다.

정상적으로 규칙적인 심장박동, 정상 체온, 내부 환경을 유지하는 두 가지 신경계통은 외부 환경과 조화를 이룬다.

자율성 자극의 효과

심장혈관계

교감성 자극

- 심장 동굴심방결절(동방결절, sinoatrial node)의 발화를

가속화시켜 심박동률과 심박동력을 증가시킨다.

- 심장근육에 혈액 공급을 증가시키기 위해 심장동맥(관상동맥, coronary artery)을 넓힌다.
- 뼈대근육에 혈액을 공급하는 혈관을 확장시켜 산소와 영양물질의 공급, 대사산물을 제거를 증가시킴으로써 근육의 작업률을 향상시킨다.
- 피부에서 소동맥과 세동맥(arteriole)을 수축시켜 말초저항과 혈압을 높인다. 이런 식으로 혈액 공급이 증가하면 뼈대근육, 심장, 뇌와 같이 작용이 활발한 조직에 유용하다.
- 소화기계통의 분비선에서는 혈관을 수축시킨다. 이를 통해 확장된 혈관에서 혈액량이 증가한다.
- 혈관 수축 때문에 혈액응고(coagulation)를 가속한다.

부교감신경성 자극

- 심박동률과 심박동력을 감소시킨다.
- 심장근육으로 공급되는 혈액량을 줄이기 위해 심장동맥을 수축시킨다.

부교감신경계는 심장동맥을 제외하고 혈관에 대해 거의 영향을 끼치지 않는다.

호흡기계

교감성 자극. 교감신경계의 자극은 평활근을 이완시켜서 흡기 때마다 폐로 많은 양의 공기가 유입되도록 하고, 호흡률을 증가시키기 위해 기도, 특히 세기관지(bronchiole)에서의 확장을 유발한다. 심장박동이 증가하면 산소의 유입과 이산화탄소의 배출은 도피반응을 증가시키게 된다.

부교감성 자극. 기도벽에서 평활근의 수축을 통하여 세기관지와 기관지의 수축을 일으킨다.

소화기계통과 비뇨생식기계통

교감성 자극

- 간에서는 글리코겐(glycogen)을 포도당(glucose)으로 소화시키는 작용을 증가시켜 에너지원으로 즉시 사용할 수 있는 탄수화물의 양을 증가시킨다.
- 위장과 작은창자. 민무늬근의 수축(연동)과 소화액의 분비는 억제되고, 음식물 흡수와 조임근 긴장력은 증가된다.
- 콩팥위샘은 교감성 자극의 효과를 유지하기 위해 아드레날린(에피네프린)과 노르아드레날린(노르에피네프린)의 분비를 증가시킨다.
- 요도와 항문조임근. 조임근의 긴장이 증가되어 배뇨와 배변이 억제된다.
- 방광벽은 이완된다.
- 신진대사율은 훨씬 증가된다.

부교감성 자극

- 간-포도당을 글리코겐으로 변환하고 쓸개즙(담즙, bile)의 분비를 증가시킨다.
- 위장과 작은창자-음식의 흡수와 소화 비율과 함께 운동성과 분비는 증가된다.
- 이자-이자액과 인슐린 호르몬의 분비가 증가된다.
- 요도와 항문조임근-내부요도조임근의 이완은 방광벽의 근육의 수축을 동반하고, 배뇨가 일어난다. 유사하게 내부항문조임근의 이완은 곧창자(직장, rectum)의 근육수축과 같이 일어나 배변이 유발된다. 두 경우 모두 외부조임근의 수의적인 이완이 있다.
- 콩팥위샘 - 알려진 효과가 없다.

눈

교감성 자극. 이 자극은 동공을 넓히는 홍채의 부챗살근육섬유(radiating muscle fibers)의 수축을 일으킨다. 눈꺼풀올림근의 수축이 발생해서 시야가 열리고, 경계하는 모습을 나타낼 수 있게 한다. 수정체의 두께를 조절하는 방법으로 모양체근이 먼 곳을 볼 수 있도록 약간 이완된다.

부교감성 자극. 부교감성 자극은 홍채의 돌림근육섬유(circular muscle)를 수축시켜, 동공을 수축시킨다. 눈꺼풀을 닫아서, 졸린 모양을 만든다.

피부

교감성 자극

- 땀 분비를 증가시키고 몸으로부터 열 소실을 유도한다.
- 털세움근(직모근, arrector pili)을 수축시키고, 닭살을 돋게 한다.
- 심장근과 뼈대근처럼 활동적인 조직에 혈액 공급을 늘리기 위해 말초혈관을 수축한다.

피부에는 부교감신경의 연결이 없다. 교감신경성 섬유 중 일부는 아드레날린성으로 혈관 수축을 일으키고, 일부는 콜린성으로 혈관 확장을 일으킨다(그림 7-8).

내장에서 들어오는 자극

내장에서 입력되는 감각섬유는 자율신경섬유와 함께 주행해서 때때로 자율성 들신경(autonomic afferent nerves)이라고 불린다. 그들이 보내는 자극은 다음과 관계가 있다.

- 의식이 없는 상태에서 내장반사, 즉 기침과 혈압
- 배고픔, 목마름, 메스꺼움, 성적 감각 및 직장과 방광 팽창감각
- 내장통

내장통

보통 내장은 절단, 화상, 압박에 대한 감각이 둔하다. 그러나 아무리 감각이 둔하다 하더라도 적절하지 않은 상황에 대해서는 고통을 겪게 되는데, 이것을 내장통(visceral pain)이라 한다.

- 내장신경이 늘어났을 때
- 많은 신경섬유가 자극됐을 때
- 허혈이 있고 대사산물이 국소적으로 축적되었을 때

염증이 진행 중인 경우와 같은 고통스러운 자극에 대해서는 신경종말의 민감도가 증가한다. 만약 염증처럼 통증이 유발되면, 장액막의 벽막(parietal layer)에 영향을 미쳐 염증 발생부의 피부 위에서 급성 통증이 나타난다. 즉, 표피를 지배하는 말초척수신경이 장막의 벽막 또한 지배하고, 체성 통증을 인지하는 대뇌겉질로 자극을 전달하기 때문이다. 막창자꼬리염(충수염, appendicitis)은 이러한 유형의 통증이다. 이 통증은 처음에 둔하고 복부의 중앙선 주위에 어렴풋이 발생한다. 상황이 진행됨에 따라 벽측복막이 연관되고, 막창자꼬리를 지나 오른쪽 엉덩뼈오목(장골와, iliac fossa)에서 급성 통증이 나타난다.

관련통(그림 7-45)

일부 내장 질병 중 통증이 유발점에서 멀리 떨어져 있는 표면조직에서 발생하는 것처럼 느껴지는데, 이를 관련통(referred pain)이라 한다. 이는 영향을 받은 기관에서 입력된 감각섬유가 체성신경처럼 척수의 같은 분절로 들어갈 때 발생한다. 손상을 입은 기관에서 입력된 감각신경은 척수 내에서 아주 가까이 존재하는 신경을 자극하고, 체성신경에 의해 지배되는 부분에서 유발되는 통증을 인지하는 대뇌겉질의 감각영역으로 자극을 전달한다. 관련통의 예시가 표 7-3에 나타나 있다.

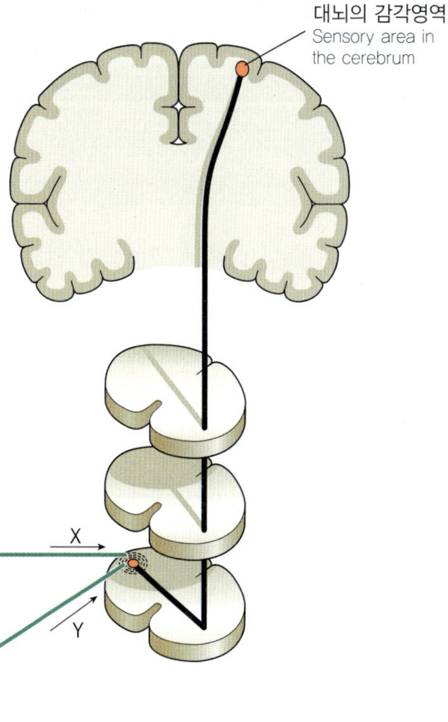

그림 7-45 관련통. 허혈성 심장조직은 Y신경에서 자극을 발생하고 이 자극은 X신경을 흥분시킨다. 따라서 어깨의 통증을 인식하게 된다.

표 7-3 관련통

통증의 근원의 조직	관련통의 위치
심장	왼쪽 어깨
간 쓸개즙관	오른쪽 어깨
콩팥 요관	허리와 샅
자궁	허리
남성생식기	아랫배
(탈출)척추사이원반	다리

6. 신경계에 대한 노화의 영향

학습목표

이 단원의 학습을 통해서 다음을 이해할 수 있다.

- 노화가 신경계에 미치는 영향

신경세포는 출생 이후로 교체되지 않기 때문에 노화가 진행됨에 따라 그 수가 자연스럽게 줄어든다. 그러나 그렇다고 해서 인지기능이 떨어진다는 의미는 아니다. 노인의 뇌는 일반적으로 크기가 작고 가벼워진 상태이며 뇌이랑이 좁고 뇌고랑은 넓다. 노인에게서는 중추신경계 신경세포들 주변에 단백질이 축적된 플라크가 존재하고, 신경원섬유매듭(neurofibrillary tangle)이 그 안에 있다. 또한 노인의 경우, 뇌로 가는 동맥의 혈류가 줄어서 죽종이나 동맥경화증이 발견되며, 혈관벽이 파열되기 쉽다. 뇌조직 주변의 손상은 뇌졸중의 징후가 될 수 있다.

노인들은 젊은 성인보다 섬세한 움직임의 조절이 힘들어져 낙상의 위험이 크다. 신경 자극의 전도속도가 느려져 혈관 확장 및 수축, 압력수용기 반사를 행하는 것이 비효율적이게 된다(5장 참조).

노화가 진행되면 오래된 기억보다 최근의 기억이 잘 나지 않는다. 이유는 불분명하지만, 몇몇 노인들은 치매와 같이 진행성 중추신경계 변화의 영향을 많이 받게 된다.

특수감각에 대한 노화의 영향 또한 보편적이며, 8장에서 다루어진다. 체온조절은 14장에서 다룰 것이다.

7. 뇌의 기능장애

학습목표

이 단원의 학습을 통해서 다음을 이해할 수 있다.

- 머리뼈공간 내 압력(ISP)을 증가시키는 3가지 원인
- 뇌의 기능과 ISP의 상승, 활력징후(vital sign)
- 다양한 형태의 머리 부위 손상에서 나타나는 뇌의 손상
- 머리 부위 손상의 4가지 합병증(complications)
- 대뇌 저산소증과 발작(stroke)의 영향
- 치매의 원인과 영향
- 파킨슨병의 병리와 신체 기능에 끼치는 영향

머리뼈공간 내 압력의 증가

머리뼈는 딱딱한 공간으로, 구조물은 다음과 같다.

- 뇌
- 뇌혈관 및 혈액
- 뇌척수액(CSF)

위에 있는 것들 중 어떤 하나의 부피가 증가하면 머리뼈공간 내 압력(ICP)이 상승할 것이다.

머리뼈공간 내 압력 증가는 많은 상황 중에서 아주 심각한 합병증이다.

머리뼈공간 내 압력 증가의 영향은 원인이 되는 요소보다 더 심각할 수도 있다. 예를 들면, 특히 머리뼈공간의 내압이 빠르게 증가하면, 뇌의 모양이 변화하고 혈액 공급이 중단된다. 머리뼈공간 내 압력이 천천히 증가하면, 보상적인 조절이 가능해진다. 즉, 혈액순환과 뇌척수액 부피가 약간 감소한다. 머리뼈공간 내 압력이 더 느리게 상승하면 더 효과적인 보상이 나타난다.

머리뼈공간 내 압력의 증가는 느린맥, 고혈압과 함께 나타난다. 이러한 경우 혈압이 약간만 상승하더라도 그 한계에 도달할 수 있으므로 갑작스러운 혈압의 상승은 심각한 뇌혈류량의 감소를 유발할 수 있다. 그 결과 저산소증이 나타나고, 이산화탄소의 수준이 증가하며, 이로 인해 소동맥이 확장되어 머리뼈공간 내 압력의 상승을 유발하고, 느린맥과 고혈압을 더 악화시킴으로써 기능적 신경세포 소실을 초래한다. 또한 뇌의 저산소증은 혈관운동마비와 사망(death)을 초래한다. 머리뼈공간 내 압력을 증가시키는 원인은 다음과 같은 것들이 있으며, 뒤에 기술한다.

- 대뇌부종
- 뇌수종(hydrocephalus), 뇌척수액의 과잉 축적
- 머리뼈 내부로 확장되는 병변, 즉 공간-점유형 병변
  - 출혈, 혈종(외상성 또는 자발적)
  - 종양(이차 중 일차)

확장 병변은 뇌나 뇌척수막에서 발생할 수 있고, 이로 인해 다양한 형태로 뇌를 손상시킬 수 있다(그림 7-46).

증가된 머리뼈공간 내 압력의 영향

뇌의 위치변화

위치변화를 일으키는 병변은 보통 한쪽에만 영향을 미치지만 양측을 침범할 수도 있다. 병변의 원인은 다음과 같다.

- 같은 쪽 뇌들보와 대뇌낫의 자유연(free border) 사이에서 뇌반구의 이탈(일반적인 장소에서 뇌의 다른 부분으로의 위치변화)

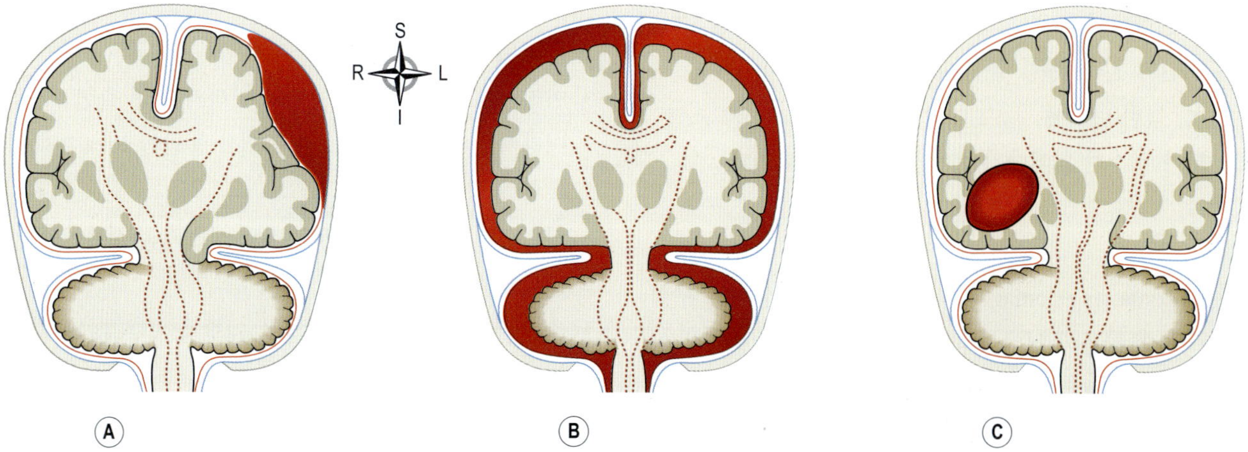

그림 7-46 머리뼈 안쪽에 확장되는 병변의 다양한 유형의 영향. A. 경질막밑혈종(subdural haematoma) B. 거미막밑출혈(subarachnoid haemorrhage) C. 종양 또는 뇌내 출혈(tumour or intracerebral haemorrhage)

- 같은 쪽 다리뇌와 소뇌천막의 자유연 사이 중뇌의 이탈
- 거미막밑공간의 압박과 대뇌이랑(convolution)의 편평화
- 뇌실 및 뇌실관의 모양의 일그러짐
- 큰구멍을 통한 소뇌의 이탈
- 대공을 통한 숨뇌의 돌출(원뿔화)

뇌척수액 흐름의 폐색

뇌실이나 뇌실관은 제 위치의 밖으로 밀려나거나 뇌실관이 차단될 수 있다. 결과는 병변의 위치에 따라 다르다. 예를 들어, 중뇌수도관의 압박은 가쪽뇌실과 제3뇌실의 확장을 일으키고, 머리뼈공간 내 압력을 증가시킨다.

혈관손상

혈관의 신장이나 압박이 있을 때 나타나며, 원인은 다음과 같다.

- 신장된 혈관이 파열되어 생긴 출혈
- 혈관의 압박으로 인한 허혈과 경색
- 시각신경 신경집에서 망막정맥의 압박으로 인한 시각신경유두부종(시각신경 원반 주위의 부종)으로, 거미막밑공간을 가로지른다.

신경손상

숨뇌에 있는 생명중추는 증가된 머리뼈공간 내 압력이 '원뿔화'를 일으킬 때 손상을 받을 수 있다. 신장(stretching)은 뇌신경을 손상시킬 수 있는데, 특히 눈의 운동과 원근조절의 장애를 유발하는 눈돌림신경과 가돌림신경의 손상이 나타날 수 있다.

뼈의 변화

머리뼈공간 내 압력의 증가가 지속되면 뼈의 변화를 일으키는 원인이 된다. 예를 들면 다음과 같다.

- 침식, 특히 나비뼈
- 골화가 완전히 일어나기 전에 늘어나서 얇아진다.

대뇌부종

부종(oedema or edema)이 심해지면 뇌의 정상적인 구획에서 액체의 이동이 있다. 머리뼈공간 내 압력의 증가를 일으킬 만큼 뇌세포나 간질 공간에 액체가 과하게 축적될 때 대뇌부종이 발생한다. 대뇌부종은 다음과 관련된다.

- 외상성 손상(traumatic injury)
- 뇌출혈(haemorrhage)
- 감염, 농양(infections, abscesses)
- 저산소증(hypoxia)
- 국소적 허혈 또는 경색
- 종양(tumours)
- 대뇌나 뇌척수막의 염증(inflammation of the brain or meninges)
- 저혈당증(hypoglycaemia)

뇌수종

뇌척수액의 양이 비정상적으로 높고 보통 머리뼈공간 내 압력의 증가가 동반된다.

뇌척수액 흐름(그림 7-16)이 차단되는 것이 가장 일반적인 원인이다. 거미막밑공간과 뇌실에서 뇌척수액의 흐름이 자유로울 때를 교통으로, 뇌실계통, 즉 뇌실공간이나 관에 폐색이 있을 때를 비교통(non-communicating)으로 설명한다.

뇌수종은 머리뼈의 골화가 불충분한 아이들에서 발생하는데, 이런 상황에도 불구하고 뇌실이 확장되고, 뇌를 확장시키고 얇아지게 만든다. 골화가 완전해진 후 뇌수종은 머리뼈공간 내 압력의 증가와 신경조직의 파괴를 유발한다.

머리 부위 손상

뇌는 머리의 갑작스러운 가속과 감속 도중 머리에 대한 뇌의 움직임에 의한 충격이 발생하면 손상된다. 외형상 징후가 없더라도, 뇌손상이 심각할 수 있다.

머리의 타격

손상의 위치는 다음과 같다.

- 머리덮개의 부상, 머리덮개와 머리뼈 사이 출혈
- 머리뼈 안쪽에 국부적으로 출혈을 동반한 뇌척수막 아래 부위와 뇌의 손상
- 뇌척수막 아래 부위와 뇌조직의 국소적 손상을 일으키는 머리뼈의 함몰골절
- 중간 귀와 뇌척수막 사이의 개방을 만드는 관자뼈의 골절
- 코와 뇌척수막 사이에 개방을 일으키는 공기공간을 포함하는 나비뼈와 벌집뼈(ethmoid bone)의 골절

가속과 감속 손상들

뇌는 뇌척수액 속에 비교적 자유롭게 떠 있기 때문에 갑작스러운 가속과 감속은 관성을 일으킨다. 즉, 두부의 움직임과 관련된 뇌의 움직임이 지연된다. 이 기간 동안 뇌는 압박되고 충격 부위는 손상된다. 간접성 진탕(contrecoup)에서 뇌손상은 충격 부위보다 반대편에서 더 심각하다. 다른 손상들은 다음과 같다.

- 보통 이마엽과 마루엽의 신경세포 손상은 머리뼈 바닥의 거친 표면 위쪽으로 뇌가 이동되는 것이 원인이 된다.
- 회전운동으로 인해 수반되는 신경섬유의 신장(stretching) 손상
- 반대쪽의 충격으로 거미막밑공간의 혈관이 파열되거나 회전운동 후 작은 출혈의 광범위한 확산으로 인한 출혈

머리 부위 손상의 합병증

만약 부상자가 손상 후 즉시 살아난다면 합병증은 며칠 이내에 발생할 것이다. 때때로 이 합병증은 외관상 경미해 보이는 손상에 의해 초래된 심각한 손상의 첫 징후일 수 있다. 합병증은 머리뼈공간 내 압력을 증가시킬 수 있고, 뇌조직을 손상시키거나 미생물이 들어오는 통로를 제공할 수도 있다.

외상성 머리뼈 내출혈

출혈은 반대측 뇌손상의 위치에서 산재되어 나타나는 이차적 뇌손상을 발생시킬 수도 있다. 만약 출혈이 지속된다면 혈종은 뇌를 손상시키고 머리뼈공간 내 압력을 증가시킨다.

경질막바깥출혈(경막외출혈, extradural hemorrhage). 골절을 수반하거나 하지 않는 직접적인 충격에 뒤이어 나타난다. 부상자는 빠르게 회복되고 머리뼈공간 내 압력의 상승으로 인한 징후는 혈종이 성장함에 따라 몇 시간 정도만 지속되며, 경질막바깥층은 뼈에서 떨어진다. 혈종은 동맥혈관이 손상되었을 때 빠르게 커진다. 아이들의 경우 머리뼈가 유연하고 관절이 완전하게 유합되지 않았기 때문에 골절의 발생이 드물다. 혈종은 보통 국소적으로 남아 있다.

급성 경질막밑출혈(경막하출혈, acute subdural hemorrhage). 경질막의 작은 혈관이나 정맥동굴(venous sinuses)로 들어가기 전 경질막 사이의 큰 정맥에서 기인한 출혈이 원인이 된다. 혈액은 대뇌반구의 경질막밑공간에 산재되어 있다(그림 7-46 A). 광범위한 뇌의 타박상 및 열상이 있을 때 거미막밑출혈과 동반되어 나타날 수 있다.

만성 경질막밑출혈. 심각하지 않은 손상 시 몇 주나 몇 달 후에 발생할 수 있고 때때로 병력이 없을 수도 있다. 이것은 일부 뇌위축이 있는 사람들, 노인이나 알코올 중독자들에게서 가장 일반적으로 발생한다. 머리뼈공간 내 압력의 증가에 따른 증상은 뇌 부피가 감소할 때 지연되어 나타날 수도 있다. 혈종은 반복된 미세한 출혈로 인해 점차적으로 증가하고, 가벼운 만성 염증과 염증성 삼출물의 축적으로 형성되며, 얼마 후 섬유성 조직벽으로 둘러싸인다.

뇌 안쪽의 출혈과 뇌의 부종. 뇌내출혈과 대뇌부종은 가속과 감속, 특히 회전운동에 수반되는 타박상, 찢김과 엇갈림 손상에 뒤이어 발생한다. 대뇌부종은 타박상이 가장 일반적인 합병증으로, 머리뼈공간 내 압력의 증가, 저산소증과 더 심각한 뇌손상을 일으킨다.

수막염

(190~191p 참조)

외상 후 간질

보통 발작이 특징이며, 손상 후 첫 주나 몇 달 내에 발생할 수도 있다. 초기의 발생은 아이들에 있어서는 가볍게 나타난다 하더라도 거의 대부분은 심각한 손상 후에 나타난다. 함몰골절이나 큰 혈종 후 간질은 보다 늦게 나타나는 경향이 있다.

지속적인 성장상태

이 조건에서 심각한 뇌손상은 무의식을 초래하지만 생명중추는 항상성을 유지하기 위해 원상태로 남아 있다(예: 호흡, 혈압).

뇌 저산소증

저산소증의 원인은 다음과 같다.

- 뇌로 공급되는 혈액의 자가조절 방해
- 뇌혈관을 침범하는 상태들

저산소증은 혈압이 대략 60mmHg 이하로 떨어지는 것을 의미하는데, 세동맥의 직경 조절에 의해 뇌로 가는 혈류를 조절하는 자기조절작용 기전이 실패할 경우 나타난다. 뇌의 혈액 공급이 급격히 감소하면 저산소증이 유발되고

포도당이 부족해진다. 만약 더 심각한 저산소증이 몇 분 이상 지속되면 비가역적 뇌손상이 발생한다. 신경세포가 첫 번째로 침범되고, 그 다음에 신경아교세포가 침범되며, 마지막으로 수막과 혈관이 침범된다. 자기조절작용은 아래와 같은 조건에서 손상된다.

- 심폐정지
- 갑작스럽게 나타난 심각한 저혈압
- 일산화탄소 중독
- 고탄산혈증(혈액 내 이산화탄소 과다)
- 아편성 진통제나 수면제와 같은 약물의 과다복용

뇌혈관을 침범하는 상태는 다음과 같은 저산소증을 초래한다.

- 빠르게 확장되는 머리의 내부 손상, 죽종(atheroma), 혈전증이나 색전증과 뇌동맥의 폐색(4장 참조)
- 동맥의 협착은 결절성 다발성 동맥염, 매독, 노인들의 퇴행성 변화 같은 동맥염증으로 발생

만약 손상자가 경색, 괴사 이후 허혈의 초기상황에서 생존한다면 뇌의 침범된 영역의 기능 상실이 발생할 것이다.

뇌졸중(뇌혈관의 병)

뇌졸중은 특히 노인에게 있어 사망과 장애의 일반적인 원인이다. 위험인자들은 다음과 같다.

- 고혈압(hypertension)
- 죽종(atheroma)
- 흡연(cigarette smoking)
- 당뇨병(diabetes mellitus)

뇌졸중은 뇌로 흐르는 혈액이 갑자기 멈출 때 발생하고, 저산소증을 유발한다. 이로 인해 하나의 사지나 한 부분의 마비와 언어 및 시력의 장애가 나타난다. 손상의 특징과 정도는 침범된 혈관의 크기나 위치에 따라 다르다. 주요 원인은 뇌경색(85%)과 우발성(spontaneous), 머리뼈 내부 출혈(15%)이다.

뇌경색

혈전으로 악화된 죽종이나 감염성 심장내막염에 유래한 동맥이 막혀서 일어나게 된다. 24시간 내에 완전하게 회복하였을 때, 일과성 뇌허혈발작(TIA)이라고 한다. 재발 또는 완전한 발작은 영구적인 손상으로 이어질 수 있다.

자발적인 두개 내의 뇌출혈

이 출혈은 거미막밑공간이나 뇌의 내부에서 발생할 수 있다(그림 7-47). 일반적으로 동맥류나 고혈압과 동반되어 발생한다. 출혈이 일어나지 않은 혈관에서는 동맥경련, 허혈의 유도, 경색, 섬유증(신경아교증)과 저산소성 뇌손상을 일으킬 수 있다.

심각한 출혈은 치명적일 수 있는 반면, 반복된 작은 출혈은 계속되는 뇌손상에서 누적된 영향을 나타내기도 한다.

뇌의 내출혈. 지속된 고혈압은 뇌의 아주 작은 동맥의 벽에서 다발성 미세동맥류를 형성시키기도 한다. 혈압의 지속적인 상승으로 인한 하나 이상의 미세동맥류 파열은 일반적으로 뇌의 내출혈을 유발한다. 가장 일반적인 부위는 속섬유막과 바닥핵의 부위로 중간 대뇌동맥의 분지들이다.

심한 뇌출혈. 이 경우 조직의 압박과 파괴는 머리뼈공간 내 압력을 갑작스럽게 증가시키고 뇌의 비틀림과 이탈을 유발한다. 숨뇌의 생명중추가 출혈로 손상되거나 머리뼈공간 내 압력의 증가로 인해 숨뇌에 원뿔화가 발생하면 사망에 이르게 된다.

경한 뇌출혈. 이것은 출혈 부위 반대쪽 몸을 침범하는 다양한 정도의 마비와 감각상실을 초래한다.

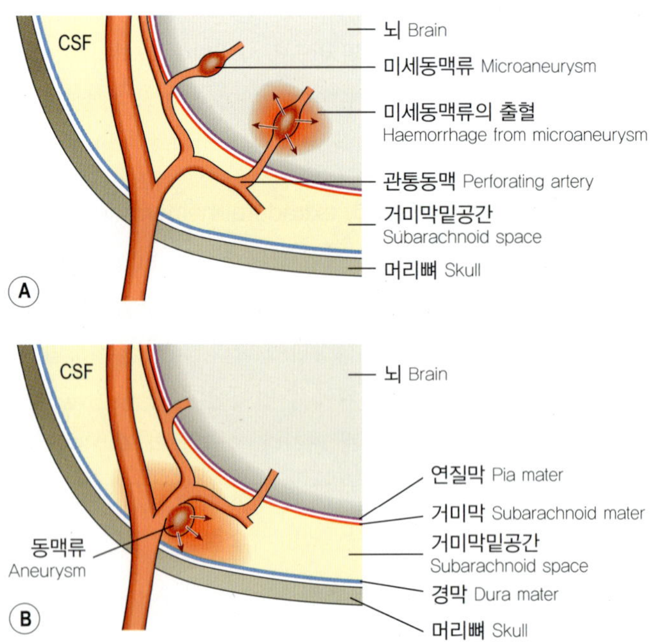

그림 7-47 뇌출혈을 유발하는 출혈의 형태. A. 뇌내출혈 B. 거미막밑출혈

만약 출혈이 멈추고 액체로 채워진 낭포가 발달되지 않는다면, 즉 혈종이 신경아교세포로부터 벽으로 싸여 분리된다면, 혈괴는 점차적으로 흡수되고 공간은 조직 삼출물로 채워진다. 언어나 팔다리의 움직임 같은 일부 기능이 정상으로 돌아온다면 머리뼈공간 내 압력이 회복된 것이다.

거미막밑출혈. 대개 주요한 대뇌동맥들 중 하나에 딸기동맥류가 찢어지거나 선천적인 기형 혈관의 출혈로 인해 발생한다(그림 7-47 B). 혈액은 국소화되어 남아 있기도 하지만 보통 뇌나 척수 주위 거미막밑공간에 산재되어 있으며, 뇌조직의 비틀림이 없는 머리뼈공간 내 압력의 증가를 일으킨다(그림 7-46 B). 혈액 자극제는 동맥경련을 유발할 수 있고, 허혈, 경색, 신경아교증과 국소화된 뇌손상을 일으킬 수 있다. 일반적으로 중년기에 많이 발생하지만, 때때로 기형적 혈관의 파열로 젊은 사람들에게서 나타나기도 한다. 이러한 상태는 종종 치명적이며 영구적인 장애를 초래하기도 한다.

치매

치매는 진행성이고, 대뇌겉질의 비가역성 변성과 위축이 수 년에 걸쳐 진행되며 정신 기능의 퇴화를 초래한다. 기억(특히 단기 기억), 지능과 추리력의 진행적 손상이 있다. 감정적 불안정성과 성격의 변화가 발생하기도 한다.

알츠하이머병

이것은 치매에서 가장 흔한 형태이다. 유전적 인자들을 포함하더라도 병인은 잘 알려져 있지 않다. 여성의 이환은 남성의 두 배 정도이고, 보통 60세가 지나서 나타나며, 나이에 따라 발생률이 증가한다. 정신 기능 저하를 동반하는 대뇌겉질의 진행성 위축이 있다. 보통 발병 후 2~8년 사이에 사망한다.

헌팅톤병

보통 30~50세에 현저하다. 상염색체 우성질환으로 유전되고, 신경전달물질인 GABA(gamma aminobutyric acid)의 생산 부족과 관계가 있다. 발병하기 전까지, 유전적 기형을 자손에게 전달할 수도 있다. 모뿔바깥경로의 변성은 무도병과 빠르고 비협조적인 팔다리의 반사적 움직임과 안면근육의 무의식적 경련을 일으킨다. 질병이 진행됨에 따라 대뇌겉질의 위축은 성격의 변화와 치매를 유발한다.

이차적 치매

다른 질병들과 동반해서 발생하는 치매는 다음과 같다.

- 뇌혈관질환-다발성-경색형 치매
- 감염들, 신경매독, 사람면역결핍바이러스(HIV), 크로이츠펠트 야콥병
- 뇌의 외상
- 알코올과 일부 약물의 만성적 남용
- 비타민 B 부족
- 신진대사장애의 영향(예: 갑상샘 기능저하증, 요독증, 간기능장애)

파킨슨병

모뿔바깥경로에서 도파민을 방출하는 신경세포에서 나타나는 단계적 변성 질환으로, 근육 움직임의 조절 부족과 협조 부족을 초래하며, 결과는 다음과 같다.

- 일정한 근육의 긴장도는 무표정한 얼굴 모양을 만들고, 수의근육의 강직은 느리고 독특하게 굳은 끌기보행과 구부린 자세를 유발한다.
- 팔다리근육의 진전[예: 알약 굴리기(pill rolling)와 같은 손가락의 움직임]

대개 45~60세 사이에 시작된다. 원인은 일부의 경우 권투선수의 타격 도취(punch drunk)에서와 같이 반복된 외상과 연관되어 나타나지만 대개 잘 알려져 있지 않다. 종양은 중뇌 압박을 일으키며, 페노타이아진(phenothiazines: 정신치료제)과 같은 약물은 다량의 정신과 약물 중독(heavy mental poisoning)을 발생시킨다.

이 경우는 점진적인 신체장애가 나타나지만 지적 기능의 장애는 없다(그림 7-48).

독이 뇌에 미치는 영향

약물, 독성 환경, 미생물, 대사산물 등 다양한 화학물질은 신경계에 손상을 줄 수 있다. 이것은 음주 후 인지기능이나 운동기능의 감소처럼 단기간 나타나며, 회복 가능한 것부터 중금속 중독(납 등)이나 간성 뇌병증처럼 영구적인 것에까지 이른다.

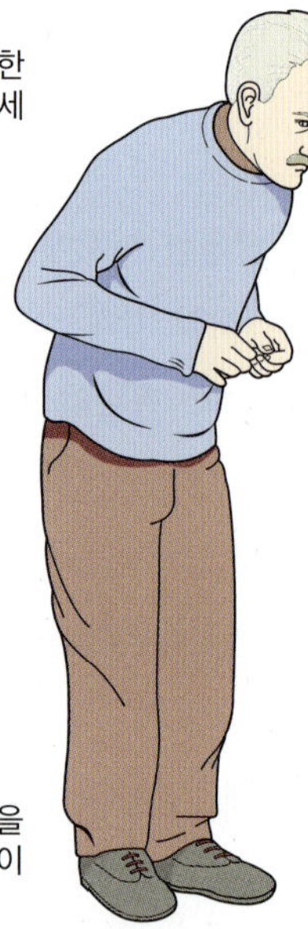

그림 7-48 파킨슨병의 전형적인 자세

8. 중추신경계통의 감염

학습목표

이 단원의 학습을 통해서 다음을 이해할 수 있다.

- 신경계의 흔한 감염과 신체의 기능에 대한 영향

뇌와 척수는 혈액-뇌 장벽에 의해 세균감염으로부터 비교적 잘 보호된다. 세균은 대개 박테리아와 바이러스이며, 때때로 원생동물과 균류도 포함된다. 감염은 수막(수막염)이나 뇌(뇌염)에서 시작하며, 그 후 한 장소에서 다른 장소로 이동한다.

박테리아 감염

박테리아가 중추신경계로 들어가는 경로는 다음과 같다.

- 직접적-머리뼈골절이나 머리뼈를 통해서[예: 가운데 귀 감염, 유양돌기염]
- 혈액매개성-감염에서부터 다른 곳의 몸으로[예: 패혈증, 박테리아성 심내막염]
- 의원성-허리뼈찌름술과 같이 처치 도중 인체 내로 침입하는 것

박테리아성 수막염

수막염이란 용어는 대개 거미막밑공간의 염증을 가리키며, 가장 일반적인 전염경로는 감염된 사람과의 접촉이다. 박테리아 수막염은 대개 몇몇의 박테리아가 혈류로 들어오는 동안 가벼운 호흡기 감염이 선행하며, 수막으로 옮겨간다. 흔한 세균들은 다음과 같다.

- 2~5세 사이의 아이들에서 인플루엔자균 (Haemophilus influenzae)
- 5~30세에서 나이세리아균 수막염 (Neisseria meningitidis)
- 30세 이상의 사람에 있어 사슬알균 폐렴 (Streptococcus pneumoniae)

다른 병원성 박테리아도 수막염을 유발한다(예: 결핵과 매독). 수막염은 또한 경질막을 침범하며 특히 전판은 머리뼈 골절이나 국소적인 감염을 통해 직접적으로 나타난다. 이러한 경우, 경질막 밖이나 경질막 아래 농양을 형성하고, 만일 농양이 파열된다면 더 잘 전파될 것이다. 발병은 대개 심한 두통과 목의 뻣뻣함, 광선 공포(빛에 대한 내성 저하)와 열의 발생과 함께 갑자기 생긴다.

때때로 점출혈발진(petechial rash)을 나타낸다. 뇌척수액은 많은 박테리아와 호중구(neutrophill)가 존재하기 때문에 흐리게 보인다. 사망률과 이환율이 아주 높다.

바이러스 감염

중추신경계 내로 바이러스의 전파경로는 인체의 다른 곳에 있는 바이러스의 감염에서 혈액-매개성으로 전파되고, 신경계를 통하여 들어가는 것은 그다지 흔하지 않다. 신경계를 통하여 들어가는 것을 신경영양성 바이러스라고 하는데, 이들은 신경계와 친화력이 있고, 한 부위에서 다른 부위로 말초신경을 따라 이동한다(예: 소아마비 바이러스). 인체로 들어가는 통로는 다음과 같다.

- 입[예: 소아마비(poliomyelitis)]
- 호흡기[예: 대상포진(shinglesa)]
- 피부의 찰과상[예: 광견병(rabies)]

바이러스 감염의 영향은 병소 부위와 조직 파괴의 양에 따라 다르다. 바이러스들의 신경세포 손상유형은 다음과 같다.

- 신경세포 내부에서 번식
- 일부 감염들의 증상을 설명할 수 있는 면역반응을 자극하는 것은 높은 항체의 피로도가 나타날 때까지, 즉 감염 후 1~2주까지 나타나지 않는다.

바이러스성 수막염

수막염의 가장 흔한 형태이고, 보통 완전하게 회복되는 비교적 경한 감염이다.

바이러스성 뇌염

바이러스성 뇌염은 드물고, 최근에 있었던 바이러스 감염과 항상 동반되는 것이 아니다. 대부분의 경우 경미하며, 보통 완전히 회복된다. 광범위하게 다양한 부분을 침범하고, 신경세포의 대체는 일어나지 않는다. 기능상실은 손상의 정도를 나타낸다. 심한 감염에서 신경세포와 신경아교세포도 침범을 받는데, 그 이후 괴사와 신경교증(gliosis)이 발생한다. 노화의 초기에 발생하거나 숨뇌의 생명중추를 침범한다면 사망에 이를 수도 있다.

헤르페스성 단순 뇌염(단순포진뇌염)

영국에서 가장 일반적인 뇌염의 유형이다. 급성이고, 보통 넙다리의 관자엽에 괴사를 일으키는 치명적인 질병이다. 만약 환자가 초기의 급성기에서 생존한다면 기능장애의 후유증이 나타날 것이다(예: 행동장애, 기억의 상실).

바이러스는 주로 아이들에서 수두(chickenpox)를, 어른에서는 대상포진을 일으킨다.

민감한 아이들은 대상포진 환자들로부터 접촉성 수두를 앓을 수 있지만 아이에서 어른으로 전염되는 경우는 없다. 바이러스의 침범을 받은 성인은 즉각적인 질병의 징후가 없을 수도 있다. 바이러스는 척수의 뒤뿌리신경절에 잠복해 있다가 몇 년 후 활성화되어 대상포진을 일으킨다. 재활성화는 자발적이거나 후의 몇몇 요소와 결합되어 나타날 수 있다.

- 면역계통의 기능저하, 약물, 노령, AIDS 등
- 방사선에 대한 피부의 노출, 태양, X-선 등

뒤뿌리신경절은 급성 염증을 일으킨다. 바이러스는 뒤뿌리신경절에서 감각신경을 따라 이동해 피부나 각막과 같은 표면조직으로 이동된다. 감염은 보통 한쪽에서만 나타나고 가장 흔한 부위들은 다음과 같다.

- 신경들이 체간을 지배하는데, 때때로 2개나 3개의 인접한 피부절편
- 삼차신경의 눈 신경 부분(그림 7-41), 삼차신경통, 만약 각막 위에서 작은 소포 모양이라면, 궤양, 흉터, 시력의 잔류 간섭이 있을 것이다.

침범된 조직에서는 염증이 일어나고, 삼출물과 바이러스를 포함해 신경의 경로를 따라 진행하는데 영구적인 통증과 접촉에 대한 과도한 민감성이 수반된다. 회복은 보통 느리고, 약간의 민감성 상실이 있을 수 있는데, 병의 심각성에 달려 있다.

소아마비

이 질병은 대개 폴리오 바이러스(poliovirus)에 의해 유발되고 때로는 장내바이러스에 의해 유발되기도 한다. 감염은 감염된 배설물과 접촉한 음식으로 전이되고 초기에 바이러스의 증식은 소화기 경로를 통해 발생한다. 그 다음 바이러스는 혈액-매개로 신경계로 들어가고 척수 내의 앞쪽 뿔을 침범한다. 대개 신경손상의 징후 없이 가벼운 발열이 있다. 경한 경우에는 완전히 회복되지만 많은 경우 영구적인 기능장애를 나타낸다. 마비성 질병에서는 초기 발열기에서 근육의 활동이 파괴된다고 알려져 있다. 하위운동신경세포에서 비역행성의 손상으로 사지에서 근육마비를 일으키는데, 대항근(길항근, antagonist)의 수축이 없기 때문에 기형이 생길 수 있다. 호흡근 마비 때문에 사망하기도 한다. 예방접종이 확산되면서 이제 개발도상국에서도 이 질환은 거의 대부분 사라졌다.

광견병

모든 온혈동물은 광견병 바이러스에 민감하고, 많은 나라에서 풍토병이지만 영국에서는 아니다. 바이러스의 주요 숙주는 몇몇 야생동물들이다. 이들이 가축을 감염시킬 수 있고, 그 가축들이 사람에게 감염시키는 원인이 된다. 이 바이러스는 침샘에서 증식하고 침 속에 많이 존재한다. 이들은 피부 찰과상을 통해 인체로 들어오고 말초신경을 따라 뇌로 이동한다고 생각된다. 잠복기는 대략 2주에서 몇 달 정도로 다양하며, 바이러스가 침입한 부위에서 뇌까지 먼 거리를 이동하기도 한다.

바닥핵, 중뇌(midbrain), 숨뇌와 말초신경의 뒤쪽뿌리신경절의 광범위한 손상은 수막의 염증, 사지의 감각과민, 근육경련(spasm)과 경기(convulsions)를 일으킨다. 공수병(물을 혐오)과 침 분비의 과다는 인후근육의 심한 통증 경련으로 인해 삼키는 것을 억제하기 때문에 나타난다. 더 진행되면 근육경련은 이완성 마비로 교체되고 일반적으로 호흡근의 경련이나 마비로 죽게 된다.

바이러스에 노출된 모든 사람들이 광견병에 걸리는 것은

아니지만 발병된 사람들의 사망률은 매우 높다.

사람면역결핍바이러스(HIV)

AIDS에 걸린 사람의 경우 종종 뇌도 영향을 받게 되는데, 기회감염과 치매 등의 증상을 낳는다.

크로이츠펠트 야콥병

이 감염상태는 '느린' 바이러스에 의해 초래되는 것으로, 특징과 전파과정이 잘 알려져 있지 않다.

이것은 열내성 전달(heat-resistant transmissible)로 이루어지는 프라이온 단백질로 알려진 극소량 입자에 의한 것으로 생각된다. 빠르게 진행하는 치매의 형태로, 치료법을 알지 못해 항상 치명적이다.

근육통성 뇌염

이 상태는 후-바이러스 증후군이나 만성 피로 증후군이라고 알려져 있다.

이것은 대부분 10대와 젊은 성인에서 나타나며 병인은 잘 알려지지 않았다. 때때로 이 상태는 바이러스성 발병 이후에 출연한다. 결과는 권태, 심한 피로, 집중력 결핍과 근육통이다. 회복은 보통 자발적이지만 만성적 장애를 초래하기도 한다.

9. 수초탈락질환

학습목표

이 단원의 학습을 통해서 다음을 이해할 수 있다.

- 수초탈락질환의 증상 및 징후와 신경계에서 병리적 변화와의 관계

이러한 질병들은 말이집을 형성하는(희소돌기아교세포나 슈반세포) 세포의 손상이나 축삭의 손상에 의해 기능장애를 일으키게 된다.

다발성 경화증

이 병은 '판(plaque)'이라고 불리는 말이집이 탈락된 백색질의 영역이 있으며, 뇌와 척수 내에 불규칙하게 분포한다.

뇌와 척수에서 회색질은 세포체들을 둘러싸는 위성 희소돌기아교세포의 배치로 인해 침범될 수 있다. 초기단계에서는 축삭에 작은 손상이 있다. 이 질환은 대개 20~40세 사이에 발병한다. 다발성 경화증의 실제적 원인은 밝혀져 있지 않지만 관련된 몇몇 인자들을 추측할 수 있다.

이 질병은 거의 대부분 온대성 기후에서 사춘기를 보낸 사람들에서 유행하고, 그 사람들이 그 후 다른 기후로 이동하더라도 다발성 경화증에 대한 감수성은 여전히 남아 있기 때문에, 사춘기 이전 환경과 관계가 있다고 알려져 있다. 사춘기나 그 이후에 적도 지역에서 온대성 기후로 이동한 사람들에게서는 민감하게 나타나지 않는다.

유전성 인자들도 관계가 있는데 형제자매 사이 특히, 일란성 쌍생아와 환자의 가족들에서 다발성 경화증의 발병빈도가 높게 나타난다. 면역 인자들도 관련이 있는 것으로 생각된다.

다발성 경화증의 영향들

신경세포의 손상은 다양한 기능장애를 유도하고, 장애의 정도는 말이집이 탈락된 판의 부위나 크기에 달려 있다. 백색질의 판(plaques)의 손상은 다음과 같은 상위운동신경세포의 기능장애를 일으킨다.

- 뼈대근의 약화나 때때로 마비를 나타냄
- 협조나 움직임의 결핍
- 교란된 감각, 불탐, 핀과 바늘들
- 요실금
- 시각교란, 특히 흐리게 보이거나 이중 시야가 나타남. 시간신경은 대개 질병의 초기에 침범된다.

병의 형태는 대개 광범위하고 재발과 회복이 반복된다. 각 재발기마다 더 심한 신경조직의 상실과 진행된 기능장애가 나타난다. 일부 환자들에 있어서 회복 없이 만성적으로 진행되거나 빠르게 진행되어 사망할 수도 있다.

급성 파종성 뇌척수염

아주 드물지만 심각한 상태이다. 다음과 같을 때 발생한다.

- 바이러스 감염 중이거나 감염된 즉시[예: 홍역, 수두, 유행성 귀밑샘염(이하선염), 기도감염 등]
- 주로 큰 아이와 성인에서 바이러스 질환에 대비한 첫 번째 면역접종 이후에

급성 확산성 말이집 탈락의 원인은 잘 알려져 있지 않다. 홍역과 같은 바이러스 감염 동안의 바이러스나 백신에 대한 면역반응으로 유발되는 말이집의 자가면역의 영향 때문이라고 알려져 있다. 그 영향은 말이집 탈락의 분포와 정도에 따라 상당하며, 다발성 경화증의 증상과 유사하다. 초기 발열기에서는 마비나 혼수상태로 진행될 수도 있다. 대

부분의 환자들은 초기단계에서 생존하고 기능장애를 남기지 않고 회복되지만 일부에서는 심각한 신경학적 손상을 남기기도 한다.

10. 척수의 질병

학습목표

이 단원의 학습을 통해서 다음을 이해할 수 있다.

- 척수의 질환이 비정상적 기능을 유발하는 기전

신경관과 척추사이구멍의 공간은 제한되어 있기 때문에, 그들의 모양이 변하거나 공간이 감소하면 척수나 말초신경뿌리들이 손상되거나 혈관의 압박에 의한 허혈이 발생할 수 있다. 그런 상태들은 다음과 같다.

- 골절이나 척추의 전위
- 수막이나 척추의 종양
- 척추사이원반의 탈출

질병이나 상해의 결과는 손상의 심각성과 운동, 감각, 고유수용기, 자율성, 척수나 말초신경의 반사활에서 연결기 신경세포 같은 신경세포의 유형이나 위치에 의존한다.

운동신경세포

표 7-4는 운동신경세포 손상의 영향을 나타내고 있다. 뇌, 척수 또는 말초신경 중 어느 부위의 신경세포가 손상되었는지에 따라 영향을 받는 몸의 부위가 다르다.

상위운동신경세포(UMN) 병변

피라미드교차(decussation) 위쪽의 상위운동신경원 병변은 신체의 반대쪽에 영향을 미친다. 예를 들어 한쪽 반구의 속섬유막에서 출혈이나 경색은 신체의 반대쪽에 마비를 유발한다. 피라미드교차 아래의 병변은 신체의 같은 쪽을 침범한다. 하위운동신경세포는 대뇌겉질의 통제를 받지 않고 근육의 긴장도는 감소된다(**표 7-4**).

표 7-4 운동신경세포 손상의 영향에 대한 요약

상위운동신경세포	하위운동신경세포
근 약화나 경련성 마비	근 약화나 이완성 마비
과도한 건반사	힘줄반사의 부재
근 연축	근육쇠약, 근육구축, 순환장애

하위운동신경세포(LMN) 병변

하위운동신경원의 세포체는 척수에 있고 축삭은 말초신경의 일부이다. 하위운동신경원의 병변은 지배하는 효과기 근육에 약화나 마비를 일으킨다. **표 7-4**에 운동신경세포 손상의 영향을 요약해 놓았다. 침범되는 부분들은 신경세포가 손상 부위에 달려 있고, 그 부위는 뇌, 척수와 말초신경이다.

운동신경세포질환

만성적으로 진행하는 변성이 운동신경세포에 나타나며, 50세 이상의 남성에서 가장 흔하게 발생한다. 원인은 잘 알려져 있지 않다. 대뇌겉질, 뇌줄기와 척수의 앞쪽뿔에서 운동신경세포들이 파괴되고 신경아교증(gliosis)으로 대체된다. 초기에는 보통 손의 작은 근육들, 팔과 팔이음뼈(견갑대, shoulder girdle) 근육의 약화와 연축으로 나타난다. 다리는 나중에 침범된다. 3~5년 이내에 사망하고 대개 호흡곤란과 고정에 의한 합병증으로 사망한다.

혼합된 운동과 감각상태

척수의 변성을 겸한 아급성

이 상태는 악성 빈혈(pernicious anemia)의 합병증으로 가장 일반적으로 발생한다. 비타민 B_{12}는 슈반세포와 희소돌기아교세포에 의한 말이집의 형성과 유지에 관계한다. 비록 빈혈 발생 이전에 척수의 변성이 나타난다 하더라도 이것은 비타민 B_{12}의 처치로 억제될 수 있다.

신경섬유 말이집의 변성은 척수의 백색질의 뒤쪽과 바깥쪽 기둥에서 발생하고, 특히 위쪽 흉수와 아래쪽 경수 부위에서 흔하다. 변화가 뒤뿌리신경절과 말초신경에서 발생하는 경우는 잘 일어나지 않는다. 고유수용성 섬유의 말이집 탈락은 운동실조(ataxia)를 유발하고, 상위운동신경세포들의 관련은 근육의 긴장도를 증가시키고 경련성 마비를 유발한다. 치료하지 않으면 5년 이내에 사망하게 된다.

척수와 신경근의 압박

원인은 다음과 같다.

- 척추사이원반의 탈출
- 척수물구멍증
- 종양들: 전이성(metastatic), 수막이나 신경집
- 골 파편의 전위와 골절

척추사이원반의 탈출(그림 7-49)

척수나 신경뿌리 압박의 가장 흔한 원인이 된다. 척추뼈들은 척추사이원반으로 분리되어 있고, 연골로 구성된 바깥 테두리인 섬유테, 그리고 중심부에 연한 젤라틴성 물질, 즉속질핵(수핵, nucleus nucleus)으로 구성되어 있다.

원반의 탈출은 속질핵의 탈출(herniation)을 일으키고, 섬유테와 뒤쪽세로인대(후종인대, posterior longitudinal ligament)를 신경관 안으로 밀어낸다. 대개 척수의 아래쪽 요수 부위, 즉 L2 이하에서 가장 흔하다. 그 결과 단지 신경뿌리들만 침범한다. 만약 이것이 경수 부위에서 발생한다면 척수가 압박될 것이다. 탈출은 갑자기 발생하며, 격렬한 운동이나 노동을 하는 젊은 성인에게 전형적으로 발생하거나 뼈의 병변이나 원반의 변성이 작은 운동을 하는 동안 찢어지게 되어 점진적으로 발생한다.

탈출은 다음과 같은 영향을 미친다.

- 한쪽으로, 하나의 신경뿌리의 압박손상을 일으킨다.
- 중간 부위로, 척수, 앞쪽 척수동맥과 때로는 양측 신경뿌리를 압박한다.

결과는 탈장의 크기와 압박이 지속된 시간에 의존한다. 작은 탈출은 뒤쪽세로인대의 신경종말에서 압박으로 인한 국소적 통증을 일으킨다. 이로 인한 결과는 다음과 같다.

- 한쪽이나 양측의 마비
- 압박된 감각신경이 지배하는 영역으로부터 발생해 지각되는 급성이나 만성적 통증(예: 다리나 발)
- 앞쪽 척수동맥의 압박, 척수의 허혈, 때로는 괴사를 일으킨다.
- 운동신경들의 압박으로 국소적 근경련

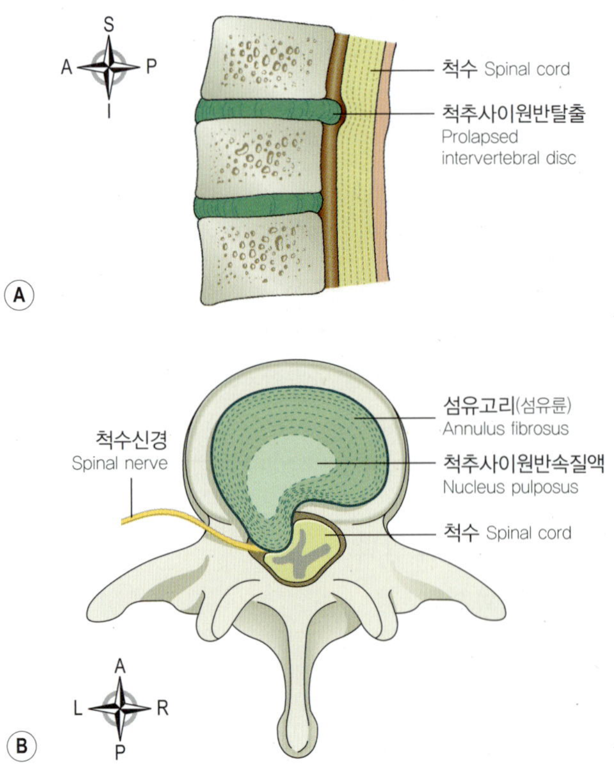

그림 7-49 탈출된 척추사이원반. A. 옆에서 본 것 B. 위에서 본 것

척수물구멍증

척수 중심관의 확장은 경수 부위에서 일반적으로 잘 발생하고, 제4뇌실 먼쪽 끝의 선천적 비정상과 관계가 있다. 중심관이 확장됨과 같이 압박은 감각과 운동신경세포의 점진적인 손상을 유발한다.

초기에 무감각이 나타나는데, 척수로 들어가서 교차되는 감각신경섬유의 압박이 원인이 된 열과 통증에 대한 무감각이다. 시간이 지남에 따라 운동과 감각신경의 파괴가 있고 경련성 마비와 감각과 반사의 상실을 초래한다.

11. 말초신경의 질병

학습목표

이 단원의 학습을 통해서 다음을 이해할 수 있다.

- 다발신경병증과 단발신경병증의 원인과 결과
- Guillain-Barré 증후군과 Bell's 마비

말초신경병증

염증이 동반되지 않은 말초신경병에 속하는 것을 말한다. 분류하면 다음과 같다.

- 다발신경병증: 여러 개의 신경들이 침범된다.
- 단일신경병증: 보통 하나의 신경이 침범된다.

다발신경병증

많은 신경과 말이집의 손상은 다른 기능장애와 동반해서 발생한다. 예를 들면 다음과 같다.

- 영양결핍[예: 비타민 B_1, B_6, B_{12}]
- 대사 이상[예: 당뇨병, 콩팥기능상실(renal failure), 간기능부전, 암종(carcinoma)]
- 독성 반응[예: 술, 납, 비소, 수은, 탄소 4염화물(carbon tetrachloride), 아닐린 염료(aniline dyes)와 페니토인(phenytoin), 이소니아지드(isoniazid) 같은 일부 약물들]

• 감염[예: 인플루엔자, 말라리아, 장티푸스, 디프테리아, 나병]

발과 다리를 지배하는 긴 신경들이 보통 첫째로 침범된다. 결과는 신경병증의 원인과 손상의 확장 정도에 달려 있다.

단발신경병증

보통 하나의 신경이 손상되고 가장 일반적인 원인은 압박에 의한 허혈이다. 예를 들면 다음과 같다.

• 머리뼈공간 내 압력이 증가하여 뇌가 일그러지면서 머리뼈 구멍 내부에서 뇌신경이 압박될 때
• 염증과 부종에 의해 제한된 공간에서 신경의 압박이 발생할 때(예: 손목터널 증후군에서 정중신경)
• 신경에 가해지는 외부 압력
• 잘못 조립된 목발로 인한 겨드랑신경의 압박
• 뼈의 골절면 사이에 끼이는 것
• 신경으로 공급되는 혈관의 혈전증으로 인한 허혈

이 기능장애의 결과는 손상의 부위와 넓이에 달려 있다.

Guillain-Barré 증후군

급성 염증성 다발신경병증으로 알려져 있으며 갑작스럽고 급성이며, 진행적이고, 양측성의 상행성 근 약화와 마비가 나타난다. 하지에서 시작해서 팔, 체간과 뇌신경으로 퍼져나간다. 보통 상부 호흡기의 감염 1~3주 후에 발생한다. 몇몇 척수, 말초와 뇌신경들의 말이집 탈락을 동반한 광범위하게 퍼진 염증이 있다. 마비는 모든 사지와 호흡기 근들을 침범할 수 있다. 급성기에 생존한 환자들은 보통 몇 주나 몇 달 이내에 완전하게 회복된다.

Bell 마비

관자뼈 구멍에서 안면신경의 압박은 얼굴근육의 마비를 초래하고, 침범된 쪽의 안면표정을 소실되게 만든다. 직접적인 원인은 신경의 염증과 부종이다. 바이러스가 관련되어 있다 할지라도 근본적인 원인은 잘 알려져 있지 않다. 발병은 갑작스럽거나 수 시간을 지나 진행된다. 침범되지 않은 쪽의 근육의 긴장도로 인해 얼굴의 일그러짐이 있고 침범된 쪽은 표정이 없다. 영구적인 상태가 지속되기도 하지만 보통 몇 달 이내에 완전히 회복된다.

12. 신경계통의 비정상적 발달

학습목표

이 단원의 학습을 통해서 다음을 이해할 수 있다.
- 신경계통의 비정상적 발달
- 비정상 신체 기능에 대한 영향

척추갈림증

척추갈림증(이분척추, spina bifida)은 배아 신경관과 척수의 선천성 기형이다(그림 7-50). 척추뼈 고리가 없고 경질막은 비정상이며 거의 대부분 요 · 천수부에서 나타난다. 태아기에 엽산(folic acid)의 결핍으로 발생하기는 하지만 원인은 잘 알려져 있지 않다. 신경관은 유전적인 원인이나 환경성 인자들로 결함이 있다. 예를 들면, 방사선이나 태아의 척추와 척수가 발달되는 중대한 시기에 모태의 감염이 있다. 결과는 비정상 부위의 크기에 따라 다르다.

숨은 이분척추증

손실 부위가 피부에 의해 완전히 덮이고, 손상 부위 위에 털이 과도하게 성장하여 이곳이 비정상이라고 암시될 뿐이

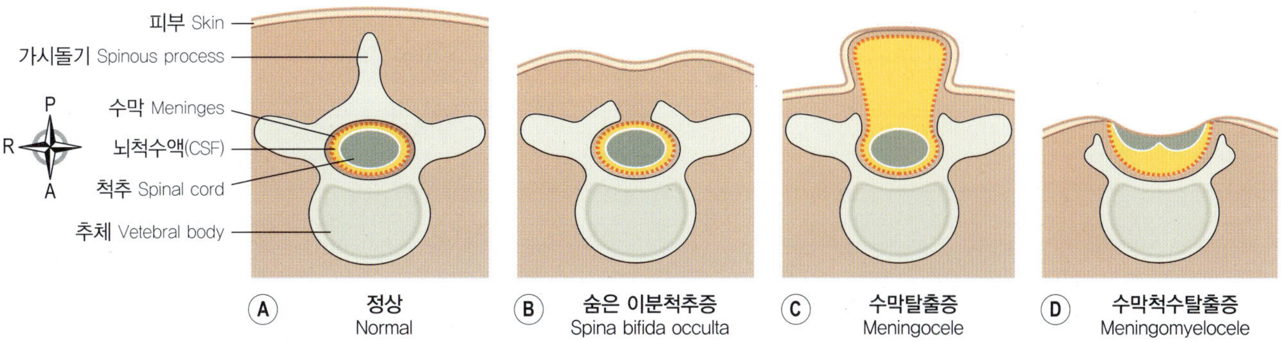

그림 7-50 척추갈림증

다. 때때로 방광으로 이어지는 아주 작은 신경의 결합이 나타나기도 한다.

수막탈출증

결합 부위를 덮는 피부는 얇고, 출생 후 찢어질 수 있다. 거미막밑공간 뒤쪽으로 확장되어 있다. 척수는 바르게 위치해 있다.

수막척수탈출증

수막과 척수가 전체적으로 비정상이다. 피부는 없거나 찢어져 있을 수 있다. 뇌척수액의 누출이 있는 경우에 수막이 감염될 수 있다. 심각한 신경결함은 사지마비를 초래하고 소변과 대변의 실금을 일으키는 조임근 조절 부족을 초래한다. 정신 기능 손상이 있을 수 있다.

뇌수종

(186p 참조)

13. 신경계통의 종양

학습목표

이 단원의 학습을 통해서 다음을 이해할 수 있다.

- 신경계통 종양의 영향

뇌종양의 50% 정도는 기관지, 유방, 위, 전립샘 등에서 생긴 일차적 종양으로부터 전이된다.

신경계의 1차성 종양은 신경아교, 수막이나 혈관에서 시작된다. 신경세포는 정상적으로 증식이 일어나지 않기 때문에 잘 포함되지 않는다. 신경조직 종양의 전이는 드물다. 이러한 이유로 종양의 성장 비율은 신경계 밖으로 퍼져나가는 것보다 더 중요하다. 이 부분에서 양성(benign)의 의미는 천천히 자라는 것을 의미하고 악성(malignant)의 의미는 빠르게 자라는 것을 의미한다. 초기의 징후들은 전형적으로, 두통, 구토 유두부종(검안경검사에서 관찰되는 시각신경원반의 종창)으로 나타난다. 머리뼈공간 내 압력 상승의 징후는 보상이 한계에 도달할 때 나타난다.

머리뼈의 제한된 공간내부로, 종양의 악화로 증가된 머리뼈공간 내 압력으로 인한 내부의 출혈이 발생한다.

느리게 자라는 종양

머리뼈공간 내 압력이 상승하는 동안 보상을 위한 조정시간이 존재하는데, 그래서 종양의 존재가 확인되기 전에 종양은 완전히 자라게 된다. 보상은 뇌척수액의 부피와 순환하는 혈액량을 점진적으로 감소시킨다.

빠르게 자라는 종양

머리뼈공간 내 압력이 빠르게 상승하기 때문에 보상적으로 조절할 시간이 없으므로 빠르게 확인할 수 있다(그림 7-46 C). 합병증은 다음과 같다.

- 신경적 손상, 종양의 부위와 크기에 의존
- 머리뼈공간 내 압력(ICP)의 상승
- 종양의 괴사, 출혈과 부종

특수한 종양

신경아교종은 보통 별아교세포종으로, 양성 종양에서부터 고도의 악성 다형아교모세포종이 있다.

수막종은 보통 양성이나 거미막 과립에서 발생하기도 한다. 속질모세포종은 높은 악성 신경세포-세포 종양들인데 주로 아이들의 소뇌에서 발생한다. 이들은 이전의 미발달 세포체에서 기원해 신경세포들과 신경아교세포 내에서 분화한다고 여겨진다.

전이

뇌로 전이하는 가장 일반적인 1차적 부위는 가슴, 폐와 골수(백혈병)이다. 이 상태에서 예후는 불량하고, 전이된 부위와 성장률에 따라 다르다. 전이에는 두 가지 형태가 있다.

- 분리성 다발성 종양, 주로 대뇌
- 거미막에서 종양의 확산

CHAPTER 8

특수감각

The special senses

청각, 시각, 후각, 미각 등의 특수감각은 모두 뇌에서 나온 신경의 말단 부위에 위치한 특수한 감각수용기(신경종말)에 의해 수용된다. 이들 수용기들은 귀, 코, 입 등에 존재한다. 귀는 또한 균형을 유지하는 기능과 관련이 있다. 말초감각기에서 수용된 신경자극(nerve impulse)들은 뇌에서 통합(integration)과 협응(coordination)의 복잡한 과정을 거치게 된다. 그 결과 인체는 감각정보를 지각하게 되고 신체 내·외부의 다양한 반응을 일으킨다. 우리가 지각하는 자극의 80% 이상은 감각자극에서 시작된다.

1. 청각과 귀

학습목표

이 단원의 학습을 통해서 다음을 이해할 수 있다.

- 귀의 구조: 바깥귀, 가운데귀, 안쪽귀 부위
- 청각에 관련된 생리학적 기전

귀는 청각기관이다. 음파(sound wave)에 의해 발생하는 진동에 의해 자극된 8번째 뇌신경[속귀신경(전정와우신경)의 달팽이부(와우부)]에 의해 소리정보가 뇌에 전달된다.

귓바퀴(이개, auricle, pinna)를 제외한 귀를 형성하는 구조물들은 관자뼈(측두골, temporal bone)의 바위부분(추체부, petrous portion) 내에 싸여 있다.

구조

귀는 뚜렷하게 세 부분으로 구분된다(그림 8-1).

- 바깥귀
- 가운데귀(고실, tympanic cavity)
- 안쪽귀

바깥귀

바깥귀는 귓바퀴와 바깥귀길(외이도, external acoustic meatus)로 구성된다.

귓바퀴

귓바퀴는 머리의 측면으로부터 돌출되어 확장된 부위이며, 피부로 덮여 있는 섬유성 탄력성 섬유연골(fibroelastic cartilage)로 구성된 깊게 굴곡진 구조이다. 귀둘레(귀륜, helix)는 귀 입구의 테두리를 형성한다.

귓불(이수, lobule or earlobe)은 바깥귀 하부를 형성하는 부드럽고 유연한 부위로, 섬유지방조직으로 구성되고 혈관이 풍부하게 분포되어 있다.

바깥귀길

바깥귀길은 귓바퀴에서 고막(tympanic membrane)까지 이어진 약 2.5cm 길이의 'S' 모양으로 약간 굴곡진 관이다. 외측 1/3은 연골로 구성되고, 나머지는 관자뼈 내에서 관으로

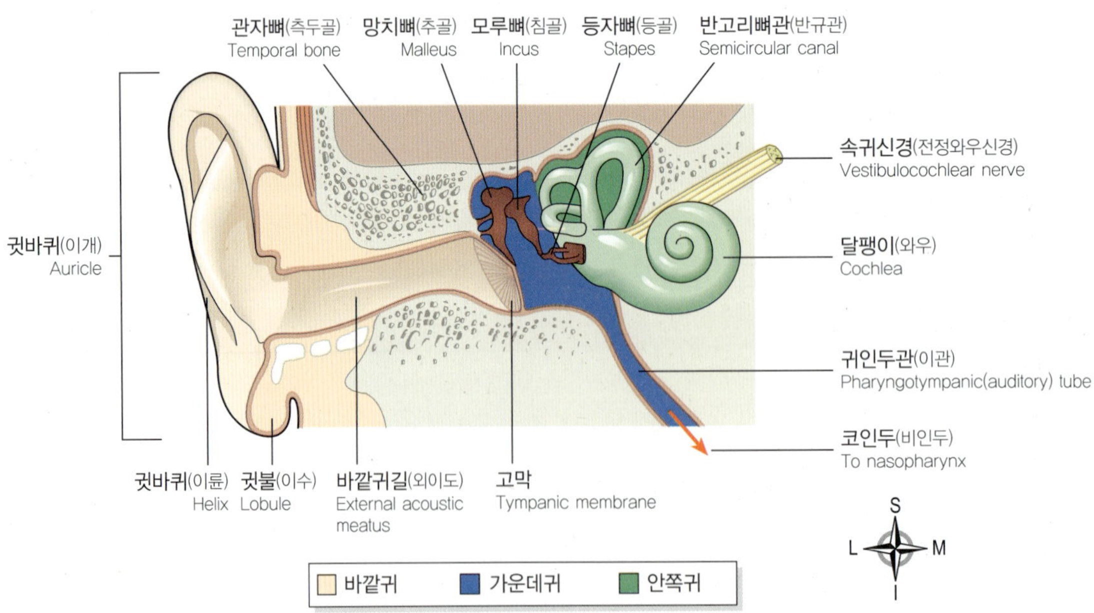

그림 8-1 귀의 구조

형성되어 있다. 관의 내부는 피부로 싸여 있고, 귀 입구의 피부와 연결된다. 피부의 외측 1/3에는 귀지샘(ceruminous glands)과 털주머니(모낭), 기름샘(피지선)이 풍부하게 분포한다. 귀지샘은 땀샘(한선, sweat glands)의 변형된 조직으로, 리소자임(lysozyme)과 면역글로불린이 함유된 점성 물질인 귀지를 분비한다. 먼지, 곤충, 미생물과 같은 외부 이물질은 귀지, 귀털, 바깥귀길의 만곡에 의해 고막으로의 유입이 차단된다. 씹기(저작, chewing) 및 말하기와 같은 측두아래턱관절의 운동은 바깥귀길의 연골 부분을 자극하여 귀지를 외부로 이동시킨다.

고막(그림 8-2)은 가운데귀로부터 바깥귀도를 완전하게 구분짓는다. 모양은 타원형이고, 상부 가장자리가 약간 더 넓으며, 3종류의 조직으로 이루어져 있다. 외부는 귀털이 분포하지 않는 피부로 덮여 있고, 중간층은 섬유성 조직이며, 안쪽은 점막으로 덮여 가운데귀의 점막과 연속된 구조를 이룬다.

가운데귀(고실)

가운데귀는 관자뼈의 바위 부분 내의 공기가 포함된 불규칙한 모양의 공간(함기강, air-filled cavity)이다. 공기가 포함된 공간의 내용물과 공기주머니는 외부로 개방되어 있고, 내부는 단층편평상피(simple squamous epithelium)나 입방상피(cuboidal epithelium)로 덮여 있다.

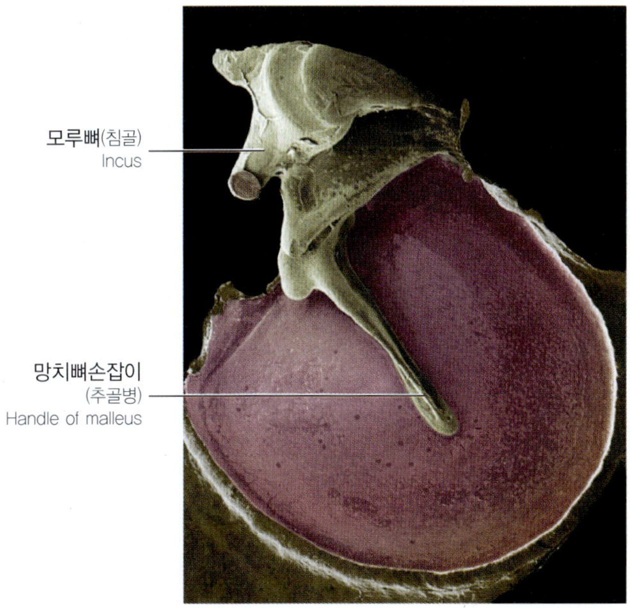

그림 8-2 고막. 주사형 전자현미경에 의해 보이는 망치뼈와 모루뼈

가운데귀의 외벽은 고막에 의해 형성된다. 첨부와 저부는 관자뼈에 의해 형성된다. 후벽(posterior wall)도 관자뼈에 의해 형성되는데, 꼭지방(유양돌기동, mastoid antrum)을 향해 열려 있어 공기가 꼭지돌기(유양돌기) 내의 공간을 지나게 된다.

내벽은 관자뼈의 얇은 층으로 2개의 개구부가 존재한다.

- 안뜰창(난원창, oval window)
- 달팽이창(정원창, round window)(그림 8-6)

안뜰창(난원창)은 등자뼈(등골, stapes)라 명명되는 작은 골의 일부에 의해 막혀 있고, 달팽이창(정원창)은 섬유성 조직의 미세막에 의해 막혀 있다.

공기는 코인두로부터 확장된 귀인두관(유스타키오관, eustachian tube; pharyngotympanic tube; auditory tube)을 거쳐 고실에 도달한다. 고실은 약 4cm 길이의 섬모원주상피(ciliated columnar epithelium)로 덮여 있는 관이다. 양측 고막의 기압은 이관에 의해 유지되고 음파가 고막을 자극할 때 진동막 역할을 하게 된다. 귀인두관은 정상적인 경우에는 닫혀 있지만, 고막을 가로질러 높은 고도와 같은 비등압(unequal pressure)이 발생하게 되면 삼킴, 입을 크게 벌림에 의해 열리게 되고, 귀에서 '펑'하는 소리와 함께 다시 등압상태가 된다.

귓속뼈(이소골)(그림 8-3)

귓속뼈는 아주 작은 뼈들로, 고막에서부터 안뜰창까지 가운데귀를 가로질러 확장된다(그림 8-1). 귓속뼈는 안뜰창에서 고실의 안쪽벽과 함께 각각 움직일 수 있는 일련의 가동관절들을 형성하며, 각 귓속뼈는 모양에 의해 명명된 것이다.

망치뼈(추골, malleus). 망치 모양의 바깥쪽 뼈이다. 손잡이 부분은 고막과 접촉하고 머리 부분은 모루뼈(침골, incus)와 함께 가동관절을 형성한다.

모루뼈. 모루(anvil) 모양의 중간 뼈이다. 모루뼈는 망치뼈와 관절을 이루고, 긴돌기(장각, long process)는 등자뼈와 관절을 이루며, 짧은돌기(단각, short process)는 고실의 후벽 섬유조직에 고정되어 귓속뼈를 안정화시킨다.

등자뼈. 등자(stirrup) 모양의 안쪽 뼈이다. 뼈머리(head)는 모루뼈와 관절을 이루고, 등골판(foot plate)은 안뜰창 내로 들어가게 된다.

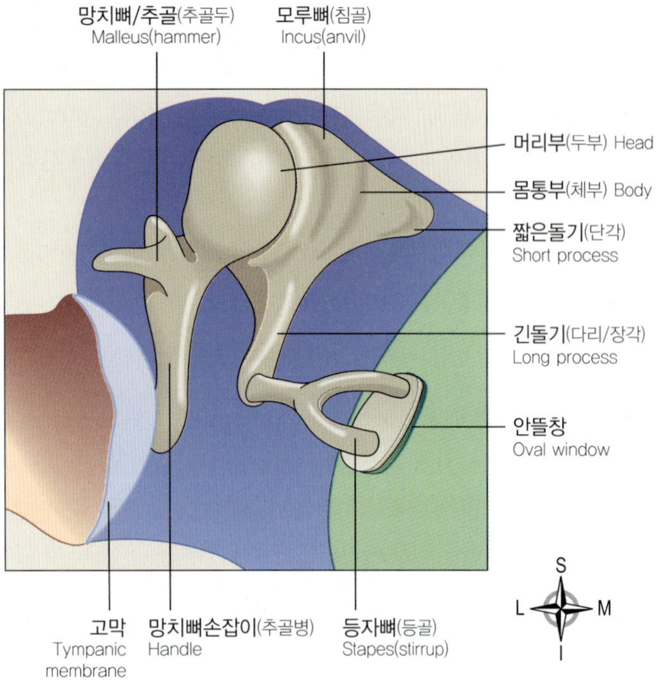

그림 8-3 귓속뼈

안쪽귀(내이)(그림 8-4)

안쪽귀(미로, labyrinth)에는 청각기관과 균형감각기관이 있으며, 뼈미로(골미로, bony labyrinth)와 막미로(membranous labyrinth)의 두 부분으로 구분되며, 다음의 세 부분으로 구성된다.

- 구형낭과 난형낭을 포함하는 안뜰
- 3개의 반고리관
- 달팽이관

안쪽귀는 측두골(뼈미로) 안의 공간들로부터 만들어진다. 뼈미로 안에는, 튜브 안에 튜브가 하나 더 있는 것과 비슷한 형상으로 막미로가 위치하는데, 이것은 뼈미로를 따라 체액이 흐르는 막이다(그림 8-4).

뼈미로

뼈미로는 뼈막을 따라서 위치한다. 뼈미로 안에 있는 바깥림프라는 체액에 막미로가 떠 있다.

막미로

막미로(membranous labyrinth)는 내림프로 채워져 있다.

안뜰계

안뜰계는 가운데귀 근처에 연장된 부분이다. 안뜰계의 가쪽 벽에는 타원형의 창이 있다. 여기엔 2개의 막주머니인 난형낭과 구형낭이 있는데, 이들은 균형을 잡는 데 중요한 역할을 한다.

반고리관

3개의 반고리 모양 관들이 공간 상에 서로 다른 3개 면에

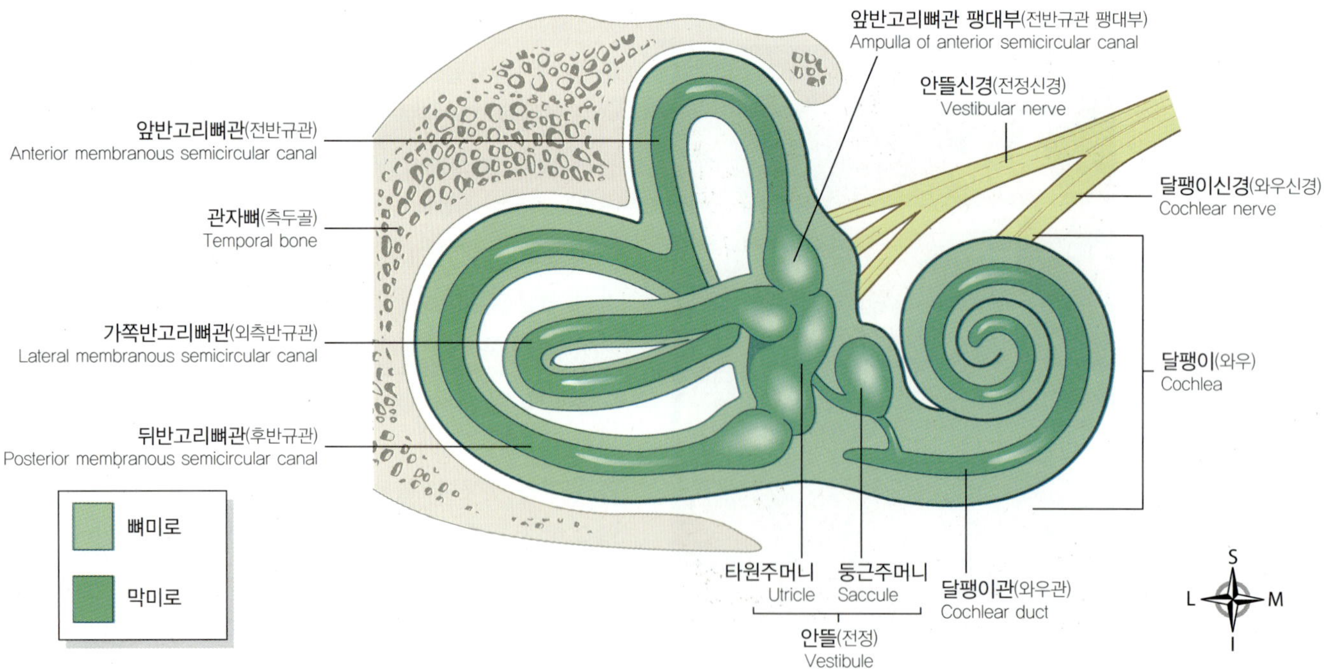

그림 8-4 안쪽귀. 뼈미로 안에 있는 막미로

위치하며 안뜰계와 이어지는데, 이들 또한 균형을 잡는 데에 중요하다.

달팽이관

달팽이관의 단면은 다음의 3구조로 이루어진다(그림 8-5).

- 안뜰계
- 중간계(달팽이관)
- 고실계

뼈와우(bony cochlea)의 단면구조는 외림프액으로 채워진 두 부분[안뜰창에서 기시하는 안뜰계(전정계)와 둥근창에서 종지하는 고실계]으로 구성된다. 이 두 부위는 서로 연결되어 있고, 그림 8-6에 이들 구조의 관계를 나타냈다. 달팽이관(와우관)은 막미로의 일부분으로 삼각형 모양이다. 삼각구조의 기저부에 해당하는 기저막에는 청각수용기가 포함된 지지세포와 특수화된 달팽이 유모세포가 존재한다. 이러한 세포들은 진동에 반응하여 뇌에 청각을 지각시키는 코르티 나선기를 형성한다.

청각수용기들은 8번째 뇌신경인 속귀신경(전정와우신경)의 달팽이부(청각기능부)에 연결된 원심성 신경의 가지돌기들이다. 속귀신경은 관자뼈의 구멍을 통과하여 대뇌 관자엽의 청각영역에 도달한다(그림 7-20 참조).

청각생리학

모든 소리는 공기 중에서 음파나 진동을 발생시키며 초당 332m 속도로 전도된다. 귀 입구는 그 형태적 특성으로 인해 소리를 바깥귀도로 모으고, 집중시켜 고막을 진동시킨다. 고막의 진동은 귓속뼈들의 가동에 의해 가운데귀를 경유하여 전달되고 증폭한다(그림 8-6).

등자뼈는 저부의 중간 말단부에서 안뜰창을 전후로 폐쇄하여 전정계의 바깥림프액의 파동을 만들게 된다. 이 파동력의 일부는 안뜰계단과 고실계를 따라 전달되지만, 대부분의 압력은 달팽이관 내로 전달된다. 이는 안쪽림프액 안의 파동의 일치에 기인하고, 기저막의 진동과 나선기관의 유모세포 내에 있는 청각수용기를 자극한다.

신경충동은 8번째 뇌신경인 속귀신경의 달팽이(청각)부에서 생성되어 뇌로 보내진다. 액성 파동은 최종적으로 달팽이창막의 진동에 의해 안쪽귀 내부로 전달된다. 속귀신경에서 발생한 신경충동은 숨뇌 내의 청각핵에서 먼저 연

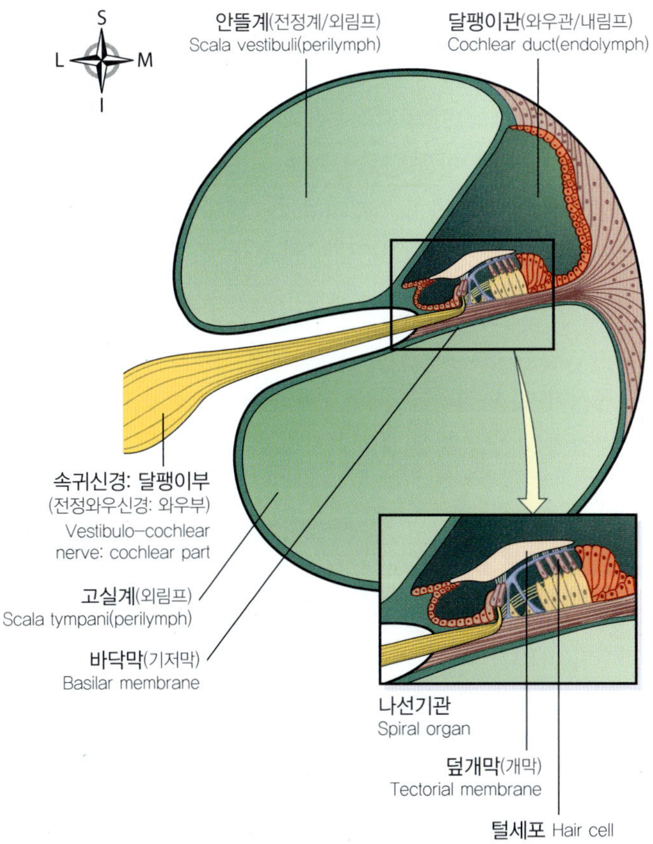

그림 8-5 코르티나선기관을 보여주는 달팽이관의 단면구조

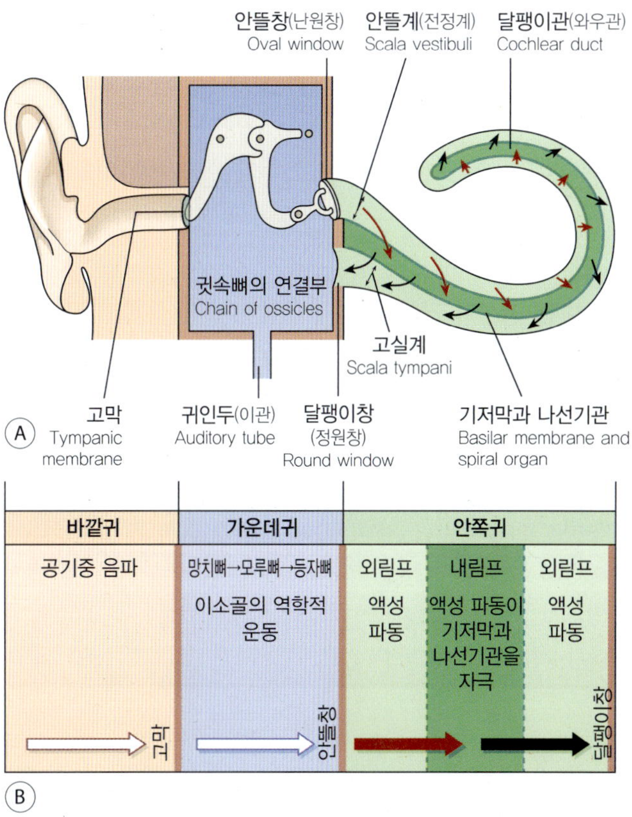

그림 8-6 음파의 전달. A. 와우를 펼친 귀 구조 B. 전달경로의 요약

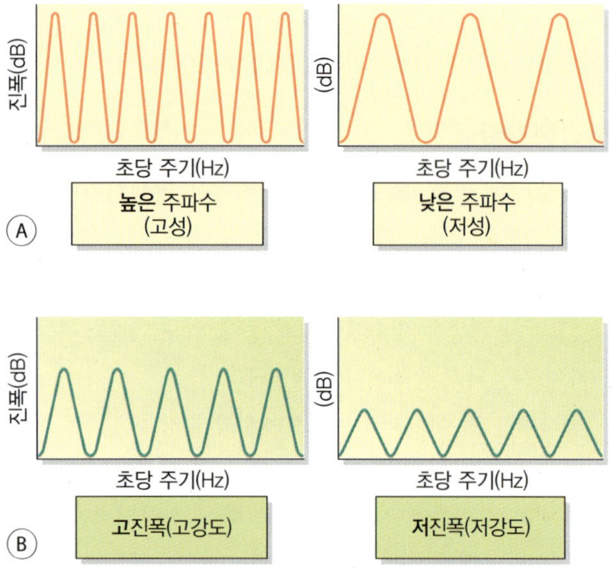

그림 8-7 음파의 작용. A. 동일한 진폭과 다른 주파수에서의 차이 **B.** 동일한 주파수와 다른 진폭에서의 차이

접을 형성한 후, 대뇌 관자엽의 청각영역에 전도된다(**그림 7-21** 참조). 일부 섬유들은 숨뇌에서 교차하고, 나머지 섬유들은 같은 쪽에 위치하기 때문에, 대뇌의 좌우 청각영역은 양쪽 귀에서 모두 자극을 수용한다.

음파는 강도, 즉 음조(pitch)와 음량(volume)이라는 특성을 가진다(**그림 8-7**). 음조는 음파의 주파수를 의미하고 헤르츠(Hz)로 측정한다. 다양한 소리 주파수는 음조의 차이에 따라 기저막(**그림 8-6 A**)의 다양한 부위를 자극한다. 음량은 음파의 크기를 의미하고 수치는 데시벨(dB)로 나타낸다. 안쪽림프에서 생성되는 음파의 폭이 커질수록 나선기관 내의 유모세포의 청각수용기 자극이 더 커져서 음량에 대한 지각이 가능해진다. 극심한 소음(특히, 장시간에 노출된)은 나선기관의 민감한 유모세포에 손상을 입히므로 청력소실의 원인이 된다.

2. 균형감각과 귀

학습목표

이 단원의 학습을 통해서 다음을 이해할 수 있다.

- 균형감각에 관련된 생리학적 기전

반고리관과 안뜰(그림 8-4)

반고리관은 달팽이관과 밀접하게 연관되어 있긴 하지만, 청각 기능은 가지고 있지 않다. 그러나 공간에서 머리의 위치에 대한 정보를 제공하여 자세와 균형의 유지에 기여한다.

반고리관은 공간의 3면에 대해 각각 하나씩 위치하여 3개가 존재한다. 그것들은 안쪽귀의 전정 측부와 후부, 그리고 상부에 위치하고, 안뜰 내부로 개방되어 있다.

달팽이처럼, 반고리관은 뼈로 된 바깥벽과 막으로 된 안쪽관으로 구성된다. 막으로 된 안쪽관은 안쪽림프로 채워져 있고, 바깥쪽 림프에 의해 뼈로 된 바깥벽으로부터 분리된다.

타원주머니(타원낭)는 주머니막(막성낭, membranous sac)으로 안뜰의 일부이다. 3개의 막관은 팽대능이라 불리는 팽창된 말단에서 안뜰 내부로 개방된다. 둥근주머니(구형낭)는 안뜰의 일부이고, 타원낭 및 달팽이와 교통을 이룬다.

타원주머니와 둥근주머니 그리고 팽대능의 벽 내에는 유모세포라 불리는 정교하고 특수화된 상피세포가 존재한다. 유모세포 사이에는 감각신경종말의 수용기가 존재하고, 속귀신경의 안뜰부에 속한다.

균형감각생리학

반고리관과 안뜰(타원주머니와 둥근주머니)은 균형감각과 연관된다. 머리 위치의 변화는 바깥림프액과 안쪽림프액의 움직임을 유발하여, 유모세포를 구부려서 타원주머니, 둥근주머니, 팽대능 안의 감각수용기를 자극시킨다. 이때 발생한 신경자극은 안뜰신경에 의해 전도된 후, 달팽이신경과 연접한다. 안뜰가지(전정신경지, vestibular branch)는 제일 먼저 전정핵을 지나 소뇌로 향하게 된다.

소뇌는 눈과 뼈대근육 및 관절의 고유수용기에서도 신경충동을 받으므로, 그 결과 신체위치를 인식하고, 기립자세를 유지하며, 머리의 운동에 대해 독립적으로 눈을 동일한 한 지점에 고정할 수 있게 한다.

3. 시각과 눈

학습목표

이 단원의 학습을 통해서 다음을 이해할 수 있다.

- 눈의 전체적인 구조
- 망막(retina)에서부터 대뇌까지 신경충동의 전도경로
- 빛이 유입되어 망막에 초점이 잡히는 과정
- 바깥안근의 기능
- 눈의 부속기관의 기능

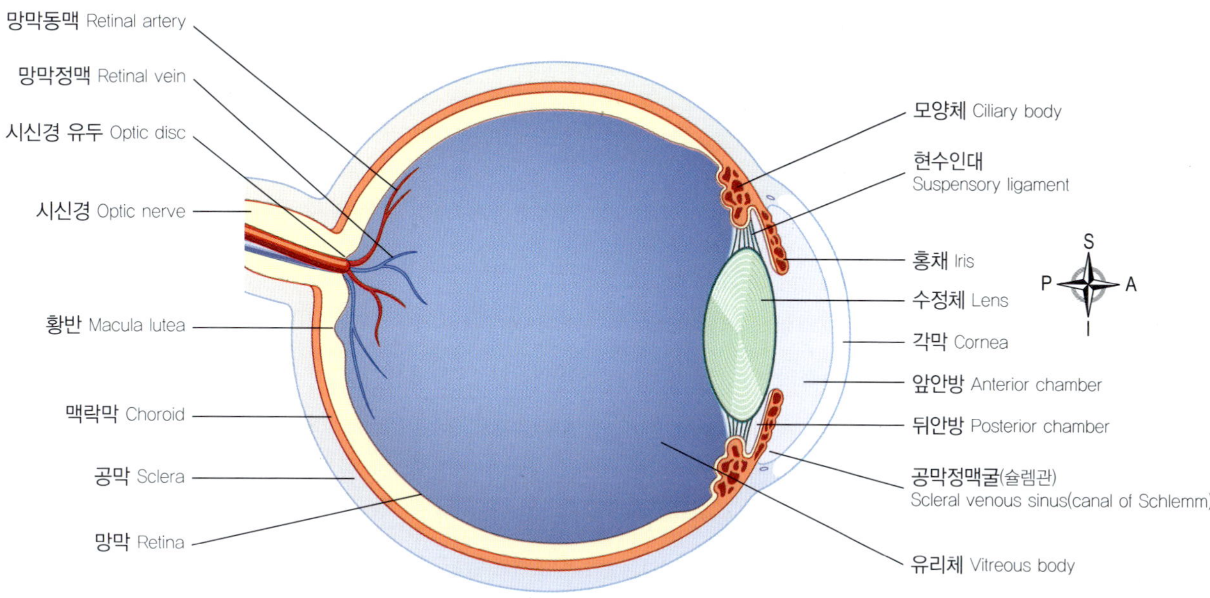

그림 8-8 눈의 단면구조

눈은 안와 내에 위치하는 시각에 관여하는 기관으로, 2번째 뇌신경인 안신경의 지배를 받는다.

모양은 거의 구형이고, 직경은 약 2.5cm이다. 눈과 안와 사이의 공간은 지방조직으로 채워져 있다. 안와의 뼈벽과 지방은 눈을 손상으로부터 보호하는 역할을 한다.

구조적으로, 눈은 좌우 두 부분으로 구성된다. 하지만 귀와 다른 점은 두 눈이 서로 함께 한 기능만을 수행한다는 점이다. 한쪽 눈만으로도 보는 것이 가능하기는 하지만, 3차원적 시각정보 수용, 특히 속도와 거리의 판단에 문제가 생긴다.

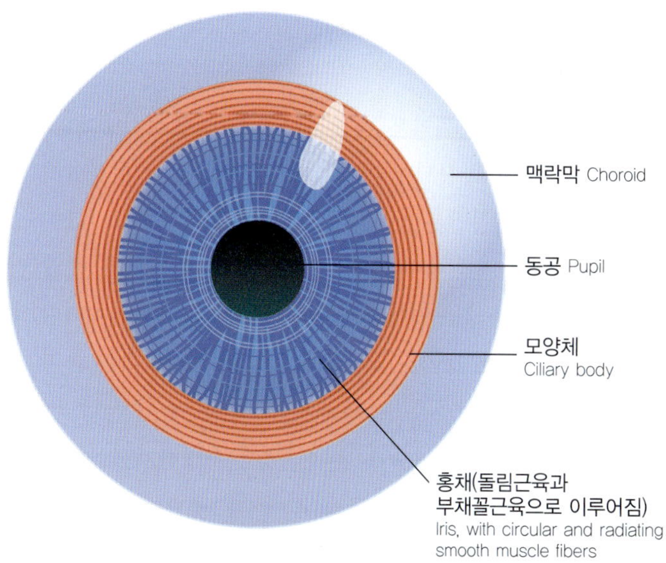

그림 8-9 전방에서 관찰한 맥락막, 모양체, 홍채

구조(그림 8-8)

눈동자벽은 세 층의 조직으로 구성된다.

- 외섬유막(outer fibrous layer)
  : 흰자위막(공막, sclera)과 맑은막(각막, cornea)
- 중혈관막(포도막)[middle vascular layer(uveal tract)]
  : 맥락막, 모양체, 홍채
- 내신경조직막(inner nervous tissue layer)
  : 망막

흰자위막과 각막

흰자위막은 눈동자의 흰자위에 해당하며, 눈동자의 뒤쪽과 바깥쪽 대부분을 형성하는 막으로, 앞쪽 방향에서는 투명한 각막과 연결된다. 이 막은 견고한 섬유막을 구성하여 눈동자의 형체를 유지하고 바깥안근(extrinsic muscle)의 부착점이 된다.

흰자위막의 앞쪽은 각막이라고 불리는 투명한 상피막(epithelial membrane)과 연속을 이룬다. 빛은 각막을 지나 흰자위막에 도달하며, 각막은 앞쪽이 볼록한 구조로 빛을 굴절시켜 흰자위막에 초점을 형성하게 한다.

맥락막(그림 8-8, 그림 8-9)

맥락막은 흰자위막 내면의 후부 5/6 부위를 채우고 있는데,

혈관이 풍부하게 분포하고 있고 짙은 갈색이다. 빛은 동공을 통하여 눈동자 내로 유입되어 망막에 분포하는 감각수용기를 자극한 후, 맥락막에 의해 흡수된다.

모양체

모양체는 모양체근(ciliary muscle)과 분비상피세포로 구성되는 맥락막의 앞쪽 연속체로, 현수인대(suspensory ligament)의 부착점이 되고, 다른 말단은 수정체를 감싸는 낭에 부착된다(그림 8-10). 모양체근의 수축과 이완은 수정체의 두께를 변화시켜 눈동자로 유입되는 빛의 굴절을 조절하고, 망막에 초점을 형성시킨다. 상피세포는 눈의 앞쪽 분절(anterior segment) 안쪽, 즉 수정체와 각막 사이의 공간인 앞안방과 뒤안방으로 안방수를 분비한다(그림 8-8). 모양체는 3번째 뇌신경인 눈돌림신경(동안신경) 중 부교감신경 분지의 지배를 받는다. 이 신경분지가 자극되면 모양체근의 수축과 눈동자의 순응이 발생한다.

홍채

홍채는 눈에서 색깔을 띠는 색소침착 부위로, 모양체로부터 전방으로 확장되어 각막 뒤와 수정체 앞에 형성되어 있다. 눈의 앞쪽방분절을 앞쪽안방과 뒤쪽안방으로 나누고, 모양체에서는 안방수가 분비되며, 색소세포와 두 층의 평활근섬유(한 층은 원형, 다른 한 층은 방사형 섬유배열)로 구성된다(그림 8-9). 중앙부에는 동공이라 불리는 틈이 존재한다.

홍채는 부교감신경과 교감신경의 지배를 받는다. 부교감신경의 자극은 동공을 수축시키고, 교감신경의 자극은 동공을 확장시킨다(그림 7-43, 그림 7-44 참조).

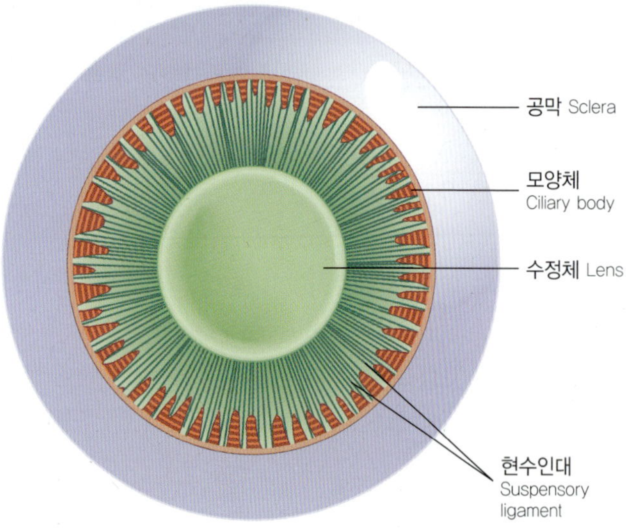

그림 8-10 전방에서 본 수정체와 현수인대(홍채는 제거됨)

홍채의 색깔은 유전에 의해 결정되고, 분포하는 색소세포의 개수에 의해 결정된다. 선천성 색소결핍증(albinos)은 색소세포가 전혀 존재하지 않으며, 파란 눈을 가진 사람은 갈색 눈을 가진 사람보다 색소세포의 분포가 더 적다.

수정체(그림 8-10)

수정체는 고탄력성의 원형 양쪽볼록체(양요체, circular biconvex)로, 동공의 바로 뒤에 위치한다. 낭 내로 둘러싸인 섬유질로 구성되고, 현수인대에 의해 모양체에 매달려 있다. 두께는 현수인대를 통하여 모양체근에 의해 조절된다. 모양체근이 수축할 때 수정체는 전방으로 움직이고, 수정체를 당기면 이완시켜 두께가 증가한다. 보이는 물체가 가까울수록 수정체는 초점을 형성하기 위해 더 두꺼워진다.

수정체는 빛을 굴절시켜 눈앞의 물체 상을 투영한다. 눈동자가 굴절력을 다양하게 조절할 수 있는 것은 눈동자의 구조가 수정체의 두께를 변화시킬 수 있기 때문이다.

망막

망막은 눈동자벽의 가장 내측에 위치한 막이다(그림 8-8). 아주 섬세한 구조로 빛의 자극에 잘 적응한다. 7층의 신경세포체층과 축삭으로 구성되고, 이들을 맥락막에 부착시키는 상피세포의 염색층(pigmented layer)에 위치한다. 광전층(light-sensitive layer)은 감각수용기 세포인 막대세포(간상세포, rods)와 원뿔세포(원추세포, cones)로 구성된다.

망막은 눈동자의 약 3/4을 싸고 있고, 뒤쪽에서 가장 두꺼운 구조이며, 모양체의 바로 뒤의 말단에서 앞쪽 방향으로 얇아진다. 뒤쪽 중앙 근처에는 황반이 존재한다(그림 8-11, 그림 8-12). 황반의 중심 내에는 원뿔세포로만 구성된 중심오목(fovea centralis)이라 불리는 작은 함몰구조가 있다. 망막의 앞쪽에는 막대세포보다 원뿔세포가 더 적게 분포한다(그림 8-11). 막대세포와 원뿔세포는 빛을 신경충동으로 전환시키는 감광성 색소세포이다.

코쪽의 황반에서 약 0.5cm 지점에는 망막의 모든 신경세포가 모여 시신경을 형성한다. 시신경이 눈동자를 떠나는 망막의 작은 영역은 시신경유두(맹점, optic disc, blind spot)로, 광전세포가 존재하지 않는다.

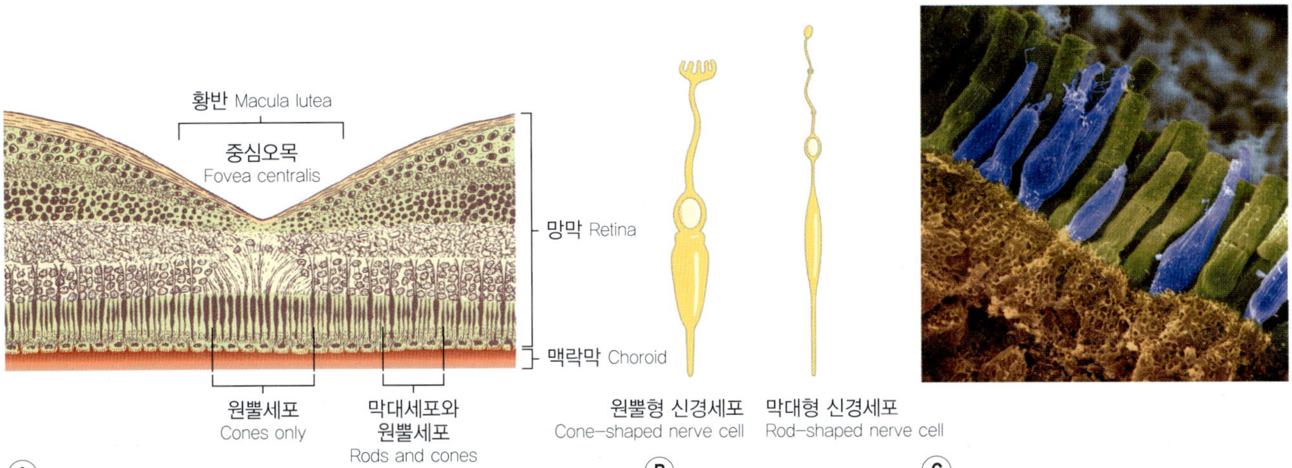

그림 8-11 망막. A. 확대된 단면구조 B. 감광 신경세포: 막대세포와 원뿔세포 C. 막대세포(녹색)와 원뿔세포(파란색)의 주사형 전자현미경 사진

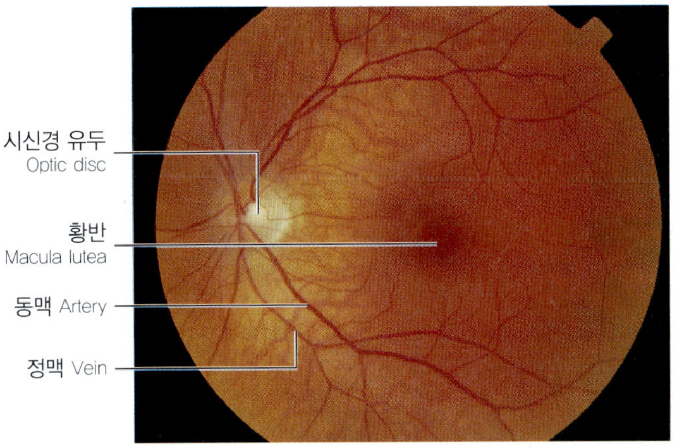

그림 8-12 검안경으로 동공을 통과하여 관찰한 망막의 구조

눈의 혈관분포

눈은 모양체동맥(섬모체동맥, ciliary artery)과 망막중심동맥(central retinal artery)에 의해 동맥혈을 공급받는다. 그리고 눈동맥의 많은 혈관분지와 속목동맥의 혈관분지 중 하나가 존재한다.

정맥혈은 망막중심정맥(central retinal vein)을 포함한 많은 정맥들에 의해 배출된 후, 최종적으로 심부정맥동 안으로 흘러들어간다. 망막중심동정맥은 시신경에 싸여 있고, 시신경유두에서 눈동자로 들어간다.

눈의 내부구조

눈동자의 앞쪽분절, 즉 각막과 수정체 사이의 공간은 홍채에 의해 불완전하게 앞쪽안방와 뒤쪽안방으로 나누어진다(그림 8-8). 두 안방은 모양샘에 의해 뒤안방 안으로 분비되는 투명한 안방수로 채워져 있다. 안방수는 수정체의 앞에서 순환된다. 즉, 앞안방 안에 있는 동공을 경유하여, 홍채와 각막 사이의 각에 위치한 슐렘관(scleral venous sinus; canal of Schlemm)을 통해 정맥순환으로 되돌아온다(그림 8-8). 지속적으로 생성되고 배출되지만, 눈내압은 10~20mmHg(1.3~2.6kPa) 사이에서 일정하게 유지된다. 이 압력이 증가하면 녹내장(glaucoma)의 원인이 된다. 눈방수는 각막, 수정체, 수정체낭(lens capsule)과 같이 혈관분포가 없는 눈동자의 앞쪽에 있는 투명구조에 영양을 공급하고 노폐물을 배출시킨다.

수정체의 뒤쪽 부위와 눈동자의 뒤쪽방분절을 채우는 것은 유리체로 99%의 수분, 약간의 염분과 점액단백질(mucoprotein)로 구성된 부드럽고 무색투명한 젤리와 같은 물질이다. 유리체는 눈동자내압을 적정하게 유지시켜 맥락막에 대하여 망막을 지지해주고, 눈동자벽이 붕괴되는 것을 방지해준다. 눈동자는 유리체와 안방수에 의해 확장된 눈동자내압의 영향으로 그 모양이 유지된다.

시신경(2번째 뇌신경)(그림 8-13)

시신경의 신경섬유들은 망막에서 기시하고, 코쪽의 황반에 집중되어 약 0.5cm 정도 시신경을 형성한다. 신경은 맥락막과 흰자위막을 관통하고 눈와를 통하여 뒤쪽내방으로 주행한 후, 나비뼈의 시신경공(optic foramen)을 거쳐 뒤쪽내방으로 주행하여 시신경교차(optic chiasma)에서 다른

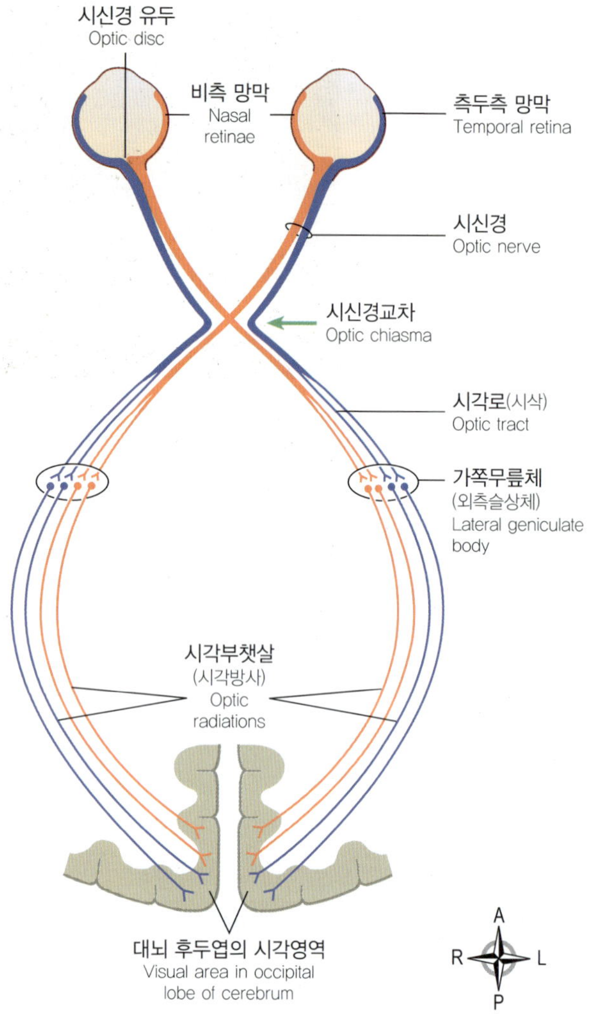

그림 8-13 시신경과 경로

눈동자에서 나오는 신경과 만나게 된다.

시신경교차

시신경교차는 뇌하수체(pituitary gland)의 바로 앞쪽상방부에 위치하고, 나비뼈의 뇌하수체와(hypophyseal fossa) 내에 들어 있다(그림 9-2 참조). 시신경교차에서, 편측의 망막에서 기시한 시신경의 신경섬유들은 반대쪽으로 교차를 형성한다. 관자부로부터 기시하는 신경섬유들은 교차하지 않고 같은 방향의 뒤쪽으로 연속된다. 이 신경교차는 양쪽 대뇌반구가 각각의 귀로부터 감각입력이 가능하게 한다.

시각로

시각로(시삭, optic tract)는 시신경의 경로들로 시신경교차의 뒤쪽에 위치한다(그림 8-13). 시각로는 눈동자의 망막에서 기시하는 코쪽 신경섬유들과 망막의 나머지 부분에서 기시하는 관자쪽 신경섬유들로 구성된다. 시각로는 뒤쪽으로 주행하여 시상의 가쪽무릎체의 신경세포들과 연접하게 된다. 거기에서부터 신경섬유들은 눈방사의 형태로 뒤쪽내방으로 주행하여 대뇌 뒤통수엽(occipital lobe)의 시각영역에 정지하게 된다(그림 7-21 참조). 가쪽무릎체에서 기시하는 나머지 신경원들은 양쪽 눈에서부터 대뇌까지 신경충동을 전달하고, 귀의 반고리관과 뼈대근육과 관절에서 기시하는 신경충동도 동시에 전달한다. 이 신경자극은 자세와 균형을 유지하는 데 기여한다.

시각생리학

빛은 초당 300,000km의 속도로 전도된다. 빛은 눈동자 내에서 시야 내의 물체를 반사시킨다. 가시광선은 가시 스펙트럼(visual spectrum; rainbow)의 모든 색(무지개 색)이 합쳐진 것이다. 가시광선이 프리즘을 통과하면서 그것의 파장에 따라 보다 크거나 작게 굴절되면서 다양한 색을 나타내게 된다(그림 8-14). 가장 긴 파장은 적색광이며, 자색광은 파장이 가장 짧다.

이러한 색의 범위를 가시광선 스펙트럼이라고 한다. 무지개는 태양으로부터 나오는 가시광선이 프리즘 역할을 하는 낙우(빗방울)에 의해 해체되면서 생성된다.

전자기 스펙트럼

전자기 스펙트럼은 넓지만, 인간의 눈으로는 작은 부분밖에 관찰할 수 없다(그림 8-15). 적색광의 말단에서 적외선

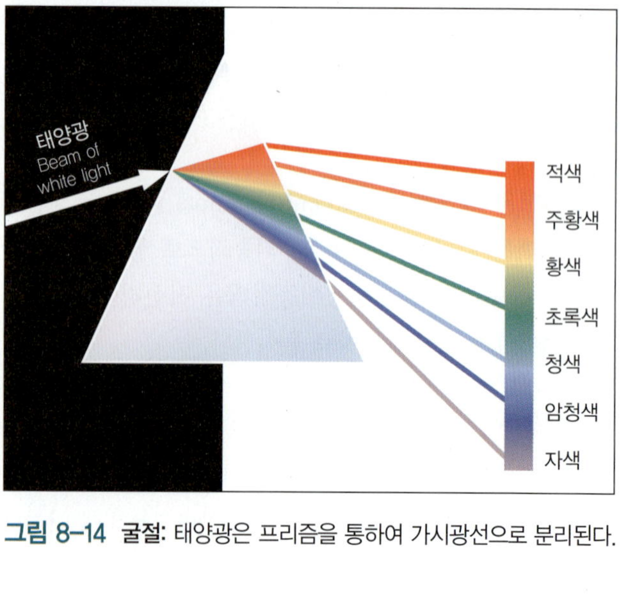

그림 8-14 **굴절:** 태양광은 프리즘을 통하여 가시광선으로 분리된다.

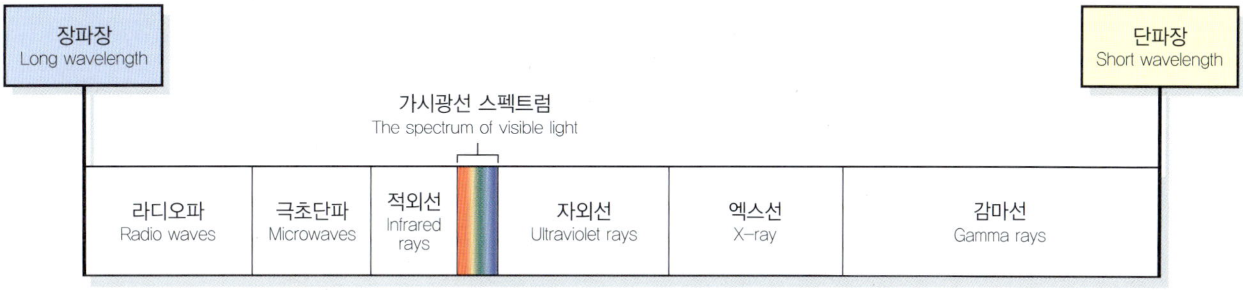

그림 8-15 전자기 스펙트럼

(열선), 극초단파, 라디오파 순으로 파장이 길어지고, 자색광의 말단에서 자외선(ultraviolet, UV), 엑스선(X-ray), 감마선(gamma ray)의 순으로 파장이 짧아진다. 자외선광(UV light)은 수정체 내의 황색소에 의해 흡수되기 때문에 정상적으로는 눈에 보이지 않는다. 수정체가 제거(수정체 적출술)될 경우, 자외선광이 보이게 되고, 장기간 노출될 경우 망막에 손상시킨다.

특정한 색은 한 파장만이 사물에 반사되고, 나머지 모든 파장은 흡수될 때 지각되는 것이다. 즉, 빨간 사물은 오직 적색 파장만이 반사될 때 지각되고, 백색 사물은 모든 파장이 반사될 때 지각되며, 흑색 사물은 모든 파장이 흡수될 때 지각되는 것이다.

뚜렷하게 보기 위해서는 빛이 사물로부터 망막의 상에 초점을 형성하는 시야 내에서 반사되어야 한다. 명확한 사물상의 형성은 광선의 굴절, 동공 크기의 변화, 순응(근시를 위한 수정체의 조절)의 일련과정에 의해 가능하다.

이러한 과정들은 분리되어 발생하지만, 효과적인 시력은 과정의 조화에 달려 있다.

광선의 굴절

광선이 특정 밀도의 매개체에서 밀도가 다른 매개체로 진행될 때 굴절된다. 예를 들면, 눈의 경우 볼록렌즈가 광선을 굴절시키고 초점을 형성한다(**그림 8-16**). 이 원리는 망막상에서 빛의 초점을 형성하는 데 이용된다. 광선은 망막에 도달하기 전에 결막, 각막, 안방수, 수정체, 유리체를 적절하게 통과한다. 수정체를 제외한 것들은 공기보다 더 밀도가 높으며, 물과 유사한 일정한 굴절력을 가진다.

눈동자 내에서의 비정상적 굴절은 볼록렌즈나 오목렌즈를 이용하면 교정된다.

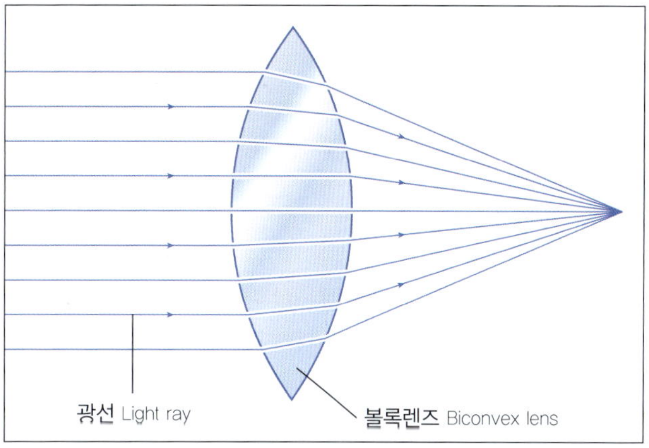

그림 8-16 볼록렌즈를 통과한 광선의 굴절

망막에서의 상의 초점

사물에서 나오는 빛이 눈에 들어오면 **그림 8-16**과 같이 수정체에서 굴절되는데, 실제로 망막에 맺히는 상은 위아래가 바뀌어 있다(**그림 8-17**). 그렇지만 뇌는 이러한 현상에 일찍부터 적응하여 거꾸로 된 상을 똑바로 된 것으로 인식한다.

비정상적으로 맺히는 상은 볼록렌즈나 오목렌즈로 교정한다.

수정체

수정체는 현수인대에 의하여 모양체로부터 홍채 뒤에 걸려 있는 양측이 볼록한 탄력성 투명체이다. 굴절력의 변화는 눈에서만 볼 수 있는 구조이다.

광선은 눈동자 내로 들어가서 굴절되어 망막에 초점을 형성하게 된다. 멀리 떨어진 사물의 경우 빛은 최소한의 굴절이 요구되고, 사물이 점점 가까워질수록 굴절량은 증가하게 된다. 굴절력을 증가시키기 위해, 모양체근이 수축하여 현수인대를 통해 수정체를 당겨 이완시키고, 수정체의 앞면은 앞쪽 방향으로 돌출되면서 볼록면을 증가시킨다.

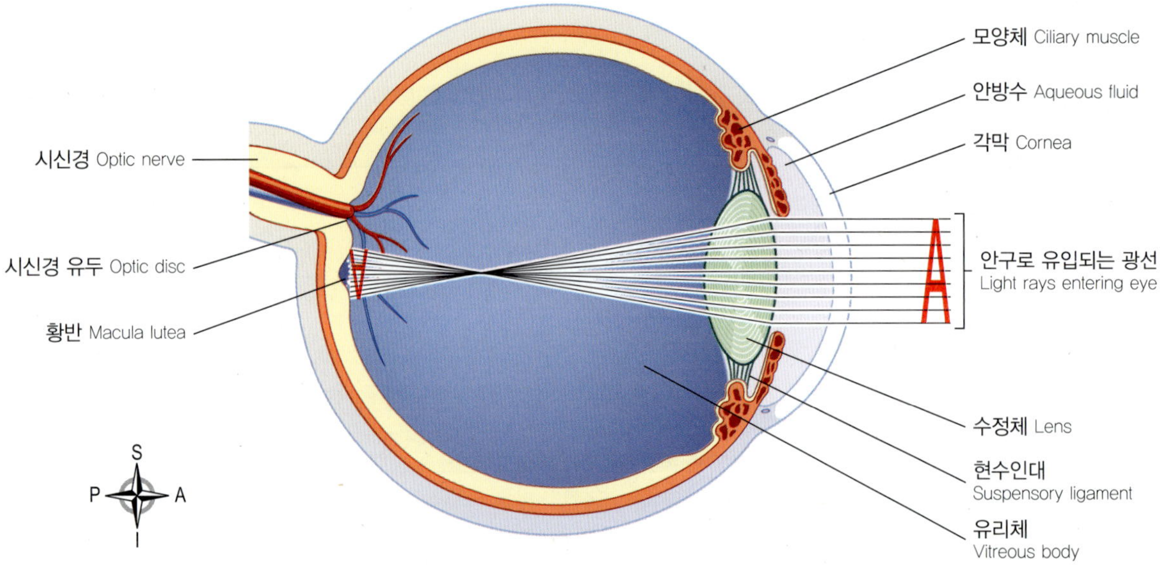

그림 8-17 망막상에서 광선이 초점을 형성하는 안구의 단면도

그러면 망막에서 가까운 곳에 있는 사물로부터 광선의 초점을 형성한다. 섬모체근이 이완되면서 뒤로 미끄러지면, 현수인대를 당기는 장력이 증가하면서 수정체는 얇아진다(그림 8-18). 이로써 망막에서 먼 곳에 있는 사물로부터 광선의 초점을 형성할 수 있다.

동공의 크기

동공의 크기는 눈동자 내로 유입되는 광량의 조절에 의한 순응에 영향을 미친다. 밝은 빛은 동공을 수축시키고, 어두운 빛은 확장시킨다.

만약 동공이 밝은 빛에서 확장된다면, 너무 많은 빛이 눈동자 내로 유입되어 섬세한 망막에 손상을 주게 될 것이고, 어두운 빛에 수축된다면, 빛이 불충분하게 유입되어 망막의 신경종말을 자극하는 막대세포와 원뿔세포 내에 있는 감광성 색소를 활성화시킬 것이다.

홍채는 윤상(동공괄약근)과 방사상(동공산대근)의 민무늬근섬유들로 구성된다. 윤상근섬유들의 수축은 동공을 수축시키고, 방사상근섬유들의 수축은 동공을 확장시킨다. 동공의 크기는 자율신경계에 의해 조절된다. 교감신경은 동공을 확장시키고, 부교감신경은 동공을 수축시킨다.

순응

가까운 거리 시야

6m 이내의 가까운 곳에 있는 사물의 초점을 형성하기 위해 순응이 필요하고, 눈은 다음의 조절작용이 동반되어야 한다.

- 동공의 수축
- 수렴
- 수정체에 가해지는 힘의 변화

동공의 수축. 눈동자 내로 유입되는 광선의 폭을 감소시켜, 광선이 수정체의 중앙 만곡부를 통과하도록 하여 순응을 보조한다(그림 8-17).

수렴(눈동자의 운동). 근거리의 사물로부터 광선들이 양 눈동자에 다른 각도로 유입되면, 명확한 시야를 형성하기 위해 두 망막의 대응영역을 자극해야 한다. 바깥눈근육들은 보이는 사물을 수렴하기 위해 눈동자를 회전시켜 명확한 사물의 상을 얻게 된다. 이는 자동적으로 조절되는 근육의 협응활동이다. 수의적인 눈동자의 운동이 존재할 때, 양쪽 눈동자는 움직이고 수렴이 유지된다. 사물이 눈에 가까워질수록, 수렴을 위한 눈동자의 회전은 커진다. 즉, 코 끝 근처로 눈동자의 초점이 형성되면서 내사시가 발생한다. 만약 수렴이 불완전하다면, 양쪽 눈동자는 서로 다른 사물의 초점을 형성하거나 동일한 사물이라도 다른 지점의 초점을 형성하게 된다. 2개의 사물상이 뇌로 전달되면, 복시가 발생한다. 만약 수렴이 불가능하다면, 뇌는 일치하지 않는 눈으로부터 수용하는 신경충동을 무시하려는 경향을 보인다.

수정체에 가해지는 힘의 변화. 수정체 두께가 변함으로써 빛이 망막에 초점을 형성할 수 있다. 조절량은 양쪽 눈동자로부터의 거리에 달려 있다. 즉, 가까운 거리의 시야에서

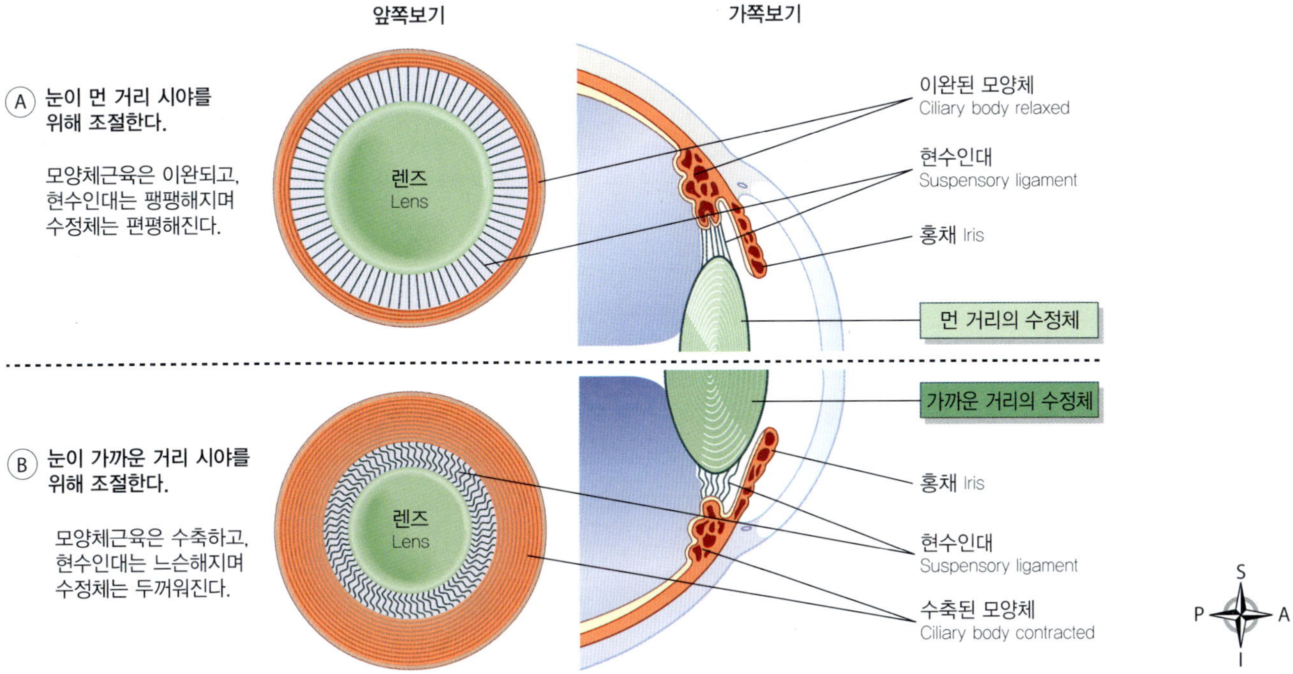

그림 8-18 조절: 수정체의 모양을 위한 모양체근육의 작용. **A.** 먼 거리 보기 **B.** 가까이 보기

수정체는 더 두꺼워지고, 6m 이상의 먼 거리 시야에서는 사물의 초점을 형성하기 위해 수정체가 더 얇아진다(**그림 8-18**). 가까운 사물을 보는 것은 섬모체근의 지속적인 작용으로 인해 눈이 더 빨리 피로해진다.

먼 거리 시야

눈으로부터 6m 이상 떨어져 있는 사물은 수정체 조절이나 눈동자의 수렴 없이 초점을 형성한다.

망막의 기능

망막은 눈의 감광성 조직이다. 빛에 민감한 신경세포들은 막대체와 추상체이고, 망막 내 신경세포의 분포는 **그림 8-11 A**에서 볼 수 있다. 광선은 이 세포들의 감광성 색소에 화학적 변화를 일으키게 하여, 신경자극을 발생시킨 후 시신경을 경유하여 대뇌 뒤통수엽으로 전도되게 한다(**그림 8-13**).

막대세포는 원뿔세포보다 더 민감하여 낮은 강도나 어두운 빛, 즉 암실의 어두운 빛에 의해 자극된다.

막대세포는 망막의 말초를 향할수록 더 많이 분포한다. 시홍소(rhodopsin, visual purple)는 막대세포에서만 존재하는 감광성 색소로, 밝은 빛에 의해 탈색(분해)되고, 비타민 A가 적절하게 공급될 때 속히 재생성된다.

원뿔세포는 밝은 빛이나 색깔에 더 민감하다. 가시광선의 다양한 파장은 원뿔세포의 감광성 색소를 자극하여 다양한 색깔을 지각하게 한다. 밝은 빛에서 광선은 황반에 초점을 형성한다.

색맹

색맹은 여성보다 남성에게서 많이 나타난다. 색맹환자는 색을 볼 수는 있지만, 빛에 민감한 원뿔색소에 문제가 있어서 빨강, 초록, 파랑 등의 색상들을 잘 구별하지 못한다. 여러 가지 색맹이 존재하지만, 성염색체 열성으로 유전되는 적록색맹이 가장 흔하다. 적록색맹의 경우 초록, 주황, 연한 빨강, 갈색이 모두 같은 색으로 보이며, 그 진하기만 구분 가능하다.

암순응(dark adaptation). 밝은 빛에 노출될 때, 민감한 막대체 내의 시홍소는 불완전하게 분해된다. 이는 빛의 강도가 원뿔세포를 자극하기에 불충분한 암흑공간 내로 이동한 후에 현저해져서, 일시적인 시력손상을 초래하게 되고, 시홍소가 막대세포 내에서 재생성되면 암순응이 일어나게 된다. 시홍소의 재생성이 발생하면, 정상 시력으로 환원된다.

만약 머리를 밤하늘의 별로부터 약간 멀어지게 한다면, 낮은 강도의 빛은 막대세포가 더 많이 밀집된 망막 부위에서 초점이 형성되기 때문에 어두운 별을 보는 것이 더 쉽다. 만약 어두운 별의 광강도를 직접적으로 본다면, 황반 내의 덜 민감한 원뿔세포를 자극하기에 불충분하다. 어두운 저녁의 빛은 광강도가 원뿔세포의 색깔에 민감한 색소들을 자극하기 불충분하기 때문에 다양한 색깔들을 구별하지 못한다. 원뿔세포에서 발생하는 시각색소의 분해와 재생성은 막대세포와 유사하다.

두눈보기(그림 8–19)

두눈보기(양안시, binocular vision) 또는 입체시는 양 눈에 보이는 시야의 미세한 차이에 의해 3차원적인 시야의 획득을 가능하게 한다. 시야는 중앙에서 중첩되지만, 왼쪽 눈은 오른쪽 눈으로 볼 수 있는 것보다 왼쪽을 더 잘 보고, 반대로 오른쪽 눈은 오른쪽을 더 잘 본다. 양쪽 눈으로부터 수용되는 시각상은 소뇌에서 합쳐져서 하나의 시각상으로 지각하게 된다.

두눈보기는 다른 사물에 대해 상대적으로 특정 사물을 보다 더 정확하게 평가할 수 있게 한다(즉, 거리, 깊이, 높이, 넓이). 한눈보기(단안시, monocular vision)를 가진 사람들은 그러기가 어렵다(예: 접근하는 자동차의 속도와 거리를 판단하는 것).

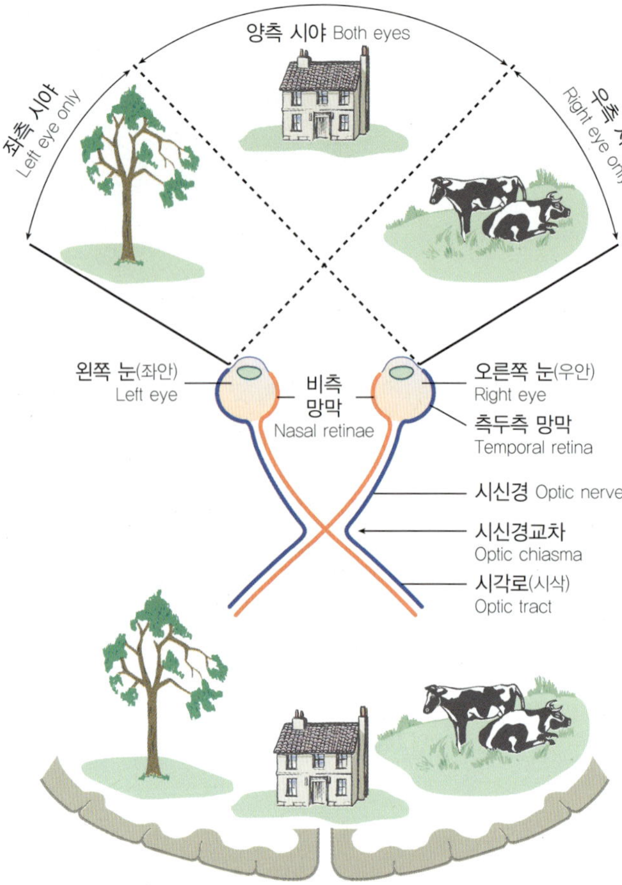

그림 8–19 시야의 구성–단안과 양안

눈의 바깥안근

바깥안근은 눈꺼풀근들과 눈동자를 움직이는 근육들을 말한다. 눈동자는 눈동자의 말단과 안와에 부착되는 6가지 외부기원 근육들에 의해 움직인다. 4종류의 근육들은 곧은근(직근, reetus)이고, 2종류의 근육들은 빗근(사근, oblique muscle)이다(그림 8–20).

특정한 방향으로 보기 위해 양 눈을 움직이는 것은 수의적 조절에 의해 이루어지지만, 원근조절을 위한 순응에 요구되는 운동의 협응은 자동적(불수의적) 조절에 의해 이루어진다. 양 눈의 운동은 **표 8–1**에서 볼 수 있다.

눈동자근육의 신경지배

표 8–1에서 외부기원 근육을 지배하는 신경들을 볼 수 있다. 눈돌림신경은 홍채와 모양체의 내부기원 눈근육들을 지배한다.

표 8–1 눈의 바깥안근: 작용과 지배 뇌신경

이름	작용	지배 뇌신경
안쪽곧은근(내측직근)	안구의 내방회전	눈돌림신경(동안신경, 3뇌신경)
가쪽곧은근(외측직근)	안구의 외방회전	가돌림신경(외전신경, 6뇌신경)
위곧은근(상직근)	안구의 상방회전	눈돌림신경(동안신경, 3뇌신경)
아래곧은근(하직근)	안구의 하방회전	눈돌림신경(동안신경, 3뇌신경)
위빗근(상사근)	안구의 하외방회전	도르래신경(활차신경, 4뇌신경)
아래빗근(하사근)	안구의 상외방회전	눈돌림신경(동안신경, 3뇌신경)

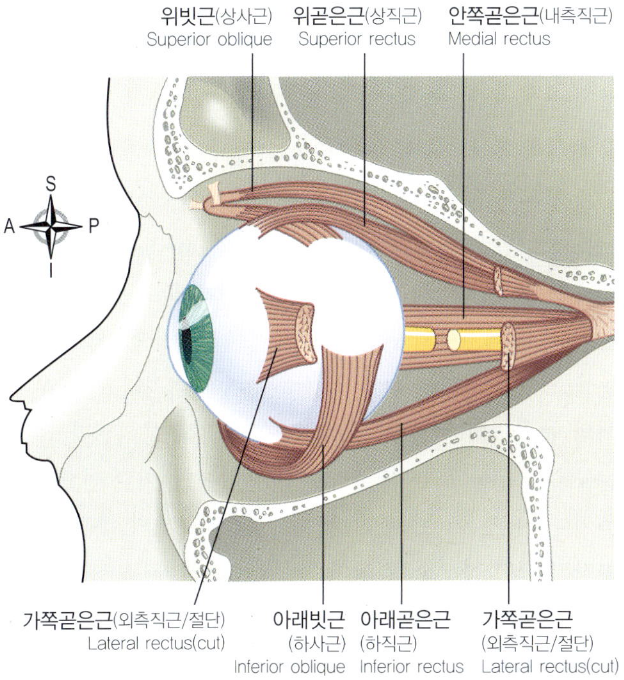

그림 8-20 눈의 바깥안근

눈의 부속기관

눈은 다음의 여러 가지 구조들에 의해 보호되는 섬세한 기관이다(그림 8-21).

- 눈썹(미모)
- 눈꺼풀(안검)과 속눈썹(첩모)
- 눈물기관(누기, lacrimal apparatus)

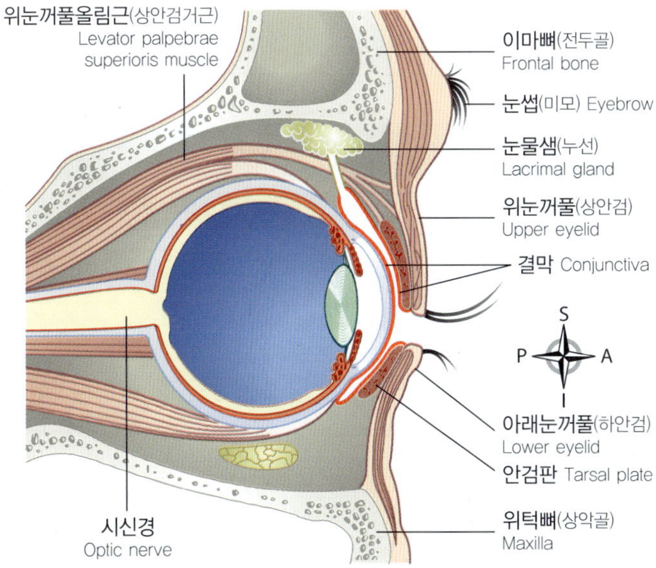

그림 8-21 안구와 부속기관의 단면

겉눈썹

이마뼈의 눈확위모서리(상안연, supraorbital margin)에 위치한 2개의 굴곡진 융기부이다. 수많은 눈썹은 피부 표면에 비스듬하게 나 있다. 땀, 먼지, 기타 외부 이물질에 대해 눈동자를 보호하는 역할을 한다.

눈꺼풀

눈꺼풀은 양쪽 눈의 앞쪽 위아랫부위에 위치한 2개의 접히는 가동성 조직이다. 움직임이 자유롭고, 짧게 굴곡진 속눈썹이 존재한다. 눈꺼풀을 형성하는 조직구조는 다음과 같다.

- 얇게 덮인 피부
- 얇은 피하결합조직(소성유극결합조직, subcutaneous; loose areolar CT)
- 2개의 근육[눈둘레근(안륜근)과 눈꺼풀올림근(상안검거근), orbicularis oculi and levator palpebrae]
- 얇은 치밀결합조직(dense CT) 눈꺼풀판(안검판, tarsal plate): 위눈꺼풀보다 나튼 구조들을 지지하는 아래눈꺼풀이 더 크다.
- 결막

결막

결막은 눈꺼풀과 눈동자의 전면에 위치하는 투명막이다(그림 8-21). 결막의 혈관분포가 풍부한 원주상피조직이 안검과 연결된다. 각막성 결막(corneal conjunctiva)은 혈관분포가 없는 상피조직인 편평상피로 구성된다. 눈꺼풀들이 서로 가까워지게 되면 각막성 결막은 폐쇄낭이 되는데, 섬세한 각막과 눈동자의 전면을 보호한다. 안약을 투여하면 안약은 하부의 결막낭에 고이게 된다. 위눈꺼풀과 아래눈꺼풀이 모이는 눈의 안팎각은 각각 안쪽눈각과 바깥눈각으로 불린다.

눈꺼풀 가장자리

눈꺼풀의 가장자리에는 무수한 기름샘이 존재한다. 관을 형성하는 일부는 눈썹의 모낭 속으로 개방되고, 눈꺼풀 가장자리에 있는 일부는 눈썹 사이에 있다. 눈꺼풀판샘(검판선, tarsal gland; meibomian gland)들은 관을 형성하는 눈꺼풀판에서 묻혀 있다. 눈꺼풀판은 눈꺼풀의 자유연 내측으로 개방되어 있다. 눈꺼풀판샘은 유성물질을 분비하여 눈깜박임에 의해 결막 전체로 확산시킨 후, 눈물(누액)의 증발을 지연시킨다.

기능

눈꺼풀과 눈썹은 눈동자를 손상으로부터 보호하는 역할을 한다.

- 눈꺼풀의 눈감음반사(reflex closure)는 결막이나 눈썹이 접촉될 때 발생한다. 그리고 사물이 눈에 가까이 다가올 때와 밝은 빛이 눈동자로 비추어질 때 발생한다. 이를 각막반사(corneal reflex)라고 부른다.
- 약 3~7초 간격으로 눈을 감으면 눈동자의 건조를 방지하기 위해 누액과 유성물질이 각막 전체로 확산된다.

눈둘레근이 수축되면, 눈은 감겨진다. 눈꺼풀올림근이 수축되면, 눈꺼풀이 개방된다(그림 16-58 참조).

눈물기관(그림 8-22)

눈은 다음과 같은 것들로 구성된다.

- 눈물샘 하나와 그의 관
- 눈물소관(lacrimal canaliculi) 2개
- 눈물주머니(누낭, lacrimal sac) 1개
- 코눈물관(비누관, nasolacrimal duct) 1개

눈물샘은 외분비샘으로 이마뼈 안에 감춰져 있고, 안와 상연 바로 뒤의 눈의 바깥쪽 부위에 위치한다. 각각의 샘은 크기와 모양이 아몬드와 거의 동일하고, 분비상피세포들로 구성된다. 샘들은 수분, 전해질 염분, 항체, 용해소체, 살균효소로 구성된 눈물을 분비한다.

눈물은 눈물샘에서 여러 가지 작은 관을 통해 분비되어, 눈동자의 앞쪽 전체를 지나서 안쪽눈각(medial canthus)을 향하여 눈꺼풀 아래를 거친 후, 2개의 눈물소관 안으로 배출된다. 눈물소관의 열린 부위를 눈물점이라 한다. 두 개의 눈물소관 중 하나는 다른 눈물소관 위에 위치하고, 작은 적색의 눈물언덕(눈물구, caruncle)에 의해 분리된다. 이후 눈물은 코눈물관의 확장된 말단부인 눈물주머니 안으로 배출된다. 이것은 눈물주머니의 아랫부위로부터 콧구멍까지 확장된, 정확히 2cm 길이의 막성관(membranous canal)으로 아래코선반(하비갑개, inferior concha)에서 입구를 형성한다.

정상적인 눈물의 분비비율은 배출비율과 같다. 이물질이나 자극원이 눈에 유입될 때, 눈물의 분비는 크게 증가하고 결막에 분포하는 혈관이 확장된다. 또한 눈물의 분비는 기쁨이나 슬픔 같은 정서적 상태에서도 증가된다.

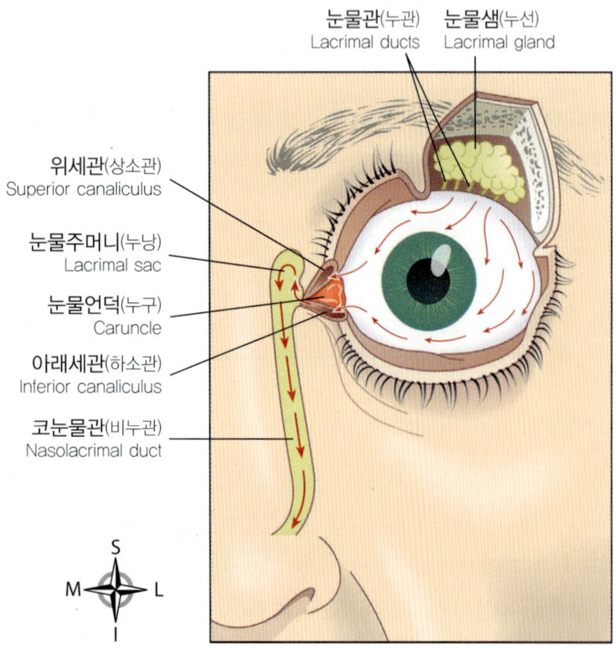

그림 8-22 눈물기관. 화살표는 눈물이 흐르는 방향을 나타낸다.

기능

결막주머니(결막낭, conjunctival sac)를 채우는 체액은 눈물과 눈꺼풀판샘의 유성분비물로, 눈깜박임에 의해 각막 전체에 퍼지게 된다. 이 혼합 체액의 기능은 다음과 같다.

- 먼지, 모래와 같은 자극성 물질의 세척
- 세균성 감염을 예방: 살균효소인 용해소체
- 기름 성분이 증발을 지연시키고, 결막의 건조를 방지한다.

4. 후각

학습목표

이 단원의 학습을 통해서 다음을 이해할 수 있다.

- 후각의 생리학적 기전

후각은 호흡을 위한 통로 역할을 하는 콧구멍에서 시작된다(10장 참조).

후각신경(1뇌신경)

후각신경은 후각을 위한 감각신경들이다. 이것들은 위코선반(상비갑개, superior nasal conchae) 위에 있는 콧구멍

최고 부위의 특수한 점막의 후신경종말(화학수용기)에서 시작된다(그림 8-23 A). 코선반의 각 측면상에서 신경섬유들은 벌집뼈(사골, ethmoid bone)의 벌집뼈판(cribriform plate)을 통과하여 후각신경구에서 서로 연결되어 연접이 발생한다(그림 8-23 B). 신경섬유다발은 후각신경구에서 대뇌반구의 각 대뇌겉질 관자엽 안에 위치한 후각영역을 향하여 후방으로 주행한다. 신경충동은 대뇌에서 해석되어 냄새가 지각된다(그림 7-20 참조).

후각생리학

인간의 후각은 다른 동물들보다 덜 예민하다. 많은 동물들은 영역수호행위(territorial behavior), 짝짓기, 어미와 새끼 간의 유대감과 같은 화학적 의사소통의 중요한 역할을 하는, 페로몬(pheromones)이라 불리는 냄새를 발산하는 화학물질을 분비한다. 인간의 의사소통에서 있어서 페로몬의 기능은 잘 알려져 있지 않다.

냄새를 발산하는 모든 물질은 휘발성 분자를 발산하여 매우 적은 농도라 할지라도 흡기 중에 코 안으로 유입된다. 휘발성 분자가 점막에서 용해될 때, 후각신경의 화학수용기는 자극을 수용하게 된다.

코 안으로 유입되는 공기는 따뜻해진다. 대류의 흐름은 흡기된 공기를 비강의 위쪽 부분으로 운반한다. 냄새를 맡으려는 행위는 코 천장에 휘발성 분자들을 모아주는데, 이는 자극되는 후각신경 수용기들의 수를 증가시켜 냄새를 지각할 수 있게 한다.

후각은 식욕에 영향을 미칠 수 있다. 만약 좋은 냄새가 지각된다면 식욕은 증가할 것이고, 냄새가 불쾌하다면 그 반대일 것이다. 음식의 시각적 지각이 동반될 때, 식욕을 증가시키는 냄새는 타액 분비를 증가시키고 소화기계를 자극한다(12장 참조). 후각은 병원 냄새, 좋아하는 냄새, 최근 맛있게 먹은 음식 냄새 같은 특별한 냄새에 대한 장기적인 기억을 만들 수 있다. 추위로 인해 주로 발병하는 코점막의 염증은 코의 후각영역으로 냄새가 도달하는 것을 방해하여 후각 기능을 저하시킨다(무후각증, anosmia).

적응(adaptation). 후각의 자극이 지속적으로 이루어지게 되면, 후각의 지각능력이 감소하다가 수 분 내에 중지된다. 지각능력의 상실은 특정한 냄새에서만 나타나고, 적응은 중추신경계 내의 신경원과 콧구멍 안의 감각수용기 모두에서 발생한다.

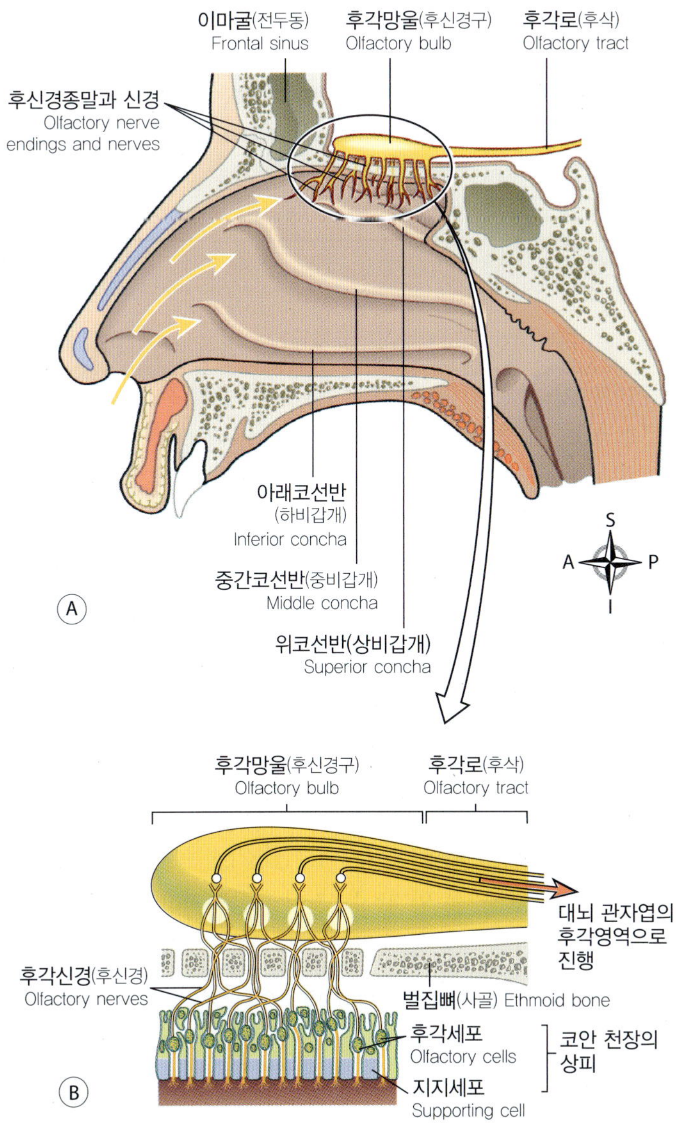

그림 8-23 후각. A. 후각기관의 구조 B. 코와 대뇌 하면에 위치한 후각기관의 확대단면

5. 미각

학습목표

이 단원의 학습을 통해서 다음을 이해할 수 있다.

- 미각의 생리학적 기전

미각은 후각과 밀접하게 연결되어 있고, 후각에서와 같이 용해된 화학물질에 의해 화학수용기가 자극되어 발생한다.

맛봉오리(미뢰, taste buds)에는 감각수용기(화학수용기)들이 분포하는데, 감각수용기는 혀유두(papillae of the tongue)에 위치하며, 연구개, 인두, 후두개에 광범위하게

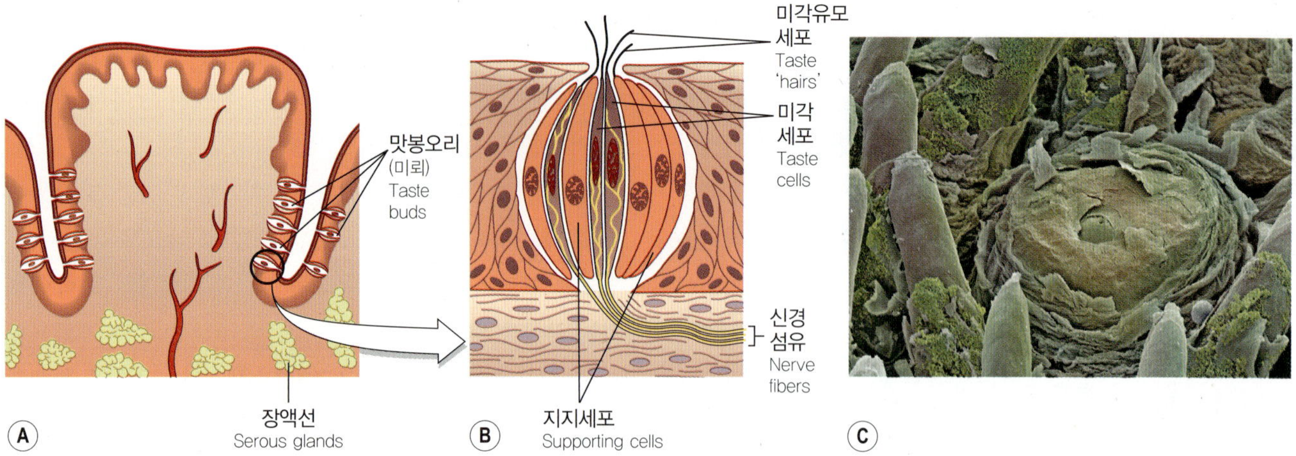

그림 8-24 맛봉오리의 구조. A. 유두의 단면 B. 크게 확대된 미뢰 C. 혀에서 맛봉오리의 주사형 전자현미경 사진(중심)

분포되어 있다. 또한 혀인두신경(설인신경, glossopharyngeal nerve, cranial nerve VII), 얼굴신경(안면신경, facial nerve, cranial nerve IX), 미주신경(vagus nerve, cranial nerve X)의 작은 감각신경종말들로 구성된다.

일부 세포들은 그것들의 경계면에서 매우 가느다란 미세융모가 관찰되는데, 이것은 상피세포의 미세구멍을 보호하는 역할을 한다(그림 8-24). 감각수용기들은 타액에 용해되어 구멍으로 들어오는 화학물질에 의해 자극된다. 신경충동은 혀인두신경, 얼굴신경, 미주신경에 의해 발생된 후, 숨뇌와 시상에서 연접을 이루고 최종적으로 맛을 지각하는 대뇌겉질 마루엽의 미각영역에 주행하게 된다(그림 7-20 참조).

미각생리학

미각의 4가지 기본적 감각은 단맛, 신맛, 쓴맛, 짠맛이다. 그러나 맛의 지각은 아주 다양하기 때문에 지나친 일반화에 의한 오류일 수 있다. 대부분 느끼는 맛은 쉽게 분류될 수 없다. 그러나 일부 맛은 혀의 특정부에 있는 맛봉오리를 지속적으로 자극하게 된다.

- 단맛과 짠맛은 주로 혀 끝에서 느껴진다.
- 신맛은 혀의 옆쪽에서 느껴진다.
- 쓴맛은 혀의 뒤쪽에서 느껴진다.

미각은 타액 분비와 위액의 분비를 일으킨다(12장 참조). 또한 보호 기능이 있다. 즉, 4가지 맛을 내는 음식을 먹을 때, 구토반사나 메스꺼움을 유도할 수 있다.

용액상태의 물질만 맛을 느낄 수 있기 때문에, 입이 마를 때에는 미각이 손상된다.

6. 노화가 특수감각에 미치는 영향

학습목표

이 단원의 학습을 통해서 다음을 이해할 수 있다.

- 노화가 특수감각에 미치는 영향을 설명할 수 있다.

노화에 따른 자연스러운 청각과 시각의 변화는 지극히 일반적이며, 보통 미각과 후각이 떨어지게 된다. 후각 수용체의 수가 약 50세경에 감소하게 되면서 맛에 대한 감각 또한 떨어지게 되는데, 이 때문에 같은 음식을 두고도 어린이들은 맵다고 여기는 반면에 나이든 사람들은 싱겁다고 느끼게 된다. 마찬가지로, 나이든 사람들은 약한 냄새는 맡지 못할 수도 있다. 노화에 따른 청각과 시각의 변화는 다음과 같다.

노인성 난청

노인성 난청은 나이든 사람에게서 흔하다. 나선기관의 감각세포들의 퇴행성 변화는 청력 감퇴를 가져온다. 보통 초기에는 고주파 소리를 인지하는 것이 힘들어지고, 그 다음에 저주파 소리를 인지하는 것이 힘들어진다. 시끄러운 곳에서 대화를 이어나가는 것과 같이 소리를 구별하는 것이 힘들어진다.

시각

노화에 따른 일반적인 증상으로는 노안과 백내장을 들 수 있다.

노안

나이가 들면서 수정체는 탄력을 잃고 굳어져 조절을 제대로 하지 못하게 된다. 그러면 망막에 초점이 제대로 맺히지 않아 물체가 뿌옇게 보인다. 이런 경우, 볼록렌즈로 교정하여 독서와 같이 가까이 있는 사물을 보는 것을 보조할 수 있다.

백내장(그림 8-25)

백내장은 수정체가 불투명해졌을 때 나타난다. 약한 빛은 투명도가 떨어지는 수정체를 잘 통과하지 못하기 때문에 나이든 사람들은 밤눈이 어둡고, 독서를 할 때도 더 밝은 빛을 필요로 하게 되는 것이다. 자외선, 엑스레이, 담배 연기 등에 많이 노출되면 나이가 들었을 때 백내장이 더 잘 일어나게 된다. 그 외에도 다양한 원인들에 의해 백내장이 발생된다.

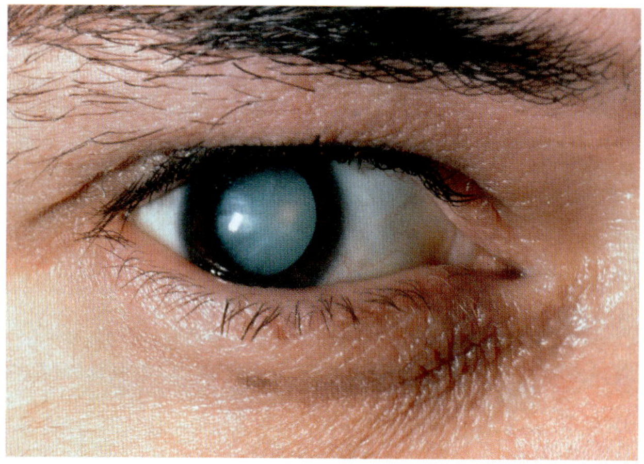

그림 8-25 백내장

7. 귀의 질환

학습목표

이 단원의 학습을 통해서 다음을 이해할 수 있다.

- 전도성 청각소실과 신경감각성의 전도소실의 비교, 구별
- 귀 질환의 병인과 영향

청각소실

청각손상은 두 가지의 주된 범주 즉, '전도성'과 '신경감각성'으로 분류될 수 있다. 주된 병인은 Box 8-1에서 볼 수 있다. 또한 청각손상은 귀에서 전도성 청각소실과 신경감각성 전도소실이 동시에 발병했을 때, '혼합형'으로 분류할 수도 있다.

전도성 청각손상

비정상적인 바깥귀나 가운데귀가 타원창으로 진행되는 소리의 전도를 저해시킬 때, 음파의 전달이 감소되어 발생한다.

이경화증. 젊은 성인에게 자주 발생하는 진행성 청각전도소실질환으로, 한쪽성보다는 양쪽성으로 더 자주 발생한다. 대개 유전성이고, 남성보다 여성에 더 자주 발생하며, 임신 중에 더 악화되는 경향이 있다. 비정상적인 뼈가 안뜰창에서 합쳐지는 등자뼈의 아래 부위 주위에서 증식하여, 고실을 가로지르는 음파의 전달능력을 감소시키게 된다.

장액성 중이염. 아교귀(glue ear) 또는 분비성 중이염(secretory otitis media)라고도 불리며, 가운데귀에 체액이 차는 것으로, 다음을 초래할 수 있다.

Box 8-1 청각소실의 주요 원인

전도성 청각손상	신경감각성 청각손상
• 급성 중이염	• 귀지(earwax) 또는 외부 물질의 영향
• 장액성 중이염	• 노인성 난청
• 만성 중이염	• 소음공해
• 기압장애	• 선천성
• 이경화증	• 메니에르증
• 외이도염	• 이독성 약물(예: 아미노글리코사드계 항생물질, 이뇨제, 화학요법)
• 고막의 손상	• 감염(예: 볼거리, 대상포진, 뇌수막염, 매독)

- 귀인두관 폐쇄. 인두부종, 아데노이드 비대, 종양
- 압력 손상(비행기 하강 시)
- 급성 중이염

가운데귀에 존재하던 공기가 흡수되어 음압이 발생하면서 고막함몰이 일어나게 된다. 그러면 주변 혈관에 있던 체액이 압력이 낮은 공간으로 유입되면서 전도난청이 나타난다.

성인은 청각이 소실되고, 보통 고통은 없으면서 귀가 막히게 된다. 또한, 이러한 현상은 말을 하기 전의 어린 아이에게서 청력 손상을 일으키는 주된 이유가 된다. 이 경우, 언어 능력의 습득이 지연되고, 발달과정 중 중요한 단계를 제대로 밟지 못하게 된다. 이차적 감염은 성인이나 어린이 모두에게서 이러한 증상과 합쳐져 나타날 수 있다.

신경감각성(지각성) 청각손상

중추신경계나 안쪽귀질환, 즉 달팽이, 안뜰신경의 달팽이부, 대뇌의 청각영역의 질환으로 인해 발병한다. 대개 시끄러운 소리는 인지하나 여러 소리들을 구별할 수 없다.

선천성 신경감각성 청각손상의 위험인자들은 다음과 같다.

- 가족력
- 자궁 내 바이러스에 노출. 즉, 모체 풍진(maternal rubella)
- 출산 시 급성 저산소증

메니에르증

메니에르증은 팽대부와 달팽이부의 감각신경이 파괴된 막미로 내에서 팽만과 압력 증가가 발생하여 내림프액이 축적되는 질환이다. 대개 초기에는 한쪽에 발병하지만, 이후에 양쪽으로 악화될 수도 있다. 병인은 아직 규명되지 않았다. 메니에르증은 무력성 현기증, 헛구역질, 구토와 연관된 몇 시간 동안 지속되는 재발성 증상이 나타난다. 증상의 진정 기간은 며칠에서 몇 달까지 다양하다. 증상의 활성 중에는 손상된 쪽의 귀에 소리가 울리는 느낌이 발생한다(이명, tinnitus). 청력의 소실이 증상발현 중에 있을 수 있고, 코르티나선기관이 파괴될 때 영속적인 청력손상이 여러 해에 걸쳐서 점진적으로 발현된다.

노인성 난청

(214p 참조)

귀의 감염

바깥귀염

포도알균(staphylococcus aureus)에 의한 감염은 귓구멍(auditory canal) 국소염증의 주원인이다. 장시간의 습한 환경의 노출, 박테리아, 진균, 알레르기반응(비듬, 비누, 헤어스프레이, 머리 염색약 등에 의한)에 의해 염증은 더 전신으로 확산될 수 있다.

급성 가운데귀염

대개 귀구멍을 경유한 위쪽 기도의 감염으로부터 비롯되어 미생물이 위쪽 방향으로 확산되면서 발병하는 고실의 염증이다. 아동에게 아주 흔하게 발병하고, 극심한 귀의 통증을 동반한다. 가끔 고막 내의 작은구멍(perforation)을 통하여 바깥귀에서부터 안쪽공간으로 확산된다.

미생물 감염은 고름의 축적과 고막의 바깥방향돌출(outward bulging)의 원인이 된다. 간혹 고막파열이 발생하기도 하고, 귀에서 고름이 흘러내리기도 한다. 감염의 확산은 꼭지돌기염(유양돌기염, mastoiditis), 미로염(labyrinthitis)을 초래할 수 있다. 관자뼈의 바위 부분은 매우 얇기 때문에, 감염은 뼈를 통하여 확산될 수 있고, 수막염(meningitis)과 뇌농양(brain abscess)의 원인이 된다.

만성 가운데귀염

이 질환은 급성 가운데귀염의 재발, 불완전한 치료, 방치 등으로 인해 발생하거나, 역학적 혹은 경적 손상으로 인해 발병하는 고막이 영구적으로 파열된 상태이다. 치유과정 동안, 바깥귀로부터 중층화된 상피는 간혹 중이 내로 진주종(cholesteatoma)을 형성하며 증식할 수 있다. 이는 박리된 상피세포와 화농성 물질의 혼합물이다. 진주종의 지속적인 발육은 다음의 현상을 초래한다.

- 귓속뼈의 파괴와 전동성 청력상실
- 가운데귀 최고 부위의 침식과 수막염
- 안쪽귀에 감염이 확산되어 미로염을 유발 (아래 내용 참조)

미로염

진주종으로부터 샛길이 증식되면서 발병하는 가운데귀 감염의 합병증이다(위의 내용 참조). 현기증, 헛구역질, 구토, 눈동자진탕증이 동반된다. 나선기관이 파괴되는 일부 사례에서, 손상된 쪽의 귀에 심한 신경감각성 청력소실의 갑작스러운 발병의 원인이 된다.

멀미

반복적인 동작은 반고리관과 안뜰기관에 과도한 자극을 주게 되어, 일부 사람들에게 헛구역질과 구토를 발생시킨다.

8. 눈의 질환

학습목표

이 단원의 학습을 통해서 다음을 이해할 수 있다.

- 안질환의 병리학적 변화와 영향

염증성 질환

다래끼(맥립종)

눈꺼풀 가장자리의 눈꺼풀판이나 지방샘의 통증을 수반하는 급성 세균감염 질환이다. 다래끼의 발병은 인근에 위치한 샘의 국소적 확산에 의한다. 눈꺼풀판의 감염은 샘의 관을 폐쇄하여 각막에 손상을 줄 수 있는 주머니조직을 형성(산립종)한다. 대부분의 감염 유기체는 포도알균이다.

눈꺼풀염증(안검염)

눈꺼풀의 만성 염증질환으로, 대개 미생물이나 포도알균 감염, 지루(지방선의 과도한 분비, seborrhoea)와 같은 알레르기에 의해 발병된다. 만약 궤양이 발생한다면, 섬유화에 의한 치유가 눈꺼풀의 모양을 변화시켜 눈이 완전히 감기는 것을 막고, 그 결과 눈동자 건조, 결막염, 각막궤양을 초래할 수도 있다.

결막염

결막의 염증은 흡연, 먼지, 바람, 추위, 건조한 공기, 미생물, 항원 등에 의해 발병될 수 있다(그림 8-26). 각막궤양은 아주 드문 합병증이다(아래의 내용 참조).

미생물 감염(microbial infection). 매우 전염성이 강하고, 일반적으로 포도알균, 사슬알균, 폐렴구균, 헤모필러스균(haemophilus)의 영향에 의해 성인에게 발병한다.

신생아 결막염(neonatal conjunctivitis). 출생 후 28일 내에

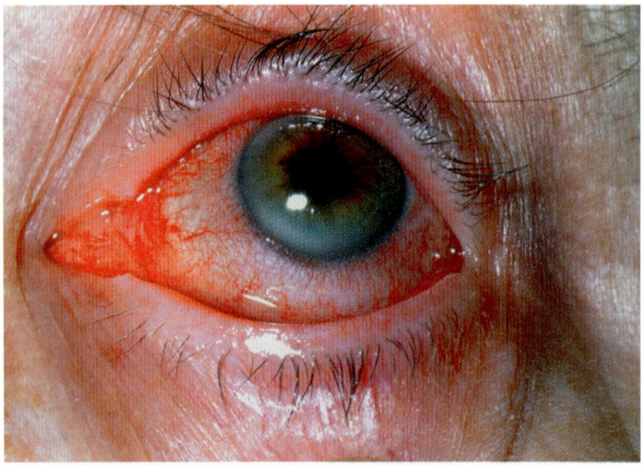

그림 8-26 결막염

발병하는데, 임질균, 클라미디아, 헤르페스에 의해 주로 발병한다. 대개 출산 중에 미생물이 신생아의 눈을 감염시켜 발병된다. 감염은 각막궤양을 초래할 수 있다(아래 내용 참조).

알레르기성 결막염(allergic conjunctivitis). 건초열의 합병증일 수도 있다. 또는 다양한 공수항원(airborne antigen; 먼지, 꽃가루, 진균포자, 비듬, 화장, 헤어스프레이, 비누 등)에 의해 발병할 수 있다. 간혹 질환이 만성화로 진행하기도 한다.

각막궤양

각막조직의 국소적인 괴사로, 대개 외상(찰과상)을 수반하는 각막감염(keratitis)이다. 결막과 눈꺼풀로부터 확산된 감염에 관련된다. 감염의 일반적인 원인균은 사슬알균, 폐렴구균 등이다. 급성 통증, 감염(각막의 발적), 광선혐기증, 낙루가 급성기 동안 시야를 방해한다. 심한 경우에는 궤양의 확산이나 천공, 섬유화에 의한 치유과정에서 각막이식이 요구되는 각막혼탁의 원인이 될 수 있다.

녹내장

홍채와 앞쪽눈방의 각막 사이의 각에서 공막정맥동굴(슐렘관)을 통해 눈방수가 배출되지 않아 눈안쪽압력이 상승되면서 발생하는 질환군이다(그림 8-8). 항진된 눈안쪽압력의 지속은 시각신경에 다음의 악영향을 미친다.

- 역학적 압박
- 압박이 혈액 공급을 차단하여 발생하는 허혈

시각신경이 손상되면 시각손상을 초래하는데, 시각의 일부손상에서부터 시각의 완전소실까지 증상 확산의 정도는 다양하다.

원발성 녹내장

만성 각개방 녹내장(chronic open-angle glaucoma). 점진적인 시력소실을 동반하고, 점진적으로 눈안쪽압력이 상승하는, 통증이 없는 질환이다. 초기에는 주변시력이 소실되지만, 중심시력만 잔존할 때까지는 잘 구분할 수 없다. 질환이 진행되면, 시각신경유두의 위축이 발생하여 비가역적인 시력소실을 초래한다. 대개 양쪽성으로 발병하고 대부분 40대 이상에서 발병한다. 발병원은 불분명하나, 가족력과 연관이 있다.

급성 각폐쇄 녹내장(acute closed-angle glaucoma). 대부분 40대 이상에서 발병하고 대개 한쪽성으로 발병한다. 인간이 살아가면서 수정체는 점진적으로 크기가 증가되면서 홍채를 전방으로 밀게 된다. 어두운 빛에서 동공이 확장될 때 느슨한 홍채는 여전히 앞쪽 방향으로 멀리 돌출되면서 각막과 접촉이 발생하게 되는데, 이것이 공막정맥동굴(슐렘관)을 폐쇄하여 눈안쪽압력을 급상승시키게 된다. 갑자기 발생하는 심한 통증, 광선혐기증, 누루, 시력소실이 급성 증상 발현 시 동반된다. 만약 홍채를 밝은 빛에 노출시켜 동공을 수축시키고 공막정맥동의 압력을 낮춘다면, 증상은 자연스럽게 환원된다. 증상발현이 반복되면, 자연스러운 회복은 불완전해지고 시력이 점진적으로 손상될 것이다.

만성 각폐쇄 녹내장(chronic closed-angle glaucoma). 증상이 없이 눈안쪽압력의 상승을 초래하는 질환이다. 초기에는 시신경유두의 위쪽으로 인해 주변시력이 악화되고, 이후에 시력소실을 초래한다.

선천성 녹내장(congenital glaucoma). 이 질환은 눈방수의 비정상적인 증식이 관찰되는데, 유전에 의하거나 임신 초기에 풍진감염에 의해 발생하게 된다.

속발성 녹내장

가장 흔한 원발성 질환은 유착을 형성하는 전포도막염이다(위의 내용을 참조). 다른 원발성 유발질환은 내안종양, 백내장의 확산, 망막중심정맥의 폐색, 눈의 외상이다.

사시(사팔눈)

양쪽 눈동자의 망막 상응부에 동일한 사물의 상을 투영시키기 위해, 동시에 움직이는 눈동자의 장애이다. 한쪽 눈동자만 관찰된 사물을 향하고, 반대쪽 눈동자는 다른 어딘가를 향하게 된다. 그 결과 하나의 통합된 사물상 대신, 뇌에 각 눈동자에서부터 2개의 사물상이 보내진다. 이는 편향적인 바깥눈근육의 약화와 바깥눈근육을 지배하는 뇌신경(III, IV, VI)의 손상이 원인이다. 사시는 복시를 발생시키지만, 대부분의 경우에는 사시눈에 의해 투영되는 사물상은 뇌에 의해 진정된다.

눈의 노화

(215p 참조)

백내장

수정체가 불투명해지는 질환으로, 노화에 의해서나 선천적으로 발병하고, 양쪽성과 한쪽성 모두 발병할 수 있다. 노화성 백내장은 대게 지외선, 엑스선, 담배연기, 당뇨, 눈동자 외상, 포도막염, 부적절한 치료(스테로이드, 크로플로마진) 등의 다양한 원인에 대해 노출될 때, 나이가 들어가면서 발병하게 된다. 선천성 백내장은 유전적 이상, 즉 다운증후군이나 풍진과 같은 임신 초기 중 모체감염으로 인해 발병한다. 영구적인 시력소실을 예방하기 위해 조기치료가 요구된다.

망막증

혈관성 망막증

망막중심동맥(central retinal artery)이나 망막중심정맥의 폐색이 통증이 없는 한쪽성 시력소실을 초래한다. 동맥폐색은 일반적으로 죽상판(atheromatous plaque), 심장안쪽막염(endocarditis)에 의한 색전에 의해 발병하고, 정맥폐색은 대개 녹내장, 당뇨, 고혈압, 혈액점성의 증가에 의한 눈안쪽압력의 상승에 의해 발병한다. 이때 망막정맥이 부풀어지면서 망막출혈(retinal haemorrhage)이 발생한다.

당뇨성 망막증

제1형 당뇨(IDDM)와 제2형 당뇨(NIDDM)로 인해 발병하고, 선진국에서는 30~65세 사이의 성인이 실명하게 되는 주원인이다. 망막혈관의 변성이 고혈당증기간(duration of hyperglycaemia)에 발생하여 점차 악화된다. 모세혈관의 미세동맥류가 발생하여, 이후에 혈관의 증식이 동반된다. 출혈, 섬유화, 속발성 망막박리증이 발생하여 망막변성과 시력소실을 초래할 수도 있다.

미숙아 망막증

후수정체 섬유증식증(retrolental fibroplasia)으로 알려진 이 질환은 미숙아에게 영향을 미친다. 알려진 위험요소는 32주 이전 출산, 1,500g 미만의 출산 시 체중미달, 산소요법의 시행, 무호흡, 패혈증 등이다. 망막혈관의 비정상적인 증식이 있고 유리체 내에 섬유혈관조직이 형성되면서 빛의 전달이 방해를 받는다. 심한 경우에는, 유리체 내에 출혈이 발생하여 망막박리와 시력소실이 초래될 수도 있다.

망막박리증

눈물이나 망막구멍(hole in the retina)을 통해 체액이 망막과 맥락막 사이 또는 망막세포층 사이에 스며들어 축적되면서 통증 없이 발병한다. 초기에는 국소적으로 발병하지만, 체액이 축적되면서 박리범위는 확산된다. 눈앞에 반점이 형성되면서 빛의 유입을 방해하고, 이로 인해 감각수용기의 비정상적인 자극과 점진적인 시력소실을 초래한다. 대부분의 경우, 원인은 불분명하지만 눈동자나 머리의 외상, 종양, 출혈, 안압의 감소로 인한 백내장 수술, 당뇨성 망막증이 연관될 수 있다.

색소성 망막염

망막의 변성을 동반하는 유전성 질환으로, 주로 막대세포에 영향을 미친다. 특히 어두운 빛에 대한 시력손상이 유아기에 발생하여 시야협착을 초래하고, 결국 시력이 소실된다.

종양

맥락막 흑색종

눈에서 발병하는 가장 흔한 종양이고, 40~70대에 주로 발생한다. 종양이 상당이 진척되어 망막박리나 속발성 녹내장을 초래하기 전까지는 시력은 영향을 받지 않고 정상상태를 유지한다. 종양은 맥락막 안에서 국소적으로 확산되고, 주로 혈액을 통하여 간으로 위치가 이동된다.

망막 모세포종

배아망막세포(embryonic retinal cell)로부터 발생하는 종양이다. 드물지만 가족력이 있다. 대개 4세 이전에 명백히 관찰할 수 있고, 양쪽성으로 발병할 수 있다. 사시와 눈동자가 확장되는 증상을 보인다. 종양이 증식하게 되면, 시력 손상이 발생하고 동공이 창백해진다. 유리체에서는 국소적으로 확산되어 시각신경을 따라 증식하고 뇌를 침범한다.

9. 눈의 굴절 이상

학습목표

이 단원의 학습을 통해서 다음을 이해할 수 있다.

- 눈의 굴절 이상이 렌즈교정에 의해 극복되는 과정

정상적인 눈의 경우, 가까운 사물과 먼 사물로부터 빛은 망막상에 초점을 형성한다(그림 8-27).

근시(myopia; nearsightedness)는 눈동자가 너무 길어서 먼 거리의 사물상이 망막의 앞에서 초점을 형성하는 경우로(그림 8-27 B), 가까운 거리의 사물상은 정상적으로 초점을 형성하지만, 멀리 있는 사물은 흐리게 보인다. 오목렌즈로 교정할 수 있다(그림 8-27 D).

원시(hypermetropia; farsightedness)는 눈동자가 너무 짧아서 가까운 거리의 사물상이 망막의 뒤에서 초점을 형성하는 경우로(그림 8-27 C), 먼 거리의 사물상은 정상적으로 초점을 형성하지만, 가까운 거리의 사물은 흐리게 보인다. 볼록렌즈로 교정할 수 있다(그림 8-27 E).

난시(astigmatism)는 각막이나 수정체에 비정상적인 만곡이 발생하여 망막의 초점형성을 방해하는 경우인데, 원주렌즈로 교정할 수 있다. 근시, 원시, 노안(presbyopia)과 함께 관찰될 수도 있다.

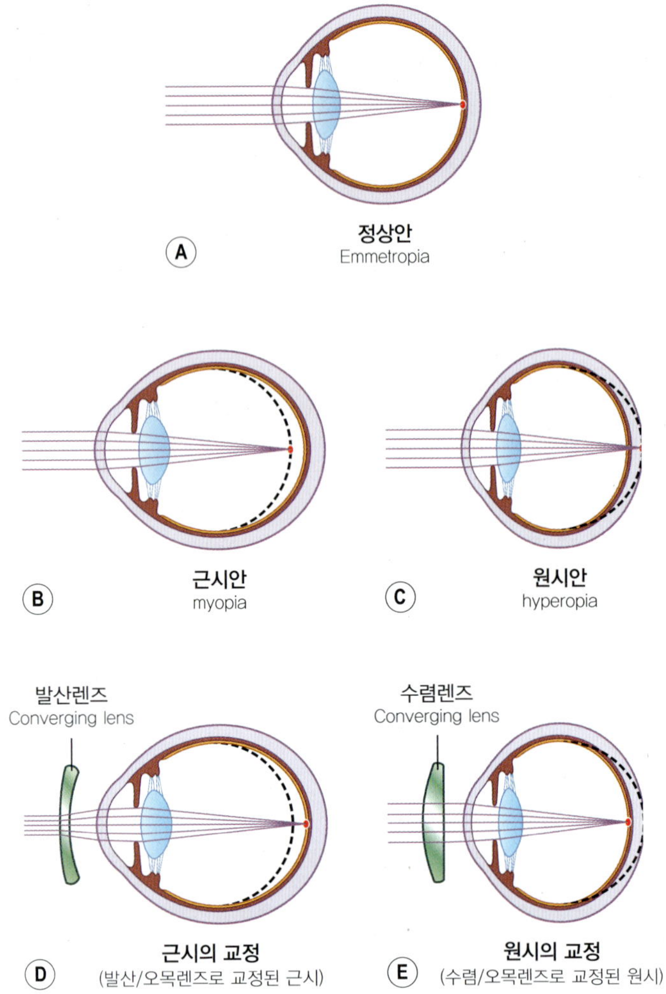

그림 8-27 눈의 일반적인 굴절 이상과 교정렌즈

CHAPTER 9

내분비계

The endocrine system

내분비계는 서로 간에 해부학적으로 직접적인 연결이 없는, 전신에 산재되어 분포하는 샘(선, gland)들로 구성된다(그림 9-1). 내분비샘은 모세혈관으로 둘러싸인 분비세포들로 구성되어 있고, 분비세포에서는 호르몬을 생산하여 혈액으로 분비한다. 호르몬은 관을 거치지 않고 곧바로 혈액으로 확산하여 이동하는데, 혈액으로 분비된 호르몬은 멀리 떨어진 곳에 있는 표적장기와 조직에 운반되어 세포의 성장과 대사에 영향을 미친다.

인체 내부의 항상성은 자율신경계와 내분비계에 의해서 유지된다. 자율신경계는 급속한 변화에 대하여 반응하고, 호르몬은 좀 느리고 보다 더 정교한 조절이 필요한 반응에 관여한다.

내분비계는 각기 다른 장기에서 특징적인 샘조직과 몇몇 조직이 많이 모여 이루어진다. 시상하부가 내분비관이 아닌 뇌의 일부분으로 분류된다 하더라도 뇌하수체의 기능을 조절하고 간접적으로 다른 내분비기관들의 기능에 영향을 미치고 있다.

난소와 고환은 사춘기 이후 생식기와 관련된 호르몬을 분비한다. 그 기능은 18장에 설명되어 있다.

호르몬이 표적세포에 도달하면 특정 부위에 위치한 수용체와 결합하여 세포 내 화학반응과 대사과정에 영향을 미친다. 펩티드 호르몬의 수용체는 세포막에 존재하며, 지질성분의 호르몬은 수용체가 세포 내에 존재한다(Box 9-1).

혈중 호르몬의 농도는 정상 범위 내에서 변하며, 스스로 조절된다. 특정한 자극에 의해 호르몬이 분비되면 보통 음성 되먹임 기전에 의하여 분비된 호르몬의 작용이 역전되거나 자극이 소멸된다. 이러한 기전은 스테로이드와 갑상샘 호르몬처럼 시상하부와 뇌하수체 앞엽의 호르몬 분비가 간접적으로 조절되거나, 인슐린과 글루카곤처럼 혈중 농도

Box 9-1 지질 성분 호르몬과 펩티드 성분 호르몬

지질 성분 호르몬	펩티드 성분 호르몬
스테로이드	아드레날린(에피네프린)
예: 당류코르티코이드	노르아드레날린(노르에피네프린)
염류코르티코이드	
갑상샘 호르몬	인슐린
	글루카곤

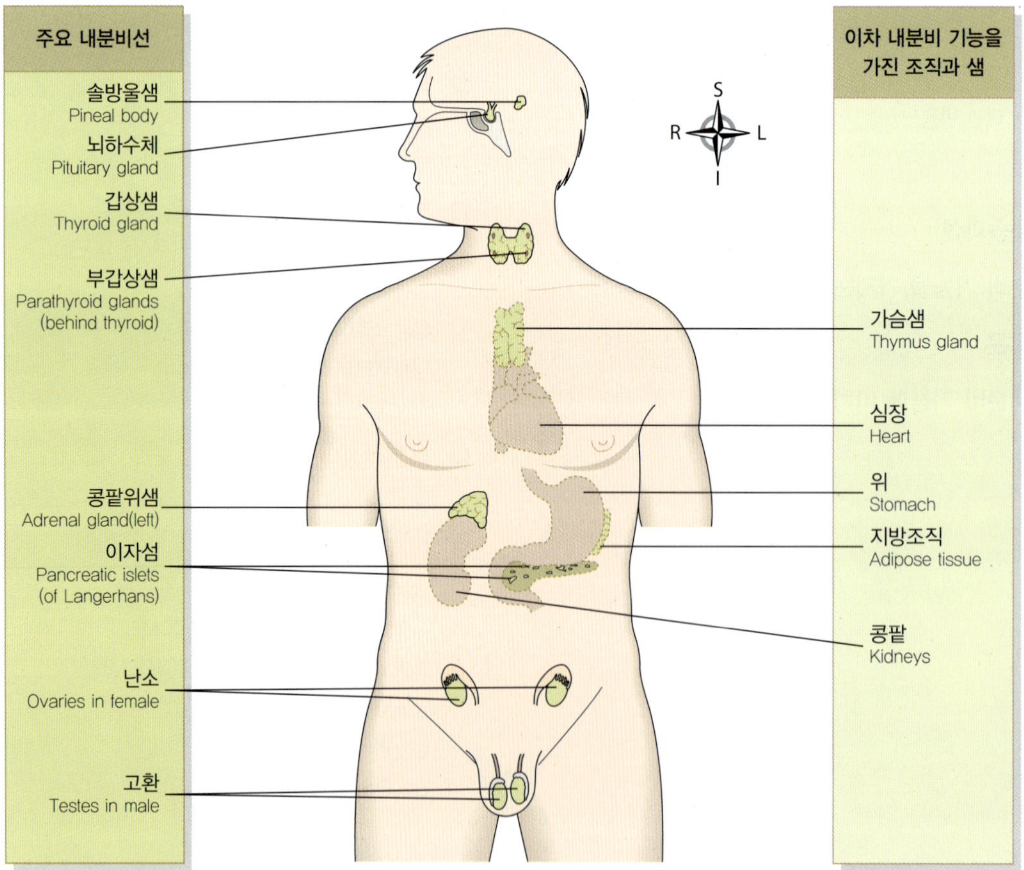

그림 9-1 내분비샘의 위치

에 의해 직접적으로 조절되기도 한다.

양성 되먹임 기전은 자극이 증폭되어 특별한 과정이 끝나고 자극이 멈출 때까지 호르몬의 분비가 계속 증가하는 경우인데, 분만 중 옥시토신의 분비가 그런 경우이다.

특별한 작용을 하는 호르몬 이외에 부분적으로 작용하는 호르몬들도 있는데, 이들은 이 장의 마지막에 간단히 설명하였다.

1. 뇌하수체와 시상하부

학습목표

이 단원의 학습을 통해서 다음을 이해할 수 있다.

- 시상하부와 뇌하수체의 구조
- 시상하부가 뇌하수체에 미치는 영향
- 뇌하수체 앞엽과 뒤엽에서 분비되는 호르몬들의 작용

뇌하수체와 시상하부는 하나의 단위처럼 대부분의 다른 내분비샘의 활성을 조절한다.

뇌하수체는 시상하부 아래에 나비뼈(접형골, sphenoid bone)의 뇌하수체오목에 위치한다. 뇌하수체는 약 0.5g의 콩알 크기인 타원형 기관으로 발생 기원이 서로 다른 세 가지 종류의 세포로 이루어져 있다(그림 9-2). 뇌하수체 앞엽(선뇌하수체)은 인두에서 기원한 샘상피세포가 자란 것이고, 뒤엽(신경뇌하수체)은 뇌에서 기원한 신경조직이 자란 것이다. 시상하부와 뇌하수체 뒤엽 사이의 신경섬유들은 그물처럼 엉켜 있다. 이들 엽 사이에 얇은 띠 모양의 중엽이 있는데, 그 기능은 아직 알려져 있지 않다.

혈액 공급

동맥혈액. 속목동맥(내경동맥, internal carotid artery)에서 분지되어 혈액을 공급받는다. 앞엽은 시상하부의 모세혈관계를 통해 이미 들어온 혈액을 간접적으로 공급받고 뒤엽에는 직접 공급된다.

정맥유출. 뇌하수체 앞엽과 뒤엽에서 나온 혈액은 호르몬을 함유하여 경질막층 사이의 정맥동굴로 들어가는 짧은 정맥을 따라 나온다.

시상하부가 뇌하수체에 미치는 영향

시상하부가 뇌하수체의 호르몬 분비에 대해 미치는 영향은 뇌하수체 앞엽과 뒤엽이 서로 다르다.

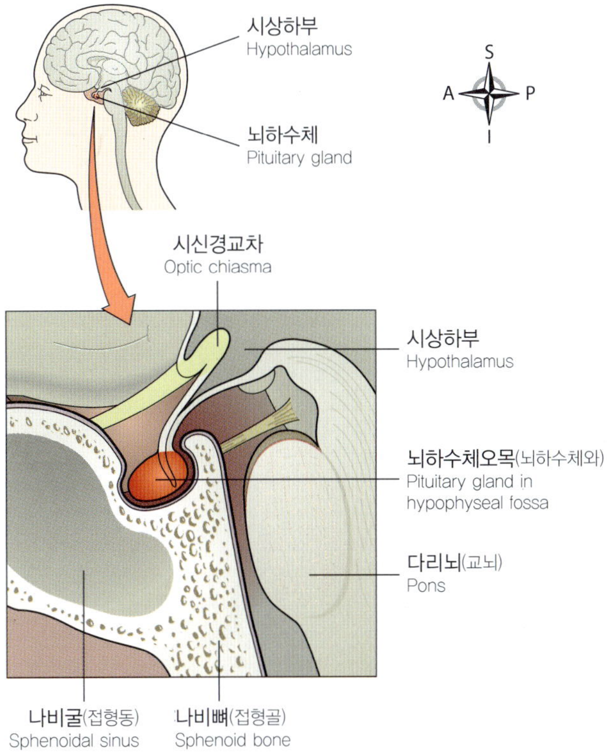

그림 9-2 뇌하수체의 위치와 구조

뇌하수체 앞엽. 뇌하수체 앞엽은 시상하부의 모세혈관계를 통해 들어온 동맥혈액이 간접적으로 제공된다(그림 9-3 A). 시상하부에서 뇌하수체 앞엽으로 혈액을 운반하는 혈관들은 뇌하수체 문맥계(pituitary portal system)를 이루어 혈관벽이 얇은 굴모세혈관으로 들어가며, 분비세포와 매우 가까이에 존재한다. 이때 혈액은 산소와 영양분을 공급할 뿐만 아니라 시상하부에서 분비하는 분비 호르몬(releasing hormone)과 억제 호르몬(inhibiting hormone)을 운반한다. 이들 호르몬은 뇌하수체에서 생산되는 다른 호르몬의 분비에 영향을 준다. 분비 호르몬과 억제 호르몬은 표 9-1에 나타낸 뇌하수체 앞엽에서 특정 호르몬의 분비를 촉진하기도 하고 억제하기도 한다.

뇌하수체 앞엽

뇌하수체 앞엽에서 분비되는 몇몇 호르몬은 표적조직에 직접적인 영향을 미치는 다른 내분비샘의 분비를 촉진하거나 억제한다. 표 9-1에 시상하부의 호르몬과 뇌하수체 앞엽과 표적샘 또는 표적기관 간의 주요 관계를 요약하여 나타내었다.

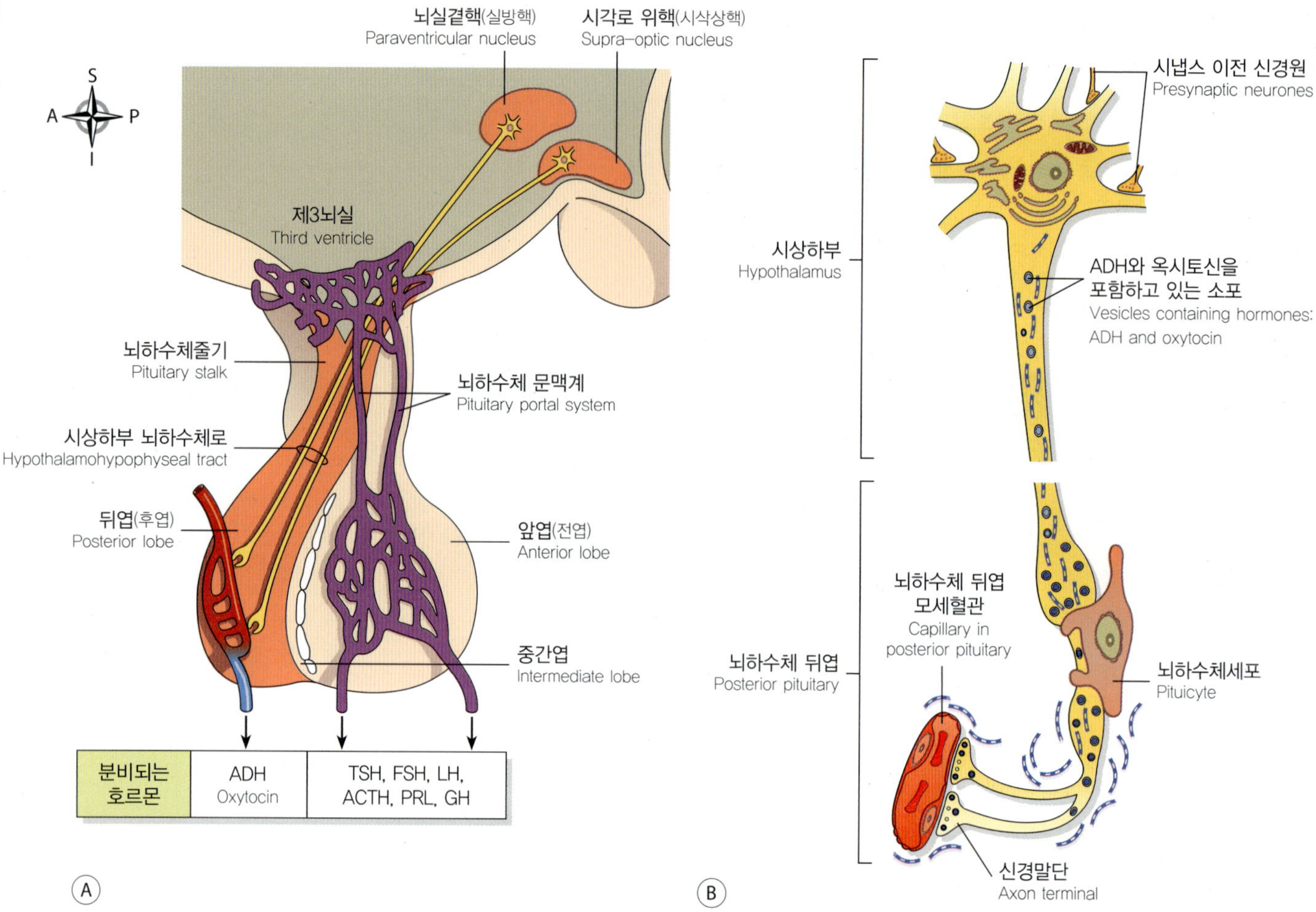

그림 9-3 뇌하수체. A. 뇌하수체 엽과 시상하부의 관계 **B.** 항이뇨 호르몬과 옥시토신의 합성과 저장

시상하부에서 분비되는 특정 분비 호르몬(releasing hormone)은 뇌하수체 문맥계를 통하여 샘에 전달되어 뇌하수체 앞엽에서 호르몬 분비를 촉진한다. 이러한 기전은 음성 되먹임 기전에 의해 통제된다. 시상하부에 공급되는 호르몬의 혈중 농도가 낮으면 시상하부에서 분비 호르몬을 분비하게 되고, 이 분비 호르몬은 뇌하수체 앞엽에서 촉진호르몬(trophic hormone)의 분비를 촉진한다. 그 결과 표적샘(target gland)을 자극하여 해당 호르몬 분비가 촉진된다(**그림 9-4**).

성장 호르몬(GH)

성장 호르몬은 뇌하수체 앞엽에서 생산되는 호르몬 중 가장 풍부하다. 성장 호르몬은 대부분의 세포에서 성장과 증식을 촉진하지만 특히 뼈와 뼈대근육의 성장과 증식을 촉진한다. 성장 호르몬은 소아기와 사춘기 때 작용하며 그 이후 성장 호르몬의 분비는 뼈와 뼈대근육을 유지하게 한다. 또한 많은 장기들, 예를 들어, 간, 창자 및 이자에서 다양한 대사를 조절한다. 단백질 합성과 지방 분해를 촉진하고 혈당 농도를 증가시킨다(12장 참조).

성장 호르몬의 분비는 시상하부에서 분비되는 성장 호르몬 분비 호르몬(growth hormone releasing hormone, GHRH)에 의해 촉진되고 소마토스타틴 같은 성장 호르몬 분비억제 호르몬(growth hormone release inhibiting hormone, GHRIH)에 의해 억제된다. 성장 호르몬은 수면 중에 분비가 촉진되며 또한 저혈당증, 운동, 불안에 의해 촉진된다. 하루 중 분비되는 양은 사춘기 때 최고치를 나타내고 그 후 나이가 들면서 감소한다. 성장 호르몬의 혈중 농도가 높아지면 음성 되먹임 기전에 의해 성장 호르몬의 분비가 억제된다. 또 시상하부에서 성장 호르몬 분비억제 호르몬이 분비되면 성장 호르몬의 분비가 억제된다. 또한 성장 호르몬은 갑상샘자극 호르몬(thyroid stimulating hormone, TSH)의 분비를 억제하고 위장관 분비, 예를 들

표 9-1 시상하부 및 뇌하수체 앞엽 호르몬과 표적기관

시상하부	뇌하수체 앞엽	표적샘 또는 표적기관
GHRH	GH	대부분의 조직 다양한 기관
GHRIH	GH 억제 TSH 억제	갑상샘(갑상선) 이자섬(췌장도) 대부분 조직
TRH	TSH	갑상샘(갑상선)
CRH	ACTH	부신겉질
PRH	PRL	유방
PIH	PRL	유방
LHRH or	FSH	난소와 정소
GnRH	LH	난소와 정소

GHRH: 성장 호르몬 분비 호르몬
GH: 성장 호르몬
GHRIH: 성장 호르몬 분비억제 호르몬
TRH: 갑상샘자극 호르몬 분비 호르몬
TSH: 갑상샘자극 호르몬
CRH: 부신겉질 호르몬 분비 호르몬
ACTH: 부신겉질자극 호르몬
PRH: 프로락틴 분비 호르몬
PRL: 프로락틴
PIH: 프로락틴 억제 호르몬
LHRH: 황체형성 호르몬 분비 호르몬
GnRH: 생식샘자극 호르몬 분비 호르몬
FSH: 난포자극 호르몬
LH: 황체형성 호르몬

면, 위산, 가스트린(gastrin)과 콜레시스토키닌(cholecystokinin)의 분비를 억제한다(12장 참조).

갑상샘자극 호르몬(TSH)

갑상샘자극 호르몬은 뇌하수체 앞엽에서 합성되고 시상하부에서 분비되는 갑상샘자극 호르몬 분비 호르몬(thyrotrophin releasing hormone, TRH)에 의해 분비가 촉진된다. 이 호르몬은 갑상샘의 성장과 활성을 촉진한다. 갑상샘에서는 티록신(thyroxine, T_4)과 삼요오드티로닌(triiodothyronine, T_3) 호르몬을 분비한다. 이들 호르몬은 이른 저녁에 가장 농도가 낮고 한밤중에 가장 농도가 높다. 이들 호르몬의 분비는 음성 되먹임 기전에 의해 조절된다. 혈중 갑상샘 호르몬의 농도가 높으면 갑상샘자극 호르몬의 분비는

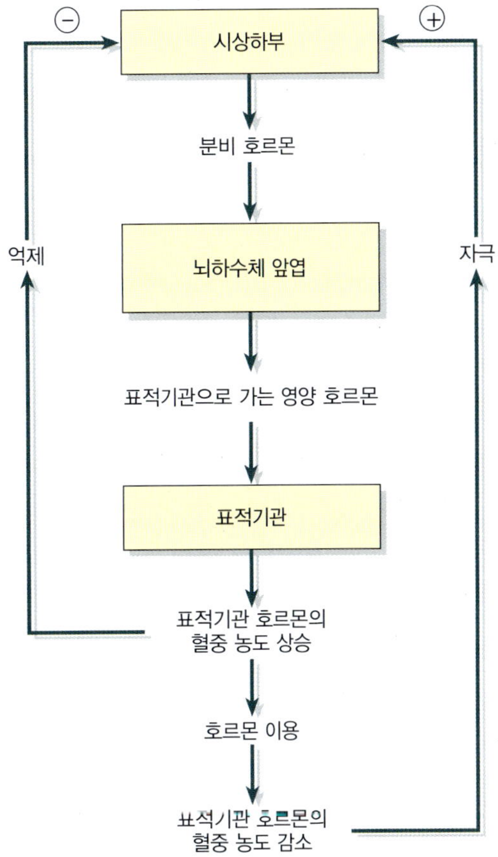

그림 9-4 뇌하수체 앞엽의 호르몬들의 음성 되먹임 기전

감소하며, 반대의 경우도 마찬가지이다(그림 9-4).

부신겉질자극 호르몬(corticotrophin, ACTH)

시상하부에서 부신겉질자극 호르몬 분비 호르몬(corticotrophin releasing hormone, CRH)이 분비되면 뇌하수체 앞엽에서 부신겉질자극 호르몬의 합성과 분비가 촉진된다. 이 호르몬은 부신겉질 내에 콜레스테롤과 스테로이드의 농도를 증가시켜 스테로이드 호르몬, 특히 코르티솔(cortisol)의 생산을 촉진한다.

부신겉질자극 호르몬의 농도는 가끔씩 낮과 오후 6시에 최고를 나타낼 때도 있지만 오전 8시경에 최고치를 나타내며, 한밤중에는 최저치로 떨어진다. 이러한 하루 중의 농도 변화는 일생 동안 지속된다. 이는 수면 형태와 관련이 있고 며칠에 걸친 변화, 예를 들면, 일을 하거나 시차가 다른 지역에서 여행을 하는 경우에는 조정이 필요하다.

이 호르몬은 음성 되먹임 기전에 의해 조절되므로, 혈중 부신겉질자극 호르몬의 농도가 증가하면 이 호르몬의 분비가 억제된다(그림 9-4). 저혈당, 운동, 감정상태, 발열과

같은 다른 자극요인들은 부신겉질자극 호르몬의 분비를 촉진한다.

프로락틴(prolactin, PRL)

이 호르몬은 젖 생산을 촉진하고 출산 직후 유방에 직접적인 영향을 미친다. 혈중 프로락틴 농도는 시상하부에서 분비되는 프로락틴 분비 호르몬(prolactin releasing hormone, PRH)에 의해 촉진된다. 또한 프로락틴의 혈중 농도가 증가하면 프로락틴의 분비가 저하되고 도파민(dopamine) 같은 프로락틴 억제 호르몬(prolactin inhibiting hormone, PIH)에 의해서도 프로락틴의 분비가 저하된다. 출산 후 젖을 빨게 되면 프로락틴의 분비와 젖 생산이 촉진된다. 혈중 프로락틴의 증가는 수유 중 임신의 가능성을 줄인다.

프로락틴은 에스트로겐, 코르티코스테로이드, 인슐린, 티록신과 함께 수유의 시작 및 유지에 관여한다. 프로락틴 분비는 수면과도 관련이 있는데, 수면 중에 분비가 증가한다. 정서적인 스트레스는 프로락틴 생산을 증가시킨다.

생식샘자극 호르몬

이 호르몬은 사춘기 이후에 생식샘자극 호르몬 분비 호르몬(gonadotrophin releasing hormone, GnRH)이라고도 불리는 황체형성 호르몬 분비 호르몬(luteinizing hormone releasing hormone, LHRH)에 의해서 뇌하수체 앞엽에서 두 개의 생식샘자극 호르몬이 분비된다.

- 난포자극 호르몬(follicle stimulating hormone, FSH)
- 황체형성 호르몬(luteinizing hormone, LH)

남성과 여성 모두. 남성과 여성 모두에서 난포자극 호르몬은 생식세포(난자와 정자)의 생성을 촉진한다.

여성. 황체형성 호르몬과 난포자극 호르몬은 여성의 생리주기에서 에스트로겐과 프로게스테론의 분비와 관련이 있다(그림 18-9, 그림 18-10 참조). 에스트로겐과 프로게스테론의 농도가 증가하면 황체형성 호르몬과 난포자극 호르몬의 분비는 감소된다.

남성. 황체형성 호르몬은 사이질세포자극 호르몬(간질세포자극 호르몬, interstitial cell stimulating hormone, ICSH)이라고도 불리는데, 고환에서 사이질세포를 자극하여 남성 호르몬인 테스토스테론(testosterone)의 분비를 촉진한다.

표 9-2는 뇌하수체 앞엽의 호르몬 분비를 요약하였다.

뇌하수체 뒤엽

뇌하수체 뒤엽의 구조와 시상하부의 관계는 앞에 설명되어 있다. 옥시토신(oxytocin)과 항이뇨 호르몬(antidiuretic hormone, ADH 또는 vasopressin)은 시상하부에서 생산되고 뇌하수체 뒤엽의 축삭말단에 저장된다(그림 9-3 B). 이들 호르몬은 내분비조직이 아닌 곳에 직접적으로 작용하고 시상하부의 자극에 의한 세포외유출(exocytosis)을 통해 분비가 촉진된다.

옥시토신

옥시토신이 출산 또는 출산 후에 자극하는 표적조직은 두 가지인데, 자궁 민무늬근과 젖 분비 유방 근육세포이다. 분만 중에 아기의 머리가 자궁목에 닿아 확장하게 되면 자궁목에 있는 신장감수체가 흥분하여 뇌하수체 뒤엽에서 혈액으로 옥시토신 분비를 증가시킨다. 감각흥분이 발생하면 시상하부에 전달되고 뇌하수체 뒤엽을 자극하여 옥시토신의 분비를 더욱 촉진하게 된다. 이로 인해 자궁 수축이 더

표 9-2 뇌하수체 앞엽에서 분비하는 호르몬 종류와 작용

호르몬	기능
성장 호르몬(GH)	대사 조절, 뼈와 근육의 조직 성장 촉진
갑상샘자극 호르몬(TSH)	갑상샘 활성과 성장자극과 T_3, T_4 분비
부신피질자극 호르몬(ACTH)	부신겉질에서 당류부신피질 호르몬을 분비하도록 자극
프로락틴(prolactin)	가슴에서 젖 생산을 자극
난포자극 호르몬(FSH)	고환에서 정자 생산을 자극, 난소에서 에스트로겐 분비 자극, 난포 성숙, 배란
황체형성 호르몬(LH)	고환에서 테스토스테론 분비 자극, 황체에서 프로게스테론 분비 자극

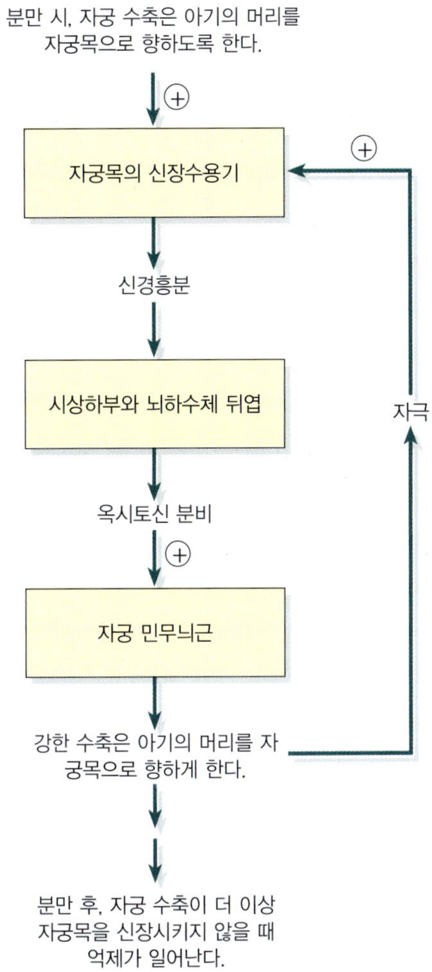

그림 9-5 양성 되먹임 기전을 통한 옥시토신 분비 조절

욱 강력해지고, 자궁목이 더욱 확장되어 아기의 머리가 더욱 아래로 향할 수 있도록 한다. 이는 양성 되먹임 기전이며, 아기가 태어나 확장되었던 자궁목이 급격히 줄어들면 그 즉시 중단된다(**그림 9-5**).

젖 분비과정 또한 양성 되먹임 기전에 의해 조절된다. 젖을 빨게 되면 감각의 자극이 유방에서 발생하여 시상하부로 전달된다. 이렇게 발생한 자극은 뇌하수체 뒤엽에서 옥시토신의 분비를 촉진하고 옥시토신은 샘세포와 젖을 분비하는 관 주변의 근상피세포의 수축을 촉진하여 젖을 분비하게 한다. 젖 빨기는 또한 프로락틴억제 호르몬(prolactin inhibiting hormone, PIH)의 분비를 억제하여 프로락틴의 분비를 연장하고 수유를 연장한다. 수유를 하지 않는 여성과 남성에서 프로락틴의 역할은 명확하지 않다.

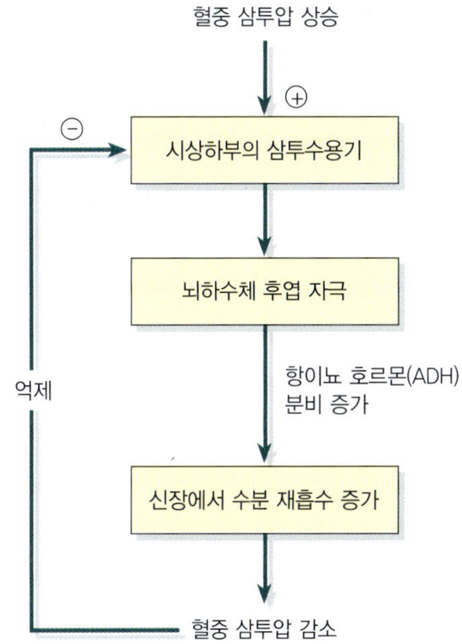

그림 9-6 음성 되먹임 기전을 통한 항이뇨 호르몬(ADH) 분비의 조절

항이뇨 호르몬(ADH)

항이뇨 호르몬의 주요 작용은 이뇨 억제(이뇨란 소변량이 증가하는 것을 말한다), 즉 소변 배출을 감소시키는 것이다. 항이뇨 호르몬은 콩팥단위(신단위, nephron)의 먼쪽곱슬세관(원위세뇨관)과 집합관에서 수분의 투과성을 증가시킨다. 사구체 여과액으로부터 수분의 재흡수를 증가시킨다(13장 참조).

항이뇨 호르몬의 분비량은 시상하부에 있는 삼투압 수용기에 감시되는 혈중 삼투압에 의해 조절된다. 예를 들면, 탈수와 출혈에 따라 삼투압이 증가하면 항이뇨 호르몬의 분비가 증가한다. 그러면 더 많은 물이 재흡수되고 소변 배출은 감소된다. 반대로 많은 양의 액체를 섭취하여 혈액의 삼투압이 낮으면 항이뇨 호르몬의 분비는 감소되어, 물의 재흡수가 줄어들고 더 많은 소변이 배출된다(**그림 9-6**).

심한 혈액 손실이 발생하면 고농도의 항이뇨 호르몬은 민무늬근(평활근)의 수축을 일으키는데, 특히 피부와 복부 장기의 혈관을 수축시킨다. 이러한 작용은 압력 효과(pressor effect)로서 전신 혈압을 증가시킨다. 그런 이유로 항이뇨 호르몬을 일컬어 바소프레신(vasopressin)이라고 부르기도 한다.

2. 갑상샘

학습목표

이 단원의 학습을 통해서 다음을 이해할 수 있다.

- 갑상샘의 위치와 관련 구조
- 갑상샘의 현미경적 구조
- 갑상샘 호르몬의 작용
- 갑상샘 호르몬 T_3와 T_4의 혈중 농도

갑상샘은 5~7번 목뼈와 1번 가슴뼈 높이에서 후두와 기관의 앞쪽에 위치한다(**그림 9-7**). 갑상샘은 섬유피막으로 둘러싸여 있고, 무게는 약 25g이며, 혈관이 풍부한 나비 모양의 샘이다. 두 개의 엽으로 구성되어 있고, 방패연골과 기관 위쪽의 연골환들로 이루어져 있다. 두 개의 엽은 기관 앞에서 좁고 잘록한 형태로 연결되어 있다.

각 엽은 길이 5cm, 폭 3cm 정도의 원뿔 형태이다.

갑상샘에 혈액을 공급하는 동맥은 위·아래갑상동맥이다. 위갑상동맥은 바깥목동맥(외경동맥, external carotid artery)의 가지이며, 아래갑상동맥은 빗장밑동맥(쇄골하동맥, subclavian artery)의 가지이다.

정맥은 갑상샘정맥에 의해 나가서 속목정맥으로 유출된다.

부갑상샘은 각 엽의 뒷면에 위치하며 때로 갑상샘 조직에 파묻혀 있기도 하다. 되돌이후두신경(반회후두신경, recurrent laryngeal nerve)이 갑상샘의 위쪽 부근을 통과하여 오른쪽을 지나 아래갑상동맥으로 연결된다(**그림 9-10**).

갑상샘은 원형의 입방상피세포로 구성되어 있다. 이 세포들은 진하고 점성이 있는 단백질성 물질인 교질을 분비한다(**그림 9-9**). 소포들 사이에 단독으로 또는 작은 집단을 이루는 세포들이 있는데, 이를 소포곁세포(parafollicular cell, C-cell)라 하며 칼시토닌(calcitonin)을 분비한다.

티록신과 삼요오드타이로닌

요오드는 갑상샘 호르몬인 티록신(thyroxine)과 삼요오드티로닌(triiodotyronine)의 구성에 필수적이다. 인체 내 요오드는 해조류나 요오드가 풍부한 토양에서 자란 야채, 식사 중 요오드가 함유된 염분의 섭취로부터 얻는다. 갑상샘은 혈액 중의 요오드를 갑상샘에 모이게 하며, 이러한 과정을 요오드 트랩핑(iodine trapping)이라 한다.

갑상샘 호르몬은 교질의 주요 성분인 갑상샘 글로불린이라 불리는 커다란 전구체로부터 합성된다. 혈액으로 T_3와 T_4의 분비는 뇌하수체 앞엽에서 분비되는 갑상샘자극 호르몬에 의해 조절된다. 시상하부에서 갑상샘자극 호르몬 분비 호르몬에 의해 자극되는 갑상샘자극 호르몬의 분비는 운동, 스트레스, 영양결핍, 저혈당과 수면에 의해 촉진된다. 갑상샘자극 호르몬 분비의 정도는 혈중 T_3와 T_4의 농도에 따른다.

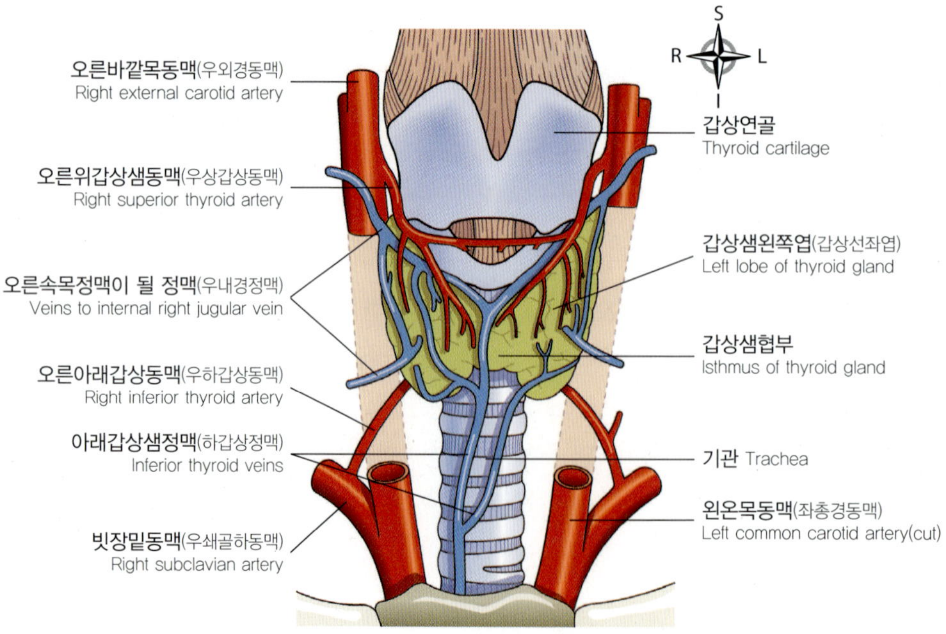

그림 9-7 갑상샘의 위치와 관련된 구조(전면)

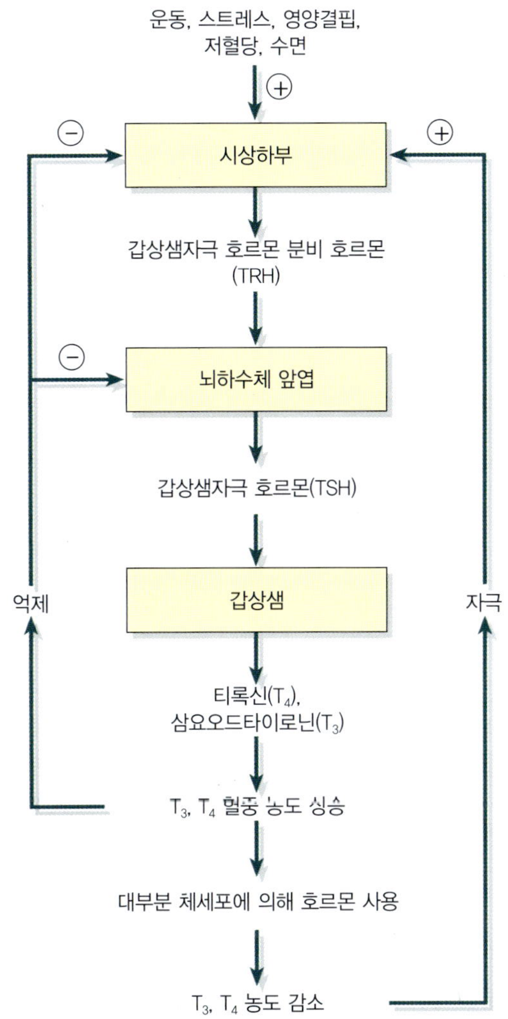

그림 9-8 음성 되먹임 기전에 의한 티록신(T_4)과 삼요오드타이로닌(T_3)의 분비 조절

혈중 T_3와 T_4의 농도에 따라 갑상샘자극 호르몬의 분비가 조절되는데, 갑상샘자극 호르몬을 분비하는 뇌하수체 앞엽은 시상하부에서 분비하는 TRH에 민감하게 반응한다. 음성 되먹임 기전을 통하여 T_3와 T_4 농도가 증가하면 갑상샘자극 호르몬 분비가 감소된다(**그림 9-8**). 요오드 공급이 부족하면 갑상샘자극 호르몬이 과다하게 분비되고 갑상샘세포가 과다하게 증식하여 갑상샘은 커지게 된다(갑상샘종). T_3와 T_4의 분비는 태아 3개월경에 시작되어 사춘기 때 증가하고 여성에서는 생식기 동안 지속되며 특히 임신 시 증가한다. 그 이외의 시기에는 일생을 통하여 일정하게 유지된다.

갑상샘 호르몬은 표적세포로 들어가서 핵 내의 유전자 발현을 조절하여 효소와 같은 단백질의 합성을 증가시키거나 감소시킨다. 또한 특정 수용체와 결합하여 아드레날린

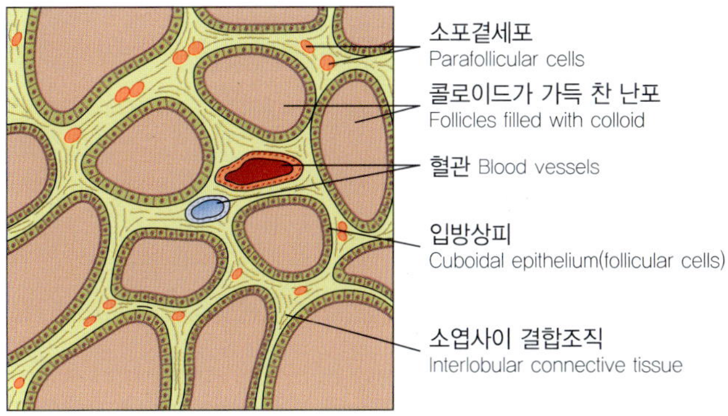

그림 9-9 갑상샘의 현미경적 구조

과 노르아드레날린과 같은 다른 호르몬들의 작용을 증가시킨다. T_3와 T_4는 인체 내 대부분의 세포에 다음과 같이 영향을 미친다.

- 기초대사율과 열 생산을 증가시킨다.
- 탄수화물, 단백질과 지방 대사를 조절한다.

T_3와 T_4는 정상적인 성장과 발달에 중요하며, 특히 뼈대와 신경계통의 성장과 발달에 필수적이다. 대부분의 다른 장기와 계통도 갑상샘 호르몬에 의해 영향을 받는데, 심장, 뼈대근육, 피부, 소화계통과 생식계통에 대한 갑상샘 호르몬의 작용은 중요하여 호르몬이 과다하거나 모자라면 생리적 영향이 드러나게 나타난다. 이러한 변화는 **표 9-3**에 나타내었다(**그림 9-16**).

칼시토닌

칼시토닌(calcitonin)은 갑상샘의 소포곁세포인 C 세포에서 분비된다(**그림 9-7**). 뼈와 콩팥에 작용하여 혈중 칼슘 농도를 저하시키며, 뼈에서 칼슘의 재흡수를 억제하고 콩팥 세뇨관에서 칼슘의 재흡수를 저해한다. 이러한 칼시토닌의 기능은 부갑상샘 호르몬의 작용과 반대이다. 혈중 칼슘 농도가 증가하면 칼시토닌의 분비가 증가한다.

칼시토닌은 뼈의 크기와 형태가 상당히 변하는 소아기에 중요한 역할을 한다.

3. 부갑상샘

학습목표

이 단원의 학습을 통해서 다음을 이해할 수 있다.

- 부갑상샘의 위치와 구조
- 부갑상샘 호르몬과 칼시토닌의 기능
- 부갑상샘 호르몬과 칼시토닌의 혈중 농도 조절 기전

표 9-3 갑상샘 호르몬의 분비 이상에 따른 작용

갑상샘 기능항진증: T_3, T_4 분비 증가	갑상샘 기능저하증: T_3, T_4 분비 감소
기초대사율 증가	기초대사율 감소
체중 감소, 식욕 증가	체중증가, 식욕부진
불안, 초조, 흥분	우울, 기면, 무기력
탈모	건조, 취약 모발
빠른맥, 두근거림, 동맥세동	느린맥
땀, 열 내성	건조, 저체온증
설사	변비
안구돌출	

부갑상샘은 갑상샘의 좌우 두 개의 엽 뒷면에 파묻힌 4개의 조그만 샘이다(**그림 9-10**). 이들은 얇은 결합조직 피막으로 싸여 있다. 부갑상샘의 세포들은 구형이고 사이에 혈관이 기둥처럼 배열되어 있다.

기능

부갑상샘은 부갑상샘 호르몬(parathyroid hormone, PTH)을 분비한다. 부갑상샘 호르몬의 분비는 혈중 칼슘 농도에 의해 조절된다. 칼슘 농도가 감소하면, 부갑상샘 호르몬의 분비가 증가한다.

부갑상샘 호르몬의 주요 기능은 혈중 칼슘 농도가 감소하였을 때 칼슘 농도를 증가시키는 것이다. 간접적으로 작은창자에서 칼슘 흡수를 증가시키고 콩팥세뇨관에서 칼슘 재흡수를 증가시켜 혈중 칼슘 농도를 증가시킨다. 이러한 칼슘이 불충분하면 부갑상샘 호르몬은 뼈파괴세포(파골세포, osteoclast)를 자극하여 뼈에서 칼슘의 재흡수를 촉진시킨다. 부갑상샘 호르몬과 갑상샘에서 분비되는 칼시토닌은 서로 상반되게 작용하여 혈중 칼슘 농도를 일정하게 유지되도록 한다. 이런 작용은 다음의 경우에 필요하다.

- 근육 수축
- 혈액응고
- 신경자극 전도

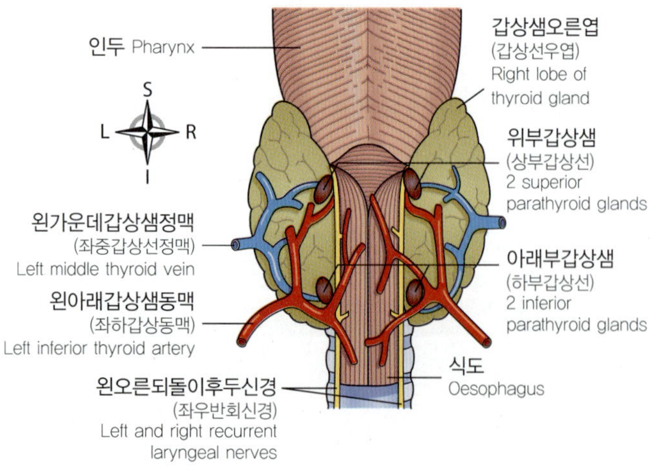

그림 9-10 부갑상샘의 위치와 관련된 구조(후면)

4. 부신(콩팥 위쪽)

학습목표

이 단원의 학습을 통해서 다음을 이해할 수 있다.

- 부신의 구조
- 부신겉질 호르몬의 작용 3가지
- 당류부신겉질 호르몬의 혈중 농도 조절 기전
- 아드레날린(에피네프린)과 노르아드레날린(노르에피네프린)의 작용
- 스트레스에 대한 부신의 반응

두 개의 부신은 콩팥근막 속에 있고 콩팥 위쪽에 위치하며, 크기는 길이 약 4cm, 두께는 약 3cm 정도이다(**그림 9-1**).

동맥혈액은 배대동맥(복대동맥, abdominal aorta)과 콩팥동맥(신동맥, renal artery)에서 분지되어 공급된다.

정맥혈액은 콩팥 위의 정맥으로 나간다. 오른쪽 부신정맥은 아래대정맥(하대정맥, inferior vena cava)으로 연결되고 왼쪽 부신정맥은 왼콩팥정맥(좌신정맥, Left renal vein)으로 연결되어 나간다.

부신은 구조와 기능이 다른 두 개의 부분으로 이루어

져 바깥쪽의 겉질(피질, cortex)과 내부의 속질(수질, medulla)로 구성된다. 부신겉질은 생명에 필수적이지만 속질은 그렇지 않다.

부신겉질

부신겉질은 콜레스테롤을 비롯하여 세 가지 종류의 스테로이드호르몬을 생산한다. 이들을 총칭하여 부신겉질 호르몬이라고 부르는데, 다음과 같은 호르몬이 있다.

- 당류부신겉질 호르몬
- 염류부신겉질 호르몬
- 성 호르몬(안드로겐)

이들 호르몬은 각각 다른 특징적인 작용을 한다.

당류부신겉질 호르몬

코르티솔(cortisol, hydrocortisone)이 주요 부신겉질 호르몬이며 코르티코스테론과 코르티손도 생성된다. 이들 호르몬은 대사를 조절하고 스트레스에 반응하므로 생명에 필수적이다. 이들 호르몬의 분비는 시상하부와 뇌하수체 앞엽에 의해 음성 되먹임 기전으로 조절된다. 스트레스를 받거나 뇌하수체 앞엽에서 부신겉질자극 호르몬이 분비되면 당류겉질호르몬이 분비된다(그림 9-11). 스트레스를 받지 않는 상황에서는 주기적인 리듬에 따라 분비된다. 하루 중 오전 4시와 8시에 최고 농도를 나타내고 한밤중과 오전 3시경에 최저 농도를 나타낸다. 수면 중이거나 각성상태에 따라 호르몬의 분비가 변하며 부신겉질자극 호르몬과 코르티솔의 분비가 조절되는 데는 며칠이 걸린다.

당류부신겉질 호르몬은 전신에 걸쳐 대사에 영향을 미치는데 다음과 같다.

- 포도당신합성(glyconeogenesis)(예: 단백질로부터 새로운 당의 합성)과 고혈당(혈당을 증가시킴)
- 지방분해(lipolysis)(트리글리세리드를 지방산과 글리세롤로 분해하여 에너지를 생산함)
- 단백질을 아미노산으로 분해하는 반응을 촉진하며, 만들어진 아미노산으로 효소와 같은 다른 단백질을 생산하거나 에너지를 생산함
- 콩팥세뇨관에서 나트륨과 수분의 흡수를 촉진함(약하게 염류부신겉질 호르몬의 역할을 함)

병리학적 · 약리학적 용량에서는 다음의 효과를 기대할 수 있다.

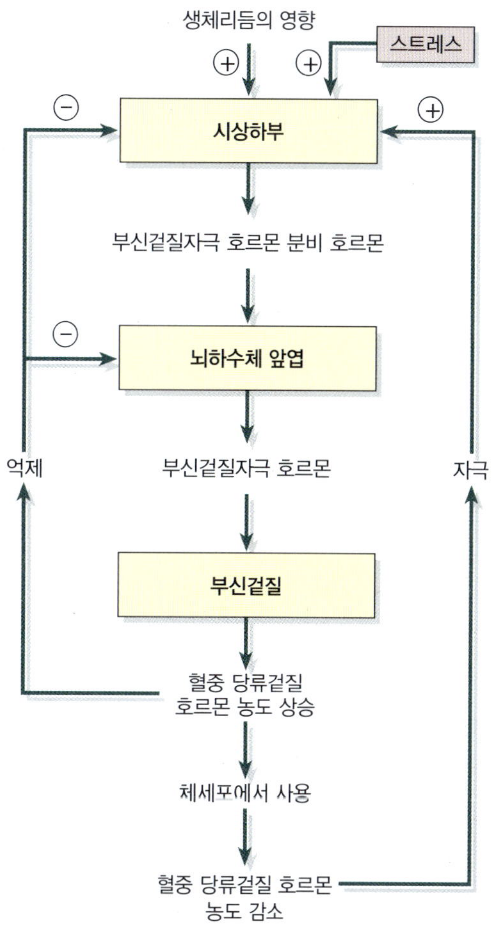

그림 9-11 음성 되먹임 기전에 의한 당류겉질호르몬의 분비 조절

- 항염증 작용
- 면역억제 작용
- 상처치유 지연

염류부신겉질 호르몬(알도스테론)

알도스테론(aldosterone)은 주요 염류부신겉질 호르몬이다. 이 호르몬의 기능은 인체 내 수분과 전해질의 평형을 유지하는 것이다. 음성 되먹임 기전을 통하여 콩팥세뇨관에서 나트륨의 재흡수를 촉진하고 소변으로 칼륨의 배출을 촉진한다. 나트륨의 재흡수는 수분의 재흡수 촉진을 동반하여 결국 혈류량이 증가하고 혈압이 증가한다.

혈중 칼륨의 농도는 부신겉질에서 분비되는 알도스테론에 의해서 조절된다. 혈중 칼륨의 농도가 증가하면 더 많은 알도스테론이 분비된다(그림 9-12). 혈중 칼륨의 농도가 낮으면 알도스테론의 분비는 감소된다. 앤지오텐신은 알도스테론의 분비를 자극한다.

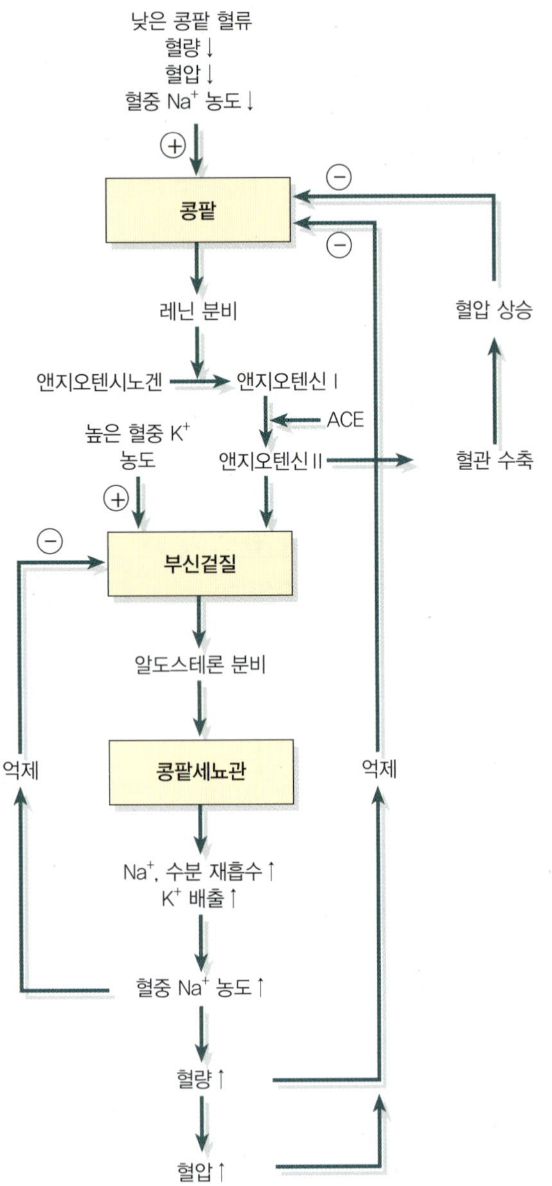

그림 9-12 음성 되먹임 기전에 의한 알도스테론의 분비 조절

레닌-앤지오텐신-알도스테론계. 콩팥의 혈류량이 감소하거나 혈중 나트륨 농도가 감소하면 콩팥세포에서 레닌(renin)이라는 효소가 분비된다. 레닌은 간에서 혈장단백질인 앤지오텐시노겐(angiotensinogen)을 앤지오텐신(angiotensin) I으로 전환시킨다. 허파에 소량 존재하는 앤지오텐신 전환효소(angiotensin converting enzyme, ACE)는 토리쪽콩팥세관(근위신세관, proximal renal tubule)과 다른 조직에서 앤지오텐신 I을 앤지오텐신 II로 전환시킨다. 앤지오텐신 II는 알도스테론 분비를 촉진한다(**그림 9-12**). 따라서 혈관이 수축하고 혈압은 올라간다.

성 호르몬

부신겉질에서 분비되는 성 호르몬은 주로 안드로겐(남성 호르몬)이다. 사춘기나 성인이 되어 고환에서 분비되는 남성 호르몬이나 난소에서 분비되는 성 호르몬에 비하여 그 분비량이 적어서 생리적으로 중요한 의미를 지니지 않는다.

부신속질

부신속질은 부신겉질에 둘러싸여 있다. 부신속질은 배아시기에 신경조직에서 분화, 발달하여 자율신경계의 교감신경 부분을 형성한다. 이것은 교감신경으로 이루어져 자극에 의해 아드레날린(에피네프린)과 노르아드레날린(노르에피네프린)을 생산한다.

아드레날린과 노르아드레날린

노르아드레날린은 자율신경, 교감신경, 절후신경에서 분비되는 신경전달물질이다(**그림 7-43** 참조). 교감신경이 흥분하면 부신속질에서 아드레날린과 약간의 노르아드레날린이 혈액으로 분비된다(**그림 7-44** 참조). 이들은 구조와 기능에 있어서 매우 유사하다. 이들 호르몬은 모두 다음과 같이 작용하여 작용 · 반작용이 일어나도록 한다.

- 심장박동수 증가
- 혈압 상승
- 콩팥, 뇌, 뼈대근육과 같이 필요한 장기의 혈관은 확장하여 혈액을 공급하고, 피부와 같이 덜 중요한 장기의 혈관은 수축
- 대사율 증가
- 동공 확대

아드레날린은 심장과 대사과정에 더 많이 작용하며 노르아드레날린은 혈관에 더 큰 영향을 미친다.

스트레스에 대한 반응

인체는 스트레스를 받으면 항상성이 깨진다. 항상성을 회복하기 위해서, 또 어떤 경우에는 생명을 유지하기 위해서 즉각적으로 반응하거나, 필요하면 오랜 시간에 걸쳐 반응한다. 스트레스에는 운동, 기아, 싸움, 온도변화, 감염, 질병과 감정의 변화 등이 속한다.

즉각적인 반응으로는 '싸움이나 도피'반응이 나타나며, 이는 자율신경계의 교감신경 흥분에 의해서 이루어지는데, 주요 효과는 **그림 9-13**에 나타나 있다.

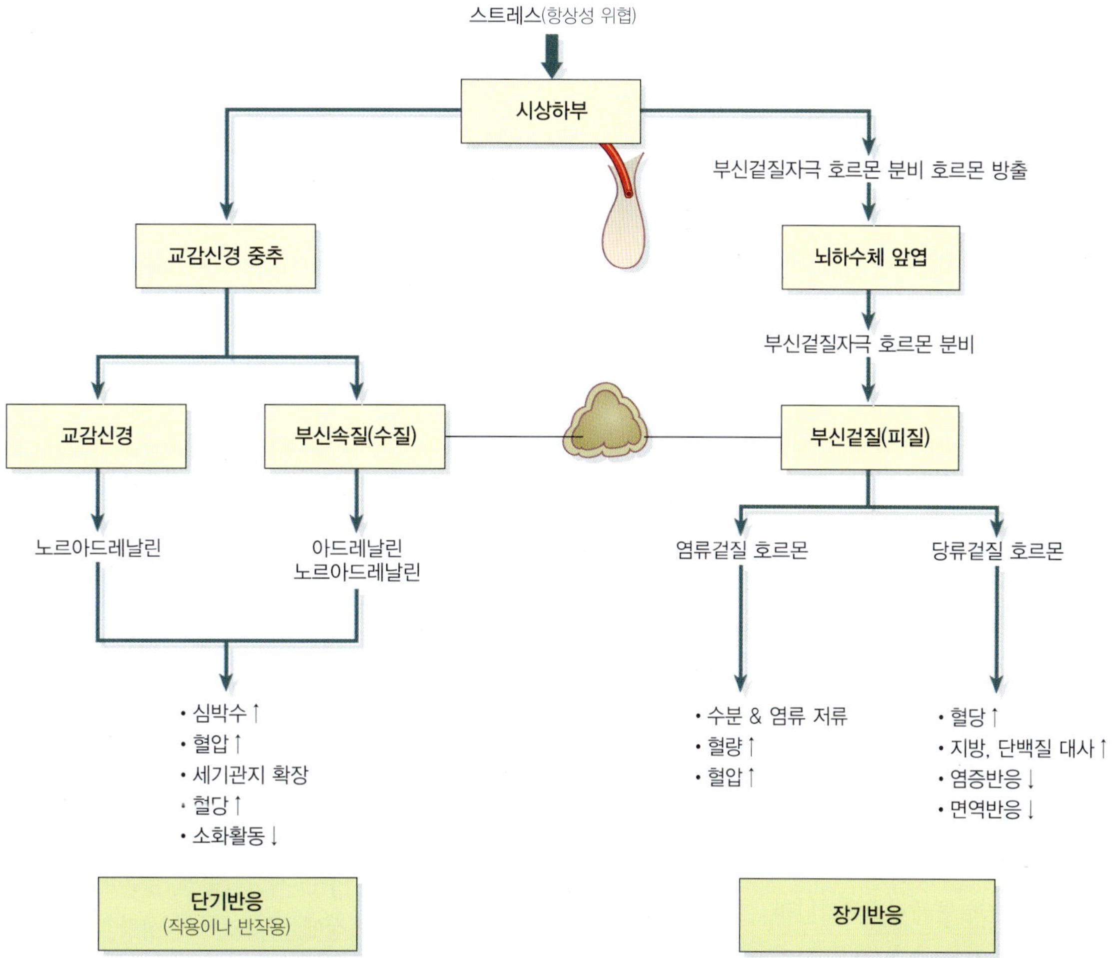

그림 9–13 항상성을 위협하는 스트레스에 대한 반응

오랜 시간에 걸친 반응은 뇌하수체 앞엽에서 부신겉질자극 호르몬이 분비되고 부신겉질에서 당류부신겉질 호르몬과 염류부신겉질 호르몬의 분비를 촉진하여 이루어진다(그림 9–13).

5. 이자

학습목표

이 단원의 학습을 통해서 다음을 이해할 수 있다.

- 이자에서 분비되는 호르몬
- 인슐린과 글루카곤의 작용
- 혈당 조절기전

랑게르한스섬(Langerhans islet)을 구성하는 세포들은 뭉쳐서 존재하며, 이러한 세포 집단들이 이자 전반에 불규칙하게 분포되어 있다. 이자액을 분비하여 외분비샘 기능을 하는 이자와는 다르게, 뭉쳐 있는 이자섬(췌장도, pancreatic islet)세포로부터 호르몬이 도관 없이 혈액으로 분비되어 전신을 순환한다.

이자섬에는 세 가지 종류의 중요한 세포가 존재한다.

- 글루카곤을 분비하는 알파세포
- 인슐린을 분비하는 베타세포
- 소마토스타틴을 분비하는 델타세포(GHRIH)

정상 혈당 수치는 3.5~8mmol/L(63~144mg/100mL) 사이이다. 혈당은 인슐린과 글루카곤이 서로 반대작용을 하여 조절된다.

- 글루카곤은 혈당을 증가시킨다.
- 인슐린은 혈당을 감소시킨다.

인슐린

인슐린은 약 50여 개의 아미노산으로 이루어진 폴리펩티드이다. 인슐린의 주요 기능은 증가된 혈중 영양분, 특히 포도당의 농도를 감소시키는 것이며, 단백질과 지방에도 작용한다. 이들 영양분이 과량 필요하면 인슐린은 아래의 역할을 통하여 영양분 저장을 촉진한다.

- 세포막에 작용하여 세포로의 이동을 촉진하고 근육과 결합조직세포에서의 포도당의 이용을 증가시킨다.
- 간과 뼈대근육에서 포도당을 글리코겐으로 전환(glycogenesis)시키는 반응을 촉진한다.
- 세포 내 아미노산 수송을 촉진하여 단백질 합성을 증가시킨다.
- 지방조직에서 지방산 합성과 지방 저장을 촉진한다(lipogenesis).
- 글리코겐 분해(글리코겐을 포도당으로 분해하는 과정)를 감소시킨다.
- 단백질과 지방 분해를 억제하여 포도당신합성(예: 단백질로부터 새로운 당을 합성하는 것)을 억제한다.

인슐린 분비는 주로 혈당에 의하여 조절되는데, 혈당이 증가하면 인슐린 분비도 증가한다. 그리고 부교감신경의 흥분이나 혈중 아미노산의 증가와 지방산 증가 또는 가스트린, 세크레틴과 콜레시스토키닌과 같은 위장관 호르몬에 의해서도 어느 정도 촉진된다. 한편 교감신경흥분, 글루카곤, 아드레날린, 코르티솔과 소마토스타틴은 인슐린 분비를 감소시킨다.

글루카곤

글루카곤은 다음의 반응을 촉진하여 혈당을 증가시킨다.

- 간과 뼈대근육에서 글리코겐을 포도당으로 전환(글리코겐 분해과정)
- 포도당신합성

글루카곤의 분비는 혈당이 감소하거나 운동에 의하여 촉진되고 소마토스타틴과 인슐린에 의해 감소한다.

소마토스타틴(GHRIH)

소마토스타틴은 시상하부에서 생산되어, 뇌하수체 앞엽에서 성장 호르몬의 분비를 억제하고, 인슐린과 글루카곤의 분비를 억제한다.

6. 솔방울샘(송과선)

학습목표

이 단원의 학습을 통해서 다음을 이해할 수 있다.

- 솔방울샘의 위치
- 멜라토닌의 작용

솔방울샘(송과선, pineal gland)은 제3뇌실 천장에 붙어 있는 작은 기관으로 작은 신경줄기(stalk)에 의해 연결되며, 시상하부 끝에 위치한다. 솔방울샘은 길이가 약 10cm이며, 붉은 갈색을 띠고 피막으로 둘러싸여 있다.

멜라토닌

멜라토닌은 솔방울샘에서 분비된다. 멜라토닌은 생활 중 광선에 의하여 조절되며, 24시간 주기로 변화하여 한밤중에 최고치를 이루고 한낮에는 최저치를 나타낸다. 또한 계절의 변동과 같이 광선에 노출되는 시간에 따라 분비가 조절된다. 멜라토닌의 기능은 아직 명확하지 않지만 다음과 같은 작용을 할 것이라고 추측하고 있다.

- 많은 조직에서 하루주기성(circadian rhythm) 리듬을 조절한다. 이것은 시상하부에 영향을 미침으로써 나타난다.
- 사춘기 이전에 생식기관의 성장과 발달을 억제한다. 이것은 생식샘자극 호르몬(gonadotrophin)의 합성과 분비를 저해하여 이루어지는 듯하다.

솔방울샘은 사춘기 이후에 비대해지고 노년에는 석회화된다.

7. 이차 내분비 기능을 가지는 장기들

학습목표

이 단원의 학습을 통해서 다음을 이해할 수 있다.

- 여러 가지 호르몬의 기능을 설명할 수 있다.

위에서 설명한 일차적 내분비 기능을 가지는 샘들뿐 아니라, 다른 여러 장기 및 조직들이 이차적으로 내분비 기능을 가진다. 그러한 장기들과 해당 호르몬들이 **표 9-4**에 제시되어 있다.

표 9-4 이차 내분비 기능을 가지는 장기들

기관	호르몬	기능하는 부위	기능
신장	에리트로포이에틴	적골수	적혈구 생산의 조절(4장 참조)
위장관 위점막 위점막	가스트린(Gastrin) 세크레틴(Secretin) 콜레시스토키닌(CCK)	위샘 위와 이자 쓸개와 이자	위액의 분비 조절(12장 참조) 이자액 분비 조절, 위를 비우는 것을 늦춤 (12장 참조) 쓸개즙과 이자액의 분비 조절(12장 참조)
지방조직	렙틴(Leptin)	시상하부와 그 외 조직	식후 포만감(11장 참조)을 느끼게 함; 고나도트로핀 분비 촉진 호르몬(GnRH)이 필요, 고나도트로핀의 합성 필요(18장 참조)
정소와 난소	인히빈(Inhibin)	뇌하수체 전엽	FSH의 분비 억제
심장(심방)	심방성 나트륨이뇨펩티드(ANP)	신장세뇨관	직장세뇨관에서의 나트륨과 수분 재흡수 억제 (13장 참조)
태반	사람융모성 성선자극 호르몬(hCG)	난소	임신 중 에스트로겐과 프로게스테론의 분비 조절 (5장 참조)
가슴샘	티모신(Thymosin)	백혈구(T 림프구)	T 림프구를 만듦(15장 참조)

8. 국소 호르몬

학습목표

이 단원의 학습을 통해서 다음을 이해할 수 있다.

- 기타 호르몬 작용을 하는 물질들

내분비샘으로 설명되지 않는 많은 인체조직도 부분적으로 작용하는 물질을 분비한다. 이러한 물질 몇 가지가 아래에 설명되어 있다.

히스타민

조직 중의 비만세포와 혈액 중의 호염기성구에서 생산되는 히스타민은 염증과정에서 분비되어 모세혈관 투과성을 증가시켜 혈관을 확장시킨다. 또한 기관지와 소화관 민무늬근을 수축시키고 위액 분비를 촉진한다.

세로토닌

세로토닌(5-hydroxytryptamine, 5-HT)은 혈소판, 뇌, 창자벽에 존재한다. 창자에서 분비를 촉진하고 민무늬근을 수축시킨다. 혈액응고과정에서의 항상성 조절은 4장에서 요약하였다.

프로스타글란딘

프로스타글란딘(prostaglandins, PGs)은 대부분의 세포에서 발견되며, 부분적으로 호르몬처럼 작용하여 전신적인 생리작용을 나타낸다.

- 염증반응
- 통증유발
- 발열
- 혈압조절
- 혈액응고
- 분만 중 자궁 수축

프로스타글란딘과 화학적으로 유사한 물질로는 류코트리엔(leukotrienes)과 혈소판 응집을 촉진하는 트롬복산 A_2와 같은 트롬복산(thromboxanes)이 있다. 이들은 소량으로 존재하여 활성을 나타내며 빨리 분해된다.

9. 노화가 내분비 기능에 미치는 영향

학습목표

이 단원의 학습을 통해서 다음을 이해할 수 있다.

- 노화가 내분비계통에 미치는 영향을 설명할 수 있다.

부신겉질

여성의 폐경 후 에스트로겐 결핍에 따른 골다공증은 16장에서 다룬다. 여성에게서 폐경 후 안드로겐 분비 감소는 체모의 패턴을 변화시키는데, 대표적으로 얼굴의 털을 증가하게 하며, 머리카락은 가늘어지게 만든다.

이자섬

이자에서 베타세포의 기능은 나이가 들면서 감소한다. 특히 중·노년의 체중 증가와 관련하여서는 제2형 당뇨와 연관이 있다.

10. 뇌하수체 장애

학습목표

이 단원의 학습을 통해서 다음을 이해할 수 있다.

- 질병의 원인
- 질병의 특징
- 요붕증의 원인
- 항이뇨 호르몬의 비정상적인 분비와 관련된 요붕증의 특징

뇌하수체 앞엽 호르몬의 과다분비

거인증과 말단비대증

성장 호르몬이 지속적으로 과다하게 분비되는 이유 중 가장 대표적인 것은 호르몬을 분비하는 뇌하수체의 종양 때문이다. 때로 시상하부에서 성장 호르몬 분비 호르몬을 과잉 분비하여 생기는 경우도 있다. 종양이 생겨 크기가 커지면 주변의 조직을 압박하게 되어 다음과 같은 결과가 나타난다.

- 뇌하수체 앞엽과 뒤엽의 호르몬의 분비가 감소할 수 있다.
- 시신경에 손상을 입혀 시각에 장애를 유발할 수 있다.

성장 호르몬이 과잉되면 다음과 같다.

- 뼈의 과잉 성장
- 내부 장기의 크기 증가
- 결합조직의 과잉 성장
- 심장비대와 혈압 증가
- 당부하(당견딤) 감소와 당뇨병 경향

거인증(gigantism). 뼈되기(골화, ossification)가 완성되기 전인 어린이 시기에 성장 호르몬이 과다하게 분비되면 긴뼈의 뼈끝 연골이 계속 자라게 되어 거인증이 된다. 주로 팔다리뼈에 작용하여 신체의 구성비율은 정상적이라 하더라도 키가 2.1~2.4m까지 자라게 된다(그림 9-14).

말단비대증(acromegaly, '커다란 팔다리'를 의미함). 말단비대증은 뼈되기가 끝난 성인에게서 성장 호르몬이 과잉 분비 되어 발생한다. 일반적으로 뼈와 연조직들이 두꺼워진다. 말단비대증에서는 거칠게 보이는 얼굴(특히 아래턱이 과다하게 발달한다), 커진 혀와 유난히 큰 손과 발 같은 특징적 변화가 나타난다(그림 9-15).

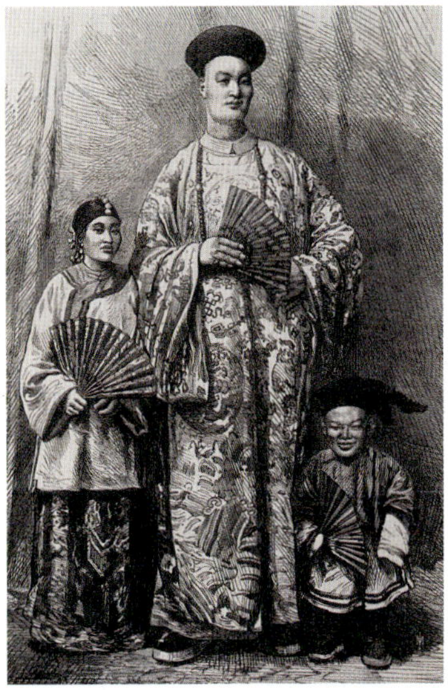

그림 9-14 정상적이거나 비정상적인 성장 호르몬 분비에 의한 효과를 보여주는 역사적 증거. 왼쪽에서부터 오른쪽으로: 정상, 거인증(키 2.3m)과 왜소증(키 0.9m)

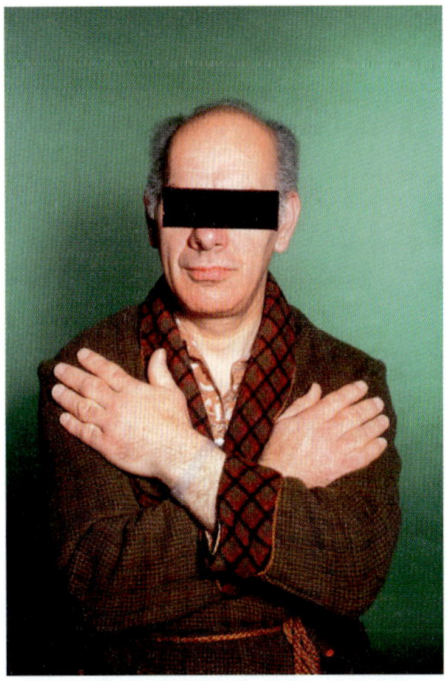

그림 9-15 말단비대증에서 큰 손과 얼굴 모습

프로락틴 과잉증(과프로락틴혈증)

호르몬분비세포의 종양으로 인해 나타나는 증상으로 유즙분비과다(부적합한 유즙 분비), 무월경(월경중지), 그리고 여성의 불임과 남성의 조루증을 유발하는 원인이 된다.

뇌하수체 앞엽 호르몬의 과소분비

범뇌하수체 기능저하증은 뇌하수체 앞엽에서 분비되는 모든 호르몬의 양이 적어진다. 그 원인은 다음과 같다.

- 시상하부 혹은 뇌하수체의 종양
- 주로 수술 또는 머리골 골절에 의한 외상

- 뇌하수체에 인접한 종양(예: 신경아교종 및 수막종)에 의한 압박
- 감염(예: 뇌막염, 뇌염, 매독)
- 허혈성 괴사
- 방사성 조사 혹은 독성 약물

허혈성 괴사

시몬드병은 뇌하수체 앞엽의 기능저하이므로 뒤엽에는 거의 영향을 미치지 않는다. 심한 저혈압성 쇼크는 샘의 허혈성 괴사를 일으킬 수 있고, 그 결과 표적샘의 불충분한 자극과 갑상샘, 부신겉질, 성샘의 전체 혹은 일부 기능저하를 나타낸다. 그 영향은 뇌하수체의 괴사와 호르몬 결핍의 정도에 달려 있다. 심한 경우 당류코르티코이드의 결핍은 생활을 위협하거나 치명적이 될 수도 있다.

이 상황이 심한 출혈이나 분만 후와 연관될 때 쉬한 증후군(Sheehan's syndrome)으로 알려져 있고, 나머지 영향은 수유실패에 의해서 선행된다.

뇌하수체 난쟁이

어린 시절에 성장 호르몬과 다른 호르몬이 심하게 결핍되면 뇌하수체 난쟁이(pituitary dwarfism)가 초래된다.

키가 작으나 균형이 잘 맞고 정신발달에는 영향을 미치지 않는다. 유전적 비정상 혹은 종양으로 인해, 사춘기는 늦어지고, 저혈당증이 나타날 수 있다.

프뢰리히 증후군

프뢰리히 증후군(Frolich's syndrome)의 상황에서는 범뇌하수체 기능저하증이 있다. 그러나 주요 특징은 성장 호르몬, 여포자극 호르몬, 황체화 호르몬의 결핍과 관련이 있다.

어린이에게서 성장 감소, 성 발달의 부족, 비만(지방분포가 많은 여자들의 비만)과 학습장애에 영향을 미친다. 성인에게서는 비만과 불임이 주요한 특징이다. 이는 뇌하수체 앞엽이나 시상하부 종양 때문으로 알려져 있지만 많은 경우 원인이 알려지지 않았다.

요붕증

비교적 드문 질병으로 보통 시상하부의 손상(예: 외상, 종양 혹은 뇌염)으로 오는 항이뇨 호르몬의 분비저하에 의해 유발된다. 간혹 콩팥세뇨관이 항이뇨 호르몬에 반응하지 않을 때에도 일어난다.

콩팥세뇨관에 의한 수분 재흡수가 약화되었을 때는 종종 탈수, 극도의 갈증과 다뇨가 발생하고 하루 10L 이상의 희석된 소변의 과다한 배설을 초래한다. 과다소실을 보상하기 위해 수분섭취가 대단히 증가되지 않는 한 수분균형은 방해를 받는다.

11. 갑상샘 장애

학습목표

이 단원의 학습을 통해서 다음을 이해할 수 있다.

- 갑상샘 기능항진증과 갑상샘 기능저하증 비교 및 T_3와 T_4의 작용

이것은 3가지 범주로 나누어진다.

- 갑상샘 호르몬의 비정상적인 분비
  - 갑상샘 기능항진증
  - 갑상샘 기능저하증
- 갑상샘종 – 갑상샘의 비대
- 종양

비정상적인 갑상샘 기능은 갑상샘질환뿐만 아니라 뇌하수체 혹은 시상하부의 장애로 인해 발생한다. 게다가 불충분한 식용 요오드는 갑상샘 호르몬 생성 부족을 초래한다.

주요 원인은 비정상적으로 높거나 낮은 기초대사율 때문이다.

갑상샘 호르몬의 비정상적인 분비

갑상샘 기능항진증

갑상샘 중독증으로도 알려져 있는 이 증후군은 체조직이 T_3와 T_4의 과다한 수준에 노출됨으로써 발생한다. 주요한 원인은 증가된 기초대사량 때문이다(표 9-3).

나이가 많은 성인에 있어서 심부전으로 체세포에 더 많은 혈액을 전달하고, 영양분 공급을 위한 심장활동이 점점 힘들어지는 것과 같이 흔히 있는 결과이다. 주요 원인은 다음과 같다.

- 그레이브병(Grave's disease)
- 독성 결절성 갑상샘종
- 독성 샘종(양성 종양)

그레이브병

Graves' thyroditis라고도 불리며 갑상샘 기능항진증의 75%를 차지한다. 남자보다 여자에게 더 많은 영향을 미치고, 연령에 상관없이 발생하며 30~50세에 주로 발생한다. 항체가 갑상샘자극 호르몬의 효과를 모방하는 자가면역질환으로, 주요 원인은 다음과 같다.

- T_3, T_4의 분비 증가, 갑상샘 기능항진증 증상
- 갑상샘 성장을 자극하는 항체와 같은 갑상샘종(샘의 확대)(그림 9–16)
- 많은 경우에 안구돌출

안구돌출. 과다 지방과 눈 후방의 섬유성 조직의 침전으로 인한 안구의 전위이다(그림 9–17). 그레이브병에서 종종 나타난다. 갑상샘 기능항진증의 효과적인 치료는 비록 2~3년 미만의 안구돌출이라 하더라도 완전하게 회복시키지는 못한다. 심한 경우 눈꺼풀이 퇴축되고 눈을 깜박거리거나 잠자는 동안 눈을 완전히 감지 못할 수 있다. 결막건조와 감염소인을 초래한다. 그러나 갑상샘 기능항진증의 다른 형태에서는 일어나지 않는다.

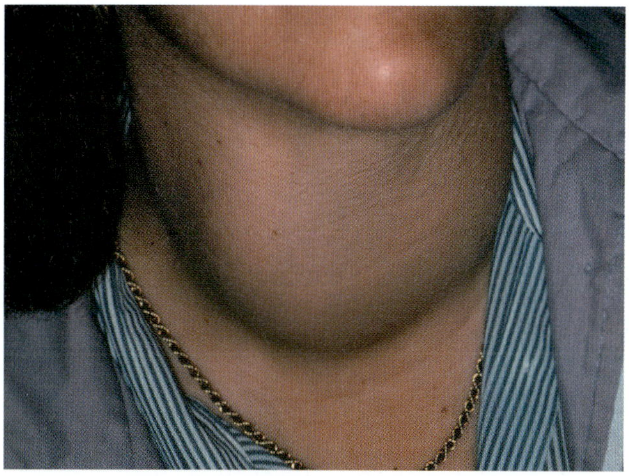

그림 9–16 갑상샘종으로 비대해진 갑상샘

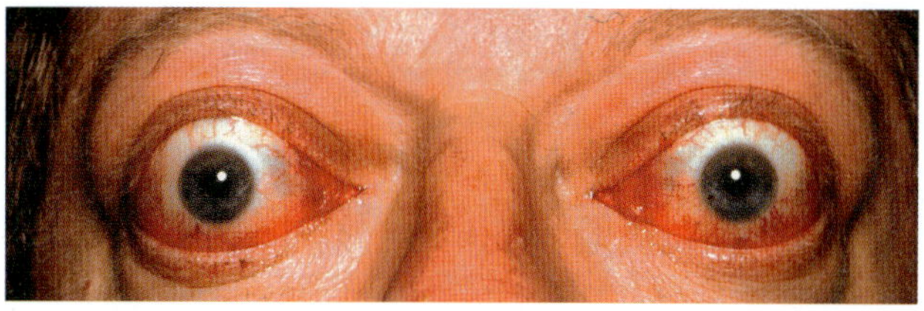

그림 9–17 안구돌출증에서의 비정상적인 안구의 팽창

독성 결절성 갑상샘종

이미 갑상샘종에 의해서 영향을 받은 샘의 하나 혹은 두 개의 결절이(단순 갑상샘종) 활성화되어 갑상샘 기능항진증의 원인이 되는 T_3와 T_4를 과다하게 분비한다(표 9–3). 남자보다 여자에게 더 흔하고 중년 이후에 많다. 이러한 상황은 그레이브병, 부정맥, 심부전 환자에서보다는 노년기 사람들에서 더 일반적으로 찾아볼 수 있다. 이 형태에서는 안구돌출이 일어나지 않는다(그림 9–16).

갑상샘 기능저하증

이것은 T_3와 T_4 분비가 충분하지 않을 때 발생한다. 주요 원인은 다음과 같다.

- 어린이에서 선천성 갑상샘 기능저하증
- 성인에서 점액수종

자가면역 갑상샘염. 갑상샘 기능저하증의 알려진 가장 흔한 원인은 하시모도병이다. 남자보다 여자에게 흔하고 그레이브병과 같이 역시 어떤 특이성 기관의 자가면역질병이다. 갑상샘 글로불린에 대하여 반작용하고, 갑상샘세포를 공격하며, 합성을 억제하고, 갑상샘 호르몬을 분비하는 자가항체는 갑상샘 기능저하증을 일으킨다. 갑상샘종이 때때로 나타난다.

선천성 갑상샘 기능저하증. 크레틴병(cretinism)이라고도 불리는 선천성 갑상샘 기능저하증은 출생 후 몇 주에서 몇 달 사이에 갑상샘 호르몬의 결핍이나 부재가 나타난다고 알려져 있다. 갑상샘 기능저하증은 요오드가 심각하게 부족하고 T_3와 T_4 합성에 불충분한 식이를 섭취하는 일부 지방의 풍토병이다. 성장과 정신발달을 심각하게 약화시킨다. 어릴 때 치료를 시작하지 않으면 정신적인 손상이 남고, 개인은 특유의 불균형적이고 짧은 사지, 돌출된 큰 혀, 거칠고 건조한 피부, 빈약한 복부근육 긴장, 제대탈장이 나타난다.

단순 갑상샘종

이것은 갑상샘 기능항진증의 증상 없이 갑상샘이 커진다. T_3, T_4의 상대적 결핍과 갑상샘자극 호르몬을 분비시키는 자극 정도가 작기 때문에 갑상샘의 비대가 일어난다(그림 9–16). 때때로 여분의 갑상샘 조직은 정상적인 호르몬 수준을 유지하는 것이 가능하다. 그러나 만약 그것이 아니면

갑상샘 기능저하증은 발달한다. 원인은 다음과 같다.

- 계속적인 요오드 결핍. 어떤 지역에서는 요오드가 부족한 식이가 풍토성 갑상샘종으로 잘 알려져 있다.
- 유전적인 비정상은 T_3와 T_4의 합성에 영향을 미친다.
- 치료에 의해서 생긴다(예: 항갑상샘 약물, 과다한 갑상샘 조직의 외과적 절제 등).

확대된 샘은 인접한 조직에 압력손상을 입힐 수 있다. 특히 비정상적으로 아래 위치에 놓여 있다면, 즉 가슴샘 뒤쪽에 있다면 연하곤란을 일으키는 식도, 호흡곤란을 일으키는 기관, 목쉰 소리를 일으키는 뒤돌이후두신경에 흔히 영향을 미친다.

갑상샘 종양

악성 종양은 드물다.

양성 종양

단일 샘종은 상당히 흔하다. 그리고 낭성이 될 수 있다. 때때로 샘종은 호르몬을 분비하고 갑상샘 기능항진증으로 발달할 수도 있다. 종양은 특히 초기 노년기에 악성으로 되는 경향이 있다.

12. 부갑상샘의 장애

학습목표

이 단원의 학습을 통해서 다음을 이해할 수 있다.

- 부갑상샘 호르몬의 비정상적인 분비와 질병의 관계

부갑상샘 기능항진증

대개 샘의 양성 종양에 의한 부갑상샘 호르몬의 과다분비는 혈중 칼슘량을 증가시킨다(고칼슘혈증). 그 영향은 다음과 같다.

- 다뇨와 다갈
- 콩팥결석의 형성
- 식욕부진과 변비
- 전신피로

부갑상샘 기능저하증

부갑상샘 호르몬(parathyroid hormone, PTH)의 결핍은 저칼슘혈증을 일으킨다. 다시 말하면 혈중 칼슘량이 비정상적으로 낮다. 부갑상샘 기능항진증보다 흔하지는 않다. 소장으로부터 칼슘의 흡수 및 뼈와 사구체 여과로부터 칼슘의 재흡수가 감소된다. 혈중의 칼슘수치가 낮은 이유는 다음과 같다.

- 근강직성 경련(그림 9-18)
- 심리적 혼란
- 마비
- 대발작
- 어떤 경우 백내장의 발달과 부서지기 쉬운 손톱

부갑상샘 기능저하증의 원인은 손상 혹은 갑상샘 절제술을 통한 샘의 제거, 전리방사선, 부갑상샘 호르몬과 부갑상샘 세포에 자가항체의 발달, 샘의 선천적인 비정상 등이다.

근강직성 경련(테타니)

저칼슘혈증에 의해 발생된다. 말초신경에 대한 민감성이 증가하여 손, 아래팔 및 발이 안쪽으로 구부러지며, 매우 강하고 고통스러운 경련이 있다(그림 9-18). 어린이의 경우 후두경련과 발작이 있을 수 있다.

저칼슘혈증

저칼슘혈증과 연관되는 것으로는 다음과 같은 것들이 있다.

- 부갑상샘 기능저하증
- 비타민 D의 결핍 혹은 칼슘의 섭취부족
- 소변에 과다한 칼슘 배출이 있을 때 만성 신부전
- 알칼리증; 계속되는 구토로 인한 대사 및 위장장애를 완화

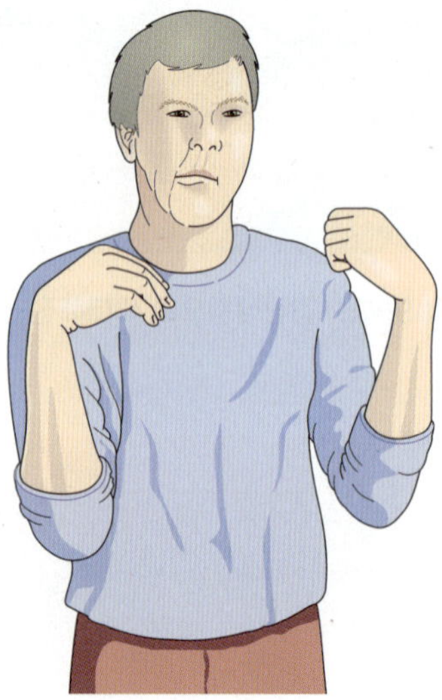

그림 9-18 강직성 경련 시 특징적 자세

하기 위한 과다한 알칼리 섭취 혹은 과다환기로 인한 호흡

- 급성 이자염

13. 부신겉질의 장애

학습목표

이 단원의 학습을 통해서 다음을 이해할 수 있다.

- 부신겉질의 작용과 관련된 쿠싱증후군
- 부신겉질의 작용과 관련된 애디슨병의 특징

당류코르티코이드의 과다분비(쿠싱 증후군)

코르티솔은 부신겉질에 의해 분비되는 주요 당류코르티코이드호르몬이다. 과다분비의 원인은 다음과 같다.

- 호르몬을 분비하는 양성 혹은 악성 부신종양
- 뇌하수체 앞엽에 의한 부신겉질자극 호르몬의 과다분비
- 비뇌하수체 종양에 의한 부신겉질자극 호르몬의 비정상적인 분비(예: 기관지 암종 또는 이자종양)
- 지속적인 부신겉질자극 호르몬 또는 당류코르티코이드의 치료적 사용(예: 높은 용량의 프레드니솔론)

코르티솔의 과다분비는 생리적인 효과를 과장한다(그림 9-19).

다음과 같은 예를 들 수 있다.

- 얼굴, 목, 복부의 고통스런 지방과다
- 피하조직의 비후와 근육소모를 일으키는 과다한 단백질 파괴, 특히 사지
- 단백질 합성 감소
- 어린이에서 성장을 저지하는 성장 호르몬의 억제
- 골다공증, 추체가 포함된 경우 척추후만증
- 뼈로부터 칼슘소실로 인한 병리적인 특성
- 고글라이신혈증과 당뇨를 동반하여 과다한 포도당신합성
- 림프조직의 위축과 억압된 면역반응
- 환원된 열성반응, 저하된 면역반응과 식작용, 손상된 식세포의 이동으로 인한 감염에 민감
- 불면증, 흥분, 행복감, 정신증, 우울증
- 염류와 수분저류로 인한 고혈압
- 월경불순
- 콩팥결석 형성
- 소화성 궤양

당류코르티코이드의 과소분비

코르티솔의 불충분한 분비는 포도당신합성(당신생) 감소, 저혈당, 근 약화 및 창백의 원인이 된다. 원발성으로 부신겉질의 질병, 속발성으로 뇌하수체 앞엽으로부터 부신겉질자극 호르몬의 결핍 때문이다.

원발성 결핍에서는 알도스테론의 과소분비가 일어난다. 그러나 속발성 결핍에서 알도스테론 분비는 보통 영향을 주지 않는다. 왜냐하면 알도스테론 방출은 레닌-앤지오텐신-알도스테론체계에 의해 조절되기 때문이다.

염류코르티코이드의 과다분비

과다한 알도스테론은 콩팥 기능에 영향을 미친다. 원인은 다음과 같다.

- 혈액량과 고혈압을 일으키는 염분과 수분의 과다한 재흡수
- 심부정맥, 알칼리증, 실신과 근육약화를 유도하는 저칼륨혈증을 일으키는 칼륨의 과다한 배설

염류코르티코이드의 과소분비

저알도스테론증은 나트륨, 칼륨, 수분배설을 조절하는 콩팥의 부전으로 발생하며, 다음을 초래한다.

- 혈액 내 나트륨의 결핍(저나트륨혈증)과 칼륨의 과다(고칼륨혈증)
- 탈수, 혈액량 감소와 혈압저하

애디슨병에서처럼 다른 겉질성 호르몬의 과소분비도 있다.

만성 부신겉질의 기능부전

만성 부신겉질의 기능부전(애디슨병, Addison's disease)은 당류코르티코이드와 염류코르티코이드 호르몬의 과소분비 때문이다. 가장 주된 원인은 겉질세포, 전이성 종양 및 감염에 대한 자가항체의 발달이다. 일부 다른 샘의 자가면역질환은 애디슨병과 관련이 있다(예: 갑상샘 중독증, 부갑상샘증). 가장 주된 증상은 다음과 같다.

- 근력약화와 소모
- 위장장애(예: 구토, 설사, 식욕부진)
- 부신겉질자극 호르몬 과다분비와 뇌하수체 앞엽에 의한 멜라닌자극 호르몬 때문에 피부, 특히 노출 부위의 색소

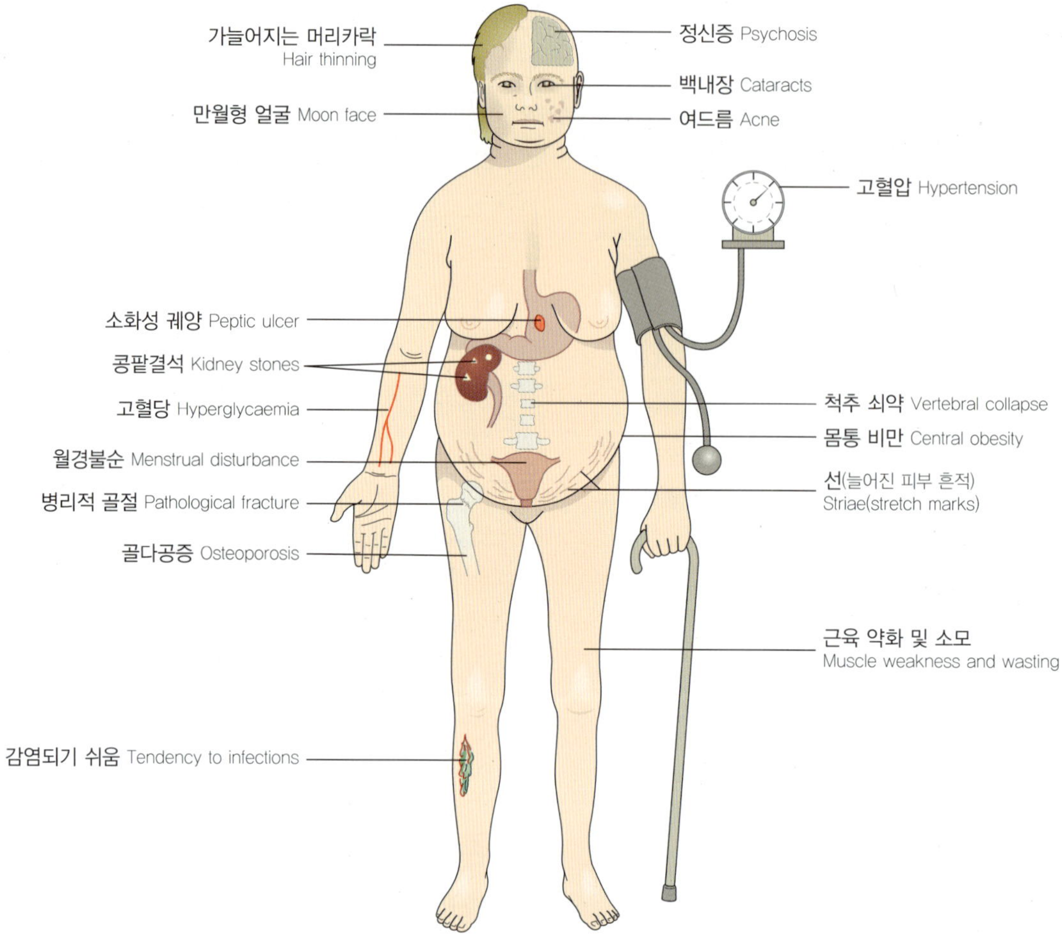

그림 9-19 쿠싱증후군의 전반적인 모습

침착
- 무기력, 피로
- 저혈당
- 정신혼미
- 월경불순, 여성의 경우 체모 소실
- 저나트륨혈증 혈액염산염 저하, 저칼륨혈증을 포함하는 전해질 불균형
- 만성탈수, 낮은 혈액량과 저혈압

부신은 상당한 조직을 보존한다. 애디슨병은 보통 겉질 조직의 90% 이상이 파괴되지 않는 한 심각하게 부신을 약화시키지는 않으나, 치료하지 않으면 치명적이다.

급성 부신겉질 기능부전

급성 부신겉질 기능부전(애디슨위기증, Addisonian crisis)은 갑작스러운 심한 오심, 구토, 설사, 저혈압, 전해질 불균형, 심각한 경우에 순환상의 문제가 나타난다. 그리고 만성 부신겉질 기능부전이 급성 감염 같은 스트레스를 받았을 때 촉진된다.

14. 부신겉질의 장애

학습목표

이 단원의 학습을 통해서 다음을 이해할 수 있다.
- 질병과 아드레날린, 노르아드레날린 과다분비와의 관계

종양

호르몬 분비는 종양의 주된 이상(abnormality)이다. 과도한 아드레날린과 노르아드레날린의 영향은 다음과 같다.
- 동맥경화증과 뇌출혈과 관련이 있는 고혈압
- 체중감소
- 신경과민
- 두통

- 과도한 발한, 그리고 홍조와 창백의 교대(얼굴이 붉으락 푸르락)
- 고혈당증 및 당뇨

크롬친화세포종

보통 한쪽, 양쪽 샘에 생기는 양성 종양이다. 일정하게 높은 수준을 유지할 때 혹은 복압상승에 의해 촉진되어 간헐적으로 충만했을 때 호르몬 분비가 나타날 수 있다. 예를 들면, 기침이나 배변이 있다.

신경아교세포종

드물게 나타나는 악성 종양이다. 영아와 15세 이하의 어린이에게 발생한다. 종양은 일찍 발달하고 아주 악성이 된다. 그러나 이 상태에서 자연적으로 퇴화될 수도 있다.

15. 이자의 장애

학습목표

이 단원의 학습을 통해서 다음을 이해할 수 있다.

- 당뇨병의 I 형과 II 형의 발병과 특성
- 이차성 당뇨병의 원인
- 인슐린 결핍에 대한 당뇨병의 증상과 징후
- 당뇨병성 케톤산증과 저혈당성 혼수의 발병 원인
- 당뇨병의 이차 합병증

당뇨병(Box 9-2, 표 9-5)

인슐린의 결핍이나 부재가 원인이다. 드물게 탄수화물과 지방 대사를 파괴하는 인슐린 활동(인슐린 저항)의 손상 때문이다.

당뇨병, 특히 II형 당뇨병(아래 참조)의 발병률은 세계적으로 증가하고 있다.

I형, 인슐린 의존형 당뇨병(IDDM)

주로 어린이나 젊은 성인에게서 발생하고, 갑자기 발병하는 경우가 많다. 인슐린 결핍이나 부재, 이자의 베타세포의 파괴 때문이다. 비록 정확한 원인은 잘 알려져 있지 않지만, 많은 사람들에게 베타세포를 파괴하는 자가항체를 포함하는 자가면역 기전의 증거가 있다. 바이러스성 감염을 포함하여 유전적인 성향과 환경적인 요소가 포함된 것으로 생각된다.

Box 9-2 당뇨병의 분류

일차성 당뇨병
1형 당뇨
2형 당뇨

이차성 당뇨병
다음과 같은 상황에서 발생:
- 급성 또는 만성 이자염
- 특정 약물(예: 코르티코스테로이드성 약물들)
- 성장 호르몬, 갑상선 호르몬, 코르티솔(쿠싱증후군과 관련) 등 혈장 클루코오스 농도를 높이는 호르몬의 분비에 이상이 있는 경우

임신당뇨병
임신당뇨병은 주로 임신 중에 나타나 출산 후 사라지지만, 그 후에 다시 나타나는 경우도 있다. 정상아보다 체중이 무거운 아기를 낳는 경우 사산이나 출생 후 곧 아기가 죽는 경우와 관련이 있다.

II형, 인슐린 비의존형 당뇨병(NIDDM)

당뇨병의 약 90% 정도를 차지하는 가장 흔한 형태이다. 원인은 다양하며, 대표적인 원인은 다음과 같다.

- 비만
- 앉아 있는 생활습관
- 연령 증가: 중년과 노년층에 호발
- 유전적 요인

종종 정기검사에서 증상이 발견되거나 혹은 합병증이 생길 때까지 발견되지 않는다. 인슐린 분비는 정상 이하 혹은 이상일 수 있다. 내부 체세포의 당 결핍은 고혈당이나 인슐린 수치가 높은데도 불구하고 일어날 수 있다. 이는 인슐린 저항 때문이다. 다시 말해, 당이 세포 속으로 이동하는 것을 돕는 인슐린이 차단되어 세포막 내부에서 변화한다.

당뇨병의 병리생리학

혈당치의 상승

- 탄수화물이 많은 식사를 한 후에는 혈당치가 높게 유지된다. 왜냐하면 세포는 혈류로부터 당을 흡수하거나 사용할 수 없기 때문이다.
- 글루코오스에서 글리코겐으로 전환되어 간에 저장되고 근육은 줄어든다.
- 세포질의 포도당 결핍으로 단백질로부터 포도당신합성이 이루어진다.

당뇨, 다뇨

사구체 여과에서 당의 농축은 혈액에서와 같다. 비록 당뇨

병이 당에 대한 신장의 역치를 올리지만 당은 세뇨관에서 모두 흡수되는 것이 아니다. 여과 중에 남는 포도당은 삼투압을 올린다. 수분 재흡수는 감소하고 생산된 소변의 양은 증가한다(다뇨). 왜냐하면 전해질 불균형과 비중이 높은 소변을 배설하기 때문이다.

다뇨는 저혈량증, 극도의 갈증(다갈), 증가된 수분섭취를 유도할 수 있다.

체중 감소

당뇨병에서 세포는 보통 방법으로 당을 대사하는 것이 어려워 체중 감소를 초래한다. 원인은 다음과 같다.

- 아미노산과 신체 단백질로부터의 포도당신합성은 더 많은 근육소모, 조직분해, 혈당 증가를 유발한다.
- 체지방의 이화작용은 에너지의 일부를 방출하고 케톤체를 과도하게 생산한다.

케톤증, 케톤산증

인슐린의 부재에서 정상적인 세포질 당대사를 증진시키기 위해서 선택적인 에너지 자원을 대신 사용하고 지방분해가 증가한다(그림 12-43 참조). 이로 인해 산성이 약해진 케톤체의 과도한 생산이 유도된다. 정상적인 완충 시스템은 오랫동안 케톤체의 수치가 과도하지 않도록 pH의 균형을 유지한다. 케톤증은 케톤체를 축적함으로써 발전한다. 케톤의 배설은 다음을 통해서 이루어진다.

- 소변(케톤뇨증)
- 호흡할 때 호기 시 아세톤 혹은 'Pear drops'의 냄새가 나는 특징적인 호흡

케톤증이 악화되었을 때 산성·염기성 균형을 조절하는 보상성의 완충체계가 소실된다. 혈액의 산도는 떨어지고 케톤산증이 발생한다. 치료하지 않으면 아래와 같은 결과가 나타난다.

- 케토산의 축적 때문에 산성의 증가(혈액 pH의 감소)
- 고혈당 증가
- 폐가 CO_2와 같은 과다한 수소 이온을 배출하는 것과 같은 과환기
- 소변의 산성화 – 콩팥 완충작용의 결과
- 다뇨(위를 참고할 것)
- 탈수와 저혈량(혈압상승, 맥박증가)–다뇨 때문에
- 체액소실, 저나트륨증을 동반한 전해질 균형 혼란(혈장나트륨의 감소), 저칼륨혈증(혈장칼륨의 감소)
- 혼미, 혼수 및 죽음

당뇨병의 급성 합병증

당뇨성 케톤산증

주로 인슐린 의존성 당뇨병을 가진 사람들에게 나타난다. 케톤산증은 임신, 미생물 감염 혹은 뇌졸중 같은 추가된 스트레스 때문에 증가한 인슐린 요구 혹은 인슐린 저항으로 인해 발생한다. 인슐린의 부적합한 공급은 환자가 처방된 약 복용을 소홀히 했거나 혹은 응급 시 처방된 약의 부적합한 조절 때문일 수도 있다. 일부 심한 경우와 위험한 케톤산증은 의식손실 없이 일어날 수 있다. 당뇨성 케톤증의 앞에 나타냈다.

표 9-5 I형/II형 당뇨의 특징

	I형 당뇨	II형 당뇨
호발 나이	보통 어릴 때 발병	성인, 노년기에 발병
호발 시 체중	정상이거나 저체중	비만
증상의 시작	수 주 내에 나타남	수 개월~수 년 안에 나타남
주된 원인	자가면역	비만, 운동부족
인슐린 필요량	모든 I형 당뇨 환자에게 인슐린이 필요	II형 당뇨 환자 중 최대 20%에게 인슐린이 필요
케톤뇨증	케톤뇨증 있음	케톤뇨증 없음
진단 시 합병증	없음	최대 25%까지 있음
가족력	드묾	보통 있음

저혈당성 혼수

인슐린 의존성 당뇨에서 인슐린이 음식물 섭취와 에너지 소비균형을 초과할 때 일어난다. 왜냐하면 신경은 다른 세포보다 포도당이 그들의 에너지 요구에 더 의존적이기 때문이다. 포도당 손실은 혼수를 유도하는, 그리고 만약 길어지면 비가역적인 손상을 일으켜 신경기능을 방해하는 요인이 된다. 저혈당은 다음의 결과에 의해 나타날 수도 있다.

- 인슐린의 갑작스러운 과다복용
- 인슐린 처치 후 식사 지연
- 구토, 설사 같은 탄수화물 흡수가 감소되는 위장장애
- 갑작스러운 운동, 급성 열성 질병 같은 증가된 대사율
- 인슐린 분비하는 종양, 특히 인슐린의 불규칙적인 분비

공통적인 저혈당의 증상과 징후로는 졸음, 착란, 언어곤란, 연하곤란, 발한, 진전 및 불안이 있다.

당뇨병의 장기 합병증

고혈당의 기간과 증상의 증가는 당뇨병 환자 이환율의 주요 원인이 된다.

심장혈관 방해

당뇨병은 심장혈관 장애의 중요한 위험요인이다. 혈관 변화(맥관질병)는 질병이 잘 조절될 때조차 일어날 수 있다.

당뇨성 대혈관 질환. 가장 주된 병변은 죽종과 대동맥 중간막의 석회화이다. 인슐린 의존성 당뇨병에서 이러한 변화는 비교적 어린 나이에 일어날 수 있다. 가장 일반적인 결과는 심각하고, 종종 사망한다.

- 허혈성 심장질환, 즉 협심증과 심부전
- 뇌졸중
- 말초혈관질환

당뇨성 미세혈관 질환. 작은 혈관에 영향을 미치는데, 소동맥, 모세혈관 및 때때로 소정맥의 상피성 기저막을 두껍게 한다. 이러한 변화는 다음의 결과를 가져올 수 있다.

- 말초혈관질환, 괴저와 '당뇨성 발'로 진행
- 당뇨성 망막병변
- 당뇨성 콩팥병변
- 말초신경병변, 특히 말이집이 영향을 받을 때

감염

당뇨병을 앓는 사람들은 세포 내 당이 부족하여 식세포 활동이 감소하게 되므로 특히, 세균이나 곰팡이의 감염에 매우 민감하다. 감염은 다음의 원인이 된다.

- 혈관 변화와 말초신경병에 의해 영향을 받은 부분의 합병증, 예를 들면, 민감하고 혈액 공급이 손상되었을 때의 발
- 종기와 종창
- 질 칸디다증(아구창)
- 신우신염

신부전

신부전은 당뇨성 신장질환 때문이다. 보통 당뇨병 환자의 사망원인이다.

시각 손상 및 실명

당뇨성 망막병은 선진국에서 30~65세 성인의 가장 일반적인 실명의 원인이다. 당뇨병은 백내장과 다른 시각장애의 조기 발생의 위험을 증가시킨다.

당뇨성 발(그림 9-20)

당뇨병의 여러 가지 요인들은 당뇨성 발이라는 심각한 상황을 초래한다. 크고 작은 혈관들의 질병이 혈액이 온 몸을 순환하는 것을 방해한다. 말초신경병증이 있는 경우, 감각이 감소한다. 특히 시각 장애까지 있는 경우, 발에 작은 상처가 나면 이를 감지하지 못한다. 당뇨병에 걸리면 치유 속도가 느리고, 신발과의 마찰 등에 의해 손상이 쉽게 악화되며, 감염도 쉽게 일어난다. 그러면 궤양이 생길 수 있으며 치료되기까지 오래 걸린다. 심한 경우, 손상받은 곳의 궤양이 커지고 괴저에 걸려 절단이 필요한 상황에까지 이를 수 있다.

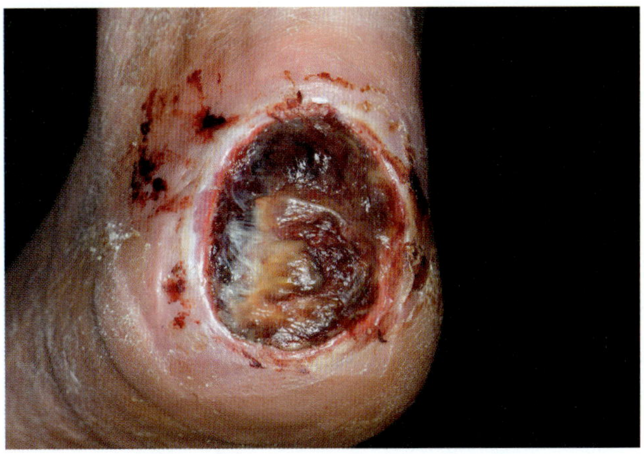

그림 9-20 당뇨성 발. 발뒤꿈치의 궤양

SECTION 3

음식물의 섭취와 배설

Intake of raw materials and elimination of waste

CHAPTER 10

호흡기계

The respiratory system

신체의 세포들은 모든 대사활동을 하기 위해 에너지를 필요로 한다. 이러한 에너지의 대부분은 산소(O_2)의 존재하에서 이루어지는 화학적 반응을 통해서 생성되고, 반응들의 주된 부산물은 이산화탄소(CO_2)이다. 호흡기계는 대기 중의 산소를 신체에 공급하고, 이산화탄소를 배출하는 경로이다.

신체로 유입되는 대기의 조건은 외적 환경에 따라서 건조하고 차가우며 먼지 입자를 함유하고 있거나 습하고 뜨거울 수도 있다. 호흡으로 공기가 기도를 통해서 허파로 전달되는 과정에서 체온에 적합하도록 온도가 조절되고, 수증기에 의해서 포화되며, 먼지 입자들이 호흡기도의 점막에 부착되어 제거된다. 허파와 신체 세포 사이의 기체 운반 시스템은 혈액에 의해서 이루어진다. 혈액과 허파 사이의 기체 교환을 바깥호흡(external respiration)이라 하고, 혈액과 세포들 사이의 기체교환을 안쪽호흡(internal respiration)이라 한다. 호흡기계를 구성하는 장기들은 아래와 같다.

- 코(nose)
- 인두(pharynx)
- 후두(larynx)
- 기관(trachea)
- 기관지 2(bronchi)(각각의 허파로 기관지 하나씩 연결됨)
- 세기관지(bronchiole) 및 작은 기도
- 허파 2 및 허파의 막인 가슴막(흉막, pleura)
- 호흡근 · 갈비사이근(늑간근, intercostal muscle) 및 가로막(횡격막, diaphragm)

호흡기계를 구성하는 장기들의 일반적인 형태는 **그림 10-1**에 나타나 있다.

1. 코와 콧구멍(비강)

학습목표

이 단원의 학습을 통해서 다음을 이해할 수 있다.

- 콧구멍의 위치
- 호흡 기능을 위한 콧구멍의 구조적 관련성
- 후각 생리에 대한 개요

위치와 구조

콧구멍은 공기유입의 주 경로로, 코사이판(비중격, septum)으로 구분된 동일한 2개의 큰 불규칙성 공간으로 구성되어 있다. 코사이판의 뒤쪽뼈 부위는 벌집뼈(사골, ethmoid bone)의 수직판(정중판, perpendicular plate)과 보습뼈(서골, vomer)로 형성된다. 앞쪽 부위는 유리연골(초자연골, hyaline cartilage)로 구성된다(**그림 10-2**).

천장 부분은 벌집뼈의 벌집체판(사골판, cribriform plate)과 나비뼈(접형골), 이마뼈(전두골) 및 코뼈(비골)로

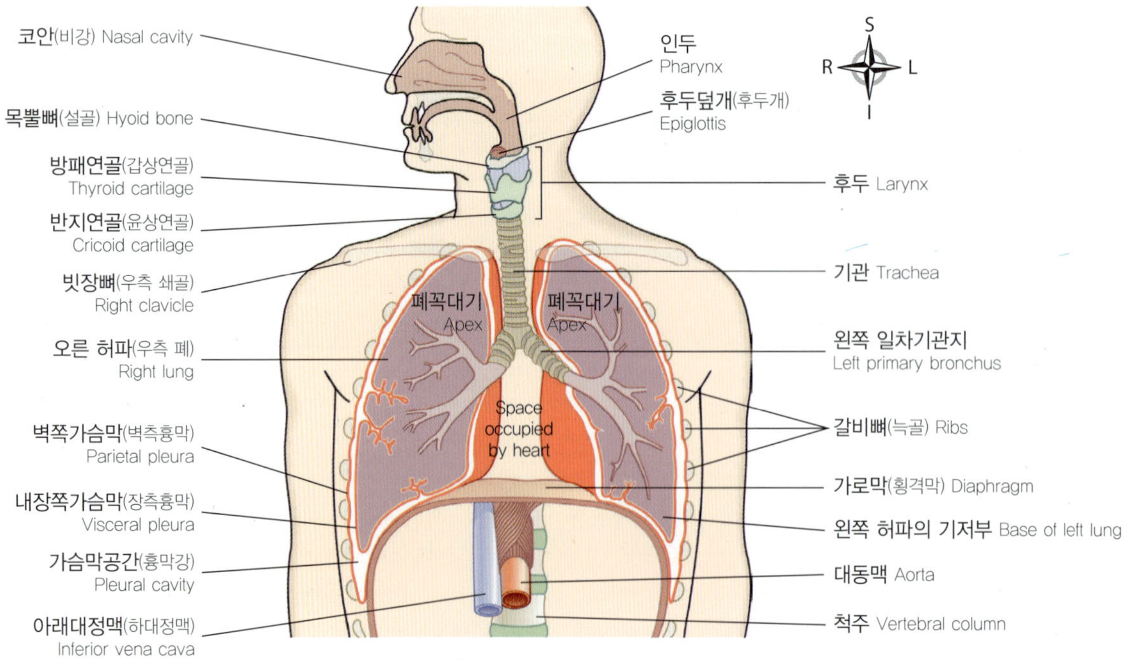

그림 10-1 호흡기관

형성된다.

바닥 부분은 앞부분의 단단입천장(경구개, hard palate)과 뒤쪽의 물렁입천장(연구개, soft palate)으로 이루어진 입안의 천장에 의해서 형성된다. 단단입천장은 위턱뼈(상악골)와 입천장뼈(구개골, palatine bone)로 이루어져 있고, 물렁입천장은 불수의근으로 이루어져 있다.

안쪽벽은 사이판에 의해서 형성된다.

바깥쪽벽은 위턱뼈, 벌집뼈, 아래코선반(하비갑개, inferior conchae)에 의해서 형성된다(그림 10-3).

뒤쪽벽은 인두의 뒤쪽벽에 의해서 형성된다.

코의 안쪽막

코는 혈관이 풍부한 섬모점막이라 일컬어지는 섬모원주상피(ciliated columnar epithelium)로 덮여 있고, 점막상피에는 점액을 분비하는 술잔세포(배상세포, goblet cell)가 존재한다. 앞쪽의 콧구멍 바깥 부위는 피부와 접하게 되고, 뒤쪽으로는 코인두까지 이어진다.

콧구멍의 통로들

콧구멍(외비공, anterior nares 또는 nostril)은 바깥에서 콧구멍으로 이어지는 통로이다. 코털이 존재하고 끈적끈적한 점액으로 덮여 있다.

뒤쪽콧구멍(posterior nare)은 콧구멍에서 인두로 이어지는 통로이다.

코곁동굴(부비동, paranasal sinus)은 공기를 포함한 공간들로 얼굴 및 머리뼈에 위치한다. 코곁동굴에는 코곁동굴과 콧구멍을 연결하는 작은 통로가 있다. 코곁동굴은 점막으로 덮여 있고, 콧구멍까지 이어져 있다. 주요한 동굴은 다음과 같다.

- 바깥쪽 벽 안의 위턱동굴(상악동, maxillary sinus)
- 천장 안의 이마동굴(전두동, frontal sinus)과 나비뼈동굴(접형동, sphenoidal sinus)
- 바깥쪽 벽 위쪽 부위의 벌집뼈동굴(사골동, ethmoidal sinus)

이들 코곁동굴은 말하기 기능에 관여하고, 머리뼈의 무게를 감소시킨다. 코눈물관(비루관, nasolacrimal duct)은 코의 바깥쪽 벽으로부터 눈의 결막주머니(결막낭, conjunctival sac)로 이어져 있다. 코눈물관은 눈물을 배출시킨다.

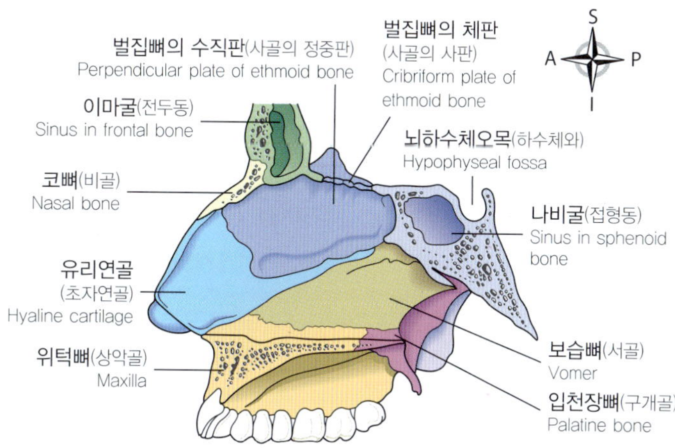

그림 10-2 비중격을 형성하는 구조물

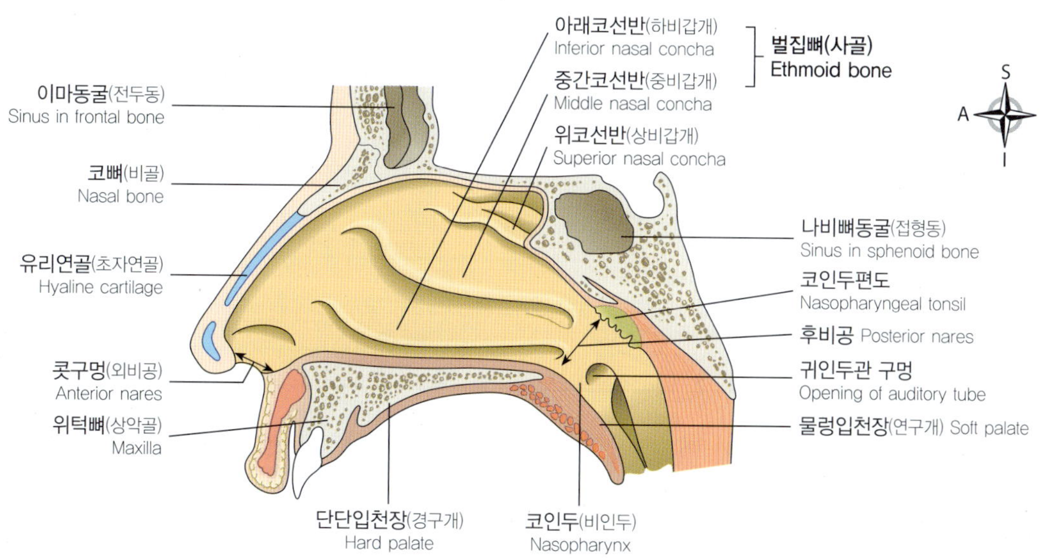

그림 10-3 우측 비강의 외측벽

코의 호흡 기능

코는 흡입한 공기를 통과시키는 호흡성 통로의 시작 부위이다. 흡입공기를 가온, 가습, 여과시키는 기능은 코에서 시작된다. 돌출된 코선반(그림 10-3, 그림 10-4)은 표면적을 증가시키고 공기의 난류를 초래하여 흡입공기를 콧구멍의 표면 전체로 확산시킨다. 넓은 표면에서 가온, 가습, 여과의 기능이 최대화된다.

가온(warming). 가온작용은 점막의 잘 발달된 혈관을 통해서 이루어진다. 이로 인해 코피가 나면 혈액소실이 많아지게 된다.

여과와 청소작용(filtering and cleaning). 큰 입자는 콧구멍의 코털에 포착된다. 먼지나 미생물과 같은 작은 입자들은 점액에 가라앉아 부착된다. 점액은 자극원들로부터 상피를 보호하고 건조를 예방한다. 섬모의 반복적인 움직임은 목구멍 쪽으로 점액을 이동시켜 기침을 통해서 배출되도록 하거나 삼켜지도록 한다.

가습(humidification). 공기는 습기가 있는 점액을 지나는 동안에 수증기에 포화된다. 코점막이 자극을 받게 되면 자극원을 제거하기 위한 반사작용인 재채기가 유발된다.

코의 후각 기능

코는 후각을 감지하는 기관이다. 후각을 감지하는 신경종말은 벌집뼈의 벌집체판 및 위쪽코선반 부위인 콧구멍 천장 부위에 위치한다. 신경종말들은 공기 중의 냄새에 의해서 자극을 받게 된다. 이로 인해 발생된 신경흥분파는 후각신경에 의해서 뇌의 후각영역으로 전달된다.

2. 인두

학습목표

이 단원의 학습을 통해서 다음을 이해할 수 있다.

- 인두의 위치
- 인두의 구조와 기능의 관련성

위치

인두는 길이가 12~14cm인 관 모양의 구조물로, 머리뼈의 아래 부위에서 6번 목뼈 부위에 걸쳐 위치한다. 인두는 코, 입, 후두의 뒤쪽에 위치하고, 위쪽의 끝부분은 확장되어 있다.

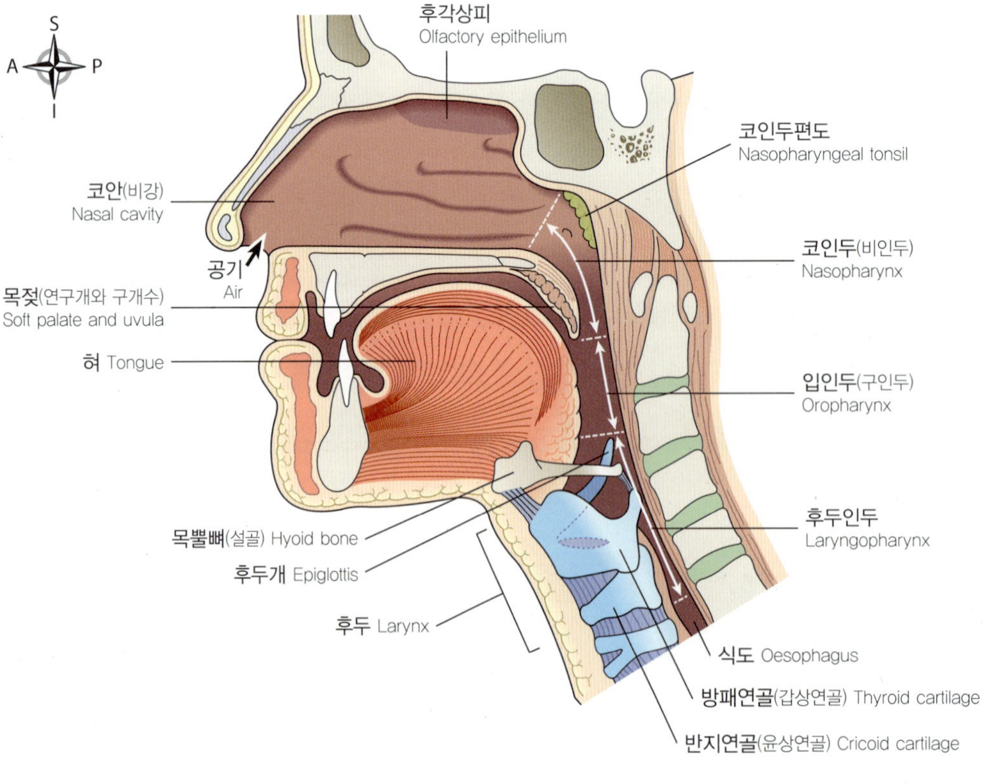

그림 10-4 코에서 후두로 이어지는 경로

인두와 관련된 구조물

윗부분 – 머리뼈 아랫부분의 아랫면(inferior surface)
아랫부분 – 식도(esophagus)와 연결됨
앞쪽 – 코, 입, 후두와 연결된 통로로 인해서 불완전한 벽을 이룸
뒤쪽 – 젖꽃모양조직(areolar tissue), 불수의근, 1~6번 목뼈의 몸통

쉽게 설명하기 위해서 인두를 코인두, 입인두(구인두, oropharynx), 후두인두(laryngopharynx)의 세 부분으로 구분하였다.

코인두

코의 뒤쪽에 위치하고 콧구멍과 연결된 코인두는 물렁입천장 높이의 위쪽에 존재한다. 코인두의 바깥쪽 벽에는 가운데귀(middle ear)로 이어지는 2개의 귀인두관(auditory tube)의 입구가 위치한다. 뒤쪽 벽에는 림프조직으로 이루어진 인두편도(pharyngeal tonsil, adenoids)가 위치한다. 이 편도는 약 7세가 되면 가장 현저하게 커지게 되고 이후에는 점차적으로 위축된다.

입인두

입의 뒤쪽에 위치하고 입과 연결된 입인두는 물렁입천장 아랫부분에서 3번 목뼈의 몸통 윗면 높이에 걸쳐서 위치한다. 물렁입천장과 연결된 입인두의 양쪽 바깥쪽 벽에는 각각 2개의 주름이 형성되어 있다. 주름들 사이에는 림프조직으로 이루어진 입천장편도(palatine tonsil)가 위치한다.

삼킴 과정에서 콧구멍 부분과 입 부분은 물렁입천장과 목젖(구개수, uvula)에 의해서 구분된다.

후두인두

인두의 후두 부위는 위쪽의 입인두로부터 아래쪽의 식도 부위까지, 즉 3~6번 목뼈 높이에 걸쳐서 위치한다.

구조

인두는 3층의 조직으로 이루어져 있다.

점막층

점막층(mucous membrane lining)은 부위별로 특성이 다소 다르다. 코인두는 코의 내막과 연결된 섬모원주상피로 이루어져 있고, 입인두와 후두인두는 입과 식도의 안쪽 막과 연결된 단단한 중층편평상피로 이루어져 있다. 이러한 점막은 삼킴 과정에서 음식물에 의해 발생되는 마찰로부터 조직을 보호한다.

섬유성 조직

섬유성 조직(fibrous tissue)은 중간층을 형성한다. 코인두 부위에서는 근육이 거의 없고 섬유성 조직층이 두껍지만, 아래로 갈수록 섬유성 조직층의 두께가 점차 감소하고 근육층의 두께가 증가한다.

민무늬근

민무늬근(smooth muscle)은 인두 안에서 불수의적으로 조절되는 삼킴 기전(deglutition)에서 중요한 역할을 수행하는 각각의 불수의 수축근들로 구성되어 있다. 식도의 위쪽 끝부분은 삼킴이 이루어지는 기간을 제외하고는 수축근에 의해서 닫혀 있다.

혈관 및 신경지배

인두에 대한 혈액 공급은 얼굴동맥(안면동맥, facial artery)의 혈관 가지에 의해서 이루어진다. 정맥환류는 얼굴동맥과 속목정맥(내경정맥, internal jugular vein)을 통해서 이루어진다.

신경지배는 부교감신경과 교감신경에 의해서 형성되는 인두신경얼기(인두신경총, pharyngeal plexus)로부터 이루어진다. 부교감신경성 지배는 미주신경(vagus nerve)과 혀인두신경(설인신경, glossopharyngeal nerve)에 의해서 제공되고, 교감신경성 지배는 위목신경절(상경신경절, superior cervical ganglia)로부터 분지되는 신경에 의해서 제공된다.

기능

공기와 음식물의 통로

인두는 호흡기계와 소화기계 모두에 관여하는 기관이다. 코와 입을 통해서 공기를 이동시키고 입과 후두 구역을 통해서 음식물을 이동시킨다.

가온 및 가습작용

코에서와 동일한 방식으로 인두를 지나는 동안에 공기의 가온 및 가습이 일어난다.

미각

구강과 인두 부위의 상피에는 미각을 감지하는 후각신경종말이 위치한다.

청각

코인두에서 가운데귀로 연결된 귀인두관은 가운데귀 안쪽 부위로 공기를 유입시킨다. 효과적인 청각 기능은 고막(tympanic membrane, ear drum)의 양측에 작용하는 대기압에 따라서 결정된다.

보호

인두편도와 후두편도의 림프조직은 미생물과 같은 항원에 대한 반응으로 항체를 형성한다(15장 참조). 소아의 편도는 상대적으로 크지만 성인이 되면 위축된다.

말하기

말하기 기능에 있어서 인두는 후두에서 올라온 소리를 위한 공명 부위로 작용하여 코결동굴과 함께 소리에 개별 특성을 부여하도록 보조하는 기능을 한다.

3. 후두

학습목표

이 단원의 학습을 통해서 다음을 이해할 수 있다.

- 후두의 구조와 기능
- 말하기의 생리학적 기전에 대한 개요

위치

'목소리 상자(voice box)'라고도 하는 후두는 혀의 뿌리와 혀의 뼈 부위에서부터 시작되어 기관(trachea)에 연결된다(그림 10-1, 그림 10-4). 후두인두의 앞쪽에 위치하는 후두는 3~6번 목뼈 높이에 걸쳐 있다. 사춘기에 이르면 성별에 따라서 후두의 크기가 다소 변화된다. 남성은 크기가 더욱 증가하게 되어 '아담의 사과(Adam's apple)'라고 하는 돌출 부위가 명확해지고 목소리도 일반적으로 더욱 깊어지게 된다.

후두와 관련된 구조물

위쪽 – 혀의 뼈와 혀의 뿌리
아래쪽 – 기관과 연결됨
앞쪽 – 혀의 뼈에 부착된 근육들과 목 부위 근육들
뒤쪽 – 후두인두와 3~6번 목뼈
바깥쪽 – 갑상샘(thyroid gland)의 엽(lobe)

구조

연골

후두는 인대와 막에 의해서 서로 부착된 불규칙한 모양의 연골들로 이루어져 있다. 주요한 연골들은 다음과 같다.

- 방패연골 1(갑상연골) ┐
- 반지연골 2(윤상연골) ├ 유리연골(초자연골)
- 모뿔연골 2(피열연골) ┘
- 후두덮개 1 – 탄성 섬유연골

연골 주변과 목뿔뼈(설골)에 부착된 인대조직을 확인할 수 있다.

방패연골(그림 10-5, 그림 10-6). 방패연골은 2개의 납작한 판 모양의 유리연골이 앞쪽에서 서로 융합되어 후두융기(laryngeal prominence, Adam's apple)를 형성하는 연골이다. 후두융기의 위쪽에는 서로 분리되어 방패패임(갑상절흔, thyroid notch)이라고 하는 V자 형태의 패임이 형성되어 있다. 방패연골의 뒤쪽 부위는 불완전한 구조로, 개별 판들의 뒤쪽 모서리가 돌출되어 위각과 아래각이라고 하는 2개의 돌기를 형성한다.

방패연골의 위쪽 부위는 후두와 같이 중층편평상피로 덮여 있고, 아래쪽 부위는 기관과 같이 섬모원주상피로 덮여

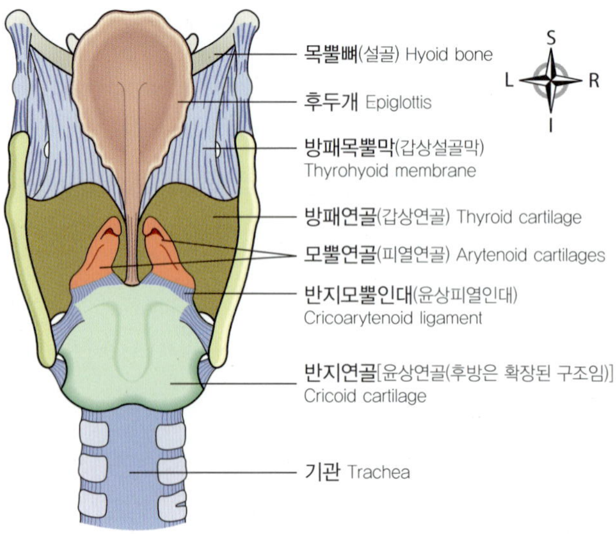

그림 10-5 후두-뒤쪽면

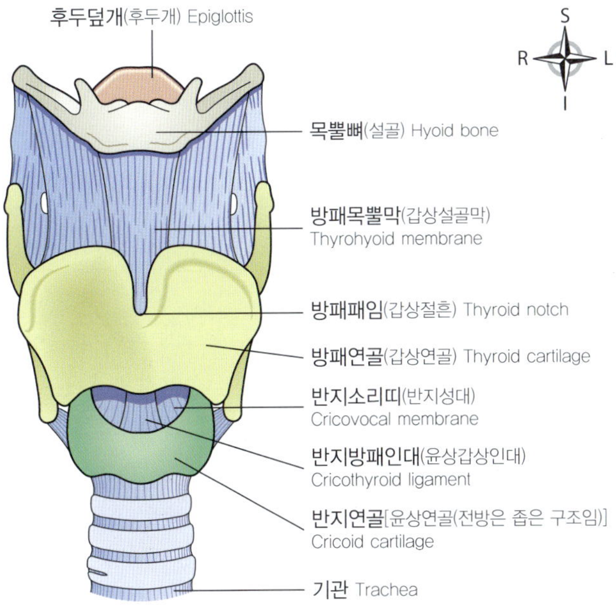

그림 10-6 후두-앞쪽면

있다. 바깥쪽 면에는 많은 근육들이 부착되어 있다.

방패연골은 후두의 앞쪽 및 뒤쪽벽을 형성한다.

반지연골(그림 10-7). 방패연골의 아래에 위치하는 반지연골도 유리연골로 이루어져 있다. 후두를 완전히 둘러싸고 있는 반지연골은 앞쪽은 좁고 뒤쪽은 넓은 반지 모양의 구조물이다. 넓은 뒤쪽 부위는 모뿔연골 및 방패연골의 아래각과 관절을 이루고 있다.

반지연골은 섬모원주상피로 싸여 있고, 바깥쪽 면에는 근육과 인대들이 부착되어 있다(그림 10-7). 반지연골의 아래쪽 경계부는 위쪽 기도 끝부분의 위치를 나타내는 표지 부위이다.

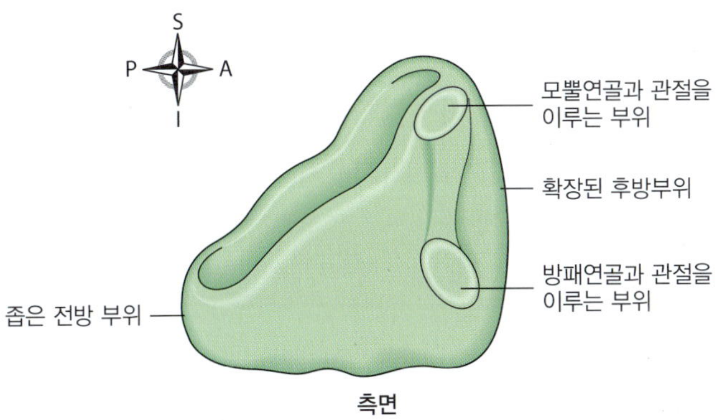

그림 10-7 반지연골

모뿔연골. 모뿔연골은 큰 피라미드 모양의 유리연골 2개로 이루어져 있으며, 후두의 뒤쪽벽을 형성하는 반지연골의 확장된 부위 위에 위치한다(그림 10-8). 모뿔연골에는 성대와 근육들이 부착되고 섬모원주상피로 덮여 있다.

후두덮개. 후두덮개는 방패연골 앞쪽 벽의 안쪽 면에 부착된 나뭇잎 모양의 탄력섬유연골(fibroelastic cartilage)로, 방패패임의 바로 아래에 위치한다(그림 10-4). 후두덮개는 혀와 혀의 뼈 뒤쪽에서 비스듬하게 위쪽으로 서 있는 구조물이다. 후두덮개는 중층편평상피로 덮여 있다. 후두를 상자에 비유한다면 후두덮개는 덮개의 역할로 볼 수 있다. 후

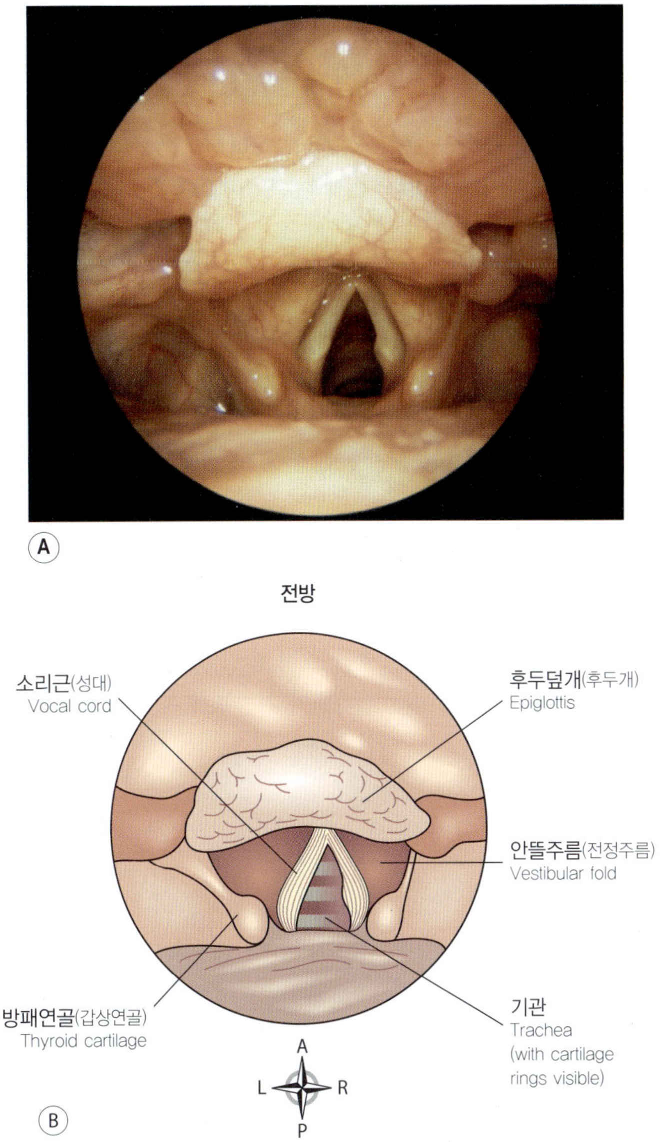

그림 10-8 성대. A. 열린(외전된) 성대의 기관지경 사진 B. 주요 구조를 보여주는 성대의 모식도

두덮개는 삼킴이 이루어지는 동안에 후두를 닫음으로써 허파로 이물질이 흡입되지 않도록 보호한다.

혈관 및 신경지배

후두의 혈액 공급은 위 · 아래 후두동맥(superior and inferior laryngeal artery)에 의해서 이루어지고, 속목정맥과 연결되는 갑상정맥을 통해서 환류된다.

부교감신경의 지배는 미주신경에서 분지된 위쪽후두신경(superior laryngeal nerve)과 되돌이후두신경에 의해서 이루어진다. 교감신경은 양쪽 위쪽목신경절로부터 각각 뻗어 나온다. 운동신경은 후두근육을 지배하고, 후두벽에는 감각신경이 분포한다.

후두의 하부(그림 10-8)

소리근(성대, vocal cord)은 띠 모양의 창백한 2개의 점막주름으로, 갑상융기(thyroid prominence) 안쪽 벽의 앞쪽 부위에서 뻗어 나와 뒤쪽의 모뿔연골로 이어져 있다(그림 10-8).

소리근들을 조절하는 근육이 이완되면 소리근이 열리면서 후두를 통해서 공기가 위쪽으로 이동할 수 있도록 통로가 확보되며, 이를 소리근의 열림(외전)이라고 한다(그림 10-9 A). 음의 높낮이는 소리근의 진동에 의해서 만들어진다. 성대를 조절하는 근육이 수축되면 후두를 가로지르는 소리근가 팽팽하게 확장(신장)되며, 이를 소리근의 닫힘(내전)이라고 한다(그림 10-9 B). 소리근이 한계범위까지 확장된 상태에서 허파로부터 배출된 공기가 이동하면서 소리근을 진동시키게 되면 높은 음의 소리가 발생된다. 그러므로 목소리의 높낮이는 소리근의 긴장도를 조절하는 근육들의 조건에 따라서 결정된다. 발성이 이루어지지 않는 동안에는 소리근이 닫히게 된다. 소리근들 사이의 공간을 성대문(성문, glottis)이라고 한다.

기능

발성. 소리는 음의 높낮이(pitch), 음량(volume), 공명(resonance)의 특성을 가진다.

- 음의 높낮이는 소리근의 길이와 긴장도에 의해서 결정된다. 사춘기가 되면 남성의 소리근이 길어져서 성인 남성의 낮은 음으로 변화된다.
- 음량은 소리근을 진동시키는 힘에 의해서 결정된다. 날숨 공기의 힘이 커지면 소리근을 더욱 진동하게 되어 목소리가 더욱 커지게 된다.
- 공명 또는 음조는 입의 모양, 혀와 입술의 위치, 안면근육, 콧구멍옆공간 안의 공기에 의해서 결정된다.

말하기. 말하기는 날숨 동안에 성대에 의해서 소리가 만들어질 때 혀, 볼, 입술에 의해서 조절된다.

공기의 이동통로. 인두와 기관 사이를 말한다.

아래공기통로(lower respiratory tract)의 보호. 삼킴이 이루어지는 동안에 후두는 위쪽으로 움직이고, 인두로부터 음식물이 후두로 유입되지 않도록 입구를 차단시키며, 후두덮개가 후두 윗부분을 덮는다. 이를 통해서 음식물이 아래공기통로가 아닌 식도 안으로 이동하게 된다.

가습, 여과 및 가온. 이 과정은 흡입공기가 후두를 지나가는 동안에 연속적으로 이루어진다.

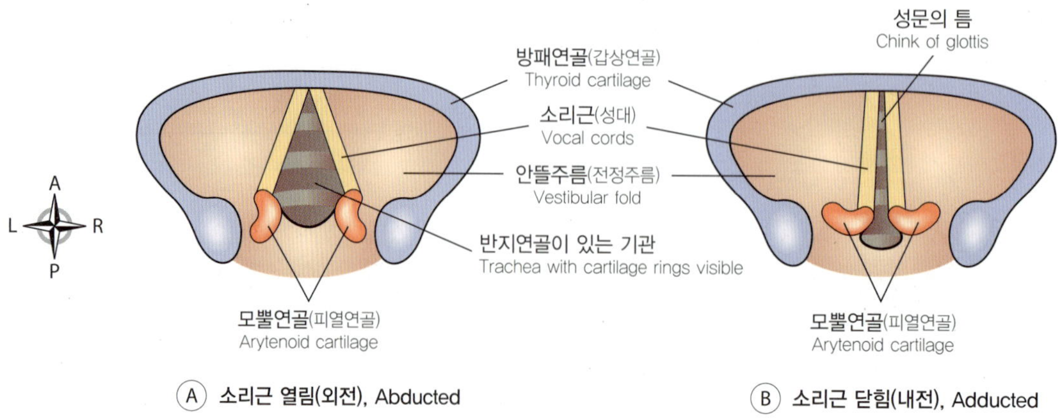

그림 10-9 성대의 위치

4. 기관

학습목표

이 단원의 학습을 통해서 다음을 이해할 수 있다.

- 기관의 위치
- 기관의 구조에 대한 개요
- 호흡 과정에 있어서 기관의 기능

위치

기관(trachea, windpipe)은 후두에 연결되어 아래쪽의 5번 가슴뼈 높이까지 이어지고, 기관분기부(carnia)에서 왼쪽과 오른쪽의 일차기관지로 분지된 후 왼쪽과 오른쪽의 허파로 각각 들어간다. 기관의 길이는 약 10~11cm이고, 식도 앞 부분의 가운데 면에 위치하고 있다(그림 10-10).

기관과 관련된 구조물(그림 10-10)

위쪽 – 후두
아래쪽 – 왼쪽과 오른쪽 기관지

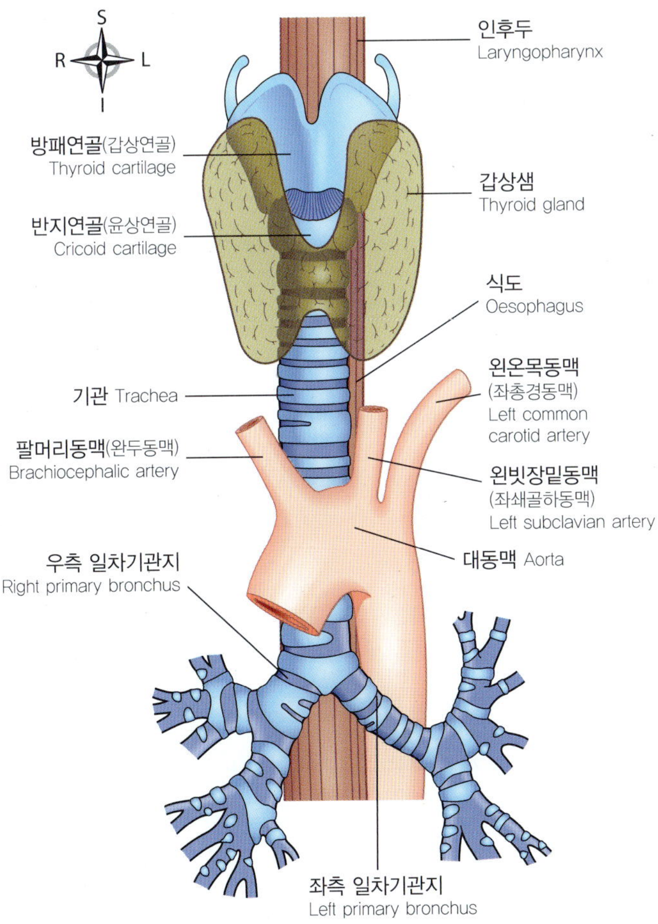

그림 10-10 기관 및 기관과 관련된 구조물

앞쪽 – 위쪽: 갑상샘의 협부(잘록한 부위: isthmus),
아래쪽: 대동맥활과 가슴뼈
뒤쪽 – 기관과 척추뼈 사이에 식도가 위치
바깥쪽 – 허파와 갑상샘의 엽

구조

기관은 세 층의 조직으로 이루어져 있고, 서로 쌓여 있는 16~20개의 불완전한 고리 모양(C-형태)의 유리연골들로 구성된다. 이 연골고리들은 후방이 불완전한 구조이다. 결합조직과 불수의근들은 연골들을 연결시키고 불완전한 고리 구조인 후방 부위를 형성한다. 연부조직으로 이루어진 뒤쪽벽은 식도와 접한다(그림 10-11).

세 층의 조직이 기관연골을 덮고 있다.

- 바깥층은 섬유성 및 탄력성 조직으로 구성되고 연골을 덮고 있다.
- 중간층은 연골과 기관 주위를 나선형 배열로 감싸고 있는 민무늬근 띠로 구성된다. 이 층에는 혈관과 림프관, 자율신경을 포함한 젖꽃판조직이 존재한다.
- 안쪽층은 점액을 분비하는 술잔세포들을 포함하는 섬모원주상피로 구성되어 있다(그림 10-12).

혈관 및 신경지배 및 림프순환

동맥혈의 공급은 아래갑상동맥(interior thyroid artery)과 위팔동맥(상완동맥, brachial artery)에 의해서 주로 이루어지고, 정맥환류는 위팔정맥(brachiocephalic vein)과 이어지는 아래갑상정맥(inferior thyroid vein)을 통해서 이루어진다.

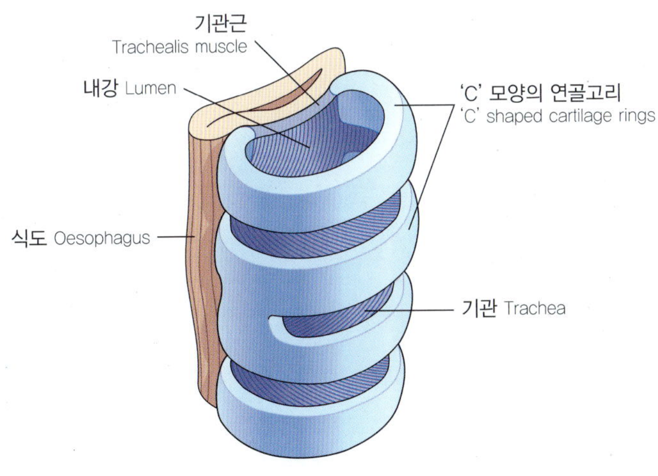

그림 10-11 기관과 식도의 위치관계

부교감신경 지배는 되돌이후두신경과 미주신경의 다른 가지들을 통해서 이루어진다. 교감신경 지배는 교감신경절(sympathetic ganglia)로부터 분지된 신경들에 의해서 이루어진다. 부교감신경의 자극은 기관을 수축시키고, 교감신경 자극은 기관을 이완시킨다. 호흡기도의 림프순환은 기관 주위와 기관이 2개의 기관지로 이분되는 기관 분기부에 위치한 림프절을 통해서 이루어진다.

기능

지지 및 통기성. 연골과 탄력섬유의 배열은 머리와 목을 움직일 때 발생할 수 있는 기도의 비틀림과 폐쇄를 방지한다. 연부조직으로 이루어진 연골의 불완전한 뒤쪽벽은 신경 자극에 대한 반응으로 수축 및 이완을 통해서 기관의 직경을 변화시키는 기능을 하고, 삼킴 과정에서 식도가 확장될 때 오목해져서 삼킴을 방해하지 않도록 한다. 연골은 강제날숨 말기에서와 같이 기관 안쪽 압력이 흉강 안쪽 압력보다 낮아졌을 때 초래될 수 있는 기관의 붕괴를 방지한다.

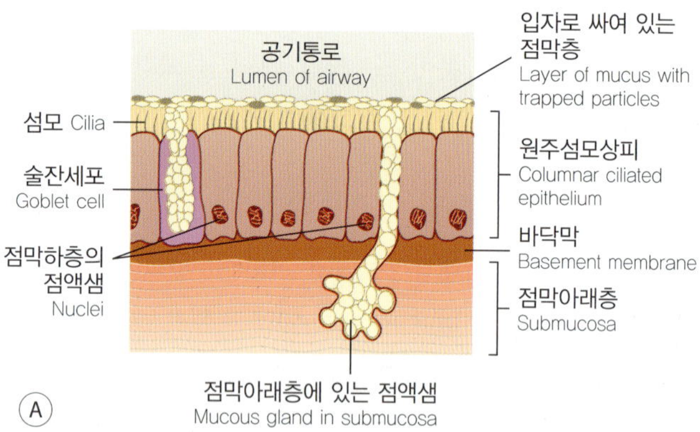

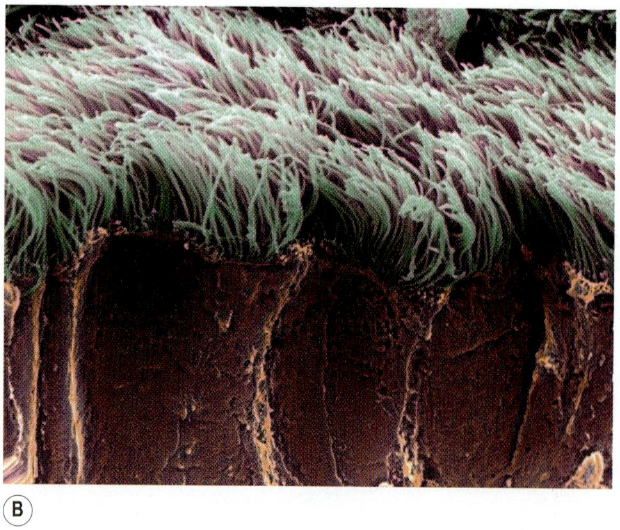

그림 10-12 기관지섬모의 전자현미경 사진. A. 섬모점액막 B. 기관지섬모의 주사형 전자현미경 사진

점액섬모에 의한 단계적 상승작용. 반복적이고 규칙적인 점막섬모의 움직임은 점액에 부착된 입자를 후두 쪽으로 밀어 올려 삼켜지도록 하거나 기침을 통해 배출시키도록 한다(그림 10-12 B).

기침반사. 후두, 기관, 기관지에 분포하는 신경종말이 자극을 받게 되면, 미주신경을 통해서 뇌줄기에 위치한 호흡중추로 전달되는 신경신호가 발생한다. 이로 인한 반사성 운동반응으로 깊은 들숨이 일어나고 성문이 닫힌다(소리근의 닫힘). 이 상태에서 배 근육과 호흡 근육이 수축하고, 그 압력으로 순간적으로 공기가 배출되어 점액과 이물질이 함께 배출된다.

가온, 가습, 여과. 이 기능들은 코에서 시작되어 기관에 도달하기까지 지속되어 정상적인 습도와 온도로 조절된다.

5. 허파

학습목표

이 단원의 학습을 통해서 다음을 이해할 수 있다.

- 직경이 점차적으로 줄어드는 기관지나무(기관세지, bronchial tree)의 각 기도 부위의 명칭
- 기도의 부위별 구조 및 변화되는 기능
- 허파의 위치 및 육안해부학
- 가슴막의 기능
- 허파의 혈류 공급

위치 및 육안적 구조(그림 10-13)

가슴공간에는 정중선 양쪽에 2개의 허파가 위치한다. 허파는 원뿔 모양의 구조로, 허파꼭대기(apex), 허파바닥(base), 갈비뼈면(costal surface) 및 내측면(medial surface)을 가지고 있다.

허파꼭대기. 허파꼭대기는 목의 아래쪽에 둥글게 돌출된 부위로, 빗장뼈의 중간 1/3 부위의 높이보다 약 25mm 위쪽 지점에 위치한다. 허파꼭대기는 목의 아랫부분에서 1번 갈비뼈, 혈관 및 신경들과 인접하고 있다.

허파바닥면. 오목한 반달 모양을 나타내고 가로막의 가슴표면(thoracic surface)에 접한다.

갈비뼈면. 볼록한 면으로, 갈비연골, 갈비뼈 및 갈비뼈사이근들과 접한다.

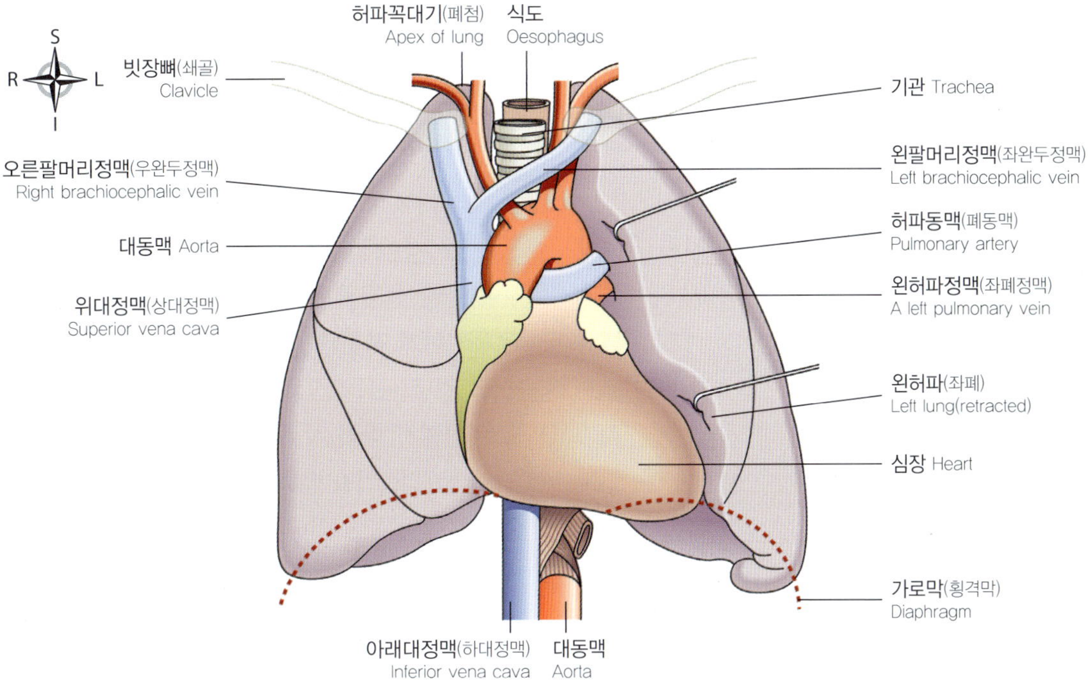

그림 10-13 허파와 관련된 장기

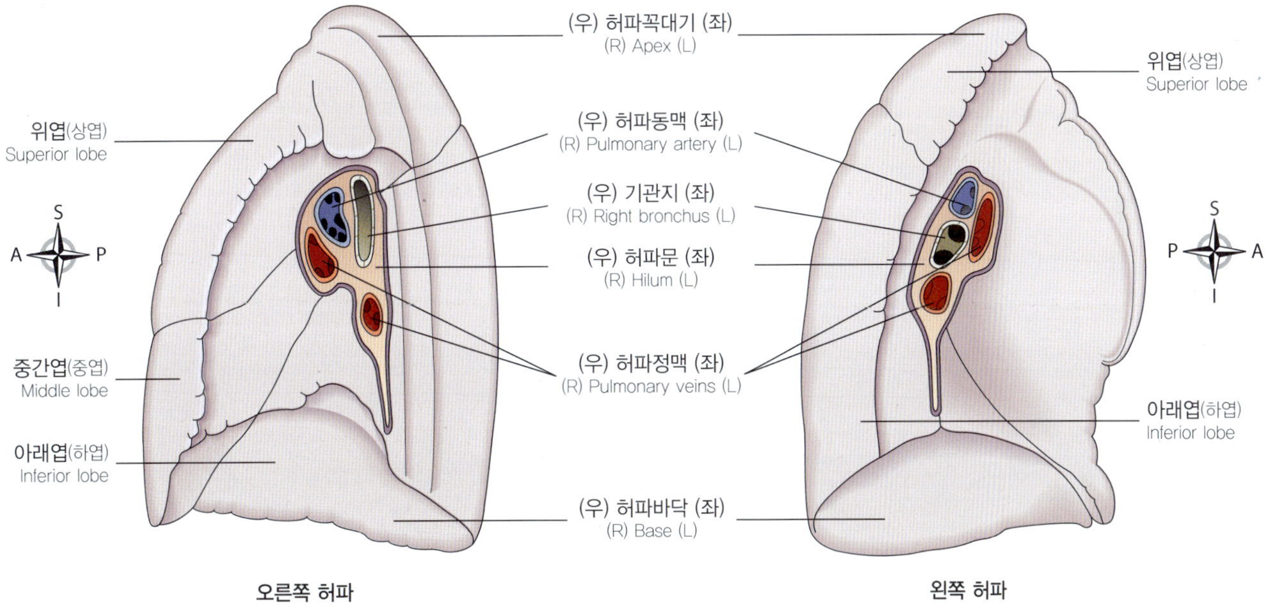

그림 10-14 허파의 엽과 각 허파문의 혈관과 기도-내측면

안쪽면. 오목한 면으로, 삼각형 모양의 허파문(폐문, hilum)이 있으며, 5~7번 가슴등뼈 높이에 위치한다. 허파의 뿌리를 형성하는 구조물은 허파문 부위에서 시작한다. 이를 구성하는 구조물로는 허파로 들어가는 일차기관지, 허파의 혈액순환을 담당하는 허파동맥과 2개의 허파정맥, 기관지동맥과 정맥, 림프관과 신경들이 있다(그림 10-14).

양쪽 허파 사이에는 가슴세로칸(종격, mediastinum)이 있다. 가슴세로칸에는 심장, 큰 혈관들, 기관, 왼쪽과 오른쪽의 기관지, 식도, 림프절, 림프관과 신경들이 위치한다.

오른쪽 허파는 위쪽엽, 중간엽, 아래엽의 3엽으로 구분된다. 가운데선의 왼쪽 공간에 심장이 위치하고 있어서 왼쪽 허파는 다소 작다. 왼쪽 허파는 위엽과 아래엽의 2엽으로 구분된다.

가슴막과 가슴막공간

가슴막은 장액이 차 있는 밀폐된 장막성 주머니로 이루어져 있고, 왼쪽과 오른쪽 허파를 각각 감싸고 있다. 허파는 두 층의 장막성 주머니에 둘러싸여 있는데, 한 층은 허파에 부착되고 다른 한 층은 가슴공간벽에 부착되어 있다(그림 10-1, 10-15).

내장쪽가슴막(장측흉막, visceral pleura)

허파에 부착되어 있는 내장쪽가슴막은 각 허파엽을 덮고 틈새(fissure) 안쪽으로 함입되어 각 엽을 구분한다.

벽쪽가슴막(벽측흉막, parietal pleura)

벽쪽가슴막은 가슴벽의 안쪽과 가로막의 가슴면에 부착되어 있다. 가슴세로칸 내의 인접한 구조물을 분리시키고 허파문의 가장자리 주위에서 내장쪽가슴막과 이어진다.

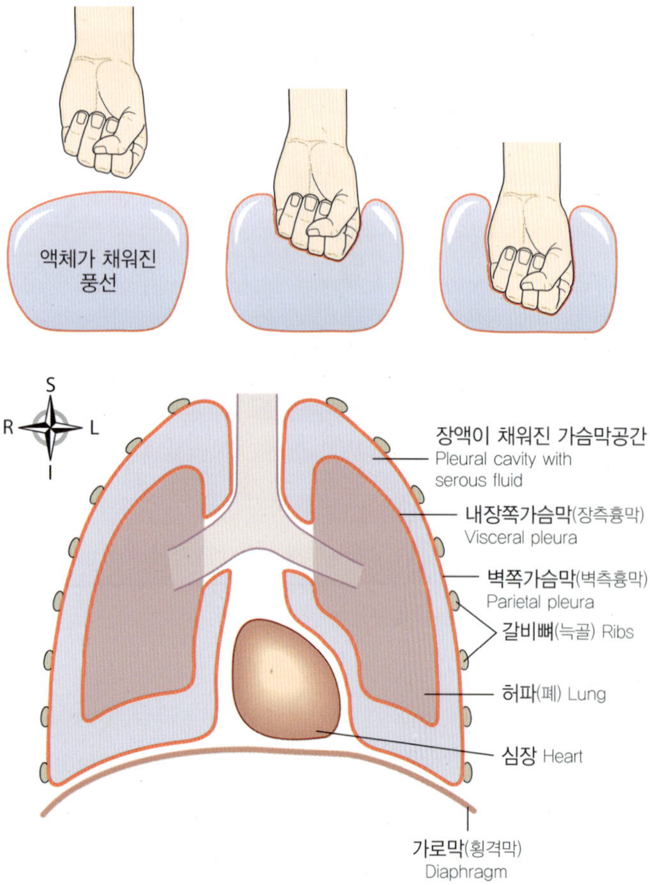

그림 10-15 허파와 가슴막의 관련성

가슴막공간(흉막강, pleural cavity)

가슴막공간은 잠재적인 공간이다. 건강한 조건에서는 호흡과정에서 가슴막 사이의 활주와 마찰 방지 기능을 하는 얇은 장액층으로 두 층의 가슴막이 서로 분리되어 있다. 장액은 막의 상피세포들로부터 분비된다.

두 층 사이에 장액이 차 있는 가슴막은 두 개의 유리판 사이에 물이 채워져 있어서 유리판이 서로 분리되는 원리와 동일하게 적용된다. 장액은 두 층 사이의 활주를 용이하게 할 뿐만 아니라 막들과 액체 사이에 작용하는 표면장력으로 인해서 막이 서로 분리되지 않도록 잡아당기는 효과를 나타낸다. 가슴막층에 구멍이 생기면 허파의 고유한 특성인 탄성 반동에 의해서 허파의 허탈(lung collapse)이 발생한다.

허파의 안쪽

허파는 탄성결합조직의 기질 내에 위치하는 기관지, 작은 기도, 허파꽈리(폐포), 결합조직, 혈관, 림프관, 신경들로 구성되어 있다. 각 허파엽은 많은 작은엽(lobule)들로 이루어져 있다.

허파의 혈액 공급(그림 10-16)

허파동맥줄기(허파동맥간, pulmonary trunk)는 각 허파로 정맥피를 전달하는 왼쪽과 오른쪽 허파동맥으로 분지된다.

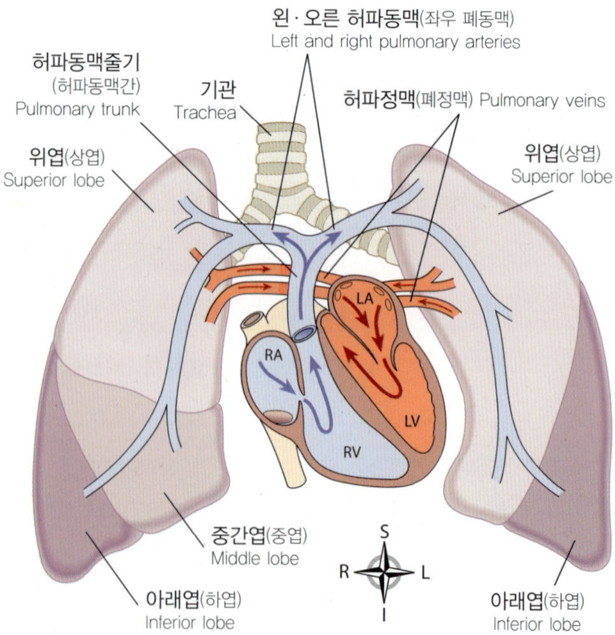

그림 10-16 심장과 허파 사이의 혈액순환

각각의 허파동맥은 허파 안쪽에서 많은 가지들로 분지되어 최종적으로 허파꽈리벽 주위를 감싸는 모세혈관망을 이룬다(그림 10-18). 허파꽈리벽과 모세혈관벽은 각각 한 층의 납작한 상피세포들로 구성된다. 허파꽈리 안의 공기와 모세혈관 안의 혈액 사이에서 이루어지는 기체교환은 이들 두 층의 얇은막(호흡막, respiratory membrane)을 통해서 이루어진다. 허파의 모세혈관은 서로 연결되어 2개의 허파정맥을 형성하고, 허파정맥은 허파문을 통해서 심장의 왼쪽 심방으로 산소가 포화된 동맥피를 운반한다. 허파의 수많은 모세혈관과 혈관들은 결합조직에 의해서 지지된다.

호흡기도에 대한 혈액 공급 및 림프순환, 신경지배는 이후에 다룰 것이다.

기관지와 세기관지

2개의 일차기관지(primary bronchi)는 5번 가슴등뼈 높이에서 분지되어 형성된다(그림 10-17).

오른쪽 기관지. 오른쪽 기관지는 왼쪽 기관지에 비해서 직경이 크고 짧으며 수직으로 위치하기 때문에, 흡입된 이물질에 의해서 폐쇄될 가능성이 더 높다. 오른쪽 기관지의 길이는 약 2.5cm이다. 허파문에서 오른쪽 허파로 들어간 오른쪽 기관지는 3개의 가지로 분지되어 각 엽으로 들어간다. 각각의 가지들은 다시 수많은 작은 가지들로 분지된다.

왼쪽 기관지. 왼쪽 기관지는 길이가 5cm이고, 오른쪽 기관지에 비해서 직경이 작다. 허파문에서 왼쪽 허파로 들어간 왼쪽 기관지는 2개의 가지로 분지되어 각 엽으로 들어간다. 각각의 가지들은 점차적으로 작은 관으로 분지되어 허파의 실질로 들어간다.

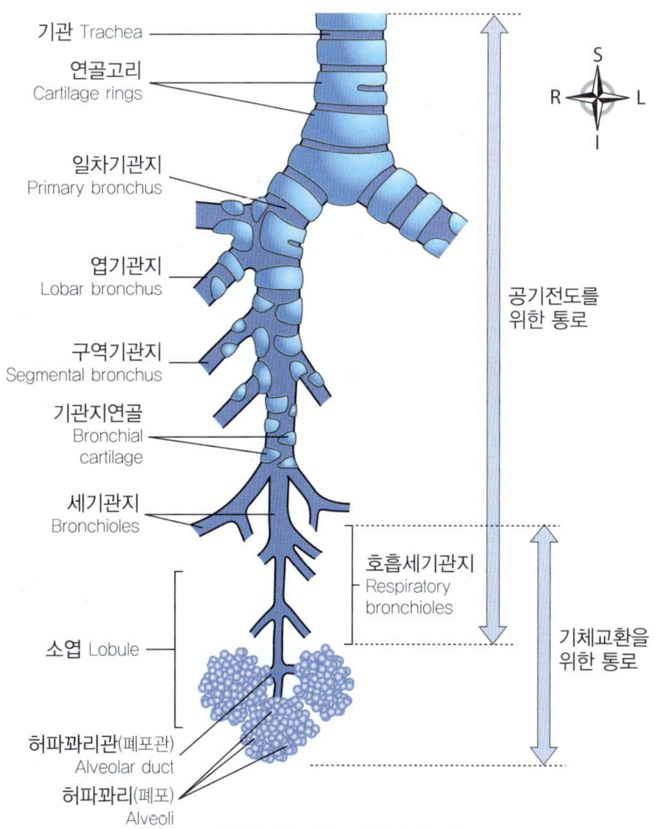

그림 10-17 하부 호흡기

구조

기관지는 기관과 동일한 조직으로 구성되어 있고, 섬모원주상피로 덮여 있다. 기관지는 점차적으로 세기관지(bronchiole)(그림 10-17), 종말세기관지(terminal bronchiole), 호흡세기관지(respiratory bronchiole), 허파꽈리관(폐포관, alveolar duct)으로 분지되고 최종적으로 허파꽈리로 이어진다. 기관지의 원위부로 갈수록 연골의 모양이 불규칙하고 세기관지에 이르면 연골이 없어진다. 연골이 없는 세기관지의 벽은 민무늬근이 두꺼워지고 자율신경의 신호와 자극원에 대한 반응이 일어난다. 원위부로 갈수록 섬모원주점막(ciliated columnar mucous membrane)이 점차적으로 섬모가 없는 입방세포(non-ciliated cuboidal-shaped cell)로 대치된다. 전도성 기도(conducting airway)라고 하는 넓은 통로들은 공기를 허파로 전달하는 기능을 하지만 기도의 벽이 너무 두꺼워서 기체교환은 이루어지지 않는다.

혈관 및 신경지배, 림프순환

기관지와 작은 기도에 대한 동맥혈의 공급은 왼쪽과 오른쪽 기관지동맥(bronchial artery)의 가지를 통해서 이루어지고, 정맥피의 환류는 주로 기관지정맥(bronchial vein)을 통해서 이루어진다. 오른쪽은 홀정맥, 왼쪽은 위갈비사이정맥(상늑간정맥, superior intercostal vein)으로 이어진다(그림 5-29 참조).

미주신경(부교감신경)은 세기관지 나무(bronchial tree)에 분포하는 민무늬근을 수축시켜서 기관지를 축소시키고, 교감신경성 자극은 기관지를 확장시킨다(7장 참조).

림프는 기도의 벽으로부터 림프관 그물망으로 환류된다. 림프는 기관과 세기관지 주위에 위치한 림프절을 거쳐서 왼쪽 부위는 가슴림프관(흉관, thoracic duct), 그 밖의 부위는 오른쪽림프관(우림프관, right lymphatic duct)을 통해서 환류된다.

기능

공기 유입의 조절. 호흡기도의 벽에 분포하는 불수의근의 수축 또는 이완에 의해서 기도의 직경이 변화되어 허파로 유입되는 공기량을 조절하게 된다. 이러한 변화는 자율신경에 의해서 조절되는데, 부교감신경 자극은 수축, 교감신경 자극은 이완을 일으킨다. 다음의 기능들은 상기도에서부터 동일하게 이루어진다.

- 가온 및 가습
- 지지 및 통기성
- 입자성 물질의 제거
- 기침반사

호흡세기관지와 허파꽈리

구조

각각의 허파엽 내에서 허파조직은 미세한 결합조직 판에 의해서 작은엽(lobule)들로 더욱 세분된다. 각각의 작은엽은 하나의 종말세기관지에 의해서 공기를 공급받고, 종말세기관지는 호흡세기관지, 허파꽈리관 및 수많은 허파꽈리들로 계속 분지된다. 성인의 허파에는 약 150만 개의 허파꽈리가 존재하고, 여기서 기체교환이 진행된다.

기도가 점차적으로 분지됨에 따라서 직경이 더욱 작아지고 기도의 벽이 얇아져서 근육과 결합조직이 사라지게 되며 허파꽈리관과 허파꽈리에는 한 층의 단순편평상피세포만 남게 된다. 이러한 원위부 호흡기도는 탄력결합조직의 느슨한 그물망에 의해서 지지되고, 이 조직에는 큰포식세포(대식세포, macrophage), 섬유모세포(fibroblast), 신경, 혈관 및 림프관들이 분포한다. 허파꽈리는 모세혈관망에 둘러싸여 있는데(그림 10-18). 기체교환(외호흡)은 허파꽈리벽과 모세혈관벽이 서로 강하게 융합되어 형성된 호흡막을 통해서 이루어진다. 현미경상에서 넓은 공기 공간이 명확하게 보이며, 건강한 허파조직은 벌집과 같은 모양을 보인다(그림 10-19).

편평세포 사이에 위치하는 사이판세포(septal cell)는 인지질성 액체(phospholipids fluid)인 계면활성제(surfactant)를 분비하여 허파꽈리가 건조해지지 않도록 보호한다. 또한 계면활성제는 표면장력을 감소시킬 뿐만 아니라 날숨 동안에 허파꽈리벽의 허탈을 방지한다. 원위부 기도와 허파꽈리 안의 계면활성제 분비는 태아기 약 35주경부터 시작된다. 신생아는 계면활성제의 기능을 통해서 허파의 팽창이 촉진되고 호흡이 확립된다. 미성숙아의 허파에 충분한 양의 계면활성제가 분비되지 않는다면 심각한 호흡기 문제가 초래된다.

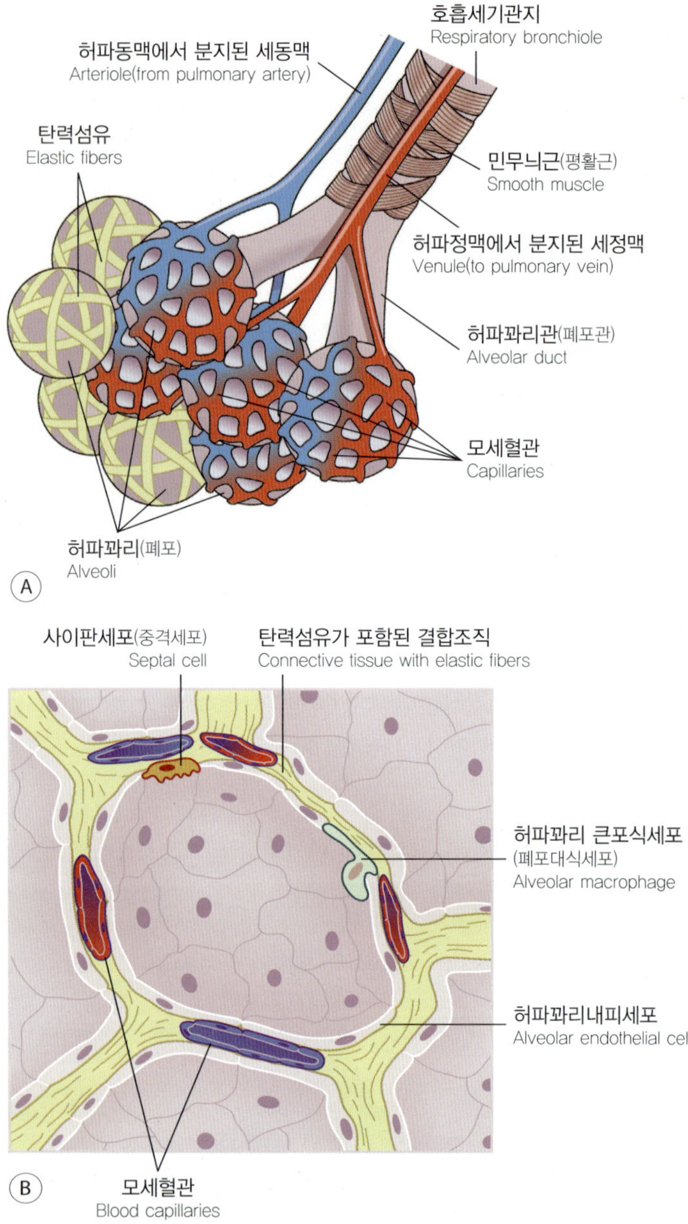

그림 10-18 허파꽈리 및 허파꽈리의 모세혈관망. A. 정상 허파꽈리 단위 B. 허파꽈리 단면

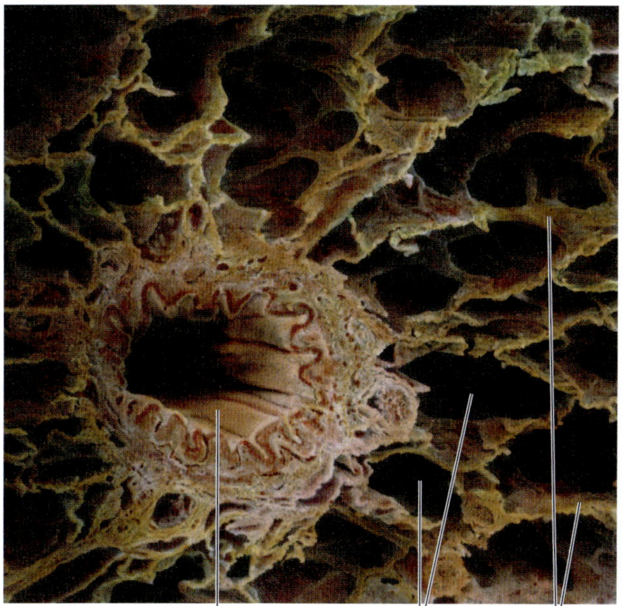

그림 10-19 허파꽈리와 세기관지의 주사형 전자현미경 사진

세기관지에 대한 신경지배

미주신경의 부교감신경 섬유는 세기관지의 수축을 유발시킨다. 연골이 존재하지 않는다면 작은 기도가 민무늬근의 수축에 의해서 완전히 폐쇄될 수도 있다. 교감신경 자극은 세기관지의 민무늬근을 이완시킨다.

기능

바깥호흡. 아래 내용 참조.

미생물에 대한 방어. 호흡세기관지 수준에서는 섬모상피, 술잔세포 및 점액이 더 이상 존재하지 않는데, 그 이유는 이로 인해 호흡이 방해를 받고 감염이 조장되기 때문이다. 일반적으로 들숨 공기는 허파꽈리에 도달하는 과정에서 정화된다. 방어 기전은 허파조직 내에 존재하는 방어세포들에 의존한다. 방어세포들로는 항원의 존재하에서 항체를 생성하는 림프구(lymphocyte)와 형질세포(plasma cell), 탐식 기능을 수행하는 큰포식세포와 다핵림프구(polymorphonuclear lymphocyte)가 있다. 이 세포들은 섬모상피가 편평세포들로 대치된 원위부 기도에서 가장 활성화되어 있다.

가온과 가습. 이 기능들은 위쪽 기도 부위에서부터 연속된다. 건조하거나 부적절한 습도의 공기가 흡입되면 점막이 자극을 받게 되고 감염이 조장될 수 있다.

6. 호흡

학습목표

이 단원의 학습을 통해서 다음을 이해할 수 있다.

- 주요 호흡근의 작용
- 들숨(흡기)과 날숨(호기)의 역학적 기전에 대한 비교
- 허파순응도(compliance), 탄력성(elasticity), 기류저항(airflow resistance)의 용어 정의
- 주요한 허파용적과 허파용량
- 기체 확산 개념의 적용을 통한 안쪽호흡과 바깥호흡의 과정에 대한 비교
- 혈액을 통한 O_2와 CO_2의 이동
- 호흡의 주요한 조절기전

호흡은 신체 세포와 바깥환경 사이의 기체교환을 의미한다. 호흡은 주요한 두 과정으로 이루어진다.

호흡(폐환기, breathing, pulmonary ventilation). 호흡은 공기를 허파의 안팎으로 이동시키는 움직임이다.

기체교환(exchange of gas). 두 부위에서 이루어진다.

- 허파: 바깥호흡(external respiration)
- 조직: 안쪽호흡(internal respiration)

이와 같은 내용은 이 장에서 이후에 살펴볼 것이다.

호흡

호흡을 통해서 산소를 허파꽈리로 공급하고 이산화탄소를 제거한다.

호흡근

들숨 동안에 이루어지는 가슴공간의 팽창은 일부 수의근 및 불수의근들의 근육 활동의 결과로 나타난다. 정상적인 안정 시 호흡에 이용되는 주된 근육은 갈비사이근과 가로막이다. 호흡곤란이나 심호흡이 이루어지는 동안에는 목 부위, 어깨 부위 및 배 부위의 근육들이 보조하게 된다.

갈비사이근

11쌍의 갈비사이근은 12쌍의 갈비뼈 사이의 공간에 위치한다. 갈비사이근은 바깥갈비사이근과 속갈비사이근의 2층으로 배열되어 있다(그림 10-20).

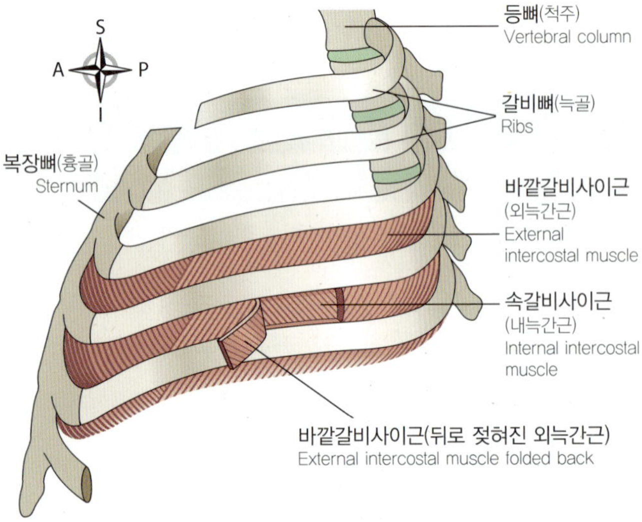

그림 10-20 갈비사이근과 흉곽의 뼈

바깥갈비사이근 섬유. 바깥갈비사이근 섬유는 상위갈비뼈의 아래 가장자리(lower border)에서 아래갈비뼈의 위 가장자리까지 앞쪽 아래방향으로 뻗어 있다.

속갈비사이근 섬유. 속갈비사이근 섬유는 위쪽갈비뼈의 아래 가장자리에서 아래갈비뼈의 위 가장자리까지 뒤쪽 아래방향으로 뻗어 있어서 바깥갈비사이근 섬유들과 직각으로 교차된다.

1번 갈비뼈는 고정되어 있다. 그러므로 갈비사이근이 수축하면 모든 다른 갈비뼈들이 1번 갈비뼈 쪽을 향해 위쪽으로 이동하게 된다. 갈비뼈가 위쪽으로 당겨지면, 갈비뼈의 크기와 모양 때문에 바깥으로 이동하게 되어 가슴공간의 크기가 확장된다. 갈비사이근은 갈비사이신경의 자극으로 수축된다.

가로막

가로막은 둥근 지붕 모양의 근육 구조물로, 가슴공간과 배공간을 분리시킨다. 가로막은 가슴공간의 바닥과 배공간의 천장을 형성하고, 아래쪽갈비뼈와 복장뼈로 이어지는 방사형의 근섬유들이 부착되는 널힘줄(중심건, central tendon)과 등뼈로 연결되는 2개의 다리(각, crura)로 이루어져 있다. 가로막의 근육들이 이완되면 널힘줄이 8번 가슴등뼈 높이에 위치하게 된다(**그림 10-21**). 반면에 근육들이 수축하면 근섬유들이 단축되고 널힘줄이 9번 가슴등뼈 높이까지 아래로 당겨져 아래방향으로 이동하게 되므로 가슴공간이 확장된다. 이로 인해 가슴공간의 안쪽압이 감소하고 배공간과 골반공간의 압력이 증가한다. 가로막은 가로막신경

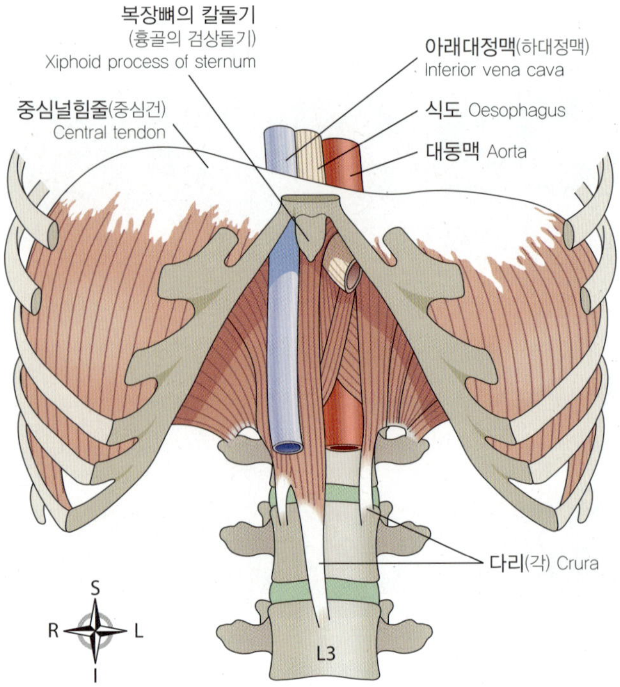

그림 10-21 가로막

(횡격신경, phrenic nerve)의 지배를 받는다. 조용하고 안정적인 호흡은 가로막이 75% 정도의 일을 수행하기 때문에 가로막 호흡이라 한다.

갈비사이근과 가로막은 동시에 수축하여 앞뒤, 왼쪽과 오른쪽, 아래위의 모든 방향으로 가슴공간을 확장시킨다(**그림 10-22**).

호흡주기

평균 호흡률은 분당 12~15회이다. 각 호흡은 3단계로 진행된다.

- 들숨
- 날숨
- 휴지기(pause)

이미 설명된 바와 같이 내장쪽가슴막은 허파에 부착되고 벽쪽가슴막은 가슴의 내벽과 가로막에 부착된다. 2층의 가슴막 사이에는 얇은 장액성 액체막이 있다.

들숨

갈비사이근과 가로막의 동시적 수축에 의해서 가슴공간의 용량이 증가하면 벽쪽가슴막이 가슴의 벽 및 가로막과 함께 움직인다. 이로 인해 가슴막공간 안의 압력이 대기압보다 현저한 수준으로 감소하게 된다. 벽쪽가슴막을 따라서

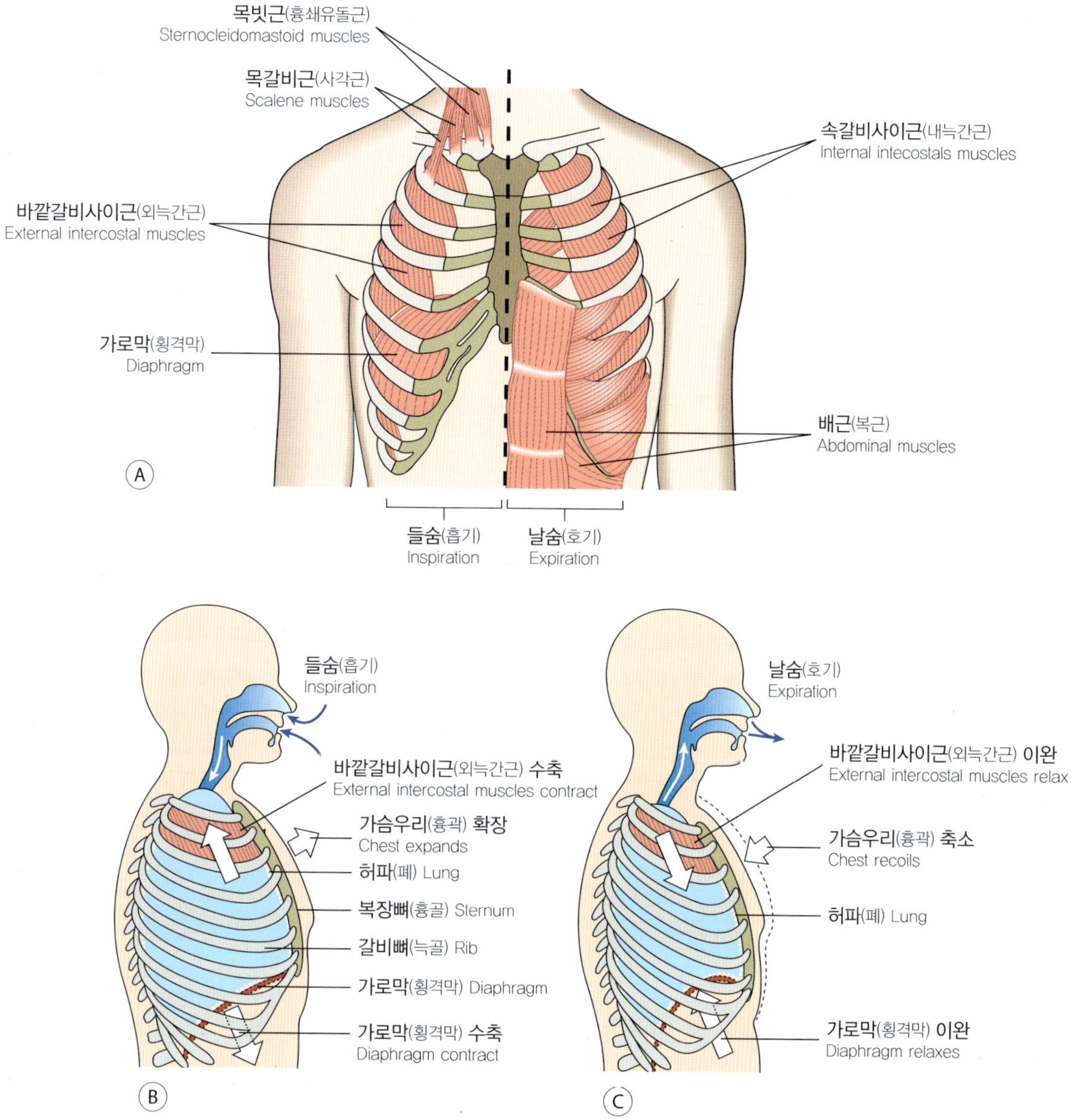

그림 10-22 들숨 과정 동안 가슴우리 크기 변화. A. 호흡에 관련된 근육 **B. C.** 가슴우리 용적의 변화

움직이는 내장쪽가슴막은 허파를 잡아당기게 된다. 이어서 허파가 확장되고 허파꽈리와 기도의 안쪽압이 감소하여 허파로 공기가 유입되는데, 이는 대기압과 허파꽈리 안쪽의 압력이 일치될 때까지 지속된다.

들숨의 과정은 근 수축을 위한 에너지가 필요하므로 능동적 과정이다. 가슴공간 안에 형성된 음압은 심장으로의 정맥 환류를 보조하는 '호흡성 펌프(respiratory pump)'로 작용한다.

안정 시에는 들숨이 2초 동안 지속된다.

날숨

갈비사이근과 가로막의 이완은 가슴(흉곽, rib cage)의 아래 안쪽의 움직임(그림 10-22)과 허파의 탄성반동(elastic recoil)을 일으킨다. 이러한 현상들이 일어나면 허파 안쪽의 압력이 대기압보다 높아져서 공기가 호흡기도를 통해서 배출된다. 그러나 허파에는 여전히 일부 공기가 남아 있고 가슴막에 의해서 허파의 완전한 허탈이 방지된다. 이 과정은 에너지 소비가 필요하지 않으므로 수동적 과정이다.

안정 시에는 날숨이 3초간 지속되고 날숨 이후에는 다음의 호흡주기가 시작되기 전에 휴지기를 거친다.

호흡에 영향을 미치는 생리학적 변수

탄력성. 탄력성은 호흡 이후에 허파가 정상적인 모양으로 되돌아오는 능력을 설명하는 데 사용하는 용어이다. 허파를 구성하는 결합조직의 탄력성이 소실되면 강제날숨(forced expiration)이 수반되어야 하고 들숨 시에도 더 많은 힘이 필요하다.

허파순응도. 이 용어는 허파의 확장성(distensibility), 즉 허파꽈리를 팽창시키기 위하여 요구되는 노력을 나타내기 위해서 사용한다. 건강한 허파는 순응도가 높고 최소한의 노력으로 팽창된다. 탄력성이 감소되거나 계면활성제가 불충분한 특정 질환에서와 같이 허파순응도가 낮아지면 허파를 팽창시키기 위한 노력이 정상 수준보다 더욱 증가하게 된다. 허파순응도와 탄력성은 반대의 힘이다.

기도저항. 기관지 수축(bronchoconstriction)과 같이 기도저항이 증가하면 허파를 팽창시키기 위한 호흡성 노력이 더욱 증가하게 된다.

허파용적과 허파용량(그림 10-23)

정상적이고 안정적인 호흡을 할 때에는 분당 약 15회의 완전한 호흡주기가 나타난다. 허파와 기도가 완전히 비워지는 경우는 없고, 허파꽈리관과 허파꽈리의 벽을 통해서 기체교환이 이루어지는 동안에도 호흡기도의 용량은 유지되며, 이를 해부학적 죽은공간(해부학적 사강, anatomical dead space)(약 150mL)이라 한다.

일회호흡량(일호흡용적, tidal volume, TV). 각각의 호흡주기 동안에 허파로 유입되고 배출되는 공기의 양(안정 시 약 500mL)이다.

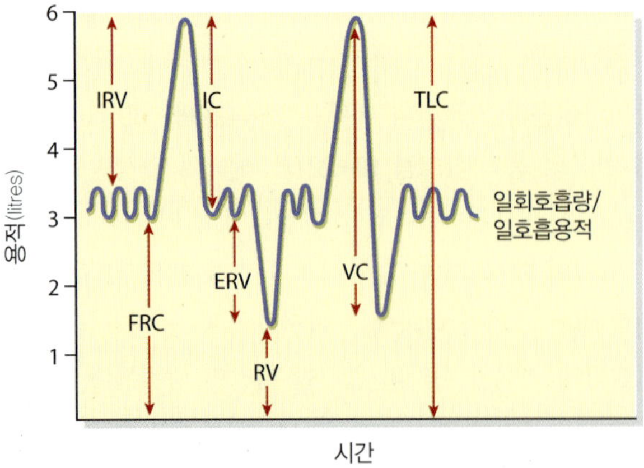

그림 10-23 허파용적과 허파용량. IRV: 들숨예비량(흡기예비용적), IC: 들숨용량, ERV: 날숨예비량(호기예비용적), RV: 남은공기량(잔기용적), VC: 허파용량(폐활량)

들숨예비량(흡기예비용적, inspiratory reserve volume, IRV). 정상적인 안정 시 일회호흡량을 초과하여 최대로 들숨할 수 있는 추가적인 공기량을 말한다.

들숨용량(흡기용량, inspiratory capacity, IC). 최대의 노력으로 들숨할 수 있는 공기량으로, 일회호흡량(500mL)과 들숨예비량을 더한 공기량이다.

기능적 잔기용량(functional residual capacity, FRC). 안정 시 날숨의 종료시점에 기도와 허파꽈리 안에 남아 있는 공기량이다. 일회호흡 공기가 이 공기와 섞여 허파꽈리 안쪽 공기의 변화를 최소화시킨다. 혈액은 허파모세혈관을 통해서 지속적으로 흐르기 때문에 호흡주기 사이에도 기능적 잔기용량의 공기를 이용해서 기체교환이 지속되어 혈액의 기체 농도를 일정하게 유지시킬 수 있다. 또한 기능적 잔기용량은 날숨 시에 허파꽈리의 허탈을 방지한다.

날숨예비량(호기예비용적, expiratory reserve volume, ERV). 최대날숨 동안에 허파로부터 배출시킬 수 있는 최대한의 공기량을 말한다.

남은공기량(잔기용적, residual volume, RV). 남은 공기량은 직접적으로 측정할 수 없지만 강제 날숨 이후에 허파에 남은 공기량을 말한다.

허파용량(폐활량, vital capacity, VC). 허파로 유입되고 배출될 수 있는 최대의 공기량을 말한다.

$$VC = TV + IRV + ERV$$

허파꽈리환기(alveolar ventilation). 분당 허파꽈리로 유입되고 배출되는 공기량을 말한다. 허파꽈리환기는 일회호흡량에서 해부학적 죽은공간을 뺀 공기량에 호흡률을 곱한 공기량이다.

허파꽈리환기 = (일회호흡량 − 해부학적 사강)×호흡률
= (500−150)mL×분당 15회
= 분당 5.25L

온허파용량(총폐용량, Total lung capacity, TLC). 허파가 최대로 흡입한 공기량에 폐 내에 남은 용량을 합친 양이다. 평균적으로 정상적인 성인의 경우 약 6L의 양을 가진다. 강제

호기 시 폐 내에 남은 잔기량이 존재하기 때문에 TLC를 임상에서 직접 측정할 수는 없다.

기체교환

호흡은 들숨과 날숨이 반복되는 과정이고, 호흡막과 조직의 기체교환은 연속적이고 지속적인 과정이다. 산소와 이산화탄소의 확산은 대기와 혈액 또는 혈액과 조직 사이의 압력 차이에 의해 결정된다.

공기의 구성

해수면의 대기압은 760mmHg(101.3kPa)이다. 고도가 높아질수록 기압은 점차적으로 낮아지고 에베레스트산(8,848m) 높이의 2/3인 5,500m에서는 해수면 대기압의 절반가량이 된다. 수중에서는 10m 낮아질 때 압력이 약 1기압씩 상승한다.

공기 속에는 질소, 산소, 이산화탄소, 수증기 및 소량의 비활성 기체들이 혼합되어 있다. 개별 기체의 비율을 **표 10–1**에 나타내었다. 혼합 공기 속의 개별 기체는 농도에 따라서 전체 압력의 일부를 형성하고, 이를 분압(partial pressure)(**표 10–2**)이라 하며, PO_2, PCO_2로 표기한다.

표 10–1 들숨 및 날숨 공기의 구성성분(%)

	들숨 공기	날숨 공기
산소	21	16
이산화탄소	0.04	4
질소 및 기타 소량의 기체	78	78
수증기	변화됨	포화됨

허파꽈리 공기

허파꽈리 안 공기의 구성성분은 일정하게 유지되고, 대기와는 다르다. 허파꽈리 안의 공기는 수증기로 포화되어 있고, 이산화탄소의 비율은 약간 높고 산소의 비율은 약간 낮다. 수증기에 포화되면 47mmHg(6.3kPa)의 압력을 나타내게 되므로 다른 모든 기체들의 분압은 감소하게 된다. 허파꽈리와 혈류 사이의 기체교환(바깥호흡)은 허파꽈리 안쪽이 완전히 비워지는 경우가 없는 연속적인 과정이므로, 호흡주기와는 분리되어 있다고 볼 수 있다. 개별 들숨 동안에는 단지 일부의 허파꽈리 공기만 교환된다.

기체의 확산(그림 10–24 A)

기체교환은 반투과성 막(semipermeable membrane)에 작용하는 분압의 차이에 의해서 유발된다. 기체는 고농도 부위에서 저농도 부위로 농도 평형이 이루어질 때까지 확산을 통해서 이동한다. 대기 중의 질소는 인체에서 사용되지 않기 때문에 들숨 공기와 날숨 공기 및 허파꽈리 공기와 혈액 속의 공기의 분압이 변화되지 않는다.

바깥호흡

바깥호흡은 허파꽈리와 허파꽈리 모세혈관 안의 혈액 사이에 있는 호흡막을 통해서 기체가 확산되는 것을 말한다. 각각의 허파꽈리벽은 세포 1개의 두께이고, 작은 모세혈관망으로 둘러싸여 있다. 허파에서 기체교환이 이루어지는 호흡막의 전체 영역은 테니스 코트 정도의 넓이에 해당한다. 신체의 모든 조직을 거쳐서 허파로 유입되는 정맥혈에는 고농도의 CO_2와 낮은 농도의 O_2가 포함되어 있다.

정맥혈액 속의 이산화탄소는 허파꽈리 공기 속의 농도

표 10–2 기체의 분압

기체	허파꽈리 공기		산소해리혈액		산소포화혈액	
	mmHg	kPa	mmHg	kPa	mmHg	kPa
산소	100	13.3	40	5.3	100	13.3
이산화탄소	40	5.3	44	5.8	40	5.3
질소 및 소량의 비활성기체	573	76.4	573	76.4	573	76.4
수증기	47	6.3				
총합	760	101.3				

와 동일해지는 시점까지 농도경사에 따라서 허파꽈리 안으로 확산된다. 동일한 과정을 통해서 산소도 허파꽈리로부터 혈액 속으로 확산된다. 모세혈관 속의 혈류 흐름이 느리면 기체교환이 이루어질 수 있는 시간이 늘어나게 된다. 혈액이 허파꽈리 모세혈관을 흘러갈 때 산소와 이산화탄소의 농도는 허파꽈리 공기와 동일하다(그림 10-24 A).

안쪽호흡

안쪽호흡은 모세혈관 속의 혈액과 신체 세포들 사이에서 확산을 통해 기체교환이 이루어지는 것을 말한다. 기체교환은 심장으로부터 조직으로 혈액을 운반하는 동맥의 벽을 통해서 일어나지 않는다. 그 이유는 동맥의 벽이 매우 두껍기 때문이다. 모세혈관상(capillary bed)에 도달하는 혈액의 PO_2는 허파를 거친 직후의 동맥피와 동일하다. 조직에 공급되는 혈액은 허파를 지나는 동안에 CO_2가 제거되고 O_2로 포화되므로 조직보다 PO_2는 높고 PCO_2는 낮은 것이 특징이다. 그러므로 모세혈관 속의 혈액과 조직 사이에서 농도경사를 형성하여 기체교환이 이루어질 수 있는 것이다(그림 10-24 B). 혈류로부터 확산된 O_2는 모세혈관벽을 통해서 조직으로 이동한다. 세포들로부터 확산된 CO_2는 세포바깥액으로 이동한 후, 모세혈관의 정맥끝 쪽으로 흐르는 혈류로 유입된다.

그림 10-25에 안쪽호흡과 바깥호흡의 과정을 설명하였다.

혈류의 기체 운반

혈액을 통한 산소와 이산화탄소의 운반은 안쪽호흡을 유발하기 위해서 필수적이다.

산소

산소는 혈액의 구성성분에 의해서 운반된다.

- 헤모글로빈과의 화학적 결합(그림 4-5 참조)을 통해서

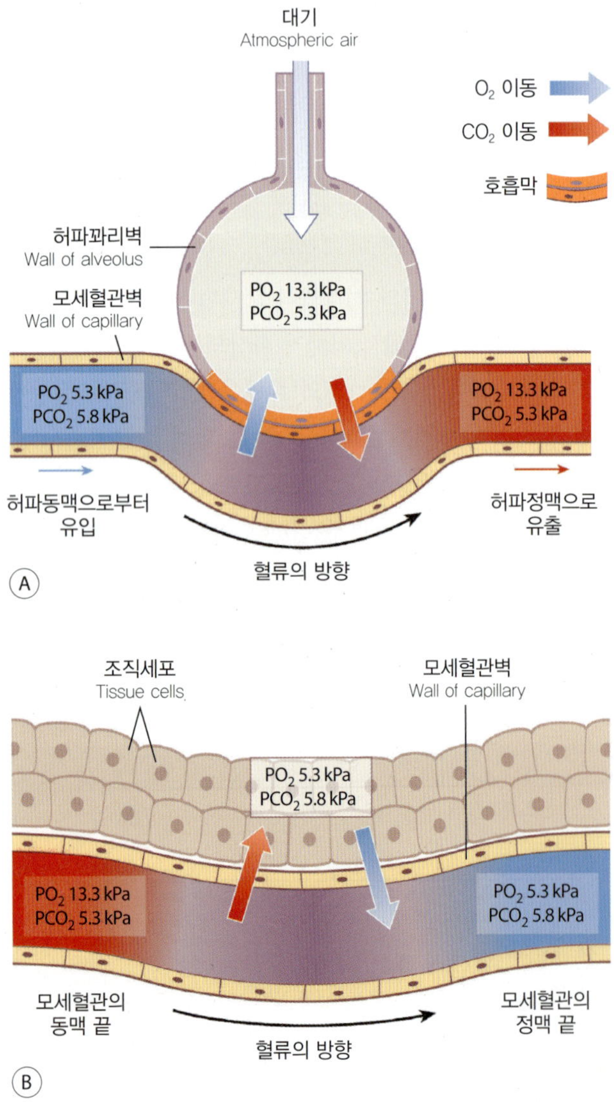

그림 10-24 호흡. A. 바깥호흡 B. 안쪽호흡

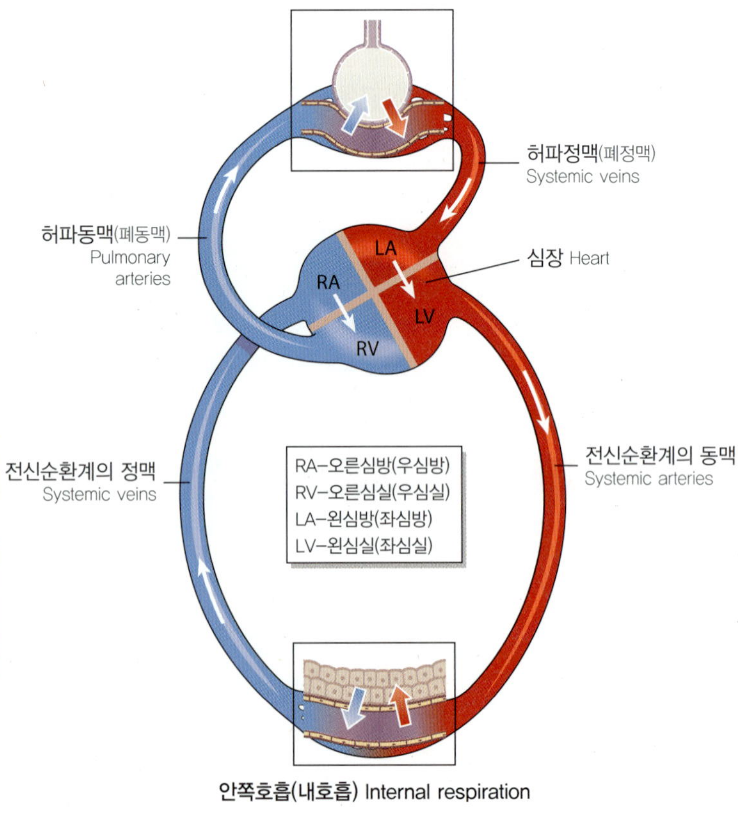

그림 10-25 바깥호흡과 안쪽호흡에 대한 요약

형성되는 산화헤모글로빈(oxyhaemoglobin)(98.5%)

• 혈장 속의 용액(1.5%)

산화헤모글로빈은 특정 조건에서 산소를 급속하게 해리시키는 불안정한 화합물이다. 산소 해리를 증가시키는 요소는 낮은 산소 조건과 함께 pH의 감소 및 온도의 증가이다(4장 참조). 활성 조직에서는 이산화탄소와 열의 생산이 증가되므로 산소의 해리가 증가한다. 이러한 원리로 산소를 요구하는 조직에 산소가 공급된다. 산소가 적혈구로부터 해리되면 환원헤모글로빈이 되어 자주색을 띠게 된다.

이산화탄소

이산화탄소는 대사과정의 부산물 중 하나이다. 이산화탄소는 다음의 3가지 기전을 통해서 운반되고 허파를 통해서 배출된다.

• 혈장 속의 중탄산이온(HCO_3^-)을 통한 이동(70%)
• 일부는 적혈구의 헤모글로빈과 느슨하게 결합한 카르바미노헤모글로빈(carbaminohaemoglobin)의 형태로 이동(23%)
• 일부는 혈장에 용해되어 이동(7%)

호흡의 조절

정상적인 호흡의 조절은 불수의적으로 이루어진다. 수의적인 조절은 말하기, 노래하기 등과 같은 활동을 수행하는 동안에 이루어지지만, 혈중 CO_2가 증가(과탄산혈증, hypercapnia)하게 되면 수의적 조절 기능이 중단된다.

호흡중추

숨뇌의 신경집단으로 형성된 호흡중추는 호흡의 리듬, 즉 호흡률과 호흡의 깊이를 조절하는 호흡리듬중추(respiratory rhythmicity center)이다(그림 10-26). 이 호흡중추의 들숨신경원(inspiratory neuron)들이 규칙적으로 방전되어 호흡률과 호흡의 깊이를 조절한다. 호흡리듬중추의 활동은 뇌의 다른 부위로부터 유입되는 신호에 대한 반응으로 다리뇌(교뇌, pons)의 신경들(호흡조절중추, pneumotaxic center와 지속성 흡입중추, apneustic center)을 통해서 조절된다. 호흡중추의 운동성 신호는 가로막신경과 갈비사이신경을 통해서 가로막과 갈비사이근으로 각각 전달된다.

화학수용체

화학수용체는 혈액과 뇌척수액(cerebrospinal fluid) 속의

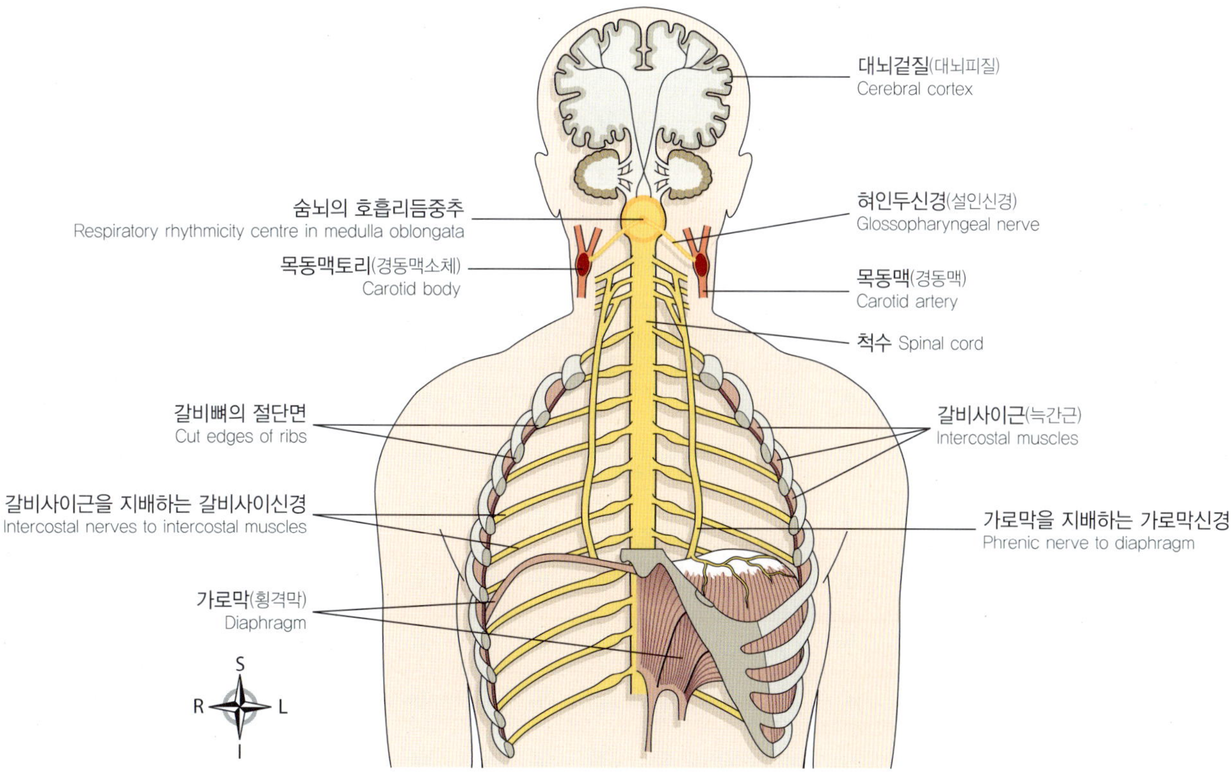

그림 10-26 호흡의 조절과 관련된 일부 구조물

산소 및 이산화탄소의 분압 변화에 반응한다. 이 수용체는 중추 및 말초 부위에 위치한다.

중추화학수용체. 숨뇌의 표면에 위치하고 뇌척수액과 접해 있다. 동맥혈의 PCO_2가 상승하면(과탄산혈증), 중추화학수용체가 호흡중추를 자극하여 허파의 환기를 증가시키고, 동맥혈의 PCO_2를 감소시킨다. 동맥혈의 PCO_2를 감지하는 중추화학수용체의 민감도는 혈액 속의 정상적인 기체 농도를 조절하기 위한 매우 중요한 요소이다. PO_2가 경미하게 감소된 조건(저산소혈증, hypoxaemia)에서도 동일한 반응이 발생하지만 그 효과가 명확하지 않고, PO_2가 크게 감소한 조건에서는 호흡이 억제된다.

말초화학수용체. 이 수용체는 대동맥활(대동맥궁, arch of aorta)과 목동맥체에 위치한다(그림 10-26). 동맥피의 PO_2가 감소된 조건보다 PCO_2가 다소 상승한 조건에서 더욱 민감하게 반응한다. 말초수용체에서 발생된 신경의 신호는 설인신경과 미주신경을 통해서 숨뇌로 전달되어 호흡중추를 자극한다. 이로 인해 호흡률과 호흡의 깊이가 증가하고, 혈액의 산도가 상승(pH의 감소 또는 H^+의 증가)하면 말초화학수용체가 자극되어 환기, CO_2 배출 및 혈액의 pH가 증가하는 결과가 나타난다.

호흡에 영향을 미치는 기타 요소

다음 조건에서는 뇌의 고위 중추를 통해서 호흡이 조절될 수 있다.

- 말하기, 노래하기
- 울기, 웃기, 두려움과 같은 감정 표현
- 진정제, 알코올과 같은 약물들
- 수면

온도는 호흡에 영향을 미친다. 발열 조건에서는 대사율이 증가하여 호흡이 증가하고, 낮은체온증(hypothermia)에서는 반대의 현상이 나타난다. 삼키기, 재채기, 기침과 같은 상황에서는 호흡에 일시적인 변화가 나타난다.

헤링-브로이어반사(Hering-Breuer reflex)는 허파의 과도한 팽창을 방지한다. 허파가 팽창하면 가슴벽에 위치한 신장수용체들이 억제성 신경신호를 발생시킨다. 이 신호들은 미주신경을 통해서 호흡중추로 전달된다.

7. 노화와 호흡기계

학습목표

이 단원의 학습을 통해서 다음을 이해할 수 있다.

- 노화에 따른 호흡기계의 주된 변화

호흡능력의 감소는 연령이 증가함에 따라 나타나며 20대 중반부터 시작된다. 일반적으로 허파를 구성하는 탄성섬유가 감소하면서 흡기 시 기도가 좁아지고 기능적 잔기량(functional lung volume)도 감소한다. 다양한 형태의 폐기종은 노인에게서 일반적으로 발생하지만 증상은 주로 나타나지 않는다. 노화가 진행되면서 연골의 유연성(탄성)이 저하되는데 가슴우리 형성에 관여하는 관절 부분이 뻣뻣해지고 가슴우리를 조절하는 근육들도 기능을 다하지 못하여 분당 호흡량(respiratory minute volume)이 감소한다.

노화가 진행되면서 면역활성이 떨어지고 기도쪽에서 분비되는 점액물질도 감소하여 외부로부터 호흡기관쪽으로 병원체가 쉽게 유입된다. 호흡을 통하여 혈액내 이산화탄소와 산소의 기체교환이 이루어지며, 노인의 경우에는 이러한 기체교환이 비효율적으로 나타나기 때문에, 혈중 이산화탄소 농도는 높고 산소의 농도는 감소된 상태를 보인다.

8. 위쪽 호흡기도의 질환

학습목표

이 단원의 학습을 통해서 다음을 이해할 수 있다.

- 위쪽 호흡기도의 주요 염증성 및 감염성 질환
- 위쪽 호흡기도에서 발생되는 주요 종양들

감염성 및 염증성 질환

흡입된 자극성 물질들에 의해서 위쪽 호흡기도의 염증이 유발될 수 있지만, 일반적으로는 감염으로 인해서 발생한다. 감염은 주로 바이러스에 의해서 유발되고, 호흡기도의 면역력이 감소된 조건에서 다른 감염이 발생할 수 있다. 이 조건에서는 세균이 조직으로 침입하기 쉽다. 이러한 감염이 허파나 다른 장기로 파급되거나 염증성 종창 및 삼출물로 인해 기도가 차단될 경우에는 생명을 위협한다.

일반적으로 병원체들은 먼지를 통한 비말감염(droplet infection) 또는 오염된 장비나 상처 치료용 재료들을 통해서 전파된다. 적절한 처치가 이루어지지 못하면 급성 염증이 만성화될 수 있다.

바이러스 감염은 점막의 급성 염증을 초래하여 조직울혈(congestion)을 유발하고 체액의 삼출을 증가시킬 수 있다. 일반적으로 세균에 의한 이차적 감염은 화농성 분비물을 형성한다. 바이러스 감염은 심각한 질병을 초래하고 때로는 신생아, 소아 및 노인을 죽음에 이르게 한다.

감기와 인플루엔자

리노바이러스(rhinovirus)에 의해서 주로 유발되는 감기(코감기, coryza)는 감염성이 높고, 콧물, 재채기, 인후통, 약간의 발열 등과 같은 중간 정도의 병증을 유발한다. 정상적으로 감기는 며칠 동안의 경과를 보인다. 인플루엔자는 다양한 바이러스들에 의해서 유발되고, 급격한 체온상승, 근육통과 같이 감기보다 더욱 심한 증상들을 초래한다. 또한 몇 주 동안의 회복기간이 필요하고, 단순 감기보다 이차적 세균 감염이 더욱 빈번하게 일어난다. 성인은 인플루엔자 균주들을 무력화시킬 수 있지만, 감염이 허파로 확산되는 경우에는 드물지만 사망할 수 있다.

부비동염(굴염)

부비동염은 코와 인두를 통해서 부비동 벽을 덮고 있는 점막으로 미생물이 침입하여 유발된다. 일반적으로 일차적

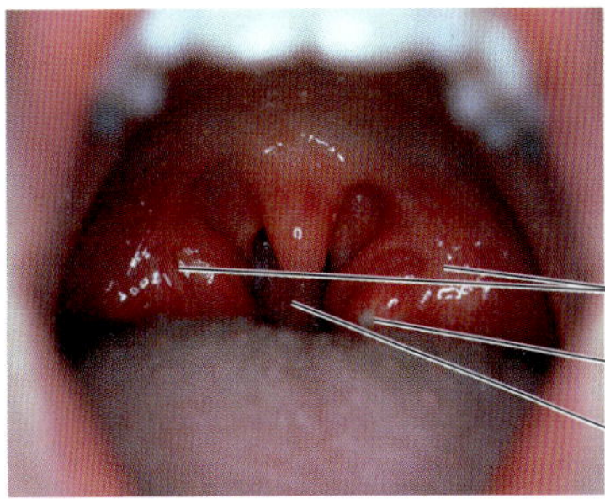

그림 10-27 사슬알균성 편도염

바이러스 감염은 세균 감염 이후에 일어난다. 점막에 울혈이 발생하면 코와 부비동 사이의 통로가 폐쇄되어 점액농성 분비물의 배출이 제한된다. 또한 안면통과 두통을 포함한 증상들이 나타난다. 부비동염이 반복적으로 발생하거나 치유가 불완전하면 염증이 만성화된다.

편도염

바이러스와 화농사슬알균(Streptococcus pyogenes)은 목구멍편도, 입천장활(palatine arch) 및 인두벽에서 염증을 유발하는 일반적인 원인이다(그림 10-27). 심각한 감염은 화농을 초래하고 농양(편도주위농양, quinsy)을 형성한다. 경우에 따라서 감염이 목 부위로 확산되어 연조직염(봉소염, cellulites)이 유발될 수 있다. 급성 편도염 이후에 편도와 그 주변부의 종창이 정상으로 회복되더라도 감염이 반복되면 만성 염증, 섬유증, 영구적인 비대가 초래될 수 있다. 또한 편도염 부위에서 화농사슬알균에 의해 분비되는 내독소는 류마티스열과 토리콩팥염(사구체신염, glomerulonephritis)을 악화시킬 수 있다.

코인두편도는 코인두의 위쪽벽에 위치하고(그림 10-3), 염증이 발생했을 때 흔히 아데노이드(adenoids)라고 한다. 일시적인 비대는 감염에 대한 비점막과 인두점막의 보호 반응이다. 감염 이후에 정상적으로 회복된 조직은 진정되지만, 반복적으로 감염이 유발되면 비대와 섬유증이 남을 수 있다. 이로 인해 기도가 폐쇄되면 특히 어린이들에게서 문제가 유발될 수 있다.

인두염

인두염은 감기와 편도염에 수반되는 경우가 흔하다. 세균 감염과 동반하여 바이러스가 침투하면 인두, 코, 부비동의 점막에서 급성 염증이 유발된다.

후두염과 기관염

후두와 기관은 코와 인두에서와 동일한 바이러스와 세균들에 감염될 수 있다. 감염은 만성화될 수 있고, 특히 흡연 습관이 있거나 오염된 대기에 노출되어 생활하거나 업무에 종사하는 사람은 더욱 그러하다.

어린이의 위쪽기도막힘증(croup)이라 불리는 후두기관기관지염(laryngotracheobronchitis)은 드물게 발생되는 위쪽 호흡기도 감염의 심각한 합병증이다. 후두와 후두덮개 주위에서 유발된 심각한 종창으로 인해서 기도가 폐쇄되고 천명(쌕쌕거리는 호흡음)과 호흡곤란(dyspnoea)이 동반된다.

디프테리아

디프테리아는 인두를 침범하는 바이러스 감염의 한 종류로, 디프테리아균(Corynebacterium diphtheriae)에 의해서 유발되고 비인두와 기관까지 번질 수 있다. 이 부위에 두꺼운 섬유막이 형성되어 기도가 폐쇄될 수 있다. 강력한 외독소들은 심장근과 뼈대근, 간, 콩팥 및 콩팥위샘을 심각하게 손상시킬 수 있다. 예방접종이 확산되어 디프테리아의 발생률은 매우 낮다.

건초열(알레르기비염)

아토피성 과민반응(즉시 과민)은 꽃가루, 진드기, 동물의 비듬과 같은 이종단백(항원)에 의해서 유발된다. 비점막과 결막의 급성 염증은 콧물, 눈의 발적, 과도한 눈물의 분비를 일으킨다. 아토피성 과민반응은 가족력이 있으나 유전적 소인은 아직 명확하게 밝혀지지 않았다. 다른 아토피성 과민반응들의 형태는 다음과 같다.

- 아동기 발병 천식(아래에 설명)
- 신생아와 어린이의 습진(eczema)
- 식품알레르기

9. 폐쇄성 허파질환

학습목표

이 단원의 학습을 통해서 다음을 이해할 수 있다.

- 만성 및 급성 기관지염의 원인과 병리
- 허파공기종의 원인과 병태생리
- 천식의 원인과 병태생리
- 기관지확장증(bronchiectasis)의 주요 생리학적 이상(비정상)
- 주머니 섬유증의 원인과 병태생리

기관지염

급성 기관지염

일반적으로 급성 기관지염은 기관지의 이차적 세균 감염에 의해서 유발된다. 감기나 인플루엔자에 의해서 더욱 진행되고, 어린이들에게서 홍역(measles)과 백일해(whooping cough)를 악화시킬 수 있다. 바이러스들이 정상적인 방어기전을 억제하여 호흡기도에 이미 존재하는 병원성 세균들이 증식하게 된다. 감염이 아래 부위로 파급되어 기관지염이 발생할 수 있다. 특히 어린이, 쇠약자와 노인들은 기관지허파염(bronchopneumonia)으로 진행될 수 있다.

만성 기관지염

만성 기관지염은 임상적으로 가래를 동반한 기침이 2년 중 3개월 동안 나타날 경우로 정의될 수 있다. 만성 기관지염은 진행성 염증성 질환으로, 기관지 상피에 대한 지속적인 자극에 기인하고 유독가스나 저온 조건에서 흔히 악화된다. 선행요인들은 다음과 같다.

- 흡연
- 헤모필루스 인플루엔자(Haemophilus influenza) 또는 폐렴사슬알균(Streptococcus pneumoniae)에 의해서 유발된 급성 기관지염
- 자동차 배출가스, 산업 화학물질, 이산화황(sulphur dioxide), 스모그와 같은 대기 중의 오염물질
- 급성 기관지염의 과거력

만성 기관지염은 흡연량이 많고 가족력이 있는 중년의 남성에게서 주로 발생한다. 급성 악화가 일반적이고, 감염과 관련되는 경우가 흔하다. 기관지에서 일어나는 변화들은 다음과 같다.

점액샘의 크기 및 수의 증가. 점액의 증가는 작은 기도를 폐쇄시키거나 섬모운동을 억제하여 공기정화 기능을 감소시킬 뿐만 아니라 기침과 감염을 지속시킨다.

부종 및 다른 염증성 변화. 기도벽의 종창을 유발하여 기도를 축소시키고, 이로 인해 공기의 흐름이 감소한다.

섬모세포의 수 및 기능의 감소. 섬모의 효과성이 감소됨에 따라서 점액의 축적으로 인한 문제들이 악화되고 감염의 위험성이 증가한다.

기도의 섬유증. 염증성 변화의 결과로 기도벽의 섬유증 및 경직성이 증가되어 공기의 흐름이 감소한다.

호흡곤란. 호흡곤란은 신체적 활동을 수행함에 따라서 악화되고 호흡성 노력이 증가하게 된다.

허파환기의 심각한 부전이 발생하고, 호흡곤란이 초래되어 저산소증(hypoxia), 허파고혈압(pulmonary hypertension) 및 오른쪽 심부전(right-side heart failure)이 나타난다. 또 호흡부전이 진행됨에 따라서 동맥혈의 PO_2 감소(저산소혈증)와 함께 동맥혈의 PCO_2 증가(과탄산혈증)가 나타나게 된다. 더욱 악화되면, 숨뇌의 호흡중추가 과탄산혈증보다 저산소증에 대해 반응하게 된다. 후기에는 염증성 변화가 작은 세기관지와 허파꽈리에서도 시작되고 허파공기증(폐기종, emphysema)이 나타난다. 이러한 상황을 설명하기 위해서 만성 폐쇄성 폐질환(chronic obstructive pulmonary disease, COPD)이라는 용어를 사용한다.

허파공기증(그림 10-28, 그림 10-29)

허파공기종

이 형태의 질환에서는 호흡세기관지, 허파꽈리관, 허파꽈리의 비가역적 확장이 나타나 기체교환을 위한 표면적이 감소한다. 두 가지 유형이 있고, 일반적으로 두 유형 모두 나타난다.

선행요인으로는 다음의 인자들이 있다.

- 허파의 비만세포와 호염기구로부터 단백분해성 효소의 유리를 촉진하는 것으로 알려진 흡연
- 기관지와 허파꽈리의 급성 염증
- 기침에 의해서 이미 손상된 구조물을 신장시키는 압력이 증가되는 현상
- α1-항트립신(α1-antitrypsin)과 같은 항단백분해성 효소의 선천적 결핍으로 인한 허파의 지지성 탄력조직의 파괴

전체허파꽈리성 허파공기종

인접한 허파꽈리 사이의 벽이 파괴되고, 허파꽈리관이 확장되며 간질 탄력조직이 소실된다. 허파가 팽창되고 허파용량이 증가한다. 개별 호흡 시의 공기량은 변화하지 않기 때문에 팽창된 허파꽈리 내에 존재하는 전체 공기량의 비율이 감소되어 산소분압이 저하된다. 이로 인해 허파꽈리막의 O_2 농도경사가 감소되어 혈액으로의 O_2 확산이 감소

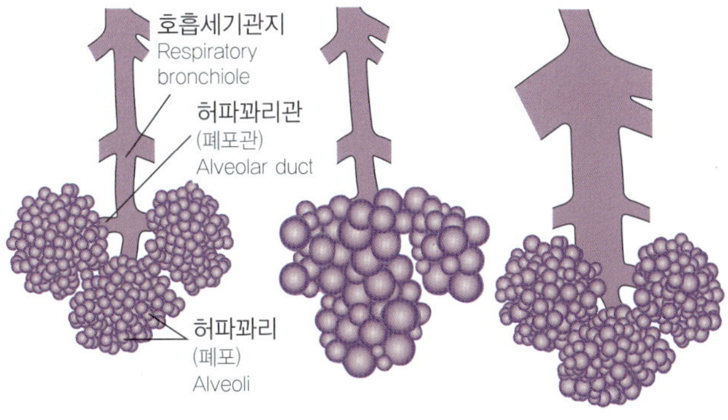

그림 10-28 허파공기종

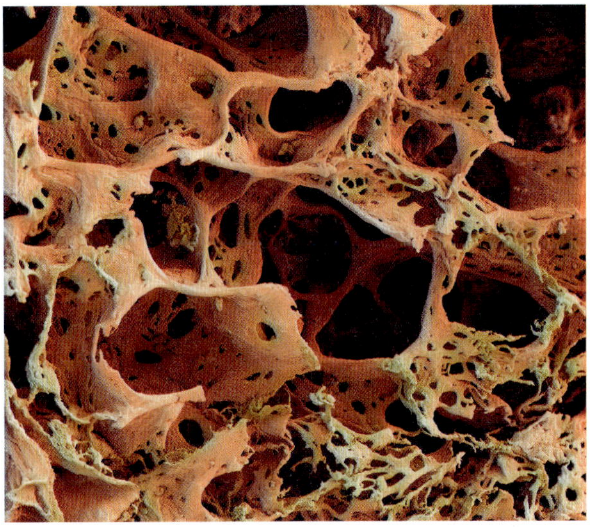

그림 10-29 허파공기종이 있는 허파조직의 주사형 전자현미경 사진

하고, 허파꽈리들은 융합되어 기체교환을 위한 표면적이 감소한다. 안정 시에는 과도한 환기에 의해서 동맥피의 O_2와 CO_2 수준이 정상적으로 유지되지만, 질환이 진행됨에 따라서 이러한 변화들이 종합적으로 영향을 미쳐 저산소증, 허파고혈압, 오른쪽 심부전이 발생할 수 있다.

중심작은엽성 허파공기종

중심작은엽성 허파공기종에서는 작은엽의 중심부에 위치한 호흡세기관지의 비가역적 확장이 나타난다. 흡입된 공기가 확장된 부위에 도달하면 압력이 감소하여 허파꽈리압의 감소를 초래하게 되고, 이로 인해 환기 효율성과 산소분압이 감소하게 된다. 질환에 진행되면 저산소증, 허파고혈압, 오른쪽 심부전이 유발될 수 있다.

간질성 공기종

간질성 공기종은 가슴 부위 간질조직 안에 공기가 존재하는 질환을 의미하고, 다음의 상황에서 유발될 수 있다.

- 갈비뼈 골절, 찔린 상처와 같은 바깥 부위 손상에 의해서 유발
- 천식발작, 기관지염, 백일해의 기침 등에서와 같이 안쪽 부위의 허파꽈리가 파열되어 유발

일반적으로 조직 안의 공기는 목 부위의 연한조직으로 이동하여 점차적으로 흡수되므로 손상을 유발하지 않는다. 가슴세로칸 부위에 많은 양의 공기가 축적되면 심장의 움직임을 제한할 수 있다.

천식(그림 10-30)

천식은 기도 민무늬근의 가역적 과활동성과 관련된 기도의 주요 염증성 질환이다. 기관지의 점막과 민무늬근육층은 두꺼워지고 점액선은 비대해져 아래 기도로 공기의 유입을 감소시킨다. 기관지벽은 염증세포의 침윤(특히, 호산구)과 염증성 삼출물로 비후해진다. 천식이 있는 동안 기관지 근육층의 경련성 수축은 기도를 수축시켜 걸쭉한 점액의 분비를 유도하며, 이로 인해 기도가 더욱 좁아진다. 들숨은 정상이지만 날숨의 경우 일부만 일어나기 때문에 허파는 과도하게 부풀려지고 호흡곤란과 천명과 같은 증상이 나타난다. 대개 지속시간은 수분에서 수시간으로 다양하다. 심각한 급성 발병 시에는 점액 덩어리에 의해 기관지가 폐쇄되어 급성 호흡부전 및 저산소증을 유발하며, 사망을 유발하기도 한다.

천식에 관련된 비특이적 요소는 다음과 같다.

- 차가운 공기
- 흡연
- 대기오염
- 위기도 감염
- 스트레스
- 격렬한 운동

천식은 두 가지 유형이 있는데, 일반적으로 계속해서 증상이 나타나는 것과 치료되는 것이 있다. 중요한 차이점은 발병 연령과 알레르기 요소의 관련성 등이 있다. 병인이 무엇이든 간에 천식은 항염증성 기관지확장제로 치료할 수 있으며, 사람들이 정상적인 삶을 살 수 있도록 한다.

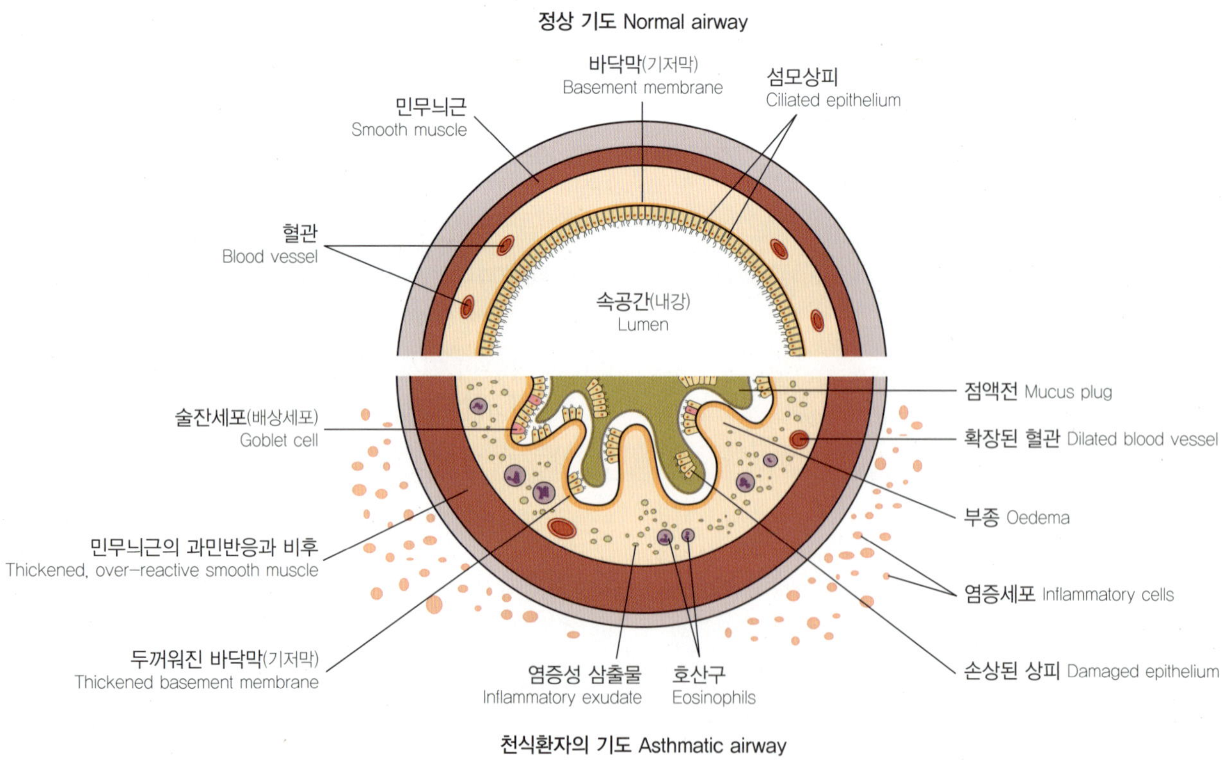

그림 10-30 천식환자의 기도벽 가로면

아토피성(유아기 발병, 외재적) 천식

이 질환은 유아기나 외부 단백질(예: 오염물질, 먼지, 곰팡이 등)에 대한 아토피성 과반응성이 있는 젊은 성인에게 나타난다. 유아기 습진이나 음식 알레르기가 일반적이며, 알레르기 병력이 있는 가족구성원과 밀접한 관련이 있다.

이와 같은 질병의 발생과정이 건초열에서 나타난다. 흡인된 항원(알레르기원)이 기관지 점액에 흡수되고, 이는 기관지 혈관벽을 둘러싸는 중성구와 비만세포의 표면에 결합할 수 있는 IgE 항체를 생산하도록 자극한다. 항원(알레르기원)이 다시 침입하면, 항원-항체반응은 히스타민과 점액분비와 민무늬근 수축을 유발해 기도를 수축시키는 다른 물질을 방출시킨다. 연령이 증가할수록 발병이 흔하지 않으며 증상도 심각하지 않다.

비아토피성(성인 발병, 내재적) 천식

이 유형은 성인에서 발병하며, 유아기 알레르기 반응의 병력이 없다. 상기도의 만성 염증성 질환(예: 만성 기관지염, 코폴립)과 관련되어 있다. 다른 유발 요인은 운동과 작업성 노출 등이 있다. 아스피린은 일부 사람에게서 천식성 반응을 유발한다. 발병은 시간이 갈수록 심각해지며, 허파 손상이 비가역적이다. 궁극적으로, 손상된 허파환기는 저산소증, 허파의 과한기 및 오른심장 기능상실을 유발한다.

기관지확장증

기관지확장증은 기관지와 세기관지가 영구적으로 확장된 상태이며, 이는 비정상적이다. 이는 만성 박테리아 감염과 관련되어 있으며, 유아기 기관지염, 기관지폐렴, 낭성섬유증 또는 기관지 종양의 병력이 있는 사람과 관련되어 있다. 기관지는 점액, 농양 및 염증성 삼출물에 의해 폐쇄되고, 사이질 탄성 조직은 퇴화해 기관지에서 벽측 가슴막에 부착하는 섬유성 조직으로 바뀐다. 손상을 받은 기관지의 공기압은 막힌 곳 가까이에서 확장을 유발한다. 화농성 가래를 제거하기 위한 지속적인 심한 기침도 폐쇄된 기관지의 내압을 증가시켜 기관지 확장을 유발한다.

일반적으로 허파는 아래엽이 침범되고, 화농이 일반적이다. 만약 혈관이 파괴되면 각혈이 동반되며, 몸의 어디든지(주로 뇌) 농양을 형성한다. 허파의 진행성 섬유증은 저산소증, 허파성 고혈압 및 오른심장 기능상실을 유발한다.

주머니 섬유증

주머니 섬유증은 가장 흔한 유전적 질환이며, 2,500명의 아기 중 1명 꼴로 발생한다. 사람의 5% 정도가 이 질환을 앓고 있는 것으로 조사되었으며, 부모가 모두 이 질환을 유발하는 비정상적인 열성 유전자를 가지고 있는 경우 100% 유전된다.

모든 외부샘의 분비물은 비정상적으로 점도가 높지만 대부분 허파, 이자, 창자, 쓸개관 및 생식기계통에 영향을 끼친다. 땀샘은 비정상적으로 다량의 염분을 배설한다. 이자에서 고농도의 점액이 쓸개관 벽에서 분비되며, 이는 폐쇄, 실질세포 손상, 주머니 형성 및 손상성 효소 분비를 유발한다. 신생아의 경우, 창자관 폐색이 태변과 끈적한 점액에 의해 유발되며, 이는 치명적인 천통 및 배막염을 유발한다. 비급성일 경우 흡수장애, 지방변증을 유발하는 단백질과 지방 소화의 장애를 유발한다.

- 음식의 소화와 영양분의 흡수가 손상받는다.
- 간에서 쓸개관의 폐쇄가 있으며, 이는 간경변증을 유발한다.
- 기관지염, 기관지확장증 및 폐렴이 발달한다.

주머니 섬유증에 이환된 사람의 수명은 40세 정도이며, 제공되는 주요 치료의 목적은 허파 감염의 조절이다. 만성 허파질환 및 심장질환이 일반적인 합병증이다.

제한성 허파질환은 허파조직을 딱딱하게 만들어 허파가 확장되기 힘들게 하며, 호흡을 하기 위한 부담을 증가시킨다. 만성 제한성 허파질환은 허파의 반복적 염증에 의한 진행성 섬유증과 관련된다.

10. 억제성 허파질환

학습목표

이 단원의 학습을 통해서 다음을 이해할 수 있다.

- 진폐증의 주요원인
- 허파질환을 유발하는 화학물질

진폐증

진폐증은 먼지를 흡입함으로써 유발된다. 직업과 관련된 오염물질의 흡입이 허파질환의 주요 원인으로 인식되면서 작업자들이 이 물질에 노출되지 않도록 제한하는 법률제

정으로 이어졌다. 질병이 유발되기 위해서는 입자들이 흡입된 공기와 함께 호흡세기관지 및 허파꽈리 부위까지 이동할 수 있도록 작아야 한다. 이 부위에서 입자들은 탐식작용을 통해 제거될 수 있지만 큰 입자들은 점액에 부착되고 섬모작용과 기침에 의해서 호흡기도의 위로 운반되어 배출된다. 위험요인은 물질의 노출시간과 농도에 따라 증가한다.

탄광부 진폐증

석탄 먼지입자들이 허파의 상부 2/3 부위에 주로 축적되고, 허파꽈리 내부의 큰포식세포들에 의해서 탐식된다. 일부 큰포식세포들은 허파꽈리 내부에 존재하고, 다른 큰포식세포들은 조직으로 이주하여 허파꽈리벽, 호흡세기관지, 혈관, 내장쪽가슴막의 바깥에 부착된다.

큰포식세포들은 무기질 입자들은 탐식할 수 없지만, 활성화되어 염증반응을 유발함으로써 허파조직의 섬유증을 초래할 수 있다. 섬유증은 석탄 먼지에 노출된 기간 동안에는 진행되지만, 노출되지 않으면 멈추는 경향을 보인다. 허파공기종이 진행되거나 만성 기관지염이 동반된 조건을 제외하면 단순 허파먼지증의 초기단계에는 몇 가지 임상징후들이 나타난다.

진행성 광범위 섬유증을 동반한 허파먼지증

일부 사례에서만 나타나고, 때로는 석탄 먼지에 더 이상 노출되지 않는 작업자들에게서 나타난다. 섬유성 조직 덩어리들이 형성되고 혈관과 세기관지들에서 진행성 잠식이 나타난다. 허파의 넓은 부위가 파괴되고 허파공기종이 광범위하게 진행되어 허파부종, 허파고혈압, 오른심장 기능상실이 초래된다. 이 질환의 중증도가 높은 이유는 명확하지 않다. 수많은 죽은 큰포식세포들에 의해서 유리되는 항원에 대해서 과민반응을 나타내는 현상도 한 요인이 된다. 약 40%의 환자들이 결핵에 이환되어 있다.

규소허파증(규폐증)

규소허파증은 장기간 동안 규소 복합물을 함유한 먼지에 노출되어 발생한다. 위험성이 높은 산업은 다음과 같다.

- 채석업: 화강암, 점판암, 사암
- 광업: 무연탄, 금, 주석, 구리
- 석공업 및 샌드 블라스트(sand blasting)
- 유리 및 도기 제조업

흡입된 규소 입자들은 허파꽈리에 축적된다. 이 입자들은 큰포식세포에 의해 섭취되고 세포에 대한 독성작용을 나타낸다. 큰포식세포들이 죽게 되고 염증반응이 유발되어 섬유증이 초래된다. 규소허파증은 급속하게 결핵성 기관지허파염증 및 속립성 결핵으로 진행되므로 결핵에 쉽게 이환하게 만드는 선행요인으로 볼 수 있다. 허파조직의 점진적인 파괴로 허파 기능의 점차적인 감소, 허파고혈압, 오른심장 기능상실이 나타난다.

석면증

석면 섬유를 흡입하여 발생하는 석면증은 일반적으로 10~20년간 노출된 이후에 나타나지만, 일부의 사례에서는 단 2년 만에도 나타난다. 석면 광부들과 작업자들은 석면을 포함한 제품을 만들거나 사용하므로 위험에 노출되어 있다. 여러 종류의 석면이 있지만, 그 중에서도 청석면은 가장 심각한 질병을 유발한다.

석면 입자는 크기가 큼에도 불구하고 입자들이 호흡세기관지와 허파꽈리 부위까지 전달된다. 허파꽈리 안에 축적된 큰포식세포들은 짧은 섬유들을 섭취한다. 큰 섬유들은 큰포식세포들에 둘러싸인 섬유들, 단백질, 철 축적물 등을 포함한 석면소체를 형성한다. 가래에 석면이 존재하는 경우에는 석면에 노출되었음을 확인할 수 있지만 반드시 석면증이 발생되었다고 볼 수는 없다.

섬유를 함입한 큰포식세포들은 허파꽈리의 바깥으로 이주하여 호흡세기관지와 혈관 주위에 축적되고, 섬유조직의 형성을 자극한다. 허파조직이 점차적으로 파괴되어 호흡곤란, 만성 저산소증, 허파고혈압, 오른심장 기능상실이 동반된다. 흡입된 석면과 섬유증의 연관성은 명확하지 않다. 석면이 섬유증을 촉진하는 큰포식세포의 효소가 분비되도록 자극하거나 섬유증을 유발하는 면역반응을 자극함으로써 섬유증이 유발되는 것으로 볼 수 있다. 석면은 중피종의 발생과도 관련된다.

외인성 알레르기성 허파꽈리염

표 10-3에 나타난 바와 같이 사상균과 곰팡이에 오염된 물질을 흡입하여 발생한다. 오염물질은 항원으로 작용하여 허파꽈리벽에서 항원-항체반응을 유발한다. 이로 인해 과도한 체액성 삼출물이 발생하고 혈소판, 림프구, 형질세포들이 축적된다. 허파꽈리벽이 두꺼워지고 섬유증이 진행되

표 10-3 오염물질의 흡입에 의한 질병

질병	오염물질
농부폐(Farmer's lung)	곰팡이 냄새가 나는 건초
사탕수수폐진증(Bagassosis)	사탕수수 폐기물
조류관리인 폐(Bird handler's lung)	새의 변 속의 사상균
맥아작업자 폐(Malt worker's lung)	곰팡이 냄새가 나는 보리

어 허파고혈압과 오른심장 기능상실이 초래된다.

허파독성

파라콰트(제초제). 제초제를 섭취하면, 수 시간 내에 혈액을 통해서 허파로 전달되어 비가역적 허파손상이 시작된다. 허파꽈리막의 종창과 허파부종이 나타나고 허파꽈리의 상피가 파괴된다. 콩팥도 손상되어 호흡기의 손상과 함께 콩팥 기능상실 또는 심장 기능상실이 초래되어 사망할 수 있다.

독성 약물. 암치료에 사용되는 busulfan, bleomycin, methotrexate 및 기타 약물들은 염증을 유발하여 치유과정에서 간질조직의 섬유증을 유발하고, 허파꽈리의 섬유증을 초래한다.

산소 독성. 집중치료실이나 미숙아를 위한 보육기에서와 같이 고농도의 산소에 수 일간 노출되면 허파가 손상될 수 있다. 산소 독성의 기전은 불명확하지만, 다음의 결과들이 초래될 수 있다.

- 허파순응도의 점진적 감소
- 허파부종
- 허파조직의 섬유증
- 모세혈관벽의 파괴

중증의 사례에서는 허파염증이 발생하고 허파고혈압과 오른심장 기능상실로 진행된다.

미숙아의 망막병증. 고농도의 산소치료를 요하는 미숙아들이 이환될 수 있다. 산소가 미성숙한 망막의 혈관들을 자극하여 섬유증, 망막박리 및 실명이 초래될 수 있다.

11. 허파감염

학습목표

이 단원의 학습을 통해서 다음을 이해할 수 있다.

- 폐렴 및 폐농양 그리고 결핵의 주요 원인 및 허파감염에 미치는 영향

폐렴(그림 10-31)

폐렴은 허파꽈리의 감염을 의미한다. 폐렴은 흡입되거나 혈액에서 기인된 미생물들이 허파에 도달하여 집락 형성을 방지하는 보호과정에 문제가 발생하여 유발된다. 다음은 주요 원인을 나열하였다.

기침 불능. 호흡기 근육이나 신경의 무의식적 손상, 기침 유발 시의 통증으로 인해서 효과적인 청소 기전인 기침이 불가능해지면 호흡 분비물들이 축적되고 감염이 유발될 수 있다.

기도 상피벽의 손상. 흡연, 독성 기체의 흡입, 감염 등으로 인해서 섬모의 작용이 손상되거나 상피가 파괴될 수 있다.

허파꽈리 탐식작용의 손상. 흡연, 음주, 무산소증, 산소독성에 의해서 큰포식세포의 활동이 저하될 수 있다.

기타 요인

- 고연령
- 백혈구감소증(leukopenia)
- 심부전, 암, 만성 신부전과 같은 만성 질환
- 이온화방사선, 코르티코스테로이드(corticosteroid) 약물에 의해 유발된 면역반응의 손상
- 병원성이 강한 감염
- 저체온증

원인

박테리아, 바이러스, 미코플라즈마, 기생충 및 곰팡이 등 다양한 개체는 적절한 상황에서 허파염증을 유발한다. 가장 흔한 병원체(특히, 큰엽성허파염증)는 허파염증사슬알균(Streptococcus pneumoniae)이다. 이 밖에도 황색포도알균(Staphylococcus aureus)와 헤모필루스 인플루엔자(Haemophilus influenza) 등이 있다. Box 10-1은 허파염증을 유발하는 다른 생물을 나열하였다.

Box 10-1 허파염증과 관련된 병원체

미코플라즈마(Mycoplasma)
허파염증레지오넬라(Legionella pneumonophilae)
허파염증간균(Klebsiella pneumoniae)
녹농균(Pseudomonas pyocyanea)

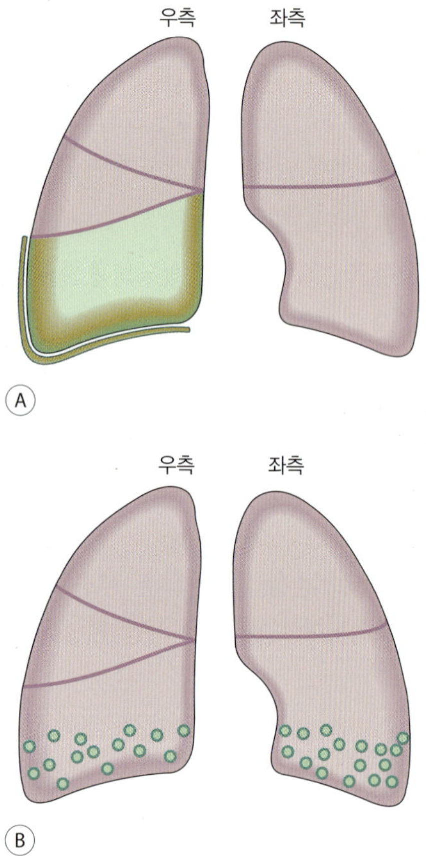

그림 10-31 감염 조직의 분포. A. 큰엽성허파염증 B. 기관지허파염증

큰엽성허파염증(그림 10-31 A)

주로 허파염증사슬알균(Streptococcus pneumoniae)에 의해서 1개 또는 그 이상의 허파엽에 감염이 유발되어 허파꽈리 안에서 염증성 삼출물이 생성되는 질환이다. 삼출물이 작은엽 안에 축적되면 인접 작은엽으로 흘러서 축적되고 감염이 유발된다. 이는 돌연성 발병의 특징을 보이고, 내장쪽가슴막의 염증으로 인한 가슴막통증이 나타난다. 항생제를 이용한 치료가 이루어지지 않으면 2~3주 내에 허파엽의 용해와 재팽창이 일련의 과정을 통해서 진행된다. 이 유형의 허파염증은 건강한 젊은 성인에게서 가장 일반적으로 나타난다.

기관지허파염증(그림 10-31 B)

기관지 감염은 종말세기관지와 허파꽈리로 전파된다. 염증이 진행됨에 따라서 섬유성 삼출물이 축적되고 백혈구들이 유입된다. 작은 경화 부위가 더욱 진행된다. 섬유증과 함께 불완전한 용해도 흔히 일어난다. 일반적인 합병증으로 기관지확장증이 나타나고, 급성 발작, 허파섬유증, 허파기질의 진행성 파괴로 진행된다. 기관지허파염증은 신생아와 노인에게서 흔히 발병하고 사망에 이르는 빈도도 높으며, 특히 소모성 질환들이 합병증으로 발생되면 사망률이 높아진다. 유발요인은 다음과 같다.

- 암, 요독증, 뇌출혈, 선천성 심부전, 영양결핍, 저체온증 등으로 인한 쇠약
- 기관지확장증, 낭포성 섬유증, 급성 바이러스 감염 같은 폐질환
- 호흡기 및 섬모의 활동을 억제하는 일반적인 마취제
- 무의식적 상황, 깊은 수면상태, 알코올 섭취상태, 약물의 과다 사용 조건 등에서 일어나는 위 내용물의 흡입(흡인허파염증, aspiration pneumonia)
- 부비동이나 위쪽 호흡기도로부터 감염성 물질 흡입

허파농양

허파기질 내의 국소 부위에서 화농과 괴사가 나타난다.

감염원

- 호흡기 분비물이나 위 내용물의 흡입(흡인성 허파염증)
- 허파염증의 부적절한 치료
- 혈전성 정맥염이나 오른쪽 심안쪽막염으로부터 기인된 패혈성 색전증(septic emboli)
- 갈비뼈 골절, 찔린 상처나 총상, 수술과정 등에 의한 허파의 외상성 관통상으로 인해 병원체가 허파로 유입
- 가슴막공간, 식도, 등뼈 또는 가로막아래 농양으로부터 감염의 국소적 확산

결과

허파농양으로부터 완전하게 회복되거나 다음과 같은 합병증이 나타날 수 있다.

- 만성적 화농
- 다른 신체 부위로의 패혈성 색전증 확산, 특히 뇌로 확산되어 뇌농양이나 수막염 발생
- 가슴막아래농양(subpleural abscess)이 확산되어 허파공기종이 유발되고 기관지가슴막누관(bronchopleural fistula)이 형성될 수 있음.
- 허파혈관의 침식으로 인한 출혈

결핵(TB)

결핵은 유사한 2종류의 항산균(mycobacteria)에 감염되어 유발되는데, 특히 결핵균(Mycobacterium tuberculosis)에 의한 감염이 대표적이다. 인간이 중요한 숙주이다. 이 미생물에 의해서 유발되는 허파결핵은 활동성 결핵 환자로부터 비말감염에 의해서 전파되거나 감염된 가래에 오염된 먼지를 통해서 감염될 수 있다. 소의 우형결핵균(Mycobacterium bovis)에 의해서 발생하는 결핵은 선진국에서는 우유를 저온살균하므로 발병률이 낮다.

허파결핵의 단계

일차결핵(초기결핵)

일반적으로 미생물이 흡입되면 세기관지에 침투하여 허파 꼭지 쪽으로 전파된다. 비특이적 염증의 초기단계 동안에는 임상적 질병의 증거가 나타나지 않을 수도 있다. 이후에는 세포 매개성 T-림프구가 미생물(항원)에 반응하여 감작이 일어난다. 큰포식세포는 감염 부위에서 미생물을 감싸서 Ghon 병소[Ghon foci, 결절(tubercle)]들을 형성한다. 이러한 벽으로 둘러싸인 결절은 정상적인 신체방어로부터 미생물을 보호하게 된다. 살아 있는 미생물을 함유한 일부 큰포식세포는 림프로 이동하여 허파문림프절(hilar lymph node)을 감염시킨다. Ghon 병소와 감염된 허파문림프절로 이루어진 원발성 복합체(primary complex)가 형성된다. 괴사(건락괴사)는 병소의 중심부가 죽은 큰포식세포, 죽은 허파조직, 죽은 미생물 또는 생존 미생물로 구성된 치즈 형태의 기질로 변할 수도 있다. 일반적으로 일차결핵은 무증상의 특징을 나타낸다. 다음의 다양한 결과가 나타난다.

- 질환이 영구적으로 정지되면 병소 부위의 섬유화 및 석회화가 나타난다.
- 미생물이 병소 부위에 생존할 수 있고, 이는 수 개월 또는 수 년 후에 이차감염의 원인이 될 수 있다.
- 이 질환은 다음과 같이 확산될 수 있다.
  - 허파 전체로 확산되어 다수의 작은 병소를 형성하고, 호흡기도로 전파되어 기관지허파염증이나 기관지확장증을 유발하며, 가슴막으로 전파되어 삼출물이 발생할 수도 있다.
  - 림프 및 혈액을 통해서 신체의 다른 부위로 전파되어 감염이 확산되고 신체 전체에서 수많은 작은 병소들을 발생시킨다(속립성 결핵, miliary tuberculosis).

잠행성으로 체중감소와 권태감이 유발되고, 야간 발한이 흔히 나타난다. 혈액이 섞인 가래(객혈)와 함께 만성적인 기침이 유발된다.

이차결핵

일차병변을 겪은 사람들에게서 나타나고, 양쪽 허파 또는 한쪽 허파의 꼭지에서 주로 발생한다. 이차결핵은 새로운 감염이나 Ghon 병소 내에서 생존한 미생물에 의한 감염으로 인해서 유발될 수 있고, 연령이 증가하거나 질병이 있는 경우에는 면역력의 감소가 흔하게 일어난다. 이미 감작이 일어났다면 T-림프구가 면역반응을 즉각적으로 자극한다. 이 질환은 다양한 경과를 보인다. 감염이 허파의 국소 부위에 남아 있을 수 있고, 완전하게 치유되거나 감염 부위의 밀봉된 주머니 구조 내부에 생존한 세균들이 존속할 수도 있다. 허파조직의 파괴가 진행되어 공동 형성(cavitation), 가슴막염(pleurisy), 가슴막삼출 및 허파공기종으로 이어진다. 혈액에 의한 전파는 뼈, 뇌와 같은 다른 소식의 감염을 유발한다. 광범위한 파종성 결핵은 효과적인 치료에도 불구하고 치사율이 높다.

비허파성 결핵

이차결핵성 비허파성 결핵은 허파 외 다른 조직에는 감염이 일어나지 않고 허파에서만 주로 발생하는 일차결핵(초기결핵)과 달리, 일반적으로 다른 조직까지 감염을 일으키는 특징을 가진다. 결핵바이러스에 감염되어 다른 조직으로 전파되면 치명적인 손상을 야기하기 때문에 적절한 치료가 필요하다.

속립성 결핵(Miliary TB)

허파(폐)로 유입된 결핵균(bacilli)이 혈액을 통해 전신으로 퍼진 경우가 이에 해당하는데 골수, 간, 지라(비장), 콩팥(신장)과 같은 각종 장기부터 신경계까지 감염될 수 있다. X-ray 사진상에서 다수의 작은 결절이 허파에 퍼져 있는 모습이 마치 수수씨앗(기장종자, millet seed)과 유사하며 향후 확산을 예방하기 위한 빠른 치료가 필요하다.

림프절 결핵(Lymph node TB)

허파(폐)결핵 다음으로 두 번째로 흔한 경우에 해당하는 림프절 결핵은 허파종격막, 목 주위, 겨드랑이, 샅굴 부위(서혜부)에서 주로 발생한다. 감염 시 림프절의 부종과 중심성 괴사(central necrosis)를 동반하며, 통증이 없는 것이 특징이다.

골관절 결핵(Joint and bone TB)

골관절 결핵은 일반적으로 척추사이(추간부), 엉덩관절(고관절), 무릎관절(슬관절) 등에 발생하고 소아의 경우에는 주로 일차성 결핵이 원인이 되어 이차적으로 나타난다. 결핵균이 척추원반(추간판)과 윤활관절의 윤활막 부위에 침범하면 연골과 주변 골조직이 파괴되고 골수염으로 진행될 수 있다.

그 외 기타조직 결핵(Other affected tissues)

결핵균이 감염될 수 있는 기타 조직으로는, 심장막, 피부조직, 소화관 등이 있으며, 중추신경계 감염으로 이어지는 경우에는 전체 유병률이 다섯 명 중 한 명(20% 정도)으로 알려져 있다. 신경계 감염 시 신속한 치료가 요구되며, 생존한 경우라도 신경계에 영구적 손상이 동반된다.

12. 허파종양

학습목표

이 단원의 학습을 통해서 다음을 이해할 수 있다.

- 대표적인 허파종양의 병태생리

기관지암종

일차성 기관지암종은 매우 일반적인 악성 종양이다. 대부분의 사례들(90%)은 흡연이나 간접흡연으로 인해 유발된다. 암종이 진행되기 전에는 감지가 어려우므로 예후가 좋지 않다.

일반적으로 종양은 주요 기관지에서 발병하여 크고 약한 덩어리를 형성하고, 내부공간으로 파급되어 때로는 폐쇄를 유발하기도 한다. 또한 점액이 축적되어 감염이 쉽게 일어나게 된다. 종양이 성장함에 따라서 혈관을 손상시켜 객혈을 유발할 수도 있다.

기관지암의 전이

이는 어떤 특별한 양상이나 순서를 따르지 않는다. 종양의 전이는 국소조직의 침윤, 혈액과 림프를 통한 종양 분절들의 이동에 의해서 이루어진다. 혈관이나 림프관이 손상되면, 종양 분절들이 매우 작더라도 전이될 수 있다. 그러므로 전이성 종양은 허파에서 일차적으로 발견되기 전에 증상을 나타낸다.

국소 전이. 허파 내부에서 일어나거나 반대쪽 허파 또는 혈관, 신경, 식도와 같은 세로판 구조물들로 전이될 수 있다.

림프성 전이. 종양 분절들이 림프관을 통해서 림프절로 이동하여 전이성 종양을 형성한다. 분절들이 종양으로부터 유출되는 림프로 유입되거나, 종양이 성장하는 과정에서 손상된 큰 림프관으로 들어간다.

혈행성 전이. 종양세포는 종양이 성장하는 과정에서 손상된 혈관으로 유입되어 혈액과 섞이게 된다. 혈행성 전이가 빈발하는 부위는 간, 뇌, 부신, 뼈, 콩팥이다.

가슴막중피종

가슴막에서 발생하는 악성 종양의 대부분은 석면 작업자와 석면광산 및 공장 주변에서 거주하는 사람들이 석면 먼지에 노출되어 발생한다. 흡연도 석면에 노출된 사람들의 중피종 발병 위험성을 수 배로 증가시킨다. 중피종은 3개월~60년까지 다양한 기간 동안 석면에 노출된 이후에 발생하고, 청석면 섬유(crocidolite fiber)와 관련성이 높다. 종양은 가슴막의 두 층 모두에서 발생하고, 종양이 성장함에 따라서 가슴막공간이 폐색되며 허파를 압박한다. 림프와 혈액을 통한 전이는 주로 허파문림프절과 장사이막림프절, 반대쪽 허파, 간, 갑상샘, 부신, 뼈, 뼈대근 및 뇌에서 일어난다.

13. 허파허탈

학습목표

이 단원의 학습을 통해서 다음을 이해할 수 있다.

- 허파허탈의 주요원인
- 허파허탈이 미치는 영향

허파허탈(그림 10-32)

허파의 일부 또는 전체의 허탈에 따른 임상적 영향은 얼마나 많은 허파 부위가 이환되었는지에 따라서 좌우된다. 한쪽 허파의 상당한 부위가 명확한 증상 없이 작용이 소실될

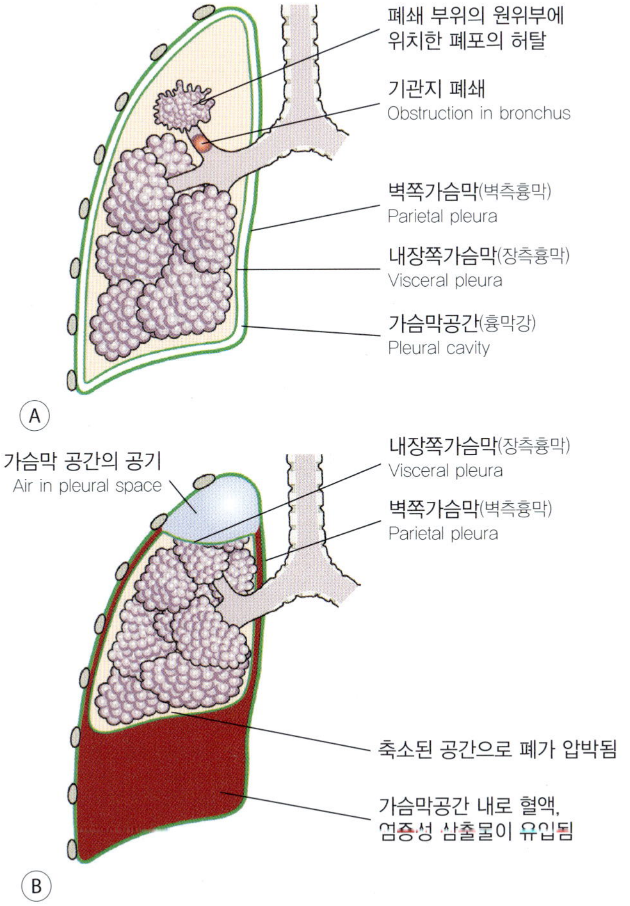

그림 10-32 **허파허탈. A. 흡착성 허탈 B. 압박성 허탈**

수 있다. 허파허탈을 나타내기 위해서 무기허파(atelectasis)라는 용어를 주로 사용한다. 이 질병을 유발하는 4가지 주요 원인은 다음과 같다.

- 기도의 폐쇄(흡착성 허탈, absorption collapse)
- 계면활성제의 기능장애
- 압박성 허탈(pressure collapse)
- 허파꽈리의 과환기

기도폐쇄(흡착성 허탈)(그림 10-32 A)

허파의 손상 범위는 폐쇄된 기도의 크기에 따라서 결정된다. 폐쇄 부위의 원위부에 갇힌 공기가 흡수되어 허파의 허탈이 유발되고 분비물이 축적된다. 이로 인해서 감염이 유발되어 농양이 형성될 수 있다. 단기간 동안 폐쇄된 경우에는 후유증이 지속되지 않고 재팽창이 일어난다. 장기간 동안 폐색된 경우에는 진행성 섬유증과 지속적인 허탈이 일어난다. 이물질의 흡입 또는 천식발작이나 만성 기관지염에서 만들어진 점액전(mucus plug)에 의해서 순간적인 폐쇄가 유발될 수 있다. 기관지 종양 또는 팽대된 세로판림프절, 대동맥류 등이 발생된 경우에는 압력으로 인해서 기관지가 서서히 폐쇄될 수 있다.

계면활성제의 기능장애

34주 이전에 태어난 미숙아는 허파에서 계면활성제가 생성되지 않으므로 자신의 호흡성 노력을 통해서 허파를 팽창시킬 수 없다. 개별 허파꽈리의 내부를 덮고 있는 계면활성제는 표면장력을 감소시켜 들숨 시에 허파꽈리의 팽창을 용이하게 한다. 미숙아는 허파에서 계면활성제가 생성될 때까지는 장비를 이용하여 환기를 보조할 필요가 있다. 이를 호흡곤란 증후군(respiratory distress syndrome)이라 한다.

성인성 호흡곤란 증후군(adult respiratory distress syndrome, ARDS)에서는 허파꽈리 안에 체액이 축적되어 계면활성제가 희석되므로 계면활성제의 효율성이 감소되고 무기허파가 발생할 수 있다. 이 환자들은 거의 항상 심각한 질병을 겪고 있고, 허파의 실질적인 영역의 허탈로 인해서 사망률이 약 50%에 이른다.

압박성 허탈(그림 10-32 B)

공기나 체액이 가슴막공간 내에 유입되면 내부의 음압이 양압으로 전환되어 허파의 팽창을 제한하게 된다. 체액이 허파의 아랫부위 안에 축적되는 반면에 공기는 허파꼭지에서 주로 발견된다(그림 10-32 B). 허탈은 주로 한쪽 허파에만 국한되고, 부분적 허탈 또는 완전 허탈의 형태로 나타난다. 기도의 폐쇄는 일어나지 않는다.

공기가슴증(기흉)

공기가슴증은 가슴막공간 내에 공기가 존재하는 질환이다. 공기가슴증은 자발성으로 일어나거나 외상의 결과로 발생한다.

긴장공기가슴증(tension pneumothorax). 긴장공기가슴증은 허파와 가슴막공간 사이에 피판 또는 일방판막이 형성되었을 때 합병증으로 유발된다(그림 10-33). 들숨 동안에 공기가 가슴막공간 안으로 유입되지만, 날숨 동안에 배출되지 않고 때로는 급속하게 축적된다. 이는 세로가슴칸이 이동하여 반대쪽 허파를 압박하기 때문에 발생하고, 이로 인해 심각한 호흡곤란이 나타나 즉각적인 치료가 이루어지

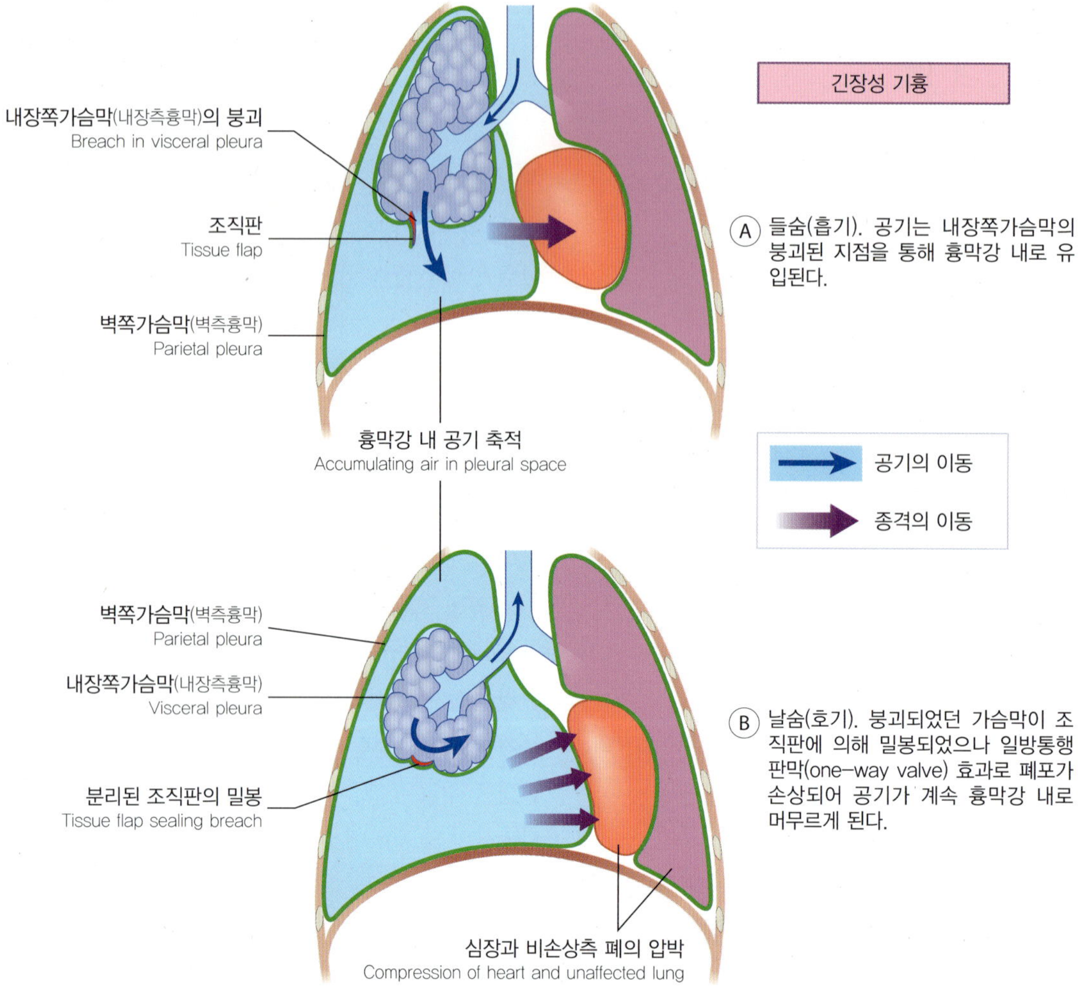

그림 10-33 긴장성 기흉

지 않으면 사망할 수 있다.

자발공기가슴증(spontaneous pneumothorax). 일차성 또는 이차성으로 유발된다. 일차성 자발공기가슴증은 원인이 불명확하고, 건강한 사람들, 특히 20~40세의 남성들에게서 주로 발병한다. 이차성 자발공기가슴(secondary spontaneous pneumothorax)은 허파공기증, 천식, 허파결핵, 기관지암과 같은 허파질환으로 인해 내장쪽가슴막이 파열되었을 때 가슴막공간으로 공기가 유입되어 발생된다.

외상성 공기가슴증(traumatic pneumothorax). 외상성 공기가슴증은 갈비뼈의 복합골절, 찔린 상처나 총상, 수술 등에 의한 관통 손상으로 인해 유발된다.

피가슴

가슴막공간 안에 혈액이 존재하는 질환이며, 다음의 원인으로 인해 유발된다.

- 혈관이 손상된 관통성 가슴 부위의 손상
- 대동맥류의 파열
- 악성 종양으로 인한 혈관침식

가슴막삼출

이는 가슴막공간 안에 과도한 체액이 축적된 질환으로, 다음의 원인으로 인해서 유발된다.

- 정수압의 증가(예: 심부전, 혈액량 증가)
- 국소 염증으로 인한 모세혈관 투과도의 증가(예: 큰엽성 허파염증, 허파결핵, 기관지암, 중피종)
- 혈장 삼투압의 감소[예: 콩팥 증후군(신 증후군, nephrotic syndrome), 간경화증(liver cirrhosis)]
- 림프 배출의 장애(예: 가슴막의 악성 종양)

피가슴과 가슴막삼출 이후에는 섬유성 유착이 가슴막층들 사이에서 형성되어 팽창이 제한될 수 있다.

허파꽈리의 낮은 환기

안정 시의 정상적인 개별 호흡에서, 일호흡량의 감소로 인해 허파의 일부 작은엽에서는 항상 허탈이 존재한다. 이 작은엽들은 다음 깊은 들숨 시에 어려움 없이 재팽창이 이루어진다. 낮은 환기 허탈의 다른 일반적인 원인은 수술, 특히 가슴 부위 및 위쪽 배 부위의 수술 이후에 통증이 가슴 부위의 팽창을 제한함으로써 유발된다. 수술 후 허탈(무기허파)에서는 낮은 환기 기도 안에 점액이 축적되고 기침이 유발되지 않아서 가슴 부위의 감염이 쉽게 유발된다.

CHAPTER 11

영양학 개론

Introduction to nutrition

소화기계에 대해 알아보기 전에 인체가 필요로 하는 영양소에 대한 이해가 필요하며, 이를 위해 식품의 구성요소와 기능에 대해 살펴보아야 한다. 영양소(nutrient)는 소화 및 흡수과정을 거치며 신체 기능 조성에 이용되는 물질이다. 영양소는 다음과 같이 구분된다.

- 탄수화물
- 단백질
- 지방
- 비타민
- 무기염류
- 수분

대부분의 식품들은 여러 종류의 영양소를 다수 함유하고 있다. 예를 들어, 감자와 빵은 대부분 탄수화물로 이루어져 있으나 단백질과 비타민도 함유되어 있다. 일부 식품들이 탄수화물 및 단백질 대표 음식으로 알려져 있는 것은 높은 비율로 함유되어 있기 때문이다. 식이섬유(fiber)는 비전분 다당류(non-starch polysaccharide, NSP)이며, 소화가 되지 않는 물질로 이루어져 있다. 식이섬유는 영양소가 아니며, 소화나 흡수가 되지 않지만 소화기관에 이로운 영향을 미치는 물질이다.

식사(diet)는 개인이 선택한 음식을 섭취하는 행위이다. 균형 잡힌 식사는 건강을 위해 필수적이며, 신체에 필요한 모든 영양소를 정확한 비율로 적당한 양이 제공되도록 한다. 필수영양소(essential nutrient)는 신체가 만들어내지 못하는 영양소이며, 반드시 음식을 통해 섭취된다. 11장에서는 균형 잡힌 식사와 구성성분에 대해서 살펴보고 노인의 영양에 미치는 영향에 대해서 알아본다. 다양하게 발생하는 건강문제들은 열악한 음식섭취에서 비롯되며, 선진국의 경우 비만발생빈도가 계속적으로 증가하는 추세이고 반면, 그 외의 국가에서는 영양실조가 광범위하게 널리 퍼져 있다. 11장의 마지막에는 열악한 음식섭취로 인하여 나타나는 결과들에 대해서 알아본다.

1. 균형 잡힌 식사

학습목표

이 단원의 학습을 통해서 다음을 이해할 수 있다.

- 균형 잡힌 식사의 식품 구성요소
- 개인의 체중과 키를 이용한 체질량지수 측정

Box 11–1 체질량지수 계산

체질량지수의 계산

$$체질량지수(BMI) = \frac{몸무게(kg)}{키(m^2)}$$

체질량지수의 해석

<16	심각한 저체중
16~19	저체중
20~25	정상범위
26~30	과체중
31~40	비만
>41	심각한 비만

균형 잡힌 식사에는 건강에 필요한 모든 영양소가 포함되어 있으며, 주로 다양한 식품의 섭취로 이루어진다. 만약 어떤 영양소가 과잉 섭취되거나 결핍된 상태라면 이는 건강에 악영향을 미치게 된다. 예를 들면, 고열량의 식사는 비만을 유발하며 철(iron)이 결핍된 식사는 빈혈을 유발할 것이다.

균형 잡힌 식사는 정상 몸무게를 유지하는 데 중요하며, 정상 몸무게는 체질량지수(body mass index, BMI)를 산출하여 평가할 수 있다(Box 11–1).

균형 잡힌 식사를 위해서는 다양한 지식과 계획이 필요하다. 식사를 할 때 중요한 것은 에너지 요구량이며, 이것은 개인의 필요에 따라 달라진다. 일일에너지요구량(daily energy requirements)은 기초대사량, 나이, 성별, 활동량을 포함한 수많은 요소에 따라 달라진다.

식품의 탄수화물, 지방, 단백질은 근본적인 에너지원이고, 지방은 가장 농축된 형태이다. 식품의 열량은 줄(joules), 킬로줄(kilojoules)과 같은 용어로 정확하게 표현될 수 있으나 칼로리(calories)와 킬로칼로리(kilocalories) 등의 구용어가 여전히 통용되고 있다.

일일섭취허용량(daily food intake)은 주요 식품군의 유사 영양가를 가진 식품을 구분하며, 하루에 섭취해야 하는 각 식품군의 특정 횟수를 권장한다(그림 11–1). 이러한 식생활을 따른다면 균형적인 음식 섭취가 가능해질 것이다. 5가지 주요 식품군은 다음과 같다.

- 빵, 밥, 곡물 및 파스타
- 과일과 야채

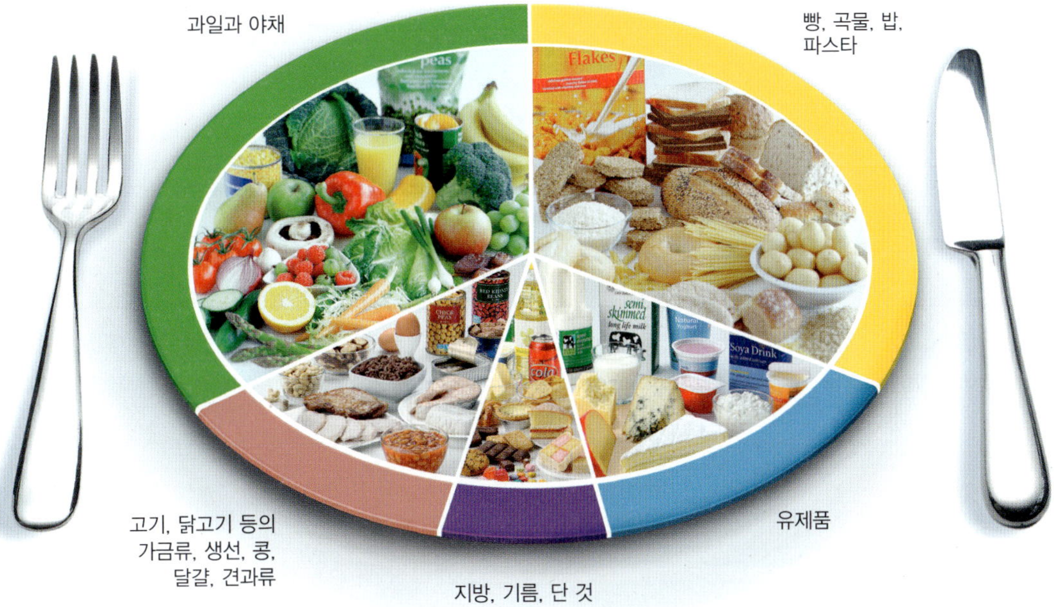

그림 11-1 Eatwell plate. 주요 식품군과 균형 잡힌 식사를 위해 요구되는 비율. 영국의 식품기준청의 허가를 받아 제공됨

- 우유, 치즈와 같은 유제품
- 고기와 생선
- 지방, 기름 및 단 음식

빵, 밥, 곡물 및 파스타

하루에 필요한 열량의 대부분은 이러한 식품에서 얻으며, 매일 6~11회 섭취하는 것을 의미한다. 이러한 식품들은 다량의 탄수화물 복합체로, 지속적인 에너지 방출을 제공한다.

감자, 고구마, 플랜테인(plantain), 마(yam)등이 탄수화물 식품군에 해당되며, 철분이나 엽산을 비롯한 비타민 B 복합체를 포함하기도 한다.

1회 분량 = 빵 1조각, 작은 빵 1덩어리, 큰 크래커 2개, 곡물 25g

과일과 야채

생과일을 비롯한 냉동과일, 또는 제품화된 야채주스 등이 포함된다. 과일과 야채는 탄수화물과 섬유질, 비타민 C, 그리고 엽산 등을 포함하며 최소 5가지 이상을 하루에 섭취할 것을 권장한다.

1회 분량(80g) = 중간 크기의 사과, 오렌지 또는 바나나 1개,
조리된 생야채 또는 통조림/신선한/조리된 과일 100g,
멜론 한 조각, 과일 또는 야채 주스 150mL

고기, 생선 및 대체식품

그림 11-1에서 보여주듯이, 고기류가 주로 포함되어 있으며 (bacon, sausage, beef burger, salami and pate), 고지방 식품군이기 때문에 적당량을 권장한다. 생선류(salmon, trout, sardine tuna)는 1주일에 2번 섭취할 것을 권장한다. 고기 및 생선류의 식품군에는 단백질, 철분, 비타민 B, D 그리고 미네랄을 포함한다. 채식주의자의 경우에는 견과류(tofu, nuts, beans)로 대체할 수 있다.

1회 분량 = 달걀 1개, 땅콩버터 30g, 살코기 80g

유제품

우유 및 유제품에는 단백질과 미네랄이 풍부하며 칼슘과 아연, 비타민 A, B_2, B_{12}를 포함한다. 이 식품군에는 우유, 치즈, 요구르트 등이 포함되며 지방도 함유하고 있어, 하루에 3개까지 권장한다.

1회 분량 = 우유 또는 요구르트 300mL, 치즈 30g

지방, 기름과 단맛 음식

이러한 고열량 식품들은 다른 식품군에 비해 영양적 가치가 적기 때문에 최소한으로 섭취해야 한다. 어떤 사람들은 위 내용과 다른 식이요법이 필요할 것이다. 예를 들면, 임신을 했거나 수유를 하는 여성은 아기를 키우거나 모유를

만들어내기 위해 많은 에너지가 필요하다. 월경 중인 여성은 그렇지 않은 여성보다 월경 중 혈액 손실을 보충하기 위해 철이 풍부한 식사가 필요하다. 아기와 성장기 어린이는 어른에 비해 빠른 발육과 높은 기초대사율 때문에 많은 에너지가 요구된다. 만성 소화장애증(celiac disease)과 같은 위와 창자의 장애는 특정 음식에 과민반응을 일으키기 때문에 식단 선별이 제한적일 수 있다.

소화, 흡수 및 영양소의 작용은 12장에서 설명할 것이다. 탄수화물, 단백질, 지방의 구조와 화학적 작용은 2장에서 설명하였다.

2. 탄수화물

학습목표

이 단원의 학습을 통해서 다음을 이해할 수 있다.
- 주요 단당류, 이당류, 다당류
- 소화되는 탄수화물의 영양상의 기능

탄수화물은 설탕, 잼, 곡물, 빵, 비스킷, 파스타, 인스턴트 식품, 과일 및 야채 등의 다양한 식품 속에 존재한다. 탄수화물은 탄소, 수소, 산소로 구성되며, 수소와 산소는 물과 같은 조성을 가진다. 이러한 탄수화물은 화학적 복합성에 따라 분류된다.

단당류

탄수화물은 소화기관에서 소화되어 단당류 형태로 흡수된다. 포도당(glucose), 과당(fructose), 갈락토오스(galactose)가 단당류에 속한다(그림 2-7 참조). 단당류는 화학적으로 분해되지 않는 탄수화물의 단일구조 형태이다.

이당류

이당류는 단당류 2분자가 화학적으로 결합한 것으로 자당(sucrose), 맥아당(maltose), 젖당(lactose)이 있다(그림 2-7 참조). 단당류로 구성된 이당류가 분리될 때 에너지가 방출되어 대사과정에 사용된다.

다당류

여러 개의 단당류 분자들의 화학적 결합으로 이루어져 있으며 전분(starch), 셀룰로오스(cellulose), 덱스트린(dextrin)이 있다. 소화된 다당류의 단당류 성분은 대사과정에 사용된다. 모든 다당류가 인체에서 소화되는 것은 아니다. 예를 들면, 셀룰로오스와 야채, 과일, 곡물 등의 다당류들은 소화기관을 통과하지만 형태가 변하지는 않는다(비전분 다당류 참조).

소화되는 탄수화물의 기능

탄수화물의 기능은 다음과 같다.

- 포도당은 에너지 생성을 위한 주요 연료 분자로 빠르게 사용할 수 있는 에너지와 열을 생산한다.
- 단백질이 부족한 상태에서는, 탄수화물이 적절한 에너지를 공급하여 단백질에 의한 에너지 및 열 생성을 방지한다.
- 탄수화물이 과잉으로 섭취되었을 때 다음과 같이 변환되어 에너지 저장을 준비한다.
  - 글리코겐(당원): 간과 뼈대근에 짧은 기간 동안 에너지를 저장한다.
  - 지방은 피부 아래와 같은 지방 저장소에 저장된다.

3. 단백질 또는 질소함유 식품

학습목표

이 단원의 학습을 통해서 다음을 이해할 수 있다.
- 동물성 단백질과 식물성 단백질 식품
- 단백질의 영양상 기능

단백질은 소화과정을 거쳐 아미노산으로 분해되며 창자벽을 통해 흡수된다. 식품의 단백질은 인체에서 사용되는 질소의 주요 원천이다. 만약 식이요법으로 결핍되거나 존재하지 않는다면 인체는 음성질소평형(negative nitrogen balance) 상태가 될 것이다.

아미노산은 효소, 호르몬, 세포 단백질의 형태로 끊임없이 사용되기 때문이며, 세포에서 발생된 질소는 콩팥에서 질소가 함유된 배설물의 형태로 배출된다.

아미노산(그림 2-8)

아미노산은 탄소, 수소, 산소, 질소로 이루어져 있다. 어떤 아미노산은 철, 구리, 아연, 요오드, 유황, 인산염과 같은 미네랄이 포함되어 있기도 하다.

아미노산은 필수아미노산과 비필수아미노산으로 구분한다. 필수아미노산(essential amino acid)은 인체에서 합성이 불가능하기 때문에 음식물의 섭취를 통해 얻는다. 비필

Box 11-2 필수아미노산과 비필수아미노산

필수아미노산	비필수아미노산
히스티딘(histidine)	알라닌(alanine)
이소류신(isoleucine)	아르기닌(arginine)
류신(leucine)	아스파라긴(asparagine)
리신(lysine)	아스파틱산(aspartic acid)
메티오닌(methionine)	시스테인(cysteine)
페닐알라닌(phenylalanine)	시스틴(cystine)
트레오닌(threonine)	글루탐산(glutamic acid)
트립토판(tryptophan)	글루타민(glutamine)
발린(valine)	글리신(glycine)
	히드록시프롤린(hydroxyproline)
	프롤린(proline)
	세린(serine)
	티로신(tyrosine)

수아미노산(non-essential amino acid)은 인체에서 합성된다.

필수아미노산과 비필수아미노산의 구성은 Box 11-2와 같다. 단백질의 영양상의 가치는 단백질을 구성하는 아미노산에 의해 결정된다.

질소평형

과도하게 유입된 아미노산은 분해되어 아미노기(~NH_2)를 가지는 질소대사물로 전환되어 신장에서 배출된다. 그 외 부분은 포도당이나 케톤체로 전환되어 사용된다(12장 참조). 아미노산 공급이 체내 요구량에 비해 부족한 경우를 음의 질소평형(negative nitrogen balance)이라고 한다. 단백질 요구량이 증가하는 성장기나 외상 및 수술에 의해 단백질 섭취량이 부족한 경우 발생한다.

단백질의 영양학적 가치

단백질의 영양학적 가치는 신체의 영양학적 욕구를 얼마나 만족시키느냐에 따라 측정된다. 고급단백질(high-quality protein)은 보통 육류에서 얻을 수 있고, 쉽게 소화되어야 하며, 신체에 필요한 비율의 모든 필수아미노산을 가지고 있어야 한다. 필요한 모든 아미노산이 포함된 균형 잡힌 식사를 하기 위해서는 불충분한 단백질 또는 아미노산이 포함된 음식을 섭취한 경우 부족한 단백질을 보충할 수 있는 다른 음식이 필요하다. 채소, 곡물, 콩과 같이 주로 저급단백질(low-quality protein)로 이루어진 균형 잡힌 채식은 이 원리에 기반을 두고 있다.

단백질의 기능

아미노산은 다음과 같은 작용을 한다.

- 신체 세포 및 조직의 성장과 회복
- 효소, 혈장단백질, 항체(면역글로불린), 약간의 호르몬의 합성
- 에너지의 저장. 일반적으로 식이요법에 의한 탄수화물이 부족한 상태이거나, 저장된 지방이 고갈된 상태인 경우에 단백질에 의한 에너지 저장이 중요하게 작용한다.

단백질을 과다 섭취하면 질소 해당 부분은 분리되어 콩팥에서 배설되며, 나머지는 지방조직의 지방세포로 저장되기 위해 지방으로 전환된다.

4. 지방

학습목표

이 단원의 학습을 통해서 다음을 이해할 수 있다.

- 지방이 함유된 주요 식품
- 체내 지방의 기능

지방(그림 2-9 참조)은 탄소, 수소, 산소로 이루어지지만 탄수화물과는 수소와 산소의 비율이 다르다. 지방은 포화지방과 불포화지방으로 나뉜다.

주요 포화지방산과 글리세롤이 포함되어 있는 포화지방(saturated) 또는 동물성 지방은 우유, 치즈, 버터, 달걀, 고기, 청어, 대구, 넙치와 같은 기름진 생선에서 볼 수 있다. 모든 육류 단백질은 약간의 포화지방을 가지고 있다.

콜레스테롤(cholesterol)은 인체에서 합성되며 유지방, 기름진 고기, 달걀노른자 등의 식단에서 얻는다.

주요 불포화지방산과 글리세롤이 포함되어 있는 불포화지방(unsaturated) 또는 식물성 지방은 마가린과 대부분의 식물성 기름에 함유되어 있다.

리놀레산(linoleic acid), 리놀렌산(linolenic), 아라키돈산(arachidonic acid)은 인체에서 합성되지 않기 때문에 음식으로 섭취해야 하는 중요한 고도불포화지방산이다. 이 지방산은 형질막 인지질과 프로스타글란딘(prostaglandin), 트롬복산(thromboxane), 류코트리엔(leukotriene)의 합성에 필요하다.

지방의 기능

지방의 기능은 다음과 같다.

- 가장 농축된 화학적 에너지와 열의 원천
- 콩팥, 눈과 같은 특정한 신체기관을 지지
- 지용성 비타민 A, D, E, K의 운송과 저장
- 신경말이(신경초, nerve sheath) 및 피부의 기름샘(피지샘, sebaceous gland)의 분비물인 기름(피지, sebum)의 구성성분
- 콜레스테롤과 스테로이드 호르몬(steroid hormone)의 형성
- 과잉 요구량을 섭취했을 때, 장사이막과 피부아래 지방조직 안의 지방으로의 에너지 저장
- 절연(insulation)-피부아래층은 피부를 통해 손실되는 열을 감소시킨다.
- 포만감(satiety value)-지방을 포함한 위내용물(미즙, chyme)이 샘창자(십이지장)로 들어가면 공복상태가 되지만 배고픔을 바로 느끼지는 않는다.

5. 비타민

학습목표

이 단원의 학습을 통해서 다음을 이해할 수 있다.

- 지용성비타민(A, D, E, K)의 기능과 함유식품
- 수용성비타민(B 복합체, C)의 기능과 함유식품

비타민은 화학적 합성물로서 정상적인 대사작용과 건강을 유지하기 위해서는 최소한의 요구량이 필요하다. 식품에 광범위하게 분포하며, 두 군으로 나눌 수 있다.

- 지용성 비타민: A, D, E, K
- 수용성 비타민: B 복합체, C

지용성 비타민

소장에서 지용성 비타민이 흡수될 때 담즙이 중요하게 작용한다. 하지만 미네랄오일(mineral oil)이 소장에 존재하거나 흡수부전증(malabsorption)이 나타나면 지용성 비타민 흡수가 저해된다.

비타민 A(레티놀)

비타민 A는 크림, 달걀노른자, 간, 생선 기름, 우유, 치즈, 버터와 같은 식품에서 볼 수 있다. 식물성 지방과 기름에서는 볼 수 없지만, 마가린 제조 시에는 비타민 A가 첨가된다. 사람 몸 안의 비타민 A는 녹색 채소, 과일, 당근과 같은 특정 카로틴(carotene)으로부터 형성된다. 비타민 A와 카로틴은 지방의 흡수가 정상일 경우에 오직 작은창자에서만 흡수된다. 비타민은 인체 안에서 일부가 합성되지만 추가로 요구되는 일일 섭취요구량은 600~700㎍이다. 비타민 A의 주요작용은 다음과 같다.

- 눈 망막의 빛-감각 색소인 로돕신(시각색소, rhodopsin)의 생성
- 세포의 성장과 분화; 특히, 몸의 안쪽면과 바깥면을 덮고 있는 상피세포처럼 급속하게 성장하는 세포에 있어서 중요한 기능을 가진다.
- 면역과 감염에 대한 저항력 촉진
- 성장 촉진(예: 뼈)

비타민 A 결핍의 첫 번째 증상은 결핍된 망막색소로 인한 야맹증(night blindness)이다. 야맹증의 다른 원인으로는 결막(conjunctiva)의 비후와 건조로 인한 안구건조증(xerophthalmia)이며, 최후로 결막의 궤양 형성과 파괴가 원인이 된다. 비타민 A 결핍은 개발도상국에서 실명의 공통적인 원인이다. 다른 상피조직의 위축과 각질화는 귀, 호흡관, 비뇨생식관, 소화관의 감염 발생빈도를 증가시킨다. 뿐만 아니라 면역에 문제가 생기며, 뼈의 성장이 비정상적이고 지연된다.

비타민 D

비타민 D는 달걀, 버터, 치즈, 생선 간유와 같은 동물성 지방에 주로 함유되어 있다. 사람과 동물은 피부에서 콜레스테롤의 형태(7-dehydrocholesterol)로 자외선의 작용에 의해 비타민 D를 합성할 수 있다. 비타민 D는 창자에서 칼슘과 인산염의 흡수를 증가시키고, 콩팥에서 칼슘과 인산염의 잔류를 자극하여 칼슘과 인산염의 대사작용을 조절한다. 따라서 비타민 D는 뼈와 치아의 석회화를 촉진한다.

결핍증은 칼슘과 인산염의 흡수와 작용의 결핍으로 인해 어린이에서는 구루병(rickets)을, 성인에서는 골연화증(osteomalacia)을 유발한다. 일일 요구량은 10㎍이며, 지방과 근육에 저장되어 있어서 수 년간 결핍증이 나타나지 않을 수 있다.

비타민 E

비타민 E는 8종으로 구성되며 토코페롤(tocopherol)로 알려져 있다. 비타민 E는 견과류, 달걀노른자, 맥아, 통곡물, 우유, 버터에 함유되어 있다.

비타민 E는 세포막지질을 비롯한 신체 구성요소를 보호하는 항산화제(antioxidant)이다. 비타민 E는 광범위한 음식에 존재하기 때문에 결핍이 흔히 나타나지 않지만, 지방 흡수가 정상적으로 나타나지 않는 낭포성 섬유증(cystic fibrosis) 환자나 조산아의 경우에는 비타민 E의 결핍이 나타난다.

용혈성 빈혈(hemolytic anemia)은 비정상적인 적혈구 세포막이 파열됐을 때 발생한다. 백혈구 또한 영향을 받을 수 있기 때문에 비타민 E는 백혈구와 같은 면역세포를 보호함으로써 면역 기능을 보완하는 기능을 한다. 비타민 E의 결핍이 중증인 경우에는 조화운동못함증(운동실조증, ataxia)과 시각장애와 같은 신경계 장애가 발생할 수 있다. 최근, 비타민 E가 심장질환을 예방한다는 연구결과가 보고되었다. 하루섭취권장량은 남성에서는 10mg, 여성은 8mg이지만, 고지방 식이요법에서는 섭취권장량이 증가된다.

비타민 K

비타민 K는 간, 식물성 기름, 잎이 넓은 녹색 채소 등에 함유되어 있다. 큰창자에서 미생물에 의해 합성되고 흡수된다. 흡수는 작은창자 안에 존재하는 쓸개즙산염(담즙산염)에 따라 달라진다. 일일 섭취요구량은 체중 1kg당 1mg이며 소량만이 간에 저장된다. 간에서 프로트롬빈(prothrombin)과 혈액응고인자 VII, IX, X 성분 등이 생성되기 위해서는 비타민 K가 필요하다. 따라서 비타민 K가 결핍되면 정상적인 혈액응고가 나타나지 않는다. 성인의 경우, 쓸개즙(담즙)의 흐름이 차단되면 비타민 K의 흡수가 정상적으로 이루어지지 않아, 간에 심각한 손상을 유발할 수 있고 만성소화장애증과 같은 흡수장애상태가 된다. 신생아의 창자는 생후 몇 주 동안 비타민 K를 생성하는 박테리아가 부족하기 때문에 비타민 K를 주입할 필요가 있다.

수용성 비타민

수용성 비타민은 물에 녹아 소변으로 배출되기 때문에 체내에 저장되지 않는다.

비타민 B 복합체

수용성 비타민의 한 군으로서 에너지를 방출하기 위한 영양소의 화학적 분해(이화작용, catabolism)를 돕는 효소의 작용을 촉진한다.

비타민 B_1(티아민). 비타민 B_1은 견과류, 효모, 달걀노른자, 간, 콩 종류, 고기, 곡물의 배아 등에 함유되어 있다. 비타민 B_1은 열에 의한 파괴가 빠르게 나타난다. 일일 섭취량은 0.8~1mg이며, 체내에는 30mg만 저장된다. 티아민은 탄수화물의 완전한 산화를 일으키는 데 중요한 기능을 한다. 티아민이 결핍되면 젖산과 피루브산이 체내에 축적되어 조직액의 정체(부종)와 심장의 기능상실을 유발할 수 있다. 티아민은 포도당을 에너지원으로 사용하는 신경계의 작용에도 중요한 기능을 한다. 티아민의 결핍은 각기병(beriberi)을 유발하며, 정제된 쌀을 주식으로 하는 나라에서 주로 발생한다. 각기병의 증상은 다음과 같다.

- 심각한 근육 쇠약
- 어린이의 성장 지연
- 운동신경, 감각신경, 자율신경의 퇴행에 이한 다발성 신경염
- 감염에 대한 감수성

치료가 진행되지 않을 경우, 심장 기능상실 또는 중증의 미생물 감염에 의해 사망할 가능성이 있다. 선진국의 경우, 티아민 결핍증의 주요 원인은 알코올 중독이며, 음식물에 의한 결핍은 드물게 나타난다. 신경학적 증상은 회복하기 어려우며, 기억상실, 조화운동못함증, 그리고 시각장애 등이 있다.

비타민 B_2(리보플라빈). 리보플라빈은 효모, 녹색 채소, 우유, 간, 달걀, 치즈, 생선알 등에 함유되어 있다. 일일 섭취량은 1.1~1.3mg인데, 소량만이 몸 안에 저장되며 빛과 염기 등에 의해 파괴된다. 리보플라빈은 특히 눈과 피부의 탄수화물과 단백질 대사에 관여한다. 비타민 B_2의 결핍은 입주위 피부의 균열(구각염, angular stomatitis)과 혀의 염증(설염, glossitis) 등을 유발한다.

엽산(floate, folic acid). 엽산은 간, 콩팥, 잎이 넓은 녹색 채소, 효모에 함유되어 있다. 엽산은 큰창자의 박테리아에 의해 합성되어 흡수되며, 열과 습기에 의해 파괴된다. 일일 섭취량은 200㎍이며, 아주 소량만이 몸 안에 저장되기 때문에, 엽산 결핍증은 단시간 내에 나타난다. 엽산은 DNA

합성에 필수적이며, 손상에 의해 유사분열(세포분열)이 나타나지 않은 경우에도 중요한 작용을 한다. 엽산은 혈구세포처럼 빠르게 분열하는 세포 등에 작용하는데, 엽산이 부족할 때에는 거대적혈모구빈혈(megaloblastic anemia)을 유발한다. 임신과 임신초기의 엽산결핍증은 이분척추를 발생시킬 수 있다.

니아신(니코틴산 대응물, nicotinic acid equivalent). 간, 치즈, 효모, 통곡물, 달걀, 생선, 견과류에 함유되어 있으며 트립토판(tryptophan)과 같은 아미노산으로부터 몸 안에서 합성이 이루어진다. 니아신은 세포의 에너지 방출반응에 관여하며, 지방 대사에서 콜레스테롤의 생성을 억제하고 지방을 분해한다. 니아신 결핍증은 옥수수를 주식으로 하는 지역에서 주로 발생하는데, 옥수수에 존재하는 니아신은 체내에서 이용할 수 없는 형태이기 때문이다. 일일 섭취량은 12~17mg이며, 섭취되는 양은 주로 일정하다.

니아신의 결핍이 심각한 수준으로 진행된다면 6~8주 내에 펠라그라(pellagra)라는 질병이 발생한다. 특징은 다음과 같다.

- 식욕부진(anorexia), 구역(nausea), 삼킴곤란(연하곤란, dysphagia), 구강점막의 감염
- 섬망(delirium), 정신장애, 치매(dementia)

비타민 B_6(피리독신, pyridoxine). 안정적인 비타민으로서 달걀노른자, 완두콩, 잠두, 콩, 효모, 고기, 간에 많이 함유되어 있다. 일일 섭취량은 약 1.2~1.4mg이며 음식섭취와 관련된 결핍증은 드물다. 비타민 B_6는 알코올, 결핵약과 같은 특정 약물과 길항작용이 발생할 경우 결핍상태가 유발된다. 피리독신은 비필수아미노산 및 핵산과 같은 분자들의 합성을 포함한 아미노산 대사작용에 관여한다.

비타민 B_{12}(코발라민, cobalamin). 다양한 코발라민 복합물(코발트 포함)로 구성되어 있다. 간, 고기, 달걀, 우유, 발효시킨 술에 포함되어 있으며, 열에 의해 파괴된다. 정상적인 일일 섭취량은 1.5㎍이다.

엽산과 마찬가지로 비타민 B_{12}는 DNA 합성에 중요한 기능을 하며, 결핍 시 거대적혈모구빈혈을 유발한다. 그러나 비타민 B_{12}는 여러 신경을 지방물질로 둘러싸서 보호하는 말이집(수초, myelin)의 형성과 유지에 더욱 중요한 기능을 한다. 따라서 비타민 B_{12}의 결핍은 말초신경계의 신경병증(neuropathy) 또는 아급성 척수변성과 같은 회복하기 어려운 신경학적 손상을 일으킨다. 비타민 B_{12}가 흡수되기 위해서는 위와 창자 안의 내부유래인자(intrinsic factor)가 필수적 요인으로 작용하며 이러한 내부유래인자의 문제가 발생할 경우 결핍증이 나타난다.

판토텐산(pantothenic acid). 많은 식품에 함유되어 있고 아미노산 대사작용과 연관되어 있다. 일일 섭취량은 3~7mg이며 판토텐산 결핍증은 확인되지 않았다. 판토텐산은 높은 온도와 낮은 온도에 노출되면 파괴되는 비타민이다.

비오틴(biotin). 효모, 달걀노른자, 간, 콩팥, 토마토에 함유되어 있으며, 장속의 미생물에 의해 합성된다. 탄수화물의 대사작용에 관여한다. 일일 섭취량은 10~20㎍이고 비오틴은 안정적인 화합물이며, 결핍증은 드물다.

비타민 C(아스코르브산)

비타민 C는 신선한 과일에 함유되어 있으며, 까막까치밥나무(blackcurrant), 오렌지, 자몽(grapefruit), 레몬 등에 특히 많이 함유되어 있다. 또한, 장미(rose hip), 녹색 채소 등에도 들어 있다. 비타민 C는 물에 용해되는 성질이 있으며 열, 분쇄, 건조, 소금 절임 등에 의해 파괴되는 특징이 있다. 비타민 C의 파괴는 괴혈병(scurvy)을 유발하는 경향이 있다. 일일 섭취요구량은 40mg이고, 2~3개월 동안 결핍이 지속될 시 확연한 결핍증상을 확인할 수 있다.

비타민 C는 단백질 대사에 관여하며, 그 중에서도 결합조직 안의 콜라겐 섬유 합성에 중요한 기능을 한다. 또한, 비타민 E와 더불어 항산화제로 작용하며 산화작용에 의한 체내 분자 손상을 방지한다. 괴혈병이 발생하면 콜라겐 생성에 영향을 미치고 혈관이 약해지며 상처 치유가 느리게 진행되고 뼈의 회복도 불량해진다. 잇몸은 붓고 치아가 작은 해면질 형태로 변하면서 흔들거리게 된다.

6. 무기염류

학습목표

이 단원의 학습을 통해서 다음을 이해할 수 있다.

- 인체에 필요한 일반적인 무기염류
- 무기염류의 기능

무기염류는 무기화합물로서, 체내 대사과정을 위해 필요하지만 필요량은 적다.

미네랄

칼슘

우유, 치즈, 달걀, 녹색 채소, 생선에 함유되어 있으며, 일반적으로 균형 잡힌 식사를 통해 공급되지만, 임산부와 성장기 어린이에서는 더 많은 양이 필요하다. 체내 칼슘의 99%는 뼈에 존재하며, 칼슘은 혈액응고와 근 수축에도 관여한다.

인

인이 함유된 식품은 치즈, 귀리, 간, 콩팥이다. 칼슘이 충분한 식사를 하는 경우에는 인 결핍증을 의심할 필요가 없다. 칼슘과 비타민 D는 뼈와 치아의 경화에 관여하며, 체내 존재하는 인의 85%가 뼈와 치아에 존재한다. 인은 ATP(그림 2-10 참조)와 같은 세포 안의 에너지 저장분자와 핵산(DNA와 RNA)의 형성에 필요한 중요한 요소이다.

나트륨

나트륨은 모든 식품에 광범위하게 함유되어 있다. 특히 생선, 고기, 달걀, 우유, 가공처리된 음식에 많이 들어 있으며, 음식을 조리하는 동안이나 식사하는 중에 첨가되는 경우도 있다. 따라서 염화나트륨(sodium chloride)의 섭취량은 일반 요구량을 초과하게 되고 잉여분은 소변으로 배출된다.

나트륨은 가장 일반적인 세포바깥 양이온(extracellular cation)을 발생시키며, 다음과 같은 기능을 한다.

- 근 수축
- 축삭을 통한 신경자극 전달
- 몸 안의 전해질 균형 유지

칼륨

칼륨은 모든 식품에 광범위하게 함유되어 있으며, 특히 과일과 채소에 많이 들어 있다. 일반적으로 섭취하는 칼륨의 양은 요구량을 초과한다. 칼륨은 세포내 전하를 음의 상태로 유지하는 대표적인 양이온으로 근수축과 신경자극 전달에 관여한다.

철

철은 수용성 화합물로, 간, 콩팥, 소고기, 달걀노른자, 통밀빵, 녹색 채소 등에 함유되어 있다. 정상적인 일일 섭취요구량은 9~15mg이지만 섭취된 철의 5~15%만이 몸 안에 흡수된다. 일반적으로, 성인이 섭취하는 철은 하루에 약 1mg 정도 몸 안에서 사용된다. 철은 적혈구세포의 헤모글로빈 생성에 중요한 기능을 하며, 호르몬 및 신경전달물질 합성, 탄수화물 산화작용 등의 필수적 요소로 작용한다.

저장된 철이 고갈되어 나타나는 철 결핍증은 비교적 쉽게 발생하며 빈혈(anaemia)을 유발한다. 월경 중인 여성들과 임신 중인 여성들은 보다 많은 철이 필요하다. 철 결핍으로 인한 빈혈은 소화궤양과 같은 만성적 출혈을 일으킨다.

요오드

요오드는 바다에서 서식하는 어류와 요오드가 함유된 토양에서 자란 채소에 많이 함유되어 있다. 요오드의 함유가 적은 토양 지역에서는 소량의 요오드를 식탁용 소금에 첨가하여 섭취함으로써 갑상샘종(goiter)을 예방한다. 요오드의 일일 섭취필요량은 개인적 대사율에 따라 달라지는 경향이 있다. 다른 사람보다 대사율이 높은 경우에는 보다 많은 요오드가 필요하다.

요오드는 갑상샘에서 분비되는 티록신(thyroxine)과 삼요오드타이로닌(triiodothyronine) 등의 호르몬을 형성하는데 중요한 작용을 한다.

물

사람 몸에 존재하는 물의 분포는 남자의 경우, 체중의 60%, 여자의 경우에는 55%를 차지한다.

체중이 70kg인 사람의 경우에는 40L의 물이 분포하며, 그 중 세포 안에 28L, 세포 밖에 12L가 있다. 세포바깥액 중 2~3L는 혈장이며, 나머지는 세포사이용액이다(그림 2-14 참조).

대부분의 물은 소변, 땀, 대변 등으로 매일 배출되며, 갈증을 해소하기 위해 음식과 음료를 섭취함으로써 정상적인 균형을 이룬다. 수분 섭취가 제대로 이루어지지 않아 균형 조절이 이루어지지 않을 때 발생하는 탈수증(hydration)은 심각한 상태를 초래한다.

물의 기능

물의 기능은 다음과 같다.

- 몸 안의 살아 있는 모든 세포에게 수분을 제공한다. 피부의 표층, 손톱, 털, 치아의 단단한 바깥층은 제외된다.
- 몸의 안팎에서 발생하는 모든 화학작용에 관여된다.

- 음식의 보습효과
- 체온조절 – 피부 밖으로 분비되는 땀은 기화하여 피부 표면의 온도를 떨어뜨린다.
- 혈액과 조직액을 구성하는 중요한 요소 – 물질은 혈액과 조직액에 용해되어 이동하며 몸 안을 순환한다.
- 노폐물은 소변과 대변 등에 의해 배출된다.

7. 비전분 다당류

학습목표

이 단원의 학습을 통해서 다음을 이해할 수 있다.

- 비전분 다당류의 기능과 성분

비전분 다당류의 기능

비전분 다당류(non-starch polysaccharide, NSP)는 식이섬유의 정확한 용어로 일반적으로 잘 알려져 있다. 섭취 후 소화가 되지 않으며 겨, 섬유소 및 다당류 등에 존재한다. 비전분 다당류는 통밀가루, 곡물의 껍질, 과일, 채소 등에 주로 포함된다. 식이섬유는 큰창자의 미생물에 의해 부분적으로 소화되며, 위창자안공기(방귀, flatus)를 형성한다. 하루 필요량은 최소 20g이다.

식이섬유의 기능

식이섬유의 기능은 다음과 같다.

- 식사의 양을 제공하고 식욕 충족을 돕는다.
- 창자의 연동운동을 자극한다. ┐
- 수분을 흡수하여 부피를 늘려 변을 부드럽게 한다. ┘ 변비예방
- 결장직장암(colorectal cancer), 게실성 질환(diverticular disease)과 같은 위창자질환을 예방한다.

8. 노화와 영양

학습목표

이 단원의 학습을 통해서 다음을 이해할 수 있다.

- 노인의 영양과 식이(음식섭취)에 미치는 요인

노인의 영양장애

영양과 식이(음식섭취) 그리고 노화, 세 가지 요소는 복합적으로 연결되어 있기 때문에 열악한 음식섭취는 질병을 야기한다. 따라서 동맥경화증 환자의 경우, 영양 및 음식섭취에 따라서 관상동맥질환으로 이어질 가능성이 높다.

일생 전반에 걸쳐, 초-중반기 동안 품질 좋은 영양소를 지속적으로 섭취하였다면, 노화에 따른 질병발생 위험인자를 예방할 수 있다. 예를 들어 칼슘와 인, 비타민 D 등을 꾸준히 섭취할 경우, 노화에 따른 골다공증을 예방할 수 있다.

노화가 진행되면 미각와 후각의 민감도가 떨어지는데, 식욕도 감퇴하고 음식섭취의 즐거움도 사라지게 된다.

40~50대에 접어들면 기초대사량(BMI)이 점차 감소하게 되는데 이로 인하여 근육의 비중이 감소하면서 지방축적은 증가하게 된다. 근육이 지방보다 대사활성이 높기 때문에 근육이 감소하면 기초대사량도 떨어지고 신체활동도 점차 줄어들게 된다.

9. 영양장애

학습목표

이 단원의 학습을 통해서 다음을 이해할 수 있다.

- 영양실조, 흡수장애와 비만에 따른 결과

건강과 질병의 본질에서 영양적 가치의 중요성이 점차 인식되고 있다.

단백질에너지영양실조증(그림 11-2)

영양실조는 단백질, 탄수화물 및 지방의 섭취가 부적절한 경우에 발생하며 정신적 외상, 고열, 질병 때문에 음식물 섭취가 부족하거나 기아상태(starvation)가 지속된 경우에 주로 나타난다. 선진국에서는 영양실조가 드물게 나타나지만, 질병이 동반된 상태에서는 발생되기도 한다(패혈증, 정신적 외상, 수술). 음식섭취가 충분하지 않은 상태에서는 비타민 결핍증이 동시에 나타나고 영양실조 상태에서는 저항력이 감소하여 질병 및 감염이 발생한다. 유아와 어린이는 지속적인 성장과 발달을 위해서 충분한 영양소 공급이 필요하다. 장기간의 기아상태가 지속된 경우, 5살 미만의 어린이에게서는 다음 그림 그림 11-2와 같은 두 가지 형태의 영양실조가 나타난다.

콰시오르코르(단백열량부족증)

콰시오르코르는 단백질 결핍증이 주요 원인이며, 심각한 가뭄과 흉작이 있는 개발도상국의 영 · 유아, 어린이에서 많이 발생한다. 혈장단백질의 감소로 복수(ascites)와 다리의 부종(edema)이 나타나며, 심각한 간 손상이 나타난다. 성장은 멈추고 체중이 감소되며, 무관심(listlessness), 무감정(apathy), 과민성(irritability)과 함께 피부와 털의 색소가 소실된다.

소모증

소모증은 단백질과 탄수화물의 결핍 시 나타난다. 근육과 지방의 분해(이화작용)로 인해 매우 쇠약해진다. 성장은 지연되고 피부는 피부아래지방의 소실로 주름지며, 탈모가 나타난다.

흡수장애

흡수장애의 원인은 위장관감염(gastrointestinal infection)

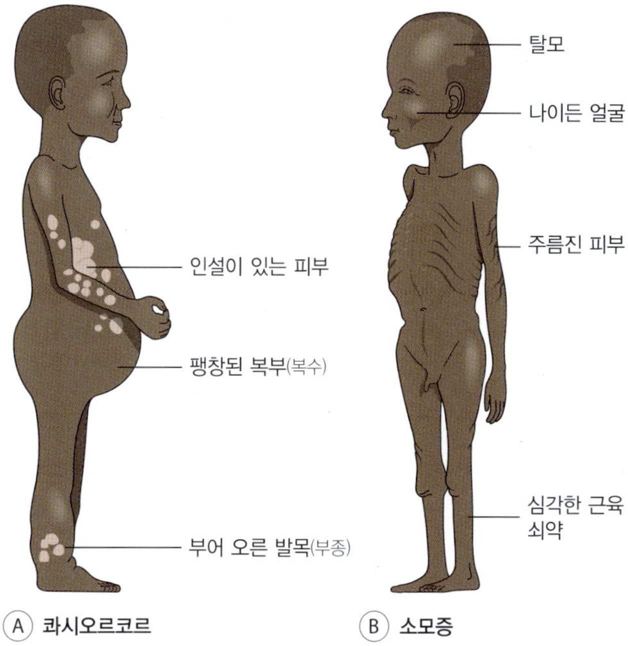

그림 11-2 단백질 에너지 영양실조의 특징

과 같은 단기적인 질병에서 낭포성 섬유증(cystic fibrosis)과 같은 만성적인 질병에 이르기까지 가지각색이다. 흡수장애는 악성 빈혈(pernicious anaemia)의 비타민 B_{12}와 같이 하나의 영양소에 대해 특이적으로 나타나거나, 열대성 스프루(tropical sprue)처럼 여러 영양소가 교차하여 나타난다.

비만

선진국에서 비만은 매우 일반적으로 나타나는 영양학적 질환으로 체지방이 과다하게 누적되는 경우이다. 임상적으로 체질량지수(Box 11-1)가 31을 초과하면 비만이라고 본다. 비만은 열량소비보다 열량섭취가 더 많을 때 생긴다.

비만으로 인해 다음과 같은 질환이 생기기 쉽다(Box 11-3).

- 쓸개돌(담석, gallstone)
- 심혈관질환(cardiovascular disease): 허혈성 심장질환, 고혈압
- 탈장(hernia)
- 정맥류(varicose vein)
- 뼈관절염(osteoarthrosis)
- 인슐린 비의존성 당뇨병(type II)
  - 수술 후 합병증 증가

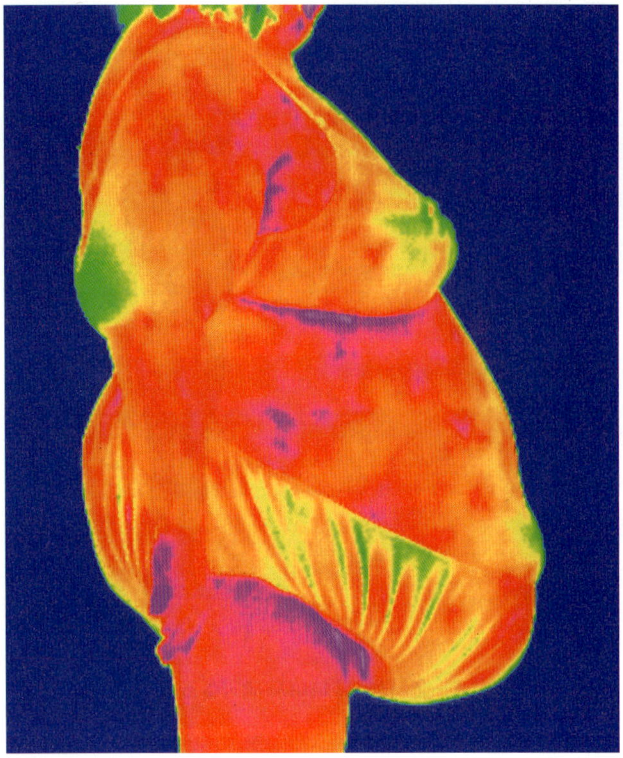

그림 11-3 비만 여성의 열 조영상

Box 11-3 비만에 의해 나타날 수 있는 질환

심혈관계 질환(예: 고혈압)
허혈성 심장질환
2형 당뇨병
종양
쓸개돌(담석)
뼈관절염
정맥류
수술 후 합병증

10. 식이섭취와 관련된 질환

영양장애와 더불어 식이섭취 조절이 필요한 여러 질환은 Box 11-4에 나열되어 있다.

Box 11-4 식이섭취 조절이 필요한 질환

비만영양실조
당뇨병
곁주머니 질환(게실질환)
복강질환
페닐케톤뇨증
급성 콩팥기능상실
만성 콩팥기능상실
간기능상실
젖당못견딤증(젖당불내성)

12 CHAPTER

소화기계

The digestive system

소화기계는 소화관, 몇몇 부속기관 및 흡수를 위해 여러 소화기관에서 일어나는 소화과정 전체를 총칭하는 이름이다. 소화관은 입에서 시작하여 가슴, 배 부위와 골반을 지나 항문에서 끝난다(**그림 12-1**). 소화관은 부위별, 위치별로 모양이 바뀌며 그 기능도 다르다(**그림 12-2**).

섭취한 음식물은 소화과정을 거쳐 흡수될 수 있도록 잘게 부수어진다. 예를 들면, 육류는 소화관에서 화학적으로 소화되기 위해서 대단히 복잡한 과정을 거쳐야 한다. 따라서 아미노산, 무기염류, 지방 및 비타민으로 구성된 영양물질에 작용하여 가수분해를 일으키는 일련의 소화과정을 거치게 된다. 화학물질이나 효소는 특정 샘에 의하여 소화관 벽과 소화관 밖에 분비되어 소화과정에 영향을 미친다.

흡수 후 영양물질은 특정 물질을 합성하는 데 사용된다. 흡수된 영양소는 새로운 세포, 호르몬, 효소 및 에너지를 생산하는 원료로 사용되고 노폐물을 배출하는 데 사용된다.

소화기계는 5개의 주요 단원으로 구분된다.

섭취. 음식과 음료를 소화관으로 섭취하는 과정이다.

이동(추진운동). 섭취한 내용물을 소화관을 따라 각종 화학물질과 혼합하고 잘 섞어 이동시키는 과정이다.

소화. 구성은 다음과 같다.

- 씹기(저작)와 같은 음식물의 기계적 분쇄
- 소화기계의 부속기관과 샘에서 만들어지는 효소작용으로 음식물을 잘게 부수는 화학적 과정

흡수. 소화된 음식물이 소화관의 창자점막을 통하여 창자관 안으로부터 혈액과 림프로 이동하는 과정이다.

배설. 섭취한 음식물이 소화되지 않았거나 흡수되지 않고 남은 음식물 찌꺼기가 배변과정을 통해 소화관 밖으로 배설된다.

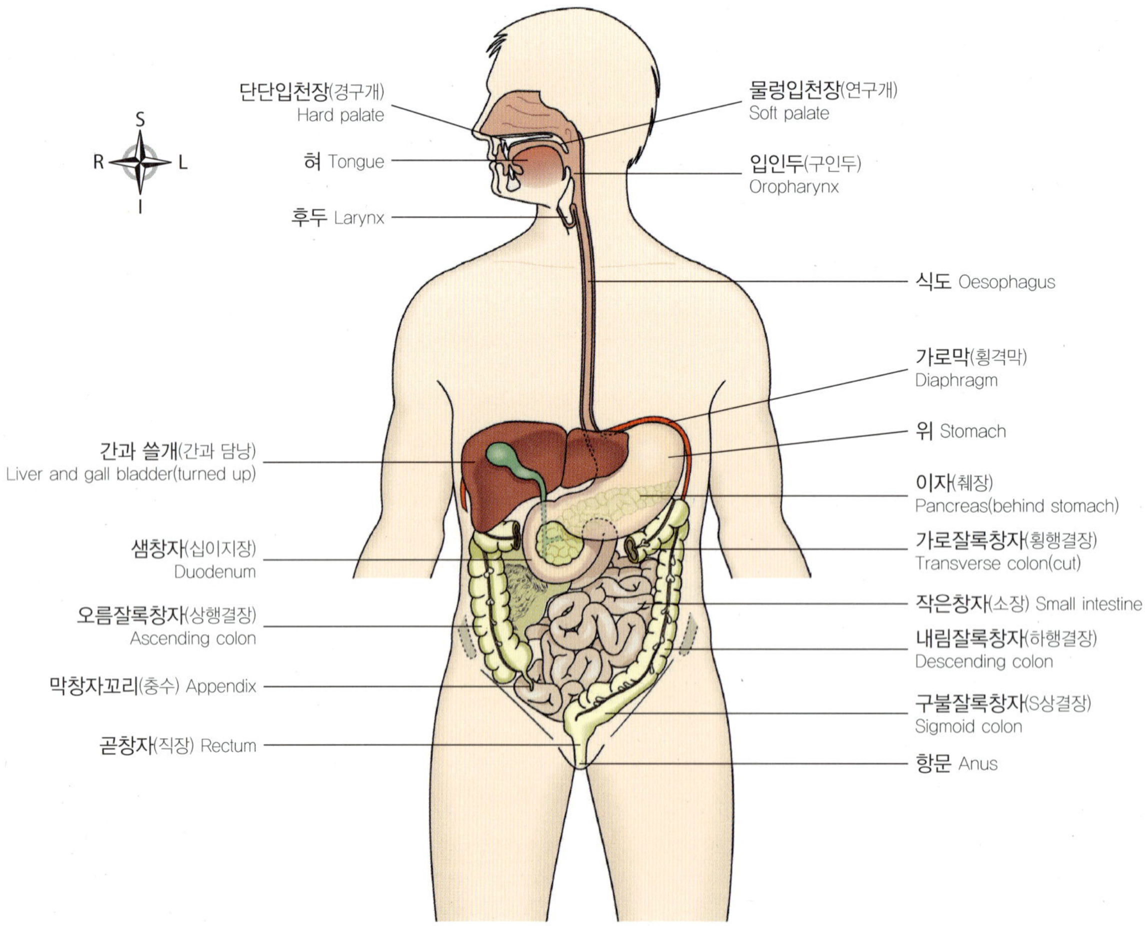

그림 12-1 소화기계

1. 소화기계의 구조(그림 12-1)

학습목표

이 단원의 학습을 통해서 다음을 이해할 수 있다.

- 소화관의 주요 구조
- 소화의 부속기관

소화관

위와 창자로 알려져 있듯이, 음식물이 지나가는 긴 관이다. 소화관은 입에서 시작하여 항문에서 끝나는데, 비록 구조적으로 매우 유사할지라도, 각각의 부위에 따라 다른 이름이 붙여져 있다. 부위는 아래와 같다.

- 입
- 인두
- 식도
- 작은창자
- 위
- 큰창자
- 곧창자와 항문

부속기관

부속기관 안쪽막에 있는 샘에서 분비되는 소화액, 위의 안쪽 부위에서 분비되는 위액, 소화관의 바깥분비샘에서 분비되는 여러 분비물이 소화관으로 유입된다. 후자는 소화 부속기관으로서 분비물이 소화관으로 들어간다. 구성은 다음과 같다.

- 세 쌍의 침샘
- 이자
- 간과 쓸개길

소화기관 및 샘은 음식물의 소화와 흡수를 위해 적절한 해부학적 구조를 갖추고, 생리적 기전에 따른 소화작용이 단계별로 이루어진다.

2. 소화관의 기본구조(그림 12-2)

학습목표

이 단원의 학습을 통해서 다음을 이해할 수 있다.

- 배막의 분포
- 소화관 벽에 있는 민무늬근의 기능
- 소화관 점막의 구조
- 소화관의 신경지배 분포

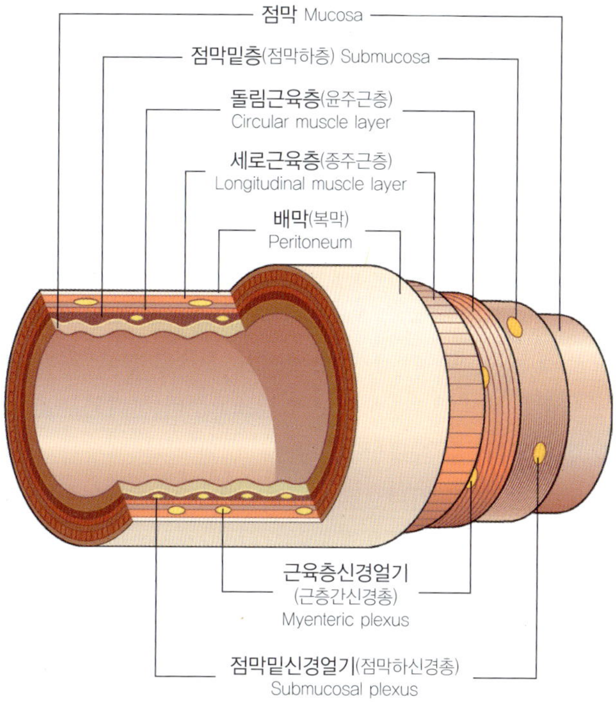

그림 12-2 소화관의 일반적인 구조

식도를 시작으로 소화관 벽이 일관되게 구성되어 있나. 이 일반적인 소화기 구조에는 입과 인두를 포함시키지 않고 이는 나중에 다루기로 한다.

식도로부터 시작된 일반적 구조는 여기서 다루고, 수정된 구조와 기능은 다음 장에서 자세히 다루기로 한다.

소화관의 벽은 네 개의 조직으로 구성된다.

- 바깥막 또는 장액막–바깥쪽의 막
- 근육층
- 점막밑층
- 점막–안쪽 부위

바깥막 또는 장액막

이 막은 바깥층을 구성하고, 가슴에서는 섬유조직으로 구성되며 배 부위에 있는 기관은 배막이라 부르는 장액막에 의해 덮여 있다.

배막

배막은 배공간 안에 약간의 장액을 가지고 있는 폐쇄된 주머니를 가지고 있으며, 신체 중 가장 큰 장액막이다(그림 12-3 A). 여기에는 혈관 및 림프관이 풍부하게 공급되고, 림프절도 많이 존재한다.

배막은 국소적 감염확산을 물리적으로 차단하는 기능을 하고 막창자꼬리염(충수염, appendicitis)과 같은 감염부위를 차단하여 고립시킨다. 배막은 두 개의 층으로 구성된다.

- 벽쪽층은 배벽을 이룸
- 장기층은 배공간과 골반공간에 있는 장기를 덮음

벽쪽배막(벽측배막, Parietal peritoneum)은 앞쪽복부의 벽에 있다. 배막의 두 층은 실제로 접촉해 있고, 그 사이에 마찰은 배막(peritoneum)의 세포로부터 분비되는 점액의 윤활작용으로 예방할 수 있다 . 이와 같은 유사한 작용을 하는 또 다른 기관으로는 허파, 가슴막이 있다. 남성에 있어 배막안공간(복막강, peritoneal cavity)은 완전히 닫혀 있지만 여성에서는 자궁관이 열려 있어 여성의 난소는 배막안공간 안에 있다(18장 참조). 배막의 배치는 위아래와 뒤로부터 폐쇄된 주머니 속에 함몰되어 있어 일부분만이 배공간 안에 있는 장기층에 의해 안전하게 부착되어 있다. 방법은 아래와 같다.

- 골반기관은 위쪽면만 덮여 있음
- 위와 창자는 뒤쪽 깊게 함몰되어 배막으로 완전히 덮어 씌우게 되고 두 겹의 배막주름을 뒤쪽 배벽에 부착시킨다. 배막주름이 앞치마를 걸친 모양과 같이 위의 큰 굴곡까지 감싸고 있다(그림 12-3 B). 이는 큰 그물막으로 배공간 안의 위쪽에서 인접기관으로 연장되는 배막의 주름으로, 지방을 저장하고, 오랜 시간 영양물질을 저장시킨다.
- 이자(췌장, pancreas), 지라(비장, spleen), 콩팥(신장, kidney) 및 콩팥위샘(부신)은 배막의 뒤쪽에 위치해 있고 앞면만 덮을 수 있어 배막 뒤라고 한다.
- 간은 배막에 의해 거의 완벽하게 덮여 있으며 가로막(횡격막, diaphragm) 아랫면에 부착되어 있다.
- 주요 혈관과 신경이 복벽 후면을 지나 배막주름 사이에 분포한다.

근육층

몇몇을 제외하고는 모두 두 층의 민무늬근(불수의근)으로 구성되어 있다. 바깥쪽을 구성하는 근섬유는 세로근육(종주근, longitudinal muscle)이고, 내측은 돌림근육(윤상근, circular muscle)으로 구성되어 있다. 이들 두 근육층에는 혈관, 림프관, 근육층신경얼기(근간신경총, myenteric plexus) 및 점막밑신경얼기(점막하신경총, Auerbach's plexus)라 불리는 교감신경과 부교감신경얼기가 분포하고 있다(그림 12-2). 이들 신경이 인접한 근육과 혈관을 촉진

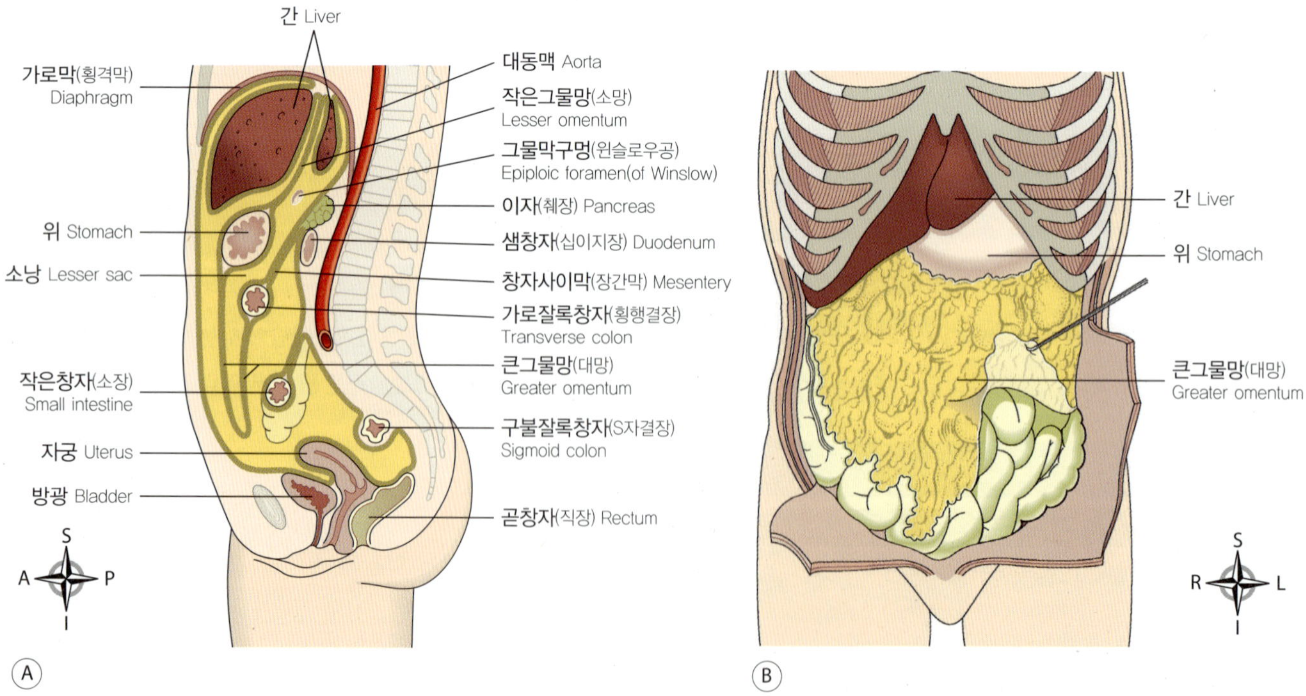

그림 12-3 배막과 관련 구조. A. 복강(노란색), 소화기계의 복부장기와 골반장기 **B.** 큰그물망

하고 억제한다.

이들 근육의 수축과 이완은 소화관을 따라 음식물을 밀어내는 진행성 파동이 일어난다. 이러한 형태의 민무늬근 수축을 꿈틀운동이라고 한다(그림 12-4). 근육의 수축은 또한 음식물과 소화액을 섞는다. 음식물이 소화관의 전방으로 움직이는 것은 두꺼운 가로근육의 수축에 의해 조절된다. 수축괄약근이 진행성 꿈틀운동을 조절하게 된다. 그들은 판막이 있어 소화관 안의 음식물이 역류하는 것을 예방하는 작용을 한다. 이러한 작용은 소화과정과 흡수과정이 발생할 때 그 역할을 담당하게 된다.

점막밑조직

이 층은 느슨한 결합조직과 탄력섬유로 구성되며, 혈관과 신경, 림프관 및 림프조직이 분포하고 있다. 혈관은 세동맥, 세정맥과 모세혈관으로 구성된다. 신경얼기의 구성은 교감신경과 부교감신경을 포함하는 점막밑신경얼기와 근막신경얼기로 이루어진다(그림 12-2).

점막

점막은 세 개의 조직으로 구성된다.

- 원주상피로 점막 안쪽의 대부분을 구성하며, 중요한 세 가지 기능은 보호, 분비 및 흡수이다.
- 고유판(lamina propria)은 보호 기능을 가지고 있는 림프조직 및 상피조직과 이를 지지하기 위한 결합조직으로 구성된다.
- 점막내근육(점막근판, muscularis mucosa)은 근육 바깥층을 형성하는 얇은 층으로, 위의 샘과 융모와 같이 점막층의 퇴화작용을 돕는다.

점막

열상 또는 기계적 손상을 받은 부분 중 점액 분비선이 있는 중층편평상피로 표면 바로 밑에 위치한다. 소화액을 분비하여 음식물에 수분 함유량을 높여 부드럽게 하는 곳에서 점막은 점액분비를 하는 술잔세포와 원주상피세포로 구성된다(그림 12-5). 점액은 소화관의 소화효소로부터 점막을 보호하고 윤활제로서의 역할을 한다. 원주상피로 이루어진 부분의 표면 밑은 소화관 공간 안으로 분비물을 방출하는 특정 세포나 샘으로 이루어져 있다.

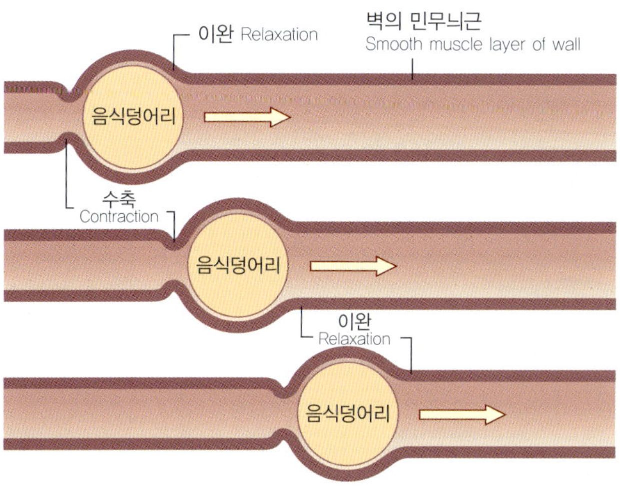

그림 12-4 꿈틀운동에 의한 덩어리의 이동

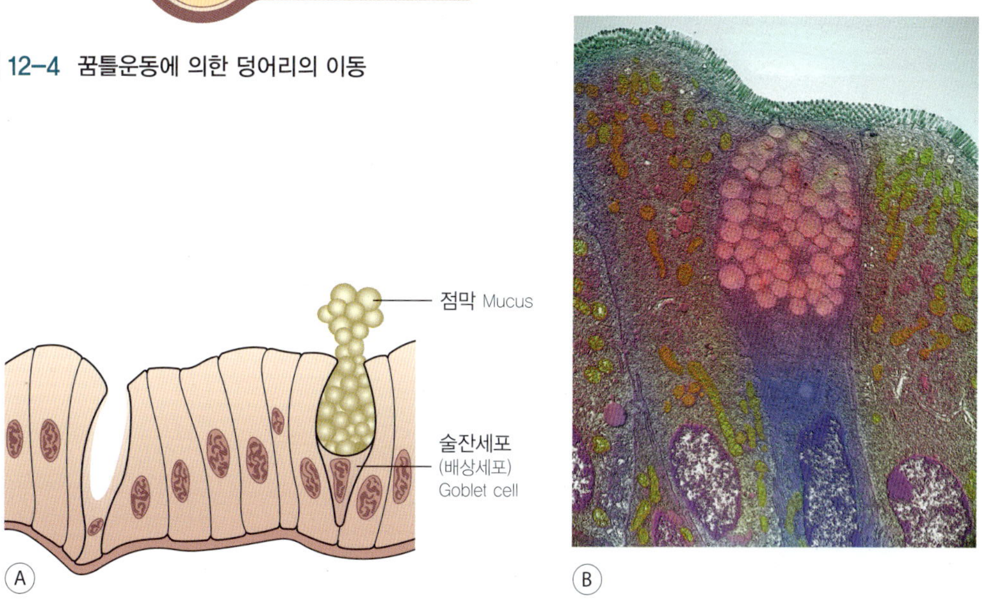

그림 12-5 술잔세포와 원주상피. A. 모식도 B. 작은창자에 존재하는 술잔세포(분홍색과 파란색) 단면의 투과 전자현미경 사진

소화관 안으로 유리되는 분비물은 다음과 같다.

- 침샘에서 침
- 위샘에서 위액
- 창자샘에서 소화액
- 이자에서 이자액
- 간에서 쓸개즙

음식물의 화학적 분해를 위해 소화관으로 유리되는 분비물들은 주로 소화액과 효소로 구성된다. 상피조직의 기저부에는 림프조직이 있으며, 영양물질의 흡수과정에서 같이 유입되는 미생물들을 방어하는 기능을 한다.

신경지배

소화관과 관련된 부속기관은 자율신경계, 즉 교감신경과 부교감신경에 의해 지배된다(그림 12-6). 서로 길항적으로 작용하며, 신체의 필요에 따라 한쪽이 더 큰 영향을 미친다. 음식물이 유입되면 부교감신경계가 활성되어 소화작용과 관련된 자극을 전달한다.

부교감신경 지배. 한 쌍의 뇌신경인 미주신경은 소화관과 관련된 부속기관을 지배하게 된다. 또한 엉치신경은 소화관의 원위부를 지배하게 된다. 부교감신경 자극의 효과는 아래와 같다.

- 근육층신경얼기의 활동을 통한 꿈틀운동 증가
- 점막밑신경얼기의 활동을 통한 샘분비 증가(그림 12-2)

교감신경 지배. 가슴등뼈와 허리등뼈의 척수에서 많은 신경들이 분지한다. 이들은 소화관의 기관을 지나는 신경으로부터 가슴 부위, 배 부위 및 골반신경얼기를 구성한다. 교

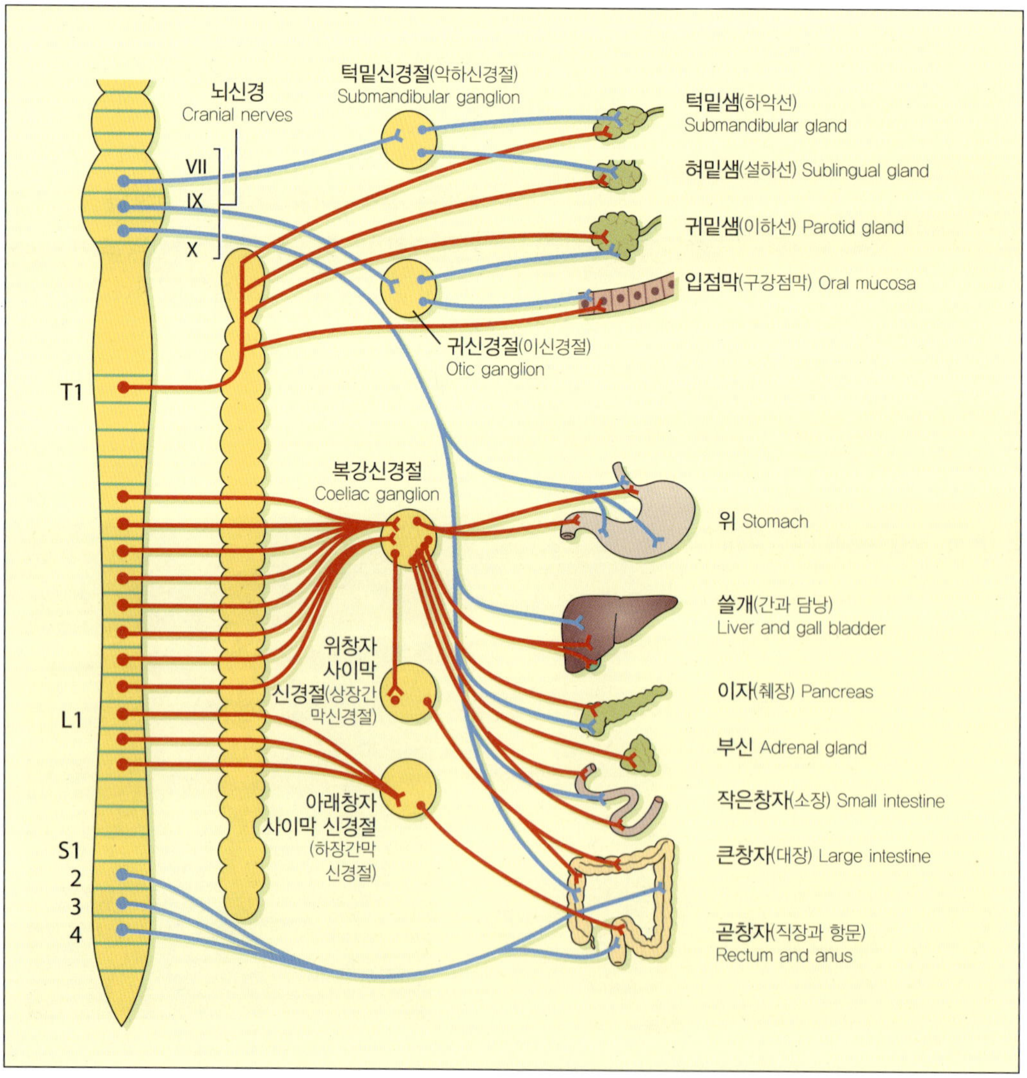

그림 12-6 소화기계의 자율신경 지배. 부교감신경-파랑, 교감신경-빨강

감신경 자극의 효과는 다음과 같다.

- 근육층신경얼기의 자극감소로 인한 꿈틀운동 감소
- 점막밑신경얼기의 자극감소로 인한 샘분비 감소

3. 입(그림 12-7)

학습목표

이 단원의 학습을 통해서 다음을 이해할 수 있다.

- 입과 관련한 주요 구조
- 입의 구조
- 혀의 구조와 기능
- 치아의 구조와 기능
- 일차적 정상치아 배열과 이차적 치아배열의 개요

입과 구강은 근육과 뼈로 구분된다.

앞 – 입술

뒤 – 입인두

옆 – 볼근육

위 – 뼈성 단단입천장(경구개)과 근육성 물렁입천장(연구개)

밑 – 혀와 부드러운 입바닥

입안은 전체가 끈끈한 성질이 있는 점막으로 구성되어 있으며, 작은 점액분비샘을 가지고 있는 중층편평상피로 구성되어 있다.

잇몸과 볼 사이의 공간을 안뜰(전정, vestibule)이라고 하고 나머지 부위를 입안(구강, oral cavity)이라고 한다.

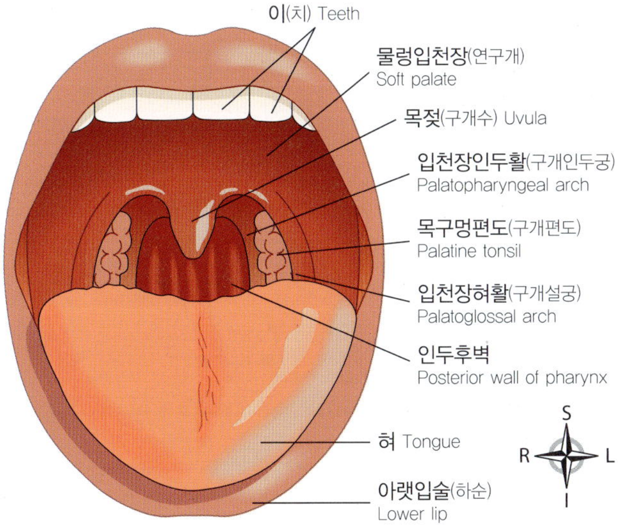

그림 12-7 입을 벌렸을 때 보이는 구조

잇몸이나 치조의 능선 위에 있는 볼과 입술의 점막은 얼굴 피부의 연속이다.

지붕 모양의 입천장은 앞쪽에 단단입천장과 뒤쪽의 물렁입천장으로 나뉜다(그림 12-1). 단단입천장은 위턱뼈(상악골, maxilla)와 입천장뼈(구개골, palatine bone)로 구성된다. 물렁입천장은 근조직으로, 단단입천장 끝으로부터 아래로 굽어져 인두와 합쳐진다.

목젖(구개수, uvula)은 점액막으로 덮여 있으며, 굽어진 근육의 주름이 물렁입천장의 중간 부위에서 늘어져 있다. 목젖의 상단에서 시작하는 네 개의 주름이 있고, 두 개의 활을 형성하여 내려간다. 한쪽의 뒤쪽주름은 입천장인두활(구개인두궁, palatopharyngeal arch)에 있고, 목구멍편도(구개편도, palatine tonsil) 앞쪽에 있는 2개의 주름은 입천장혀활(구개설궁, palatoglossal arch)을 형성한다. 입천장혀활의 사이에는 목구멍편도라는 림프조직이 있다.

혀

혀는 입바닥을 형성하는 수의적 구조직이다. 혀는 목뿔뼈(설골) 아랫면에 부착되어 있으며(그림 10-4 참조) 주름으로 덮여 있고, 주름띠(소대, frenulum)라고 불리는 점액막이 입바닥에 연결된다(그림 12-8). 윗면은 수많은 맛봉오리가 돋아나 있는 중층편평상피로 구성되어 있으며, 맛봉오리(미뢰)에는 맛을 감지하는 수용기가 있다(그림 8-24 참조). 맛봉오리는 세 가지 종류가 있다.

혈액 공급

혀의 주된 동맥혈액은 바깥목동맥(외경동맥, external carotid artery)의 혀가지(설지, lingual branch)를 통해서 공급된다. 정맥은 속목정맥(내경정맥, internal jugular vein)과 함께 혀정맥(설정맥, lingual vein)에 의해 공급이 이루어진다.

신경지배

신경구성은 아래와 같다.

- 혀밑신경(설하신경, hypogbssal nerve, 12뇌신경), 수의근 조절
- 아래턱신경의 혀분지, 통증, 온도 및 감촉 같은 체성감각신경
- 얼굴신경(안면신경, facial nerve)과 혀인두신경(설인신

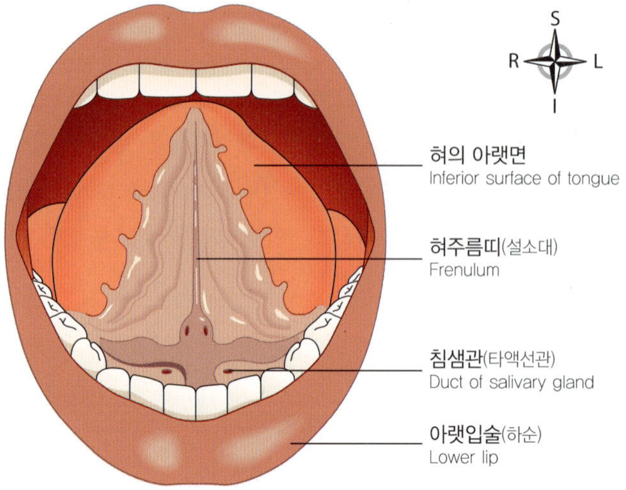

그림 12-8 혀의 아랫면

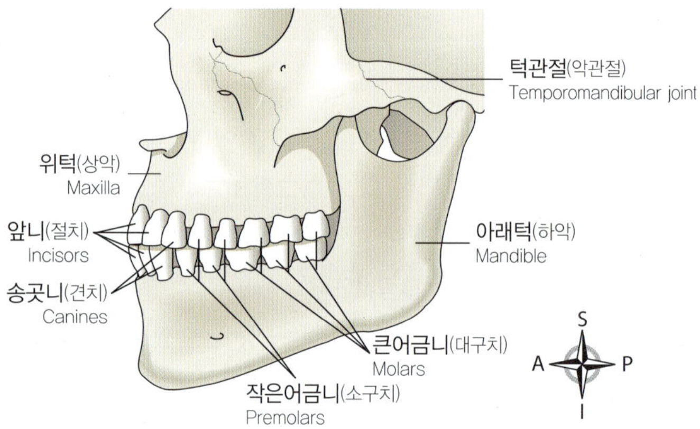

그림 12-9 턱과 간니

경, glossopharyngeal nerve, 7, 9 뇌신경), 미각신경

혀의 기능

혀의 중요한 역할은 다음과 같다.

- 씹기
- 삼킴
- 언어
- 맛

미각신경의 끝은 맛봉오리에 분지하고 혀, 물렁입천장, 인두와 입천장의 상피에 널리 분포하고 있다.

치아

치아는 꽈리(치조), 위턱과 아래턱의 치조 능선의 소켓에 심어져 있다(**그림 12-9**). 아기는 젖니(유치, deciduoas teeth)와 간니(영구치, permanent teeth)로 구성된 두 개의 치열을 갖는다(**그림 12-10**). 태어나서는 위턱과 아래턱에 미숙한 형태의 두 치열이 나타난다.

위 · 아래턱에 각각 10개씩의 치아가 있다. 약 6개월 정도 지나면 잇몸을 뚫고 나와 24개월이 되면 전체가 나온다(**표 12-1**).

6세가 되면 젖니가 간니로 대치되고, 치열에는 24세가 되면 32개의 치아가 완성된다.

치아기능

넓고 평평한 면을 가진 작은어금니(소구치, permolar

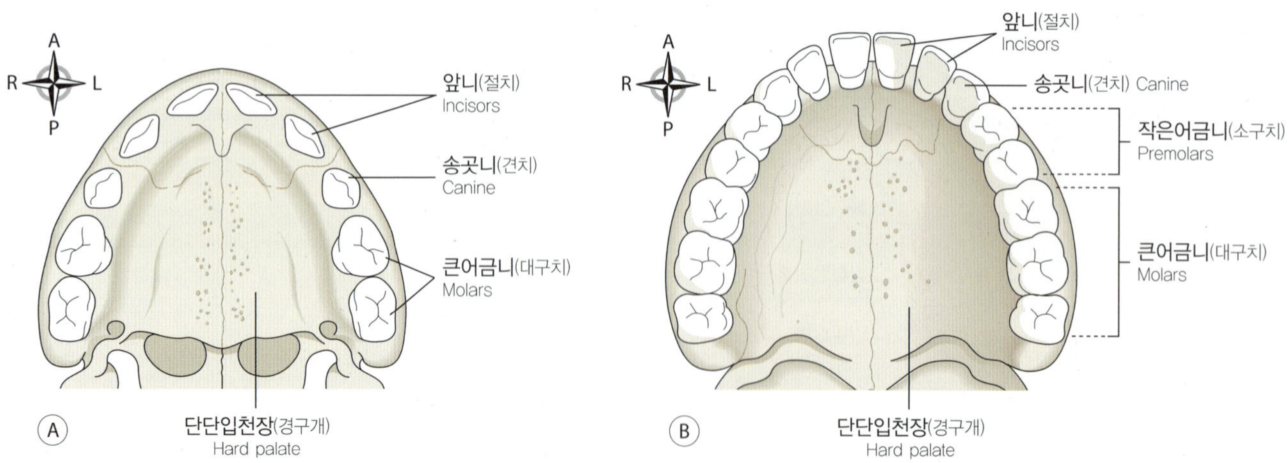

그림 12-10 입천장. A. 젖니와 입천장, B. 간니와 입천장

표 12-1 젖니와 간니

턱	큰어금니	작은어금니	송곳니	앞니	앞니	송곳니	작은어금니	큰어금니
젖니								
위	2	–	1	2	2	1	–	2
아래	2	–	1	2	2	1	–	2
간니								
위	3	2	1	2	2	1	2	3
아래	3	2	1	2	2	1	2	3

teeth)와 큰어금니(대구치, molar teeth)는 음식물을 으깨고 씹는 기능을 하는 반면, 앞니(절치, incisor teeth)와 송곳니(견치, canine teeth)는 음식물을 자르고 조각을 내는 데 사용한다(그림 12-11).

치아구조(그림 12-12)

치아의 형태는 다양하지만, 구조는 같다. 구성은 아래와 같다.

- 치아머리(치관, crown)–치아가 잇몸 밖으로 나온 부위
- 치아뿌리(치근, root)–뼈 속에 묻힌 부위
- 치아목(치경, neck)–치아관과 치아뿌리가 접하는 잘록한 부위

치아 중심부는 치수공간으로, 혈관, 신경 및 림프를 수용하고 있으며, 이들 주변은 상아질이라 부르는 단단한 상아물질로 둘러싸여 있다. 치아머리의 밖은 얇고 단단한 물질인 에나멜로 이루어져 있다. 반면에 치아뿌리는 잇몸 소켓에 안정하게 유지될 수 있도록 시멘트물질로 구성되어 있다. 혈관과 신경이 각 치아뿌리의 선단에 있는 작은 구멍을 통하여 치아에 전달된다.

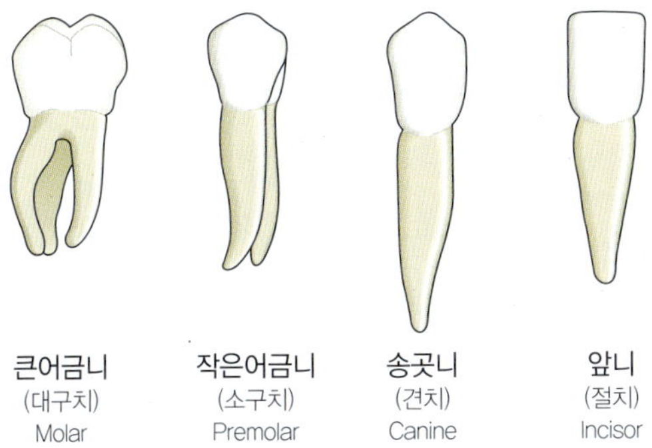

그림 12-11 간니 모양

혈액 공급

치아의 주된 동맥혈액은 위턱동맥(상악동맥, maxillary artery)을 통해 공급된다. 정맥은 속목정맥에 의해 배출이 이루어진다.

신경지배

위 치아를 조절하는 신경은 위턱신경(상악신경, maxillary nerve)이고, 아래 치아를 조절하는 신경은 아래턱신경(하악신경, mandibular nerve)이다. 위아래 치아를 조절하는 공통신경은 삼차신경(trigeminal nerve, 5번 뇌신경)이다.

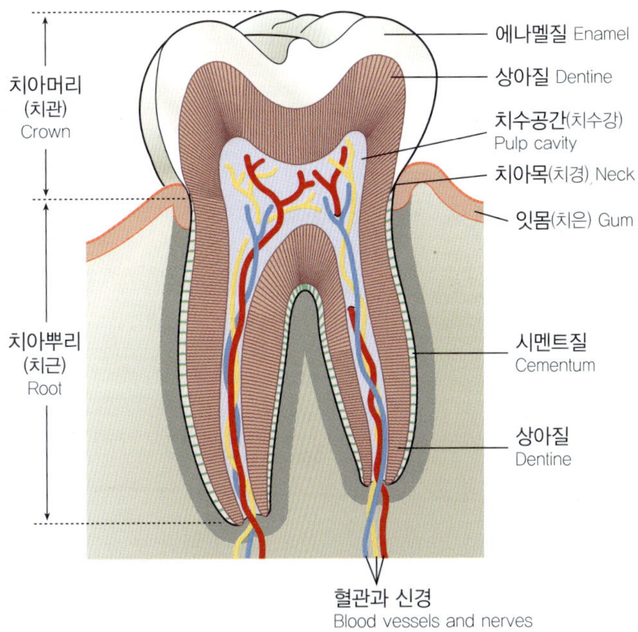

그림 12-12 치아의 단면

4. 침샘(그림 12-13)

학습목표

이 단원의 학습을 통해서 다음을 이해할 수 있다.

- 침샘의 주요 기능과 구조
- 소화에서 침의 역할

침샘은 소화분비액을 유리시켜 도관을 통하여 입으로 운반한다. 주요 3대 침샘의 종류는 귀밑샘, 턱밑샘, 혀밑샘이 있다. 또한 각각에는 다수의 작은 침샘이 입 주위에 산재되어 있다.

귀밑샘

해부학적으로는 얼굴 양쪽의 바깥귀길(외이도, external acoustic meatus) 바로 아래에 위치한다(그림 8-1 참조). 귀밑샘은 입에 연결되어 있는 귀밑샘관(parotid duct)이 위쪽 두 번째 큰어금니 위치에서 연결된다.

턱밑샘

양쪽의 아래턱각에 위치한다. 2개의 턱밑샘관(악하선관, submandibular)은 각각 입의 아랫부위, 즉 혀주름띠 부위에 연결된다.

혀밑샘

턱밑샘의 앞쪽 점막 밑 입의 아랫부위에 있고, 입의 아랫부위에 연결되는 수많은 작은 관이 존재한다.

침샘의 구조

샘은 섬유막(fibrous capsule)으로 둘러싸여 있으며, 분비세포가 모여 샘꽈리를 형성하여 작은엽을 구성한다(그림 12-13 B). 침은 도관을 통하여 입으로 들어간다.

혈액 공급

동맥혈액은 바깥목동맥의 가지로부터 공급받고 바깥목정맥에서 모아져 유출된다.

침의 구성

침은 침샘과 입안점막의 점액분비샘으로 구성된다. 침은 하루에 1.5L 생산되며, 구성은 아래와 같다.

- 물
- 무기염류
- 효소: 아밀라아제
- 점액
- 리소자임
- 면역글로불빈
- 혈액응고인자

침의 분비

침의 분비는 자율신경에 의해 조절된다. 부교감신경의 자극은 혈관을 확장하고, 또 다른 유기물질과 소화효소인 비교적 낮은 함량의 아밀라아제가 함유된 묽은 침을 분비한

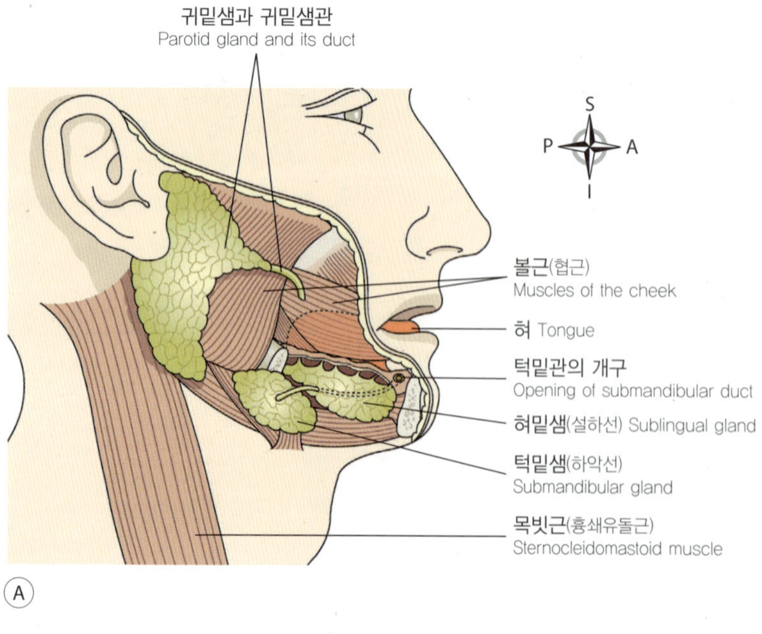

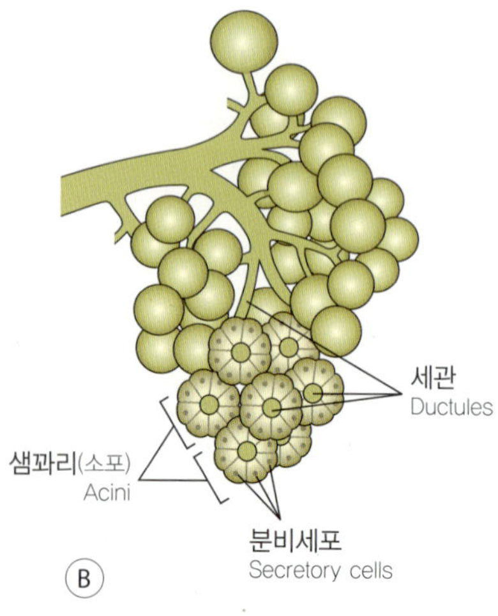

그림 12-13 침샘. A. 침샘의 위치 B. 샘의 부분적 확대

다. 교감신경에 의한 자극은 혈관 수축을 유발하고 유기물질이 풍부한 침을 소량 분비한다. 침의 분비는 조건반사와 무조건반사에 의해 조절된다. 즉 입안에 음식물이 들어오기 전에 시각, 후각, 청각, 그리고 생각을 통하여 분비되기도 하고 음식물이 입에 들어온 후 음식물의 기계적 또는 화학적 자극이 맛봉우오리나 감각수용체를 자극함으로써 분비된다.

침의 기능

다당류의 화학적 소화

침샘의 기능은 침을 분비하여 그 속에 포함된 프티알린(ptyalin)에 의하여 전분을 맥아당과 포도당으로 가수분해한다. 침의 pH 범위는 5.8~7.4로 혈류량에 의존하며, 최적의 아밀레이스의 pH는 6.8(약산성)로 혈류량이 증가함에 따라 pH는 높아진다.

소화효소의 활동은 삼킴운동이 일어나고 있는 동안에는 지속되고 위액의 pH가 강산성(1.5~1.8)인 상태에서는 아밀레이스의 활동이 감소한다.

윤활작용

건조한 음식물이 입에 들어오면 음식물을 적시고 미끄럽게 함으로써 삼키기 쉽게 한다.

청결작용

침은 입안을 청결하고 부드럽게 하여 촉촉하고 유연하게 한다. 이로써 거친 음식물로 인한 점막의 손상을 예방할 수 있다.

비특이적 방어

리소자임, 면역글로불린과 응고인자는 병원균을 방어한다.

미각

맛봉오리는 반드시 용해된 상태의 화학적 물질에 의해 자극을 받으므로 건조한 상태의 음식은 침과 혼합된 후에야 맛을 느낄 수 있다. 미각과 후각은 긴밀히 연결되어 있다.

5. 인두

학습목표

이 단원의 학습을 통해서 다음을 이해할 수 있다.

- 인두의 구조

인두는 부위에 따라 코인두(비강인두, nasopharynx), 입인두(구인두, oropharynx), 후두인두(laryngopharynx)의 세 부위로 나눈다. 코인두는 호흡에 중요한 역할을 하며, 입인두와 후두인두는 호흡기계와 소화기계의 내용물을 전달하는 대표적인 기능을 한다. 음식물은 입을 통한 다음 식도를 경유하여 위에 도달한다.

인두벽은 세 층의 조직으로 구성된다. 안쪽막(점막)은 중층상피조직으로 입에서 시작하여 식도까지이다. 가운데막은 섬유조직으로 구성되며 혈관, 신경 및 림프관이 있다. 바깥층은 불수의근으로 구성되며 음식물을 삼키는 삼킴작용과 관련이 있다. 음식물이 인두에 도착하면 삼킴작용은 더 이상 수의근의 조절이 아니다.

혈액 공급

인두의 동맥혈액은 얼굴동맥의 가지로부터 공급된다. 정맥은 얼굴정맥과 바깥목정맥에 의해 배출된다.

신경지배

인누는 인두신경얼기의 신경지배를 받으며, 이는 교감신경과 부교감신경으로 구성된다. 혀인두신경과 미주신경은 주로 부교감신경의 지배를 받으며, 목등뼈신경절은 교감신경의 지배를 받는다.

6. 식도(그림 12-14)

학습목표

이 단원의 학습을 통해서 다음을 이해할 수 있다.

- 식도의 위치
- 식도의 구조
- 음식물 흡수경로와 삼킴운동의 기전

식도는 길이가 약 25cm이고 직경이 약 2cm 정도이며, 기관 뒤와 등뼈 앞 가슴 부위 가운데에 위치하고 있다. 식도는 인두에서 가로막 바로 아래까지 경유하여 위에 도달하며, 10번째 가슴등뼈에 있는 가운데 힘줄 뒤 가로막을 통과한다. 식도는 가로막을 지나 위에 도달하기 전 위쪽으로 굴곡을 형성한다. 이 굴곡은 위의 내부 내용물이 다시 식도쪽으로 역류하지 않도록 한다. 아래, 위 앞쪽 끝 부위는 조임근에 의해 닫힌다. 위의 반지인두(윤상인두) 또는 식도조임근은 들숨 시 공기가 식도로 들어가는 것을 방지하고, 들문조임근(분문괄약근)과 식도조임근은 위산이 식도로 역류

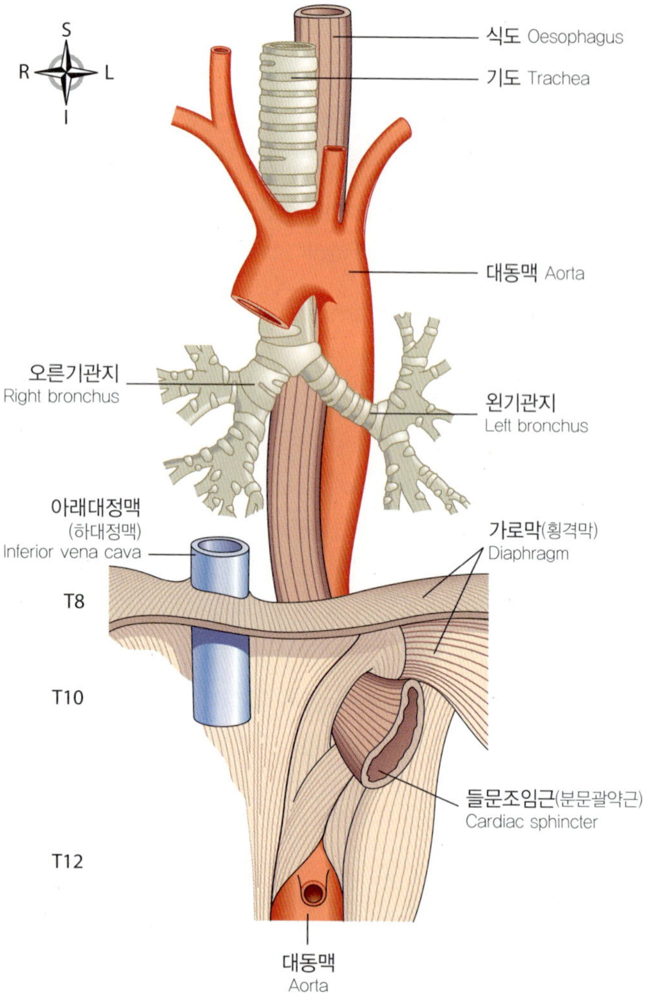

그림 12–14 식도와 관련 구조물

하지 못하도록 방지한다.

식도에는 두꺼운 가로근육이 없는 대신 생리학적으로 조임근이 있어 같은 역할을 해준다. 공기를 흡입하거나 배변을 시도할 때 식도조임근의 긴장을 높여 배압력이 증가하게 되는데, 가로막의 수축을 통하여 으깨는 작용을 돕는다.

구조

식도의 구조는 **그림 12–2**에서 같이 네 개의 조직층으로 구성된다. 식도는 해부학적으로 가슴 부위에 위치하며, 바깥층은 탄력섬유로 구성되어 있다. 근위부 1/3은 중층편평상피로 구성되고 원위부 1/3은 원주상피로 구성된다. 중간 1/3은 두 섬유를 혼합한 섬유로 구성된다.

혈액 공급

동맥. 가슴 부위는 주로 가슴대동맥(흉부대동맥)으로부터 시작되는 식도동맥에서 혈액을 공급받는다. 배 부위는 아래가로막동맥(하횡격동맥)의 가지와 배공간동맥의 왼위쪽 가지에서 혈액을 공급받는다.

정맥배출. 가슴 부위 영역의 정맥혈은 홀정맥(기정맥)과 반홀정맥(반기정맥)으로 배출되고 배 부위는 왼쪽 위정맥으로 배출된다. 원위부 앞쪽 끝에 있는 정맥얼기는 아래 · 위정맥 배출, 즉 전신순환과 문맥순환에 연결된다.

입, 인두 및 식도의 기능

음식물덩어리 형성

음식물이 입에 들어오면 치아와 혀, 그리고 볼의 움직임을 통하여 입안에서 음식물을 이리저리 움직이면서 씹기를 시작한다(**그림 12–15**). 씹는 동안 침을 섞어 음식물을 부드럽게 해 삼킴작용을 쉽게 한다. 음식물이 입안에 머무는 시간은 음식물의 밀도와 크기에 따라 달라진다.

삼킴작용(그림 12–16)

음식물의 씹기운동이 완료되어 음식물덩어리가 만들어지는 삼킴작용의 과정은 세 단계로 나뉜다. 삼킴작용은 초기에는 수의근에 의해 이루어지며, 최종적으로 불수의근에 의해 완료된다.

제1단계(입안기, oral stage). 입을 다물고 혀와 볼의 수의적 운동을 통하여 구강에서 인두로 음식물의 덩어리를 내려 보내는 과정이다.

제2단계(인두기, pharyngeal stage). 처음에 인두의 근육은 식도벽에서 반사적 움직임에 의해 자극된다. 그리고 뇌

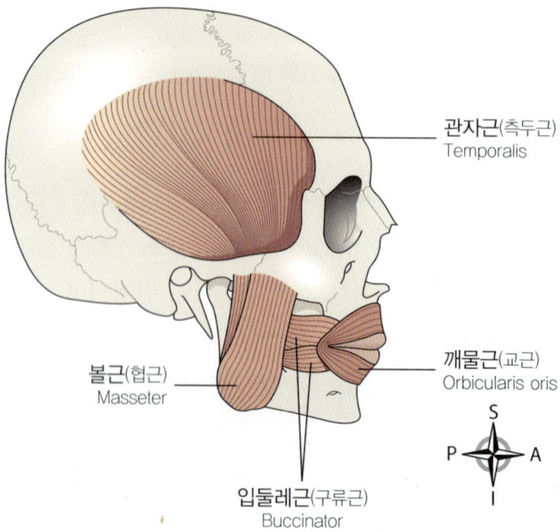

그림 12–15 저작근

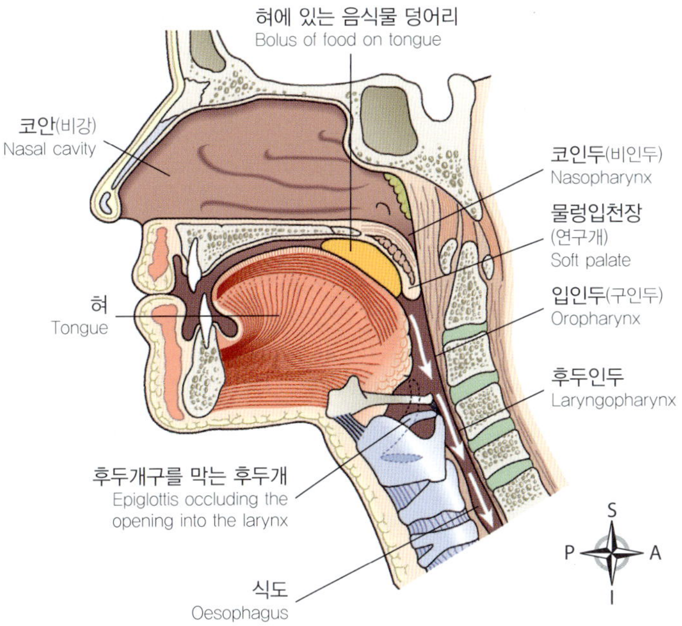

그림 12-16 삼킴과정 동안 구조물의 위치를 보여주는 안면과 몸의 단면

줄기에 있는 숨뇌와 아래쪽의 다리뇌에서 통합된다. 이러한 근육의 불수의적 수축은 음식물 덩어리를 식도 아래로 내려보낸다. 음식물 덩어리가 들어갈 수 있는 모든 다른 경로는 차단되어 있다. 음식물 덩어리가 혀의 운반작용에 의하여 인두에 도달하여 점막을 자극하면 반사적으로 물렁입천장이 올려져 콧구멍이 폐쇄된다. 후두덮개가 후두입구를 닫고 성문이 폐쇄되어 호흡이 잠시 정지됨과 동시에 인두근이 수축하고 식도 상단의 근육이 이완되어 음식물덩어리는 식도 내로 들어간다.

제3단계(식도기, esophageal stage). 음식물덩어리가 식도를 통하여 위까지 운반되는 과정을 말하며, 음식물덩어리가 식도로 들어오면 식도에서 꿈틀운동이 시작되어 식도 아래 끝 부위인 위까지 운반된다.

꿈틀운동(연동파, peristaltic wave)은 삼킴이 시작된 뒤 식도를 따라 시작된다(**그림 12-4**). 이 움직임이 일어나지 않게 되면 식도벽은 이완된다.

꿈틀운동에 앞서, 위로 들어가는 입구의 들문조임근은 내려오는 음식물덩어리가 위 안으로 들어가도록 반사를 일으킨다. 일반적으로 들문조임근의 수축은 위산이 식도로 역류하는 것을 막는다. 위산의 역류를 막는 다른 요소는 다음과 같다.

- 배막에 의한 가로막에서 위의 부착
- 식도와 위 아랫부위 사이에 각도가 큰 만곡을 유지. 즉, 큰 분문-식도 각도
- 배 안쪽의 압력이 높아질 때와 가로막의 조임효과로 들문조임근의 긴장이 증가

식도벽은 꿈틀운동 수축이 일어나고 있는 동안 점액의 윤활작용이 일어나 음식물의 이동을 돕는다.

7. 위

학습목표

이 단원의 학습을 통해서 다음을 이해할 수 있다.

- 위의 위치와 주위의 구조물
- 위벽층의 생리학적 중요성
- 위의 소화 기능

위는 소화관에서 J자 모양으로 확장된 부분이고, 소화기관과 관련된 위쪽 위 부위, 배꼽 그리고 왼쪽갈비뼈 밑에 위치해 있다.

위와 관련된 기관(그림 12-17)

앞 – 간의 왼쪽엽과 앞쪽배벽
뒤 – 배대동맥, 이자, 지라, 왼쪽콩팥과 콩팥윗샘
위 – 가로막, 식도와 간의 왼쪽엽
아래 – 가로결장과 작은창자
왼쪽 – 가로막과 지라
오른쪽 – 간과 샘창자

위의 구조(그림 12-18)

위는 들문조임근에서 식도와 연결되어 있고, 날문조임근(유문괄약근, pyloric sphinter)에서 샘창자와 연결되어 있다. 위에는 두 개의 만곡(curvature)이 있다. 작은굽이(lesser curvature)는 짧고 위의 뒷면에 위치하며, 식도 뒷벽의 아래쪽으로 연속된다. 날문조임근 앞의 작은굽이는 J자 모양으로 완성되고 위로 올라간다. 식도가 위와 연결되는 부분에서 앞쪽 부위의 각은 급격하게 위로 올라간다. 아래로 내려오는 만곡은 큰 만곡을 형성하고 날문조임근을 향해 조금 올라간다.

위는 세 부위인 바닥 부위(fundus), 몸통 부위(body) 및 공간(방, antrum)으로 나뉜다. 날문방의 원위부 끝에는 날문조임근이 있고, 위와 샘창자를 여는 경계가 된다. 위가

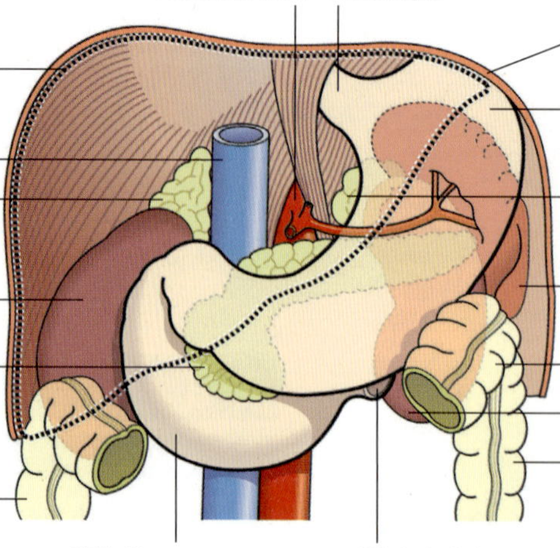

그림 12-17 위와 관련된 구조물

활동하지 않을 때 날문조임근은 이완되어 열려 있고, 위에 음식이 들어 있을 때에는 닫혀 있다.

위벽

소화관의 기본구조를 포함한 조직의 4층(그림 12-2)은 위에서 발견되나 약간의 변형이 있다.

근육층(그림 12-19). 위벽은 3층의 평활근섬유로 구성되어 있다.

- 세로섬유의 바깥층
- 가로섬유의 중간층
- 빗섬유의 안쪽층

이러한 관점에서 위는 소화관의 다른 부위와 달리 2개의 근육층 대신에, 3개의 근육층으로 되어 있다. 이들 구성은 위의 활동, 꿈틀운동 같은 휘젓는 움직임을 할 수 있게 한다. 가로근육은 날문방과 날문조임근에서 가장 강하다.

점막층. 위가 비어 있을 때 점막은 세로주름이나 주름벽(rugae)으로 분출되고, 주름이 펴지고 표면은 매끄럽고 부드러워진다. 수많은 위샘(gastric glands)은 점막의 표면 밑에 위치하고 있으며(그림 12-20), 위액(gastric juice)을 분출하는 특별한 세포를 구성한다.

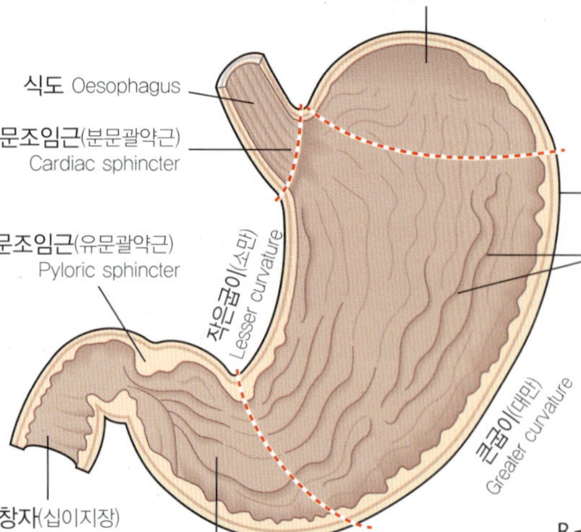

그림 12-18 위의 세로단면

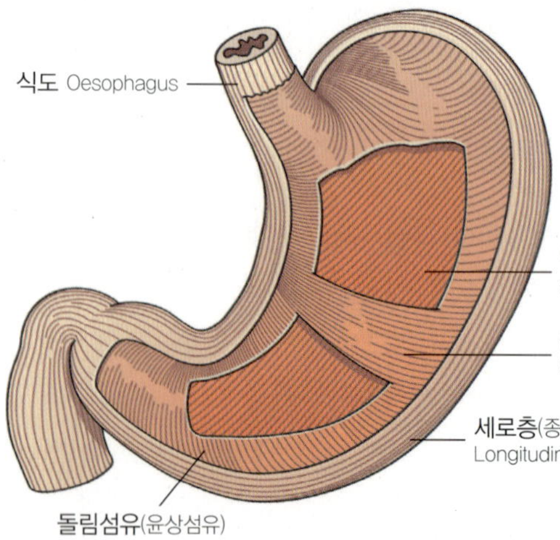

그림 12-19 위벽의 근섬유. 세 층을 보여주기 위해 단면을 제거

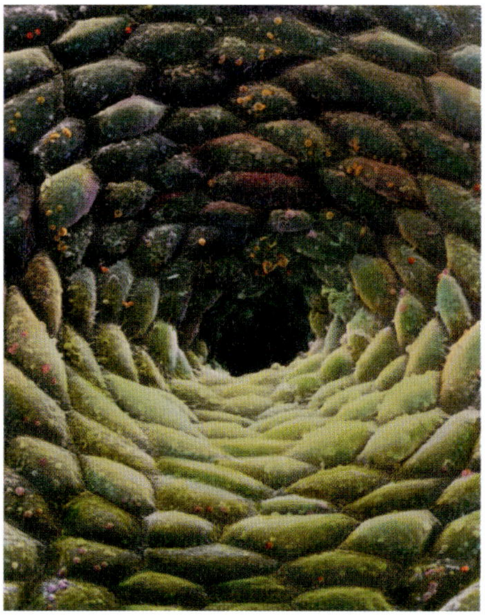

그림 12-20 위샘의 입구부를 보여주는 점액막의 전자현미경 사진

혈액 공급. 위로 가는 동맥의 혈액 공급은 왼쪽 위동맥, 배공간동맥의 가지, 그리고 오른쪽 위동맥과 위그물막동맥으로 한다. 정맥피의 방출은 문맥정맥에 해당하는 정맥을 통해 이루어진다. 그림 5-44와 그림 5-46은 이 혈관을 보여주고 있다.

위액과 위의 기능

위의 크기는 들어 있는 음식의 양(성인은 1.5L 이상 가능하다)에 따라 다양하다. 음식이 섭취되어 위의 층에 쌓일 때, 음식의 마지막 부분은 잠시 동안 바닥 부위에 머문다. 왜냐하면 점차 위액과 섞이고 침 속의 아밀라아제(salivary amylase)의 작용을 중단시키기 위해서는 음식이 충분히 산성화될 때까지 잠시 기다려야 하기 때문이다.

위근육수축은 음식물덩어리를 부수고, 음식과 위액을 섞는 휘젓는 운동을 구성하며, 위 내용물을 날문을 향하여 앞으로 나가게 하는 위의 꿈틀운동을 담당한다. 위가 움직일 때, 날문조임근은 닫힌다. 날문방의 강한 꿈틀수축은 날문을 통해 샘창자로 들어가는 미즙(chyme, 충분히 액화시킨 후의 위 내용물)을 분비시킨다. 부교감신경 자극은 위의 운동과 위액의 분비를 증가시키고, 교감신경 자극은 반대의 효과를 낸다.

위액

점막의 특별한 분비샘에서 약 2L의 위액이 매일 분비된다(그림 12-21). 위액의 구성은 다음과 같다.

- 물-위샘에서 분비
- 무기염류-위샘에서 분비
- 샘과 위의 표면의 술잔세포에서 분비되는 점액
- 염산 ⎤ 위샘에 있는 벽세포(parietal cell)에서 분비
- 내인성 인자 ⎦
- 비활동성 효소전구물질-샘의 으뜸세포(chief cell)에서 분비되는 펩시노겐

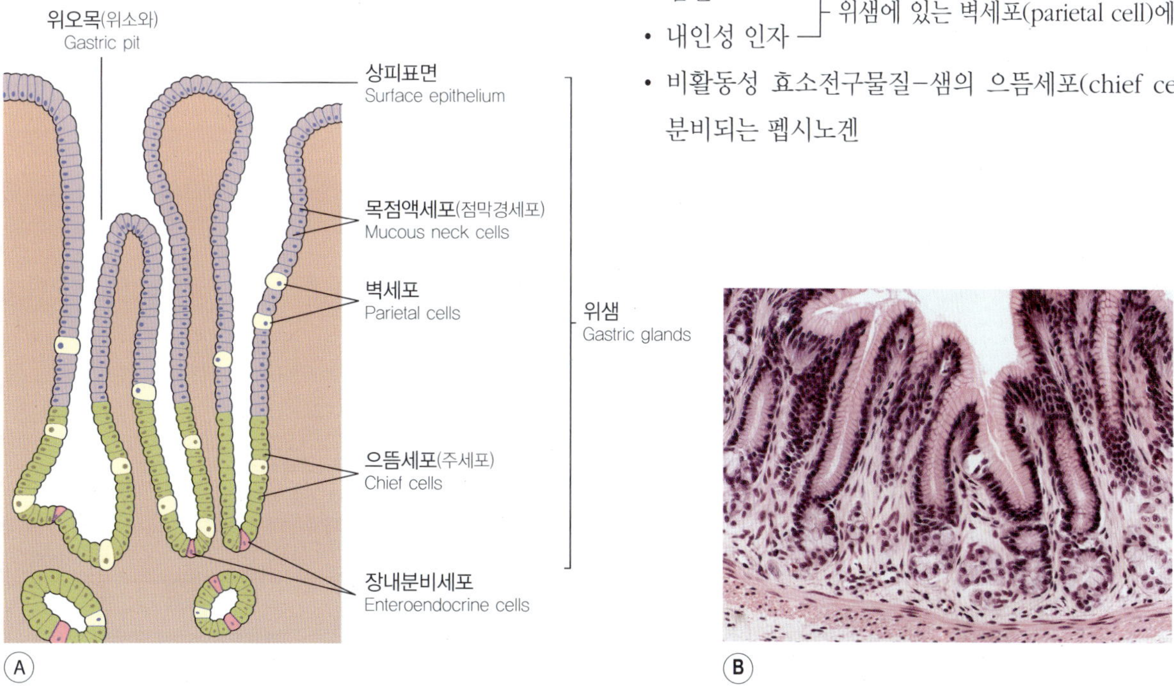

그림 12-21 위샘을 보여주는 점막의 구조. A. 모식도 B. 위날문부의 염색사진

위액의 기능

- 물을 더해 액화시켜 음식을 넘긴다.
- 염산:
  - 음식을 산성화시켜 침 속 아밀라아제(salivary amylase)의 활동을 중지시킨다.
  - 섭취된 미생물을 죽인다.
  - 펩신의 효과적인 소화를 위해 필요한 산성환경을 제공한다.
- 펩시노겐은 염산과 위에 이미 존재하고 있는 펩신에 의해 펩신으로 활성화된다. 펩신은 단백질을 소화시키기 시작하고 작은 입자로 부순다. 펩신의 활동성은 pH 1.5~3.5 사이에 가장 효과적이다.
- 내인성 인자(단백질)는 돌창자에서 비타민 B_{12}의 흡수를 위해 필요하다.
- 점액은 위벽의 윤활제 역할을 하여 기계적 손상을 막는다. 또한 위벽과 부식성이 강한 위액 사이에서 창자벽으로서의 역할을 해서 화학적 손상을 막는다. 염산은 잠재적으로 손상 가능한 농도이고, 펩신은 단백질을 소화시킨다.

위액의 분비

위를 보호하기 위해 위액은 음식이 없을 때에도 항상 적은 양을 분비한다. 이를 단식액(fasting juice)이라 한다. 분비는 음식섭취 후 1시간 후에 최대치에 도달하고 4시간 후에 공복 수준(fasting level)으로 감소한다.

위액의 분비에는 세 단계가 있다(그림 12-22).

1. 뇌상(cephalic phase). 소화액은 음식이 위에 도달하기 전에 분비되는데, 이는 음식을 보거나 냄새 맡거나 맛에 의해 시작된 미주(부교감)신경의 반사작용 때문이다. 미주신경이 절단되었을 때(미주신경절단술) 이 단계의 위액분비는 중지된다. 또한 감정적 단계와 같은 교감신경자극은 위의 활동성을 감소시킨다.

2. 위상(gastric phase). 음식이 존재해서 자극될 때, 날문방과 샘창자의 작은창자호르몬세포(enteroendocrine cell)에서 가스트린을 분비한다. 가스트린은 혈액 속으로 직접 분비되는 호르몬으로, 혈액으로 순환되어 위에 도달한 후 더 많은 위액을 생산하기 위해 위샘을 자극한다. 이러한 방법으로 소화액의 분비는 식사가 끝난 뒤와 뇌단계 뒤에도 계속된다. 가스트린의 분비는 날문방의 pH가 1.5로 떨어져야 억제된다.

3. 장상(intestinal phase). 부분적으로 소화된 위의 내용물이 작은창자에 도달할 때, 두 종류의 호르몬(세크레틴과 콜레시스토키닌)이 창자의 점막에 있는 호르몬분비세포에서 생산된다. 두 호르몬은 위액의 분비를 줄이고 위의 운동성을 감소시킨다. 위의 공복률 감소에 의해, 샘창자의 미즙은 쓸개즙, 이자액과 점점 더 잘 섞인다. 위액이 분비되는 이 과정은 고지방 식사 이후에 가장 많이 나타난다.

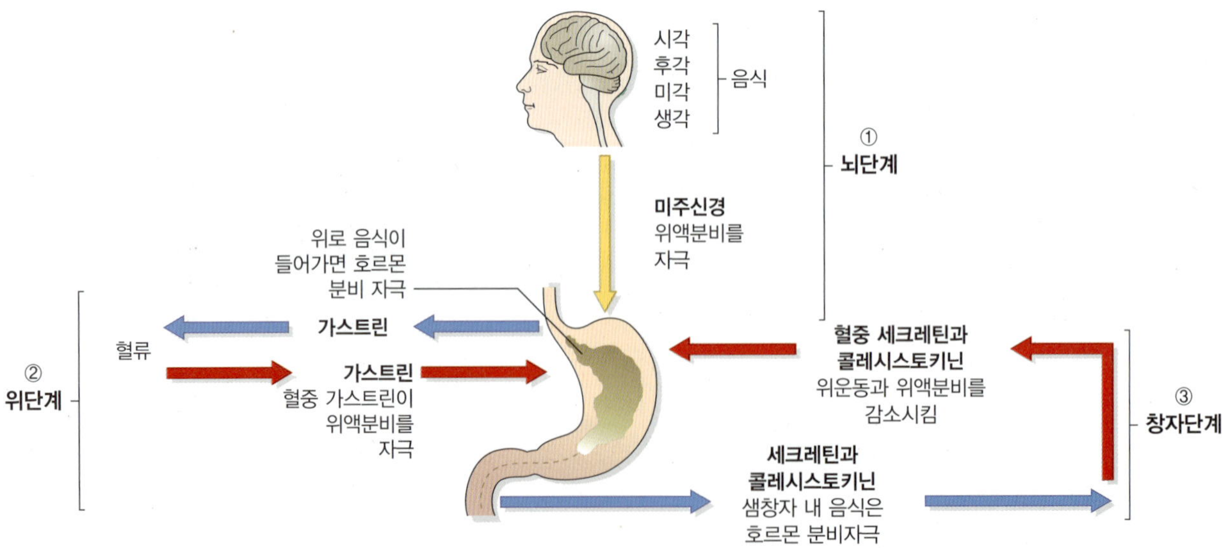

그림 12-22 위액분비의 3단계

위의 공복률은 먹은 음식의 종류에 따라 달라진다. 탄수화물식은 2~3시간 위에 남아 있고, 단백질식은 더 오래 남아 있다. 그리고 지방식이 가장 긴 시간 동안 위에 남아 있다.

위의 기능

위의 기능은 다음과 같다.

- 소화효소, 펩신이 작용하기 위한 시간 동안 일시적 저장이 가능하게 한다.
- 화학적 소화–펩신은 단백질을 폴리펩티드로 전환시킨다.
- 기계적 분쇄–3개의 민무늬근층은 위액이 더해지고 내용물은 미즙으로 액화되게 하며, 위가 교유기(churn) 역할을 하도록 한다. 이러한 역할은 부교감신경자극에 의해 증가된다.
- 물, 알코올, 약간의 지용성 약물을 제한적으로 흡수한다.
- 미생물에 대항하는 비특이적 방어–위액에 포함된 염산이 이 역할을 한다. 구토는 미생물이나 화학물질 같은 위 자극원의 섭취에 의해 발생한다.
- 철의 흡수를 위한 준비는 관을 따라 진행된다–위의 산성 환경은 철염을 녹이므로 이러한 준비는 철을 흡수하기 전에 필요하다.
- 내인성 요인의 생산과 분비는 돌창자 말단부에서 비타민 B_{12}의 흡수를 위해 필요하다.
- 위 내용물이 샘창자로 이동할 때 조절작용을 담당한다. 미즙이 충분히 산성화되고 액화되었을 때, 날문방은 작은 분사기로 위 내용물을 날문조임근을 통해 샘창자로 보낸다. 조임근은 일반적으로 닫혀 있고, 미즙이 위로 역류하는 것을 막는다.
- 가스트린 호르몬을 분비한다.

8. 작은창자(소장) (그림 12–23, 그림 12–24)

학습목표

이 단원의 학습을 통해서 다음을 이해할 수 있다.

- 작은창자의 위치와 주위의 구조물
- 융모와 융모의 구성 부분 분류
- 작은창자의 소화 기능과 분비물
- 작은창자에서 영양소의 흡수

작은창자는 위의 날문조임근의 연속이며, 큰창자(대장)의 회맹부판(ileocaecal valve)까지 이른다. 작은창자의 길이는 5m 정도이고 큰창자에 의해 싸여져 배공간 안에 있다. 작은창자에서는 음식의 화학적 소화가 완전히 이루어지고 대부분의 영양분 흡수가 일어난다. 작은창자에는 각각 3개의 주요 부분이 있다.

샘창자(십이지장, duodenum). 샘창자는 약 25cm 정도이고, 이자머리(췌장두)의 주변으로 구부러져 있다. 쓸개와

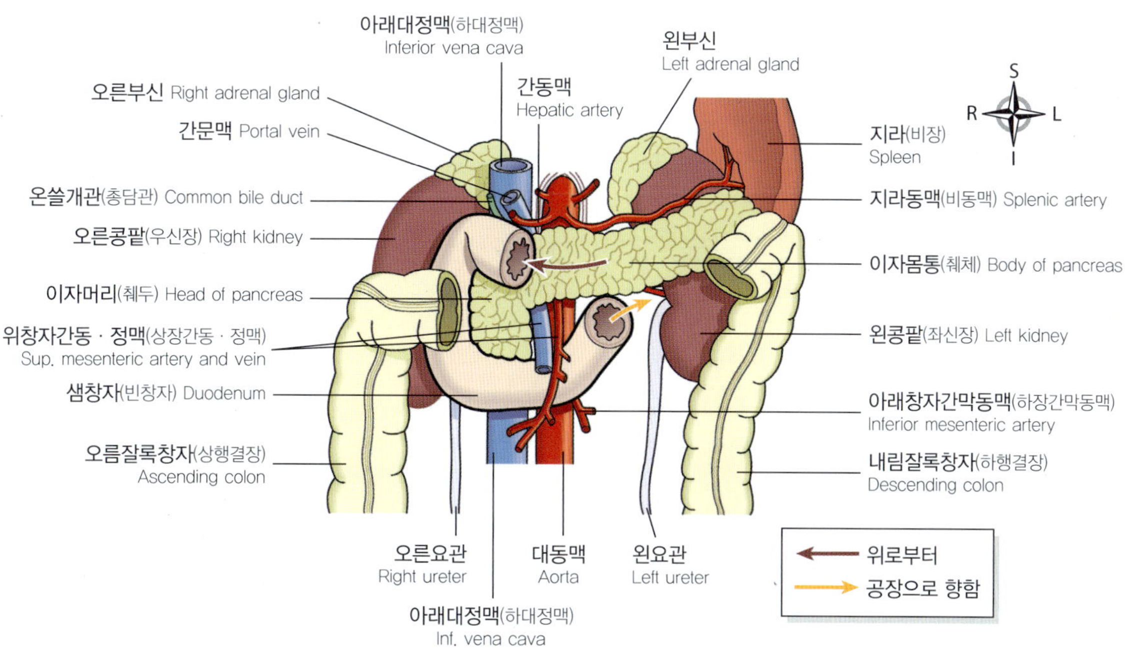

그림 12–23 십이지장과 관련된 구조

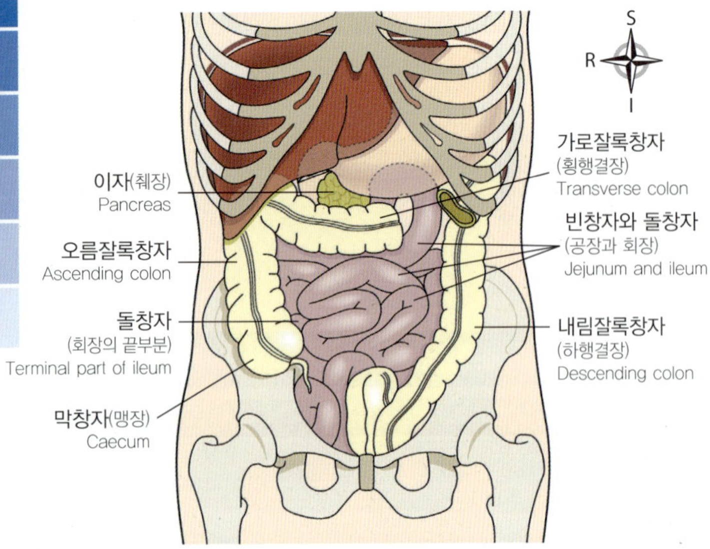

그림 12-24 빈창자와 돌창자

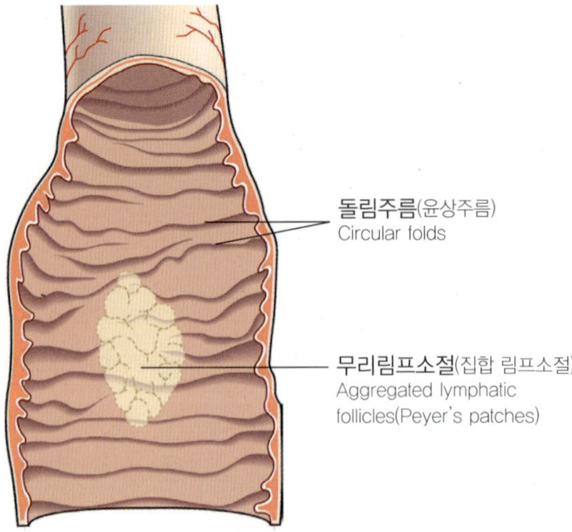

그림 12-25 돌림주름을 보이는 소장의 일부단면

이자에서 나온 분비물은 공통구조와 쓸개이자관팽대(담췌관팽대부)를 통해 샘창자로 방출되고, 쓸개이자관팽대 조임근에 의해 샘창자의 구멍 안에 저장된다(**그림 12-39**).

빈창자(공장, jejunum). 빈창자는 작은창자의 중간 부분에 있고, 길이는 약 2m이다.

돌창자(회장, ilium). 끝부분인 돌창자의 길이는 약 3m 정도이고, 끝부분에는 회맹판(iliocaecal valve)이 있는데, 이 부위는 큰창자의 첫 부분으로 돌창자에서 막창자(맹장, cecum)로 가는 영양소의 흐름을 조절하고 영양소의 역류를 예방한다.

작은창자의 구조물

작은창자의 벽들은 **그림 12-2**에서처럼 4층의 조직으로 구성되어 있고, 점막(mucous membrane lining)은 다음에 설명된다.

배막(perioneum)

두 층의 배막은 창자사이막이라 불리고, 빈창자와 돌창자 뒤쪽 배벽에 부착된다(**그림 12-3 A**). 작은창자의 길이와 비교할 때 매우 짧으며, 부채꼴 모양이다. 큰 혈관과 신경이 뒤쪽 배벽에 있고, 그 분지들은 두 층의 창자사이막 사이로 작은창자가 지나간다.

점막(mucosa)

작은창자 점막의 표면 부분은 영구돌림주름(윤상주름, permanent circular folds)과 융모(villi), 그리고 미세융모(microvilli)에 의해 크게 증가된다.

돌림주름은 위의 주름과는 달라 작은창자가 팽창되었을 때 펴지지 않는다(**그림 12-25**). 미즙의 혼합은 이 주름들을 지나갈 때 촉진된다.

융모는 창자관 안쪽공간의 점막층에 있는 조그마한 손가락 모양의 돌기로, 약 0.5~1mm 정도이다(**그림 12-26**). 융모의 벽은 자유모서리에 매우 작은 융모가 있는(1㎛) 원주상피세포 또는 창자세포로 구성되어 있다. 술잔세포는 점액을 분비하는데, 점액은 창자세포 사이에서 흩뿌려진다. 상피세포는 혈관망과 림프모세관을 에워싼다. 림프모세관은 유미관(lacteal)이라 하는데, 이는 흡수된 지방을 우유 같은 모양으로 림프에 전달하기 때문이다. 영양물질 소화의 마지막 단계인 흡수는 혈관과 림프모세관으로 들어가기 전에 일어난다.

창자샘(intestinal gland)은 융모 사이의 표면 아래 단순한 세관샘에 놓여 있다. 샘의 세포는 융모가 창자의 내용물로 인해 닦여나갈 때 위쪽의 융모벽으로 이동한다. 전체 상피는 3~5일 간격으로 교체된다. 이동하는 동안, 세포들은 소화효소를 만드는데, 이 효소는 장액과 함께 미세융모 안에 모이고, 탄수화물, 단백질 및 지방의 화학적 소화가 완료된다.

많은 림프절은 점막층에 작은창자의 전 길이에 걸쳐 불규칙한 간격으로 발견된다. 더 작은 림프절은 고립림프소결절이라 알려졌고, 이보다 20~30배 더 큰 림프절로 돌창자 끝부분 원위부에 위치해 있는 것을 융합림프작은결절이

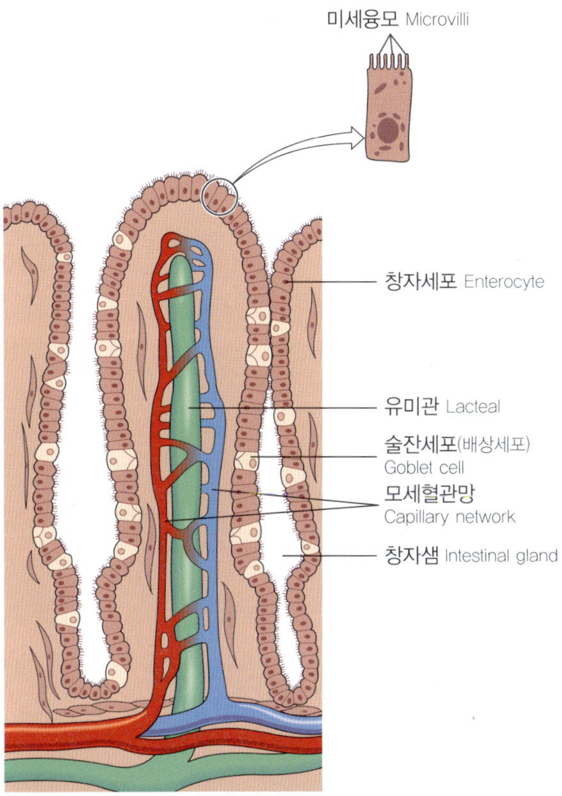

A

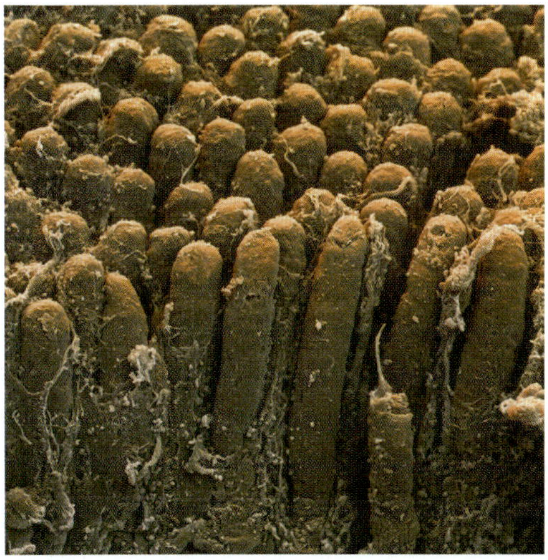

B

그림 12-26 융모. A. 작은창자에 존재하는 융모의 고배율 모식도 **B.** 여러 개의 융모를 보여주는 전자현미경 사진

라 부른다(Peyer's patches, 그림 12-25). 방위세포로 가득 찬 이 림프조직은 섭취된 항원을 중화하므로 매우 중요하다(15장 참조).

혈액 공급

위쪽창자사이막동맥은 작은창자 전체에 동맥혈을 공급하고, 정맥의 배출은 다른 정맥들과 함께 문맥정맥을 형성하여 위쪽창자사이정맥에 의해 행해진다(그림 5-40, 그림 5-41 참조). 문맥정맥은 흡수된 영양소가 높은 농도로 포함되어 있고, 이 혈액은 간정맥에 들어가기 전에 간을 통과하고 마침내 아래대정맥을 통과한다(그림 12-36).

장액

작은창자의 샘에서는 매일 약 1,500mL의 장액이 분비된다. 장액은 물과 점액, 그리고 무기염류로 이루어진 약알칼리성 액체이다.

작은창자의 기능

기능은 아래와 같다.

- 꿈틀운동에 의한 내용물의 점진적인 움직임은 부교감신경자극에 의해 증가한다.
- 장액분비 또한 부교감신경자극에 의해 증가한다.
- 탄수화물, 단백질, 지방의 화학적 소화는 창자세포의 융모에서 완료된다.
- 홑림프작은절(고립림프소절)과 무리림프작은절(융합림프소절)은 위에서 염산에 의한 항균작용에서 살아남은 미생물의 감염에 대항하여 창자를 보호한다.
- CCK(cholecystokinin)와 세크레틴(secretin) 호르몬 분비
- 영양소 흡수

작은창자의 화학적 소화

산성미즙이 작은창자로 지나갈 때 이자액, 쓸개즙, 장액이 섞이고, 융모의 창자세포와 접촉한다. 작은창자에서는 모든 영양소의 흡수가 완료된다.

- 탄수화물은 단당류(monosaccharides)로 분해된다.
- 단백질은 아미노산(amino acids)으로 분해된다.
- 지방은 지방산(fatty acids)과 글리세롤(glycerol)로 분해된다.

이자액

이자액은 샘창자의 간이자조임근(간췌장괄약근)으로 들어가고, 구성은 아래와 같다.

- 물
- 무기염류
- 효소
  - 아밀라아제

- 리파아제

- 불활성효소전구체(inactive enzyme precursors)
  - 트립시노겐(trypsinogen)
  - 카이모트립시노겐(chymotrypsinogen)
  - 프로카르복시펩티다아제(procarboxypeptidase)

이자액은 알칼리성(pH 8)인데, 이는 상당한 양의 중탄산 이온이 포함되어 있기 때문이며, 중탄산 이온은 알칼리성 용액이다. 위 속의 산성 내용물이 샘창자에 들어갈 때, 이자액과 쓸개즙이 섞이게 되고 pH는 6~8로 올라간다. pH는 이자로부터 분비되는 효소인 아밀레이스(amylase)와 라이페이스(lipase)에 의해 변하게 된다.

기능

단백질의 소화. 트립시노겐과 카이모트립시노겐은 미세융모에서 엔테로키나아제(enterokinase)에 의해 활성화되는데, 활성단백질효소인 트립신과 카이모트립신으로 전환된다. 이들 효소는 폴리펩티드(polypeptide)를 트리펩티드(tripeptides), 디펩티드(dipeptides), 아미노산으로 변환시킨다. 이자는 소화를 시키는 것 이외에도 비활성전구물질을 만들고, 샘창자에 도착하여 활성화되기 때문에 중요하다.

탄수화물의 소화. 침 속의 아밀라아제에 의해 이당류로 바뀌지 않은 모든 소화될 수 있는 다당류는 이자에서 분비되는 아밀라아제 효소에 의해 전환된다.

지방의 소화. 리파아제는 지방을 지방산과 글리세롤로 바꾼다. 쓸개즙염(bile salt)이 지방을 유화시키는 것, 즉 물질의 크기와 표면적의 증가를 줄이는 것은 리파아제의 활동을 도와주는 것이다.

분비물 제어

이자액의 분비는 세크레틴(secretin)과 CCK에 의해 자극되고, 샘창자의 벽에 있는 호르몬분비세포에 의해 생산된다. 음식물이 유입되면 위에서 미즙형성 신호를 전달하고, 샘창자로 미즙이 이동되어 호르몬 생산을 자극한다.

쓸개즙(담즙)

간에서 분비된 쓸개즙은 간이자조임근이 닫혀있을 때 샘창자로 들어갈 수 없다. 따라서 간관을 따라 쓸개관에서 쓸개주머니로 이동하여 저장된다(그림 12-39).

쓸개즙은 pH 8이고, 하루에 500~1,000mL 정도 분비된다. 구성은 아래와 같다.

- 물
- 무기염류
- 점액
- 쓸개즙염
- 쓸개즙 색소(주로 빌리루빈)
- 콜레스테롤

기능

쓸개즙의 기능은 324p에서 상세히 다루고자 한다.

- 작은창자에서 지방을 유화시킴–쓸개즙염
- 콜레스테롤과 지방산을 녹기 쉽게 만들고, 지용성 비타민이 잘 흡수되도록 함–쓸개즙염
- 스테르코빌린(stercobilin)의 주요구성물질인 빌리루빈(적혈구의 파괴로 생성되는 물질) 분비

쓸개주머니로부터 배출

음식물을 먹을 때 샘창자는 위분비의 창자단계 동안 세크레틴과 CCK를 분비한다. 호르몬들은 쓸개주머니의 수축을 촉진시키고, 간이자조임근을 이완시키며, 쓸개즙과 이자액이 샘창자로 함께 통과할 수 있게 한다. 미즙에는 지방이 많이 포함되어 있으며, 미즙의 분비는 샘창자로 들어갈 때 현저하게 증가한다.

창자 분비물

창자 분비물의 주요한 성분은 물, 점액, 무기염류이다.

작은창자의 소화효소는 대부분 융모벽의 창자세포 안에 포함된다. 탄수화물, 단백질, 지방의 소화는 영양소와 미세융모 사이의 직접 접촉과 창자세포 안에서 완료된다.

창자세포와 연관된 화학적 소화

알칼리성 창자액(pH 7.8~8.0)은 pH 6.5~7.5인 창자 내용물의 pH를 증가시키는 것을 돕는다.

창자세포에서 음식물들이 화학적 소화반응을 통해 완전히 분해될 수 있도록 도움을 주는 효소는 아래와 같다.

- 펩티다아제(peptidases)
- 리파아제(lipase)
- 설탕분해효소, 말타아제, 락타아제(sucrose, maltase and lactase)

펩티다아제(peptidases)는 트립신과 같은 단당류를 아미노산과 더 작은 펩티드로 전환시키며, 이자의 펩티다아제를 활성화한다. 분해의 마지막 단계, 즉 아미노산으로 분해하는 단계에서는 모든 펩티드가 창자세포 안쪽에서 나온다.

리파아제는 지방을 지방산과 글리세롤로 분해함으로써 지방성분의 소화를 창자와 창자세포에서 부분적으로 완료한다.

설탕분해효소, 말타아제, 락타아제는 창자세포에서 자당(sucrose), 엿당(maltose), 젖당(lactose)과 같은 이당류를 단당류로 바꾼다.

분비제어

미즙에 의한 창자샘의 기계적 자극은 비록 세크레틴과 관련이 있을지 모르지만, 장액의 분비를 위한 주요한 자극으로 여겨진다.

영양소의 흡수(그림 12-27)

영양소의 흡수는 작은창자의 창자세포에서 확산, 삼투, 촉진확산, 그리고 능동수송 과정에 의해 일어난다. 물과 수용성 지방산(작은분자) 등은 삼투과정을 통해 유입되고 큰 분자의 지방산과 글리세롤은 농도경사가 높은 곳에서 낮은 곳으로 세포막을 통과하여 확산된다. 그외 영양물질들은 일반적으로 능동수송을 통해 흡수된다.

단당류와 아미노산은 융모의 모세혈관을 지나고 지방산과 글리세롤은 유미관을 통과한다.

어떤 단백질은, 예를 들면 모유 및 입을 통한 소아마비 백신과 같은 항체는 전환되지 않은 상태로 흡수되며 이러한 경우 단백질의 흡수 정도는 제한되는 것으로 알려져 있다.

비타민, 무기염류 및 물 등의 다른 영양소들은 작은창자에서 모세혈관으로 흡수된다. 지용성 비타민은 지방산과 글리세롤과 함께 유미관(lacteal)으로 흡수된다. 비타민 B_{12}는 위에서 내인성 요소와 합쳐지고, 돌창자의 끝에서 활발하게 흡수된다.

작은창자에서 흡수가 일어나는 표면적은 점막의 돌림주름과 수많은 융모와 미세융모의 존재에 의해 크게 증가한다. 작은창자의 표면적은 몸 전체의 약 5배로 측정된다.

많은 양의 액성 성분이 매일 소화관으로 들어간다(그림 12-28). 이로 인해, 오직 1,500mL이 작은창자에 의해 흡수되지 않고, 큰창자로 이동한다.

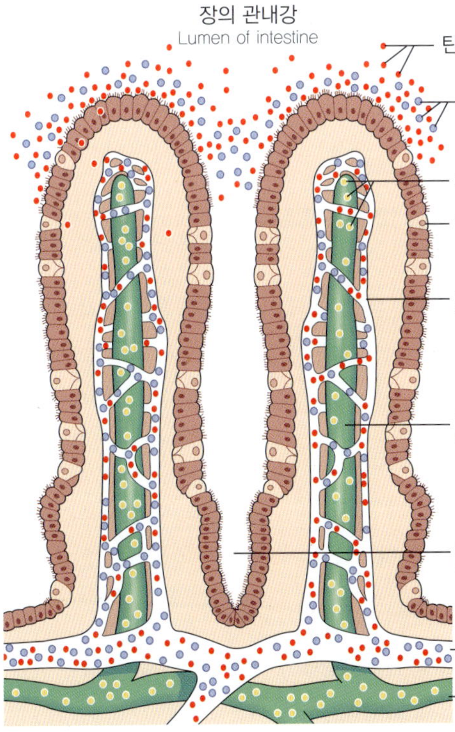

그림 12-27 영양물질의 흡수

9. 큰창자, 곧창자, 항문관

학습목표

이 단원의 학습을 통해서 다음을 이해할 수 있다.

- 큰창자의 다른 부분 구별
- 큰창자, 곧창자, 항문관의 구조와 기능

큰창자(결장)의 길이는 약 1.5m이고, 오른쪽 엉덩뼈오목(장골와)에 있는 막창자에서 시작해서 골반 깊은 곳에 있는 곧창자(직장)와 항문관에서 끝난다. 창자안쪽공간은 약 6.5cm로, 작은창자보다 크다. 작은창자 주변을 둘러싸는 아치를 형성한다(그림 12-29).

큰창자는 막창자, 잘록창자, 구불잘록창자(S상결장), 곧창자 및 항문관으로 나뉜다.

막창자

잘록창자의 첫 번째 부분으로(그림 12-30) 아랫부위에서 보이지 않는 끝과 위쪽 부위에서 오름잘록창자와 지속되는 팽창된 부분이다. 두 돌막창자판(ileocaecal valve) 결합부

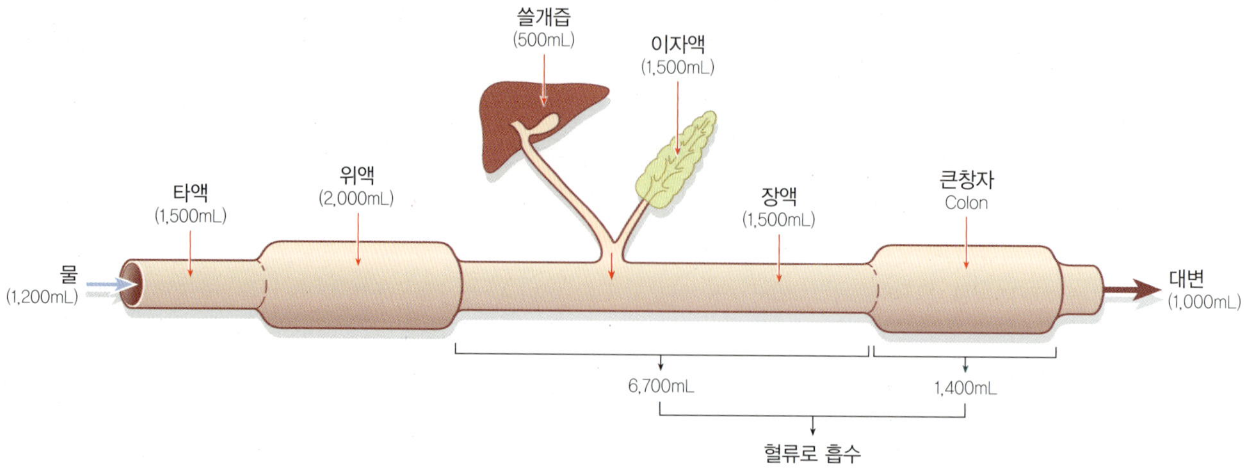

그림 12-28 위장관으로부터 섭취액, 분비액, 흡수액, 제거액의 일일 평균량

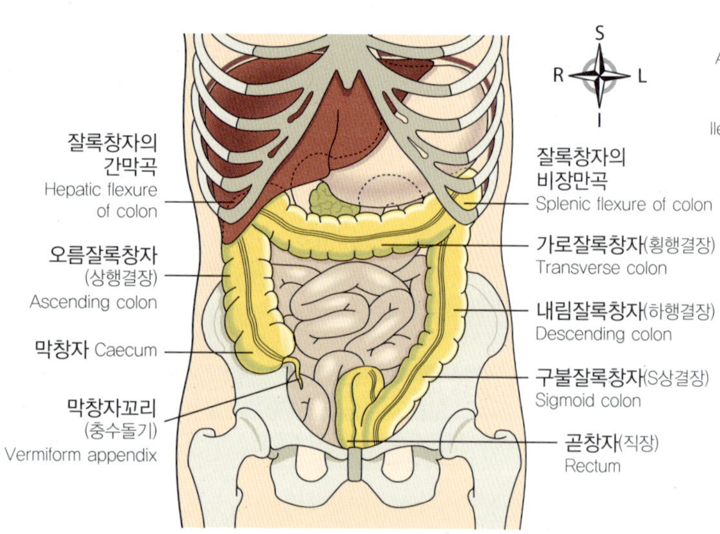

그림 12-29 큰창자(잘록창자)의 부분과 그 위치

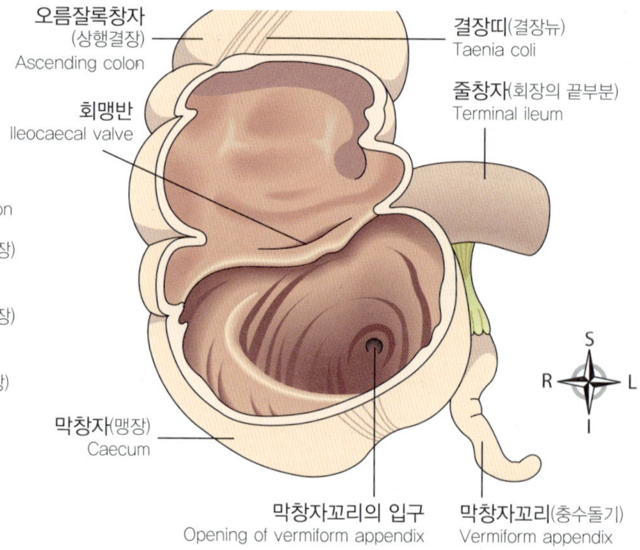

그림 12-30 맹장의 안쪽

의 바로 아래는 돌창자로부터 열린다. 막창자꼬리는 막창자로부터 이어지고 끝에서 닫히는 가는 관이다. 막창자꼬리의 길이는 8~9cm이고 잘록창자의 벽과 같은 구조를 하고 있지만, 더 많은 림프절이 존재한다.

잘록창자

잘록창자는 같은 구조와 기능을 가진 네 부위로 나눌 수 있다.

오름잘록창자. 이 통로는 막창자로부터 간의 위치까지 위로 향해 있다. 가로잘록창자가 되기 위해 간굴곡에서 왼쪽으로 급작스럽게 꺾인다.

가로잘록창자. 샘창자와 위의 앞에서 지라의 위치까지 배공간을 가로질러 뻗어 있는 잘록창자의 고리이다. 지라만곡을 형성하고 내림잘록창자가 되기 위해 급하게 아래로 꺾인다.

내림잘록창자. 이 통로는 배공간의 왼쪽으로 내려가고 굴곡은 가운데를 향해 꺾는다. 그 후에 구불잘록창자로 알려진 진골반으로 들어간다.

구불잘록창자. 이 부분은 골반에서 곧창자가 되기 위해 계속 아래로 향하는 S자 모양의 곡선이다.

곧창자

잘록창자의 약간 팽창된 약 13cm 길이의 부분이다. 구불창자 끝에서 시작하여 항문관에서 끝난다.

항문관

성인에서 3.8cm의 짧은 통로이다. 그리고 곧창자로부터 바깥으로 향한다. 두 조임근은 항문을 조절한다. 민무늬근으로 구성되어 있는 안쪽항문조임근은 자율신경계의 지배를 받는다. 그리고 뼈대근으로 형성된 바깥항문조임근은 수의적 지배를 받는다(그림 12-31).

구조

소화관의 일반적 구조로 묘사되는 4개 층의 조직이 잘록창자, 곧창자, 항문관에서 나타난다(그림 12-2). 세포근육섬유의 배열은 잘록창자에서 변화하는데, 조직의 연속민무늬근층을 형성하지 않는 대신 결장띠(taenia coli)라 불리는 잘록창자 주위에 일정한 간격으로 위치해 있는 3개의 밴드로 모인다. 그 후 구불잘록창자와 곧창자의 접합부에서 멈춘다. 이러한 근육조직의 밴드들은 주머니 또는 주름을 형성하기 때문에 잘록창자의 총길이보다 약간 더 짧다(그림 12-31).

가로근육섬유는 완전히 곧창자와 항문관을 덮는다. 항문조임근은 비후된 원형의 근육층으로 형성된다.

점막밑층은 잔류성 미생물이나 다른 미생물에 의한 침입에 대항한 비특이적 방어를 제공하며, 다른 어떤 소화관보다 림프절이 많다.

점막안층과 곧창자의 윗부분에는 잘록창자의 단순한 관 모양의 샘을 형성하는 술잔세포가 많다. 술잔세포는 곧창자와 항문 사이의 접합부 뒤에는 존재하지 않는다.

항문관의 안쪽막은 곧창자 위의 점막안층을 유지하며, 바깥항문조임근 뒤의 피부와 함께 층을 이룬 편평상피로 구성되어 있다. 항문관 점막의 윗부분은 6~10개의 수직주름, 항문기둥으로 배열되어 있다. 각각의 기둥에는 위쪽곧창자 동맥과 정맥의 끝가지가 있다.

혈액 공급

동맥의 공급은 주로 아래 · 위쪽 창자사이막동맥들에 의한다(그림 5-39 참조). 위쪽창자사이동맥은 돌창자, 오름잘록창자 및 대부분의 가로잘록창자에, 아래창자사이동맥은 나머지 잘록창자와 곧창자 근위부에 혈액을 공급한다. 가운데 · 아래곧창자동맥, 안쪽엉덩뼈동맥의 가지는 곧창자와 항문의 원위부에 혈액을 공급한다.

혈액의 배출은 주로 같은 이름의 동맥에 의해 공급된 부분으로부터 흘러온 아래 · 위쪽창자사이정맥에 의한다. 이러한 정맥은 지라와 위창자정맥과 합쳐져 문맥정맥을 형성한다(그림 5-41 참조). 곧창자와 항문의 원위부의 정맥배

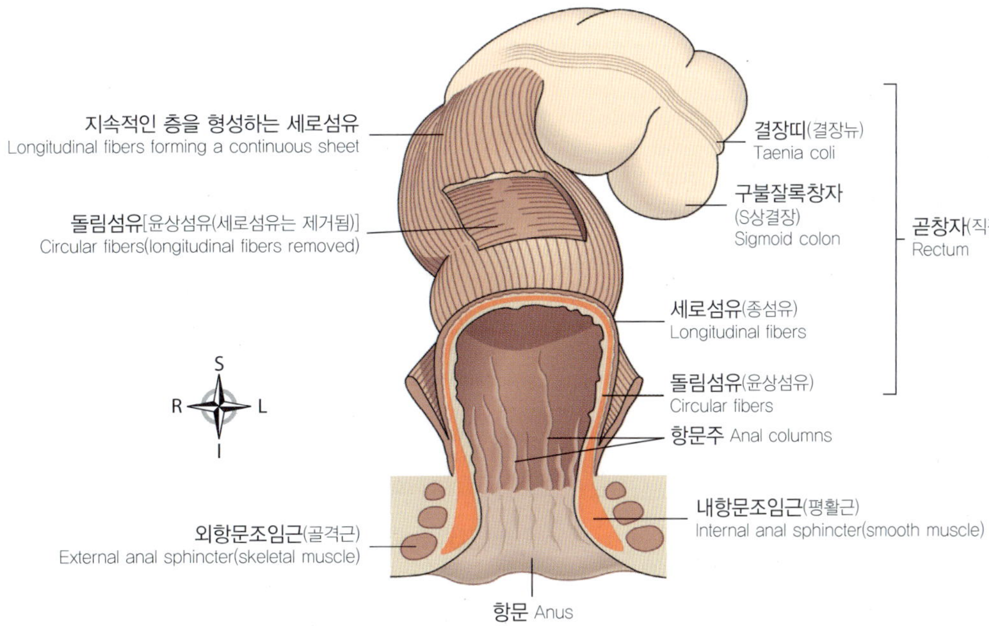

그림 12-31 잘록창자, 곧창자 및 항문관의 근섬유 배열

출은 문맥순환을 통과하는데, 이는 이 부분의 즉각적인 환류로부터 아래대정맥까지의 혈액을 의미하며, 안쪽엉덩뼈정맥과 합쳐진다.

큰창자, 곧창자 및 항문관의 기능

흡수

작은창자에서 약간의 물이 흡수되지만, 돌창자의 돌창자판을 지나 막창자로 향하는 내용물은 액체이다. 큰창자의 삼투압에 의한 수분흡수는 일반적인 반고체성이 유지될 때까지 계속된다. 무기염류, 비타민, 약간의 약물 또한 큰창자에서 모세혈관으로 흡수된다.

미세융모의 활동

큰창자는 비타민 K와 엽산을 합성시키는 어떤 박테리아의 종류가 많이 구성되어 있다. 대표적으로 대장균(Escherichia coli), Enterobacter aerogenes, Streptococcus faecalis, Clostridium perfringens 등이 있다. 이 미생물들은 보통 해롭지 않아 사람과 공생관계에 있다. 그러나 만약 몸의 다른 부분으로 이동한다면, 그들은 병적인 존재가 된다. 예를 들면, 그 대장균이 방광에 가게 되면, 방광염을 일으킬 수 있다.

가스들은 창자에서 약간의 음식과 물과 함께 삼킨 약간의 불안정한 형태로서 공기의 성분으로 되어 있다(주로 질소). 수소, 이산화탄소 및 메탄은 흡수되지 않은 영양소, 특히 박테리아에 의한 탄수화물의 발효에 의해 생성된다. 가스는 창자를 지나 방귀로 배출된다. 배변에는 미생물이 많다.

집단운동

큰창자는 다른 소화관처럼 꿈틀운동을 하지 않는다. 내용물을 긴 간격(1시간에 약 2번)으로만 내림잘록창자와 구불잘록창자로 보내면서 강한 꿈틀운동으로 가로잘록창자 쪽으로 흘러내리게 하는 파동을 만든다. 이를 집단운동이라 하며, 종종 위로 들어온 음식물에 의해 촉진된다. 이러한 자극과 반응의 조화는 위잘록창자 반사라 부른다.

배변

곧창자는 주로 비어 있다. 그러나 집단운동이 구불잘록창자의 내용물을 곧창자로 보낼 때 곧창자의 벽에 있는 신경종말은 콩팥에 의해 자극을 받는다. 영아에서는 배변이 반사(불수의적)반응에 의해 일어난다. 그러나 2~3년 동안 배변반사를 무시하는 능력이 발달한다. 이렇게 얻어진 수의적 지배의 실제적 시간은 배변하는 것이 편해지는 시간까지 뇌가 반사를 억제할 수 있다는 것을 의미한다.

바깥항문조임근은 음부신경(pudendal nerve)을 통해 의식적 통제를 받는다. 그러므로 배변은 곧창자근육의 불수의적 수축과 바깥항문조임근의 이완이 이루어지는 것이다. 배근육의 수축과 가로막의 아래공간은 배공간 안의 압력을 증가시켜(Valsalva's manoeuvre) 배변과정을 돕는다. 배변이 수의적으로 이루어질 때는 배변의 필요성이 다음 집단운동이 일어날 때까지 사라지는 경향이 있다. 그리고 반사는 다시 시작된다. 반복된 반사의 억제는 변비를 일으킬 것이다.

배변의 성분. 배변은 반고체의 갈색 덩어리로 구성되어 있는데, 갈색은 스테르코빌린의 존재 때문이다(**그림 12-38**).

비록 수분의 흡수가 큰창자에서 일어나더라도 물은 여전이 전체 배변무게의 약 60~70%를 차지한다. 나머지 구성은 아래와 같다.

- 섬유(소화되지 않는 식물세포와 동물 재료)
- 죽거나 살아 있는 미생물
- 관의 벽으로부터 떨어진 상피세포
- 지방산
- 큰창자의 상피안층에 의해 분비된 점액

점액은 배변의 매끄러운 이동을 돕는다. 그리고 많은 양의 식이섬유(불소화 식품)는 잘록창자의 내용물을 배변을 자극하기에 충분하도록 부풀려준다.

10. 이자(그림 12-32)

학습목표

이 단원의 학습을 통해서 다음을 이해할 수 있다.

- 바깥분비와 안쪽분비성 기관인 이자의 구조와 기능 사이의 차이

이자는 무게가 약 60g인 회색의 샘이다. 12~15cm 길이로 배공간의 위쪽부위와 왼쪽 갈비뼈아랫부위에 위치해 있으며(**그림 3-37**, **그림 3-38** 참조) 넓은 머리, 몸 및 좁은 꼬리로 구성되어 있다. 머리는 샘창자의 굴곡 부위에 위치한다. 몸통은 위의 뒤쪽에, 꼬리는 왼쪽 콩팥 앞과 지라에 인접해 있다. 배 부위 대동맥과 아래대정맥은 샘의 뒤에 놓여 있다.

이자는 바깥분비샘과 안쪽분비샘의 기능을 모두 한다.

바깥분비성 이자

분비세포로 구성된 벽의 작은 꽈리로 이루어진 많은 수의 작은엽으로 구성되어 있다. 각각의 작은엽은 작은 관과 샘의 전체 길이를 늘이고 샘창자로 들어가 이자관을 형성하기 위해 합쳐져서 배출된다. 이자관은 샘창자에 들어가기 바로 직전에 쓸개이자사이팽대를 형성하기 위해 쓸개관과 합쳐지는데, 팽대부의 샘창자 입구는 쓸개이자사이팽대에 의해 조절된다. 바깥분비성 이자의 기능은 탄수화물, 단백질 지방의 소화를 위한 효소가 포함된 이자액을 생성하는 것이다. 소화관에서 부교감신경의 자극은 이자액의 분비를 증가시키고, 교감신경의 자극은 이자액의 분비를 감소시킨다.

안쪽분비성 이자

전체에 걸쳐 산재된 샘들은 이자섬(랑게르한스섬)이라 불리는 특화된 세포의 집단이다. 섬은 관을 갖고 있지 않아서 호르몬을 직접 혈관으로 배출한다. 호르몬분비성 이자는 주로 혈액 속 포도당의 양적 조절과 관련되어 있는 인슐린과 글루카곤을 분비한다(9장 참조).

혈액 공급

지라와 창자사이막 동맥으로 공급된다. 정맥의 배출은 문맥정맥을 형성하기 위해 다른 정맥과 함께 동맥과 이름이 같은 정맥에 의한다.

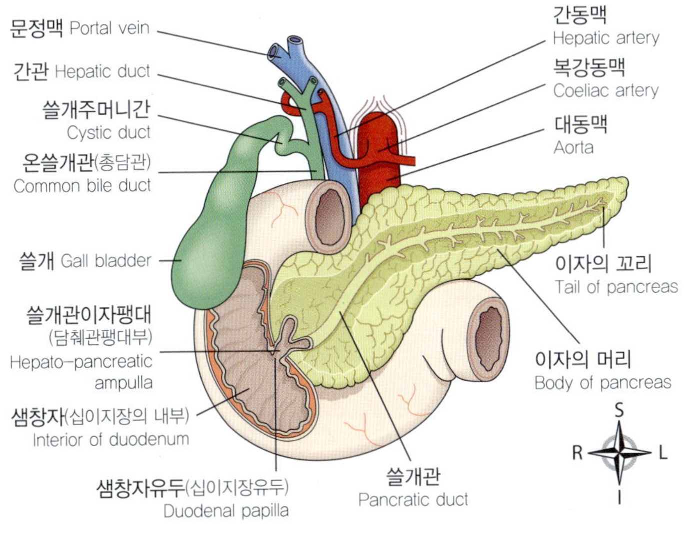

그림 12-32 샘창자와 담관에 관련된 이자. 샘창자의 앞벽은 제거되었다.

11. 간

학습목표

이 단원의 학습을 통해서 다음을 이해할 수 있다.
- 배공간에서 간의 위치
- 간의 작은엽의 구조
- 간의 기능

간의 무게는 1~2.3kg 사이이고, 몸에서 가장 큰 샘이다. 배공간의 윗부분에 오른갈비뼈 아랫부위의 가장 큰 부분, 위의 윗부분을 차지하고 왼쪽늑골 아랫부위로 뻗으면서 자리 잡고 있다. 가로막의 표면 밑과 맞춰지도록 위 앞면은 반듯하고 곡선이다(그림 12-33). 간의 뒷면 외곽선은 불규칙하다(그림 12-34).

간과 관련된 기관

위 – 가로막, 앞쪽 배벽
아래 – 위, 쓸개관, 샘창자, 잘록창자의 간굴곡, 오른콩팥, 콩팥윗샘
뒤 – 식도, 아래대정맥, 대동맥, 쓸개, 등뼈, 가로막
옆 – 아래가로막, 갈비뼈

간은 얇은 비탄성의 캡슐로 둘러싸여 있고, 배막층에 의해 불완전하게 덮여 있다. 배막의 주름은 간에 가로막의 아랫부분까지 붙어 있으면서 보조인대를 형성한다. 부분적으로 인대들의 위치와 배공간의 안쪽에 위치하는 기관의 압력에 의해 자세를 유지한다. 간은 4개의 엽을 가지고 있다.

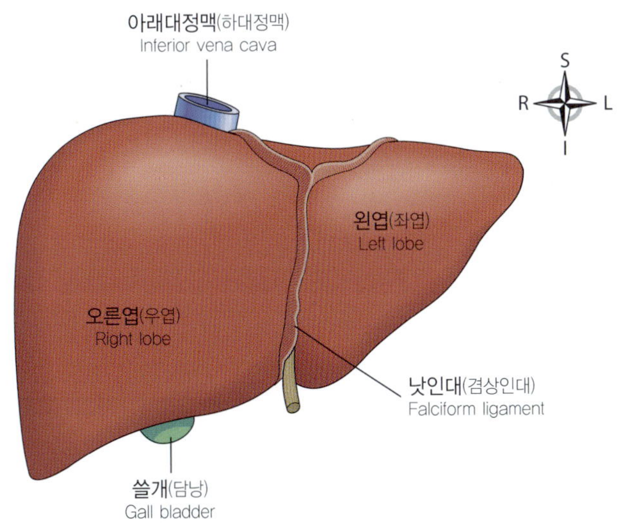

그림 12-33 간. 앞면

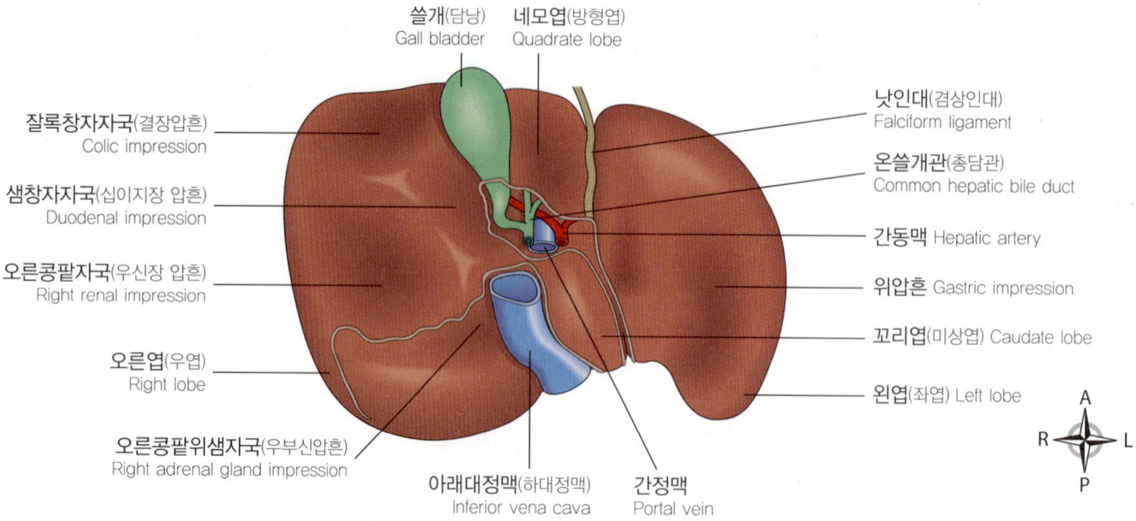

그림 12-34 간. 뒷면을 보여주기 위해 돌렸다.

확실한 모양과 대부분의 간을 형성하는 2개의 엽 중에서 큰 엽이 우엽이며 더 작은 쐐기 모양이 좌엽이다. 다른 2개의 꼬리엽(미상엽)과 네모엽(방영엽)은 뒤쪽 표면에 있다(**그림 12-34**).

문맥틈새

문맥틈새는 간 뒷면의 다양한 구조물이 들어가고 나가는 샘의 부위에 주어진 이름이다.

문맥정맥은 위, 지라, 이자 및 큰·작은창자로부터 혈액을 옮기면서 들어간다.

동맥혈을 옮기면서 들어가는 간동맥은 배대동맥의 가지인 배공간동맥의 가지이다. 교감신경과 부교감신경의 신경섬유는 여기로 들어온다.

왼·오른쪽 간관은 간에서 쓸개주머니까지 쓸개즙을 이동하는 관이다.

림프관은 약간의 림프를 배 부위로, 약간은 가슴결절로 배출하면서 간을 떠난다.

혈액 공급(그림 5-38, 그림 5-40 참조)

간동맥과 문맥정맥은 간으로 혈액을 공급한다(**그림 12-36**). 정맥환류는 간의 뒷면을 나가고 즉시 가로막 밑의 아래대정맥으로 들어가는 여러 간정맥에 의해 일어난다.

구조

간의 엽들은 작은엽이라 불리고, 육안으로 볼 수 있는 작은 기능적 단위로 구성되어 있다(**그림 12-35 A**). 간의 작은엽의 외곽선은 육각형이고, 가운데 정맥 기둥으로부터 방사되면서 짝의 배열을 이루며, 정육면체 모양의 간세포로 구성되어 있다. 세포기둥의 짝 사이에는 문맥정맥과 간동맥의 작은 가지에서 나온 혈액이 흐르며, 동굴 모양(불완전한 벽과 함께하는 혈관)을 형성한다(**그림 12-35 B**). 이 배열은 동맥과 문맥정맥의 혈액이(높은 농도의 영양소와 함께) 섞이도록 하고 가까운 간세포와 접촉하도록 한다. 세포 사이에 안층의 동굴 모양 세포에는 혈액세포와 어떤 바깥 부위의 입자가 간을 통해 흐르면서 혈액에 출연했을 때 흡수 또는 파괴하는 간대식세포(쿠퍼세포)가 존재한다.

동굴 모양 세포의 혈액은 가운데 혹은 중심작은엽성 정맥으로 흐른다. 이어서 최종적으로 간에서 빠져나와 아래대정맥을 비우는 간정맥이 될 때까지 다른 작은엽의 정맥과 합쳐져 더 큰 정맥을 형성한다. **그림 12-36**는 간 전체에 걸친 혈액의 흐름체계를 보여준다.

간의 기능 중 하나는 쓸개즙의 분비이다(**그림 12-35 B**). 쓸개세관은 간세포의 기둥 사이를 지난다. 이는 각각의 간세포 기둥의 한쪽 면에는 동굴 모양 혈관의 혈액을 다른 한쪽 면에는 쓸개세관을 가지고 있다는 것을 의미한다. 세관은 쓸개즙이 흐르는 왼·오른쪽 간관을 형성할 때까지 합쳐져 큰 쓸개즙관을 형성한다.

림프조직과 림프혈관은 또한 각각의 작은엽에 나타난다.

간의 기능

간은 굉장히 활동적인 장기이다. 여기서는 이미 설명한 기

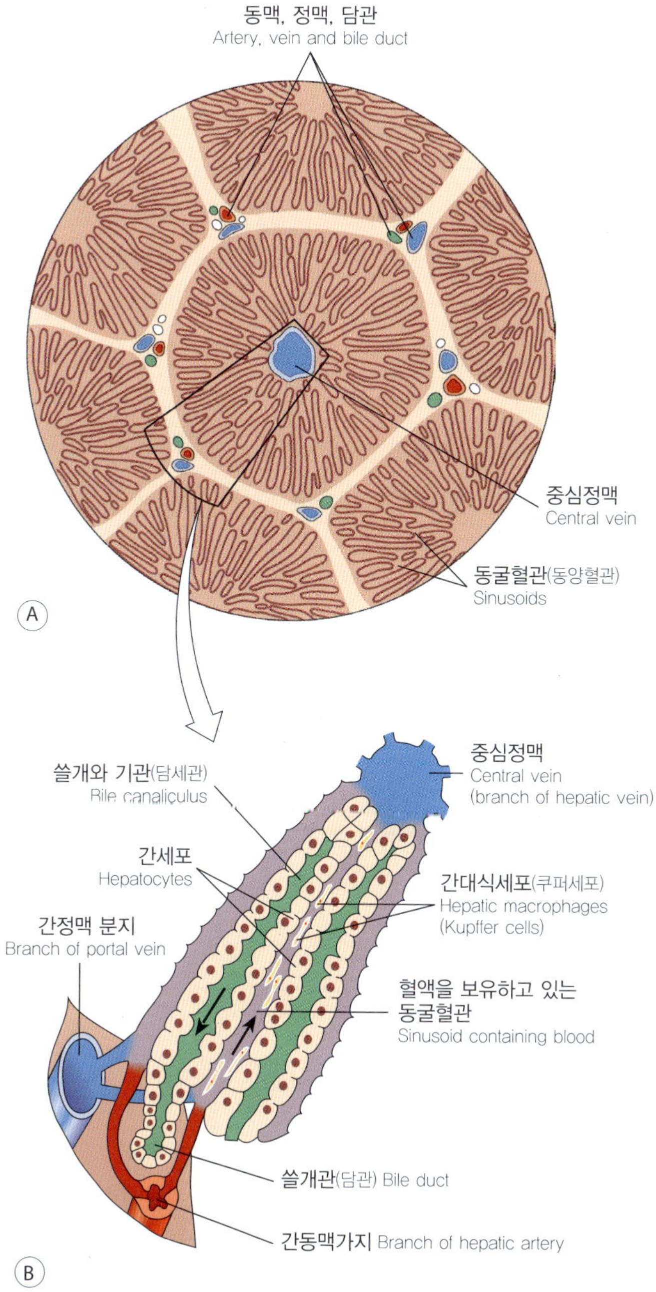

그림 12-35 A. 간엽의 확대된 횡단면 B. 간엽에서 혈액과 쓸개엽의 흐름 방향

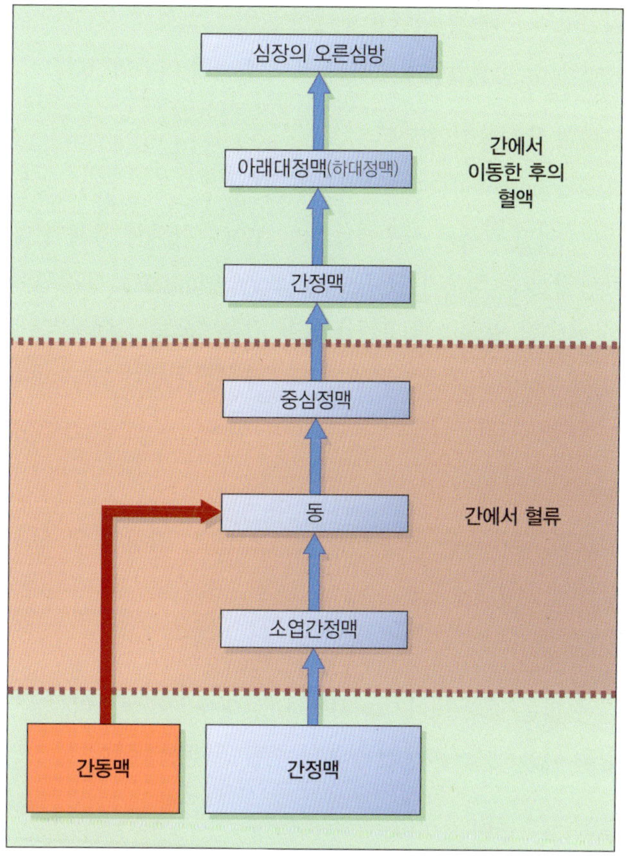

그림 12-36 간을 통한 혈액의 흐름체계

능만 언급한다.

탄수화물 대사

간은 혈장의 포도당량을 유지하는 데 중요한 역할을 한다. 밥을 먹은 후 혈당이 올라가면 인슐린 호르몬의 영향에 의해 포도당은 글리코겐으로 변환된다. 나중에 혈당이 떨어지면 글루카곤은 다시 글리코겐을 포도당으로 전환시켜 정상범위 내의 혈당을 유지한다(그림 12-44).

지방 대사

축적된 지방은 에너지 제공을 위해 조직에 의해 사용되는 형태로 변환된다(그림 12-45).

단백질 대사

아미노산의 아미노기 이탈

- 아미노산으로부터 새로운 단백질의 형태를 위해 요구되지 않는 질소부(nitrous portion)의 제거; 요소(urea)는 이런 소변으로부터 배출되는 질소부로 형성된다.
- 소변으로부터 배출되는 요산을 형성하기 위해 핵산이(유전물질) 파괴된다.

아미노기 전달. 아미노산의 질산기의 제거와 다른 탄수화물 분자의 접근으로 새로운 비아미노산을 형성한다(그림 12-42).

혈장단백질의 합성. 그리고 아미노산으로부터의 대부분의 혈액응고인자

적혈구의 분해 및 미생물에 대한 방어

동굴 모양의 혈관에 있는 대식세포에 의해 이루어진다.

약물과 유해물질의 해독

유해물질에는 알코올, 대사물질 및 미생물독소 등이 포함된다. 어떤 약물의 경우에는 경구 투여시 체내에 효과가 나타나지 않는 경우가 있다(예: glyceryl trinitrate). 위장관에서 흡수된 약물들은 혈액을 통해 간문맥으로 들어가 간에서 대사과정을 거치는데 이를 초회통과효과(first pass metabolism)이라고 한다.

호르몬의 불활성화

인슐린, 글루카곤, 코르티솔, 알도스테론, 갑상샘 및 성호르몬이 불활성화한다.

열의 생산

간은 많은 양의 에너지를 사용하고, 대사율이 높으며, 많은 양의 열을 생산한다. 간은 몸의 주된 열 생산기관이다.

쓸개즙의 분비

간세포는 동굴 모양 혈관에서 혼합된 동·정맥피를 사용하여 쓸개즙의 합성한다. 쓸개즙에는 쓸개즙염, 쓸개즙색소 및 콜레스테롤이 포함되어 있다.

저장

다음의 물질을 저장한다.

- 글리코겐
- 지용성 비타민: A, D, E, K
- 철분, 구리
- 약간의 수용성 비타민(예: 비타민 B_{12})

쓸개즙의 구성

매일 간에서 약 500mL의 쓸개즙이 분비된다. 쓸개즙의 구성은 다음과 같다.

- 물
- 무기염류
- 점액
- 쓸개즙색소, 주로 빌리루빈(bilirubin)
- 일차 쓸개즙산으로부터 얻어지는 쓸개즙산염, 콜린산과 케노데옥시콜산
- 콜레스테롤

쓸개즙의 기능

지방 분해

쓸개즙산, 콜린산, 케노데옥시콜산은 콜레스테롤로부터 글리신이나 타우린 둘 중 하나와 합쳐지면서 간세포에 의해 합성된다. 이어서 나트륨과 칼륨염의 형태로 쓸개에 분비되어 작은창자에서 지방을 유화시켜 지방의 소화를 돕는다. 대부분의 쓸개즙염은 돌창자의 끝부분에서 재흡수되고 문맥·정맥에서 간으로 돌아간다. 이런 창자관순환(enterohepatic circulation), 혹은 쓸개즙염의 순환은 매일 비교적 작은 담즙산풀(bile acid pool)에서 만들어진 많은 양의 쓸개즙염이 작은창자로 들어가게 한다(그림 12–37).

빌리루빈의 분비

빌리루빈은 간에서 간의 대식세포에 의한, 그리고 지라와 골수의 다른 대식세포에 의한 적혈구 용혈로부터 나오는 산물 중 하나이다. 빌리루빈은 원래는 불수용성이고 알부민과 결합하여 혈액으로 운반된다. 간세포에서 빌리루빈은 글루쿠론산과 결합되고 쓸개즙에서 배출되기 전에 수용성이 된다. 창자 속의 박테리아는 빌리루빈의 형태를 변화

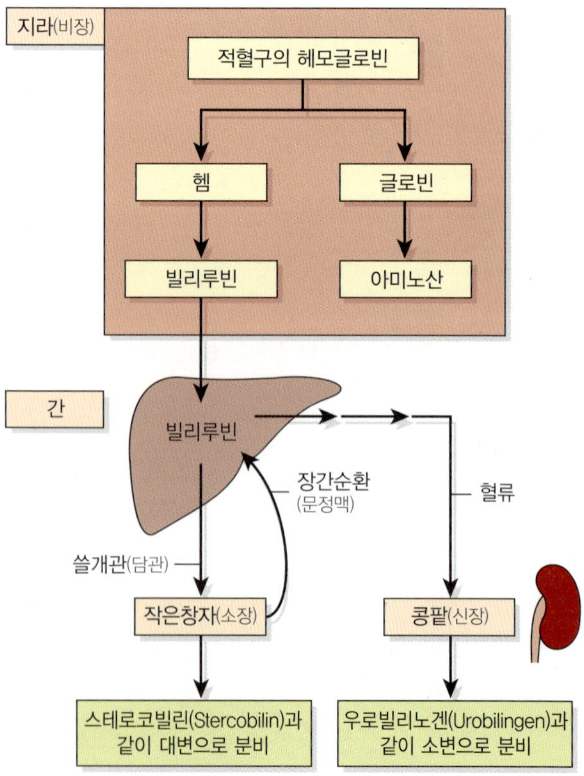

그림 12–37 적혈구에서 유기된 빌리루빈의 생체 내 변환

시키고 대부분은 대변에서 스테르코빌린으로 배출된다. 빌리루빈이 재흡수되는 양은 적으며, 유로빌리노겐의 형태로 소변으로 배출된다(그림 12-37). 황달은 피부와 결막에서 나타나는 과다한 혈액 속의 빌리루빈으로 인해 발생되는 노란 색소의 침착이다.

12. 쓸개관

학습목표

이 단원의 학습을 통해서 다음을 이해할 수 있다.

- 간, 쓸개주머니 및 샘창자로부터 쓸개즙에 의한 경로
- 쓸개주머니의 구조와 기능

쓸개관(그림 12-38)

오른·왼쪽간관은 문맥열의 바깥면에서 온간관을 형성하기 위해 결합한다. 간관은 쓸개에서 나온 쓸개관과 합쳐지는 곳에서 약 3cm 밑으로 지나간다. 쓸개주머니관과 간관은 온쓸개관으로 합쳐져서 이자의 머리 아래방향으로 지나가고, 주된 이자관에 의해 쓸개이자사이팽대에서 합쳐지며 샘창자로 들어가는 입구는 (오디의) 쓸개이자조임근에 의해 조절된다. 온쓸개관의 길이는 약 7.5cm이며, 지름은 약 6mm이다.

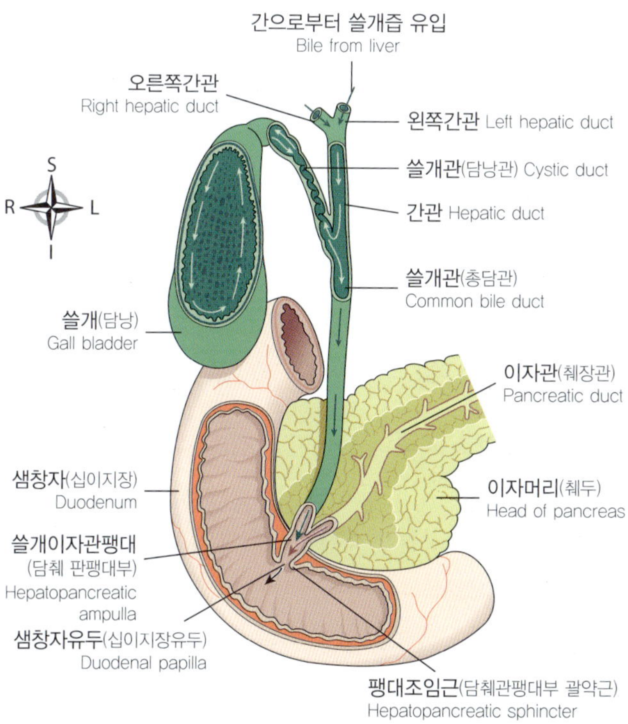

그림 12-38 간에서 샘창자로의 담즙 이동경로

구조

쓸개관의 벽은 소화관의 기본적 구조의 조직층과 같은 구조를 가지고 있다(그림 12-2). 쓸개주머니관에서 점막의 내층은 불규칙한 나선판(spiral valve)의 영향을 가지는 원형 주름으로 배열되어 있다.

쓸개즙은 쓸개주머니관을 통해 두 방향으로 나가는데, 하나는 쓸개에서 온쓸개관으로, 그러고 나서 온쓸개관에서 샘창자로 방출될 때 쓸개주머니에서 온쓸개관으로 나간다.

쓸개주머니

쓸개주머니는 결합조직에 의해 간의 뒷면에 붙어 있는 배와 비슷한 모양의 주머니이다. 바닥 부위나 팽창된 끝, 몸통, 또는 주요 부분, 목으로 이루어져 있는데, 쓸개주머니관과 연결되어 있다.

구조

쓸개주머니는 약간의 변형된 소화관의 기본구소로 실명할 수 있는 몇몇 조직층으로 이루어져 있다.

배막. 배막은 오직 아랫면을 덮고 있다. 쓸개주머니는 간의 오른쪽 엽의 뒷면과 비스듬히 접촉하고 간의 배공간 안의 배막 부위에 위치해 있다.

근육층. 비스듬히 뻗어 있는 근육섬유의 추가적인 층이 있다.

점막층. 점막층은 쓸개주머니가 비었을 때 작은 주름이 져 있다. 쓸개즙과 함께 팽창되었을 때에는 사라진다.

혈액 공급

간동맥의 가지인 쓸개동맥은 쓸개주머니로 혈액을 공급한다. 혈액은 쓸개정맥에 의해 배출되고 간문맥에 합쳐진다.

쓸개주머니의 기능

- 쓸개즙의 저장소
- 쓸개주머니의 벽을 통해 물을 흡수함으로써 10~15배로 쓸개즙을 농축
- 저장된 쓸개즙의 방출

쓸개주머니의 근육벽이 수축하면 쓸개즙이 쓸개즙관을 통과하여 샘창자로 이동한다. 샘창자에서 분비되는 콜레시스토키닌(CCK) 호르몬과 샘창자 내에 유입된 지방과 산성의 미즙은 쓸개수축신호를 전달하는 신호인자로 작용한다.

담췌관팽대부괄약근(Oddi)의 이완은 콜레시스토키닌의 신호전달에 의해 일어나고 쓸개주머니의 수축–반사반응으로도 나타난다.

13. 소화와 영양분 흡수의 요약

학습목표

이 단원의 학습을 통해서 다음을 이해할 수 있다.

- 주요한 소화효소와 이들의 활동 위치, 기질과 생산물
- 주요 영양소 집단 흡수 위치

표 12–2는 주요 영양분의 주된 소화과정으로 이러한 과정이 어디서 발생하는지와 그 효소가 포함되는 장소를 요약했다.

14. 신진대사

학습목표

이 단원의 학습을 통해서 다음을 이해할 수 있다.

- 동화작용, 이화작용(분해), 에너지 단위와 대사율 등의 신진대사의 일반원리
- 몸의 주요 에너지 원천(탄수화물, 단백질, 지방)의 대사율
- 주요 신진대사 경로: 해당작용, 구연산회로와 산화적 인산화

신진대사는 다음에 영양소를 사용하여 체내에서 일어나는 모든 화학적 반응을 말한다.

- 영양소의 화학적 산화에 의한 에너지를 공급
- 몸의 물질을 새로 만들거나 교체

두 종류의 과정이 포함된다.

큰 분자 ⇄ 작은 분자 (→ 이화작용, ← 동화작용)

이화작용. 이화작용을 통해 큰 분자를 작은 분자로 분해하면서 화학적 에너지를 방출하며, 그 에너지를 ATP에 저장하고, 열을 낸다. 열은 화학적 활동을 위한 최적의 수준(36.8℃)으로 몸의 필수적인 온도를 유지하기 위해 사용된다. 과도한 열은 주로 피부를 통해 방출된다.

동화작용. 동화작용은 작은 분자들을 큰 분자로 쌓아 올리거나 합성하는 것이고, 보통 ATP와 같은 원천적인 에너지가 필요하다.

대사경로

동화작용과 이화작용은 보통 신진대사의 통로로 알려진 일련의 화학반응으로 큰 세포 내의 격렬한 분해보다는 통제를 허용, ATP로부터 효율적이고 점진적인 에너지 이동과 같은 작은 단계들로 이루어져 있다.

만약에 신진대사의 조절로 개별적 요구사항이 합의된다면 신진대사 경로는 호르몬에 의해 열리고 닫힌다.

두 과정은 모든 세포가 에너지 균형을 유지하면서 지속적으로 발생한다. 근육과 간처럼 아주 활동적인 세포들은 그들의 필요조건을 지지하기 위해 큰 에너지 공급이 필요하다.

에너지

몸에서 생산되는 에너지는 일의 단위(joules)와 열의 단위(kilocalories)로 측정 · 표현한다.

kcal는 1L의 물을 1℃ 상승시키는 데 필요한 열의 양이다. 일일 기준으로, 몸의 총 대사과정은 총 약 3백만 kcal를 생산한다.

$$1\text{kcal} = 4184\text{J} = 4.184\text{kJ}$$

음식물의 식단에서 탄수화물, 단백질, 지방의 영양적 가치는 g당 kJ 또는 g당 kcal로 표현할 수 있을 것이다.

탄수화물 1g은 17kJ(4kcal)을 제공한다.
단백질 1g은 17kJ(4kcal)을 제공한다.
지방 1g은 38kJ(9kcal)을 제공한다.

11장은 이 영양소들이 제공하는 음식의 예들을 보여준다.

에너지 균형

몸무게는 영양소 형태의 에너지 섭취와 사용이 같아질 때 일정하게 유지된다. 과도하게 먹으면 몸무게가 증가하고, 반대로 에너지 요구를 충족하지 못하게 영양소를 섭취하면 몸무게는 감소한다.

대사율

대사율은 세포 안의 동력 분자에서 방출된 에너지의 비율이다. 대부분의 수반된 과정은 산소가 필요하고 이산화탄

표 12-2 영양소의 흡수와 소화 부위 요약

	입	위	작은창자		큰창자
			소화	흡수	
탄수화물	침속의 아밀라아제: 녹말을 이당류로 소화	산이 침속의 아밀라아제의 작용을 변성시켜 멈추게 한다.	이자의 아밀라아제: 녹말을 이당류로 소화 설탕분해효소, 말타아제, 락타아제(장세포 내): 이당류를 단당류로 소화 (주로 글루코오스)	융모를 통해 모세혈관으로 흡수	–
단백질	–	산: 펩시노겐을 펩신으로 펩신: 단백질을 폴리펩타이드로	엔테로키나아제(장세포 내): 키모트립시노겐과 트립시노겐(이자로부터)을 키모트립신과 트립신으로, 키모트립신과 트립신: 폴리펩타이드를 삼중, 이중펩타이드로 펩티다아제(장세포 내): 이중, 삼중펩타이드를 아미노산으로	융모를 통해 모세혈관으로 흡수	–
지방	–	–	담즙(간으로부터): 담즙산염이 지방을 유화시킴 이자의 리파아제: 지방을 지방산과 글리세롤로	융모를 통해 유미관으로 흡수	–
수분	–	소량이 여기서 흡수	–	대부분이 여기서 흡수	나머지는 여기서 흡수
비타민	–	비타민 B_{12} 흡수를 위해 내재적 인자 분비	–	모세혈관을 통해 수용성 비타민 흡수; 지용성 비타민은 융모를 통해 유미관으로 흡수	박테리아가 큰장자에서 비타민 K를 합성; 여기서 흡수

소를 폐기물로 생산한다. 대사율은 산소의 소비 또는 배설되는 이산화탄소를 측정하여 계산할 수 있다.

기초대사율(BMR)은 개인이 따뜻한 곳에서 쉴 때, 그리고 후기흡수(postabsorptive)상태, 즉 적어도 12시간 동안 음식물을 섭취하지 않은 상태에서의 대사율이다. 이 상태에서 에너지방출은 심장, 허파, 신경계 및 콩팥과 같은 생명기관의 필수 요구를 만족시키기에 충분하다. 후기 흡수 상태, 특히 단백질과 같은 음식의 흡수는 대사율을 증가시키므로 중요하다. 대사율에 영향을 미치는 여러 다른 요소는 **표 12-3**에 나타나 있다.

대부분 음식들은 탄수화물, 단백질, 지방, 무기물, 비타민, 섬유질(전분 없는 다당류) 및 물(11장 참조) 등의 혼합물이다. 탄수화물, 단백질 및 지방은 에너지의 원천으로, 다음과 같은 비율로 다양한 음식에서 얻을 수 있다.

표 12-3 대사율에 영향을 미치는 요소

인자(요인)	대사율에 미치는 영향
나이	점진적으로 나이의 증가에 따라 감소한다.
성	여자가 남자보다 높다.
키, 몸무게	상대적으로 작은 사람이 큰 사람보다 높다.
임신, 월경기간, 젖분비기	증가한다.
음식섭취	증가한다.
근육활동, 신체적 노력	증가한다.
체온 상승	증가한다.
갑상샘 호르몬 과다	증가한다.
기아	감소한다.

단백질 10~15%
지방 15~30%
탄수화물 55~75%

중심 대사경로

세포의 대사작용은 연료세포의 활동을 위한 에너지 생산과 관련이 있다. 어떤 공통 경로가 이 기능에서 중심역할을 한다. 연료 분자들은 중앙 에너지 생산통로로 들어가고 일련의 과정으로 중간 분자들이 형성되며, 에너지가 방출되는 동안에 이 연료 분자들은 화학적으로 분해된다. 이 과정의 마지막 결과는 에너지 생산, 이산화탄소와 물의 형성이다. 대부분의 에너지는 ATP로 저장되지만 일부는 열로 사라진다. 이산화탄소는 허파를 통해 방출된다.

가장 우선적인 몸 안의 연료 분자는 포도당이다. 그러나 포도당에는 선택적으로 불필요한 아미노산, 지방산, 글리세롤이 포함되고 가끔은 핵산이 포함되기도 한다. 이러한 성분들은 각각 중심 에너지 생산 경로로 들어가고 에너지, 이산화탄소와 물로 전환된다. 다음은 중심 대사경로 3개이다(그림 12-45).

- 해당과정
- 구연산회로(Krebs cycle)
- 산화적 인산화 과정

해당과정의 생산물이 구연산회로로 들어가고 구연산회로의 생산물은 산화적 인산화과정으로 진행된다. 중앙 대사경로로 들어간 다른 연료 분자의 생체 내 변환은 다음 장에서 논의될 것이다.

탄수화물의 대사

적혈구와 신경세포는 오직 포도당만을 연료로 사용할 수 있다. 그러므로 혈당량의 유지를 위해 이 세포들로 지속적인 에너지원 공급이 필요하다. 대부분 다른 세포들은 또 다른 연료원을 사용할 수도 있다.

소화된 탄수화물, 주로 포도당은 작은창자의 융모 모세혈관으로 흡수된다. 그 후 여러 문맥순환을 통해 간으로 이동한다(그림 12-39).

- 포도당은 간에서 일어나는 상당한 대사활동을 위해 필수적인 ATP의 형태로 화학에너지를 제공하기 위해 산화될 것이다.
- 일부 포도당은 정상 혈당을 약 3.5~8(mmol/L)로 유지하기 위해 순환하는 혈액에 남아 있을 것이다(63~144mg/100mL).
- 만약에 필요 이상으로 초과된다면 일부 포도당은 간과 뼈대근육에 있는 불용성 다당류, 글리코겐으로 전환될 것이다. 인슐린은 이러한 변화에 필수적인 호르몬이다. 글리코겐 안쪽 세포들의 구조는 삼투평형의 혼란 없이 탄수화물을 저장하는 수단이다. 글리코겐은 혈당 농도 유지 또는 ATP 제공으로 사용되기 전에, 다시 포도당과 같은 단위성분으로 분해되어야 한다. 간의 글리코겐은 간활동을 위해, 그리고 혈당량을 유지하기 위해 사용될 포도당 저장소를 구성한다. 근육의 글리코겐 저장소는 근활동에 필요한 포도당을 제공한다. 글루카곤, 아드레날린(에피네프린) 및 티록신은 글리코겐을 포도당으로 분해하는 데 관련된 주요 호르몬이다. 이 과정을 요약하면 다음과 같다.

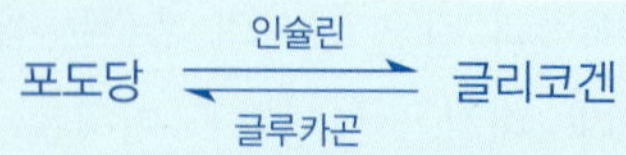

- 혈당량 유지에 필요한 양과 조직 속에 저장된 글리코겐의 양을 초과한 탄수화물은 지방으로 변환되어 지방 저장소에 저장된다.

온몸의 세포들은 낡은 세포의 대체 증가, 근섬유 수축 및

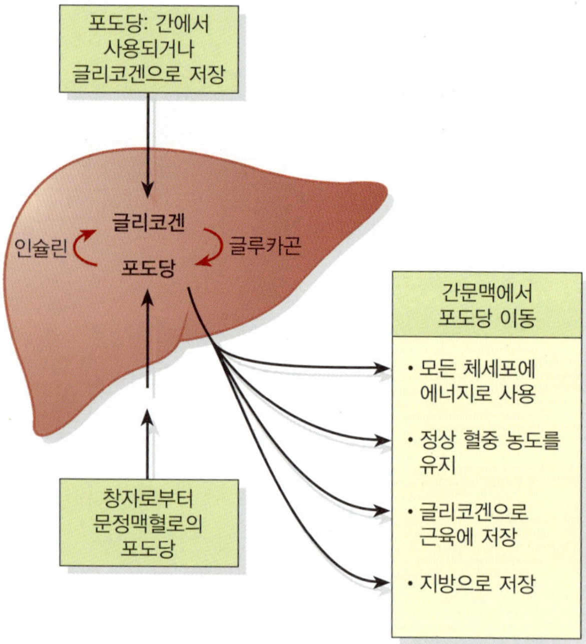

그림 12-39 포도당의 기원, 분포 및 사용에 대한 요약

샘과 관련된 조직에 의해 생성된 분비액의 합성 등의 대사과정을 수행하기 위해 에너지가 필요하다. 탄수화물과 지방의 산화는 몸에 필요한 대부분의 에너지를 공급한다. 몸은 글리코겐 저장소가 부족하고 더 많은 포도당이 필요할 때, 예를 들어, 아미노산과 글리세롤 같은 비탄수화물 원천인 포도당을 만들 수 있다. 이를 포도당의 포도당신생합성(gluconeogenesis)이라고 부른다(새로운 포도당의 형성).

탄수화물과 에너지 방출(그림 12-40)

포도당은 몸 안에서 에너지, CO_2와 대사수로 분해된다. 포도당의 이화작용은 각 단계에서 방출되는 작은 에너지를 가진 일련의 과정에서 발생한다. 포도당 한 분자의 완전한 분해로부터 생성된 ATP 분자의 총 개수는 38개이지만, 이 과정을 진행하기 위해서는 산소가 존재해야 한다(호기성 상태). 만약 산소가 결핍되면(혐기성 상태) 이 숫자는 현저히 줄어든다. 그러므로 그 과정은 매우 비효율적이다.

유기호흡(이화작용). 포도당의 호기적 이화작용은 오직 산소 공급이 충분하고, 장기간 동안 방출된 에너지에 의한 산소 공급과정이나 쉬운 운동을 할 때 발생할 수 있다. 운동 수준이 강해지면 근육의 에너지 요구량은 산소 공급량을 넘어서고, 혐기성 분해가 발생한다. 그런 활동의 높은 수준은 짧은 기간 동안에만 유지할 수 있다. 왜냐하면 폐기물(주로 젖산)의 축적과 에너지 생산과정의 효율이 떨어지기 때문이다.

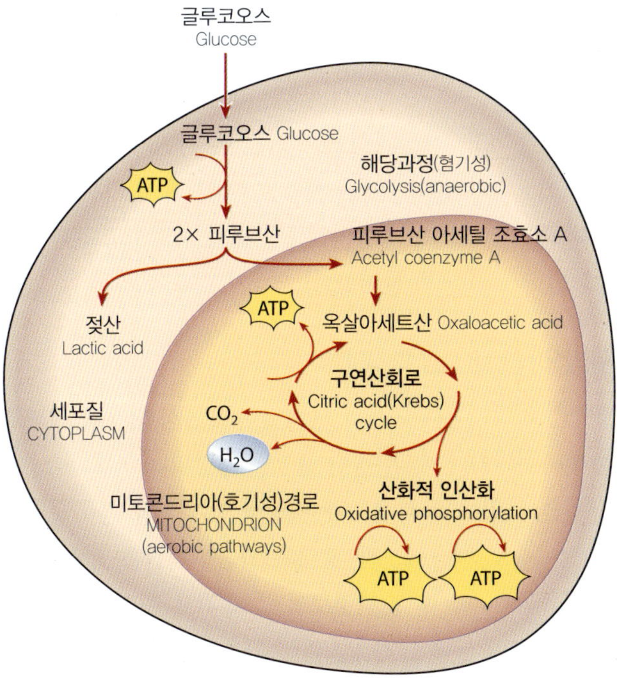

그림 12-40 포도당 산화

포도당 분해의 첫 번째 단계는 해당과정으로, 세포질 안에서 발생하는 혐기성 과정이다. 한 포도당 분자는 중간과정을 통하여 두 개의 ATP 생산물 그물을 가진 피루브산(초성포도산) 두 분자로 변화된다. 포도당 원래 분자 안에 고정된 많은 에너지 잔여물은 충분한 산소가 있다면 피루브산 분자들이 구연산회로라 하는 생화학적 원으로 들어가게 한다. 구연산회로는 세포의 미토콘드리아에서 발생하고 산소에 의존한다. 두 개의 피루브산이 구연산회로로 들어갈 때, ATP가 두 분자 이상 만들어진다. 그러나 여전히 최대 ATP 가능수인 38분자보다 훨씬 부족한 양이다. 34분자 ATP를 유지하는 것은 포도당 분해의 초기단계 동안 발생되는 수소원자에 의지하는 과정이며, 산화적 인산화인 세 번째 에너지 생산과정에서 생산된다. 구연산회로 같은 산화적 인산화는 산소가 있는 상태에서 미토콘드리아 안에서만 발생한다.

무기호흡(이화작용). 세포 내에 산소 수준이 낮을 때, 포도당 분자는 과정작용을 거치고 피루브산의 두 분자로 분해된다. 이는 과정작용이 혐기성 과정이기 때문이다. 그러나 피루브산은 구연산회로나 산화적 인산화 과정으로 들어가지 않고, 대신에 혐기성의 젖산으로 전환된다. 심한 운동으로 인한 근육의 경련이나 통증은 젖산 증가의 원인이 된다. 산소량이 회복되었을 때, 젖산은 피루브산으로 다시 전환되어 구연산회로로 들어가게 될 것이다.

탄수화물 대사작용의 최종 생성물

젖산. 포도당의 혐기성 이화작용에 의해 생성된 일부 젖산은 세포에서 이산화탄소와 물로 산화된다. 그러나 우선 피루브산으로 변환되어야 한다. 만약 완전한 산화가 일어나지 않는다면 젖산은 혈액을 통해 간을 지나가고 이때 포도당의 경로가 열려 포도당으로 전환된다(그림 12-39).

이산화탄소. 신체로부터 허파에서 가스로 방출된다.

대사수. 이미 신체 내에 존재하는 물에 더해지고 초과량은 신장에서 소변으로 방출된다.

단백질의 대사

식품 단백질은 대부분 아미노산으로 구성되어 있다. 약 20

개의 아미노산은 각각의 이름을 가지고 있으며, 이 중 9개는 신체 내에서 합성되지 않기 때문에 필수아미노산이라고 말한다. 그 나머지는 많은 조직에서 합성될 수 있기 때문에 비필수아미노산이다. 이 과정에 관련된 효소들을 아미노기 전이효소(트랜스아미나아제)라고 한다. 소화는 식품단백질을 작은창자벽의 융모성 모세혈관에서 흡수할 수 있는 성분인 아미노산으로 분해하는 작용이다. 아미노산은 문맥순환을 통해 간으로 운반된다. 이어서 전체 순환을 통해 신체의 모든 세포와 조직에서 이용 가능해진다. 세포들은 특정 형태의 조직을 치유하거나 구축하기 위해서, 그리고 항체, 효소, 호르몬을 합성하고 분비하기 위해서 필수아미노산을 선택한다.

신체조직의 치유와 구축에 불필요한 아미노산은 저장될 수 없고 간에서 분해된다(아래의 탈아미노기 참조).

아미노산 저장소(그림 12-41)

신체 안에는 작은 아미노산 풀이 유지된다. 이 아미노산 풀은 신체의 다른 세포나 효소, 호르몬 및 혈장단백질 같은 인체분비물의 합성에 필요한 아미노산을 얻을 수 있는 원천이다.

아미노산의 원천

외인성. 식품단백질에서 얻는다.

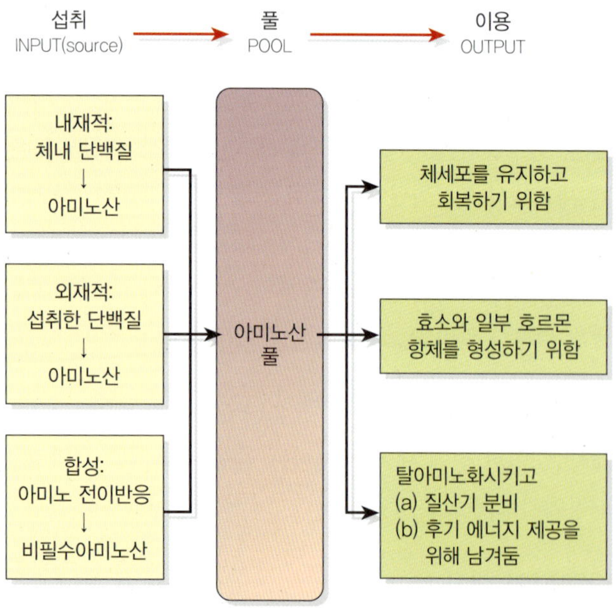

그림 12-41 몸의 아미노산 이용과 원천

내인성. 체내 단백질의 분해작용에서 얻는다. 성인의 경우 약 80~100g의 단백질이 분해작용을 하고 매일 대체된다. 작은창자의 점막은 대부분 세포의 신속한 전환이 이루어진다.

아미노산의 소모

탈아미노화. 신체로부터 불필요한 아미노산은 주로 간에서 분해되거나 탈아미노화가 된다. 아미노그룹(NH_2) 같은 질소성 부분은 암모니아(NH_3)로 전환되고, 요소를 형성하며, 이산화탄소가 결합하게 된다. 요소는 소변으로 배출되고, 남아있는 부분은 포도당신생합성에 의해 포도당으로 바뀌어 에너지 공급에 사용되거나 남으면 바로 지방으로 저장된다.

배설물. 식이 소화관의 내막에서 떨어진 세포의 단백질로 구성된 것이다.

내인성과 외인성 아미노산은 저장소 안에서 혼합되고, 제거량과 첨가량의 비율이 같을 때 질소평형(nitrogen balance)이라고 말한다. 탄수화물과는 다르게 비교적 작은 풀을 제외하고 아미노산의 저장을 위한 흡수능력이 없다. 그림 12-42는 체내 아미노산의 발생을 설명하고 있다.

아미노산과 에너지 방출(그림 12-44)

아미노산 형태의 단백질은 전위 연료 분자로서, 오직 에너지가 손실될 때, 즉 기아상태에서 사용된다. 연료로 사용하기 위해 신체 근육이 분해되어 공급되는 극소수 아미노산이 단백질의 주요 원천이다. 몇몇 아미노산은 직접 포도당으로 전환되고, 해당과정이 시작된다. 다른 아미노산들은 중심 신진대사경로의 중간 화합물, 예를 들어 피루브산 아세틸 조효소 A 또는 옥살아세트산 같은 화합물로 전환되어 저장된 후 조직으로 들어간다.

지방의 대사(그림 12-43)

지방은 과잉의 탄수화물과 단백질 식품에서 합성되고 피부 밑에 축적되거나 배막, 콩팥 둘레에 저장된다.

유즙에 있는 글리세롤과 지방산으로 소화 흡수되었던 지방은 주로 가슴림프관 팽대와 가슴부위관을 통해 혈류로 이동한다. 그 후 순환경로를 통해 간으로 이동한다. 혈액 안의 지방산과 글리세롤의 순환은 조직의 세포와 샘에서 에너지 공급과 분비물 합성에 사용된다. 간의 몇몇 지

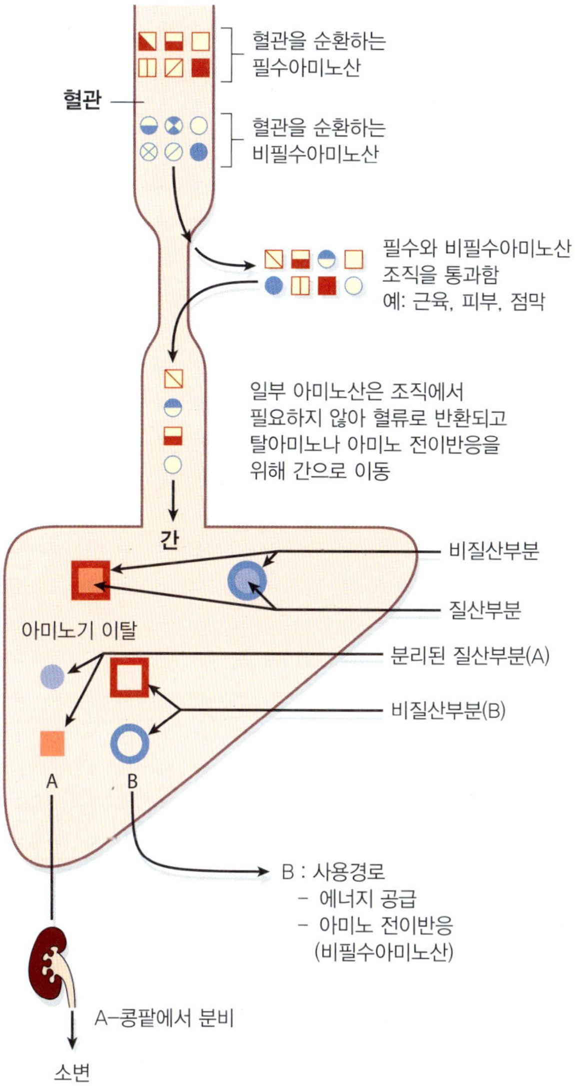

그림 12-42 신체 내 아미노산의 운명

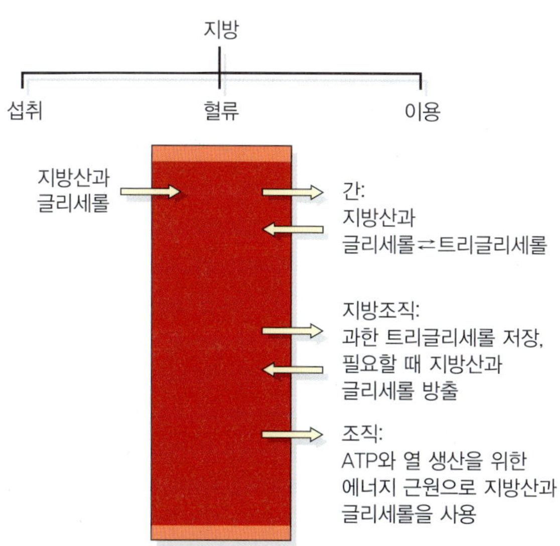

그림 12-43 신체 내 지방의 기원, 분포 및 사용

방산과 글리세롤은 에너지와 열을 내는 데 사용되고, 일부는 지방의 저장원 형태인 중성지방으로 재합성된다. 중성지방은 세 개의 지방산과 한 개의 글리세롤 분자가 화학적으로 결합되어 구성된다(**그림 2-9** 참조). 필요하면 중성지방은 지방산과 글리세롤로 전환되며, 에너지 공급에 사용된다. 지방대사의 최종 생성물은 에너지, 열, 이산화탄소와 물이다.

지방산과 에너지 방출

지속적인 공복상태, 기아, 에너지가 부족한 식사 및 격렬한 운동을 하는 동안에는 신체 조직에 포도당이 결핍된다. 이때 신체는 주로 저장된 지방을 에너지로 사용한다. 지방산은 피루브산 아세틸 조효소 A로 전환되어, 그 형태로 에너지 생성경로로 들어간다. 이로 인해 케톤체가 축적된다. 케톤체는 피루브산 아세틸 조효소 A로부터 간에서 생성되는데, 구연산회로를 통한 처리과정의 정도가 매우 높을 때 일어난다(**그림 12-44**). 그 후 케톤체는 혈액 내로 들어가서 뇌를 포함한(보통 포도당에 의존하는) 다른 신체 조직에서 사용될 수 있다. 그러나 고농도의 케톤은 특히 뇌에서 치명적인 독성이 있다. 케톤체에는 아세톤(acetone)과 산도가 약한 유기산제가 포함되어 있고, 일부 경우에만 사용되기 때문에 정상 수준이 낮다. 그러므로 사용량보다 과량 생산될 때 케톤증의 원인이 된다. 배출되는 경로는 다음과 같다.

- 소변(케톤뇨증)
- 호흡 시 아세톤 또는 'pear drops'의 달콤한 냄새가 나는 폐

케톤뇨증에서 보상작용은 산-평형유지에 필요하다. 평형은 과호흡을 통한 폐에서의 과잉 산 배출 또는 콩팥의 완충시스템에 의해 이루어진다. 케톤산증은 스스로 제한되고, 케톤체는 공복상태나 운동을 멈췄을 때 생성이 중지된다. 1형 당뇨병에서는 케톤체가 과량 생성되면 심각한 대사합병증이 발생한다.

글리세롤과 에너지 방출(그림 12-44)

지방이 해당과정이 일어나는 동안에, 생성된 중간화합물 중 하나가 분해됨으로써 신체는 글리세롤로 전환되고 이 형태로 중심 대사경로로 들어간다.

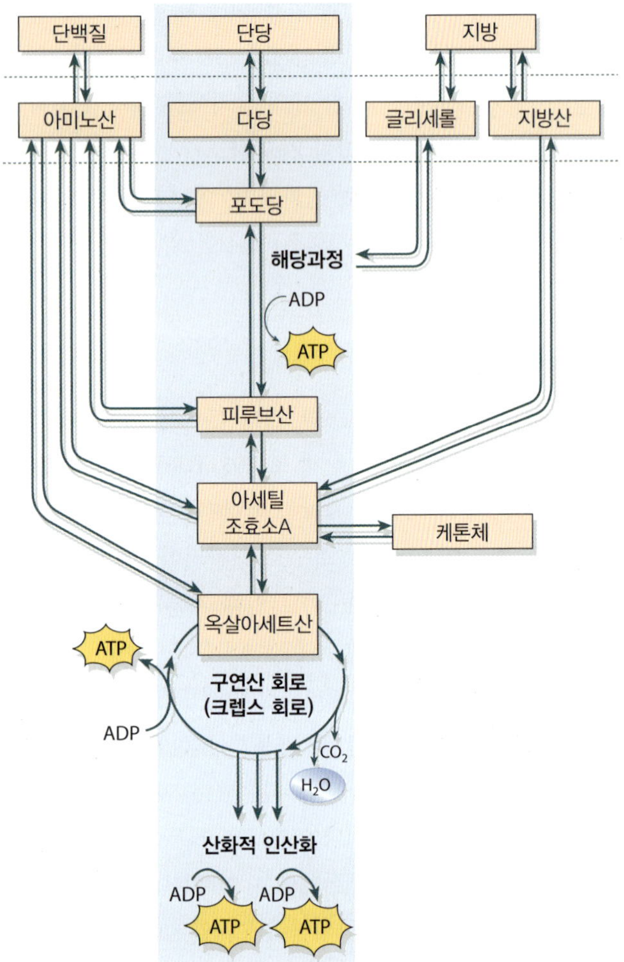

그림 12-44 중심 대사경로에서 세 개의 주요 에너지원의 변화에 대한 요약

15. 노화와 소화기계

학습목표

이 단원의 학습을 통해서 다음을 이해할 수 있다.

- 노화가 소화기계에 미치는 영향

치주질환 등으로 치아가 빠지게 되면 음식물을 씹는 데 어려움이 생겨, 식이선택에 있어 제한점이 많다. 또한, 설근의 위축이나 침샘분비의 감소, 혀의 맛봉오리(taste buds) 민감성도 연령에 따라 감소한다.

노화가 진행되면서 소화관의 연동운동이 감소되어 변비가 생기기 쉽기 때문에, 섬유소 성분이 과량 함유된 음식물을 섭취하거나 적정량의 수분을 섭취해야 한다.

간의 비중이 감소하면서 간의 예비용적(reserve capacity)도 감소하게 되어 신진대사 및 약물의 해독작용에도 문제가 발생한다.

노인의 경우, 뼈대근육의 비중이 감소하고 아드레날린, 노르아드레날린, 갑상샘 호르몬의 민감성도 떨어지면서 노화에 따른 기초신진대사(BMR)의 변화가 나타난다. 이외에도 신체활동의 제한 또는 운동성 저하 등도 기초신진대사를 감소시키는 요인이 된다. 식이섭취량의 변화는 없으나 신진대사가 감소하는 경우, 섭취한 음식물이 에너지 대사에 사용되지 않고 전부 지방으로 전환되어 비만이 될 가능성이 높다.

표 12-4 위장관 질환의 일반적인 증상 및 징후

징후/증상	정의와 설명
복통 (abdominal pain)	내부 장기를 둘러싸는 막(capsule) 또는 평활근의 신장(stretching)이 원인이 된다. 복통이 나타나는 위치는 그림 3-38에서 확인할 수 있다.
식욕부진(anorexia)	음식에 대한 욕구가 부족하거나 음식물 섭취가 두드러지게 감소한 경우이다. 심각한 상태가 지속되면 체중감소가 나타난다.
변비(constipation)	평상시 보다 대변이 잘 나오지 않거나 배변이 드물거나 어려운 경우이다. 정상적인 배변횟수는 하루 3번에서 일주일에 3회 정도이다.
설사(diarrhoea)	잦은 배변과 묽은 변이 나오는 경우이다. 정상적인 경우 위장관의 체액은 재흡수된다(그림 12-28). 소장에서 물의 재흡수가 감소한 경우 또는, 장의 운동성이 증가한 경우 나타난다.
삼킴곤란(dysphagia)	음식물의 삼킴이 어려워지는 경우
토혈증(haematemesis)	혈액을 토하는 경우이며 일부 소화액도 배출된다.
혈변(melaena)	혈액이 섞인 대변을 배출한 경우이다. 혈액부분이 적게 나타나도 분변잠혈검사(fecal occult blood, FOB)를 시행하며, 대변에 숨어있는 혈액성분을 확인하기 위함이다.
오심(nausea)	구토가 급박한 느낌이며, 과도한 침분비와 심박동수의 증가가 동반된다.
구토(vomiting)	위의 내용물이 입을 통해 배출되는 불수의적 반사이다. 구토는 인두와 식도 그리고 위의 자극활성으로 나타나거나 연수의 구토중추가 활성화될 때 일어난다. 연수에 의한 구토발생시, 성문닫힘, 횡격막 하강, 식도상부 괄약근 이완 등이 나타나고 위의 역연동운동에 의해 내용물이 위로 올라온다. 심각한 경우, 전해질과 산-염기의 불균형으로 대사성 알칼리 혈액증(metabolic alkalosis)이 나타난다(수소이온의 과도한 방출로 인하여 발생).

16. 입안질환

학습목표

이 단원의 학습을 통해서 다음을 이해할 수 있다.
- 입안의 주요 염증 및 감염상태
- 입안 편평세포 암종의 효과와 부위
- 해부학적 기형과 관련된 입술갈림증과 입천장갈림증의 구별

염증과 감염상태

부식성이거나 거친, 또는 매우 뜨겁거나 차가운 음식을 섭취하면 구강 주위 조직 또는 입안 조직이 손상될 수도 있다.

아구창(구강 칸디다병)

입안 상피세포의 급성 감염은 효모 칸디다 알비칸스(candida albicans)에 의해 유발된다. 성인의 경우 기회감염균이 쇠약한 사람이나 스테로이드, 항생제 또는 세포독성 약물에 의해 면역성이 약화된 사람들에게 주로 나타난다. 유아에게는 때때로 놀이방에서 교차감염의 유행성으로 심각한 감염을 초래할 수도 있다. 대부분은 인공수유를 하는 유아에게 일어난다. 만성 아구창(chronic trush)은 틀니를 끼고 있는 사람들의 구근에 영향을 미치고, 심해질 수도 있다. 이 진균은 틀니 표면 위의 미세한 홈이나 여러 차례 감염된 상피에 생존한다.

급성 치은염

발생은 드물며, 이전에는 빈센트 감염으로 알려져 있었다. 입술, 입안, 인두와 구개편도에 침범되었을 때 치은의 심각한 궤양을 초래할 수 있다. 두 가지 공생 세균, 보렐리아속 빈센트(borrelia vincenti)와 방추 박테리아가 같이 활동함으로써 유발된다. 이 두 세균은 영양장애, 쇠약해지는 질병, 위생학적으로 불량한 치아나 이전의 감염에 의한 손상이 있는 상태의 입안에 나타날 수 있다.

아프타성 구내염(재발성 구강 궤양화)

보통 단독적이거나 구강 내의 소낭에서 발생하는 극심한 통증성 궤양을 유발한다. 원인은 알려져 있지 않다.

바이러스성 감염

급성 포진성 치은입안염증. 입안이나 잇몸의 감염은 단순포진(herpes simplex)바이러스와 가장 일반적인 입안 바이러스 감염으로 인해 발생한다. 광범위에 걸친 매우 고통스러운 궤양화가 특징이다.

이차적 또는 재발성 포진 병변(구순헤르페스). 병변은 단순포진 바이러스에 의해 발생하는데, 코 주위와 구순 위에 발생한다. 바이러스가 발현한 이후에 세포 내에 잠복되어 남아 있다. 발현 이후, 보통 같은 부위에 자외선(강한 햇빛)이 포함된 다양한 자극과 고령과 같은 면역의 반응의 저하에 의해 칩착된다.

입안의 종양

편평세포암

입안 악성종양의 가장 일반적인 종류로, 주로 노인에게 영향을 미치고, 예후가 좋지 못하다. 일반적 부위는 하순과 혀의 가장자리이다. 궤양화는 목부위림프절과 조직들에 둘러싸여 초기에 퍼지며, 자주 발생한다.

발달적 부전

입천장갈림증과 입술갈림증(언청이)

배아가 발달하는 동안, 단단입천장(경구개)이 반씩 두 부분으로 분리(오른쪽, 왼쪽)되어 발달하는데, 입술 앞쪽에서 뒤쪽의 목젖까지 발생한다. 이는 태어나기 전에 중심선을 따라서 두 개로 나누어져 융합한다. 만약 융합이 불완전하다면, 매우 작거나 실질적으로 균열(분열)이 발생할 수 있다. 입술갈림증(**그림 12-45 B**)은 드물지만 상순이 작게 베인 자국이거나 코를 포함한 입천장이 완전히 하나 또는 두 개로 쪼개진 경우도 있다. 입천장갈림증은 입안과 코안의 연결 경로인 열을 두 개로 반씩 갈라놓은 것을 말한다(**그림 12-45 C**).

주요 원인으로는 선천적 기형, 그리고 임신 7~10주 사이의 약물복용, 영양결핍, 낮은산소증과 같은 태아유기 요소가 있다. 부전 때문에 언어 발달이나 먹기 및 마시기가 정상적으로 일어날 수 없으며, 외과적인 수술로 치유한다.

17. 인두질환

편도염과 디프테리아 참조.

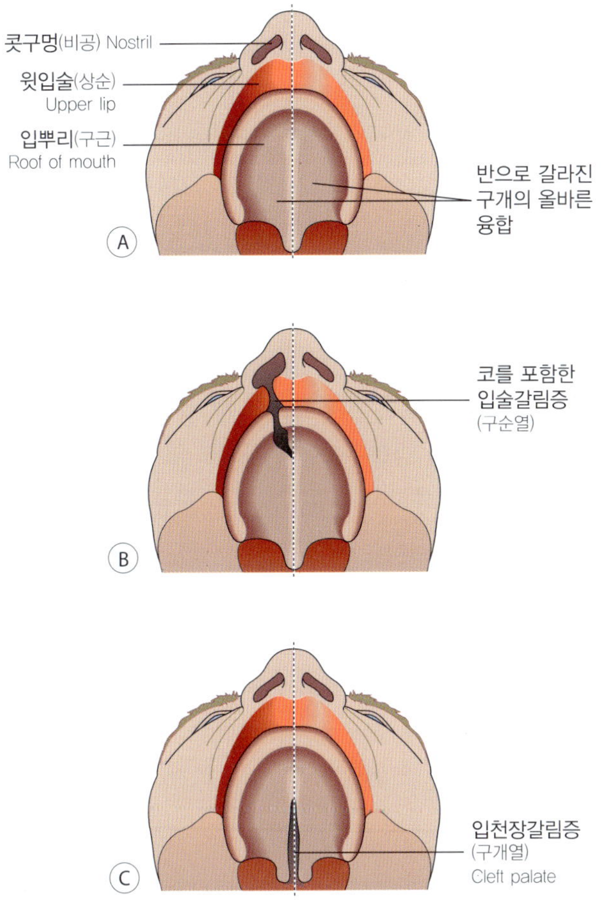

그림 12-45 **입술갈림증과 입천장갈림증.** A. 정상 단단입천장 B. 입술갈림증 C. 입천장갈림증

18. 침샘질환

학습목표

이 단원의 학습을 통해서 다음을 이해할 수 있다.

- 볼거리의 병태생리학
- 침샘결석의 특성
- 침샘의 가장 일반적인 종양

볼거리

침샘의 급성 염증성 상태로, 특히 귀밑샘에서 잘 발생한다. 파라인플루엔자(parainfluenza) 그룹의 한 종류인 볼거리 바이러스로 인해 유발된다. 이 바이러스는 기침 등으로 인해 방출된 작은 입자의 흡입으로 감염되며, 잠복기인 18~20일 동안에 몸의 다른 곳으로 퍼지기 전에 침샘에서 먼저 퍼진다. 바이러스는 7일 전후로 침에 존재하고 2주 동안 다른 곳으로 전염되어 퍼지면서 증상을 나타낸다. 바이러스는 경우에 따라 다음과 같은 곳에 퍼진다.

- 이자, 이자염 유발
- 고환, 사춘기 후에 고환염을 일으키고 때때로 샘의 위축과 불임증 유발
- 뇌, 수막염 또는 수막뇌염을 유발

발달기 어린이는 일반적으로 학교 입학 전에 볼거리에 대항하는 예방주사를 접종한다.

침샘의 종양

복합적 종양(다형성 침샘종)

초기 종양은 상피, 결합조직세포로 구성되고, 대부분 귀밑샘에서 발생한다. 이차적 종양은 첫 번째 종양을 제거한 지 몇 년 후에 같은 샘에 발생할 수도 있다. 일부는 악성으로 변하기도 한다.

암

악성 종양은 보통 귀밑샘을 침범하지만 어느 침샘이나 도관에서도 발생할 수 있다. 어떤 형태는 신경의 주위 조직에 침투하여 심각한 통증을 일으킨다. 림프는 목부위림프절로 퍼진다.

19. 식도질환

학습목표

이 단원의 학습을 통해서 다음을 이해할 수 있다.

- 식도정맥류의 발달방법
- 식도의 주요 염증성 조건
- 주요 식도의 종양
- 식도폐쇄와 기관식도 누관

식도정맥류(그림 12-46)

경화증 또는 정맥혈전증은 간문맥을 통한 간으로의 혈액 유입을 막고 문맥계 내의 혈압을 증가시킨다(문맥고혈압). 이 압력은 해부학적 정맥 내의 간문맥으로부터 정맥순환계 내의 혈액 방향을 바꾸고, 간으로 우회하게 한다. 50% 또는 그 이상의 문맥혈액이 해부학적 정맥으로 방향을 바꾸고, 또한 정맥 내의 압력을 증가시킨다. 비정상적으로 많은 혈액량으로 인해 식도 원위부의 정맥흐름이 끊어지고 약화되어, 정맥 내로 혈액이 한 방향으로 나아가게 된다. 정맥류는 식도의 관장 내로 혈관벽의 부위가 튀어나오고, 벽이 얇아지고 물러지면서 혈관벽이 가장 약해졌을 때 쉽게 부

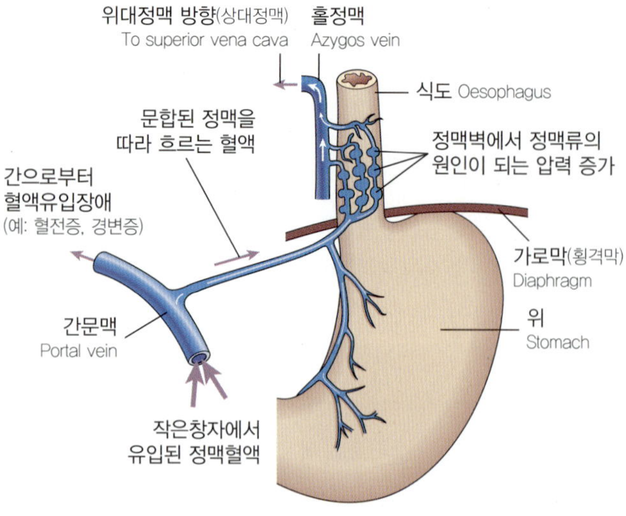

그림 12-46 식도정맥류

식되며, 음식의 삼킴으로 인해 외상을 입으면서 발생한다. 출혈은 적으나 만성이고, 이온 부족 빈혈증에 이르지만 갑자기 파열될 경우 생명을 위협하는 심각한 출혈을 초래할 수 있다.

염증성과 감염성 상태

급성 식도염

부식성 물질을 삼키거나, 면역성이 있는 사람에게서 심각한 진균에 감염되었을 때, 전형적인 칸디다 또는 단순포진 같은 바이러스성 감염 후에 나타난다. 심각한 손상으로 인한 섬유증과 원인과 식도 협착의 발달 후에는 섬유조직 위축을 억제하여 치료한다.

식도역류

소화불량(또는 가슴앓이)의 가장 대표적인 원인인 이 상태는 식도 안의 지속적인 위액 역류를 초래하고 염증과 고통스러운 궤양화를 유발한다. 출혈은 혈관을 부식시키면서 발생한다. 만성적 염증은 지속적인 역류를 초래하고, 손상이 광범위하면 섬유증의 발생으로 이차적 치유에 손상을 입힌다. 성숙한 섬유조직의 위축은 식도의 위축을 초래할 수도 있다. 위 함유량의 역류는 아래와 관계된다.

- 복강내압 증가(예: 임신, 변비 및 비만)
- 위액의 높은 산 함유량
- 위액분비촉진 호르몬(가스트린, gastrin)의 분비량 저하는 식도의 끝아래 부위의 조임근(괄약근) 운동을 감소시킨다.
- 탈장틈새의 존재

바렛식도

바렛식도는 만성적인 역류식도염으로 인해 발생한다. 창자에서 발견되는 원주세포와 유사한 식도 아랫부위의 편평상피를 대신하고, 이는 암의 전단계로 악성을 수반하는 위험성을 증가시키는 상태이다.

들문무이완증

들문무이완증은 젊은 성인들에게 발생하는 경향이 있다. 식도 아랫부위의 꿈틀운동이 손상되고 조임근이 삼킴작용을 하는 동안 이완되어 삼킴곤란과 위 함유물질의 역류, 폐렴을 유발한다. 식도는 확장되고 근육이 비대해진다. 자율신경은 식도의 근육에 비정상적으로 제공하지만 원인은 알려져 있지 않다.

식도의 종양

초기 종양의 발생은 드물다.

악성 종양

남성보다는 여성에게 더 자주 발생한다. 종양은 대부분 식도 저부에서 발생하지만 어느 위치에도 발생할 수 있다.

편평암(squamous carcinoma)은 보통 중앙 3분점에 발생하고, 매우 뜨거운 음식의 규칙적인 섭취와 가능성 있는 바이러스, 영양결핍과 관련된다. 종양이 발달된 부분은 장기간 알코올 섭취와 흡연과 관련이 있다.

샘암(adenocarcinoma)은 바렛식도가 발달한 것이다.

종양은 보통 궤양에서 시작되며, 협착을 일으키고 연하곤란이 나타난다. 진단될 때까지 국소적 전이가 일어나고, 예후가 나쁘다.

선천성 기형

식도의 가장 일반적인 선천성 기형은 다음과 같다.

- 식도폐쇄증(oesophageal atresia)은 관의 공간이 좁아지거나 막히는 것이다.
- 기관식도누관(tracheooesophageal fistula)은 유즙이나 위 함유물의 역류로 기관을 통해 흡인되고, 식도와 기관 사이의 누수가 나타난다.

하나 또는 둘 다에 기형이 존재할 수 있다. 원인은 밝혀져 있지 않다.

20. 위질환

학습목표

이 단원의 학습을 통해서 다음을 이해할 수 있다.

- 만성과 급성 위염의 주요 특징
- 소화성 궤양질환의 병리생리학
- 위의 주요 종양과 예후
- 선천성의 날문협착의 정의

위염

일반적으로 위에서 산이 과도하거나 상피 표면을 보호하기 위한 점액이 불충분할 때 발생한다. 급성이나 만성 위염이 있다.

급성 위염

위염은 심각성의 정도가 다양하다. 가장 심각한 형태는 급성 출혈성 위염이다. 위의 상피 표면이 대사성 과정과 염증반응에 자극을 받아 파괴되면서 체내의 산도가 증가하여 세포가 수소 이온을 흡수하고 위액에 노출된다. 급성 위염의 원인은 다음과 같다.

- 아스피린과 다른 항염증약, 특히 비스테로이드의 사용을 늘렸을 때 발생
- 지나친 알코올 섭취
- 음식중독으로 유발된다(예: 황색포도알균, 장티푸스균 또는 바이러스).
- 산성 또는 알칼리성 상한 음식의 섭취
- 위 내 쓸개즙의 역류

경과는 손상의 정도에 달려 있다. 대부분 원인이 무사히 제거된 후에 회복된다. 심각한 형태는 출혈성으로 나오거나 혈액의 구토를 동반하거나 흑색변(혈액이 포함된 검은 덩어리)으로 인한 점막의 부식으로 인해 발생하고 때때로 급성 소화성 궤양으로 진행된다. 광범위한 조직의 손상이 발생했을 때 섬유증의 치료로 탄력성과 꿈틀운동이 감소된다.

만성 위염

만성적 위염은 가벼운 상태가 길게 지속되는 형태이다. 보통 헬리코박터균과 관련이 있으나 때때로 자가면역질환 또는 화학적 손상으로 일어난다.

헬리코박터와 관계된 위염. 헬리코박터균은 위점막에서 생존하고 일반적으로 특히 만성 위염과 소화성 궤양질환 같은 위의 조건과 관련된다.

자가면역성 만성 위염. 진행성 질환이다. 점막의 표면에서 시작하는 파괴적인 염증성 변화는 위샘을 포함하여 전체적으로 치밀한 점막으로 침입하면서 퍼진다. 이 단계에 이르렀을 때, 염산의 분비와 내재적 요소는 현저하게 감소한다. 항원은 위벽세포와 밝혀지지 않은 내재적 요소이다. 비정상적인 자가면역기전 결과로 세포가 파괴되고, 염증성은 가라앉는다. 자가면역의 초기 원인은 알려져 있지 않지만 가족력, 만성 갑상샘염 및 갑상샘중독증과 콩팥위샘의 위축과 관련되는 것으로 추정된다. 이차적인 영향은 아래와 같다.

- 악성 빈혈은 내재적 위험요소로 여겨진다.
- 위암의 위험을 증가시킨다.

소화성 궤양화

궤양화는 위창자 점막이 과도하게 두꺼워지는 것이다(그림 12-47). 위 상피세포에서 점막의 보호적인 영향과 위액의 부식성의 영향 사이의 정상적인 균형이 피괴된다. 이는 급성 위염에서 발견되는 위 침식의 확장으로 여겨진다. 궤양의 가장 일반적인 부위는 위와 샘창자의 처음 몇 센티미터이다. 드물지만 위절제술에 의해 식도와 작은창자와 위의 문합 주위에 발생하는 경우도 있다. 근본적인 원인은 밝혀지지 않았지만, 위점막의 보호 기능이 손상되면 상피가 위산에 노출되고 시원세포가 손상되어 궤양을 일으킨다. 주요 보호 기전은 정상적인 혈액, 점액 분비 및 상피세포 대체물의 공급이다.

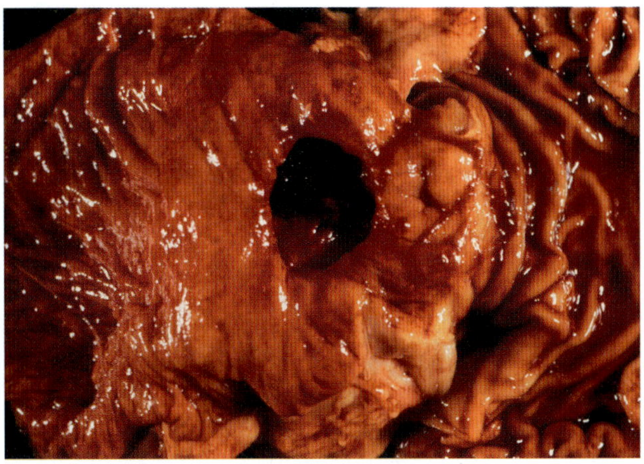

그림 12-47 소화성 궤양. 큰샘창자 궤양

혈액 제공. 혈액의 유입이 감소되고 국소적인 빈혈은 지나친 흡연과 신체적 또는 정신적 스트레스에 의해 초래된다. 스트레스적 상황에서 동반되는 교감신경성 활동은 소화관에 공급되는 혈관을 폐쇄시킨다.

점액의 분비물. 점액의 구성과 양은 다음과 같은 경우에 달라진다.

- 아스피린과 다른 항염증성 약물을 정기적 또는 지속적인 사용에 의해
- 쓸개즙산과 쓸개즙산염의 역류에 의해
- 만성 위염

상피세포 대체. 위와 창자의 상피세포는 정상적인 상태에서 빠르게 전환한다. 다음은 상피세포의 전환을 저해하는 요인이다.

- 예를 들어, 스트레스 또는 약물을 사용했을 때 반응으로 스테로이드 호르몬의 단계가 올라갈 때
- 만성 위염
- 세포독성 약물의 사용과 방사에 의해

소화성 궤양질환에서, 일반적으로 소화관에 장애를 일으키는 원인은 헬리코박터균 박테리아이다.

급성 소화성 궤양

이 병변은 점막하의 깊은부위조직에서 유발되고 단순 또는 복합 병변이 있다. 위와 샘창자의 처음 몇 센티미터에서 발견된다. 근본적인 원인은 밝혀지지 않았지만 예를 들면, 심각한 질병, 쇼크, 화상, 심각한 정서적 불안 및 외과적인 치유 같은 심각한 스트레스와 관련되어 발달된다.

스트레스 요인이 제거되었을 때 보통 섬유조직의 형성 없이 치유가 일어난다.

만성 소화성 궤양

궤양은 위벽의 상피와 근육층을 통해서 침투하고 이자 또는 간의 인접한 부위에도 침투할 수 있다. 그러나 대개의 경우 위와 샘창자의 날문동 내에서 단독적으로 발생한다. 경우에 따라서 샘창자에서 서로 다른 면의 두 가지 궤양이 나타나는데, 이를 전염성 궤양이라 한다. 헬리코박터균은 샘창자 궤양을 가진 사람의 90%에서 발견되고 위궤양을 가진 사람의 70%에서 발견되었다. 나머지 위궤양의 대부분은 비스테로이드성 항염증약물(NSAIDs)에 의해 나타난다. 흡연은 소화성 궤양에 걸리기 쉽게 하고, 치유를 지연시킨다. 치유는 섬유조직의 형성과 함께 발생하고 수축이 수반되는 원인이 될 수 있다.

- 위의 관공간 협착
- 위액 유출의 방해나 날문조임근의 협착
- 인접조직의 유착(예: 이자, 간, 가로잘록창자)

소화성 궤양의 합병증

출혈. 주요 동맥이 부패되어 생명을 위협할 가능성이 있는 심각한 출혈을 일으킬 때, 쇼크, 토혈증, 흑색변을 유발시킨다.

빈혈. 만성 상태는 궤양에서 지속적으로 적은 출혈을 일으키고, 이로 인해 철 결핍성 빈혈이 유발될 수 있다.

천공. 위벽의 충분한 두께를 통해 궤양이 부식되었을 때 또는 배막공간 안에 포함되는 샘창자의 함유물은 급성 배막염을 일으킨다. 감염된 염증성 물질은 가로막 밑에 쌓이며, 가로막밑 농양을 형성하고, 가로막에서 갈비뼈막공간을 통해 감염이 확산될 수 있다.

위액 유출의 방해. 날문 부위에 형성된 궤양이 치료되면서 발생한 섬유성 조직은 날문의 협착을 유발하여 위에서의 유출을 막고, 지속적인 구토를 유발한다. 이를 날문협착이라 한다.

악성 종양의 발달. 악성 종양은 헬리코박터 파일로리가 원인인 만성 위염과 관련이 있다.

위의 종양

위의 초기 종양은 드물게 발생한다.

악성 종양

일반적으로 악성 종양은 남자보다는 여자에게 더 자주 발생한다. 원인은 규명되지 않았지만, 헬리코박터 파일로리와 강하게 연관되어 있다. 식이요인과 같은 일부 환경적 요인은 아직 밝혀지지 않았다. 종양의 국소적 성장은 정상조직을 서서히 파괴하고, 보통 악성 빈혈이 부수적으로 나타난다. 종양이 자랄수록 표면에 궤양이 나타나고, 특히 위산감소증이 있을 때에는 감염이 발생할 수 있다.

이러한 상태는 예후가 좋지 않은데, 이는 진단 이전에 이미 종양이 퍼지기 때문이다. 일반적으로 종양 조각은 혈액이 모이는 간문맥에서 혈액을 통해 퍼지고, 이는 전이의

원인이 된다. 국소전이는 식도, 샘창자 및 이자와 같은 장기에 침범한다.

복막강으로의 전파는 바깥쪽에 있는 장막으로 영향을 미칠 때 발생할 수 있다.

림프절의 전파 또한 일반적인데, 가까운 절에 먼저 전파된 후에 먼 절에 전파된다.

선천성 날문협착

이것의 조건은 날문조임근의 경련성 수축, 특징 분출성 구토 그리고 무게를 늘리는 부전이 있다. 날문동굴의 발달은 근육의 경련, 비대를 극복하려는 시도이고, 생후 2~3주에 날문폐쇄가 유발된다. 이유는 과다 자극 또는 날문의 비정상적인 신경근으로, 밝혀지지는 않았지만 가족력의 경향이 있고, 남자아기에게 많이 나타난다.

21. 창자질환

학습목표

이 단원의 학습을 통해서 다음을 이해할 수 있다

- 막창자꼬리염과 그 영향
- 창자의 주요 감염성 질병
- 크론병과 큰창자염의 특징 비교와 대조
- 게실염과 게실증 구별
- 창자관의 주요 종양
- 탈창자 안 기형적 존재, 창자염전 및 창자중력증
- 창자폐쇄의 주요 원인
- 일차적 및 이차적 흡수장애의 원인과 결과 비교

작은창자와 큰창자의 질병은 몇몇 공통적인 특징이 있고, 어떤 조건은 양측에 영향을 미치므로 같이 설명된다.

막창자꼬리염

막창자의 안공간은 매우 작고, 염증을 일으켰을 때 부기를 위한 작은 공간이 있다. 염증 발달의 원인이 항상 명확하지는 않다. 미생물의 감염은 일반적으로 단단한 찌꺼기, 얽힘이나 이물질 중첩 장애에 의한 것이다. 섬유소, 식세포와 더불어 부종과 점액이 함유된 염증성 삼출물은 막 내부에 궤양을 일으키는 원인이 된다. 첫 단계에서, 막창자꼬리염의 통증은 대개 복부의 중심영역 안에서 느껴진다. 몇 시간 후 통증의 위치가 이동하고 돌기 위의 영역(우측 엉덩뼈오목)으로 국소화된다. 가벼운 증상인 경우 염증은 진정되고 차츰 치유된다. 더 심각한 증상인 경우에는 미생물의 증식물이 발달하고, 화농, 농양 형성과 그 이상의 충혈에 이르게 된다. 막창자꼬리 내부에 압력이 증가하게 되면, 먼저 정맥에서 폐색이 일어나고, 그 후 동맥이 폐색되며, 괴저와 파열로 인해 국소빈혈이 심해진다.

막창자꼬리염의 합병증

배막염. 배막에 심한 염증이 생기고, 혈관팽창과 과도한 장액성 체액이 분비된다. 막창자꼬리염의 합병증 유발은 아래와 같다.

- 미생물이 막창자꼬리의 벽에 확산되어 배막을 감염
- 막창자꼬리 농양파열과 고름이 배공간 안으로 유입
- 막창자꼬리에 괴저와 파열이 발생하고, 내용물이 배 안으로 배출

농양 형성. 대부분의 공통점은 다음과 같다.

- 간과 가로막 사이의 가로막 농양은 감염이 심막과 세포칸의 구조물, 갈비막 위쪽으로 퍼져 감염될 수 있다.
- 골반의 농양은 근접한 구조물로 퍼져 감염을 일으킬 수 있다(그림 12-48).

섬유의 흡착. 섬유조직이 차츰 치유되거나 수축한 후에는 다음과 같은 상태가 초래될 수 있다.

- 창자의 협착이나 폐쇄
- 창자염전(volvulus); 창자폐쇄의 유형을 발생시키는 협착 주위가 꼬여 창자고리의 운동제한

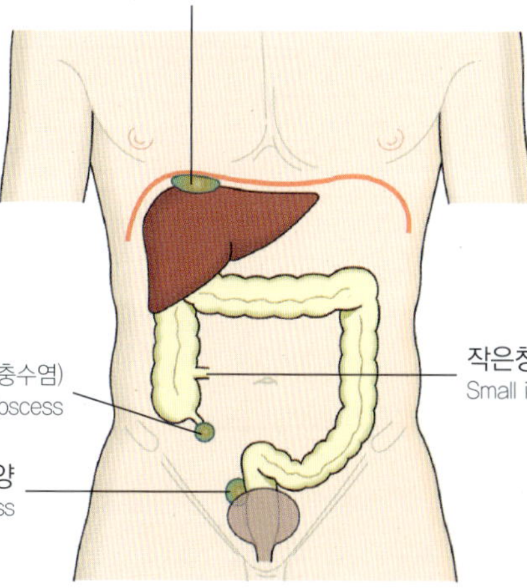

그림 12-48 농양 형성. 충수염의 합병증

미생물의 질병(그림 12-49)

이들의 상태는 병적 상태와 세계적 사망률 대부분의 이유가 된다. 식수의 오염은 설사병(이질)을 일으키고 그 결과 개발도상국 유아 사망의 주요 원인이 된다.

장티푸스 열

이 형태의 창자염은 장티푸스균(Salmonella typhi)이라는 미생물에 의해 발병하며, 물이나 음식을 통해 섭취된다. 유일한 숙주는 인간이기 때문에 감염원은 질환을 앓고 있는 사람 또는 보균자이다.

주입된 후, 질병의 증상이 나타나기 전까지 약 14일 정도 잠복기간이 있다. 이 기간 동안 미생물은 작은창자와 큰창자의 림프절, 특히 무리림프절과 홀림프절에 침범한다. 그 다음 미생물은 혈관으로 들어가서 간과 지라, 쓸개주머니로 퍼진다. 급성 감염은 창자 림프조직의 괴사와 점막의 궤양으로 발전한다. 장티푸스균의 영향이나 내독성은 아래와 같다.

- 미생물이 쓸개주머니에서 증식하여 쓸개주머니염, 창자를 다시 감염시키면서 쓸개즙으로 분비
- 피부에 붉은 반점, 특히 가슴 부위와 배 부위
- 지라의 종대
- 심근손상과 심장안쪽막염

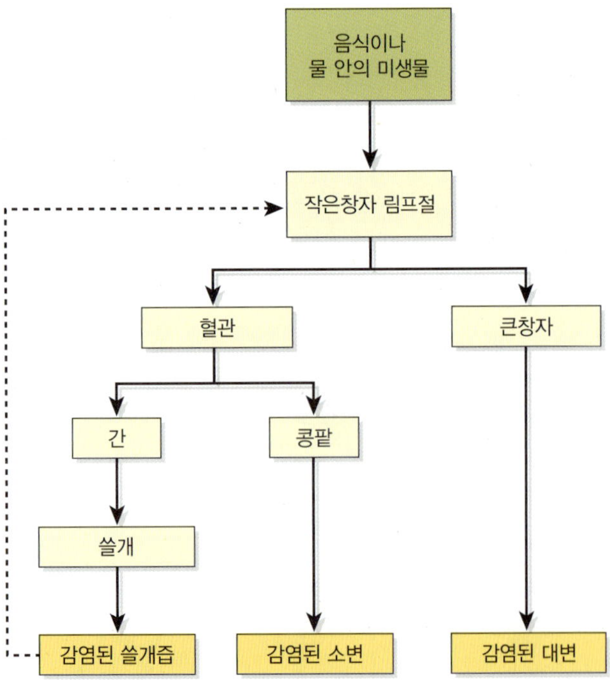

그림 12-49 장티푸스 열에서 미생물의 분비경로

- 간과 콩팥 손상
- 다른 감염 특히, 기도감염에 대한 저항 감소 (예: 후두염, 기관지염, 허파염)

합병증을 수반하지 않은 경우의 회복은 섬유화가 거의 없고, 작은창자 궤양의 치유에 약 5주 정도 걸린다.

합병증

- 궤양은 혈관을 관통하여 출혈을 일으키거나 작은창자 벽을 손상시켜 급성 배막염을 일으킨다.
- 개개인이 보균자가 된다. 감염되면 장티푸스는 오줌관과 쓸개관의 무증상적이고 만성적인 감염으로 이어진다. 미생물은 소변과 대변을 통해 계속적으로 분비된다. 보균자에 의한 음식과 물의 오염은 감염의 일반적인 원인이다.

파라티푸스 열

이 질병은 살모넬라 파라티푸스(Salmonella paratyphi) A나 B에 의해서 발생하며 장티푸스(typhoid) 열과 같이 감염된 배설물에 의해 오염된 음식이나 식수를 통해 전파된다. 창자 안의 점막에 염증을 일으키는 이 감염은 비록 장티푸스 열보다 증상이 가볍고 지속기간이 짧지만 대부분 돌창자에 한정된다. 몸의 다른 부분은 거의 영향을 받지 않지만 때때로 요로(urinary)나 쓸개관에 만성적 감염이 일어나고 감염자는 증상이 없는 보균자로서 배설물을 통해 이 미생물을 배출한다.

다른 살모넬라균 감염

장티푸스균(Salmonella typhimurium)과 창자염균(S. enteritidis)은 이 집단의 가장 일반적인 균이다. 일반적으로 위의 감염과는 다르게 위창자관에 한정하여 영향을 미치고 다른 곳에는 영향을 미치지 않는 것으로 보인다. 사람 외에도 가축과 가금류를 숙주로 한다. 이 균은 고기, 가금류, 난류 및 우유에서 발견되며, 요리를 통한 멸균을 잘 하지 못하면 감염을 유발한다. 쥐들도 역시 이 균을 운반하며 요리 전후에 음식을 오염시킨다.

감염증상은 주로 짧은 편이고 급성 복부 통증과 설사를 유발하며, 이로 인해 탈수, 전해질 불균형이 초래된다. 어린이와 쇠약해진 어른에게 이 감염은 위험하고, 심지어는 치명적이다. 쓸개즙관 및 요로의 만성적 감염은 발달하여 감염자는 보균자가 되고 배설물을 통해 균을 배출한다(그림

12-49).

대장균 식중독

이 박테리아의 일반적인 출처는 설익은 고기와 멸균되지 않은 우유이다. 적절한 요리과정은 대장균(E. coli)을 죽인다. 이 질병 증상의 정도는 대장균의 종류에 따라 다르다. 몇몇 종류는 다른 종류보다 병원성이 더 높다. 대장균에 의한 식중독의 발병은 치명적인데, 특히 어린이와 노인에게 위험하다.

포도알균 식중독

이는 사실상 감염은 아니다. 음식물에 오염된 황색포도알균(Staphylococcus aureus)은 독소를 만들고, 이 독소가 급성 위창자염(gastroenteritis)을 유발한다. 비록 요리과정에서 이 박테리아는 죽지만 독소는 열에 안정적이다.

주로 짧은 간격의 강한 구토와 설사를 동반하는 급성 염증이며, 탈수와 전해질 불균형이 동반된다. 대부분의 경우에 24시간 내에 완전히 회복된다.

클로스튜리듐 가스균 식중독

이 균은 사람과 동물의 창자에 정상적으로 존재하지만 많은 수를 섭취할 경우 식중독을 유발한다. 고기는 도축에서 소비에 이르는 모든 과정에서 오염될 수 있다. 이 식중독은 기관 같은 곳에서 많은 양의 식사준비 시 주로 일어난다. 요리 후 천천히 식히거나 또는 천천히 가열하는 경우 이 균이 번식하게 된다. 이 균이 창자에 이르면 독소를 만들고 이 독소는 설사와 복부 통증을 유발한다.

캄필러박터 식중독

이 그람음성균(Gram-negative bacilli)은 위창자염의 대표적인 원인이며, 고열, 급성 통증, 때로는 출혈을 동반한다. 이 균은 주로 청소년이나 5살 미만의 소아에게 영향을 미친다. 이 균은 새나 동물의 창자에서 발견되며, 설익은 고기나 가금류를 통해 전파된다. 고양이나 개와 같은 애완동물도 감염원이다.

콜레라

콜레라는 콜레라균(Vibrio cholerae)에 의해 발생하며 오염된 물, 배설물, 구토물, 음식 및 손에 의해서 전파된다. 알려진 숙주는 오직 사람이다. 이 박테리아가 만들어내는 매우 강력한 독소는 창자샘을 자극하여 많은 양의 물과 2가 이온, 그리고 염소를 배출하게 한다. 지속된 설사, 심각한 탈수와 전해질 불균형, 그리고 낮은 혈량성 쇼크(hypovolaemic shock)로 인한 죽음을 유발한다. 이 균은 때때로 쓸개주머니로 퍼져 증식한다. 그리고 쓸개즙과 배설물을 통해 배출된다. 이 보균자상태는 최대 4년 동안 지속되며 질병의 전파에 저장소 역할을 하게 된다.

이질

세균성 이질. 결장의 감염은 이질균(shigella) 그룹의 박테리아에 의해 발생한다. 이 병의 심각성은 포함된 유기체들에 달려 있다. 영국에서는 보통 상대적으로 손네이이질균(Shigella sonnei)에 의해 유발되는 가벼운 병이다. 아이들과 쇠약한 노인들은 특히 감염되기 쉽다. 유일한 숙주는 사람이고 병은 음식, 식수, 배설물 및 손의 매개물의 오염에 의해 퍼진다.

창자의 점막은 염증을 일으키고, 궤양을 유발하며, 과량의 점액 분비에 의해 부종이 발생한다. 몇몇의 심한 감염에서는 출혈과 많은 콧물이 포함된 급성 설사가 탈수, 불안정, 빈혈증을 일으킨다. 치료를 시작했을 때 그 점액질의 막질은 완전히 회복되지만 때때로 만성적인 감염으로 발달한다. 그리고 그 사람은 보균자가 되어, 배설을 통해 미생물을 배출한다. 시가이질균(Shigella dysenteriae)은 가장 심한 감염유형인데 주로 개발도상국들에서 발생한다.

아메바성 이질. 이 질병은 이질아메바(Entamoeba histolytica)에 의해 발생한다. 알려진 숙주는 오직 사람이며, 배설물에 의한 음식, 물, 손의 오염으로 전파된다. 직장 내에서의 아메바성 증식, 분열과 점막성 세포(mucosal cells)로의 침투가 염증과 궤양을 유발하고 나아가서 점막을 파괴하고 때로는 관통한다. 점막과 피가 섞인 설사가 지속되고, 이로 인해 쇠약해진다. 이 질병은 여러 가지 방법으로 진행된다.

- 치료는 섬유성 유착을 만들고, 이는 부분 또는 완전한 창자폐쇄를 유발한다.
- 이 원생동물(amoebae)은 간으로 퍼져 아메바성 간염과 농양을 유발한다.
- 만성적 이질은 간헐적 설사와 대변의 원생동물과 함께 발달한다.

비록 감염된 사람이 모두 증상을 나타내지는 않지만 보균자가 되곤 한다.

염증성 창자 질환(표 12-5)

이 용어에는 크론병(Crohn's disease)과 궤양성 큰창자염(uncreative colitis)이 포함된다. 병인에 대해서는 잘 알려져 있지 않지만 유전적으로 취약한 사람에게 환경적 요인에 의해 유발되는 것으로 생각된다.

크론병(국한회장염)

이 소화관의 만성적 염증 증상은 청소년에게 주로 일어난다. 주로 돌창자의 끝과 곧창자가 이 질병에 영향을 받지만 더 광범위한 것으로 생각된다. 창자벽이 부종으로 꽉 차는 증상과 함께 만성적 반점형 염증은 관내강의 부분적 장애를 유발하고 때로 피부 환부로 설명된다. 지속기간 중간에 완화기간이 존재한다. 이 질병의 원인은 완전히 밝혀지지 않았지만 아마도, 특히 바이러스에 의한 면역적 장애가 개인을 취약하게 하여 감염시키는 것으로 생각된다. 합병증은 다음과 같다.

- 염증 부위에서 궤양이 생길 때 일어나는 이차적 감염
- 치료과정에서 생기는 섬유성 유착과 부차적인 창자의 장애
- 창자의 병소와 인접한 구조 사이의 누관(예: 창자의 고리, 피부의 표면)
- 항문 주위 누관, 열창 및 피부 부스럼
- 작은창자 또는 큰창자의 암

궤양성 큰창자염

감염된 큰창자와 곧창자의 점막에 궤양을 일으키는 만성적 염증 질병이다. 주로 청소년에게 일어나고, 곧창자와 구불잘록창자에서 시작된다. 잘록창자의 다양한 부분에서 퍼지며, 때로는 잘록창자 전 부분에 퍼지기도 한다. 몇 주, 몇 달 또는 몇 년 동안 지속되면서 완화기가 있다. 병에 걸린 사람은 관절(강직성 척수염), 피부, 간과 같은 곳에 다른 전신성 문제의 영향을 받는다. 아주 오래 지속되는 경우 암을 유발하기도 한다. 중독성 거대결장증(Toxic megacolon)은 근긴장이 소실되어 비정상적으로 팽창된 결장으로, 갑작스러운 설사가 발생하고, 심각한 출혈에 의한 탈수, 전해질 불균형, 천공 및 저혈량성 쇼크에 의해 죽음에 이를 수도 있다.

게실질환

게실(diverticula)은 결장끈(taeniae coli) 사이에 있는 결장의 둥근 근섬유를 통해 배막강으로 돌출된 점막의 작은 주머니이다(그림 12-50). 벽은 내창자의 배막으로 덮힌 점막으로 구성되어 있다. 주로 혈관이 들어가는 곳이나 구불잘록창자와 같이 창자 벽의 가장 약한 부분에서 일어난다.

게실증(diverticulosis)의 원인은 알려지지 않았지만 식이섬유의 부족과 비정상적으로 활성화된 꿈틀운동에 동반되는 것으로 알려져 있다. 서양에서는 60세 이상의 노인에게 꽤 흔한 질병이지만 게실염에 영향을 미치는 비율은 적다.

게실염(diverticulitis)은 대변이 게실을 건드렸을 때 발생하며 이차적 감염이 유발되면서 부종이 발생하고 벽이 충혈된다. 또한 혈액 공급을 감소시켜 허혈성 통증을 유발한다. 때때로 파열이 일어나 배막염(peritonitis)을 유발하기도 한다.

표 12-5 크론병(Crohn's disease)과 궤양성 큰창자염의 주요특징 비교

	크론병	궤양성 큰창자염
발생	20~40대에 발병, 성간에 비슷하게 영향을 받으며 흡연 시 위험이 높아짐	대개 20~40대 사이에 발병, 남성보다 여성에게 더 많이 침범, 흡연은 위험요소가 아님
발병 부위	입에서 항문까지 소화관의 어느 부분이든; 돌창자의 끝부분에 일반적임	곧창자를 자주 침범 받고, 큰창자를 따라 퍼짐
관련 조직	벽의 전체적인 비후가 조직에 염증을 야기; 궤양과 누관이 일반적임	단지 점막만 침범 받음
병변 특징	정상조직 부분으로 퍼져 나감, 궤양이 일반적임	계속적인 질환, 점막이 붉어지고 염증이 일어남
예후	심각한 경우에서, 수술로 개선될 수 있지만 재발률이 높음	전체 대장의 수술적 제거가 상황을 개선시킴

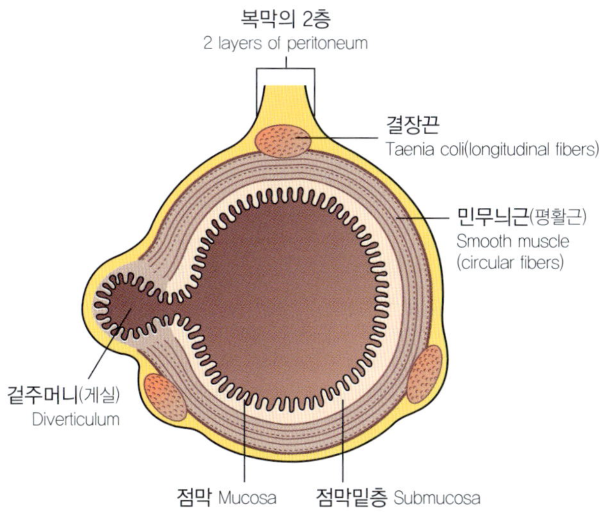

그림 12-50 게실병. 하나의 게실을 보이는 장의 단면

작은창자와 큰창자의 종양

위, 큰창자, 곧창자에 비해서 작은창자 내의 양성 및 악성 종양의 발생은 드물다.

양성 종양

양성 종양은 넓은 덩어리를 형성하거나 이어진 구조를 형성한다. 때때로 연결물은 자기들끼리 꼬여서 허혈, 괴사 및 괴저를 유발한다. 악성으로의 변화는 샘종(adenomas)에서 일어나는데, 선진국에서 매우 흔하다.

악성 종양

작은창자. 악성 종양은 관내강에 장애를 일으키는 경향이 없고, 전이에 의해 발생하는 증상이 생기기 전까지 증상이 없다. 전이의 가장 일반적인 부위는 국소림프절, 간, 허파 및 뇌이다.

잘록창자와 곧창자. 서양에서 소화관의 악성화가 발생하는 가장 일반적인 부위이다.

- 연폴립모양덩이(soft polypoid mass)가 궤양, 감염 및 출혈과 함께 잘록창자의 관내강으로 자란다.
- 잘록창자를 감싸는 경섬유성 덩이(hard fibrous mass)가 감소된 탄력성과 꿈틀운동을 유발, 관내강을 얇고 길게 하여 장애가 일어난다.

잘록창자, 곧창자 암의 가장 중요한 병인은 음식습관으로 생각된다. 섬유질이 많고 지방이 적은 음식을 먹는 문화에서 이 질병은 사실상 알려져 있지 않지만, 충분하지 않은 섬유질과 붉은고기(쇠고기, 양고기), 포화된 동물지방을 먹는 서방국가에서는 매우 흔하다. 창자 내 소화물의 느린 이동은 알려지지 않은 물질이 발암물질로 변하도록 보관하는 역할을 한다.

선행질환으로 궤양성 결장염과 몇몇 양성 종양이 나타난다(보통샘들). 창자 내 종양의 국부적 퍼짐은 심각한 궤양과 출혈 또는 장애가 일어날 때까지 명백한 증상을 보이지 않는다. 벽을 통하여 밖으로도 퍼질 수 있으며, 근접한 구조와 배막강으로도 퍼진다. 림프로의 전이는 창자간막 림프절과 배막 및 다른 비정상적인 기관과 골반의 기관에서 일어난다. 커진 림프절에 의해 압박이 일어나 장애와 다른 조직에 피해를 준다. 혈액을 통한 전이는 간, 뇌, 그리고 뼈에서 일반적이다.

탈창자

탈창자(hernia)는 둘러싸고 있는 구조의 약한 부분이나 구멍을 통하여 조직 일부분이 돌출된 것이다. 소화계에 영향을 미치고 창자 내의 비정상적인 벽이나 존재하는 구멍의 근육조직의 약한 부분을 통해 창자의 일부분이 돌출된 것이다(그림 12-51 A). 내부의 비정상적인 압력의 간헐적 증가로 인하여 일어나고, 무거운 짐을 드는 일을 하는 남자에게 많이 일어난다. 비정상적인 벽의 약화 원인은 알려져 있지 않다. 가능한 결과는 다음과 같다.

- 자연적인 회복: 내부의 비정상적인 압력이 정상으로 돌아오면 창자의 고리가 다시 정상적인 위치로 되돌아온다.
- 인위적 회복: 비정상적인 돌출부에 약한 압력을 가해준다.
- 질식(그림 12-51 B): 회복이 불가능할 때나 돌출부에 정맥 출혈이 동반되어 창자의 장애와 함께 울혈(congestion), 허혈 및 괴저(gangrene)가 유발될 때

탈창자의 부위(그림 12-51 A)

샅고랑 탈창자(inguinal hernia). 남자의 정삭(spermatic cord)과 여자의 원형인대를 포함하는 샅굴(서혜관, inguinal canal) 부위는 탈창자에 취약하다. 여성보다 남성에게 더 자주 일어난다.

넙다리부 탈창자(femoral hernia). 취약한 부분은 골반부터 넓적다리를 지나는 넙다리부 정맥, 동맥의 넙다리관(대퇴관, femoral canal)이다.

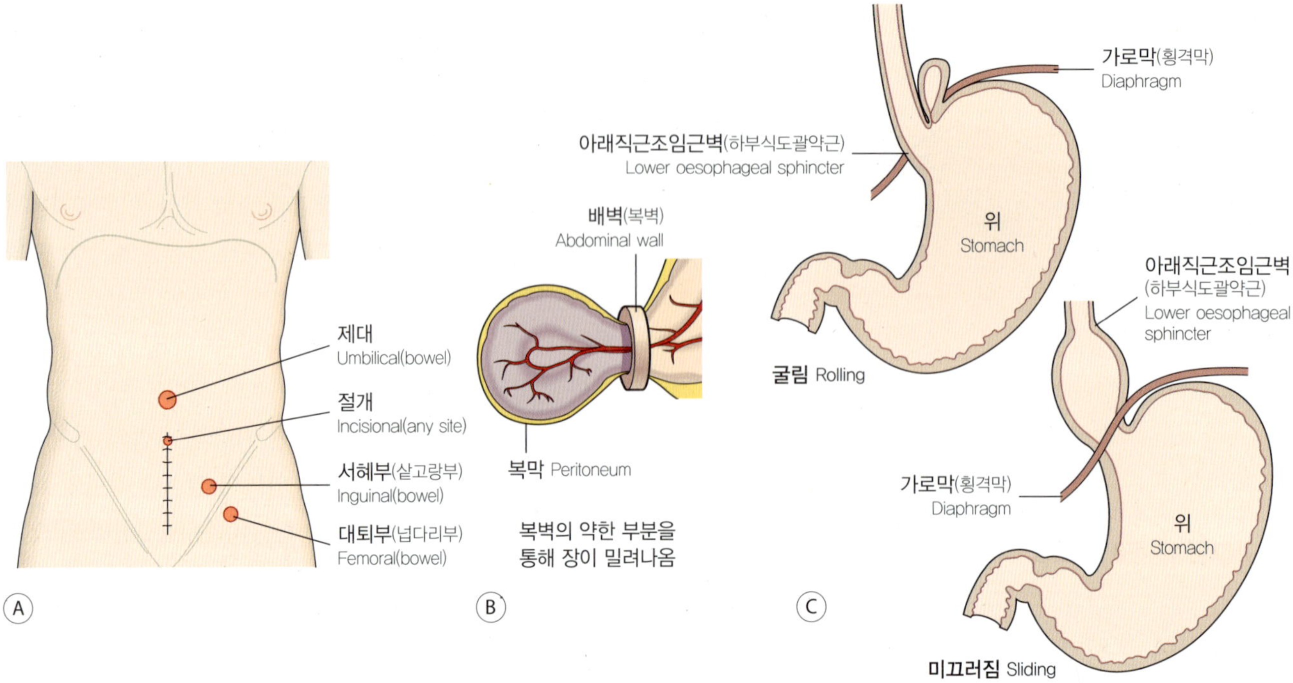

그림 12-51 탈창자. A. 탈창자가 일어나는 일반적 부위 B. 탈창자 형성 C. 열공탈창자

배꼽 탈창자(umbilical hernia). 취약한 부분은 태반에서 배꼽으로 들어가는 배꼽혈관이 있는 배꼽이다.

절개 탈창자(incisional hernia). 이것은 복부 수술 이후에 섬유세포의 반복적인 스트레칭에 의한다.

가로막 또는 탈창자 틈새(diaphragmatic or hiatus hernia) (그림 12-51 C). 가로막의 식도 개구부에 걸친 위 기저의 일부분의 돌출이다. 주된 합병증은 납작하게 눕거나 허리를 구부렸을 때의 위산의 역류에 의한 자극이다. 장기적인 영향은 식도염, 섬유증와 식도의 좁아짐, 삼킴곤란을 유발하게 된다. 질식은 일어나지 않는다.

굴림 열공탈창자(rolling hiatus hernia). 가로막의 비정상적으로 큰 개방이 위 주머니를 식도 옆의 흉강으로 구르게 한다. 이것은 비만과 비정상적인 내부 압력을 동반한다.

미끄러짐 열공허혈(sliding hiatus hernia). 드물게 짧은 식도가 가로막 위에서 끝나 위의 일부분을 흉곽까지 잡아 당기게 된다. 이 비정상적인 상태는 선천적이거나 식도손상의 회복 도중 형성되는 섬유성 세포의 수축으로 인해 일어난다. 음식물을 삼킬 때 근육의 수축에 의한 식도의 짧아짐 때문에 식도의 개구부에서 위는 활주 움직임을 보인다.

배막의 탈창자. 창자의 고리가 윈슬로우공(Winslow' foramen)을 통해 탈창자된다. 창자막의 개방이 작아질수록 배막을 작거나 크게 만든다.

창자염전증

창자염전증은 창자의 고리가 180° 꼬일 때 일어나며, 혈액 공급이 차단되고 괴저과 폐색이 유발된다. 내창자쪽배막(visceral peritoneum)의 긴 두 번 접힘에 의해 창자의 일부분이 복부 벽에 부착된 곳에서 일어난다. 어른에게 발생하는 가장 일반적인 부위는 구불잘록창자이고 어린이는 작은창자에서 흔히 발생한다. 유발 요인은 다음과 같다.

- 비정상적으로 긴 간창자막
- 대변에 의한 골반결장의 부담
- 창자의 약한 꼬임이 가스를 형성하고 축적되어 꼬임을 증가시킴
- 수술이나 배막염에 따른 유착

창자중첩증(장겹침증)

창자중첩증(intussusception)은 창자의 일부분이 스스로 함입되는 증상이다(그림 12-52). 이는 돌창자 말단부의 일부분이 회맹판에 밀릴 때 어린이에게서 주로 발생한다. 어린이에게 감염은 주로 바이러스에 의하며, 창자벽 림프조직의 부종을 유발한다. 대롱속(관내강, lumen)으로의 지나친

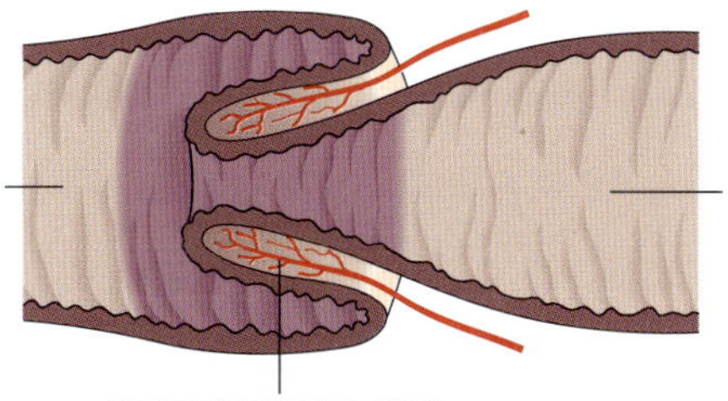

그림 12-52 창자중첩증(장겹침증)

점막층 돌출이 부종에 근접한 창자 내의 압력 증가와 부분적 폐색을 유발한다. 부분적 폐색을 극복하기 위하여 강한 꿈틀운동이 발생하는데, 이는 창자가 부푼 부분의 말단을 관내강으로 향하도록 자극하여 창자중첩증을 유발한다. 함입 부분의 정맥 압력이 증가하여 울혈, 부종, 허혈 및 괴저를 유발하고, 완전한 창자폐색이 생길 수도 있다. 대롱속으로 돌출된 다 자란 종양, 폴립이나 강한 꿈틀운동도 원인이 될 수 있다.

창자폐색

창자폐색은 이 자체로는 질병이 아니다. 다음은 폐색의 주된 원인에 대한 요약이다.

폐색의 물리적 원인

- 창자의 수축, 꼬임탈창자, 창자중첩증, 창자염전증 및 배막유착과 같은 부분적 장애가 갑자기 완전한 장애가 될 수 있다.
- 창자 벽의 협착과 비후(예: 게실증, 크론병, 양성 종양); 대부분 부분 장애에서 완전한 장애로 점점 진행된다.
- 큰 쓸개돌이나 대롱속을 향해 자라는 종양에 의한 장애
- 외부로부터의 창자에 대한 압력(예: 골반이나 복부 조직 내의 큰 종양)

폐색의 신경학적 원인

부분적 또는 완전한 꿈틀운동의 소실은 폐색을 유발한다. 무력 창자폐색증이 가장 일반적인 형태이다. 기전은 아직 명확하지 않지만 유발 원인은 다음과 같다.

- 배막염, 죽은 미생물에 의해서 많은 양의 독성물질이 분비될 때
- 창자에 관련된 수술 이후
- 심각한 창자 내 감염, 특히 심한 독혈증이 있는 경우

창자의 운동성과 흡수가 손상되어도 수분과 전해질의 분비는 계속된다. 이로 인해 팽창과 전해질 불균형이 유발되어 저혈량성 쇼크를 일으킨다. 미생물의 성장과 증식도 역시 일어난다.

혈관성 원인에 의한 폐색

창자의 일부분에 혈액의 공급이 중단될 때 경색, 괴저, 장애가 따르는 허혈이 생긴다. 이 원인은 다음과 같다.

- 혈전증과 함께하는 혈관벽의 죽상 변화
- 색전증
- 창자의 물리적 폐색(예: 꼬임탈창자)

흡수불량

창자의 영양분과 수분 흡수의 결함은 이 자체로 질병은 아니다. 하지만 질병의 결과로 다음과 같은 변화가 일어난다.

- 작은창자의 점막 융모 쇠약
- 음식물의 불완전한 소화
- 흡수된 영양분이 작은창자에서 혈관으로의 이동 방해

주된 흡수불량

창자점막의 질환

융모의 위축이 주된 이유로 미약한 장애부터 완전한 기능 상실까지 정도가 다양하다.

이 종류에 속하는 가장 일반적인 질병은 셀리악병과 열대성 스프루이다.

셀리악병(복강질환, coeliac disease). 이 질병은 오늘날 밀의 단백질인 글루텐이 원인이며, 유전학적으로 발생하는 비정상적 면역반응이다. 음식물에서 원인을 제거하면 회복은 완전하다. 융모 위축과 흡수불량의 특징으로는 느슨한 통로, 창백한 색 그리고 지방성 대변이 있다. 다른 항원에서 비정상적으로 면역반응이 있을 수 있다. 비장의 위축은 일반적이며, 작은창자의 악성 림프종으로 발전할 수 있다. 흔히 소아에게 나타나나 모든 연령에게 영향을 미칠 수도 있다.

열대성 스프루(tropical sprue). 이 질병은 사하라의 남아프리카를 제외한 아열대 및 열대 지역의 풍토병이다. 풍토병 지역에 방문한 대부분의 사람들은 스프루로 인한 고통에서 벗어나지만, 일부 사람들은 한 달 또는 몇 년 후까지 다른 발전 징후가 없을 수 있다. 부분적으로 융모로 뒤덮인 위축

의 흡수불량과 함께 만성적 설사, 비타민 B와 엽산의 흡수 결핍으로 인한 심한 빈혈이 있다. 그 원인은 알 수 없으나 작은창자에서의 세균 성장이 중요한 요인일 것이다.

이차적 흡수불량

음식의 불완전한 소화, 흡수된 영양분의 수송 저해, 광범위한 작은창자 절제술과 관련이 있다.

불완전 소화

원인은 다양하다.

- 간과 이자의 질병
- 크론병과 같은 광범위한 작은창자의 절제
- 창자의 보이지 않는 말단에서 세균이 자랐을 때 수술

영양분의 수송 장애

원인은 다음과 같다.

- 림프절 종양, 결절 제거 수술 및 림프절의 결절질환으로 인한 림프폐색
- 창자간막 혈액의 흐름 장애(예: 동맥성 혈전증, 정맥성 혈전증, 종양으로 인한 압력)
- 간의 혈류폐색(예: 간경변)

22. 이자(췌장)질환

학습목표

이 단원의 학습을 통해서 다음을 이해할 수 있다.

- 급성 이자염, 만성 이자염의 원인과 영향
- 주요 이자종양의 개요와 결과

급성 이자염

이자에서 제공되는 단백질 분해효소는 비활성상태로 분비되며, 창자에 도달하기 전까지 활성화되지 않는다. 이는 이자조직의 자가소화를 막는다. 전조효소가 이자에서 지속적으로 활성화되면 이자염이 나타난다. 이자염의 중대성은 이자조직의 파괴 정도와 직접적인 연관이 있다. 일반적으로는 경미한 상태로 관 주위 세포들만 손상된다. 심각한 상태에서는 출혈과 괴사가 나타나며, 손상 부위가 넓다. 공통적인 합병증으로는 감염, 화농, 정맥 부위 혈전증이 나타난다. 이자효소에서 특히 아밀라아제는 혈액 속에 들어가 순환하면서 다른 조직에 유사한 손상을 입힌다. 심각한 경우 사망률이 높다.

급성 이자염의 원인은 명확하지 않지만, 쓸개돌, 알코올 중독이 주요 요인으로 알려져 있다. 다른 요인들도 포함되어 연관된다.

- 이자머리 또는 팽대부 암
- 세균감염, 유행성 귀밑샘염
- 만성 콩팥부전
- 콩팥, 간 이식
- 부갑상샘 항진증
- 심각한 저체온증
- 약물(예: 코르티코스테로이드, 세포독성제)

만성 이자염

만성 이자염은 급성 이자염이 되풀이되어 나타나거나, 이자질환의 징후 없이 점점 증가되어 나타난다. 만성 이자염은 주요 이자관의 파괴와 섬유화가 종종 연관된다. 이자 분비가 줄어들면 창자에 흡수장애가 나타나고, β-세포의 침범으로 심각한 손상을 입으면 당뇨병이 나타난다. 샘꽈리세포에 의해 단백질 구성물질이 분비되며, 작은샘꽈리관을 방해한다. 이는 결국 낭을 형성하고, 배막강이 파열될 수 있다. 완전한 낭은 폐색의 원인이 될 수 있다.

- 온쓸개관의 황달
- 정맥울혈을 일으키는 간정맥

만성으로 변하는 원인은 주로 과다한 알코올 섭취이다.

주머니성 섬유증(10장 참조)

이자의 종양

양성 종양은 매우 드물다.

악성 종양

악성 종양은 비교적 여성보다 남성에게 더 많이 나타나는 것이 일반적이다.

이자머리에서 가장 빈번하게 발생하며, 샘창자에서 이자액과 쓸개즙의 흐름을 차단한다. 때때로 황달이 수반된다. 체중의 손실은 식욕감퇴와 종양 대사작용의 영향으로 지방의 흡수장애와 소화장애 때문이다. 샘(gland)의 몸통과 꼬리의 종양은 병이 진보될 때까지 증상이 거의 나타나지 않는다. 일반적으로 일차적인 종양 전에 인식되는 전이

와 진단은 드물다. 흡연과 당뇨병도 관련이 있다.

23. 간질환

학습목표

이 단원의 학습을 통해서 다음을 이해할 수 있다.
- 만성 간염과 급성 간염의 형태와 영향의 원인
- 간의 주요 항바이러스 염증 조건
- 간 결핍의 원인과 결과
- 주요 간종양

손상세포의 대체가 필요할 때에는 새로운 간세포가 발달한다. 재생을 위한 능력은 중요하고, 손상은 일반적으로 질병이 명확해지기 전에 넓게 나타난다. 질병 또는 독성물질에 의한 영향은 다음과 같다.

- 간세포가 재생되는 속도가 손상보다 느리면, 간세포의 결핍으로 이어진다.
- 섬유조직에 의한 손상세포의 점진적인 대체는 문맥 고혈압을 초래한다.

두 조건에 의해 간질환이 가장 많이 나타난다.

급성 간염

간세포 집단의 죽음으로 발생한 괴사 부분과 그 부분의 크기와 수에 따라 최종적인 결과가 나타난다. 손상원인은 다양한데, 다음과 같다.

- 바이러스 감염
- 독성물질
- 순환장애

바이러스성 간염

바이러스성 간염은 급성 간 손상의 가장 일반적인 원인이고, A형, B형, C형이 있는데, 혈청학적으로 구분한다. 바꾸어 말하면 감염에 대항하는 항체를 제공하는 것에 따라 구별한다. 간염으로 인한 결과의 경중은 바이러스 유형에 따라 상당히 다르지만, 패턴은 유사하게 나타난다. 바이러스는 간세포에 들어가 퇴행성 변화의 원인이 된다. 염증반응은 계속되고, 림프구, 혈장세포 및 백혈구를 포함한 삼출물의 생산이 동반된다.

혈관벽 안의 간대식세포(Kupffer's cells)가 과다 증식하여 반작용한다. 다양한 크기의 괴사 부분이 발달한 세포집단의 죽음으로 식세포는 괴사물질을 제거하고 소엽을 붕괴시킨다. 기초적인 소엽의 구조는 찌그러져 있으며, 혈관이 얽혀 발달되어 있다(그림 12-36) 이러한 변화는 남아 있는 간세포의 혈액순환을 방해하고, 최종적으로 저산소증은 더 큰 손상을 유발한다.

손상된 부위에는 섬유조직이 발달하고, 인접한 간세포가 증식한다. 전반적인 간 기능 변화에 대한 영향은 괴사 부분의 크기와 섬유조직의 양, 혈관과 쓸개즙관의 일그러진 정도에 달려 있다.

A형 간염–전염성 간염

A형은 주로 어린아이에게 침범하는 고유종으로 가벼운 질병이 원인이다. 감염은 손, 음식, 물에 의해 전염되며, 매개체는 감염 부위에서 오염된다. 잠복기간은 15~40일이고, 바이러스는 임상적 증후가 나타나기 전 7~14일 동안 배설물 내에 있다가 대략 7일 후에 배출된다. 항체가 형성되고, 회복 후 면역이 지속된다. 임상적 증상은 발생하나, 보균자는 없다.

B형 간염–혈청간염

간염은 어느 나이에서나 발생하지만 성인에게 특히 많이 발생한다. 잠복기간은 50~180일이다. 바이러스는 혈액으로 들어가 혈액과 혈액생성물에 의해 전파된다. 감염의 위험이 가장 높은 사람은 평소 혈액과 혈액생성물을 접촉하는 일을 하는 사람이다. 예를 들면, 트레이너, 응급구조원, 소방관이 있다.

바이러스는 또한 체액(침, 정액, 질 분비)에 의해 전달되고, 엄마 뱃속에서 태아에게 전달된다. 또 다른 위험요인은 정맥주사를 같이 사용하는 사람과 동성애자들이다. 항체는 형성되고, 회복 후에도 지속된다. 감염은 일반적으로 2~6주에 가장 심각한 상태에 이르고, 장기간에 걸쳐 회복된다. 보균자는 있거나 없고, 임상적 증상이 있다. B형 바이러스는 광범위하게 퍼진 간괴사와 간세포 죽음을 초래할 수 있지만 덜 심각한 경우에는 완전히 회복할 수 있다. 간 바이러스는 혈액과 다른 체액의 순환이 지속되므로 만성 간염으로 발전할 수 있다. 이러한 상태는 간암으로 이어질 가능성이 높다.

C형 간염

이 바이러스는 혈액과 혈액생성물에 의해 전파된다. 일반적으로 IV약물을 사용하는 사람, 혈액수혈의 합병증으로 발생한다. 감염은 보균자상태에서 발생하며, 증상이 없다. 감염이 나타날 때는 종종 재발되거나, 그 결과 만성 간질환, 특히 간경화가 발생한다.

유독물질

많은 약물은 쓸개즙 또는 다른 기관으로 전달되기 전에 간에서 화학적 변화를 거친다. 약물은 다양한 중간단계를 거치는 동안 약물 본래의 모양으로 간세포를 손상시킬 수 있다. 몇몇 물질은 항상 간 손상(예측할 수 있는 독)을 일으키는 반면에 다른 물질은 과민성이 발생할 때만(예측할 수 없는 독) 간 손상을 일으킨다. 두 유형의 손상 정도는 노출시간과 약물 복용량에 달려 있다(Box 12-1).

순환장애

활발하게 활동하는 간세포는 특히 저산소증에 의해 손상받기 쉽다. 다음의 이유들이 혈액 공급 손상을 일으킨다.

- 염증에 의한 간의 섬유화
- 종양에 의한 간동맥, 간정맥 및 문맥의 압박
- 급성의 전신 순환부전과 쇼크
- 급성, 만성의 우측 심장 기능부전으로 인한 정맥울혈

만성 간염

만성 간염은 6개월 이상 지속된 간염으로 정의된다. 바이러스, 약물에 의해 발생하며, 경우에 따라서 원인불명이다.

만성 잔류간염

만성 잔류간염은 급성 바이러스 간염의 뒤에 나타날 수 있다. 이는 대개 작게 섬유증으로 나타난다.

Box 12-1 간 독성 물질

예측할 수 있는 그룹(관련성)	예측할 수 없는 그룹(개별적 특이성)
클로로포름	페노티아진 혼합
테트라사이클린	할로데인
세포 장애성 약물	메틸로파
아니볼릭스케로이드	인도메타신
알코올	클로르프로파미드
파라세타몰	티오우라실
균류	황아미드

만성 활동성 간염

세포괴사와 섬유조직의 형성과 함께 점진적인 염증반응이 계속되어 간의 경화를 초래할 수 있다. 또한 간혈관의 비틀림과 저산소증으로 간세포가 더욱 손상된다. 이런 상태는 B형, C형 간염과 함께 공통적이고, 자기면역의 여러 형태와 약물반응을 예측할 수 없다.

간의 항바이러스 염증

화농성

상행 쓸개관염(ascending cholanitis). 일반적으로 큰창자균에 의해 감염되며, 쓸개즙 경로로 전파되고, 간농양이 나타난다. 가장 일반적인 소인은 쓸개돌에 의한 쓸개즙관 폐쇄이다.

간농양(liver abscess). 복부와 골반 안의 전염병소로부터 감염되는 색전은 문맥의 분지 안에 존재하다가 다양한 농양 또는 정맥의 감염을 초래한다. 감염에서 간농양의 일반적인 원인은 급성 막창자염, 게실염, 치질염증이 있다.

간경변

간경변은 폭넓고 다양한 매개체에 의한 장기간 염증의 결과이다. 가장 일반적인 원인은 다음과 같다.

- 알코올 중독
- B형, C형 간염 바이러스 감염
- 쓸개즙 흐름의 폐쇄로 간세포 안에 갇힌 쓸개즙의 영향 또는 만성 염증
- 선천적 대사작용 이상

염증이 가라앉으면, 파괴된 간조직이 섬유성 조직에 의해 대체된다. 이는 손상 부위에서 파괴된 세포를 보충하기 위한 시도로, 인접한 간세포의 과생성이 일어난다. 결국 섬유조직의 판 안에서 간세포의 작은결절 구조 형성이 제한된다. 문맥고혈압의 발달은 문맥의 종속에 의해 기관 안의 울혈을 유발하고 복수증과 식도정맥류가 발달할 수 있게 한다.

간 기능의 결핍은 과다형성 시 발생할 수 있는데, 세포파괴와 같은 속도를 유지할 수 없고, 간암으로 발달할 위험이 증가한다.

간 기능 결핍

간 기능의 결핍은 간 기능이 다른 신체 활동성이 악화될 정도로 줄어들 때 발생한다. 급성 또는 만성으로 나타날 수 있고, 폭넓고 다양한 기능장애로 나타날 수 있다. 예를 들면 다음과 같다.

- 급성 바이러스 간염
- 독물로 인한 광범위한 괴사(예: 약물 과잉복용, 화학적 간독소, 해로운 약물반응)
- 간경변
- 몇몇 의학적 절차의 결과(예: 복부의 천자술, 문맥 대정맥연결수술)

간 기능 결핍은 신체의 다른 부위에 심각한 영향을 미친다.

간성 뇌병증

뇌 안의 성상세포에 영향을 미친다. 간뇌병증 시에는 무관심, 의식상실, 근강직 및 혼수상태가 나타나며, 아래의 몇몇 요인들이 포함된다.

- 질소 박테리아의 대사작용은 잘록창자으로부터 흡수되고, 일반적으로 간에서 해독되며 혈액을 통해서 뇌에 도달
- 일반적으로 아주 소량으로 나타나는 다른 대사물질들(예: 암모니아, 독성농도 도달과 뇌혈관의 침투성 변화와 뇌혈관장벽의 결과)
- 저산소증과 전해질 불균형

혈액응고장애

간이 혈액응고에 필요한 프로트롬빈, 피브리노겐, 인자 II, V, VII, IX, X와 같은 물질을 합성할 수 없다. 자반병, 타박상, 출혈 시 발생한다.

소변 감소증과 콩팥부전

문맥고혈압은 식도정맥류의 발달로 초래된다. 파열되면 출혈로 혈압이 떨어지고, 콩팥 부위의 혈액흐름이 줄어든다. 이로 인해 점진적인 소변 감소증과 콩팥결핍이 나타난다.

부종과 배수분증

두 요소의 결합으로 인해 초래될 수 있다.

- 문맥고혈압은 기관 내 모세혈관이 유체압력으로 증가되고, 문맥의 종속에 의해 배출된다(그림 5–40 참조).
- 혈청알부민의 감소된 생성물과 응고요소가 혈장삼투압을 감소시킨다.

이러한 변화 모두 세포조직 사이에 있는 유체의 과잉이동이 원인이며, 부종을 유발한다. 결국 배막공간 안에 체액이 축척되어, 결국 복수종이 심하게 나타날 수 있다.

빈혈

이는 일반적으로 여러 요소의 영향이 결합되어 나타난다.

- 엽산과 비타민 B_{12}의 대사장애
- 식도정맥류로부터 만성 혈액손실은 철분 결핍으로 빈혈 초래
- 울혈된 비장 내에 적혈구 파괴 증가로 용혈성 빈혈 초래

황달

간 기능 결핍으로 황달이 초래되는 요인은 다음과 같다.

- 간세포 접합체의 무능력과 빌리루빈 분지
- 간작은엽의 구조물이 파괴된 섬유조직에 의한 답즙관에서 쓸개즙의 이동폐쇄

간의 종양

양성 종양은 매우 드물다.

악성 종양

간암은 여러 경우에 간경변과 관련되지만 두 병변 사이의 관계는 명백하지 않다.

간경변과 암은 같은 매개체에 의해 초래될 수 있다. 그리고 다른 매개체의 발암성 반응은 간경변 변화로 인해 촉진될 수도 있다. 악성 종양은 때때로 B형, C형 바이러스로 유발된 급성 간염에 의해 발달한다. 전이의 가장 일반적인 부위는 복부림프결절, 배막, 허파이다. 악성 종양은 간에서 가장 일반적으로 나타나며, 위창자관, 폐, 흉부에서 먼저 나타난다. 병이 급속히 진행되는 경향이 있으며, 죽음의 원인이 될 수도 있다.

24. 쓸개, 쓸개관 질환

학습목표

이 단원의 학습을 통해서 다음을 이해할 수 있다.

- 쓸개돌의 원인과 결과
- 급성 쓸개염과 만성 쓸개염의 비교 · 대조
- 쓸개관 종양의 일반적 위치와 결과에 대한 개요
- 황달의 영향과 주요 원인

쓸개돌증(담석증)

쓸개돌은 쓸개즙의 구성요소가 침전되어 형성되며, 콜레스테롤이 가장 일반적이다. 많은 크고 작은 돌의 형태로, 필요하지 않은 증상을 유발한다. 유발요인은 다음과 같다.

- 쓸개즙의 구성변화로 쓸개즙의 구성요소의 용해성에 영향
- 혈액과 음식의 높은 콜레스테롤 수치
- 혈액의 높은 콜레스테롤 수치와 함께 연합된 당뇨병
- 여성에게 빈번
- 비만
- 장기간 동안 경구피임약 사용
- 비만을 동반한 젊은 여성의 임신

쓸개염

급성 쓸개염

급성 쓸개염은 쓸개관이 부분적으로 간헐적 장애를 나타내며, 일반적으로 쓸개돌의 합병증, 만성 쓸개염으로 악화된다. 염증의 진행은 몸 속 감염된 부위에서 퍼져, 이차적 감염에 의해 발생한다. 즉, 잘록창자 인접부에서 직접적으로 이동하여 혈액 생성부에서 나타난다. 가장 일반적으로 대장균과 대변사슬알균이 포함된다. 심각한 경우, 쓸개의 섬유소 삼출, 화농, 괴저, 관통, 배막염, 국소종양 형성 및 쓸개의 파괴활동이 나타나며, 쓸개돌이 형성되고 간과 쓸개즙관으로 감염이 퍼진다.

만성 쓸개염

일반적으로 모르는 사이에 진행되고, 때로 급성 발병이 되풀이되면서 나타난다. 쓸개돌은 언제나 존재하며, 쓸개즙 통증을 동반한다. 통증은 경련성 근 수축 때문에 일어나며, 쓸개가 쓸개돌로 채워질 때 국소빈혈이 초래된다. 대개 화농과 함께 이차 감염된다. 쓸개관과 샘창자 사이 조직의 궤양과 또는 잘록창자에서 누관의 형성이 나타나고, 그 후에 섬유유착이 나타난다.

쓸개관의 종양

양성 종양은 드물다.

악성 종양

악성 종양은 비교적 드물게 나타난다. 가장 일반적인 위치는 쓸개의 목 부위, 쓸개와 쓸개즙관의 접합부, 쓸개즙관의 팽대부에서 나타난다. 간, 이자와 다른 인접기관에 국소적으로 전이되는 것은 일반적이다. 림프와 혈액의 흐름으로 넓게 전이된다. 가까이 위치하는 간, 허파, 복부림프관과 배막으로 전이된다.

황달

황달이 없을 경우, 복부의 빌리루빈 대사와 배설증상이 나타난다. 빌리루빈은 헤모글로빈의 분해로 생산되며, 대개 간에서 결합하고 쓸개즙에서 분비된다. 결합빌리루빈 분자의 특정 집단 추가의 과정은 수용성으로 만들고, 혈액에서 제거하고, 배설에 필요한 과정을 강화시킨다. 비결합 빌리루빈은 지용성이며, 뇌세포에 유독한 영향을 미친다. 그러나 혈장단계가 340μmol/L 이상 상승할 때까지 혈관뇌장벽을 방해할 수 없다. 그러나 그 이상 상승하면 신경손상 원인, 발작과 정신적 손상을 일으킬 수 있다. 혈청빌리루빈은 황달의 노란 착색이 피부와 결막(보통 3~13μmol/L)에 명백히 나타나기 전에 40~50μmol/L 상승할 수도 있다.

황달은 한 가지 이상의 요인들로 인해 대사작용 순서에서 이상이 있을 때 발달한다.

- 적혈구의 헤모글로빈 과잉은 간에서 보다 많은 빌리루빈을 생산할 수 있다.
- 비정상적인 간 기능이 유발될 수 있다.
  - 간세포에 의한 비결합 빌리루빈의 불완전 섭취
  - 빌리루빈의 무능한 결합
  - 쓸개즙에서 빌리루빈 분비장애
- 간에서 샘창자까지 쓸개즙 흐름의 폐쇄

황달의 유형

빌리루빈과정에서 모든 단계에 영향을 미치며, 마지막에는 혈액 빌리루빈의 양이 증가된다.

용혈성 황달

용혈성 황달은 지라 내에서 적혈구의 용혈이 증가하여 발생한다(그림 12-37).

순환 빌리루빈이 증가하고, 간세포 활동의 효율이 줄어들어 저산소증이 유발된다. 신생아 용혈성 황달은 갓난아기에게, 특히 조산아에게 많이 발생한다. 전형적인 높은 용혈은 간세포에서 결합효소의 결핍과 관련된다.

폐색성 황달

쓸개즙로의 쓸개즙 흐름의 폐색은 다음 원인으로 나타난다.

- 일반적인 쓸개즙관의 쓸개돌(그림 12-53)
- 이자머리의 종양
- 쓸개즙관의 섬유증, 쓸개돌의 통로와 쓸개관염의 손상 또는 감염, 혈청 빌리루빈의 증가 초래
- 피부의 쓸개즙염으로 인한 자극으로 가려움증이 유발
- 스테르코빌린의 결핍으로 인한 창백한 안색
- 빌리루빈 양의 증가로 짙은색 소변

간세포의 황달

다음은 간 자체에 대한 손상의 결과이다.

- 바이러스 간염
- 독성물질과 같은 약물
- 아메바종(아메바 이질)
- 간경변

간세포의 손상은 혈액으로부터 결합한 빌리루빈, 결합하지 않은 빌리루빈을 제거할 수 없으며, 쓸개즙세관 내 결합한 빌리루빈이 분비된다.

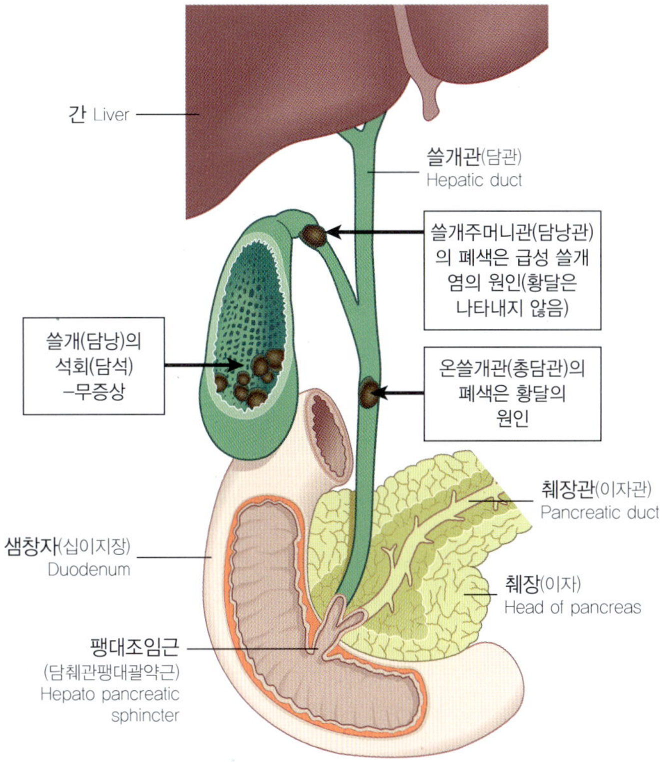

그림 12-53 담석의 위치에 따른 영향

13 CHAPTER

비뇨기계

The urinary system

비뇨기계는 배설을 담당하는 체계로, 다음과 같은 구조물로 이루어져 있다.

- 소변을 생산하는 콩팥 2개
- 소변을 콩팥에서 방광으로 운반하는 요관
- 생산된 소변이 저장되는 방광
- 방광에서 몸 밖으로 배출하는 요도

그림 13-1은 비뇨기계의 전체적 구조를 보여준다. 비뇨기계는 신체 내의 수분과 전해질 농도의 항상성을 유지하는 데 중요한 역할을 한다. 콩팥은 신진대사 노폐물과 질소화합물, 요소, 요산, 과도한 전해질, 이온으로 구성되어 있는 소변을 만든다. 콩팥의 주요 기능은 다음과 같다.

- 소변의 생성, 체내 수분, 전해질 및 산염기의 균형 등의 유지
- 대사노폐물의 배출
- 적혈구 생성을 조절하는 혈액형성 호르몬(erythropoietin)의 생성과 분비
- 혈압을 조절하는 중요한 효소인 레닌의 생성과 분비

소변은 방광에 저장되고 배뇨과정에 의해 분비된다.

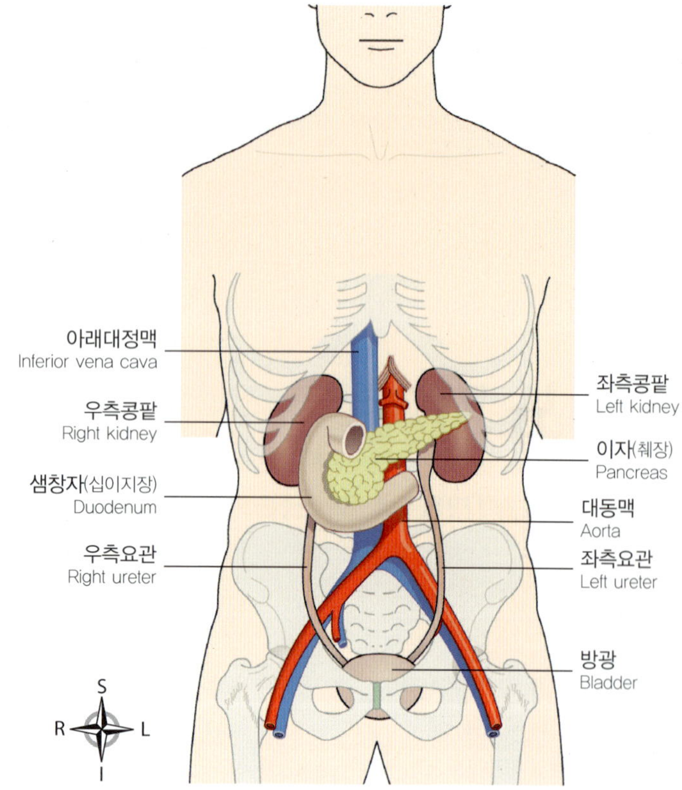

그림 13-1 비뇨기계(요도를 제외한)와 주위 구조

1. 콩팥

학습목표

이 단원의 학습을 통해서 다음을 이해할 수 있다.

- 콩팥과 관련된 기관
- 콩팥의 구조
- 콩팥단위(신단위, nephron)의 구조
- 소변 생산에 관련된 기전
- 체액과 전해질 균형 조절 기전

콩팥은(그림 13-2) 배막 뒤, 가로막 아래, 뒤쪽 배벽에 위치해 있고 등뼈를 기준으로 왼쪽과 오른쪽에 1개씩 존재한다. 콩팥은 12번째 가슴등뼈에서 3번째 허리등뼈 사이에 있고, 가슴우리에 의해 보호받는다. 오른쪽 콩팥 위로 간이 있기 때문에, 오른쪽 콩팥은 왼쪽 콩팥보다 약간 낮게 위치한다.

콩팥은 완두콩 모양으로 세로 11cm, 가로 6cm, 두께 3cm에 무게 150g 정도이다. 주위의 지방덩어리가 콩팥을 둘러싸서 지지하고 있기 때문에, 그 위치에 고정될 수 있다. 탄력성 섬유인 콩팥근막(신장근막, renal fascia) 탄성섬유(fibroelastic)는 콩팥과 콩팥 지방을 감싸고 있다.

콩팥과 관련된 기관들(그림 13-1, 그림 13-2)

등뼈를 기준으로 2개의 콩팥이 위치하고 있기 때문에 각 콩팥은 다른 구조와 연관되어 있다.

오른쪽 콩팥

위 – 오른쪽 콩팥위샘

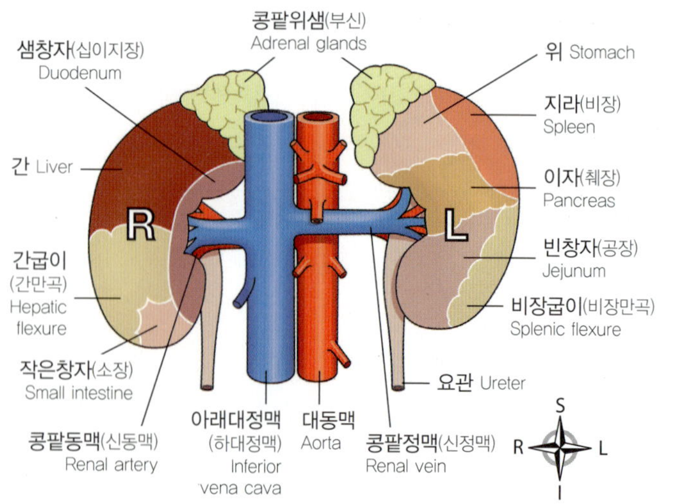

그림 13-2 콩팥 앞면이 주위 구조와 접하는 영역

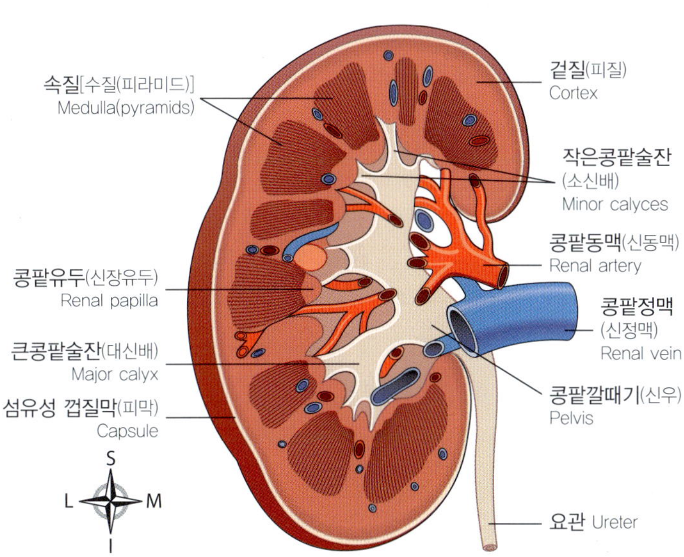

그림 13-3 오른쪽 콩팥의 종단면

앞 – 간의 오른엽, 샘창자, 오른창자굽이
뒤 – 가로막, 뒤쪽배벽근

왼쪽 콩팥

위 – 왼쪽 콩팥위샘
앞 – 지라, 위, 이자, 빈창자, 왼창자굽이
뒤 – 가로막, 뒤쪽배벽근

콩팥의 육안적 구조

콩팥의 가로단면(longitudinal section)을 육안으로 볼 때 3개의 조직층으로 구분할 수 있다(**그림 13-3**).

- 섬유성 껍질막(capsule) – 콩팥을 싸고 있다.
- 겉질(피질, cortex) – 껍질막 아래쪽의 적갈색층의 조직으로 콩팥피라미드(신추체, renal pyramids)를 제외한 부분
- 속질(수질, medulla) – 가장 안쪽의 겉질보다 좀 더 짙은 부분으로 엷은 줄무늬가 있는 원뿔 모양의 콩팥피라미드

콩팥문(신문, hilum)은 콩팥혈관과 림프관, 요관, 콩팥목 등이 들어가는 콩팥의 오목한 안쪽 모서리를 말한다.

콩팥에서 생성된 소변은 콩팥피라미드의 끝단에서 콩팥유두(신장유두)를 통해 작은콩팥술잔(소신배, minor calyx)으로 이동한다(**그림 13-3**). 작은콩팥술잔은 큰콩팥술잔(대신배, major calyx)으로 연결되고 2~3개의 큰콩팥술잔(대신배)이 모여 콩팥깔때기(신우, renal pelvis)를 형성한다. 작은콩팥술잔으로 이동한 소변은 큰콩팥술잔을 거쳐 콩팥깔때기로 이동하는데 이 공간이 좁아지면서 콩팥에서 배출되어 요관을 통해 방광으로 이동한다. 콩팥술잔과 콩팥깔때기의 벽면은 이행상피로 나열되어 있는 민무늬근이다. 민무늬근 수축에 의한 꿈틀운동은 콩팥에서 생성된 소변이 콩팥술잔과 콩팥깔때기로부터 요관을 거쳐 방광으로 이동할 수 있도록 한다.

콩팥의 미세구조

콩팥은 수백만 개의 기능적 단위인 콩팥단위와 집합관으로 구성되어 있다. 집합관은 소변을 콩팥피라미드의 봉우리를 통해 콩팥깔때기로 운반해준다. 콩팥세뇨관은 혈관이나 신경, 림프관 등의 결합조직에 의해 지지된다.

콩팥단위(그림 13-4)

콩팥단위(신단위, nephron)의 한쪽은 막혀 있고, 다른 한쪽은 집합관과 연결되어 있는 세뇨관으로 구성되어 있다. 막혀 있는 쪽은 컵 모양으로, 그 움푹 들어간 곳을 토리관이라 한다. 토리관은 동맥 모세혈관 그물망인 토리를 둘러싸고 있고 있다(**그림 13-5**). 토리(사구체, glomerular capsule)에서 이어지는 콩팥깔때기의 나머지 부분은 3cm 정도로 다음 세 부분으로 구성된다.

- 근위곡세뇨관
- 안쪽질 고리
- 원위곡세뇨관(집합관으로 연결됨)

작은콩팥술잔은 집합관과 연결되어 있는 좀 더 큰 관으로 집합관에 있는 소변은 작은콩팥술잔으로 나간다.

신장으로 가는 혈액의 양은 심장에서 나오는 혈액의 20%에 해당된다.

콩팥문을 통해 콩팥으로 들어간 콩팥동맥은 조금 더 작은동맥과 세동맥으로 갈라진다. 들세동맥(수입세동맥, afferent arteriole)의 세동맥 겉질은 보우만주머니(Bowman's capsule)로 들어가서 토리를 형성하는 모세혈관다발로 세분화된다. 이 모세혈관다발 사이에는 단핵세포–큰포식세포 시스템(monocyte–macrophage system)의 일부인 결합조직의 혈관사이세포(혈관간세포, mesangial cell)가 있다. 토리에서 나온 혈관은 날세동맥(수출세동맥, efferent arteriole)이 되고, 다시 2개의 모세혈관망으로 나뉘어 세뇨관을 감싸게 된다. 세뇨관을 둘러싼 모세혈관벽(**그림 13-6**)을 통해 혈액의 구성물(체액과 전해질 및 노폐물 배출 등)

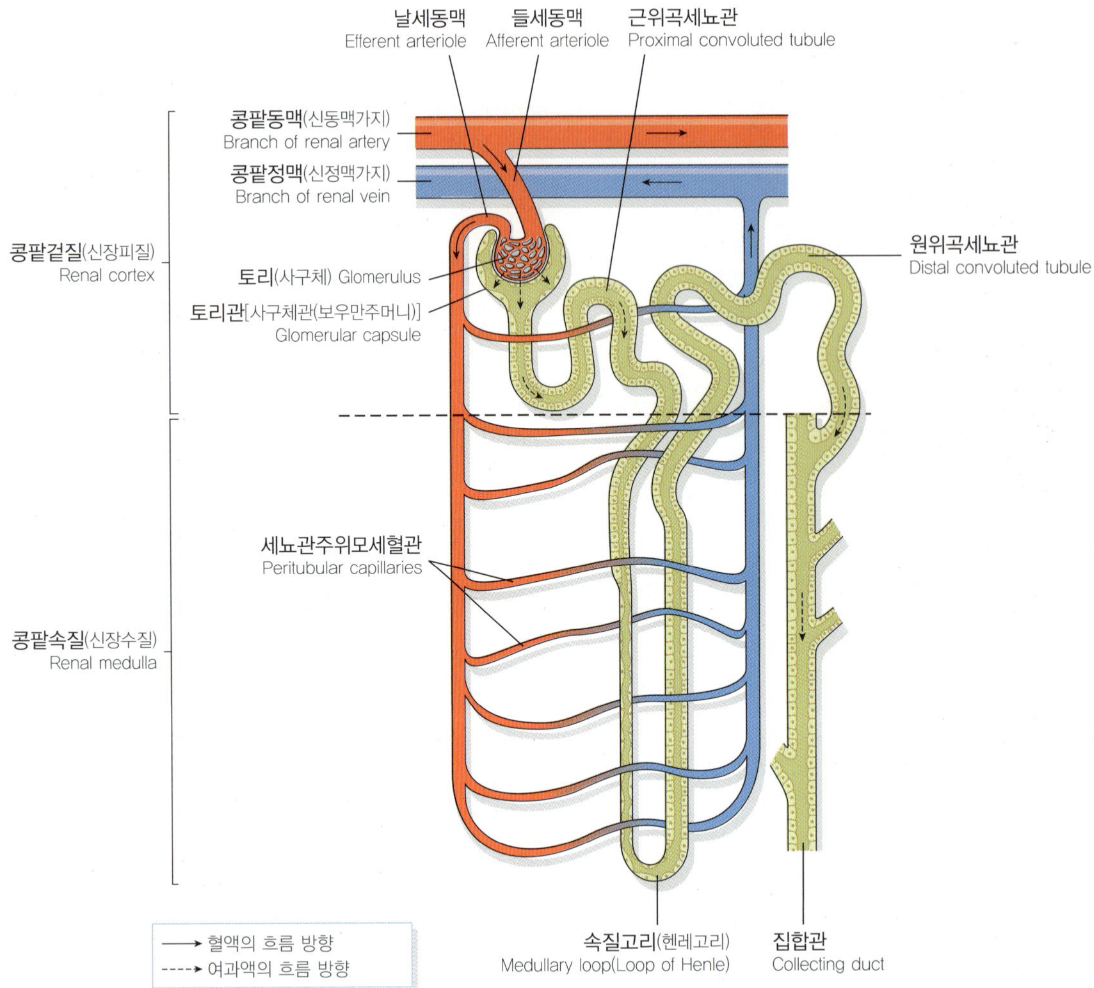

그림 13-4 콩팥단위의 혈관구조

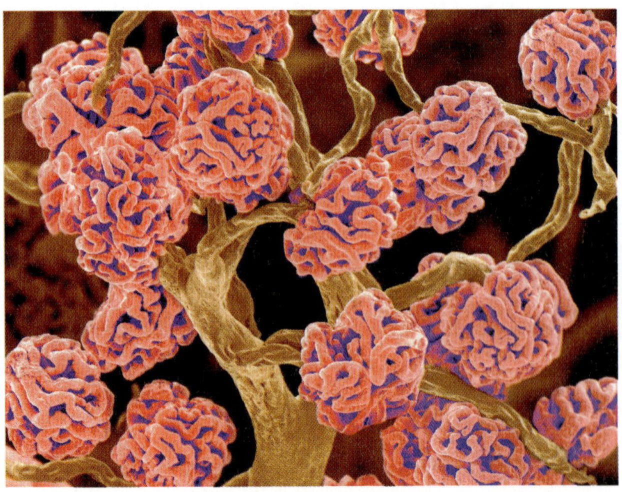

그림 13-5 토리 모세혈관 뭉치의 전자현미경 사진

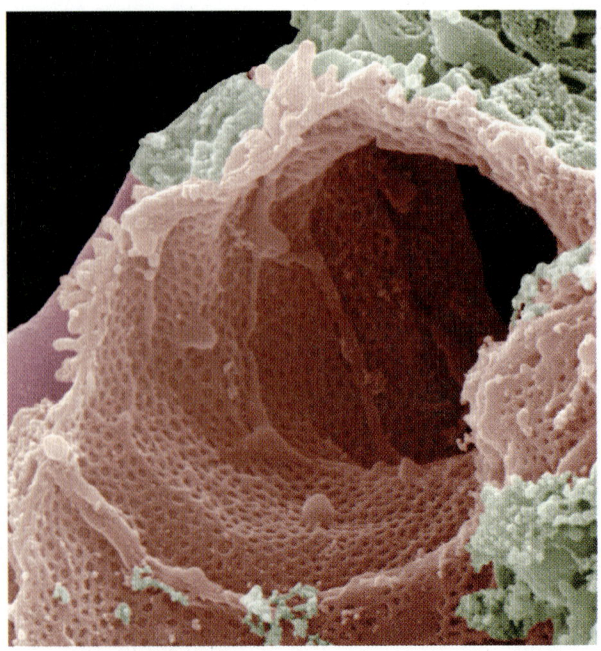

그림 13-6 토리 모세혈관의 전자현미경 사진

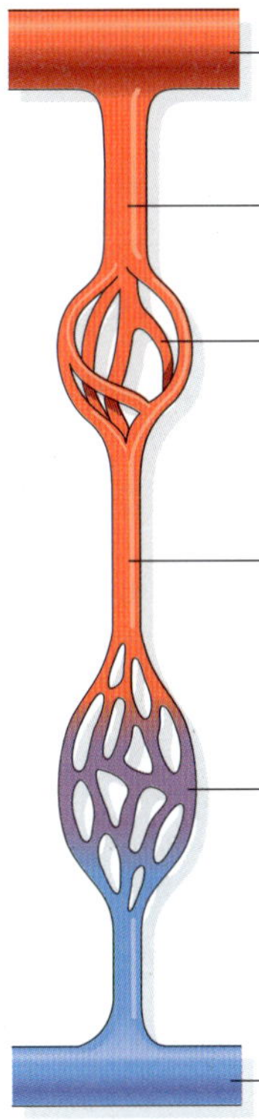

그림 13-7 콩팥의 혈관 개요도

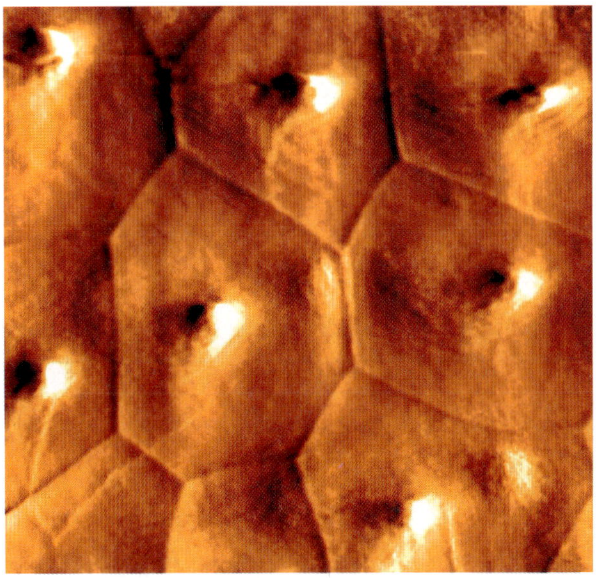

그림 13-8 요관의 횡단면

을 조절하고 산소와 영양분을 조직에 공급한다(**그림 13-4**, **그림 13-7**). 이 모세혈관으로부터 나온 정맥피는 콩팥정맥을 통해 콩팥을 지나서 아래대정맥(하대정맥, inferior vena cava)으로 들어간다.

토리벽과 보우만주머니는 단층편평상피세포로 이루어져 있다. 토리의 막은 다른 모세혈관들보다 투과성이 더 높다. 콩팥단위의 나머지 부분과 집합관은 단층의 고도로 분화된 세포로 이루어져 있다(**그림 13-8**).

콩팥혈관의 혈액 공급은 교감신경과 부교감신경에 의해 조절된다. 자율신경계는 독립적으로 콩팥혈관 지름과 콩팥의 혈류를 조절한다.

콩팥의 기능

소변의 생성

콩팥에서 만들어진 소변은 요관을 통과해 몸 바깥으로 배설되기 전까지 방광에 저장된다. 소변의 성분은 콩팥단위와 콩팥 모세혈관과 혈액 사이에서 물질교환의 정도에 따라 달라진다. 단백질 대사산물의 노폐물은 배설되고, 전해질과 pH는 수소 이온의 배설에 의해 유지된다. 소변은 다음 세 가지 과정에 의해 생성된다.

- 여과
- 선택적 재흡수
- 분비

여과(그림 13-10)

여과는 토리와 토리관의 반투과성 막을 통하여 이루어진다(**그림 13-9**). 물과 다른 작은 분자들은 여과되고 일부는 여과 후 다시 흡수되기도 한다. 혈구세포와 혈장단백질 및 다른 큰 분자들은 여과되기에 너무 크기 때문에 모세혈관 안에 남게 된다(**Box 13-1**). 토리에 여과된 물질은 혈장단백질을 제외하면 혈장과 매우 유사한 성분으로 구성된

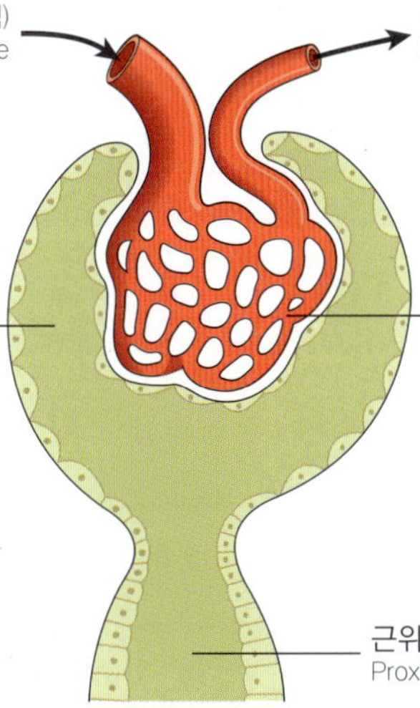

그림 13-9 토리와 토리관(보우만주머니)

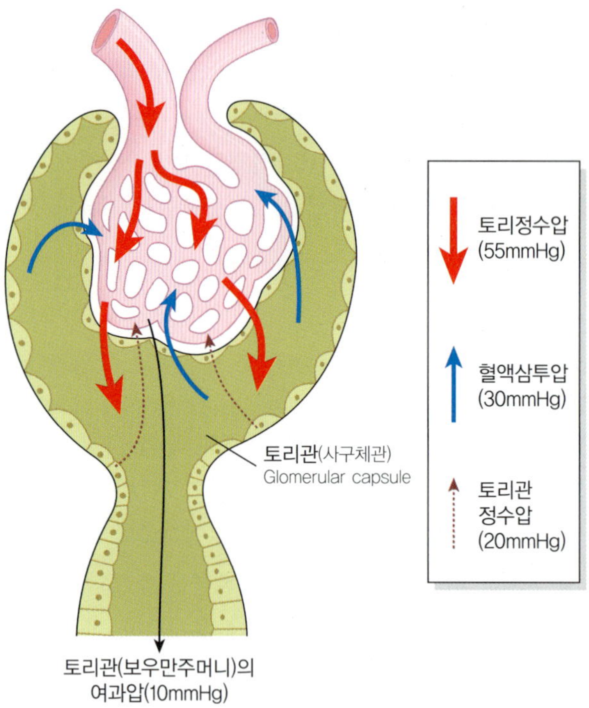

그림 13-10 콩팥단위(네프론)의 여과

Box 13-1 사구체 모세혈관과 사구체 여과의 구성요소

사구체 여과를 통과하는 혈액의 구성요소	사구체 여과를 통과하지 못하는 혈액의 구성요소
수분	백혈구
무기염류	적혈구
아미노산	혈소판
케톤산	혈장단백질
포도당	약물 및 마약물질(분자가 큰 것)
호르몬	
크레아틴	
요소	
요산	
독성물질	
약물 및 마약물질(분자가 작은 것)	

다. 여과는 토리 모세혈관 안의 압력과 토리관 안의 압력 차이에 의해 이루어진다. 토리내압은 날세동맥이 들세동맥보다 직경이 좁기 때문에 생긴다. 토리 모세혈관 정수압은 약 55mmHg(7.3kPa)이 발생한다. 모세혈관 정수압은 혈액의 삼투압과 토리관의 정수압에 반대된다. 혈액의 삼투압은 혈장단백질에 의해 만들어지고 약 30mmHg(4kPa) 정도이며, 토리관의 여과 정수압은 약 15mmHg(2kPa) 정도이다. 그러므로 순수 여과압력은 55−(30+15)=10mmHg이 된다.

양쪽 콩팥에서 분당 이루어지는 여과량을 토리여과율(glomerular filteration rate, GFR)이라 한다. 건강한 성인의 토리여과율은 약 125mL/min이다. 즉, 하루에 2개의 콩팥에서 180L의 여과액이 형성된다는 것이다. 이 여과량 중 거의 모든 여과액이 다시 모세혈관으로 재흡수되고 약 1% 미만인 1~1.5L가 소변으로 배설된다. 소변의 농도와 양은 토리여과율과 선택적 재흡수와 세뇨관 재분비에 따라 달라진다.

여과의 자가조절. 콩팥혈류(사구체여과액/토리거른액)는 자가조절이라 불리는 기전에 의해 보호된다. 콩팥혈류는 넓은 수축기 혈압(80~200mmHg)의 범위 안에서도 일정하게 유지된다. 자가조절작용은 신경성 조절의 영향을 받지 않는다. 즉, 콩팥혈관에 신경지배가 차단되더라도 자가조절은 지속적으로 작용한다. 그러므로 자가조절은 콩팥혈관의 고유 기능으로 작용한다. 하지만 자가조절은 콩팥동맥의 혈압 변화나 프로스타글란딘(prostaglandin) 등과 같은 대사산물의 농도변화에 영향을 받을 수 있다.

심한 쇼크상태에서 수축기 혈압이 80mmHg 밑으로 떨어지면 자가조절은 더 이상 작용하지 않고 콩팥혈류와 콩팥혈관의 정수압이 감소하여 콩팥단위의 여과 기능이 떨어진다.

선택적인 재흡수(그림 13-11)

선택적인 재흡수는 토리의 여과물질이 원위곡세뇨관과 속질고리(헨레고리), 집합관을 지나면서 소변의 구성성분과 양을 조절하는 하나의 과정이다. 이 과정으로 여과물질 중에서 혈액의 수분-전해질 균형 및 pH의 조절을 위해 필요한 성분을 혈액 속으로 재흡수할 수 있다.

재흡수는 주로 수동적으로 이루어지지만 포도당의 경우에는 능동적 재흡수가 나타난다. 여과물질 중, 60~70% 만이 수질고리(medullary loop)에 도달하며 물, 나트륨, 그리고 염화이온 등이 재흡수된다. 15~20%는 원위곡세뇨관에 도달하며 나트륨과 같은 전해질의 재흡수가 이루어지고 여과액은 집합관으로 모여 이동한다. 집합관에서도 물의 재흡수를 통해 체내에 필요한 수분을 공급한다.

능동수송은 화학에너지를 이용하여 농도경사에 역행하여 물질이 이동하는 것이다. 나트륨과 염화이온과 같은 전

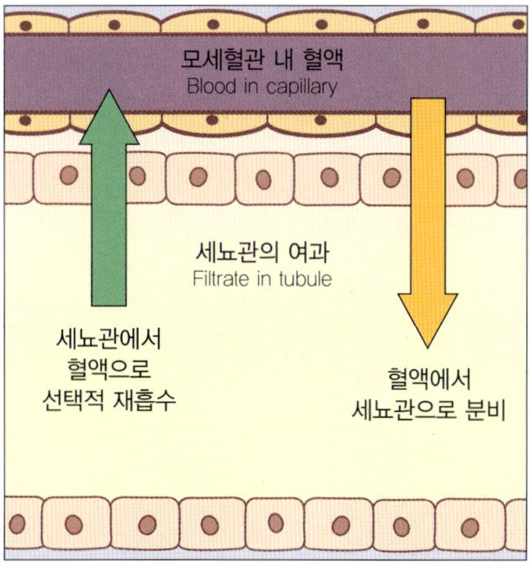

그림 13-11 콩팥단위(네프론)의 선택적 재흡수와 분비과정

해질은 능동수송뿐만 아니라 농도경사에 따라 이동하는 수동수송으로도 재흡수 된다.

토리여과액의 큰 분자물질(포도당, 아미노산)들은 소변에서 거의 나타나지 않는다. 혈액 내 농도가 과도하게 높지 않은 이상, 모두 재흡수되기 때문이다.

물질을 재흡수할 수 있는 콩팥의 최고 재흡수 능력을 최대수송치(transport maximum) 또는 콩팥역치(renal threshold)라 한다. 예를 들면, 정상 혈액의 포도당이 63~144mg/100mL인데, 혈당이 최고 수송치인 160mg/100mL 이상으로 올라가게 되면 소변에서 포도당이 검출된다. 이는 모든 수송 부위가 수송을 담당하고 토리의 능동수송 기전에 과부하가 된 상태를 의미한다. 능동수송에 의해 재흡수되는 다른 물질은 나트륨, 칼슘, 칼륨, 인 및 염소 등이다.

일부 물질의 최대수송치 또는 콩팥역치는 특정 시기의 신체요구에 따라 변화하고, 일부는 호르몬이 재흡수작용을 조절하기도 한다.

선택적인 재흡수에 영향을 미치는 호르몬

부갑상샘 호르몬. 감상샘 호르몬은 갑상샘에서 분비되는 칼시토닌(calcitonin)과 함께 원위집합관에서 칼슘과 인의 재흡수를 조절하여 정상 혈중 농도(칼슘, 인)를 유지한다. 부갑상샘 호르몬은 혈중 칼슘농도를 증가시키고 칼시노닌의 농도를 감소시키는 기능이 있다.

항이뇨 호르몬. 뇌하수체 뒤쪽엽에서 분비되는 항이뇨 호르몬(ADH)은 원위곡세뇨관과 집합관의 투과성을 높여서 물의 재흡수율을 높인다(그림 13-12).

알도스테론. 부신겉질에서 분비되는 알도스테론은 나트륨의 재흡수와 칼륨의 분비를 증가시킨다(그림 13-13).

심방나트륨 배설촉진 펩티드. 심장의 심방확장에 의해 분비되는 심방나트륨 배설촉진펩티드(atrial natriuretic peptide, ANP)는 근위곡세뇨관과 집합관에서 수분과 나트륨의 재흡수를 감소시킨다(그림 13-14). 또한 ADH와 알도스테론의 분비도 감소시키게 된다.

세뇨관 분비(그림 13-11)

여과는 혈액이 토리를 통과할 때 발생한다. 불필요한 물질이나 이물질, 즉 아스피린과 페니실린 같은 약물은 토리에 머무는 시간이 짧기 때문에 여과로 모두 걸러지지 않는다. 이러한 물질들은 원위 곡세뇨관에서 분비되어 소변의 형태로 몸 바깥으로 배출된다. 수소 이온의 세뇨관 분비는 혈액의 정상 pH를 유지하는 데 중요하다.

소변생성에 대한 요약

여과, 선택적 재흡수, 세뇨관 분비의 세 가지 과정은 앞에 설명되어 있고, 그림 13-15에 요약되어 있다.

소변의 구성요소

소변은 장에서 재흡수되어 콩팥으로 배설되는 쓸개즙 색소인 유로빌린(urobilin)으로 인해 맑은 호박색을 띤다(그림 12-37 참조). 소변의 비중은 1.020~1.030 정도이고 pH는 약 6(정상 pH 범위는 4.5~8) 정도이다. 건강한 성인의 경우 하루에 1,000~1,500mL 정도의 소변을 배출한다. 소변의 생성량과 비중은 수분 섭취량과 용질의 배설량에 따라 매우 다양하다.

Water	물	96%
Urea	요소	2%

나머지 2%는 다음으로 이루어져 있다.

Uric acid	요산	2%
Creatinine	크레아틴	
Ammonia	암모니아	
Sodium	나트륨	
Potassium	칼륨	
Chlorides	염화물	
Phosphates	인산염	
Sulphates	황산염	
Oxalates	옥살염	

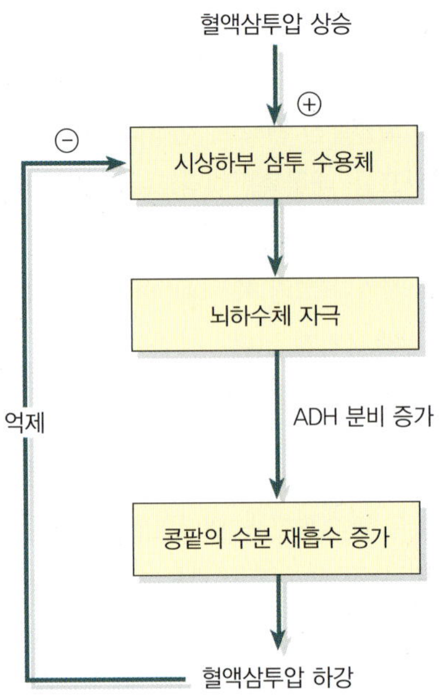

그림 13-12 항이뇨 호르몬(ADH)의 음성 되먹이 기전

수분균형과 소변 배출

신체 수분의 대부분은 섭취하는 음식과 수액 및 소량이 대사산물에 의해 생성된다. 물은 주로 소변으로 배설되고 이 밖에도 호흡, 대변, 땀으로 배설된다. 호흡과 대변으로 손실되는 물의 양은 거의 일정하지만, 땀으로 손실되는 양은 주변의 환경과 체온에 따라 달라진다.

수분섭취와 배설의 균형은 콩팥에 의해 조절된다. 최소한의 소변 배출, 즉 노폐물 분비를 위해 필요한 최소한의 소변 양은 하루에 약 500mL이다. 소변의 양은 뇌하수체 뒤엽에서 분비되는 항이뇨 호르몬(ADH)으로 조절한다.

시상하부의 감각신경세포 삼투압수용체는 혈액의 삼투압 변화를 감지한다. 삼투수용체로부터의 신경흥분은 뇌하수체 뒤엽을 자극하여 항이뇨 호르몬의 분비를 촉진한다. 삼투압이 높아졌을 때, 항이뇨 호르몬의 분비량이 증가하면 원위곡세뇨관과 집합관에서 물의 재흡수가 증가한다. 이에 따라 삼투압은 낮아지고 항이뇨 호르몬의 분비량도 감소하게 된다. 이러한 음성 되먹임 기전에 의해 정상 삼투압을 유지할 수 있다(그림 13-12).

이 음성 되먹임 기전은 혈액 속에 용해된 물질이 많을 때에는 억제된다. 예를 들면, 당뇨병의 경우 혈액 속의 포도당 농도가 콩팥세뇨관의 최대 수송능력을 초과했을 때, 과도한 포도당에 의해 과도한 수분배설이 일어난다. 이러한 많은 소변(polyuria)으로 인해 항이뇨 호르몬의 생성을

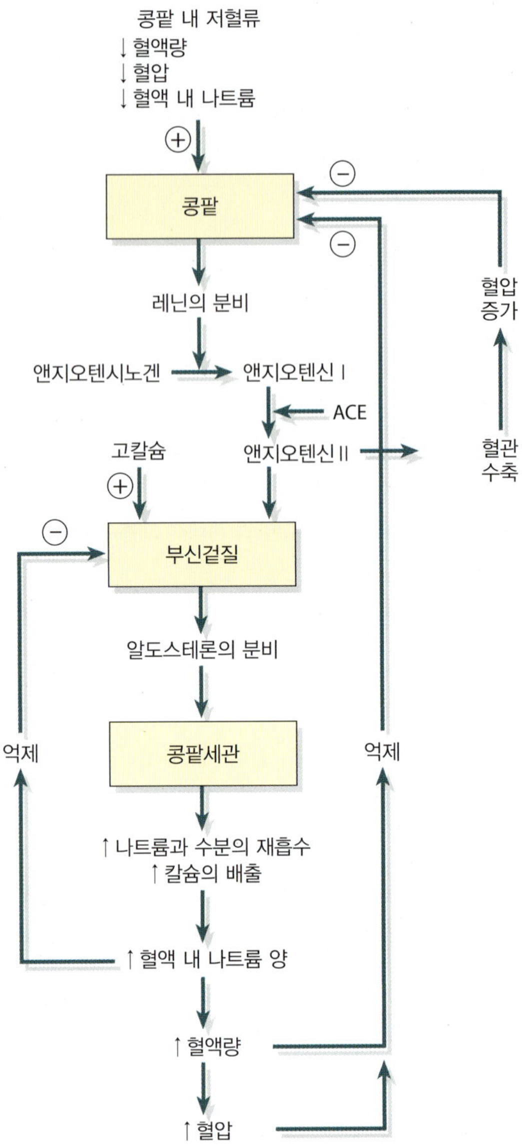

그림 13-13 알도스테론 분비의 음성 되먹이 기전

증가시킴에도 불구하고 탈수가 발생하여 급성 갈증과 수분섭취 증가가 일어난다.

혈액의 양이 증가하였을 때에는 심장의 심방안쪽 확장수용체(stretch receptors)에서 심방나트륨배설촉진펩티드(atrial natriuretic peptide, ANP)를 분비한다. ANP는 근위곡세뇨관과 집합관에서 나트륨과 수분의 재흡수를 감소시킨다. 이는 나트륨과 수분이 더 많이 배설되는 것을 의미한다. 이러한 작용의 결과로 혈액량과 심방 확장이 감소되고 음성 되먹임 기전을 통한 심방나트륨배설촉진펩티드의 분비도 중지된다(그림 13-14). 또한 증가된 심방나트륨배설촉진펩티드의 농도는 항이뇨 호르몬, 알도스테론의 분비를 억제하고, 더 나아가 나트륨과 물의 배설을 촉진한다.

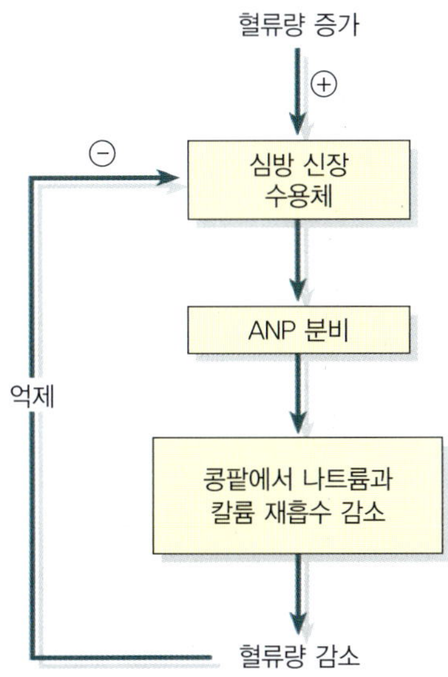

그림 13-14 심방나트륨배설촉진펩티드(atrial natriuretic peptide, ANP) 분비의 음성 되먹임 기전

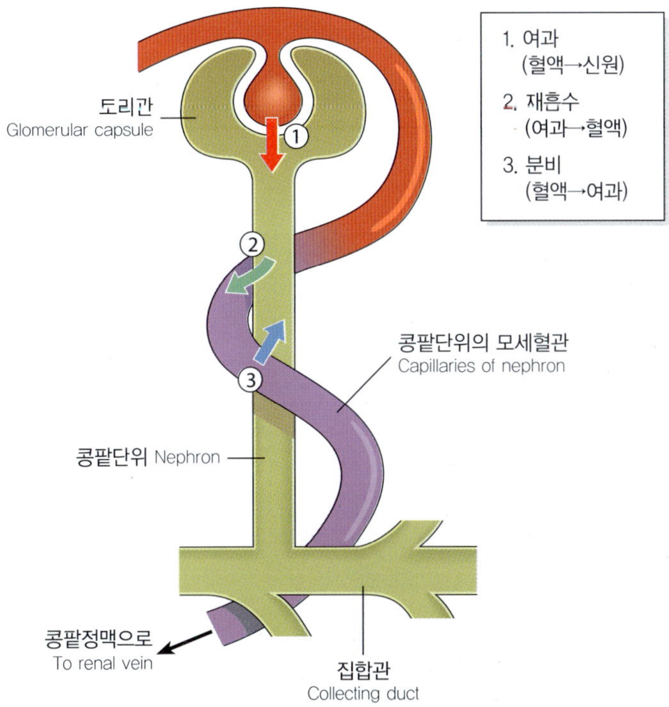

그림 13-15 소변 생성의 세 가지 과정에 대한 개요도

전해질 균형

체액 속의 전해질 농도 변화는 체액의 구성과 전해질 정도에 따라 달라지는데, 이는 수분과 전해질 농도의 균형을 유지하는 몇 개의 기전에 의한다.

나트륨과 칼륨의 균형

나트륨은 세포바깥액의 양이온 중 대부분을 차지하고 칼륨은 세포안액의 양이온 중 대부분을 차지한다.

나트륨은 거의 대부분의 음식에 들어 있는 성분이며, 요리할 때 소금을 더 첨가하여 섭취하게 된다. 이로 인하여 신체 요구량보다 더 많이 섭취할 수 있다. 나트륨은 주로 소변과 땀을 통해 배설된다. 땀으로 배설된 나트륨의 양은 과도한 땀 배출이 아니라면 문제되지 않는다. 땀 배출은 발열(pyrexia), 고온의 환경 또는 장시간 운동을 하는 동안 발생할 수 있다. 보통 콩팥 기전은 생리적 범위 내에서 나트륨과 칼륨의 농도 조절에 대해 설명한다. 고온의 기후에서 살거나 고온의 환경에서 일할 때, 땀을 흘려서 전해질의 양이 감소했을 때는 과도한 발한이 지속된다.

나트륨 이온과 칼륨 이온은 소화액(위산에서 나트륨 이온, 췌장액 및 작은창자에서 칼륨 이온)에서 고농도가 된다. 대개 이런 이온들은 결장에서 재흡수되지만 급성 또는 장기간 설사 시에는 많은 양이 배출되어 전해질 불균형을 초래하게 된다.

레닌-앤지오텐신-알도스테론 시스템(그림 13-13). 나트륨은 소변의 구성 성분이며, 배설되는 양은 부신겉질에서 분비되는 알도스테론에 의해 조절된다. 콩팥단위의 들세동맥에 있는 토리곁세포(사구체인접세포, juxtaglomerular cell)는 혈액의 양이 적거나 동맥압이 낮을 때 교감신경을 자극하여 레닌이라는 효소를 분비한다. 레닌은 간에서 생성되는 혈장단백 앤지오텐시노겐(angiotensinogen)을 앤지오텐신 I으로 전환시킨다. 그러면 허파, 근위곡세뇨관, 기타 다른 조직에서 소량 생성된 앤지오텐신 전환효소(angiotensin converting enzyme, ACE)는 앤지오텐신 I을 앤지오텐신 II로 전환시킨다. 전환된 앤지오텐신 II는 매우 강력한 혈관수축작용을 하여 혈압을 상승시킨다. 레닌과 상승된 혈액의 칼륨 수치는 부신을 자극하여 알도스테론을 분비시킨다. 알도스테론은 수분과 나트륨을 함께 재흡수해서 혈액의 양을 증가시키고 음성 되먹임 기전을 통해 레닌의 분비량을 줄인다. 나트륨이 재흡수될 때 증가된 칼륨의 분비는 세포안액의 칼륨을 감소시킨다.

ANP. 나트륨의 농도조절은 심방 나트륨 배뇨촉진 펩티드(ANP)에 의해 조절된다.

칼슘균형

칼슘의 농도 조절은 부갑상샘 호르몬과 칼시토닌의 분비 작용에 의해 조절된다.

산 · 염기 균형

혈중 산 · 염기 균형 유지를 위하여 근위곡세뇨관에서 수소 이온을 분비한다. 여과과정에서 수소 이온은 완충제와 결합된다.

- bicarbonate, carbonic acid 형성
  ($H^+ + HCO_3^- \rightarrow H_2CO_3$)
- ammonia, ammonium ions 형성
  ($H^+ + NH_3 \rightarrow NH_4^+$)
- hydrogen phosphate, dihydrogen phosphate 형성
  ($H^+ + HPO_3^{2-} \rightarrow H_2PO_3^-$)

탄산은 이산화탄소와 물로 전환되면서 이산화탄소는 재흡수되어 혈액의 완충능력을 유지시킨다. 수소 이온은 암모늄염(ammonium salts)과 인화수소(hydrogen phosphate)의 형태로 소변으로 배출된다. 소변의 정상 pH는 섭취한 음식, 시간별, 다양한 외부요인에 따라 4.5~8까지 달라진다. 동물성 단백질이 많이 포함된 식단을 따르는 사람은 채식주의자보다 더 많은 산성 소변을 생성한다.

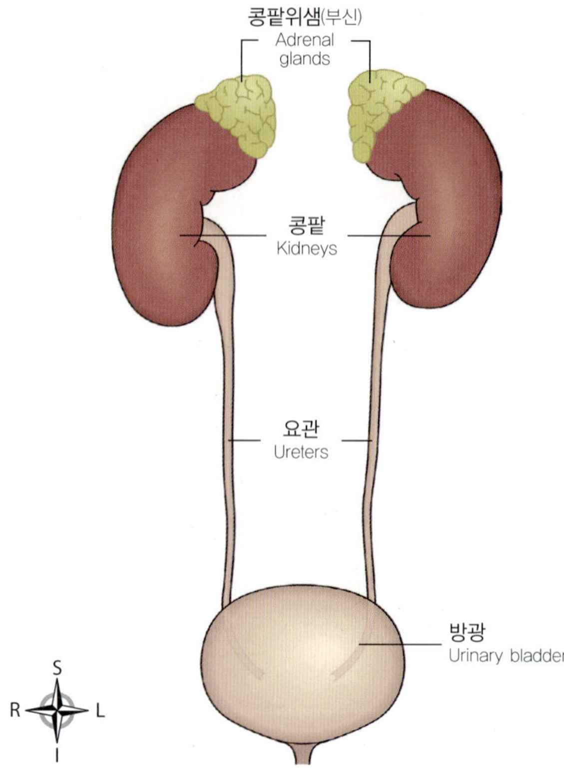

그림 13-16 콩팥과 방광에 연결된 요관

2. 요관

학습목표

이 단원의 학습을 통해서 다음을 이해할 수 있다.

- 요관의 구조와 기능

요관은 콩팥에서 방광까지 소변을 운반하는 관이다(그림 13-16). 요관은 직경은 약 3mm이고 길이는 약 25~30cm 정도이다. 요관은 깔대기 모양의 콩팥깔때기에서 시작하여 방광에 이른다. 위치는 배막 뒤이며, 골반공간 안의 허리근 앞으로 내려가 배공간을 지나 방광 뒤쪽벽측을 비스듬히 통과하게 된다(그림 13-17). 이런 해부학적 구조 때문에 소변이 축적되어 방광이 팽창할 때 요관이 압박되어 요관 입구가 닫히게 된다. 그러므로 방광에 소변이 찼을 때나 배뇨하는 동안 방광벽의 근육이 수축하여 방광압이 증가하였을 때 요관(콩팥쪽으로)으로 소변이 역류되는 것을 예방할 수 있다.

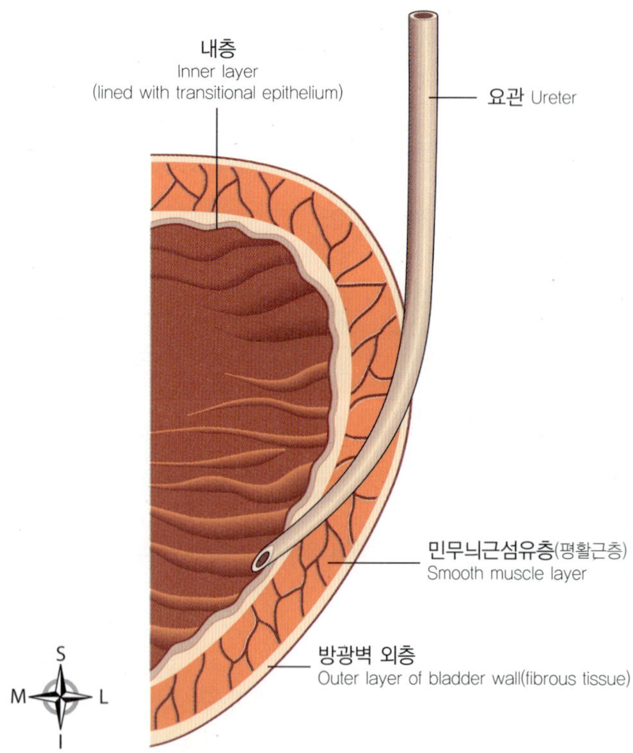

그림 13-17 방광벽을 통과하는 요관의 위치와 구조

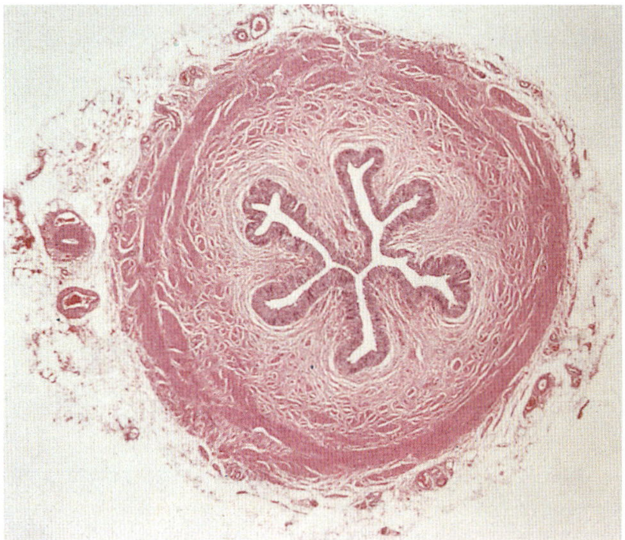

그림 13-18 요관의 횡단면

요관의 구조

요관은 3개의 조직층으로 이루어져 있으며, 그림 13-18은 횡단면을 보여준다.

- 섬유결합조직의 바깥막은 콩팥의 섬유막에 연결되어 있다.
- 중간 근육층은 요관을 감싸듯 나선형으로 기능적 단위를 형성하는 민무늬근섬유가 직조 모양으로 형성되어 있고, 나선형의 일부는 시계 방향으로 나머지는 반시계 방향으로 되어 있다. 그리고 요관 하부 1/3에는 길이 방향으로 바깥쪽이 한층 더 강화되어 있다.
- 가장 안쪽의 점막층은 이행상피와 섬유결합조직으로 구성되어 있다(그림 13-15).

요관의 기능

요관은 민무늬근의 꿈틀운동에 의해 소변을 콩팥에서 방광으로 보낸다. 꿈틀운동은 작은콩팥술잔에서 발생하여 조절된다. 꿈틀파는 분당 여러 번 발생하는데, 소변 생산이 많을수록 꿈틀 횟수도 많아지면서 소변을 방광으로 보내게 된다.

3. 방광

학습목표

이 단원의 학습을 통해서 다음을 이해할 수 있다.

- 방광의 구조

방광은 소변의 저장소이다. 방광은 골반공간에 위치하며, 크기와 위치는 저장된 소변의 양에 따라 다르고, 방광이 팽창하게 되면 배공간 쪽으로 올라간다.

방광과 관련된 기관(그림 13-19)

방광구조(그림 13-20)

방광은 서양배와 유사한 모양이지만 소변이 채워지면 타원형의 모양으로 변한다. 방광 뒤쪽면이 아래부위이고, 방광의 가장 아래쪽 부분인 방광목은 요도 쪽으로 열려 있다.

배막은 앞쪽 배벽을 덮는 벽측배막 쪽으로 가기 직전에 방광의 위쪽 부위를 덮는다. 방광 뒤쪽면에 여성은 자궁이 있고 남성은 곧창자가 놓여 있다. 방광은 3개의 층으로 이루어져 있다.

- 가장 바깥쪽 층은 연결이 느슨한 조직으로 혈관과 림프관, 신경이 있으며 배막에 의해 위쪽 부위가 둘러싸여 있다.
- 중간층은 민무늬근과 탄력조직이 통합된 3개의 층으로 구성된다. 이 근육층을 배뇨근이라 부르고 배뇨근이 수축할 때 방광은 비워진다.
- 안쪽 점막은 이행상피로 구성되어 있어, 방광에 소변이 채워질 때 방광조직이 팽창할 수 있게 한다(그림 13-15).

방광이 비게 되면, 안쪽에 주름이 생긴다. 이 주름은 방광에 소변이 차게 되면 펴져서 사라지게 된다. 방광은 신축성이 있으며 300~400mL 정도의 소변이 차면, 요의를 느낄 수 있다. 방광의 최대용량은 약 600mL 정도이다.

방광벽에는 삼각형 모양을 이루는 3개의 개구부가 있다(그림 13-20). 뒤쪽벽 위쪽 부위에 있는 두 개의 입구 부위는 요관으로 열려 있고 아래쪽 출구 부위는 요도로 열려 있다. 바깥요도조임근은 요도 위쪽 부위의 요도민무늬근으로 방광에서의 소변 유출을 조절한다. 이 조임근은 수의적으로 조절되지 않는다.

4. 요도

학습목표

이 단원의 학습을 통해서 다음을 이해할 수 있다.

- 남성과 여성의 요도 구조와 기능

요도는 방광목에서 바깥쪽까지 바깥요도출구를 향해 연결된 관이다. 요도는 여성에 비해 남성이 길다.

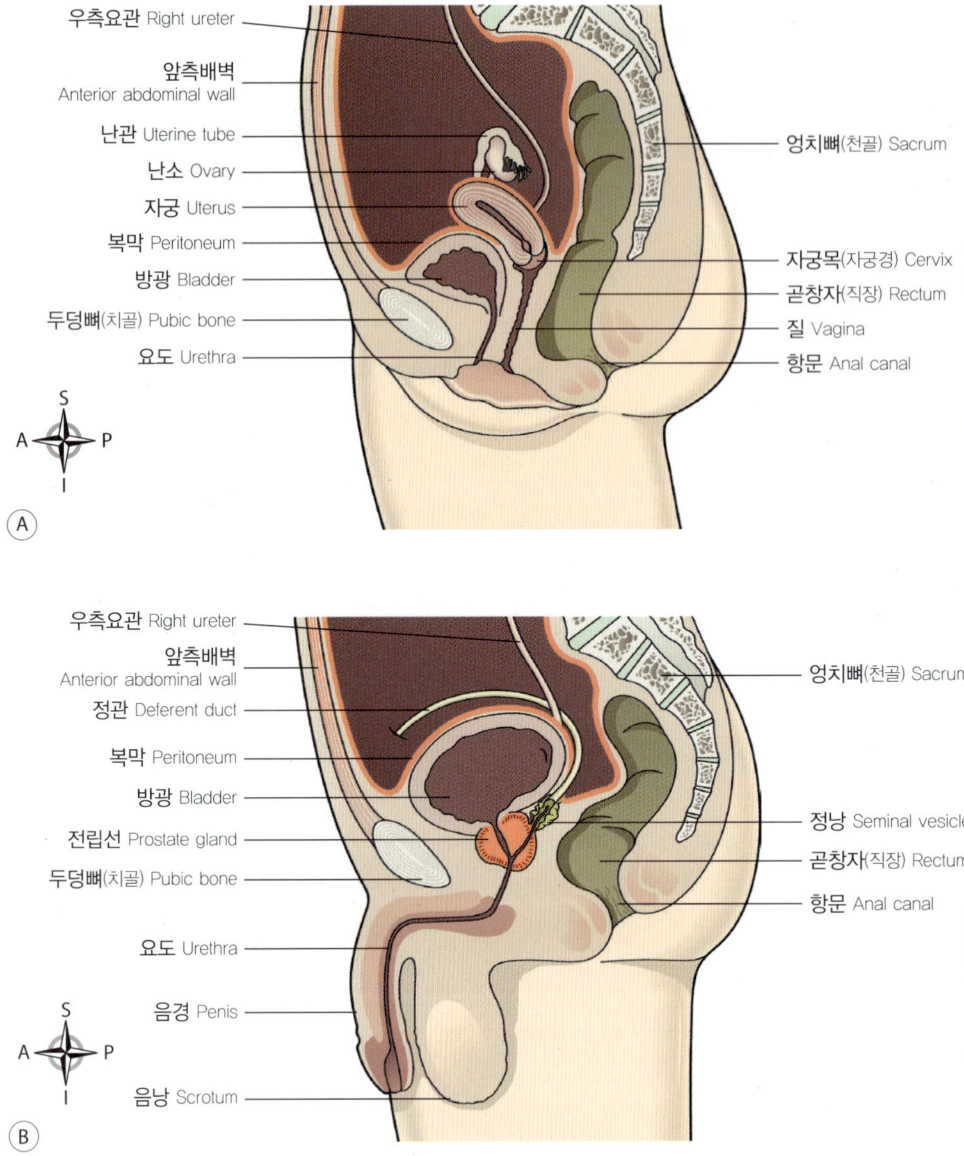

여성 방광 주변기관

앞 – 치골결합
뒤 – 자궁과 질 상부
위 – 소장
아래 – 요도와 골반하부를 형성하는 근육

남성 방광 주변기관

앞 – 치골결합
뒤 – 직장과 정낭
위 – 소장
아래 – 요도와 전립선

그림 13-19 방광과 요도 주위의 골반기관. A. 여성 B. 남성

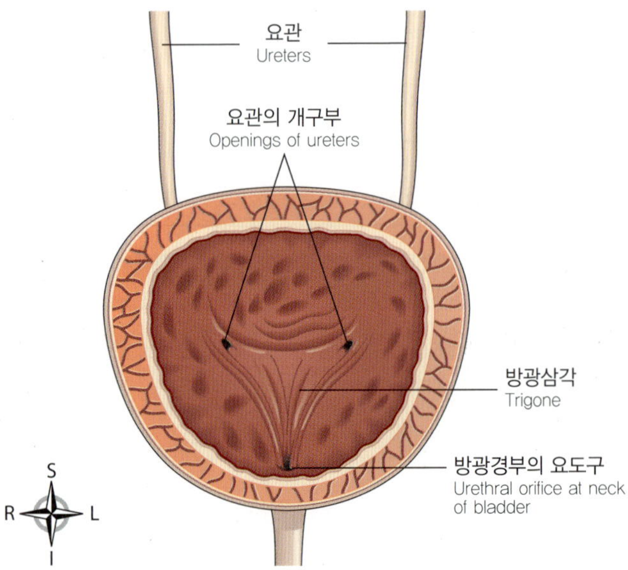

그림 13-20 방광의 내부 단면도

남성의 요도는 비뇨기계와 생식기계가 함께 연관되어 있다(18장 참조).

여성의 요도 길이는 약 4~5cm 정도로, 두덩결합 뒤에서 뒤쪽 아래 방향으로 주행하여 질 바로 앞쪽 방향에서 바깥요도출구가 개구된다. 바깥요도출구는 바깥요도조임근에 의해 조절되고 수의적 조절이 된다.

여성의 요도벽은 2개의 조직층(외부근육층, 내부점막층)으로 구성되어 있으며 방광과 연결되어 있다. 근육층은 자율신경 지배를 받는 내부평활근층과 수의적 조절이 가능한 외부횡문근으로 구분된다. 점막층은 혈관과 신경이 분포하는 탄력섬유조직으로 되어 있다. 요도의 근위부는 이행상피(transtitional epithelium), 원위부는 중층(stratified epithelium)로 구성된다.

5. 배뇨

학습목표

이 단원의 학습을 통해서 다음을 이해할 수 있다.

- 아동과 성인의 배뇨과정

방광은 소변의 저장소로 작용한다. 300~400mL의 소변이 축적되면 방광벽이 이완되고 민감해져 구심성 자율신경이 자극을 받게 된다. 영아의 경우 이 자극은 척수반사와 배뇨를 발생시킨다(그림 13-21). 배뇨는 원심성 자율신경이 배뇨근의 수축과 안쪽요도조임근의 이완을 유발하여 방광에 자극을 전달할 때 일어난다.

배뇨반사는 신경계가 완전히 발달했을 때 자극된다. 그러나 감각자극은 배뇨요구의 인식을 뇌에 전하여 학습되고, 지속적인 노력에 의해 바깥요도조임근과 골반근육층을 수축시켜 일정시간 배뇨를 억제할 수 있다(그림 13-22).

성인의 배뇨는 배뇨근이 수축하고 안쪽조임근의 반사적인 이완과 바깥조임근의 수의적인 이완으로 발생한다. 배뇨는 가로막의 아래공간과 복근의 수축으로 이루어지고 골반공간 안의 압력 증가로 조절될 수 있다. 방광이 과대팽창

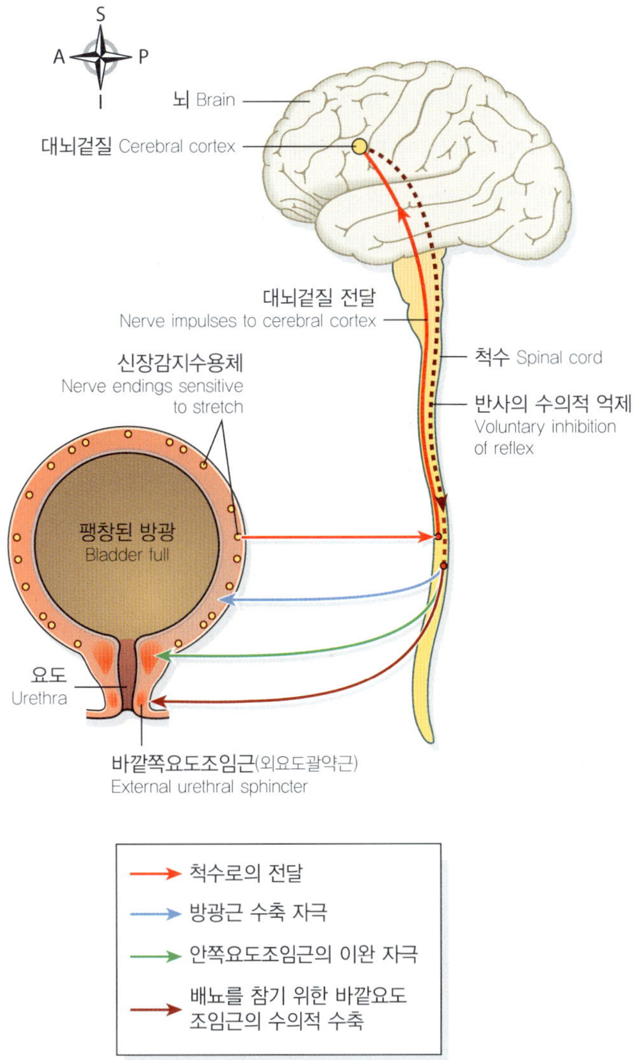

그림 13-22 훈련된 배뇨조절 기전

되면 통증이 나타나고 이 단계에 도달할 때 바깥조임근이 불수의적으로 이완되어 소변이 조금씩 유출되면서 기계적인 폐쇄가 없어진다.

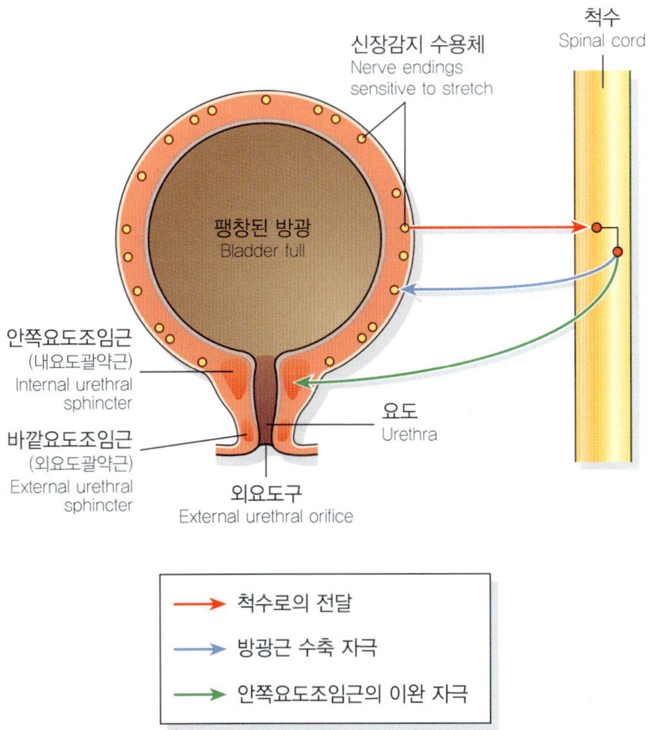

그림 13-21 불수의적 배뇨조절 반사

6. 노화가 비뇨기계에 미치는 영향

학습목표

이 단원의 학습을 통해서 다음을 이해할 수 있다.

- 노화가 비뇨기계에 미치는 영향

정상적인 경우에는 양쪽의 콩팥 중 하나의 콩팥이 소실되어도 남아 있는 콩팥이 그 기능을 대신 수행하기 때문에 문제를 야기하지 않는다. 하지만 연령에 따른 네프론 수의 감소, 토리여과율(사구체여과율)의 감소, 콩팥세뇨관의 기능소실

등은 콩팥에서 소변이 농축되는 과정에 영향을 미치게 된다.

이러한 변화는 노인에게서 빈번하게 나타나며, 전해질 균형의 장애, 전해질의 과부하, 그리고 탈수 등의 원인이 된다. 노인에게서, 콩팥 기능에 문제를 야기하는 약물 부작용이 발생할 경우, 약물 공급을 중단한다 할지라도, 효율적인 기능회복은 기대하기 어려우며, 콩팥기능소실이 가속화되고 독성화가 진행된다.

또한, 배뇨근 조절능력이 감소하면서 소변을 자주 보게 되는 빈뇨증상과 요실금이 나타난다. 노인에게서 야간뇨 (야뇨증, nocturia)는 일반적으로 발생하는 증상이며, 65세 이상 노인의 15%의 여성과 10% 남성에게서 나타나는데, 85세 이상 노인의 경우 발생빈도가 2배로 증가한다. 전립샘 비대증은 노인 남성에게서 주로 나타나며 소변축적(요폐, retention of urine)과 배뇨장애를 일으킨다(18장 참조).

7. 콩팥질환

학습목표

이 단원의 학습을 통해서 다음을 이해할 수 있다.

- 토리콩팥염(glomerulonephritis)의 영향
- 콩팥 기능에 대한 당뇨병과 고혈압의 영향
- 콩팥감염의 원인과 결과
- 급성 및 만성 콩팥결함의 원인과 의미
- 콩팥결석의 병리과정
- 일반적인 콩팥의 선천성 이상
- 일반적인 콩팥종양의 발달과 확산

콩팥은 상당한 기능적 보유 수단이며, 콩팥 기능상실은 한쪽 이상의 기능이 소실될 때까지 확실한 증상을 나타내지 않는다. 이는 건강한 사람이 한쪽 콩팥을 다른 사람에게 이식할 수 있는 이유이다. 표 13-1은 콩팥질환의 일반적 징후와 증상을 기술하였다.

토리콩팥염

토리콩팥염은 토리의 염증상태를 지칭하나, 여러 형태의 토리콩팥염이 있고 염증이 항상 동반되는 것은 아니다. 대부분 면역 결함이 토리를 손상시킨다.

이러한 현상은 항원과 항체가 콩팥 또는 몸의 다른 부위에 결합할 때 형성되고, 이들 결합체가 혈액으로 순환된다. 토리벽에 이러한 면역복합체가 소도(lodge)를 형성하게 될 때 토리의 기능에 손상을 입히는 염증반응의 원인이 되기도 한다. 또한 다른 면역 기전도 토리콩팥염에 영향을 미친다. 토리콩팥염의 분류는 복잡한데, 면역학적 특징과 현미경적 소견과 같은 일련의 특징을 기본으로 하여 분류한다. 현미경적 구분은 다음과 같은 상태를 바탕으로 분류한다.

- 손상범위
  - 확산: 모든 토리에 영향을 주는 것
  - 국소: 토리의 일부에 영향을 주는 것
- 외형
  - 증식: 토리의 세포수가 증가된 상태
  - 막 모양: 토리 바닥막이 두꺼워지는 상태

다른 토리콩팥염의 특징과 예후에 대한 예는 표 13-2에 있다.

토리콩팥염의 영향

토리콩팥염의 영향은 형태에 따라 다른데, 그 특징은 다음

표 13-1 비뇨기계 질환의 일반적 징후 및 증상

징후/증상	정의
소변감소증	1일 배뇨량이 400mL 미만
피소변증	소변에 혈액이 있는 것. 토리가 느슨해지면 토리의 모세혈관으로부터 적혈구가 빠져나가게 되지만 세포의 크기가 너무 크기 때문에 재흡수되지 못한다. 요관에서의 출혈도 혈뇨증을 유발한다.
단백뇨증	소변에 단백질이 있는 것. 비정상적이며, 토리가 느슨해지면 토리의 모세혈관으로부터 혈장단백질이 빠져나가게 되지만 크기가 너무 크기 때문에 재흡수되지 못한다.
무뇨증	소변이 없음
배뇨장애	소변이 이동하는 데 통증이 느껴짐(작열감)
당뇨	소변에 당분이 있는 것. 비정상적이며, 당뇨를 유발한다.
케톤뇨증	소변에 케톤이 있는 것. 비정상적이며, 당뇨를 유발한다.
아간뇨	밤 동안 소변을 보는 것
다뇨증	다량의 소변을 보는 것
빈뇨	빈번하게 소량의 소변을 보는 것
요실금	소변의 불수의적 소실

과 같다.

피소변(혈뇨, haematuria). 통증이 없고 다른 증상도 동반되지 않는다. 현미경으로 소변검사를 할 경우 토리에서 여과될 때 손상 받은 적혈구가 통과된 것을 볼 수 있다.

콩팥세뇨관(신세뇨관)으로 적혈구가 소량 이동하여 갈색뇨(smoky urine)가 나타나는 경우에도 혈뇨로 볼 수 있다.

자각증상이 없는 단백뇨(asymptomatic proteinurria). 통상적인 요검사에서 발견되는데, 그 수준이 낮을 때에는 콩팥증후군(nephrotic syndrome)의 원인이 아니다. 이러한 현상 또한 토리에서 여과될 때 손상되어 단백질이 통과되는 경우이다.

급성 콩팥염(nephritis). 급성 콩팥염은 다음과 같은 특징이 나타난다.

- 소변감뇨증(oliguria; 성인에서 요량<400mL/일)
- 고혈압(hypertention)
- 피소변(haematturia)

표 13-2 토리염: 유형별 특징 및 예후

유형	특징	예후
미만성 증식성	급성 콩팥염 피소변 단백뇨	소아의 경우 예후가 좋은 편이나 성인의 경우에는 40% 이상이 고혈압이나 만성 콩팥부전증으로 발전될 가능성이 있다.
초점성 증식성	급성 콩팥염 피소변 단백뇨	예후의 양상이 다양하다.
막토리체염	콩팥증후군 피소변 단백뇨	대부분의 경우에는 토리염경화증에서 만성 콩팥부전증으로 진행된다.
최소변화토리체염	콩팥증후군 피소변 단백뇨	소아의 경우 예후가 좋은 편이나 성인의 경우에는 일반적으로 재발된다.

- 소변중독증(uremia)

  요통, 두통과 불쾌감이 공통적으로 나타난다.

콩팥 증후군. 아래 참조

만성 콩팥부전증. 이 증후는 콩팥단위가 콩팥예비력을 잃어버린 후 계속적이고 비가역적으로 손상될 때 발생한다.

콩팥 증후군

콩팥 증후군(nephrotic syndrome)은 그 자체로는 질병이 아니지만 여러 가지 콩팥질병의 특징이 다음과 같다.

- 과도한 단백뇨(marked proteinuria)
- 알부민과소혈증(hypoalbuminemia)
- 전신 부종(generalized oedema)
- 고지혈증(hyperlipidemia)

토리가 손상을 받았을 때에는 토리막의 침투력이 증가되어 여과액으로 혈장단백질이 통과된다. 알부민은 중요한 단백질로, 일반적으로 혈장단백질 중 가장 작다. 이렇게 소실되는 양이 매일 간에서 만들어지는 알부민의 양보다 더 많기 때문에 전체 혈장단백질 수준이 현저히 줄어들게 된다. 결과적으로 혈장삼투압이 낮아져 전반적인 부종으로 나타나고 혈장부피가 감소된다(그림 5-57 참조). 이러한 현상은 콩팥세관으로부터 물과 소금의 재흡수 증가에 원인이 되는 콩팥혈류를 감소시키고, 레닌-앤지오텐신-알도스테론계를 자극한다.

재흡수된 물은 부종을 증가시키는 삼투압을 더 감소시킨다. 핵심요소는 토리막을 지나가는 알부민의 소실인데, 이러한 현상이 지속되면 악순환이 연속된다(그림 13-23). 요산과 크레아틴과 같은 질소를 함유하는 폐기물이 증가한다. 특히 고콜레스테롤혈증과 같은 고지혈증이 발생하지만 그 원인은 알려지지 않았다.

콩팥 증후군은 많은 질병을 유발한다. 어린아이에서 일반적인 원인은 최소변화 토리콩팥염이지만 성인의 경우에는 복잡하다.

- 대부분의 토리콩팥염
- 당뇨성 콩팥질환
- 전신성 홍반성 낭창증
- 감염증(예: 말라리아, 매독, B형 간염)
- 약물처치(예: penicillamine, gold, captopril, phenytoin)

당뇨성 콩팥질환

콩팥부전증은 당뇨병을 앓는 젊은이의 주된 사망원인이다. 만일 고혈압과 오랫동안 심각한 고혈당증을 앓았다면 더욱 더 공통적인 특징으로 나타난다. 당뇨병은 전반적인 혈관 손상의 원인이 되고 개인에 따라 다양한 효과가 나타난다. 콩팥에서 이러한 현상은 당뇨성 콩팥질환 또는 당뇨성 콩팥으로 알려져 있다.

- 토리경화(glomeruosclerosis), 단백뇨와 콩팥 증후군으로 진행된다.
- 계속적인 감염은 콩팥깔때기염(pyelonephritis)을 초래

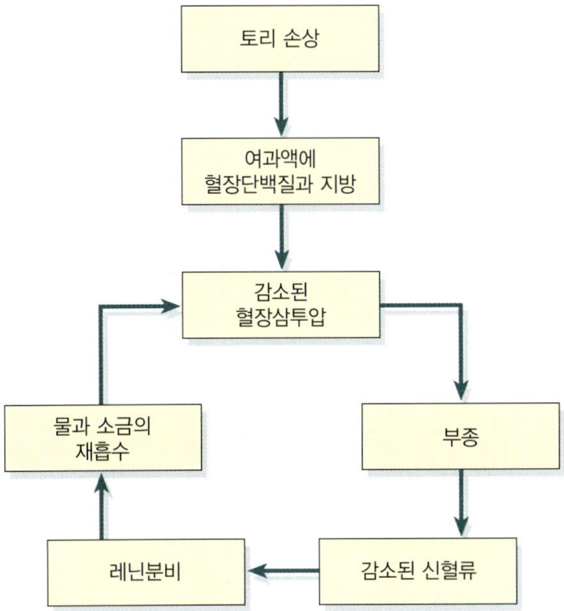

그림 13-23 콩팥증후군의 발달단계

하고 때때로 콩팥봉우리 괴사에 의해 더욱 복잡하게 나타난다.

- 콩팥동맥과 콩팥동맥세관의 샘종(adenoma)은 콩팥허혈과 고혈압을 초래한다.
- 만성 콩팥부전증

고혈압과 콩팥

고혈압은 콩팥질환의 원인인 경우도 결과인 경우도 있다. 본태성 고혈압과 이차 고혈압 모두 허혈의 원인이 되는 콩팥혈관손상이 있을 때 콩팥에 영향을 미친다. 감소된 혈류는 혈압을 증가시켜 레닌-앤지오텐신-알도스테론계를 자극한다(그림 13-16).

혈압 증가는 노인에게서 주로 나타나며 토리염(사구체염)을 유발하여 콩팥부전증으로 이어지면서 점진적으로 콩팥의 기능이 상실되어 악성 고혈압이 발생한다.

이차 고혈압

이차 고혈압은 장기간 콩팥질환에 의한 것으로 만성 콩팥허혈증을 초래하고 심각한 고혈압과 콩팥부전증을 유발한다.

악성고혈압

토리(사구체)로 유입되는 세동맥의 혈행장애로 콩팥단위(네프론)의 손상이 동반되며 결과적으로 혈압이 상승한다. 악성고혈압은 다음과 같은 심각한 병적 특징을 초래한다. 적혈구를 비롯한 혈장단백질들이 토리의 투과도 증가로 인하여 소변으로 배출되며(단백뇨, 혈뇨) 심한 경우, 심부전으로 이어질 수 있다.

급성 깔때기콩팥염(신우신염)

급성 깔때기콩팥염은 콩팥깔때기와 콩팥술잔의 급성 박테리아 감염이 콩팥의 실질조직에 퍼져 농양을 형성하는 것을 말한다. 이러한 감염은 회음부 또는 혈액으로부터 요도관을 따라 흘러 다니는데 고열, 전신권태감, 요통으로 이어진다.

상향감염. 방광(방광염을 참조)에서의 병원성 세균의 상방전이는 상향감염이 주된 원인이다. 요관을 통한 감염된 소변의 역류는 방광이 수축하여 배뇨가 상방으로 퍼지면서 일어난다. 콩팥과 방광에 연결된 요관의 정상적인 배열구조는 병원성 세균이 상방으로 역류하는 것을 방지한다.

혈액성 감염. 콩팥은 심장에서 방출되는 혈류량의 20%에 해당하는 많은 혈액을 공급받기 때문에 혈액매개성 감염에 매우 취약하다. 병원성 세균이 패혈증의 경우처럼 콩팥에 직접적으로 감염을 유발하는 경우와 호흡기관이나 감염된 상처, 그리고 농양 등을 통해 유입되는 경우로 구분된다.

병태생리

콩팥조직으로 감염이 퍼질 때 콩팥단위의 화농과 파괴의 원인이 된다. 괴사조직은 결국 섬유조직으로 대체되지만, 건강한 콩팥단위의 비대를 초래할 수 있다. 재발과 회복이 일어나지만, 요도의 구조적 변형이 있다면 역류콩팥병변(역류성 신병변, reflux nephropathy)을, 콩팥 주위조직의 농양과 콩팥유두 괴사가 치료되지 않으면 일반적인 합병증을 유발할 수 있다.

역류 콩팥질환

깔때기콩팥염으로 알려진 이 콩팥질환은 방광에서 미생물이 콩팥에 도달할 수 있는, 요관까지 소변의 역류와 관련되어 있다. 방광 안으로 요관 각도의 선천적인 비정상은 소변의 역류가 쉽게 일어나지만, 때로는 나이가 들면서 폐색이 증가하여 나타난다. 계속적인 콩팥단위의 기능적 소실은 만성 콩팥부전증을 초래하며 일반적으로 고혈압을 동반한다. 경우에 따라 역류 콩팥질환은 급성 깔때기콩팥염으로 반복적으로 진행된다.

콩팥부전증

급성 콩팥부전증

급성 콩팥부전증은 다음과 같이 분류된다.

- 앞쪽콩팥: 감소된 콩팥혈류의 결과가 심각하고 장기적인 쇼크로 이어진다.
- 콩팥: 급성 세뇨관의 괴사, 토리콩팥염과 같은 콩팥 자체 손상
- 뒤쪽콩팥: 방광, 자궁 또는 경부, 콩팥깔때기결석 등 소변 유출에 대한 장애물

급성 콩팥부전증은 단시간 내에 심각한 토리 여과율 감소와 콩팥 기능 감소를 보이는 경우이다. 소변감소증(감뇨증, oliguria)과 무뇨증(anuria)에 의해 수소이온의 회수, 전해질 불균형 및 질소대사물 축적 등이 동반되어 대사성 산증(metabolic acidosis)이 나타난다. 이러한 현상은 콩팥과 관계없는 다양한 합병증을 유발한다.

급성 세뇨관 괴사(ATN)

급성 세뇨관 괴사는 급성 콩팥부전증의 가장 일반적인 원인이다. 허혈 또는 종종 콩팥 독성물질이 원인이 되어 세뇨관 상피세포의 심각한 손상이 있다(Box 13-2).

소변감소증(성인에서 하루 소변량이 400mL 이하인 경우), 심각한 소변감소증(성인에서 하루 소변량이 100mL 이하인 경우) 또는 무뇨증(anuria: 소변이 없는 상태) 등은 수주일 동안 이뇨작용에 따른 것이다. 이러한 증상은 감소된 토리의 여과와 세뇨관에 의한 선택적인 재흡수와 분비에 의한 것으로 다음과 같은 증상을 초래한다.

- 일반화된 부종과 허파부종
- 요소의 축적과 다른 대사배설 산물들
- 신체의 어느 부분의 손상 받은 세포에서 방출된 칼륨(고칼륨혈증, hyperkalemia)의 체류에 의해 악화되는 전해질의 불균형
- 수소 이온 체류에 기인하는 산독증

심한 배뇨과다증(배뇨촉진상태)은 세뇨관 상피세포가 재생되었지만 선택적인 재흡수와 분비가 이루어지지 않은 때 상처치유과정 동안 일어난다. 배뇨과다증은 급성 탈수, 복잡하고 존재성 높은 혈장요소, 산독증, 전해질액의 불균형을 초래한다. 환자가 초기 급성 상태에서 살아 있다면 심각할 정도의 콩팥 기능은 회복하는 데 수 주 이상이 걸린다.

Box 13-2 ATN의 원인

- **허혈증**–심각한 쇼크, 탈수, 출혈, 외상; 광범위한 화상; 심근경색증; 특히 노인의 지속적이고 복합적 외상
- **약물**–아미노글리코사이드계 항생제, 비스테로이드계 항염증 약물, ACE 억제제, 리튬 화합물, 과량의 파라세타몰계 해열진통제
- **헤모글로불린성 빈혈(haemoglobinaemia)**–모순된 혈액수혈과 말라리아 등 적혈구의 용혈에 의해 방출된 헤모글로빈의 축적
- **미오글로불린성 빈혈(myoglobinaemia)**–손상 받은 근육으로부터 방출된 혈액의 미오글로빈

만성 콩팥부전증

만성신부전(chronic kidney disease)으로도 알려져 있으며 토리여과율(GFR)이 정상치보다 약 20% 떨어진 상태이다. 발병은 일반적으로 천천히 일어나며 증상이 없고 수 년 이상 진행된다. 주요 원인은 토리콩팥염, 당뇨병, 역류성 콩팥질환과 고혈압 등이다.

토리여과율(glomerular filteration rate, GFR)에 영향을 미치는 인자로는 선택적 재흡수 와 세뇨관 분비가 있다. 만성 콩팥부전증의 특징으로 토리여과율 및 여과량 감소가 있으며 물의 재흡수가 일어나지 않아, 하루에 10L 이상의 소변이 배출된다(표 13-3). 토리여과가 손상되면 체내 혈액에는 요소와 크레아틴 등의 대사물질이 축적되는데 이를 요독증(iraemia)이라고 한다. 콩팥부전증의 징후로는 구역질, 구토, 위장관 출혈, 빈혈 그리고 가려움증 등이 있다. 그밖의 증상은 다음과 같이 요약할 수 있다.

다뇨증. 물의 재흡수가 일어나지 않기 때문에 대량의 묽은 소변(비중이 낮은 소변)이 나온다. 야간뇨(nocturia)는 공통적으로 존재하는 증후이다.

산독증. 콩팥 완충제로서 체액의 pH 조절 실패로 수소 이온이 축적된다.

전해액 불균형. 전해액 불균형은 세뇨관의 재흡수와 분비의

표 13-3 만성 콩팥부전증에서 다뇨증

	정상 콩팥	말기 콩팥
GFR	125mL/분 또는 180/일	10mL/분 또는 14/일
물의 재흡수	>99%	대략 30%
소변 유출량	<1mL/분 또는 1.5/일	대략 7mL/분 또는 10L/일

불균형을 초래한다.

빈혈. 적혈구 성장 호르몬인 적혈구조혈인자(erythropoietin)의 결핍은 빈혈의 원인이며 투석에 의해 발생한다. 치료하지 않을 경우 빈혈은 심신을 피로하게 만들고 호흡곤란(dyspnoea)과 심부전을 초래한다. 만성 콩팥부전의 초기 증상으로 피로와 호흡곤란이 나타난다.

고혈압. 고혈압은 콩팥부전 원인이 아니더라도 주로 나타난다.

말기 콩팥부전증. 콩팥의 기능이 악화되어 혈액투석, 복막투석 및 신장이식을 받아야 생명을 보존할 수 있는 상태를 말기 콩팥부전증이라고 한다. 콩팥의 배설기능 및 산-염기 균형조절 능력을 모두 상실한 상태이고 내분비기능 또한 손상된 경우이다. 식욕부진과 구역질 등이 나타나고 깊고 빠른 호흡의 쿠스마울 호흡(Kussmaul respiration)과 요독증이 나타난다.

콩팥결석

결석(돌)은 용액에 정상적인 소변 성분들이 침전될 때 콩팥과 방광에 형성된다. 함유된 용질은 일반적으로 옥살산염(oxalates)과 인산염(phosphates) 등이다. 이러한 물질들은 남자에게 더 흔히 나타나고 30대 이후에 많이 나타난다. 대부분 수집되는 결석은 관상과 유상돌기에서 일어난다.

결석은 콩팥깔때기를 통과하게 되고 크기가 증가하며, 어떤 경우에는 너무 커서 소변관을 통과하지 못하고 콩팥부전의 원인이 되는 소변 유출을 방해한다. 다른 것들은 방광으로 통과되거나 크기가 큰 것들은 요도를 막는다(그림 13-24). 일부 결석은 방광에서 시작되며, 일반적으로 어린 아이에서 흔하게 국소적으로 나타난다. 영향을 주는 요소는 다음과 같다.

- 탈수: 탈수는 용질의 변화 없이 세뇨관으로부터 물의 재흡수를 증가시키고 결과적으로 수집되는 소변관에서 고농도 여과액의 부피를 감소시킨다.
- 소변의 pH: 정상적으로 산성 여과액이 알칼리로 될 때 어떤 물질들은 침전된다(예: 인산염). 이는 콩팥 완충계가 교란될 때 발생하며 감염에서 나타난다.
- 감염, 괴사물질과 고름은 여과액에서 용질이 가라앉게 되고 감염 산물들은 소변의 pH를 변화시키는 원인이 된다. 때때로 감염은 알칼리성 소변을 생성하게 된다(위를 보라).
- 대사 조건: 부갑상샘 항진증(hyperparathyroidism)과 통풍 등이 있다.

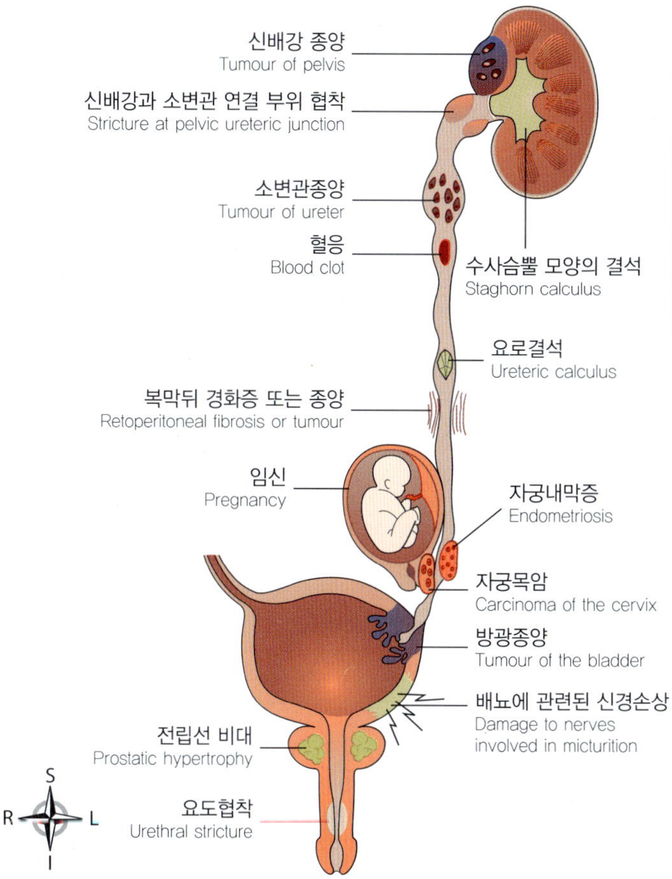

그림 13-24 요도관 폐쇄에 대한 요약도

작은 결석

작은 결석들은 요관을 통과하거나 모여서 상피세포를 손상시키고 결과적으로 피소변을 초래하며 치유된 후에는 경화되어 협착증이 된다. 통상적으로 한 방향의 요관 폐색은 결석으로 인한 요관의 함축으로 급성 간헐적 허혈 통증(신장통증, renal colic)의 원인이 되는 요관의 경련적인 수축을 동반한다. 방광에 도달한 결석은 소변으로 나가거나 크기가 큰 것들은 실질적으로 요도를 막는다. 결과적으로 소변의 저장과 왼쪽과 오른쪽 콩팥물증(hydronephrosis), 바닥층 감염에 의한 붕괴, 콩팥깔때기염(pyelonephritis)과 심각한 콩팥손상을 초래한다.

큰 결석(수사슴뿔 모양의 결석)

하나의 큰 결석이 형성되려면 콩팥깔때기와 콩팥술잔을 채워야 하고 일반적으로 수년이 걸린다(그림 13-24 참조). 이러한 현상은 소변의 정체와 감염에 대한 노출, 콩팥물증의 원인이 되고 경우에 따라 콩팥종양의 원인이 된다. 또한 만성 콩팥부전증의 원인이 된다.

선천성 콩팥기형

창자바깥콩팥

하나 또는 두 개의 콩팥이 비정상적으로 낮은 위치에서 발생하는 경우이다. 콩팥이 잘못 위치한 상태라 하더라도 혈관들의 길이가 충분한 혈액을 공급할 수 있을 정도로 길면 정상적으로 기능한다. 그러나 신장이 골반강 내에 있으면 팽창한 자궁이 콩팥혈관과 세뇨관들을 압박하여 임신 동안 큰 문제를 초래한다. 만일 세뇨관들이 뒤틀리게 되면 감염의 위험이 증가하고 환류와 역류 경향을 초래한다. 또한 분만 시 난산이 발생한다.

뭇주머니 질환

상염색체 우성 뭇주머니콩팥병은 소아 어린이와 유아의 경우 드물게 나타난다.

상염색체 우성 다낭성 신종(ADPKP). 이 질환은 성인 시기에 나타나는 상염색체 우성 조건으로 2개의 콩팥 모두 영향을 받는다. 낭종이 말단에 뒤엉킨 세뇨관과 집합수송관의 연결점에서 형성된다. 낭종은 천천히 커지게 되고 밀착되어 빈혈과 콩팥단위의 파괴를 일으킨다. 이 질환은 계속 진행되며 이차 고혈압이 공통적으로 나타나는데, 만성 콩팥부전 환자의 약 50%가 영향을 받는다. 만성 콩팥부전증으로 인한 사망의 원인이며, 심부전증 또는 지주막 출혈은 환형 동맥류의 꽈리 모양 정맥류의 출현을 증가시킨다. 낭종은 또한 간, 지라와 이자로 발전된다.

콩팥종양

양성 종양(benign tumour)은 상대적으로 매우 드물다.

악성 종양

콩팥세포암

부신종(hypernephroma) 또는 Grawitz's 종양으로 알려진 세뇨관 상피세포 종양은 50세 이후의 나이에서 일반적으로 나타나는데, 특히 남성에게 빈번히 나타난다. 국부적 확산은 콩팥정맥을 포함하고, 종양절편에 초기 혈액보급을 초래하며, 공통적으로 허파와 뼈대로 확장된다. 그 원인은 흡연에 의해 증가되는 경향이 있지만 확실하게 알려져 있지 않다.

콩팥모세포종

이 암은 일반적으로 3살 이내에 어린아이에서 가장 공통적으로 발생하는 악성 종양이다. 이 암은 한쪽의 콩팥에 암을 형성하고 빠르게 커가면서 콩팥혈관을 감염시킨다. 감염된 혈액이 허파로 유입되는 원인이 된다.

7. 콩팥깔때기, 세뇨관, 방광, 요관 및 요도질환

학습목표

이 단원의 학습을 통해서 다음을 이해할 수 있다.

- 소변 장애의 원인과 의미
- 요관감염의 병리학적 특징
- 주요 방광종양의 특징
- 요실금의 주요 원인

이들 구조에서 배설 전 소변의 저장과 집합이 일어나기 때문에 함께 고려해야 한다. 장애와 감염이 주된 문제점으로 작용한다(그림 13-24).

소변 유출에 대한 장애

콩팥물증

콩팥물증(hydronephrosis)은 콩팥깔때기의 비대로 콩팥술잔의 요관장애로 인한 소변의 축적에 의해 발생한다(그림 13-20). 콩팥물증은 콩팥단위의 파괴로 콩팥의 경화 및 위축을 초래한다. 한쪽 또는 양쪽 콩팥이 관련되며 원인과 위치에 달려 있다.

방광과 요도가 비정상적일 때에는 양쪽 콩팥이 영향을 받는 반면, 상위 방광의 장애는 더 공통된 현상으로 한쪽에 영향을 준다. 이들 효과는 장애 위치와 정도에 따라 달라진다. 요관 내에 소변의 균형상태는 감염되기 쉽게 한다.

완전폐색

이러한 상황에서 콩팥물증은 빠르게 발생하고 콩팥단위에 압력을 주고 솟아올라 소변 생산을 멈추게 한다. 큰 결석과 종양이 이 증상의 가장 공통적인 원인이다. 결과는 한쪽 또는 양쪽 콩팥의 관계 여부에 따라 의존적으로 나타난다(항상성은 한쪽 콩팥에 의해 유지될 수 있다).

부분적 또는 간헐적 폐색

이런 증상은 수 년 동안 증상 없이 진행되다가 진행형 콩팥물증을 초래하고 다음과 같은 원인에 의해 발생한다.

- 콩팥결석의 연속물, 실제로 꿈틀운동에 의해 이동될 수 있다.
- 결석단계와 감염에 원인이 되는 상피세포 염증에 따른 섬유조직에 의해 소변관과 요관이 수축
- 요관, 비정상적 또는 콩팥술잔에 종양
- 남성에서 전립선이 확대될 때

척수병변

방광을 지배하는 신경에 손상을 입히는 척수손상의 일차적 영향은 배뇨가 일어나지 않는 것이다. 방광이 채워질 때 요관과 콩팥물증의 반대쪽으로의 압력 상승은 요실금의 원인이 된다. 환류성 방뇨는 일반적으로 시간이 흐른 후에 재확립되지만, 자의적인 조절의 상실은 회복되지 않을 수 있다. 척수에 압력과 척수이분증(spina bifida)과 같은 다른 비정상적인 현상 또한 배뇨를 악하시킨다.

비뇨관의 감염

요관의 어느 부분이 감염되면 깔때기콩팥염과 콩팥손상을 일으키는 원인이 되어 상방으로 전이될 것이다.

요관염

소변관의 감염은 일반적으로 방광염에서 감염 확대로 기인된다.

방광염

방광염은 방광의 염증현상이고 다음과 같은 원인을 들 수 있다.

- 회음부로 창자안(대장균, Escherichia coli, Streptococcus faecalis)에 공생하는 미생물군의 확산, 특히 여성의 경우 요도가 짧고 항문에 근접되어 있으며 회음부의 부위가 습한 조건을 가지기 때문에 여성에게서 흔히 발견된다.
- 건강관리 정도에 따라 감염이 있든 없든 외상이 있는 경우 즉, 방사선 치료, 요도 카테터 또는 기구의 삽입

이들 효과는 부종과 점액성 출혈을 가진 염증 상태로 혈뇨에 의해 이루어진다. 방광벽에서 감각신경 말단은 과민해지고 방광이 채워지기 전에 자극되어 배뇨를 자주하게 되는 원인이며, 배뇨장애 시(방뇨에 있어 화끈감/작열감) 소변은 혼탁하고 냄새가 고약하다. 방광염은 잦은 아랫배 통증을 유발한다. 만일 처치하지 않을 경우 위쪽으로 확산되어 급성 깔때기콩팥염과 패혈증의 원인이 될 것이다.

정상 요도관을 가진 건강한 사람에게 방광염이 발생하면, 그리 심각하지 않다. 그러나 요관이 구조적 또는 기능적으로 비정상적인 사람 또는 당뇨병 혹은 소변 유출 장애가 있는 사람의 방광염은 치료가 까다롭다. 때때로 심각한 복합요관염은 영구적인 콩팥손상의 원인이 되는 반면, 복잡하지 않은 감염에서는 매우 드물게 나타난다. 재발은 공통적으로 일어나고 특히 여성에게서 흔하다. 원래의 감염이 차단되지 않고 재감염이 일어난다.

질병 유발요인. 가장 중요한 요인은 회음부에 장내세균과 방광의 울혈 상태이다(그림 13-19 A). 성행위는 요도에 외상을 주는 원인이고 특히 여성에서 회음부로부터 세균의 전이를 유발하는 원인이 된다. 임신과 관련된 호르몬은 회음부 근육이 이완되고, 소변관의 이완과 통증의 원인이 된다. 임신 말기 때 태아에 의해 원인이 되는 압력은 소변의 유출을 방해한다. 남성에서 전립선염은 국부적 감염의 원인이 되거나 확장된 전립선은 계속되는 요도 장애의 원인이 될 것이다.

요도염

요도염은 요도의 염증상태를 말한다. 공통적인 원인은 남성의 요도에 직접적이고, 여성의 회음부로부터 비간접적인 성행위에 의한 임균(Nesseria gonorrhoeae, gonococcus)이 퍼지는 것이다. 결석 또는 요로카테터가 원인이 될 수 있지만, 많은 경우 그 원인이 알려져 있지 않고 비특이적 요도염이라 기술되어 있다(18장 참조).

방광암

방광암은 양성이든 악성이든 항상 뚜렷하게 구분되는 것은 아니다. 암은 흔히 다양하고 재발성이 있는 것이 공통적인 현상이다. 질병을 유발하는 요소는 흡연과 장기간 동안 과량의 진통제를 복용하고, 방직공장과 페인트 공장에 사용되는 아닐린(aniline)과 같은 화학물질에 직업적으로 노출되는 것이다.

이행세포암종

이행세포암종들은 상피세포 변형으로 인해 일어나고 양성 종양이 되기 쉽다. 그들은 뚜렷한 가지와 엽상체를 가진 자루로 구성되는데, 통증 없는 출혈과 피소변의 원인을 멈추는 경향이 있다. 공통적으로 유두종은 양성일 때도 재발한다. 종양세포는 쉽게 분화되고 조직을 손상시키지는 않을 때도 있지만, 암종으로 작용하고 혈관과 림프관 주위를 침입하는 경우도 있다.

고형종양

고형종양은 모두 어느 정도의 악성이다. 초기 단계에서 악성종양과 고형종양은 빠르게 방광벽에 침투하고 림프와 혈액에 보급되어 몸의 다른 부분으로 전이된다. 표면에 궤양이 나타나면, 출혈과 괴사가 일어난다.

요실금

여러 조건에서 무의식적으로 소변이 흘러나오고, 여러 형태로 나타난다.

스트레스성 요실금

스트레스성 요실금은 기침, 웃음, 재채기 또는 급작스러운 자세와 같이 몸이 고양될 때 소변이 흘러나오게 된다. 분만 후 또는 노화과정에서 나타나는 골반바닥 근육 또는 골반 인대가 약해질 때 주로 여성에게 흔히 발생한다.

자극성 요실금

소변의 배뇨는 갑작스럽고 심한 충동에 따라 일어나고 요도관감염, 결석, 종양 또는 배 근육의 과도한 활성 등이 원인이다.

범람형 요실금

이 요실금은 방광에 소변이 너무 많이 채워졌을 때 일어나는 현상으로 다음과 같은 원인에 기인한다.

- 소변의 정체는 확장된 전립선 또는 요도의 협착과 같이 소변 유출의 장애 때문이다.
- 발작, 척수 장애 또는 근육경화증과 같이 배뇨와 관련된 신경에 영향을 주는 신경성 비정상인 경우

방광이 팽창하게 되고 내부 압력이 소변이 떨어지는 바깥요도조임근의 저항을 극복할 때 발생된다. 당사자는 배뇨를 개시할 수 없고, 유지할 수 없다.

SECTION 4

보호와 생존

Protection and survival

CHAPTER 14

피부

The skin

1. 피부

학습목표

이 단원의 학습을 통해서 다음을 이해할 수 있다.

- 피부의 구조
- 피부의 주요 기능
- 일차 및 이차 상처치유과정

14장의 전반부에는 피부계(외피계, integumentary system)를 구성하는 피부의 구조와 기능, 후반부에는 노화가 피부에 미치는 영향에 대하여 구성하였다. 또한, 일반적인 피부 조직의 상태에 대하여 살펴보았다.

피부는 신체를 완전히 덮고 있으며, 몸의 구멍(orifice)에도 계속해서 막으로 이어져 있다. 피부는,

- 손상과 미생물의 침윤(invasion)으로부터 내부 구조를 보호한다.
- 통각, 온각 및 촉각의 체성감각신경종말이 있다.
- 체온조절에 관여한다.

피부의 구조

피부는 인체에서 가장 큰 기관으로, 성인의 경우 표면적은 약 1.5~2m^2이며, 샘, 모발 및 손발톱이 있다. 피부는 다음과 같은 주요한 두 개의 층으로 구성된다.

- 상피(epidermis)
- 진피(dermis)

표피는 진피를 덮고 있으며 피부와 내부구조 사이에는 피부밑지방층(피하지방층, layer of subcutaneous fat)이 존재한다.

표피(그림 14-1)

표피는 피부의 가장 바깥층으로 중층 케라틴화 편평상피(stratified keratinized squamous epithelium)로 구성되며 (**그림 3-13** 참조), 신체 부위에 따라 두께가 다양하다. 신체에서 가장 두꺼운 부위는 손바닥과 발바닥이다. 표피에는 혈관과 신경종말이 분포하지 않지만, 표피보다 더 깊은 층에는 진피에서 흘러나오는 조직사이액(간질액, interstitial fluid)이 존재하며, 이는 산소와 영양 공급을 담당하고 림프액으로 흡수된다.

표피는 몇 개의 세포층으로 구성되는데, 가장 깊은 층은 종자층(germinative layer)이고 가장 바깥층은 각질층

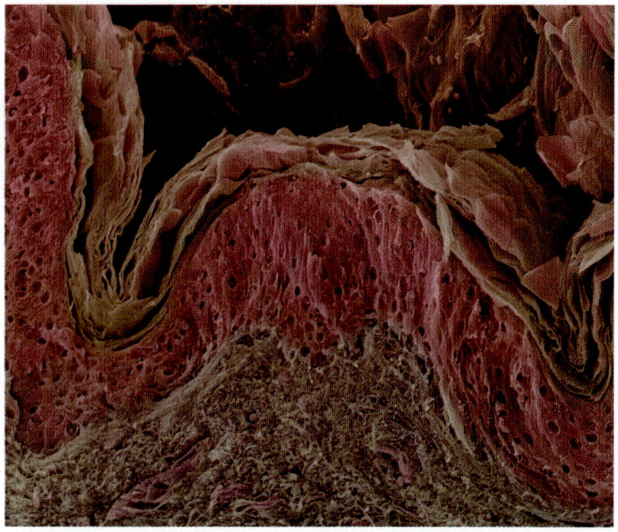

그림 14-1 표피(분홍색)와 진피(회갈색)층 위에 있는 각질층(옅은 갈색)을 보여주는 주사형 전자현미경 사진

[stratum corneum(두꺼운 뿔모양층, thick horny layer)]이다. 표면의 세포는 편평하며, 얇고, 핵이 없는 죽은 세포로서 편평세포이다. 이 세포의 세포질은 섬유성 단백질인 케라틴으로 대치된다. 이 세포들은 지속적으로 떨어져 나가는데, 종자층에서 생성되어 표면 쪽으로 이동하는 세포에 의해서 대체된다. 표피의 완전한 교환은 약 한 달에 걸쳐 발생한다.

건강한 표피는 다음의 세 단계의 과정에 의해 유지된다.

- 표면으로부터 각질화된 세포들의 박리(표피탈락, desquamation)
- 표면에 근접한 세포들의 효과적인 각질화
- 심부층에서의 지속적인 세포분화와 함께 새롭게 형성된 세포들의 표면 쪽 이동

모발, 피부기름샘(피지선, sebaceous gland)과 땀샘(한선, sweat gland)에서의 분비물은 표피를 통과하여 표면에 이른다.

표피 표면이 상방돌출 되어있는 부분이 표피유두(dermal papillae)이며 표면부를 단단히 고정하는 기능을 가진다. 표피유두는 표피 아래 심부층(진피)에서 노폐물과 영양분의 원활한 물질교환에도 도움을 준다. 표피유두의 배열 형태는 표피층과 진피층을 안정화시키며 비틀기힘(전단력, shearing force)에 의한 손상을 방지한다. 외상에 의한 진피층과 표피층의 분리는 두 층 사이에 장액 유출로 이어지며 물집(수포, blister)을 형성한다.

반복적인 자극과 피부조직의 마모가 주로 발생하는 손바닥, 손가락 그리고 발바닥과 같은 표피층의 경우에는 털줄기(모발줄기)가 분포하지 않고 다른 신체 부위의 표피층에 비해 두껍게 형성되어 있다. 이러한 표피층에는 표피유두가 피부조직 표면을 따라 평행하게 배열되어 피부능선이 나타난다. 이렇게 만들어진 손가락말단부의 피부능선은 각 개인에 따라 형태가 다르며 이들에 의해서 만들어진 손가락자국(형태)을 지문(fingerprint)이라고 한다.

- 멜라닌(melanin)은 아미노산 티로신(amino acid tyrosine)에서 유래되는 검은색 색소로, 심부의 종자층에 존재하는 멜라닌세포(melanocyte)에서 분비되며, 주변에 존재하는 표피세포에 흡수된다. 멜라닌의 양은 유전적으로 결정되며, 신체 부위에 따라서도 다르고, 같은 혈통의 사람들 간 또는 인종 간에도 다르게 나타난다. 멜라닌세포의 수는 거의 일정하기 때문에 색깔의 차이는 분비된 멜라닌의 양에 의해서 결정된다. 멜라닌은 햇빛의 유해한 자극으로부터 피부를 보호한다. 햇빛에 노출되는 것은 멜라닌 합성을 촉진시킨다.
- 헤모글로빈의 포화도와 진피를 순환하는 혈액의 양이 정상적인 상태에서는 피부가 분홍색을 띤다.
- 혈액 내의 담즙색소와 피하지방 내의 카로틴이 과한 피부는 노란빛을 나타낸다.

진피(그림 14-2)

진피는 질기고 탄력성이 있다. 이는 결합조직으로부터 형성되며, 바탕질(기질, matrix)에는 탄력섬유가 섞여 있는 콜라겐섬유가 존재한다. 피부가 과신장될 때에는 탄력섬유의 파열이 발생하며, 영구적인 스트레치 마크(튼살)가 남게 되는데, 이는 임신과 비만에서 발견된다. 콜라겐섬유는 물과 결합하여 피부에 당김힘(장력, tensile strength)을 제공하지만, 이러한 능력은 나이가 들어감에 따라 감소하여 주름이 발생한다. 섬유모세포, 큰포식세포(macrophage)와 비만세포(mast cell)는 진피에서 관찰되는 주요 세포들이다. 가장 심부에는 소성조직(areolar tissue)과 지방조직이 존재한다. 진피 내의 구조물은 아래와 같다.

- 혈관 및 림프관
- 감각신경종말
- 땀샘과 관
- 모발, 털세움근(입모근, arrector pili muscle)과 기름샘

혈관 및 림프관. 소동맥은 땀샘, 피부기름샘, 털주머니(모낭, hair follicle) 및 진피에 혈액 공급을 하는 모세혈관 가지와 함께 미세한 네트워크를 형성한다. 림프관은 진피 전체에 퍼져 서로 연결되어 있다.

감각신경종말. 촉각, 온각, 압각 및 통각을 감지하는 감각수

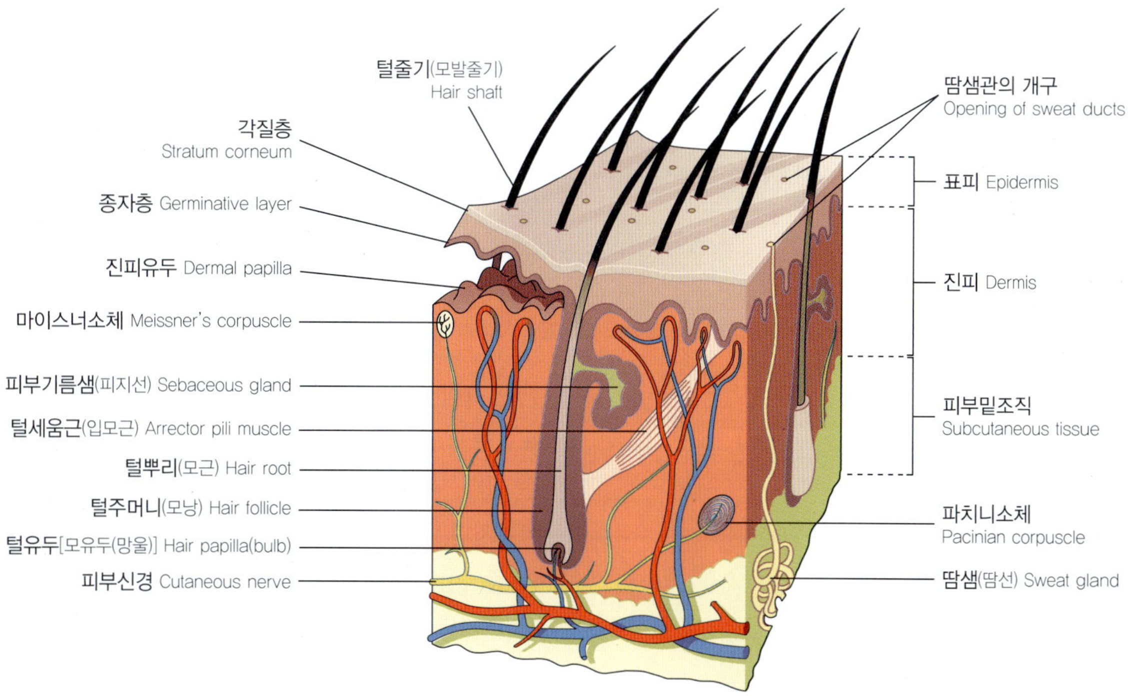

그림 14-2 진피에 존재하는 주요 구조물을 보여주는 피부구조

용기는 진피 내에 넓게 분포한다. 들어온 자극은 다양한 유형의 감각수용기를 활성화시킨다(그림 14-2, Box 14-1). 피부는 개인이 주변환경 정보를 받아들이는 중요한 감각기관이다. 진피에 존재하는 감각수용기에서 발생하는 신경흥분은 감각신경(체성피부신경, somatic cutaneous nerve)을 통해 척수로 전달된 뒤 대뇌겉질의 감각영역으로 전달된다(그림 14-3, 그림 14-4, 그림 7-18 B 참조).

Box 14-1 피부의 감각수용기

감각수용기	자극
마이스너소체	가벼운 압력
파치니소체	심한 압력
자유신경종말자극원	통증

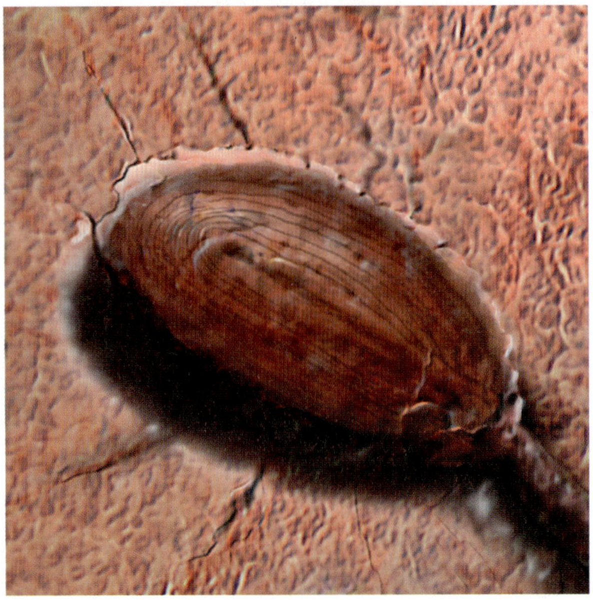

그림 14-3 파치니소체

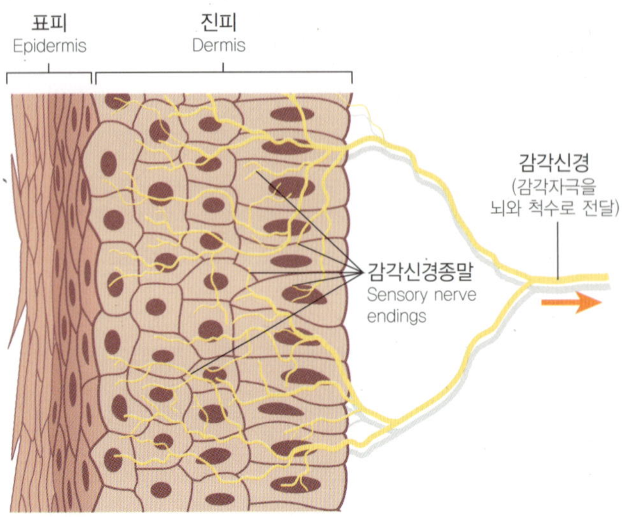

그림 14-4 진피의 감각신경

땀샘

땀샘은 피부 전체에 넓게 분포되어 있으며, 특히 손바닥과 발바닥, 겨드랑이(액와, axillae) 및 서혜부(groins)에 가장 많이 분포한다. 땀샘은 상피세포로 구성된다. 샘의 중요 부위는 피부밑조직 안에 꼬여 있는 형태로 놓여 있다. 일부 관은 작은 함몰 또는 구멍을 통해 피부 표면 위로 개구하고, 일부는 털주머니로 개구한다. 털주머니로 개구하는 샘은 사춘기 이전에는 활성화되지 않는다. 겨드랑이의 땀샘은 냄새가 없는 우유성 액체를 분비하는데, 만약에 피부 표면의 세균에 의해서 부패될 경우 불쾌한 냄새를 유발한다. 이 분비물의 기능은 알려져 있지 않다. 땀샘은 체온 상승과 공포심에 반응하여 교감신경이 활성화될 경우 자극된다.

피부 표면에 개구한 샘에서 분비되는 땀의 가장 중요한 기능은 체온조절이다. 땀의 증발은 신체의 열을 빼앗아가며, 생성되는 땀의 양은 시상하부의 체온조절중추의 지배를 받는다. 과도한 땀 분비 시, 물과 소금의 섭취량을 적절히 증가시키지 않을 경우 탈수와 심각한 염류의 고갈을 일으킬 수 있다. 고온에 7~10일간 노출된 후의 염류 소실량은 사실상 감소하지만, 수분 소실량은 높은 수준을 유지한다.

모발

표피세포가 진피 또는 피부밑조직으로 말려 들어가면서 형성된 것을 털주머니라고 한다. 털주머니의 바닥 부위는 세포군집을 이루는데, 이를 털망울(모구, bulb)이라고 한다. 모발은 털망울세포의 증식으로 위쪽으로 밀려나면서 형성되고, 이로 인해 영양 공급원으로부터는 멀어지게 되어 세포가 죽고 각질화된다. 피부 위쪽의 모발 부분은 모발줄기이며, 나머지 부분, 즉 피부 아랫부분은 털뿌리(모근)라고 한다(그림 14-2). 피부를 통과하여 성장하는 모발과 피부 표면에서 표피가 탈락되는 모습을 그림 14-5에서 확인할 수 있다. 피부의 상단 표면층에는 지속적인 표피탈락이 일어나지만, 피부의 고르지 않은 표면아래에는 미생물(세균)의 증식이 존재한다. 모발의 색깔은 유전적으로 결정되며, 멜라닌 색소의 함량에 따라 달라진다. 흰색 모발은 멜라닌이 작은 공기방울로 대치되어 생긴다.

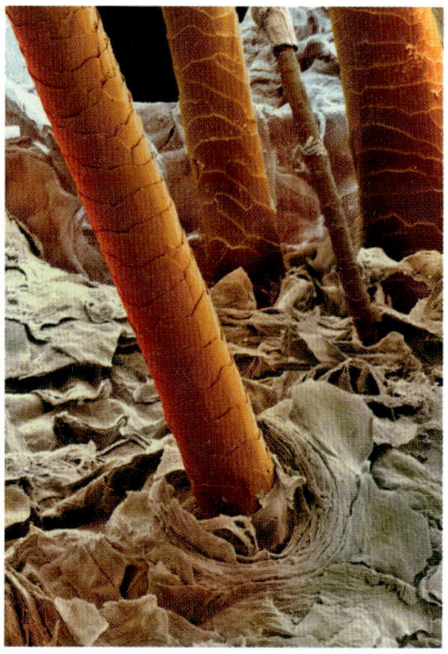

그림 14-5 피부를 통과해서 성장하는 모발의 전자현미경 사진

털세움근(arrector pili)(그림 14-2). 털세움근은 털주머니에 붙어 있는 민무늬근섬유의 다발을 말한다. 털세움근의 수축은 모발을 세우고, 모발 주변부 피부를 들어올려 '닭살(소름, goose flesh)'을 유발시킨다. 이 근육은 공포와 추위에 반응하여 교감신경이 활성화될 때 자극된다. 모발을 세우면 공기를 가두게 되어 열에 대한 절연층으로 작용하게 된다. 이러한 현상은 온도상승 기전에 효과적인데, 특히 떨림, 즉 불수의적인 뼈대근육 수축에 의해서 수행될 때 효과적이다.

피부기름샘(그림 14-2). 피부기름샘은 모낭과 동일한 조직에서 유래되는 분비성 상피세포로 구성된다. 이들은 지방성 물질인 피부기름(피지, sebum)을 모낭으로 분비하며, 손바닥과 발바닥을 제외한 신체의 모든 부위의 피부에 존재한다. 가장 많이 존재하는 부위는 두피, 얼굴, 겨드랑이 및 서혜부의 피부이다. 입술, 눈꺼풀, 유두, 소음순(labia minora) 및 음경귀두(glans penis)와 같이 표면의 상피세포가 한 형태에서 다른 형태로 변화하는 부위의 기름샘은 털주머니와는 독립적으로 존재하며 표면으로 직접 피지를 분비한다.

피지는 모발의 유연성과 적응성을 유지시키고 윤기 있는 외형을 갖추도록 한다. 피부에 방수효과를 제공하고, 살균성(bactericidal) 인자와 진균성(fungicidal) 인자로 작용하여 감염을 방지한다. 특히 열과 햇빛에 노출될 때, 피부가 마르고 열분해(cracking)되는 것을 방지해준다. 이러한 기름샘들의 활동은 사춘기에 증가하지만, 유아와 노인의 경우 수분의 영향을 받아 덜하다(침연, maceration).

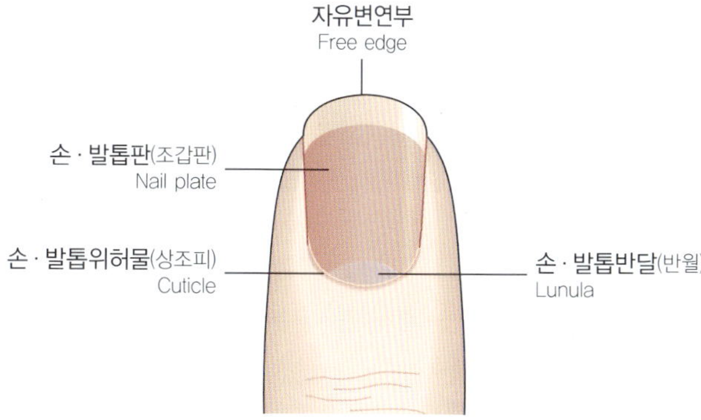

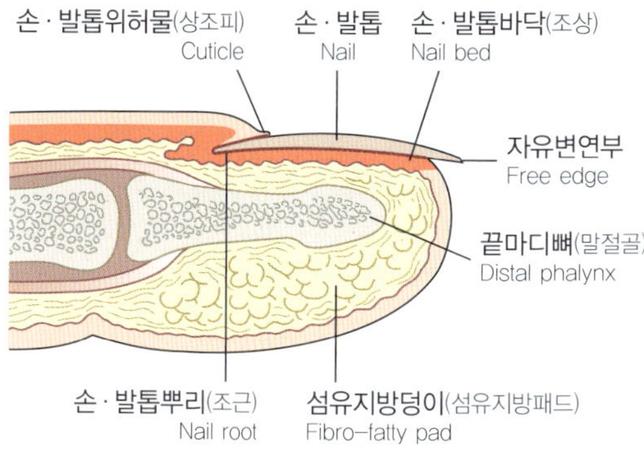

그림 14-6 손 · 발톱 및 주변 피부

손 · 발톱(그림 14-6)

사람의 손 · 발톱은 동물의 갈고리 발톱(claw), 뿔(horn), 발굽(hoof)과 동일한 의미를 갖는다. 외피, 모발과 같은 세포에서 기원하며, 뿔처럼 단단한 각질판(keratin plate)으로 구성된다. 손가락과 발가락 끝을 보호하는 기능을 한다.

피부에 묻혀 있는 손톱 및 발톱뿌리(조근, root)는 손 · 발톱위허물(상조피, cuticle)로 덮여 있으며, 반원형의 창백한 부위인 손 · 발톱반달(반월, lunula)을 형성한다.

손 · 발톱판(조갑판, nail plate)은 노출된 부분으로 손 · 발톱바닥(조상, nail bed)이라고 불리는 표피의 종자층에서 자라 나온다. 손톱은 발톱보다 빨리 자라며 주변환경의 온도가 높을 때 더 빨리 자란다.

피부의 기능

보호

피부는 각질화된 상피조직에 의해서 방수층을 형성하여 심부의 약한 구조를 보호한다. 신체에서 중요한 비특수화된 방어 기전으로 작용하는 피부는 다음에 대한 보호막으로 작용한다.

- 미생물에 의한 침범
- 화학물질
- 물리적 인자(예: 중등도의 외상, 자외선)
- 탈수(dehydration)

표피에는 랑게르한스세포(Langerhans cell)라고 불리는 특수화된 면역세포가 존재한다. 이들은 침입한 항원에 대해 포식작용을 하며, T림프구에 대한 항원이 존재하는 림프조직으로 이동하여 면역반응을 자극한다.

표피에는 다양한 감각신경종말이 분포하고 있어, 촉각적 자극을 감지하고 분별할 수 있으며, 자극이 들어오는 위치가 체외인지, 체내인지도 구분할 수 있다.

멜라닌 색소는 태양광선의 해로운 자외선으로부터 보호작용을 제공한다.

체온조절

주위환경의 온도 변화가 크더라도 체온은 약 36.8℃로 거의 일정하게 유지된다. 건강한 사람의 경우, 체온의 변화는 0.5~0.75℃로 제한적이나, 저녁시간과 운동하는 동안, 그리고 배란(ovulation) 직후의 여성은 약간 상승한다. 대사율(metabolic rate)이 증가할 경우에는 체온이 상승하며, 반대로 감소할 경우에는 체온이 떨어진다. 일정한 체온을 유지시키기 위하여, 신체의 열 생산과 주변환경으로의 열 소실의 균형이 유지되어야 한다.

열 생산

대사활동 동안 세포 내에서 방출되는 일부 에너지는 열의 형태로 존재하며, 가장 능동적인 기관은 가장 많은 열을 생산한다. 열 생산과 관련된 주요 기관은 아래와 같다.

- 근육–뼈대근육의 수축은 열을 많이 생산하는데, 근육 운동이 활발해질수록 더 많은 열을 생산한다. 떨림 또한 뼈대근육의 수축과 관련이 있으며, 체온이 정상 이하로 떨어질 경우 열을 생산해낸다.
- 간은 많은 대사활동을 하며, 부산물로 열을 생산한다. 대사율과 열 생산은 식사 후에 증가한다.
- 소화기관은 꿈틀운동(연동운동, peristalsis)을 하거나 소화와 관련된 화학적 반응을 하는 동안 열을 생산한다.

열 소실

신체의 열 소실은 대부분 피부를 통해 일어난다. 작은 양의 열 소실은 날숨(expired air), 소변 및 대변을 통해서 이루어지지만 열 소실의 조절은 피부를 통해서만 할 수 있다. 피부를 통한 열 소실은 신체와 주변환경 온도의 차이, 공기에 노출된 신체 표면적의 양과 입고 있는 옷의 종류에 따라 결정된다. 공기는 열전도율이 낮으므로, 공기층이 옷의 내부 및 피부와 옷 사이에 형성되면 효과적인 열절연체로 작용하여 과도한 열 소실을 방지한다. 그러므로 주변환경의 온도가 낮을 경우 가벼운 옷을 여러 벌 입는 것이 한 벌의 두꺼운 옷을 입는 것보다 좀 더 효과적으로 열 소실을 막을 수 있다. 열 생산과 열 소실 간에는 균형이 유지되어야 한다.

열 소실 기전(그림 14–7)

- 방사: 신체의 노출된 부위를 통하여 체내에서 외부로 열이 이동되어 체온이 감소한다.
- 증발: 체내의 열이 땀(수분)에서 증기로 전환되면서 열이 소실되어 체온이 감소한다.
- 전도: 피부와 맞닿는 의류 또는 그 외 물체로 직접 열이 이동하여 체온이 감소한다.
- 대류: 체내의 열이 신체 주변의 공기를 데우는 과정에서 공기의 흐름변화가 나타나고 체온이 감소한다. 공기의 온도가 높아지면 위쪽으로 상승하고 상대적으로 차가운 공기는 데워진 공기를 대신하여 아래쪽으로 이동하면서 대류순환이 나타난다. 대류에 의한 열 소실은 신체가 노출된 부위뿐만 아니라, 옷을 입고 있는 상태에서도 나타난다(방풍복은 제외).

체온조절

시상하부의 체온조절중추는 체내를 순환하는 혈액의 온도에 반응하여 체온을 조절한다. 또한, 체온의 하강은 다음과 같은 신격자극을 통하여 감지한다.

- 진피층의 세동맥이 수축하여 피부로 가는 혈액의 양이 감소한 경우
- 골격근에서 수축과 이완이 반복하는 떨림(shiering)이 유도된 경우

체내의 열이 지속되어 체온이 상승하면 음성피드백 조절을 통하여 체온이 정상범위로 회복된다(**그림 1–5** 참조). 체온조절중추에서 체온 상승이 감지되면 진피층 세동맥이 확장되어, 피부 모세혈관을 순환하는 혈액의 양이 증가되고, 땀샘의 땀 분비가 촉진되는 열 소실 기전이 나타난다.

땀샘의 활성. 체온이 약 0.25~0.5℃ 높아지면 땀샘이 자극

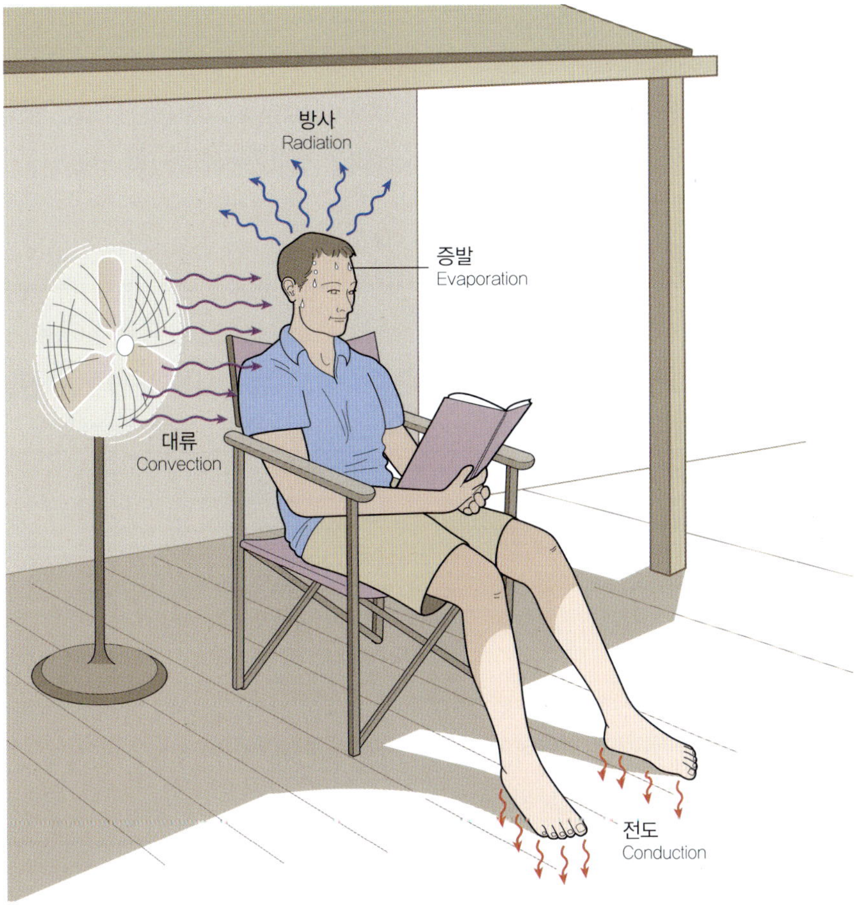

그림 14-7 열 소실 기전

을 받아 분비관을 통해 피부 표면으로 땀을 배출한다. 땀방울이 피부 위에서 관찰될 경우, 땀의 생성률이 증발률을 초과한 것이다. 이러한 현상은 공기가 습하고 기온이 높을 경우에 자주 발생한다.

피부와 날숨을 통해 일어나지만 의식하지 못하는 수분의 증발에 의한 체온의 소실은 주변의 온도가 낮을 경우 일어난다. 이러한 현상을 불감성 수분상실(하루에 약 500mL)이라고 하며, 이를 통해 불감성 열 소실이 동반되어 나타난다.

혈관 확장과 혈관 수축의 효과. 피부를 통한 열 소실의 양은 진피에 존재하는 혈관 내 혈액량에 의해 결정된다. 열 생산이 증가할수록, 세동맥은 확장되고 더 많은 혈액이 피부의 모세혈관망으로 유입된다. 부가적으로 땀의 생산량이 증가하고 피부 온도가 상승함으로써 방사, 전도 및 대류에 의한 열 소실량이 증가한다.

만약에 주변환경의 온도가 낮거나 또는 열 생산이 감소될 경우, 교감신경계에 의해서 혈관 수축이 일어난다. 이를 통해 신체 표면으로 가는 혈류의 양이 감소하여 열을 보존하게 된다.

열

열(fever)은 종종 감염에 대한 반응으로 나타나며, 손상된 조직 및 염증과 관련된 세포에서의 화학물질(파이로젠, pyrogens) 유리에 의해서 일어난다. 파이로젠은 시상하부에 작용함으로써 시상하부의 온도조절기를 고온으로 재설정시켜주는 프로스타글란딘(prostaglandin)을 유리시킨다. 몸은 새롭게 설정된 온도에 도달할 때까지 열-촉진기전, 즉 떨림 및 혈관 수축과 같은 반응을 일으킨다. 온도조절기가 정상 수준으로 조절되기 위해서는 열-소실 기전이 작동한다. 많은 양의 땀 분비와 혈관 확장으로 정상체온을 회복하는 열-소실 기전에 의하여 피부는 온감을 가지며, 분홍빛의 홍조를 띠게 된다.

저체온증

이 현상은 중심체온, 즉 곧창자체온이 35℃ 밑으로 떨어질 경우 나타난다. 중심체온이 32℃ 아래일 경우 체온을 회복시키는 보상 기전의 손상이 나타나는데, 떨림은 근 강직과 경련으로 대치되고, 혈관 수축이 일어나지 않으며, 혈압, 맥박 및 호흡률도 떨어진다. 또한 정신혼란과 방향감각장애가 발생한다. 체온이 25℃까지 떨어질 경우 일반적으로 사망한다. 노인의 경우 저체온증(hypothermia)이 일어나기 쉽다.

비타민 D 생성

7-디히드로콜레스테롤(7-dehydrocholesterol)은 피부의 지질유래성 물질로, 태양광선의 자외선에 의해서 비타민 D로 변환된다. 이 물질은 혈액을 순환하다가 칼슘, 인과 함께 뼈의 생성 및 유지에 이용된다.

피부감각

감각수용기는 진피의 신경종말로 구성되는데, 촉각, 압각, 온각 또는 통각에 민감하게 반응한다. 자극이 가해지면 감각신경에 신경흥분이 생성되고, 대뇌겉질까지 전달된다(그림 7-22 B 참조). 일부 영역, 즉 입술과 손가락 끝에는 다른 부위보다 감각수용기가 더 많이 존재한다.

흡수

이 특성은 제한적으로 이루어지는데, 흡수할 수 있는 물질은 다음과 같다.

- 일부 약물, 경피성 패치(예: 폐경기 동안의 호르몬 대체치료, 금연을 도와주는 니코틴 패치)
- 일부 독성 화학물질(예: 수은)

배설

피부는 인체의 작은 배출기관이며, 배출물질은 아래와 같다.

- 땀에 포함된 염화나트륨; 과도한 땀의 배출은 혈액 안의 나트륨 농도를 낮춘다(저나트륨혈증, hyponatraemia).
- 요소, 콩팥기능이 손상된 경우
- 기타 아로마, 마늘 등의 다른 종류의 향신료물질

상처치유

상처치유의 전제조건

전신적 요인. 충분한 영양 공급상태와 전신적인 건강상태가 해당된다. 감염, 손상된 면역체계, 혈액 공급 저하, 당뇨병 및 암과 같은 전신질환은 상처의 치유율을 감소시킨다.

국소요인. 상처치유를 위해서는 산소와 영양분을 공급하고 노폐물을 제거하며, 미생물, 이물질 또는 독성물질을 제거하기 위한 충분한 혈액 공급이 필요하다.

일차 치유(일차적 유합에 의한 치유과정)

적은 양의 조직이 파괴되거나 또는 상처조직의 가장자리가

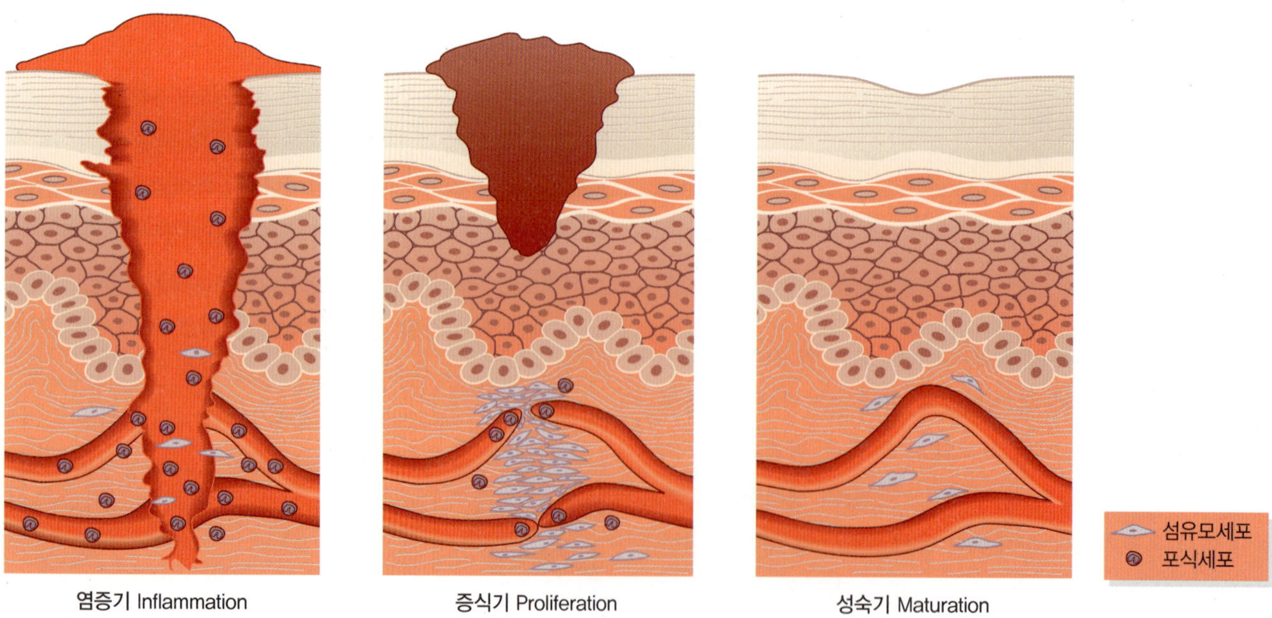

그림 14-8 일차 상처치유의 단계

매우 가까울 경우 일어난다(그림 14-8). 이 치유과정은 중첩되는 몇 단계로 구분된다.

염증기(inflammation). 손상 몇 시간 이내에 잘린 표면은 염증을 일으키고 응고된 혈액과 세포파편이 손상된 조직 사이를 채운다.

- 포식세포가 응고된 혈액과 세포파편을 제거하고 섬유모세포의 활동을 자극한다.
- 섬유모세포는 손상된 조직을 서로 붙게 해주는 아교섬유(교원섬유, collagen fiber)를 분비한다.

증식기(proliferation). 상피조직이 상처를 가로질러 증식을 시작한다. 표피가 서로 만나면서 완전한 두께로 재생될 때까지 위쪽으로 성장한다. 새로운 조직 위에 있는 혈병은 딱지가 되고 3~10일 후에 분리된다. 육아조직(granulation tissue)은 새로운 모세혈관 싹(buds), 포식세포 및 섬유모세포로 구성되며, 혈병 안으로 들어가서 상처조직에 혈액을 공급한다. 섬유모세포는 혈병으로 계속 교원섬유를 분비하며, 박테리아는 포식작용에 의해서 제거된다.

성숙기(maturation). 육아조직은 섬유성 흉터조직(반흔조직, scar tissue)으로 대치된다. 아교섬유의 재배열이 일어나고 상처조직의 강도가 증가한다. 이때, 혈관이 소실되기 시작하고 몇 달 후에는 가느다란 샘으로 나타난다.

봉합사를 제거했을 때에도 상처조직의 가느다란 홈이 존재하며, 이 또한 위와 같은 과정들을 거치며 치유가 된다.

이차 치유(이차적 유합에 의한 치유과정)

이차 상처치유는 많은 양의 조직파괴 또는 상처조직의 가장자리가 멀리 떨어져 있을 경우 발생하는데, 예를 들면, 정맥류 궤양(varicose ulcer) 및 욕창(pressure or decubitus ulcer)(그림 14-9)과 같은 경우 일어난다. 이차 치유의 단계는(아래에서 보는 것과 같이) 일차 치유와 동일하며, 상처치유에 소요되는 시간은 원인 제거의 효과성과 상처의 크기에 의해 결정된다.

염증기. 이 단계는 건강한 조직의 표면에서 발생하며 주로 염증 삼출물(inflammatory exudate)에서 포식세포의 작용에 의해 괴사조직의 분리가 시작된다. 염증과정은 앞에서 설명하였다.

증식기. 이 단계는 모세혈관 싹, 포식세포 및 섬유모세포로

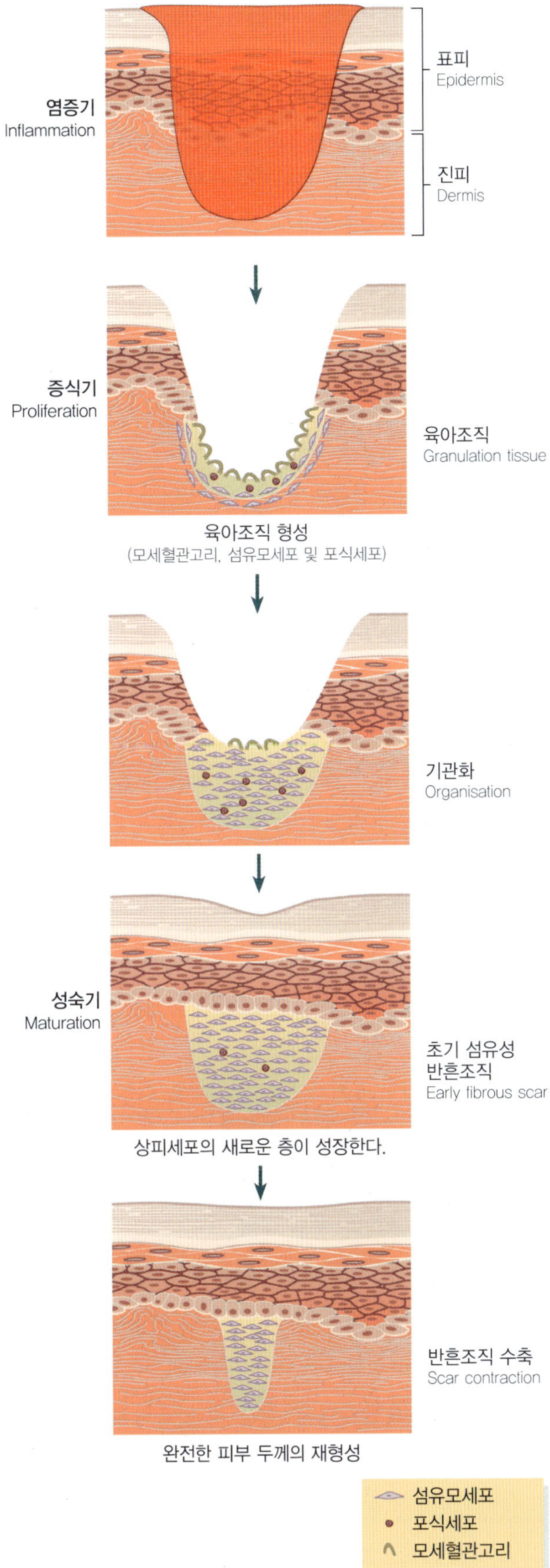

그림 14-9 이차 상처치유의 단계

구성된 육아조직의 생성으로 시작되며, 괴사조직이 분리되면서 생긴 공간의 바닥면에서 발달한다. 이 조직은 표면부위 쪽으로 성장해 나가는데, 이는 아마도 대식세포의 자극에 의해서 이루어지는 것으로 추정된다. 풍부한 혈액 공급이 이루어질 경우 포식세포는 괴사조직의 분리 이후에 박테리아에 대하여 포식작용을 함으로써 상처조직의 감염을 방지하는 경향이 있다. 상처조직의 일부 섬유모세포는 제한적으로 수축능력을 발휘함으로써 상처 크기 및 치유시간을 감소시킨다. 육아조직이 진피 수준까지 성장할 경우, 상처조직의 가장자리에 있는 상피조직이 증식하여 상처조직의 중심부 쪽으로 성장한다.

성숙기. 성숙기는 섬유화에 의해서 일어나고, 이는 몇 달에 걸쳐 이루어지며 피부가 완전한 두께로 재형성될 때까지 육아조직이 흉터조직으로 대치된다. 흉터조직은 광택이 있으며 땀샘과 털주머니 또는 피부기름샘이 존재하지 않는다.

섬유화(반흔형성)

만성 염증, 지속적 허혈, 외상 후 치유과정 동안 섬유성 조직이 형성된다. 이 과정은 육아조직의 형성과 함께 시작되며, 시간이 갈수록 새로운 모세혈관과 염증성 물질이 제거되어 섬유모세포에서 분비된 콜라겐 섬유만 남는다. 섬유성 조직은 장기적 손상결과를 초래한다.

유착. 유착은 섬유성 조직으로 구성되며, 이는 주변 조직과 함께 딱딱해져 움직임을 제한하는 것을 의미한다. 예를 들어, 가슴막 사이의 유착은 허파의 확장을 억제하며, 창자의 고리 간 유착은 꿈틀운동을 억제한다.

섬유화. 혈전이나 색전에 의한 혈관의 폐색은 허혈을 유발한다. 큰 허혈 부위나 작은 허혈 부위의 섬유화는 다양한 장기(예: 심장, 뇌, 콩팥, 간)의 기능장애를 유발한다.

조직위축. 이것은 섬유성 조직의 퇴화와 관련되어 있다. 이 효과는 섬유화의 부위와 정도에 의존한다.

- 혈관, 기도, 요관과 같은 작은 관은 좁아지거나 막히거나 탄력성을 소실한다.
- 구축은 관절에 걸쳐 나타나며, 움직임 제한을 유발한다.

상처치유의 합병증

유착, 섬유화 및 조직위축의 효과는 위에 언급하였다.

감염. 박테리아와 같은 미생물 오염으로 발생하며, 농양의 형성을 유발한다.

농은 죽은 큰포식세포, 죽은 세포, 세포찌꺼기, 피브린, 염증성 삼출물 및 살아 있거나 죽은 미생물로 구성되어 있다. 가장 흔한 화농성 병원균은 황색포도알균과 화농사슬알균이다. 소량의 농양은 종기를 형성하며, 이보다 많은 양은 농양을 형성한다. 황색포도알균은 혈액응고효소를 분비해 피브리노겐을 피브린으로 전환하며, 화농사슬알균은 조직을 파괴하는 독소를 생산해 감염 부위를 확장시킨다. 손상이 광범위하지 않으면, 치유는 완전하게 일어난다.

얕은 조직의 농양은 피부가 찢어지면서 배출된다. 손상 부위가 광범위하지 않으면, 치유는 완전하게 일어난다.

깊은 조직의 농양은 다양한 결과를 유발한다.

- 초기에 완전히 파열되어 피부 표면을 통해 배출된 후 치유됨
- 부분적 파열로 인하여 농양의 배출이 제한적이며, 개방성 공간에 만성 염증이 발생함(그림 14-10)
- 농양이 파열된 후, 주변 조직이나 기관으로 이동하여 감염된 누공을 형성하는 경우(그림 14-11)
- 큰포식세포에 의해 농양이 제거되고 치유되는 경우
- 골화되는 섬유성 조직에 의해 농양조직이 봉합되고, 향후 감염원이 될 미생물을 배양하는 경우
- 주변에 존재하는 막간에 유착을 형성하는 경우
- 섬유성 조직이 위축되며, 관이나 공간의 크기를 감소시키는 경우

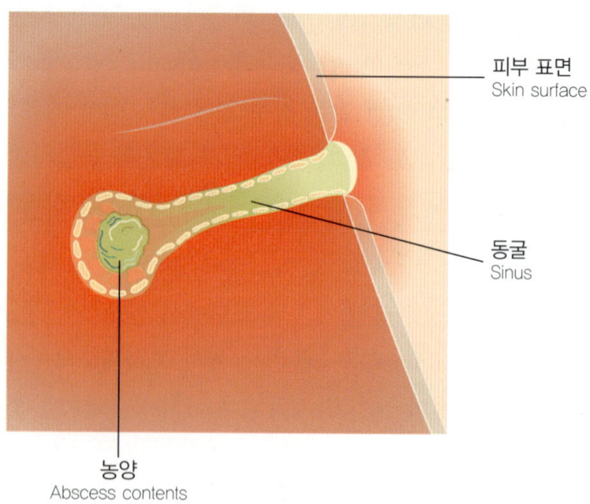

그림 14-10 농양과 몸의 표면 사이에 존재하는 굴

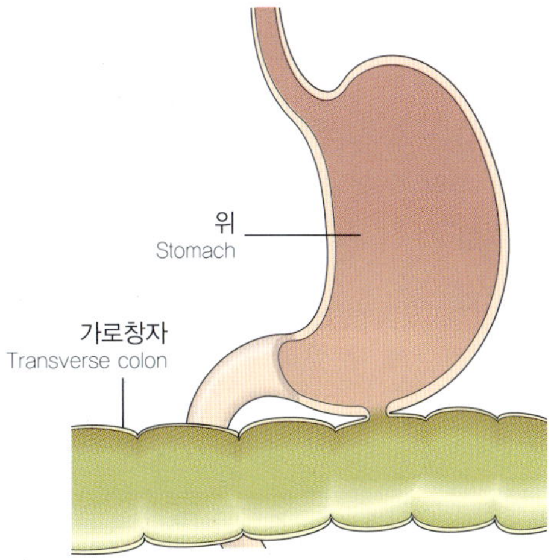

그림 14-11 위와 큰창자 사이에 존재하는 연결부

2. 노화가 피부에 미치는 영향

학습목표

이 단원의 학습을 통해서 다음을 이해할 수 있다.

- 노화가 피부의 기능과 구조에 미치는 영향

노인의 피부조직은 그 구조와 기능이 지속적이고 점진적으로 변화함으로서 중요한 요인으로 작용한다. 종자층(배아층)은 점차 활성을 잃어가고 표피층과 진피층이 얇아지며 탄력섬유 및 콜라겐섬유도 감소하게 된다. 그 결과, 피부조직은 주름지게 되고 탄성을 잃고 늘어지게 된다. 이러한 변화들은, 강한 햇빛에 노출되는 시간이 길어질수록 더욱 가속화되는 경향이 있으며 악성흑색종의 형성에도 영향을 미친다.

노인의 피부조직은 땀샘분비의 활성과 피부온도조절이 비효율적으로 나타나기 때문에 극도의 온도변화를 경험하면 위험한 상태가 되기 쉬우며 열사병(일사병) 또는 저체온증에 빠질 가능성이 높다. 피지분비 또한 감소하여 피부조직이 건조해지기 쉽기 때문에 지속적인 수분 공급이 필요하다.

노인의 경우, 햇빛의 자연광 노출이 제한적이기 때문에, 비타민 D의 합성이 감소하여 결핍을 야기하고 뼈의 강도가 약해지는 경향이 있다.

멜라닌세포의 활성도가 감소하면서 햇빛에 민감성을 띄며 햇빛에 의한 화상을 입기도 한다. 모발의 경우, 멜라닌색소가 기포(air bubbles)로 교체되면서 회색의 모발로 바뀌게 된다. 보낭의 기능이 저하되면 모발이 얇아지지만, 특정 표피층에서는 이러한 경향이 나타나지 않는다. 남성의 경우에는 눈썹, 코, 귀 그리고 얼굴이며 여성은 윗입술이 해당된다.

3. 피부질환

학습목표

이 단원의 학습을 통해서 다음을 이해할 수 있다.

- 이 장에 소개된 질병의 원인
- 병리학적 특징과 일반적인 피부 건강상태에 대한 영향

감염

바이러스성 감염

인간 유두종바이러스(사람 유두종바이러스, HPV)

사마귀(warts) 또는 발바닥사마귀(veruccas)를 일으키며 직접 접촉에 의해서 다른 부위로 전파되거나 다른 사람에게 전염된다. 이 바이러스는 표피에서 증식하며 작고 단단한 종양으로 발달한다. 일반적으로 나타나는 부위는 손, 얼굴 및 발바닥 부위이다.

헤르페스 바이러스

수두와 대상포진은 수두대상포진 바이러스(herpes zoster virus)에 의해서 발생한다. 이 밖의 헤르페스 바이러스는 단순포진(cold sores, HSV1)과 성기헤르페스(genital herpes, HSV2)를 일으킨다. 후자의 원인은 성기사마귀로 생식기와 항문에 영향을 미치며 성교를 하는 동안 직접 접촉에 의해서 전파된다.

세균성 감염

고름딱지증(농가진)

고름딱지증은 일반적으로 황색포도알균(Staphylococcus aureus)에 의해 발생하는 높은 전염성 질환이다. 표면부에 고름물집(농포, pustule)이 생기는데, 일반적으로 코와 입 주변에 생긴다. 이는 직접 접촉에 의해서 확산되며 주로 어린이와 면역 기능이 약한 사람에게 영향을 미친다. 고름사슬알균(화농사슬알균, Streptococcus pyogenes, group A β-haemolytic streptococcus)에 의해서 유발될 경우 몇 주 이후에 토리콩팥염(사구체신염, glomerulonephritis)을 일으키는 면역반응에 의해서 복잡한 감염 양상이 나타난다.

봉와직염(연조직염)

화농사슬알균 또는 클로스트리듐 퍼프린젠스(Clostridium perfringens)에 의해서 유발되는 전염성 감염을 말한다. 감염의 전염은 정상적으로 염증 부위를 분리시켜 주고 결합조직을 파괴시키는 효소 생산에 의해 촉진된다. 미생물은 파괴된 피부를 통해서 몸 안으로 들어온다. 만약에 치료받지 않을 경우, 미생물은 혈액 내로 들어가 패혈증(septicaemia)을 일으킨다. 심각한 경우 괴사성 근막염(necrotising fascitis)을 일으키는데, 부종과 피하조직의 괴사가 일어나며 일반적으로 손상부위의 근막까지 침범하게 된다.

일반적으로 다발성 장기손상(복합 장기부전, multiple organ failure)을 유발할 수 있으며 높은 사망률을 보인다.

곰팡이 감염(진균성 감염)

버짐(백선증)과 발피부곰팡이증(족부백선, 무좀)

이 질환은 피부 표면부의 감염을 말한다. 버짐의 경우 염증이 원형이며, 원의 형태가 바깥쪽으로 확장된다. 이는 두피에 가장 일반적으로 나타나며, 가축에 의해서 감염이 전염되는 것으로 밝혀졌다.

발피부곰팡이증(건포상백선; 무좀, athlete's foot)은 발가락 사이에 나타난다. 위의 두 가지 감염은 직접 접촉에 의해서 전염된다.

비감염성 염증질환

습진과 피부염

습진과 피부염은 용어는 동의어로, 급성 또는 만성의 염증질환을 말한다. 급성 피부염의 경우 일반적으로 가려움증을 동반하는 발적(redness), 종창(swelling) 및 장액의 삼출현상이 나타난다. 진행 정도에 따라 딱지 형성(가피 형성, crusting)과 비늘벗음(낙설, scaling)이 일어난다. 질환이 만성으로 진행될 경우, 피부가 두꺼워지고 장기간의 긁음으로 인해서 피부의 가죽화가 발생한다. 긁음에 의해서 감염이 일어날 수 있다.

아토피 피부염(atopic dermatitis)은 알레르기항원에 의해서 유발되며 일반적으로 아토피 체질인 사람에게 영향을 미치는데, 이러한 경우 과민반응이 나타난다. 대부분 소아기에 발생하며 이 경우 열 또는 천식이 동반되기도 한다.

접촉성 피부염(contact dermatitis)은 다음의 원인에 의해서 유발된다.

- 화장품, 비누, 세제, 강산 또는 알칼리물질, 산업 화합물

과 같은 자극제와의 직접 접촉
- 라텍스 고무, 니켈, 염료 및 이외의 화합물에 대한 과민 반응(그림 15-9 참조)

건선(마른비늘증)

유전적 요인을 가지는 건선은 발생 시 악화되는 특징을 가지며 회복기간도 다양하게 나타난다. 표피 기저층에 분포하는 세포들이 빠르게 증식하여, 표면부로 이동하기 때문에 미성숙한 표피층을 형성한다. 피부는 붉은 빛을 띠며 은색의 비늘조직이 관찰된다(그림 14-12). 비늘형태의 피부가 긁히거나 박리되는 경우 출혈이 발생하기도 한다. 팔꿈치와 무릎 및 두피에서 일반적으로 나타나지만, 다른 부위에서도 감염될 수 있다. 질환의 악화를 촉진시키는 요인으로는 외상, 감염, 그리고 일광화상 등이 있다. 또한, 류마티스 관절염과 관련하여 나타나기도 한다.

여드름

일반적으로 청소년기에 발생하며, 사춘기 이후에 남성호르몬이 증가해서 발생하는 것으로 추정된다. 털주머니에 있는 기름샘이 차단되고 감염되면서 염증과 농포를 형성한다. 심한 경우 영구적인 흉터가 남게 된다. 가장 일반적으로 얼굴, 가슴 및 상부 등이 영향을 받는다.

욕창

욕창(bed sore)은 욕창궤양(decubitus ulcers) 또는 압력궤양(pressure ulcers)라고도 하며, 뼈 돌출부와 침대 또는 의자와 같은 딱딱한 표면 부위 사이에서 장기간 압박을 받는 피부의 '압박점(pressure point)' 부위에 발생한다. 욕창이 일어날 경우, 손상 부위로 가는 혈류에 영향을 미쳐 허혈이 발생한다. 초기에는 피부에 발적이 나타나며, 후기에는 허혈과 괴사가 피부 딱지와 궤양을 일으켜 피부에 형성된 공동 안에서 확장된다. 감염될 경우 패혈증이 유발된다. 치유

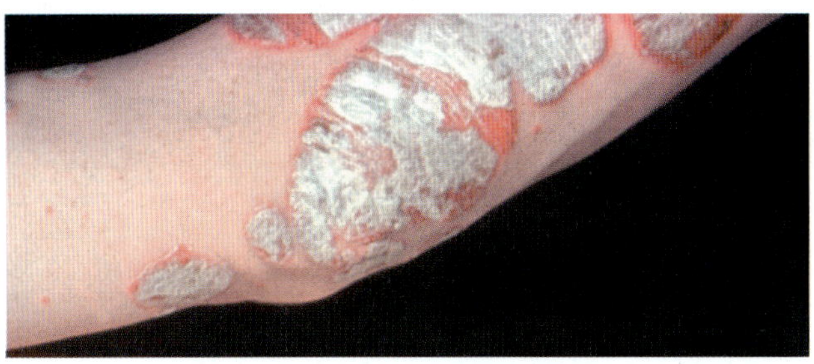

그림 14-12 건선(마른비늘증)

과정은 이차성 유합에 의해서 일어난다.

발생원인

발생원인은 다음과 같다.
- 외인성 요인: 압박, 비틀기힘, 외상, 부동, 습기, 감염
- 내인성 요인: 낮은 영양상태, 쇠약, 실금, 감염, 동시 질환, 감각손상, 낮은 혈액순환, 노화

화상

화상은 열, 냉, 전기, 이온화 방사선 및 강산 또는 알칼리와 같은 부식성 화합물을 포함하는 많은 형태의 외상에 의해서 유발된다.

국소 부위 손상은 피부구조와 기능의 파괴를 일으킨다. 표피에 의해서 형성되는 바깥층의 소실을 동반하는 화상의 경우 감염은 일반적인 합병증이다.

화상은 손상 깊이에 따라 다음과 같이 분류할 수 있다.
- 부분층 화상(표재성 화상, partial thickness)은 표피만 손상되는 경우를 말한다. 이 경우 염증 징후가 나타나며 때때로 수포가 발생한다.
- 전층 화상(심부 화상, full thickness)은 표피와 진피가 파괴되는 경우를 말한다. 이 화상의 경우 진피 내에 존재하는 감각신경종말이 파괴되었기 때문에 일반적으로 무통을 경험하게 된다. 며칠이 지나면 파괴된 조직이 응고되고, 괴사딱지(가피, eschar)가 되어 두꺼운 딱지가 형성되며 2~3주 후에 떨어져 나간다. 주변부 화상의 경우 신체 부위를 둘러싸며 나타나는데, 가피에 의해서 일부에서 합병증이 일어날 수 있다. 예를 들어, 가슴 부위 주변부 화상의 경우 호흡기계 손상이 나타나거나 손상된 사지 원위부의 혈액순환에 심각한 손상을 일으킬 수 있다. 피부이식은 작은 부위의 손상을 제외한 전신 화상의 경우 반드시 실시해야 한다.

피부이식을 실시하지 않을 경우, 치유과정은 이차성 유합에 의해서 일어나며 많은 시간이 소요되는데, 이 경우에는 땀샘, 털주머니 또는 기름샘의 재생이 일어나지 않는다. 치유된 후에 나타나는 반흔조직은 손상 부위 관절의 움직임을 제한시킨다.

성인의 화상범위는 '9의 법칙'을 사용하여 대략적으로 추정할 수 있다(그림 14-13). 성인의 경우 일반적으로 피부의 15%가 손상을 받았을 경우 순환혈액량 감소성 쇼크(hypo-

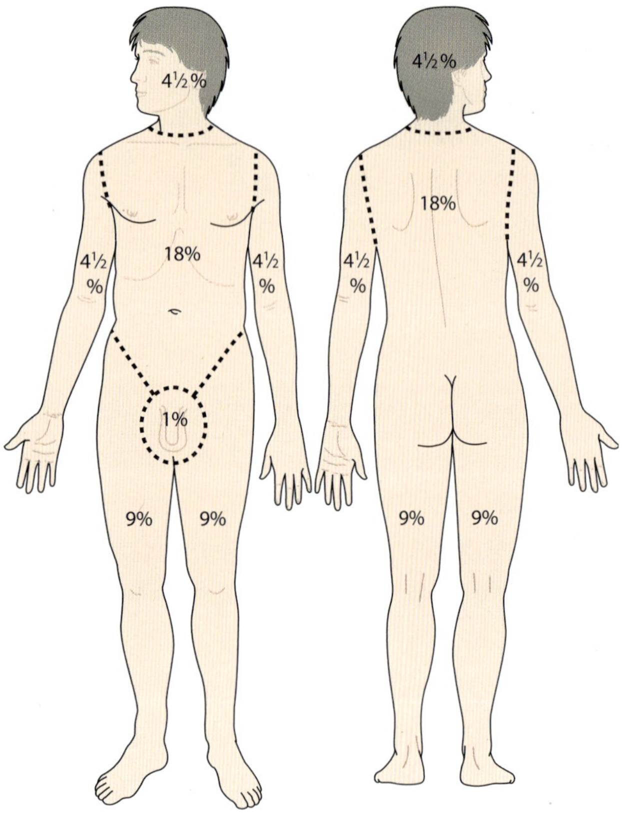

그림 14-13 성인의 화상범위를 나타내는 '9의 법칙'

volaemic shock)가 나타난다. 심부화상을 입은 경우, 손상받은 피부 부위와 환자의 나이를 더한 합이 80 이상일 경우 일반적으로 사망에 이를 수 있다.

화상의 합병증

비록 화상이 피부에 영향을 주지만, 손상 부위가 광범위할 경우에는 전신에 걸쳐서 나타나는 증상에 의해서 일생 동안 고통을 받거나 사망에 이를 수 있다.

탈수증과 순환혈액량 감소증(hypovolaemia). 광범위한 화상에서 나타나며, 손상된 피부 표면을 통해 물과 혈장단백질의 과다 누출로 인해 발생한다.

쇼크. 심각한 순환혈액량 감소증을 동반한다.

저체온증. 열이 과다하게 소실될 경우 발생한다.

감염. 패혈증을 일으킨다.

콩팥기능상실(신부전증). 신장관이 용혈이 일어난 적혈구와 손상된 조직으로부터의 손실량을 처리하지 못할 경우 발생한다.

구축. 섬유성 반흔조직의 수축이 사지를 뒤틀리게 하고 기능을 손상시킴으로써 화상의 후반부에 나타난다.

악성 종양

바닥세포암종(기저세포암종)

가장 작은 악성 종양이며, 피부암 중에서 가장 일반적인 유형이다. 이는 태양광선에 장기간 노출될 경우 나타나며, 일반적으로 머리 또는 목과 같이 태양광선에 노출된 부위에 발생한다. 이 종양은 광택이 나는 결절처럼 보이며, 나중에는 파괴되어 불규칙한 모서리를 가지는 궤양으로 변화하는데, 이를 일반적으로 잠식성 궤양(rodent ulcer)이라고 한다. 이 질환은 국소적으로 침범되며, 드물게 전이가 일어난다.

악성 흑색종(그림 14-14)

이 질환은 멜라닌세포의 악성 증식으로, 일반적으로 불규칙한 경계를 가지는 기태(mole)에서 기원한다. 궤양화와 출혈을 특징으로 하며, 청소년과 중장년 성인에게 많이 나타난다. 선행요인에는 특히 소아에서 나타나는 창백한 피부와 반복적인 화상을 포함하는 강한 태양광선의 재발성 노출이 있다. 종양 부위는 성별에 따라 다른데, 여성의 경우 하지에서 가장 일반적으로 나타나지만 남성의 경우에는 몸통에서 나타난다. 초기에 전이가 일어나며, 림프절을 따라 나타난다. 혈류에 의한 가장 일반적인 전이 부위는 간, 뇌, 폐, 방광 및 골수이다.

카포시육종

카포시육종은 에이즈(AIDS)와 관련있는 질환으로 림프관

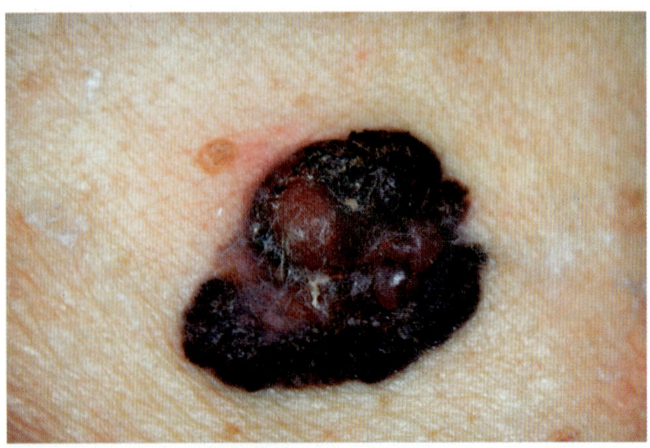

그림 14-14 악성 흑색종

벽에 나타나는 악성종양이다. 붉은 색 혹은 푸른색을 띠는 작은 점으로 나타나거나 결절(nodule)을 형성한다. 주로 하지에서 발생하지만 입이나 식도, 위, 장과 같은 소화기계의 감염도 관찰된다. 적절한 치료를 적용하지 않을 경우, 종양의 크기가 점차 커지고 종양의 수도 늘어나면서 다발적 손상을 야기한다.

15 CHAPTER

내성과 면역

Resistance and immunity

모든 인간은 자궁 안에서 지내는 시간부터 인생을 마치는 순간까지, 잠재적 위험성이 큰 침입자의 지속적인 공격을 받게 된다. 침입자는 박테리아, 바이러스, 암세포, 기생충 및 이식조직(tissue transplant)과 같은 이물세포 등 다양하다. 이러한 침입에 대해 신체는 다양한 신체방어 기전을 발전시켜 왔는데, 크게 두 가지로 나누어 볼 수 있다.

비특이적 방어 기전. 무수히 많은 위험인자로부터 인체를 보호하는 무작위적 방어 기전을 일컫는다.

특이적 방어 기전. 특이적 방어 기전은 면역이라는 용어로 분류되는 것들이다. 이는 하나의 특정 침입자에 대해서만 반응하고 면역기억(immunological memory)을 형성하여, 특이적 감염에 대하여 장기간 면역반응을 일으킨다. 항원(antigen)은 면역반응을 유도하는 모든 물질을 말한다.

15장의 후반부에는 노화가 면역에 미치는 영향과 면역계 질환에 대하여 살펴보았다.

1. 비특이적 방어 기전

학습목표

이 단원의 학습을 통해서 다음을 이해할 수 있다.

- 신체의 주요한 비특이적 방어세포
- 염증반응의 기능과 특징
- 식세포작용의 과정
- 신체의 주된 항균물질

비특이적 방어 기전은 일차 방어 기전으로 미생물과 같은 이물질이 신체 내로 침입하지 못하도록 한다. 주된 비특이적 방어 기전으로는 다음의 5가지가 있다.

- 체표면 방어(defense at body surfaces)
- 식세포작용(phagocytosis)
- 선천성 항균물질(natural antimicrobial substances)
- 염증반응(the inflammatory response)
- 면역감시(immunological surveillance)

체표면 방어

손상이 없는 건강한 피부와 점막은 체내로 침입할 수 있는 미생물에 대하여 효과적인 물리적 장벽을 제공한다. 피부 바깥층은 오직 소수의 미생물만이 통과할 수 있으며, 점막에서 분비된 점액은 미생물과 이물질을 끈적끈적한 점막으로 유인한다. 피부 표면 위로 분비된 피지와 땀에는 항균물질(antibacterial)과 항진균성(antifungal) 물질 등이 함유되어 있다.

상피세포막은 외부 환경으로부터 직접적으로 노출된 체강 및 통로 내부(호흡기, 비뇨생식기, 소화기 등)에 존재하며 손상받기 쉬운 위치에 있으면서도 비특이적 방어 기전을 가지는 구조이다. 상피세포는 산성 물질 또는 항체나 효소가 함유된 항균성(항박테리아) 분비물질을 생성하거나 끈적한 점액물질을 분비하여 체내를 돌아다니는 미생물을 포획한다.

코 내부의 털은 외부의 이물질을 걸러내는 작용을 하며, 호흡기계의 섬모는 점액과 이물질을 목으로 밀어내어 기침을 통해서 배출하거나 소화기로 삼키도록 한다.

방광에서 일방향성으로 흐르는 소변은 요도를 통해서 방광으로 올라가는 세균의 위험을 최소화한다.

식세포작용

식세포과정은 그림 4-11에 제시되어 있다. 큰포식세포나 호중구와 같은 포식방어세포(phagocytic defence cell)는 염증 부위나 감염 부위로 이동(화학주성, chemotaxis)하는데, 이는 호중구 자신과 침입한 미생물이 면역세포를 유인하는 화학물질(화학주성물질, chemoattractants)을 분비하기 때문이다. 식세포는 침입한 이물질을 자신의 몸이나 긴 위족(pseudopodia)으로 감는다(그림 15-1). 이때 식세포는 이물질을 구별해서 작용하는 것이 아니며, 이물질과 결합하여 탐식하고 소화시켜버린다.

큰포식세포는 비특이적 및 특이적 방어 기전을 연결하는

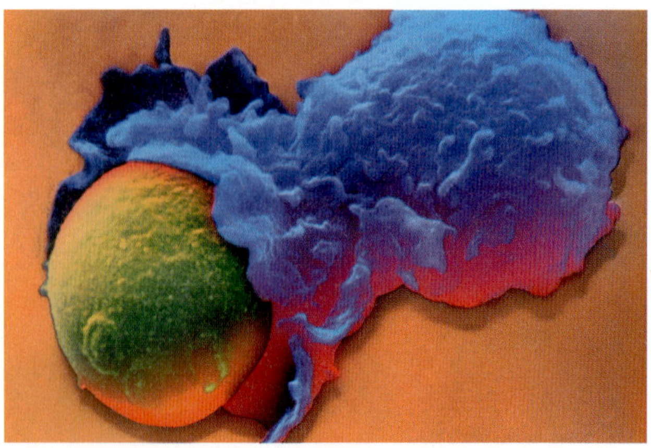

그림 15-1 이스트(노란색)를 탐식하고 있는 백혈구(파란색)

중요한 역할을 한다. 큰포식세포는 항원을 포식하고 소화시킨 후, 항원의 일부를 그들 자신의 표면에 노출시키는데, 이는 큰포식세포가 항원유도세포(antigen presenting cell)로서 T림프구(T-lympocytes)를 유도하여 면역반응을 활성화시키기 위함이다.

대식세포에는 고정대식세포(fixed macrophagy)와 유주대식세포(roaming macrophagy)가 있으며 4장에서 다루었다.

선천성 항균물질

염산(hydrochloric acid). 염산은 위산에 고농도로 존재하며 섭취된 미생물의 대부분을 제거한다.

리소자임(lysozyme). 리소자임은 항균성 물질의 작은 단백질로 과립구, 눈물, 그 밖에 다른 신체분비물 내에 존재하는 반면 땀, 소변, 뇌척수액에서는 발견되지 않는다. 리소자임은 박테리아의 세포벽을 파괴하지만 바이러스나 다른 병원체에는 영향을 미치지 않는다.

항체(antibodies). 항체는 콧물, 타액, 불활성 박테리아(inactivate microbes) 등에 존재한다.

타액(saliva). 타액은 입안에서 분비되어 음식찌꺼기를 제거함으로써 박테리아의 성장을 억제한다. 타액의 약산성 조건(slightly acid medium)이 항균작용을 한다. 타액은 항체와 리소자임을 함유하고 있으며, 충치 형성에 관여하는 박테리아성 산성 물질을 중화시키는 완충용액도 포함한다.

인터페론(interferons). 인터페론은 T림프구와 바이러스의 공격을 받은 세포에 의해 생성되는 물질이다. 감염된 세포 내에서 바이러스의 복제를 억제하고, 바이러스가 건강한 세포로 확산되는 것을 막는다.

보체(complement). 보체는 혈액과 조직 내에서 발견되며, 약 20가지 단백질로 구성되어 있다. 보체는 면역복합체(항원과 항체의 결합) 또는 박테리아의 세포벽 성분인 당이물질(foreign sugar)에 의해 활성화된다. 보체의 기능은 다음과 같다.

- 박테리아 세포벽에 결합하여 손상을 일으켜 미생물을 파괴한다.
- 박테리아 세포벽에 결합하여 호중구와 큰포식세포의 식작용을 유도한다.

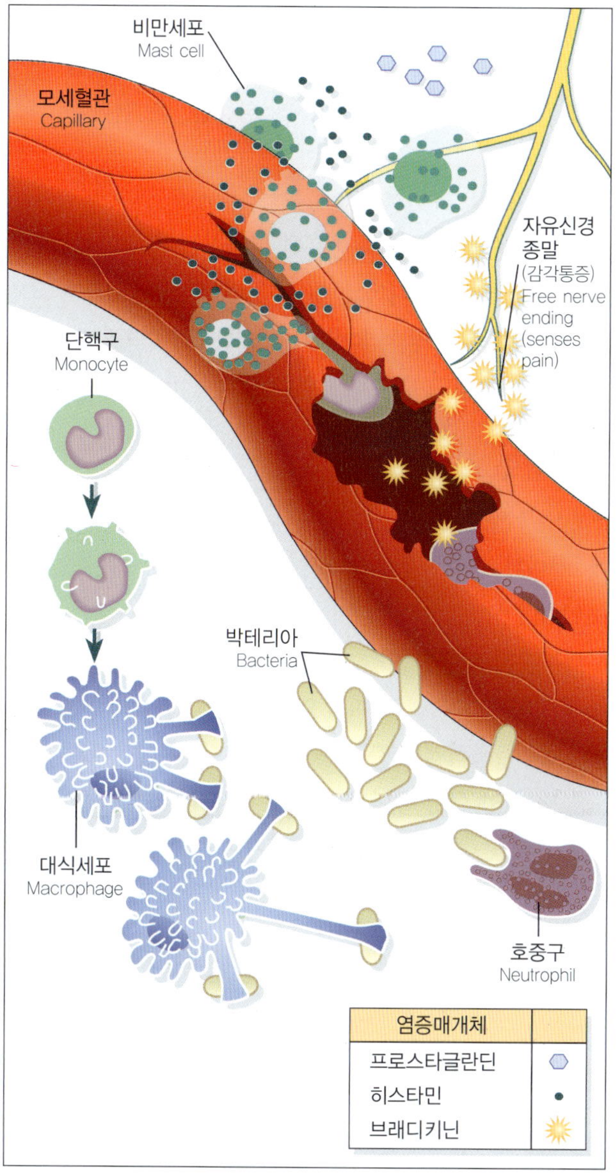

그림 15-2 염증반응

- 호중구와 같은 포식세포를 감염된 부위로 유인한다. (예: 화학주성 유도).

염증반응

염증반응은 조직손상에 대한 생리적 반응으로, 특징적인 일련의 국소적 변화가 동반된다(그림 15-2). 이러한 염증반응은 주로 몸 안에 침입한 미생물이 비특이적 방어 기전을 극복한 경우에 발생한다. 염증반응의 주된 목적은 외부로부터 신체를 방어하는 것이며 외부 이물질을 고립시키고, 비활성화시켜 원인물질과 손상된 조직을 제거함으로써 상처를 치유한다.

염증 용어는 라틴계 접미어 '–itis'로 나타내며 막창자꼬리염(appendicitis)의 경우에는 막창자꼬리의 염증을 의미하고, 후두염(laryngitis)은 후두의 염증을 의미한다.

염증의 원인

이러한 반응들은 조직의 종류에 따라서는 감염이 없는 경우에도 염증반응이 나타날 수 있다. 염증을 일으키는 요인에는 기계적 손상 등의 외상과 온도 및 pH 변화와 같은 화학적 인자, 그리고 병원체에 의한 감염 등이 있다.

급성 염증

급성 염증은 주로 며칠 또는 몇 주 정도의 단기간에 나타나며, 경미한 염증반응부터 매우 심한 염증반응까지 일어날 수 있다.

대부분의 염증반응은 유해한 물질을 제거하고 회복기능을 활성화하기 위한 준비과정이다. 급성 염증반응은 혈액량의 증가, 조직액의 축적, 백혈구의 이동, 심부체온 상승, 통증 및 화농 형성 등이 일어나는 과정이다. 실제로 이러한 염증반응들은 동시에 발생하여 점차 증가하게 된다. 염증반응과정에서 분비되는 중요 인자를 **표 15–1**에 요약하였다.

혈액량의 증가

상처가 발생하면, 손상 부위의 동맥과 국소 모세혈관이 확장하여 손상 부위의 혈류량이 증가하며, 이는 손상된 세포에서 방출된 화학매개체(예: 히스타민과 세로토닌)에 의해 일어난다.

손상된 조직으로 유입된 혈류는 보다 많은 산소와 영양을 제공하여 염증반응에 의한 세포활성을 증가시킨다. 또한, 혈류량 유입이 증가함으로써 염증 부위에 열이 발생하고, 발적(reddening)이 나타나며, 종창(swelling)과 부종(edema)이 동반된다.

조직액 증가

염증의 기본 증상 중 하나는 인근 조직의 종창이며, 국소혈관의 체액 성분이 간질조직으로 이동하면서 발생한다. 이러한 현상은 히스타민, 세로토닌, 프로스타글란딘과 같은 염증매개체에 의해 모세혈관 투과도가 높아지고 혈류량이 증가되어 혈압을 상승시키기 때문이다. 조직의 체액량이 과잉되면 림프관 내로 수분을 유출시키며 손상된 조직, 사멸 중이거나 사멸된 세포, 독소 등을 림프관으로 이동시킨다.

혈장단백질 또한 누출혈관벽(leaky capillary wall)을 통해 조직 내로 이동하는데, 이로 인해 조직액의 삼투액이 증가하여 혈액에서 보다 많은 수분을 유출시킨다. 이러한 단백질에는 감염을 방어하는 항체, 피브리노젠, 혈액응고 단백질이 있다. 조직 안의 피브리노젠은 트롬보플라스틴(thromboplastin)에 의해 피브린으로 전환되는데, 이는 사

표 15–1 염증반응 시 분비되는 주요한 물질

물질	조성 부위	분비 유발 인자	주작용
히스타민	비만세포(모든 조직 내), 호염기성구 (혈액); (세포질과립 내 저장)	항체가 비만세포나 호염기성구에 결합 시	혈관확장, 소양증, 혈관투과성 증가, 탈과립, 평활근수축(예: 기관지수축)
세로토닌 (5–HT)	혈소판 비만세포와 호염기성구 (세포질과립 내 저장), 중추신경계 내(신경전달물질로써 작용)	혈소판이 활성화될 때, 비만세포나 호염기성구의 탈과립 시	혈관수축, 혈관투과성 증가
프로스타글란딘 (PGs)	대부분의 세포; 저장되지 않고 필요 시 세포막으로부터 분비	다양한 자극들; 약, 독소, 다른 염증매개체, 호르몬, 외상	다양하며, 때로는 상반된 작용 (예: 열, 통증, 혈관확장 혹은 혈관수축, 혈관투과성 증가)
헤파린	간, 비만세포, 호염기성구 (세포질과립 내 저장)	세포의 탈과립 시	항응고제(혈액응고를 예방)로 손상된 조직으로 가는 혈액 공급 (영양소, 산소)을 유지하고 미생물과 찌꺼기를 청소한다.
브래디키닌	조직과 혈액	외상이나 염증으로 인한 혈액응고 시	통증 혈관 확장

이질공간 내 불용성 망(insoluble mesh)을 형성하여 염증 부위를 차단하고 감염이 확산되는 것을 막는다. 화농사슬알균(Streptococcus pyogenes) 등은 인후와 피부 감염의 원인으로 독소를 유출하여 피브린망을 파괴하고 인접한 조직 내로 감염을 확산한다.

때로는 조직부종이 유해한 영향을 미치는 경우가 있는데, 호흡기계 주변의 종창은 호흡을 폐쇄하며 통증을 유발하기도 한다. 반면, 관절 주변의 종창은 충격완화 기능을 하며, 움직임을 제한하여 치유회복을 촉진시킨다.

백혈구의 이동

혈액의 수분 소실은 혈관 내 점도를 높여 혈액의 흐름을 지연시킴으로써, 혈관을 빠르게 지나가던 백혈구가 혈관벽에 접촉하는 시간을 연장시켜 부착하게 한다. 급성기 염증에 가장 중요한 역할을 하는 백혈구는 호중구로, 혈관내막에 부착된 호중구는 내피세포 사이를 뚫고 조직 내로 들어간다(그림 4-10 참조).

포식세포 활동은 염증반응에 따른 국소적 반응이지만 전신적인 체온상승에 의해 촉진된다. 약 24시간 후, 감염 부위의 대식세포는 현저한 증가를 보이는데, 만약 감염이 회복되지 않아 만성 염증으로 발전될 경우 조직 내에 계속적으로 존재하게 된다. 대식세포는 호중구보다 큰 세포이며 장기간 생존하면서 죽거나 죽어가는 조직, 미생물, 항원물질 및 죽거나 죽어가는 호중구를 포식한다. 어떤 미생물(예: mycobacterium tuberculosis)은 포식되지 않고 존재하다가 다른 감염의 원인이 되기도 한다.

화학주성. 화학주성은 호중구와 대식세포를 포함하는 백혈구를 염증 부위로 끌어당기는 화학적 유도를 말한다. 이는 화학주성을 유도하는 인자가 체내 다른 부위에 존재하는 백혈구를 유도하는 것이 아니라, 염증 부위를 지나는 백혈구를 염증 부위로 끌어당기는 작용이다. 현재까지 알려진 화학주성 유도인자에는 미생물의 독성, 백혈구로부터 방출된 화학성분, 손상된 세포로부터 분비된 프로스타글란딘, 보체 등이 있다.

체온상승

염증반응은 체온의 상승(발열, pyrexia)을 동반하며 심각한 수준의 감염이 발생되었을 때 주로 나타난다. 체온은 내인성 발열원(인터루킨 1)이 미생물의 독소 혹은 면역복합체와 반응하면 대식세포와 과립구로부터 분비된다. 인터루킨 1은 시상하부의 체온조절중추를 과활성화시켜 발열현상을 유발한다. 뿐만 아니라 염증반응에 나타나는 피로나 식욕부진을 일으키기도 한다. 발열은 염증 부위에 있는 세포들의 대사율을 증가시켜 산소와 영양분의 요구를 증가시킨다. 염증 부위의 체온상승은 미생물의 성장과 분화를 저해하면서, 포식세포의 활동을 촉진시킨다.

통증

통증은 국소종창이 감각신경말단을 압박할 경우 발생한다. 이러한 통증은 브래디키닌(bradykinin), 프로스타글란딘(prostaglandin)과 같은 염증반응의 화학적 매개체가 통증의 민감성을 증폭시켜 더욱 심해진다. 비록 통증은 유쾌하지 않은 경험이지만, 손상된 부위를 보호하기 위한 방어적 반응이므로 간접적으로 상처치유를 촉진시킨다고 볼 수 있다.

화농(고름 형성)

화농은 시멸힌 포식세포, 조직세포, 피브린, 염증 삼출물과 살아 있거나 죽은 미생물 등으로 이루어진다. 국소적으로 형성된 화농의 경우, 고름집(농양, abscess)라고 한다(그림 14-10 참조). 일반적인 화농균은 Straphylococcus aureus와 Streptococcus pyogenes이다.

급성 염증의 결과

분해(resolution). 염증유발인자의 활성이 성공적으로 저지되면 염증의 결과로 분해가 나타난다. 손상된 세포와 피브린 잔여물은 제거되고 건강한 조직으로 대체되면서 완전히 회복되며, 경우에 따라서 반흔조직이 남을 수도 있다.

만성 염증의 발달. 염증유발인자가 완전하게 분해되지 않은 경우에는 급성 염증이 만성 염증으로 진행된다(예: 상처감염과 골감염처럼 심부성 화농 내에 미생물이 생존하는 경우).

만성 염증

만성 염증의 진행과정은 급성 염증과 매우 유사하나 진행기간이 길고, 보다 많은 조직이 파괴된다. 염증세포들은 호중구 대신 주로 림프구로 구성되고, 섬유아세포가 콜라겐을 분비하면서 섬유화가 진행된다.

체내 감염 시 신체방어체계가 적절한 대응을 하지 못하는 경우 육아종(granuloma)을 형성하는데 결핵(tuberculosis)은 육아종을 형성하는 대표적인 만성 감염의 예이다. Myobacterium tuberculosis와 같은 세균은 신체방어체계에 저항성이 있으며, 폐 내에서 육아종을 형성하여 상주한다. 만성 염증은 앞서 기술했듯이 급성 염증의 합병증으로 진행되거나 외부 자극인자에 대해 지속적으로 노출되면서 발생한다. 만성 염증에 의한 섬유화에 대해서는 14장에서 다루었다.

면역감시

자연살해세포(natural killer cell)는 림프구로, 지속적으로 체내 비정상적인 세포를 경계하여 상태를 확인한다. 세포가 바이러스에 감염되거나 변이된 세포가 악성으로 변성되면 자신의 세포막에 특정한 표시를 하는데, 자연살해세포는 이러한 세포막 표시를 인식하여 비정상적인 세포를 즉시 제거한다. 자연살해세포가 림프구로 분류되지만 세포막 표시 인식에 있어서는 T세포와 B세포에 비해 민감도가 떨어지는 경향이 있다.

2. 면역

학습목표

이 단원의 학습을 통해서 다음을 이해할 수 있다.

- 세포매개면역과 관련된 다양한 형태의 T림프구의 역할
- 항체매개면역의 과정
- 인공면역(후천성)과 자연면역(선천성)의 구분 및 예시
- 능동면역과 수동면역의 구분 및 예시

체내의 일차 방어 기전은 대식세포와 같은 비특이적 방어기전으로, 과도하게 반응이 지속될 때에는 보다 강력한 면역체계의 활성화가 일어난다. 비특이적 방어 기전에서는 나타나지 않는 3가지 특징을 면역반응에서 확인할 수 있다(특이성, 기억성, 내성).

특이성. 다양한 범주의 위험인자로부터 면역반응이 유도되는 염증반응 및 식세포작용과는 다르게, 하나의 특정 병원체(항원)에 대해서만 반응하고 면역응을 일으키는 것을 의미한다.

기억성. 일반적인 방어기작과는 다르게 면역학적 기억을 통하여 과거에 감염된 경험이 있는 특정 병원체(항원)를 재인지하여 면역반응이 보다 빠르고 강하게 일어나는 것을 의미한다.

내성(tolerance). 면역계 세포들은 공격적인 성향을 띠고 있어, 다른 세포 및 조직에도 위협적인 존재로 작용할 수 있다. 따라서 이러한 면역계의 위협으로부터 정상적인 세포와 조직들을 보호하기 위해서 면역활성의 조절은 필수적이다. 면역계 세포들은 체내를 돌아다니면서 주변 세포들의 세포막에 표시된 확인인자(marker protein)를 확인하는데, 정상세포의 경우에는 세포막에 '자기'확인인자(self marker)가 표지되어 있어, 면역세포로부터 공격을 받지 않는다. 반면, 종양, 장기이식, 또는 병원체의 경우에는 다른 형태의 확인인자가 세포막에 표지되어 있어, '자기'(self)세포로 인지되지 못하고 '비자기'(non-self)세포로 인지된다. 면역세포는 이런 세포들을 '비자기'로 인지하여 즉각적인 면역반응을 일으켜 공격한다.

림프구

전체 림프구(lymphocytes)의 20~30%는 체내를 순환하는 백혈구로 구성되고 혈액계 조직보다 림프조직에서 주로 발견된다. 림프구에는 자연살해세포(면역감시), T세포, 그리고 B세포로 구분된다. 특이적 면역반응을 일으키는 T세포와 B세포는 뼈속질(bone marrow)과 림프계 조직에서 생성되고 T세포는 흉선으로 이동하여 분화과정을 거친다.

일상생활에서 접하게 되는 백만 개 이상의 항원들 속에서 T세포와 B세포는 면역반응을 유도하여 조직을 보호하도록 프로그램되어 있다. 따라서 수많은 종류의 항원을 각각 인지할 수 있도록 다양한 T세포와 B세포가 체내에 존재한다.

면역과 관련된 세포는 림프구로 구분된다. 뼈속질 내에서 만들어진 백혈구는 크기가 크며, 단핵성이다. 골수로부터 혈류 내로 분비된 림프구는 기능이 다른 T림프구와 B림프구로 분화한다.

T림프구

T림프구는 심장과 복장뼈(sternum) 사이에 있는 가슴샘(thymus gland)에 의해 분화된다. 가슴샘에서 생산된 티모신(thymosin) 호르몬은 기능적이고 성숙한 T림프구 형성을 유도하는 과정을 촉진시키는 중요한 역할을 한다. 성숙된 T림프구는 하나의 항원만을 인지하도록 프로그램되어 있어, 체내를 순환하며 특정 항원 이외의 인자와는 반응하지 않는다. 예를 들면, 수두바이러스(chickenpox virus)

를 인지하도록 만들어진 T림프구는 홍역바이러스(measles virus), 암세포 혹은 결핵균에 반응하지 않는다.

T림프구는 세포매개면역을 제공하는데, 이는 나중에 설명할 것이다.

B림프구

B림프구는 뼈속질 내에서 발생하고 분화된다. B림프구의 역할은 항원과 결합하여 파괴하는 단백질인 항체 또는 면역글로불린(immunoglobuline)을 생산하는 것이다. T림프구와 같이 B림프구도 하나의 특정한 항원에 대해서만 반응하며 B림프구 또한, 세포매개면역에 관여한다. T림프구와 B림프구에 대해 살펴보면, 수백만 항원이 존재하여도 하나의 특정 항원에 대해서만 반응함으로써 인체 내에는 단지 하나의 항원과 반응할 수 있는 수많은 형태의 T림프구와 B림프구가 존재한다고 할 수 있다.

세포매개면역

가슴샘(흉선)에서 분화된 T림프구는 혈류 내로 분비되며, 처음으로 특정 항원을 접하게 되면 그 항원에 대해 민감성을 가진다. 체외로부터 들어온 항원은 항원 자신의 조각이 항원표지세포(antigen−presenting cell)의 세포 표면에 표지되는 과정을 거치게 된다. 대식세포를 포함한 다양한 세포들이 항원표지세포로 구분된다. 대식세포는 다양한 항원을 포식하고 분해하기 때문에 비특이적 방어 기전으로 간주되는 반면, 항원을 소화시킨 후 항원조각 대부분을 자신의 세포막으로 옮겨 표면에 표지하므로 면역반응에도 관여한다(그림 15−4). 이들은 항원조각을 표지한 채로 체내를 돌아다니다 결국 표지된 항원조각에 반응하는 T림프구를 만나게 된다.

만약 항원이 암세포와 같은 비정상적인 체세포이더라도, 외부인자로 간주되어 항원표지세포에 의해 T림프구를 유도한다. 항원이 다른 형태로 표지되더라도 T림프구를 유도하여 T림프구의 분화와 증식(클론증식, clonal expansion)을 활성화한다(그림 15−3).

T림프구의 주요 4가지 형태들은 제각기 최초항원에 대해 직접적으로 반응하지만 서로 다른 형태로 항원과 결합한다.

세포독성 T세포

세포독성 T세포(cytotoxic T−cells)는 항원을 운반하는 모

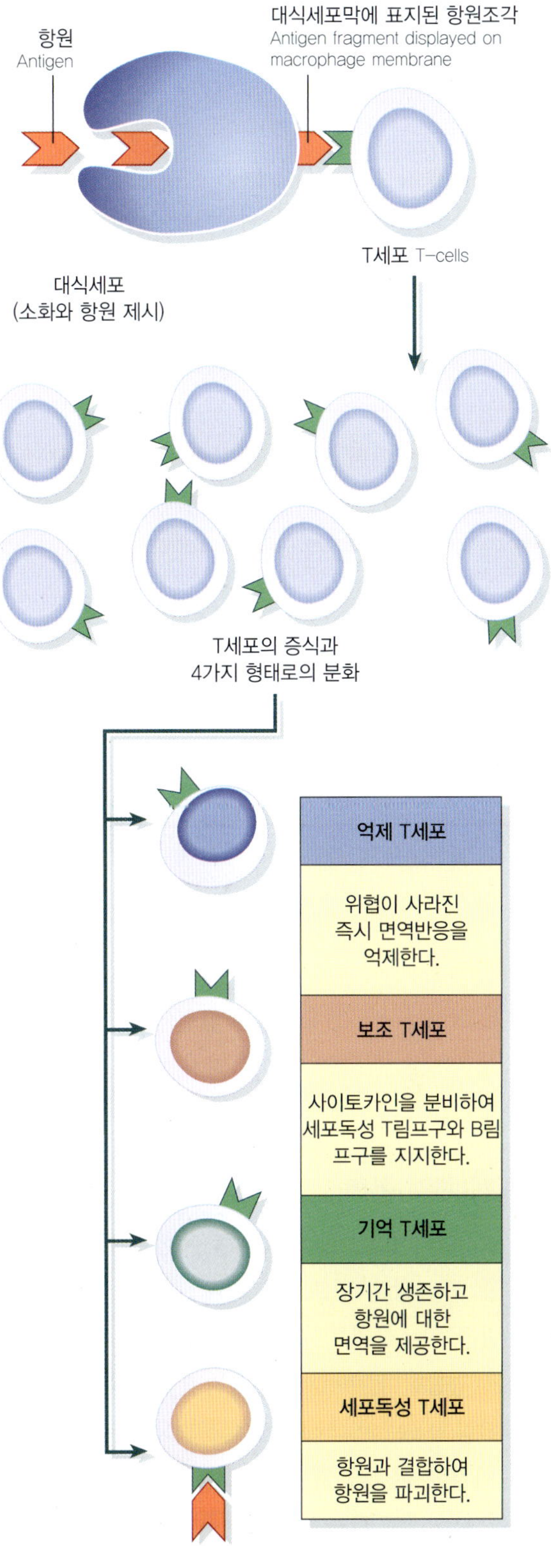

그림 15−3 T세포의 클론증식

든 세포를 직접적으로 비활성화하며, 목표세포에 직접 결합하여 강한 독성 인자를 분비하므로 효과적으로 항원을 제거한다. 세포독성 T세포는 감염된 세포 및 암세포와 같

은 비정상적인 체세포를 파괴하는 기능을 한다.

보조 T세포

세포매개면역뿐만 아니라 항체매개면역에서도 중요한 역할을 하는 세포가 보조 T세포(helper T-cells)이다. 보조 T세포는 인간면역결핍바이러스(HIV)에 의해 파괴되어 그 수가 급격히 감소하면서 면역체계가 위협을 받게 되는데, 면역체계에 있어 보조 T세포의 중추적 기능이 중요하다. 보조 T세포는 T림프구의 가장 일반적인 형태로 주된 기능은 다음과 같다.

- 보조 T세포는 인터루킨과 인터페론과 같은 사이토카인(cytokine)을 생산하여 세포독성 T세포와 큰포식세포의 기능을 보조하고 활동을 촉진시킨다.
- 보조 T세포는 B림프구과 협응하여 항체를 생산한다. 항체를 생산하는 주된 기능은 B림프구가 담당하지만 보조 T세포에 의한 활성이 먼저 선행되어야 한다.

억제 T세포

억제 T세포(suppressor T-cells)는 활성화된 T림프구와 B림프구를 제어하는 기능을 가짐으로써 면역반응으로 인해 발생할 수 있는 위험인자를 최소화한다.

기억 T세포

기억 T세포(memory T-cells)는 항원이 제거된 이후에도 장기간 생존하며, 동일한 항원에 다시 노출되면 보다 빠르게 반응함으로써 세포매개면역을 제공한다.

항체매개(체액)면역

T림프구와 달리 B림프구는 체내를 자유롭게 이동하여 지라와 림프절과 같은 림프조직 내에 정착한다. T림프구와 달리 B림프구는 항원표지세포에 의한 표지 없이, 항원을 인식하고 결합한다. 항원과 결합하면 보조 T림프구의 도움으로 B림프구는 비대해지면서 분화되기 시작한다(**그림 15-4**). 이러한 현상을 클론증식(clonal expansion)이라고 한다. 이 과정에서 기능적으로 다른 면역세포인 형질세포(plasma cell)와 기억 B세포(memory B-cell)가 형성된다.

형질세포

형질세포는 혈액 내로 항체(면역글로불린)를 분비한다. 항체는 조직으로 이동되는 반면, B림프구는 림프조직 내에 존재한다. 형질세포의 수명은 하루를 넘기지 못하며, B림

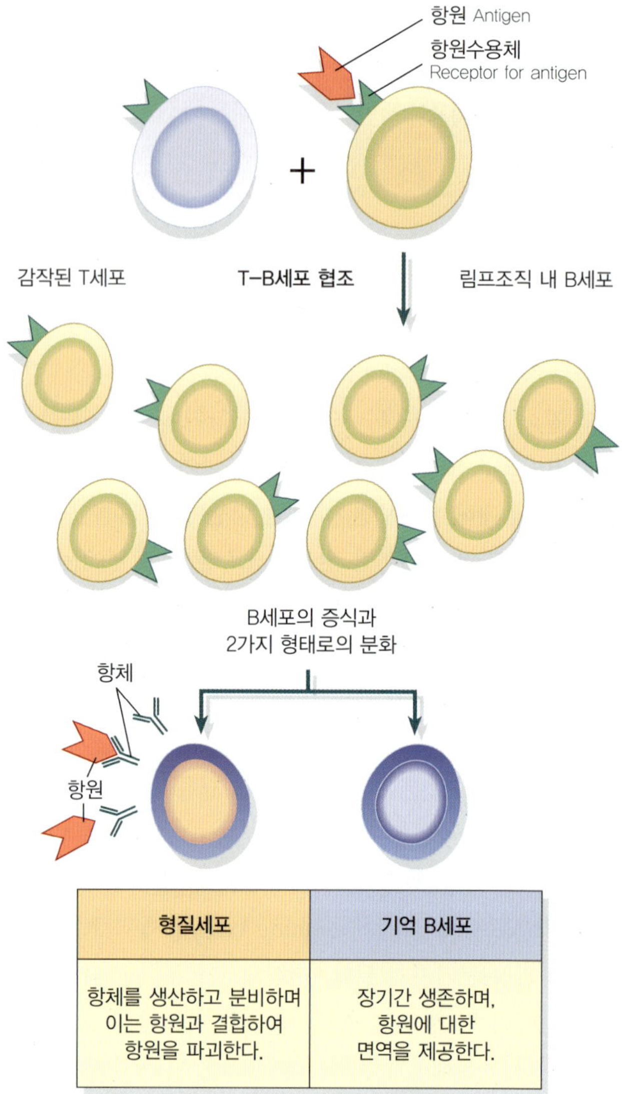

그림 15-4 B세포의 클론증식

프구에 최초로 결합된 특정 항원에 대해서만 항체를 생산한다. 항체의 기능은 다음과 같다.

- 항원과 결합한 형질세포는 자신의 세포막을 표지하여 세포독성 T세포와 대식세포와 같은 면역세포를 유도한다.
- 박테리아 독소와 결합하여 독소를 중화하는 기능을 한다.
- 보체를 활성화한다.

주요 항체를 5가지로 구분하여 **표 15-2**에 제시하였다.

기억 B세포

기억 B세포는 기억 T세포처럼 항원의 일차 침입 후에도 장기간 생존하며, 동일한 항원의 이차 침입 시에는 항체분비혈장세포(antibody-secreting plasma cell)의 생산을 자극

표 15-2 5가지 주요 항체

항체	기능
IgA	모유와 타액과 같은 체액에서 발견되며, 항원이 상피세포 막을 가로질러 심부조직으로 침입하는 것을 막는다.
IgD	B세포에 의해 생성되어 B세포 표면에 존재하면서 활성화된 B세포와 항원이 결합하도록 한다.
IgE	호염기성구 혹은 비만세포의 세포막에 존재하며, 항원과 결합 시 염증반응을 활성화시킨다. 간혹 과량의 항체가 과민반응 시 발견된다.
IgG	가장 크며, 일반적인 항체로 많은 종류의 병원체를 공격하고 태반을 통과하여 태아를 보호한다.
IgM	초기반응(primary response) 시 대량생산되며 보체의 중요한 활성제이다.

하여 신속한 면역반응을 유도한다. T림프구와 B림프구 사이의 상호의존적인 면역체계를 그림 15-5에서 요약하였다. 정상적인 면역체계에서는 면역작용과 면역억제작용 사이에 적절한 균형이 유지되기 때문에 자신의 세포에 대한 면역반응이 나타나지 않는다. 그러나 이러한 균형이 무너지는 경우에는 자가면역질환(autoimmune diseases)이 발생하게 된다.

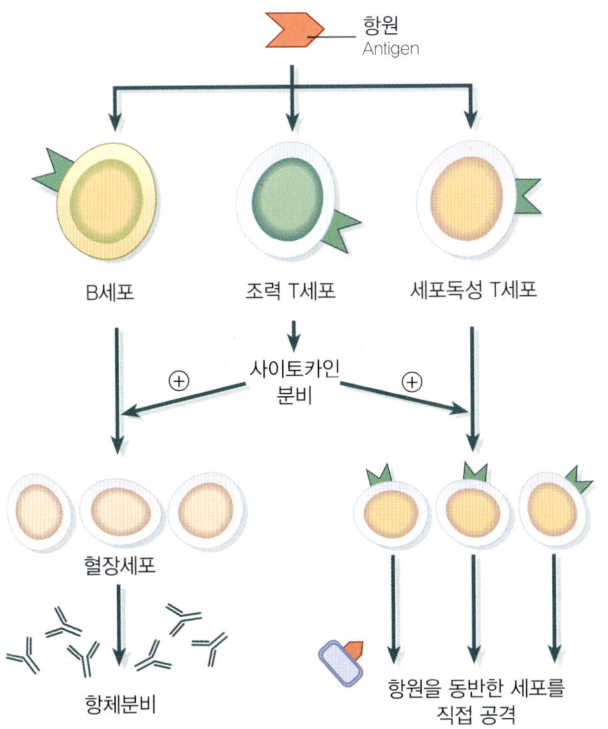

그림 15-5 면역반응 시 나타나는 T세포와 B세포 사이의 상호의존

획득면역

면역반응에서 외부항원이 체내에 처음으로 유입되어 노출된 경우를 1차 반응(primary response)이라고 하며, 같은 항원이 다시 유입되어 노출된 경우를 2차 반응(second response)라고 한다(그림 15-6).

1차 반응. 외부 항원이 체내에 처음 유입되어 노출된 경우, 항체의 생성은 느리게 나타나고 감염 1~2주 후에 최고치를 보인다. 1차 면역반응이 느리게 나타나는 이유는 T세포 활성화에 의한 B세포 증식이 동반되기 때문이다. 감염된 항원이 빠른 시간 내에 제거되면 체내에 생성된 항체의 농도가 감소하지만, 동일한 항원의 2차 침입을 대비하여 기억 B-세포를 생성한다.

2차 반응. 동일한 항원이 재침입한 경우, 기억 B세포에 의한 빠른 면역반응과 10~15배 높은 면역활성이 즉각적으로 나타난다. 면역은 자연적으로 혹은 인공적으로 획득될 수 있으며, 자연면역과 인공면역 모두 능동과 수동면역의 형태를 가진다(그림 15-7). 능동면역은 항원에 반응하여 체내에서 스스로 항체를 생산하는 것으로, 림프구의 활성과 기억세포의 형성을 유도하여 장기간 지속되는 방어체계를 유지한다. 수동면역은 외부에서 만들어진 항체를 체내에 주입하여 면역반응을 유도하기 때문에 시간이 지남에 따라서 소멸되어 일시적이다.

자연적으로 획득된 능동면역

다음과 같은 경우에 신체는 항체를 생산하게 된다.

- 질병을 앓은 경우–병을 앓고 있는 동안, 혈장세포 내에

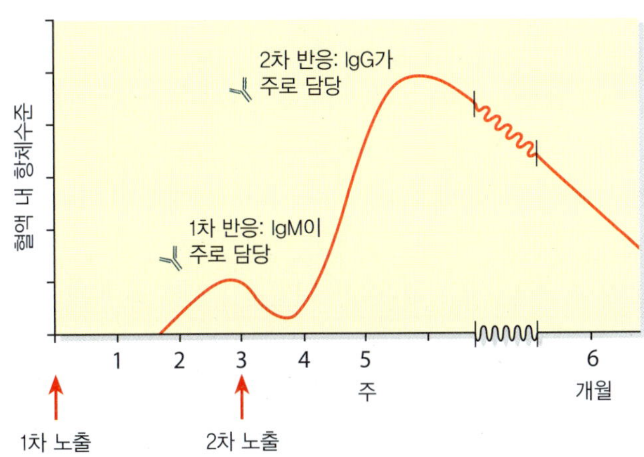

그림 15-6 면역에 따른 항체의 반응

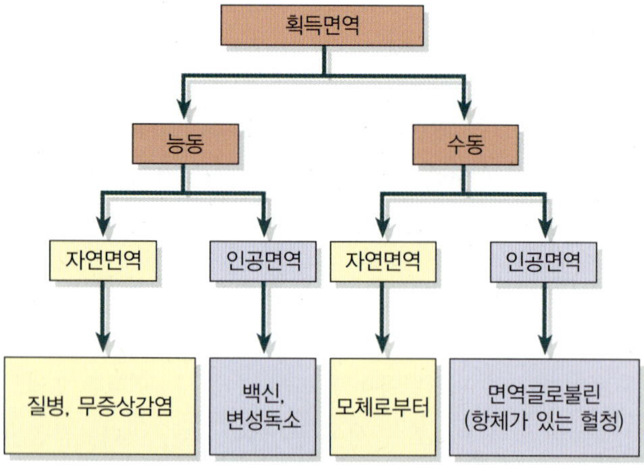

그림 15-7 획득면역의 종류

서 발생한 B림프구가 감염을 극복하는 데 필요한 충분한 양의 항체를 생산한다. 질병으로부터 완전히 회복되면, 기억 B세포는 보다 많은 혈장세포를 생산할 수 있는 능력을 가지게 되어, 동일한 항원의 침입 시 감염을 방지할 수 있다.

- 무증상감염(subclinical infection)–미생물감염은 때때로 임상적인 질병을 일으킬 만큼 심각하지 않지만, 기억 B세포를 자극하여 면역반응을 일으킬 수 있다. 그러나 면역반응을 유도할 수 없을 정도로 미약한 감염의 경우도 존재한다.

인공적으로 획득된 능동면역

인공적으로 획득된 능동면역은 죽거나 인위적으로 약화된 미생물(백신, vaccine) 혹은 비활성화된 유독소(변성독소, toxoid)를 접종함으로써 획득할 수 있다. 백신과 유독소는 항원성을 보유하여 면역반응을 유도하지만 질병을 일으키지는 않는다. 많은 감염성 질환은 인공면역으로 예방할 수 있는데, 그 예가 Box 15–1에 제시되어 있다.

디프테리아(diphtheria), 백일해(whooping cough), 볼거리(mumps)와 같은 감염질환에 대한 능동면역은 일생 동안 지속된다. 반면, 어떤 질환에 대한 면역은 몇 주 혹은 몇 년 동안만 지속되므로 추가 예방접종이 필요하다. 외견상의 면역소실에 해당되는 것으로 동일한 미생물의 다른 균주에 의한 감염이 있다. 이는 동일한 임상질병을 나타내지만 항원성이 다르다. 예를 들면, 감기와 인플루엔자(influenza)의 원인이 되는 바이러스 등이 있다. 노인이나

Box 15–1 백신으로 예방될 수 있는 질병

- 탄저병
- 콜레라
- 디프테리아
- B형 간염
- 풍진
- 볼거리
- 회색질척수염
- 풍진
- 천연두(마마)
- 파상풍
- 결핵
- 장티푸스
- 백일해

영양결핍자의 경우 림프구, 특히 B림프구의 생산이 감소되어 충분하지 않은 초기면역반응과 이차면역반응을 보이게 된다.

자연적으로 획득된 수동면역

자연적으로 획득된 수동면역은 출생 전에 모체의 항체가 태반을 통해 태아에게 전해지면서 획득되며, 모유를 통해 신생아에게 전해진다. 태아에게 전해지는 항체의 다양성은 모체의 획득면역에 의존적이다. 신생아의 림프구는 활성화되지 않으며 면역기간은 짧다.

인공적으로 획득된 수동면역

인공적으로 획득된 수동면역은 인간 혹은 동물의 혈청에서 이미 만들어진 항체를 수여받음으로써 얻는다. 이러한 항체는 항원의 감염에서 회복한 사람 혹은 인공적으로 능동면역성을 가진 동물(주로 말을 이용)로부터 얻는다. 특이적 면역글로불린 또는 항혈청 등은 감염에 노출된 사람들이 질병으로 발전하는 것을 막기 위해 예방차원으로 접종하거나 질병으로 진행된 경우, 치료적 목적으로 투여된다.

박테리아 감염에 의한 면역반응

그림 15–8은 박테리아성 감염이 일어났을 때 체내에서 나타나는 다양한 반응을 나타내고 있다. 감염 초기에는 비특이적 방어기작 중성구, 자연살해세포 그리고 대식세포가 감염 부위에 모여들고 박테리아의 증식의 확장을 방지한다. 박테리아에 의한 감염 및 손상 정도가 위협적이거나 다량의 대식세포가 면역반응에 관여하게 되면, T세포가 손상 부위로 이동하면서 활성을 띠게 된다. 활성화된 T세포는 세포독성 T세포나 B세포 활성에 관여하는 보조 T세포로 전

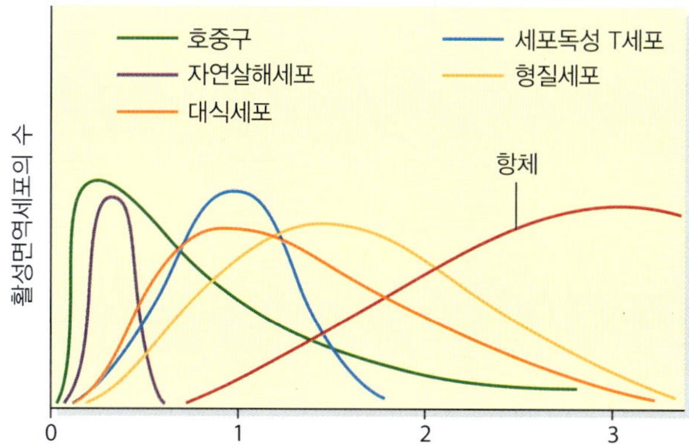

그림 15-8 박테리아성 감염에 대한 방어 기작

환되어 면역반응을 유도한다. B세포는 증식 및 분화과정을 거쳐 형질세포로 전환되고 항체를 생성하여 박테리아 감염으로부터 방어한다.

3. 노화와 면역

학습목표

이 단원의 학습을 통해서 다음을 이해할 수 있다.

- 노화가 면역에 미치는 영향

연령이 증가하면서 면역력(면역반응)은 감소하고 고령일수록 감염의 위험도는 증가하며 회복기간이 지연되는 경향이 있다. 가슴샘은 성숙기(사춘기)때 최대크기(부피)로 발달하지만 노화가 진행되어 50대가 되면 최대사이즈의 25%에 해당하는 사이즈로 점차 위축된다. 이러한 과정에서 T세포의 반응성이 감소하고 T세포 활성에 의존성을 가지는 B세포 또한 기능이 저하되어 항체 생성이 감소하는 결과가 나타난다. 반면, 자가면역반응 및 자가항체 생성은 증가하고 자연 살해세포의 기능은 감소하는데 이는 대부분의 종양 발생과 밀접한 관계를 가진다.

4. 비정상적인 면역기능

학습목표

이 단원의 학습을 통해서 다음을 이해할 수 있다.

- 알레르기반응의 4가지 형태
- 자가면역질환(autoimmune disease)의 기초 원리
- 자가면역질환의 특이적인 경우
- 후천적 면역결핍 증후군(AIDS)의 발생원인과 인체에 미치는 영향

과민반응(알레르기반응)

알레르기는 특정 항원(알레르기항원)에 대해 강하게 반응하는 면역작용이다. 실내 먼지, 비듬, 꽃가루 등과 같은 알레르기항원은 자체적으로는 인체에 유해하지 않다. 그러므로 인체에 손상을 일으키는 원인은 알레르기항원이 아닌 면역반응에 의한 것이다. 알레르기항원에 처음 노출되면 환자는 특정 항원에 대해 민감성을 가지게 되고, 이차적으로 노출되는 알레르기항원에 대해서 비정상적인 면역 시스템이 작동하게 된다. 알레르기항원에 의한 과민반응은 주로 가벼운 증상이 나타나지만 건초열(고초열, hay fever)처럼 코감기 증상, 눈의 충혈, 가려움증, 눈물 분비 등이 나타나는 경우도 있다. 때로는 이러한 반응들이 초과민반응(아나필락시스 쇼크, anaphylactic shock)처럼 급작스럽고 심각한 반응을 일으켜 사망에 이르게 할 수도 있다.

과민반응은 면역 시스템에 관련된 부분에 따라서 4가지 유형으로 구분된다. 과민반응의 4가지 유형은 그림 15-9에 정리하였다.

제1형, 아나필락시스형 과민반응

제1형 과민반응은 높은 수준의 면역글로불린 E(IgE)의 유전적 소인을 가진 환자에게서 일어난다. 집먼지와 같은 알레르기성 항원에 노출되었을 때, 항체들의 농도가 상승하고 이는 비만세포(mast cell)와 호염기구(basophil)를 활성화시키며, 이 세포들이 가진 과립체 내용물을 배출시킨다. 과립체 내용물의 중요물질인 히스타민이 분비되면 기도의 평활근을 수축시키고, 혈관이완이나 혈관투과성을 증가시킨다. 제1형 과민반응에는 심각한 아나필락시스(anaphylaxis)가 있으며, 기관지 수축과 쇼크상태를 초래하게 되고 사망에 이르게 할 수도 있다.

제2형, 세포독성형 과민반응

항체의 표면이 항원과 결합하여 표적세포가 되면, 포식세포와 용해성 효소 등을 유도하여 항체에 결합된 항원을 파괴하도록 다양한 반응이 나타난다. 이러한 작용은 세균과 같은 외인성 항원을 제거하는 보편적인 방식이지만, 항체가 자가항원(self antigen)과 결합한다면 자기조직을 파괴하는 자가면역질환을 일으킨다. 제2형 과민반응은 수혈부작용(transfusion reaction)과 신생아 용혈병(hemolytic disease)의 원인이 되기도 한다.

제3형, 면역복합체 매개성 과민반응

혈액 내에 존재하는 항원-항체복합체(면역복합체)는 포식작용에 의해 효과적으로 제거된다. 그러나 포식작용의 기능상실과 만성 감염에 의한 면역복합체의 과잉 생산은 면역반응이 유도될 수 있는 콩팥, 피부, 관절, 안구 등의 조직에 침착될 수 있다. 콩팥은 대부분의 심박출량을 받아 혈액을 여과하기 때문에 면역복합체가 주로 침착되는 기관이다. 콩팥에 침착된 면역복합체는 토리를 차단하고 콩팥의 기능을 손상시켜 토리신장염의 원인이 된다. 페니실린에 민감한 경우도 제3형에 해당한다. 페니실린이 항원으로써 항체와 결합하면 주변 조직 등에 침착되어 발진, 관절통, 피소변과 같은 증상이 발생한다.

제4형, 지연형 과민반응

제1형, 제2형, 제3형과 달리 제4형 과민반응은 항체를 포함하지 않지만, 항원에 대한 T림프구의 과도한 반응이 나타나는 경우이다. 항원이 기억 T림프구(memory T-lymphocyte)에 의해 탐지될 때 T림프구의 클론증식(clonally expansion)이 일어나고(그림 15-3), 다수의 세포독성 T림프구가 항체를 제거하기 위해 유리된다. 이러한 면역반응은 T림프구에 의해 적절히 조절되는데, 그렇지 않은 경우에는 활동적이고 공격적인 세포독성 T림프구(cytotoxic T-lymphocyte)가 정상조직을 손상시킨다. 접촉성 피부염이 이러한 경우이다. 이식거부의 경우도 T림프구에 의해 초래된 경우로 부적합한 피부이식은 괴저가 발생하여 이식 며칠 후에 떨어져나간다.

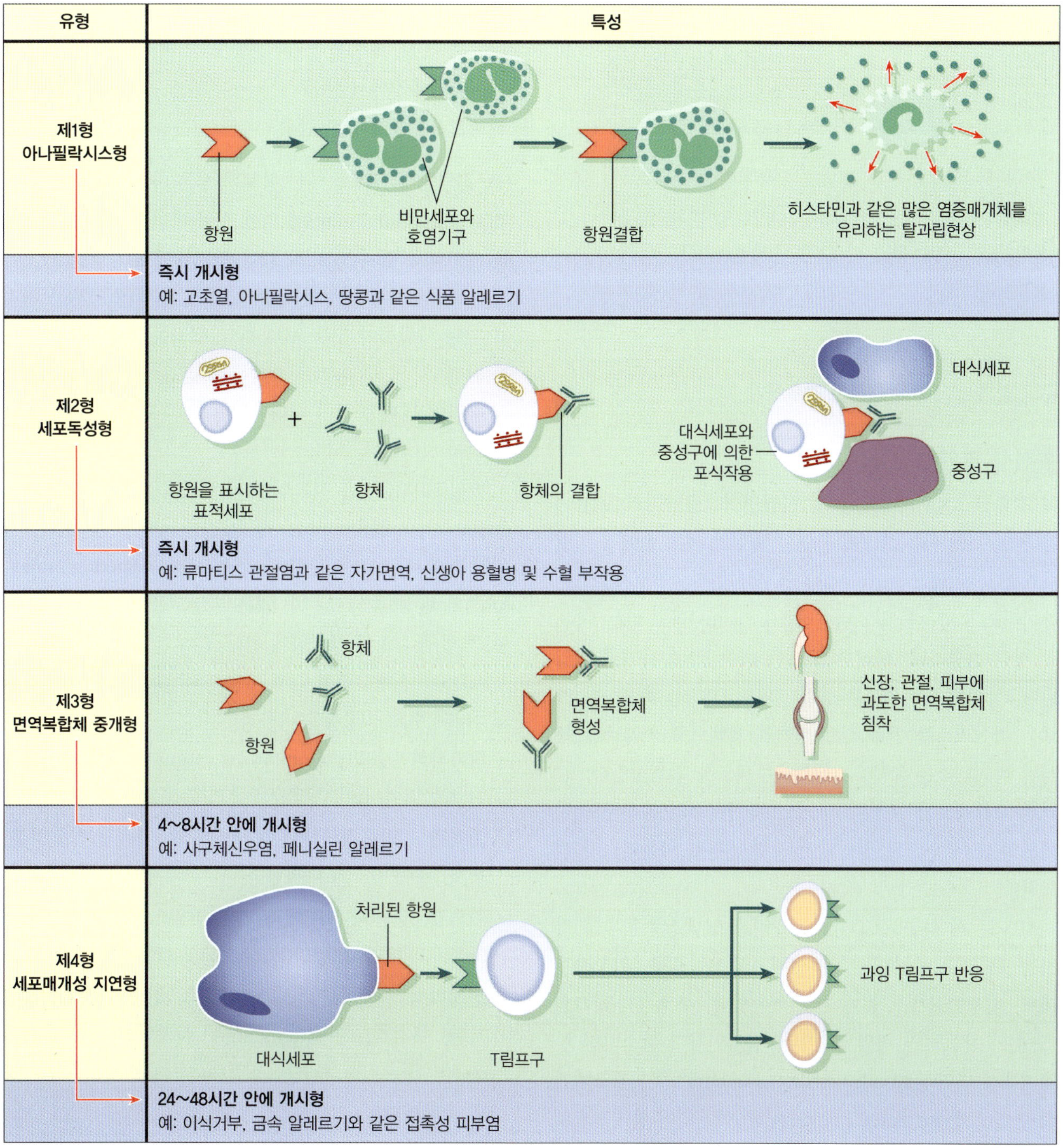

그림 15-9 4가지 과민반응 유형

자가면역질환

정상적인 면역체계에서는 외인성 항원에 대해서만 면역반응이 나타나지만, 자신의 조직을 인식하지 못하는 경우에 있어서는 바깥인자로 잘못 인식하여 자신의 조직을 공격하기도 한다. 자가면역질환은 제2형 세포독성형 과민반응으로 분류되며, 다양한 질환이 해당된다(표 15-3).

면역결핍

재발성 감염의 경향이 있는 미생물이 면역 시스템에 저항성을 가지면 인체는 병원성을 띠지 않게 된다. 일차성 면역결핍은 대개 유아기에 유전적 소인으로 일어난다. 이차성 면역결핍은 단백질결핍증, 급성 감염, 만성 콩팥기능상실, 뼈속질의 병변, 지라절제술 및 후천성 면역결핍증(AIDS)

표 15-3 자가면역질환

질환	자가항체가 공격하는 대상
류마티스 관절염	관절의 윤활막(활액막)
하시모토병	갑상샘 글로불린
그레이브스병	갑상샘세포에 대한 항체
중증 근무력증	골격근의 아세틸콜린수용체
토리콩팥염(사구체신염)	토리막(사구체막)
1형 당뇨병	이자(췌장)의 베타세포

등의 질병에 의해 발생하는 경우이다.

후천성 면역결핍증(AIDS)

이 질환은 RNA retrovirus인 사람면역결핍바이러스(HIV)가 원인으로, 이는 HIV에 감염된 숙주의 세포 속에서 역전사효소(reverse transcriptase)를 생산한다. 역전사효소는 바이러스의 RNA를 프로바이러스(provirus)라고 하는 DNA로 형질 전환하며, 이러한 DNA는 숙주 DNA 사이에 삽입된다. 삽입된 숙주세포는 형질 전환된 DNA를 복제하여 새로운 바이러스를 만들고, 조직액과 혈액으로 퍼져나간 복제된 바이러스는 주변의 다른 숙주세포를 감염시킨다. 감염된 숙주세포가 분열할 때, 프로바이러스의 복제본도 딸세포의 DNA 안으로 삽입되어 인체 내부로 바이러스가 전염된다.

HIV는 세포막에 CD4라고 불리고 단백질수용체를 가지는 T림프구, 단핵구, 큰포식세포와 B림프구, 위창자관세포, 신경아교세포 등에 친화력이 있다. 보조 T세포(**그림 15-4**)가 대표적인 면역세포이다. 감염인자가 감소하면 항체매개성 면역(antibody-mediated immunity)과 세포매개성 면역(cell-mediated immunity)이 억제되어 상대적으로 낮은 병원성을 갖던 미생물의 광범위한 기회감염이 진행된다. HIV는 혈청, 자궁 분비물, 림프구, 혈장, 뇌척수액, 눈물, 타액, 소변, 모유에서 분리할 수 있다. 현재 주된 감염성 물질로 알려진 분비물은 정액, 자궁분비물, 혈액, 혈액제이다. 감염은 다음에 의해 전파된다.

- 질과 항문을 통한 성행위
- 오염된 주삿바늘을 사용
  - 환자치료에 이용되었던 경우
  - 마약 남용자들이 주사기를 함께 공유하는 경우
- HIV에 감염된 모체가 자식으로 수직감염되는 경우
  - 출생 전, 태반을 통해 감염
  - 분만과정에서 감염
  - 모유수유를 통한 감염

HIV 감염단계. HIV에 대한 항체 형성은 자연적인 후천성 면역(acquired immunity)에 의한 것이 아닌 바이러스에 노출을 의미하는 것이다. 비록 다른 사람들에게 감염을 일으키거나 보균자로서 활동할 수는 있지만, 혈액에 항체를 가지고 있는 사람들이 모두 AIDS로 진행되는 것은 아니다. 초기 감염 후 몇 주 동안은 별다른 특징 없이 급성 인플루엔자 감염에 의한 증상이 나타나지만 그 후로 2~3년 동안 증상 없이 진행된다.

만성 HIV 감염은 지속성 전신 림프절염(persistent generalized lymphadenopathy, PGL)을 동반할 수 있다. 경우에 따라서는 AIDS 관련 증후군(AIDS-related complex, ARC)의 만성 증상, 알 수 없는 발열, 설사, 체중감소, 빈혈, 백혈구 감소를 경험하게 된다.

AIDS가 진행되면서 감염과 종양과 같은 주된 합병증이 재발되며 주요 특징들은 다음과 같다.

- 허파꽈리자충염(pneumocystis carinii)에 의한 허파염증이 일반적이지만, 다양한 종류의 미생물이 관여한다.
- 소화관의 반복적인 미생물 감염으로 지속적인 구역질, 설사, 체중 감소가 나타난다.
- 기회감염균이나 HIV에 의한 수막염(meningitis), 뇌염(encephalitis), 뇌농양(brain abscess)이 재발한다.
- 신경학적 기능이 저하되어 건망증, 집중력 감소, 정신착란, 무감정, 치매(dementia), 사지약화(limb weakness), 운동실조(ataxia), 실금(incontinence) 등의 특징이 나타난다.
- 습진(eczema), 건선(psoriasis), 벌집염(봉소염, cellulitis), 고름딱지증(농가진, impetigo), 사마귀(wart), 대상포진(shingles), 단순포진(cold sores)과 같은 광범위한 피부발진이 일어난다.
- 비감염성 림프절 비대를 보이는 전신성 림프절염이 발생한다.
- 악성 종양의 발달은 일반적이지 않지만 림프절에 생기는 림프종과 내부장기와 피부 밑에 생기는 카포시육종(Kaposi's sarcoma)이 전형적인 예라고 할 수 있다.

16 CHAPTER

근육뼈대계

The musculoskeletal system

근육뼈대계는 뼈대를 구성하는 뼈와 관절, 인체를 움직이는 뼈대근(수의근)으로 구성되어 있다. 이번 장에서는 관절과 뼈, 근육조직의 특징과 고유의 성질에 대해 논의할 것이다.

1. 뼈

학습목표

이 단원의 학습을 통해서 다음을 이해할 수 있다.

- 뼈의 기능
- 뼈의 다섯 가지 유형
- 긴뼈의 일반적 구조에 대한 개요
- 치밀뼈와 해면뼈(조직의 구조)
- 뼈의 성장
- 뼈의 치유과정
- 뼈의 치유를 지연시키는 요인
- 골절의 두 가지 합병증
- 뼈의 성장에 영향을 주는 요인

뼈는 일단 성장이 끝나면 영구적으로 변화가 없거나 세포 기능이 정지되어 있다고 생각할지 모르지만, 사실은 혈관이 고도로 잘 발달되어 있는 살아 있는 조직으로 끊임없이 새로운 세포로 재조직되는 과정이 일어나고 있다.

뼈의 기능

뼈의 기능은 다음과 같다.

- 인체를 지지하는 구조물 역할
- 근육과 건의 부착점
- 근육에 의해 움직이는 관절을 형성하여 몸이 전체적으로 혹은 부분적으로 움직일 수 있도록 함
- 머리뼈(뇌두개, cranium), 가슴우리(흉곽, thoracic cage), 골반(pelvis)에 공간(강, cavity)을 형성하여 장기를 보호
- 조혈작용으로 붉은뼈속질에서 혈구세포를 생산
- 미네랄, 특히 인산칼슘의 저장–뼈 내의 미네랄 저장소는 혈중 칼슘농도를 정확히 조절하여 일정 수준을 유지시키는 데 필수적이다.

뼈의 형태

뼈는 형태에 따라 긴뼈(장골, long bone), 짧은뼈(단골, short bone), 불규칙뼈(불규칙골, irregular bone), 납작뼈(편평골, flat bone)와 종자뼈(종자골, sesamoid bone)로 분류한다.

긴뼈. 하나의 뼈몸통(체간, shaft)과 양쪽의 끝(극단, extremities)으로 구성된다. 이름처럼 긴뼈는 넓기보다는 길이가 긴 것이 특징이며, 넙다리뼈(대퇴골, femur), 정강뼈(경골, tibia), 종아리뼈(비골, fibula) 등이 있다.

짧은뼈. 불규칙뼈, 납작뼈와 종자뼈. 이 뼈들은 긴뼈몸통과 양쪽 끝이 없으며, 모양과 크기에 따라 여러 가지의 형태를 하고 있다. 예를 들면 다음과 같다.

- 짧은뼈–손목뼈(수근골, carpal bone)
- 불규칙뼈–등뼈(척추, vertebra)와 일부의 머리뼈
- 납작뼈–복장뼈(흉골, sternum), 갈비뼈(늑골, rib)와 대부분의 머리뼈
- 종자뼈–무릎뼈(슬개골, patella)

뼈의 구조

긴뼈의 일반적인 구조

긴뼈에는 뼈몸통(골간, diaphysis) 혹은 체간(shaft)과 두 개의 뼈끝(골단, epiphysis) 혹은 끝(그림 16–1)이 있다. 뼈몸통은 안쪽에 뼈속질공간(골수강, medullary canal)이 있는 치밀뼈로 구성되어 있는데, 뼈속질 공간에는 지방이 함유된 황색골수(황골수, yellow bone marrow)가 있다. 뼈끝은 안쪽에 해면뼈(해면골, sponge bone), 바깥쪽에 치밀뼈로 구성되어 있다. 뼈몸통과 뼈끝은 뼈끝연골(골단연골, epiphyseal cartilages)로 구분하는데, 뼈끝연골은 성장이 끝나면 골화된다. 뼈의 비후(thickening)는 골막과 뼈 표면 사이에 새로운 뼈조직이 침착하면서 이루어진다.

긴뼈는 혈관이 잘 발달된 뼈막(두 개의 층으로 구성)에 의해 거의 완전히 덮여 있다. 바깥층은 거칠고 섬유질이 풍부하여 뼈의 표면을 보호하는 역할을 하고, 속층에는 뼈의 생산과 파괴를 담당하는 뼈모세포(골모세포, osteoblast)와 뼈파괴세포(파골세포, osteoclast)가 있으며, 뼈의 치유나 재형성에 중요한 역할을 한다. 뼈막은 관절공간(관절강, joint cavities)을 제외한 모든 뼈를 덮고 있으며, 힘줄(건, tendon)의 부착 부위가 되고, 관절주머니(관절낭, capsule)와 연결되어 있다. 관절 안에는 뼈막이 없는 대신에 유리연골(초자연골, hyaline cartilage)이 있다.

뼈몸통은 하나 혹은 몇 개의 영양혈관으로부터 혈액을

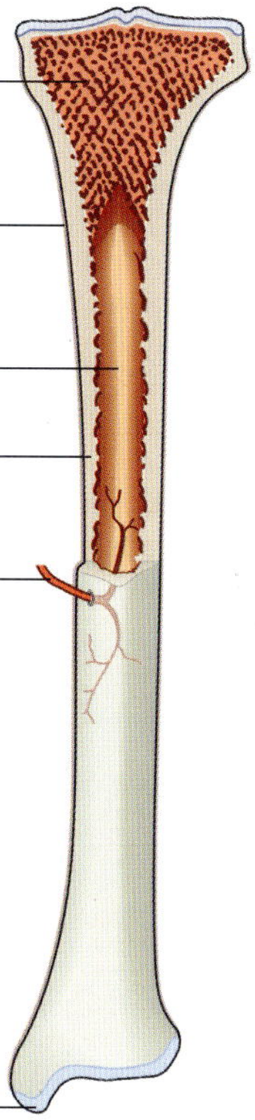

그림 16-1 성숙한 긴뼈 – 부분 절개

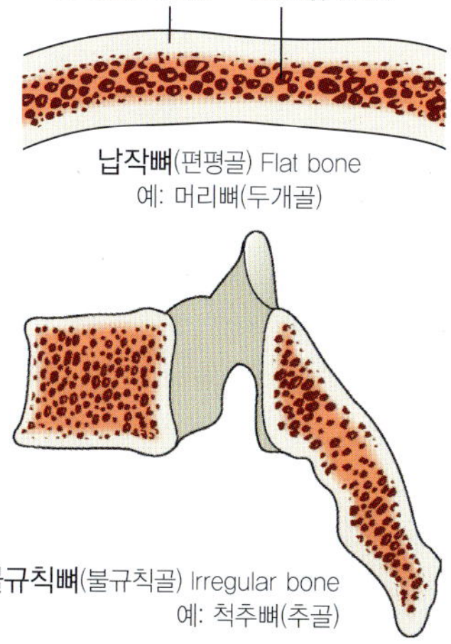

그림 16-2 납작뼈와 불규칙뼈의 절개

공급받지만, 뼈끝은 그들 자신의 혈액 공급체계를 가지고 있다. 물론 성숙한 뼈에서는 모세혈관망이 복잡하게 형성되어 두 조직 간에 혈액 공급이 원활하게 이루어지지만, 성숙단계에서는 두 조직 간에 혈액 공급체계가 다른 것을 볼 수 있다.

짧은뼈, 불규칙뼈, 납작뼈와 종자뼈의 구조

이 뼈들은 바깥층이 비교적 얇은 치밀뼈와 속에는 붉은뼈속질(적골수, red bone merrow)을 함유하고 있는 해면뼈로 되어 있다(그림 16-2). 이 뼈들은 모두 뼈막에 의해 둘러싸여 있지만, 예외적으로 머리뼈의 경우는 속층에 경막(dura mater)이 덮고 있다.

뼈의 현미경적 구조

뼈는 강하고 내구성이 좋은 형태의 결합조직으로 구성되어 있다. 뼈를 이루는 주요 구성 성분(65%)은 대부분 인산칼슘이지만, 염화칼슘이 섞여 있다. 이러한 무기질은 뼈를 매우 강하게 하는 데 도움을 주지만, 그들 자체는 부서지거나 깨지기 쉬운 성질을 가지고 있다. 따라서 이를 보완할 수 있는 물질이 필요한데, 바로 뼈의 세 번째 함유물인 풋뼈(유골, osteoid)라 불리는 유기질이다. 풋뼈는 대부분 아교질(교원질, collagen)로 구성되어 있는데, 아교질은 강한 특성을 가지고 있으면서 뼈에 약간의 유연성을 제공하기 때문에, 무기질이 갖고 있는 단점을 보완해준다. 뼈에서 세포성분이 차지하는 비율은 전체 뼈 질량의 2%도 되지 않는다.

뼈세포

뼈세포는 세 가지 형태로 구분된다.

1. 뼈모세포
2. 뼈세포
3. 뼈파괴세포

뼈모세포

뼈모세포는 뼈를 형성하는 세포로서 아교질과 그 밖의 뼈조직을 이루는 물질을 분비한다. 따라서 뼈조직이 성장하는 과정이나, 손상되어 치유 및 복구가 이루어지는 부위에서 주로 발견된다. 뼈모세포가 존재하는 부위는 아래와 같다.

- 뼈막의 깊은층부
- 미성숙 뼈의 골화(ossification) 중심부
- 긴뼈의 뼈끝연골에 근접한 뼈몸통의 끝부분
- 골절면

뼈모세포는 뼈조직 내부에 존재하는 작은 주머니 형태의 뼈소강 안에서 존재하다가 성장기 때 뼈세포로 분화하여 새로운 뼈를 형성한다(그림 16-3).

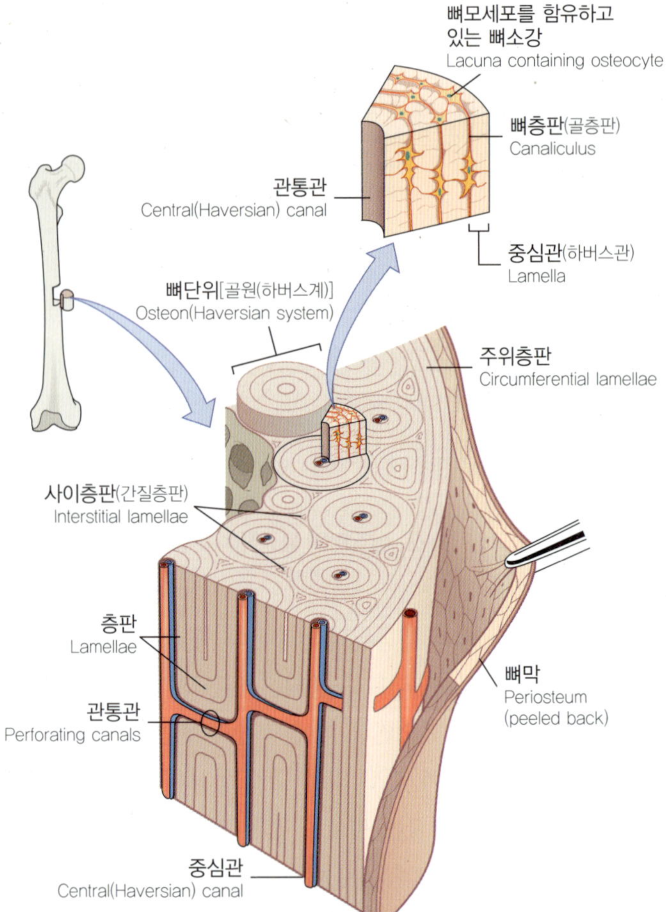

그림 16-3 치밀뼈의 현미경적 구조

뼈세포

뼈모세포로부터 분화한 뼈세포는 골조직을 모니터하고 유지시키는 역할을 한다. 뼈세포는 중심관(central canals)에서 분지한 골세관(canali-culi)의 조직액으로부터 영양물질을 공급받는다.

뼈파괴세포

뼈파괴세포는 뼈를 분해하여 칼슘과 인을 생성하는 세포이다. 뼈파괴세포는 매우 큰 사이즈의 세포이며 최대 50개 정도의 단핵세포들이 합쳐진 형태이다. 정상뼈조직의 경우, 지속적인 뼈 재형성(remodelling)을 위해 뼈모세포와 뼈파괴세포가 적절한 비율로 존재한다. 뼈파괴세포는 성장기, 손상시, 뼈 재형성 시에 주로 발현된다.

- 성장하는 동안 뼈의 모양을 적절하게 유지하고 골절을 치유하는 동안 불필요하게 형성되는 애벌뼈(가골, callus)를 제거하기 위하여 뼈막 아래에서 일어난다.
- 뼈가 성장하는 동안 골수강의 벽 주위와 골절을 치유하는 동안 혈관과 신경이 지나가는 통로에서 일어난다.

치밀(피질)뼈

치밀뼈(겉질뼈)는 인체의 전체 뼈 무게의 약 80%를 차지한다. 치밀뼈는 관 모양의 수많은 뼈단위(골원, osteons; Haversian systems)라는 단위로 이루어져 있고, 각각의 뼈단위는 나무의 나이테와 같이 중심관의 둘레를 싸고 있는 모양을 하고 있다(그림 16-3). 뼈단위는 뼈에 가해지는 힘의 방향과 동일한 방향으로 정렬되는 경향이 있는데, 예를 들어 넙다리뼈의 경우, 한쪽 뼈끝에서 다른 쪽 뼈끝으로 부하가 가해지기 때문에 뼈단위 역시 장축을 따라 형성된다. 따라서 뼈단위의 배열 방향은 뼈의 강도가 더욱 커지는 데 기여하게 된다.

중심관(central canal) 내부에는 신경과 림프관, 혈관이 지나가며, 각각의 중심관은 관통관(perforating canals)에 의해 서로 연결되어 있다. 각각의 중심관 주위에 배열된 뼈의 원기둥 모양의 각 판을 뼈층판(골층판, lamellae)이라고 한다. 뼈단위를 이루는 뼈층판 사이에는 뼈속작은공간(골소강, lacunae)이라 불리는 작은 공간이 있고, 각각의 뼈속작은공간 내에는 뼈세포가 자리 잡고 있다. 또한 뼈속작은공간은 뼈세관이라는 작은 관을 통해 서로 연결되어 있으며, 이 관을 통해 뼈세포들 간에 직접적인 접촉이 가능하고, 간질액(interstitial fluid)이 뼈 속으로 순환할 수 있어 정교한 세포반응이 일어날 수 있다(그림 16-4).

뼈단위 사이에는 간질층판(interstitial lamellae)이라는 구조물이 있는데, 이 간질층판은 뼈가 자라거나 재생되는 중에 부분적으로 파괴되고 남은 오래된 조직의 일부라고 할 수 있다.

해면뼈(갯솜뼈, 잔기둥뼈)

육안으로 보면 해면뼈는 벌집처럼 보이지만, 현미경으로 보면 잔기둥(골소주, trabeculae; '작은 들보'를 의미함)에 의해 뼈대가 형성된 것을 알 수 있다. 잔기둥을 보면 몇 개의 뼈층판과 뼈세포가 뼈세관에 의해 연결되어 있는 구조를 가지고 있고(그림 16-5), 잔기둥 사이에는 붉은뼈속질이 들어 있다.

해면뼈는 치밀뼈에 비해 밝은 빛을 띠며 뼈대의 무게를 보다 가볍게 하는 기능을 가진다.

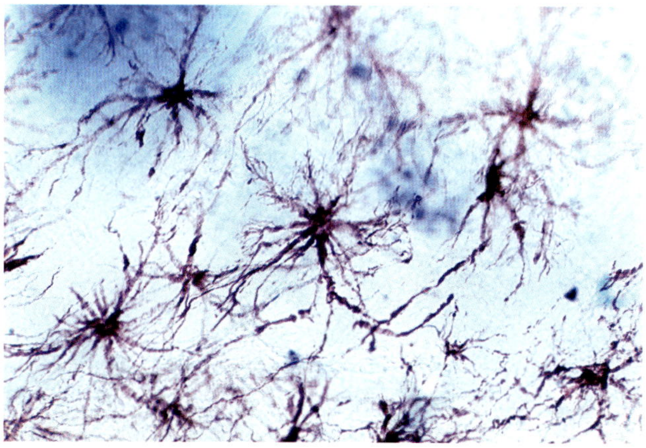

그림 16-4 이웃한 세포와 직접적으로 교통하고 뼈세관으로 뻗어 있는 여러 개의 작은 돌기를 보여주는 뼈세포의 전자현미경 사진

뼈조직의 발달

소위 뼈 발생 혹은 골화라는 것은 태어나기 전부터 시작해서 약 21세가 될 때까지 지속적으로 일어난다(그림 16-6). 긴뼈, 짧은뼈, 불규칙뼈는 연골에서 발생하기 때문에 연골모델(cartilage models)로 설명한다. 반면 납작뼈의 발생은 막모델(membrane models)로 설명하고, 종자뼈는 힘줄모델로 설명한다.

뼈가 되는 과정을 보면 먼저 뼈모세포가 풋뼈를 분비하여 연골을 점차 풋뼈로 대체하고, 이어서 뼈모세포가 이 풋뼈를 점차 석회화시킨다. 석회화가 되면서 뼈조직이 성숙함에 따라 뼈모세포는 자신들이 만든 기질 내로 매몰되어 뼈세포가 된다. 분화(성숙)가 완료된 뼈조직에는 뼈모세포와 뼈파괴세포의 비율이 적절하게 균형을 유지하고 있으며 정상적인 뼈구조를 유지하는 기능을 한다. 뼈파괴세포의 활성이 뼈모세포 보다 강하게 작용할 경우 뼈조직이 약해지는 반면, 뼈모세포 활성이 우세할 경우, 골조직이 강해지고 비중이 증가한다.

긴뼈의 발생

긴뼈에서 뼈되기가 시작되는 주 포인트는 뼈발생세포(osteogenic cells)의 어느 한 작은 영역이거나, 아니면 연골모델에서 설명하는 것처럼 연골의 뼈되기중심(centres of ossification)이라고 할 수 있다. 이 뼈되기과정에서 임신 약 8주 정도에 뼈고리(골화, bone collar; 연골막이 얇은 치밀뼈 조직으로 변화되는 것)가 동반되며, 후에 혈관이 발달하고 뼈모세포가 뼈몸통에 풋뼈를 분비함에 따라 연골이 뼈조직으로 대체된다.

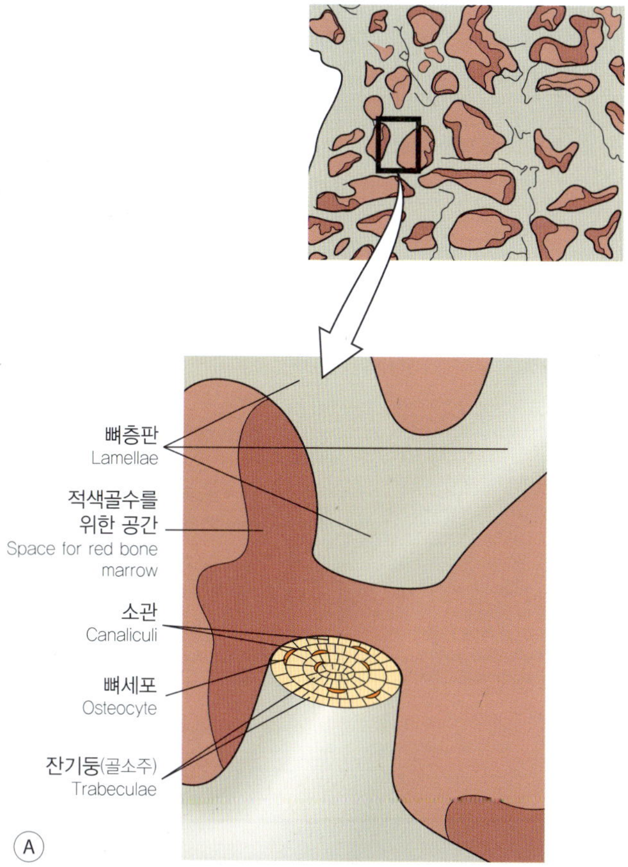

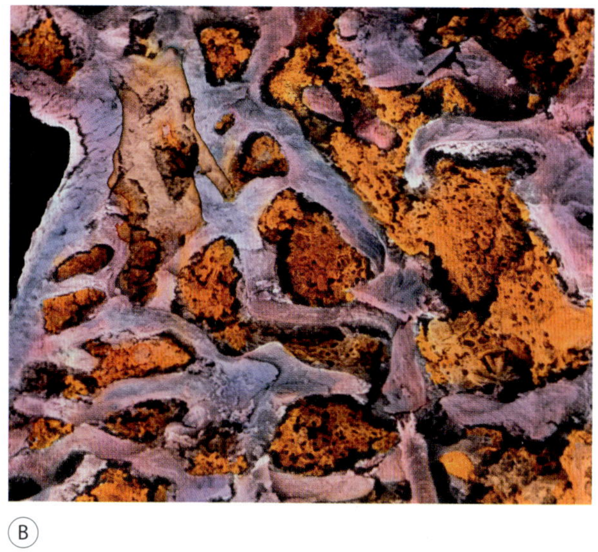

그림 16-5 A. 갯솜뼈의 현미경적 구조 B. 뼈잔기둥(회색, 파란색) 사이 공간을 채우고 있는 골수(오렌지색)를 보여주는 갯솜뼈의 전자현미경 사진

뼈되기가 계속됨에 따라 뼈가 길어지면서 뼈끝에까지 이르게 된다. 출생할 무렵 이차 뼈되기중심이 뼈끝에서 시작되고, 뼈파괴세포가 뼈몸통의 중간지점에서 뼈조직을 파괴하여 뼈속질공간을 형성한다. 아동기를 거치면서 뼈의 길

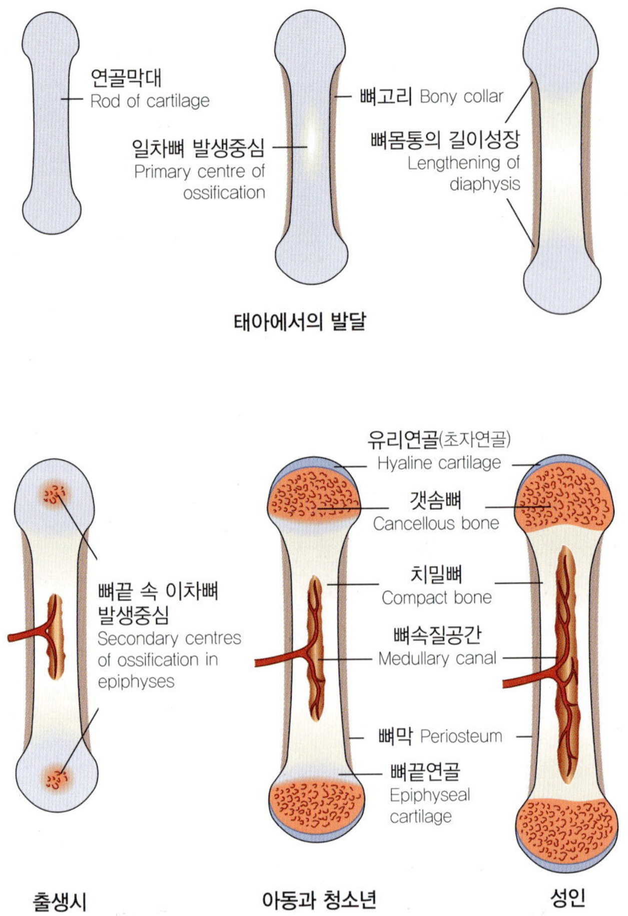

그림 16-6 긴뼈의 발달 단계

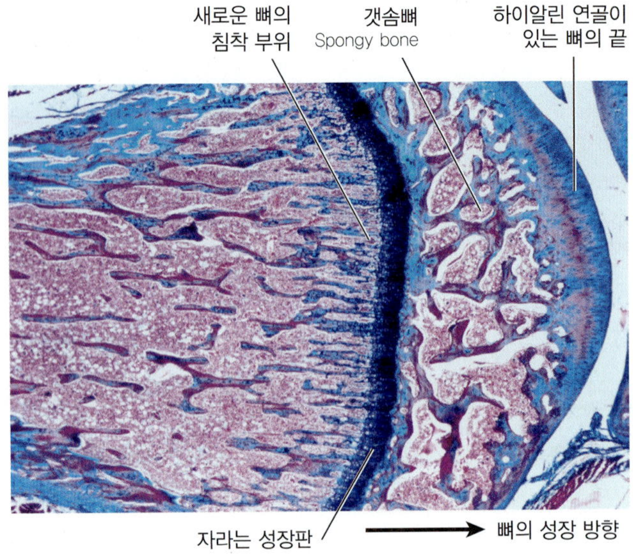

그림 16-7 자라는 뼈의 성장판을 보여주는 전자현미경 사진

이성장은 계속 이어지는데, 뼈몸통(골간)에서부터 지속적으로 연골이 생성되어 뼈끝연골(골단판)에서 뼈조직으로 전환되기 때문이다(그림 16-7). 뼈되기(골화)가 일어나는 동안 뼈끝연골이 함께 생성되는 경우, 뼈의 길이성장은 계속적으로 일어난다. 청소년기에는 성 호르몬의 영향을 받아, 뼈끝연골의 성장이 느리게 진행되며 연골에서 뼈조직으로 전환되는 뼈되기 과정을 거치면서 길이성장이 종료된다. 뼈끝연골이 뼈조직으로 전환되면 더 이상의 길이성장은 나타나지 않는다.

뼈성장에 대한 호르몬 조절

뼈의 성장과 크기, 모양을 조절하는 호르몬은 아래와 같다.

- 성장 호르몬, 갑상샘 호르몬인 타이록신(thyroxine), 삼요오드타이로닌(triiodothyronine)은 특히 영유아기에 중요하며, 이들 호르몬의 분비가 부족하거나 과도하면 뼈대가 비정상적으로 발달하게 된다.
- 테스토스테론(testosterone)과 에스트로겐(estrogens)은 사춘기에 일어나는 신체적 변화에 영향을 미치고, 생애 전체에 걸쳐 뼈구조를 유지하는 일을 돕는다. 이들 호르몬의 수치가 높아지면 사춘기에 급격하게 성장하게 되지만, 나중에 뼈끝판(그림 16-7)이 빨리 닫히는 자극이 되어, 뼈의 길이 성장이 멈추게 된다(생애 전체에 걸쳐 뼈의 부피 성장은 가능하다). 에스트로겐은 사춘기에 여자의 골반을 넓히는 역할을 하고, 성인 여자에서는 뼈의 질량이 유지되도록 한다. 폐경기가 되면 에스트로겐의 분비가 감소하게 되는데, 이에 따라 폐경기 이후 여성의 경우, 골절의 위험성이 높아진다.
- 칼시토닌(calcitonin)과 부갑상샘 호르몬(parathyroid hormone)은 칼슘을 뼈에 저장하거나 분비하는 것을 통해 혈중 칼슘농도를 조절한다. 칼시토닌은 뼈에 칼슘을 저장하고, 부갑상샘 호르몬은 뼈에서 칼슘을 분해하여 혈액 속으로 유리시킨다.

일단 뼈되기가 완료되면 그 후에 뼈의 길이나 모양은 변하지 않지만, 그렇다고 전혀 변화가 없는 것은 아닌데, 눈에 보이지는 않지만 뼈조직은 파괴되었다가 새로운 뼈조직으로 대체되는 과정이 지속적으로 발생하고 있으며, 뼈조직이 손상된 후에 치유되는 과정에서 새로운 뼈조직이 손상된 뼈조직을 대체하게 된다. 뼈모세포는 지속적으로 풋뼈를 분비하며 쌓아놓는 역할을 하고, 뼈파괴세포는 그것을 지속적으로 재흡수한다. 뼈들마다 새로운 뼈조직으로 대체되는 비율은 매우 다양한데, 예를 들면, 넙다리뼈의 원위부의 경우는 5~6개월 이상에 걸쳐 점차적으로 대체된다.

운동과 뼈

일단 뼈끝판이 뼈되기가 되면 영구적으로 뼈의 길이 성장은 멈추게 된다. 하지만 생애 전체에 걸쳐 부피 성장이 가능하기 때문에 뼈의 부피는 커질 수 있다. 부피 성장이 가능한 것은 뼈막의 속층에 존재하는 뼈모세포의 작용에 의한 것인데, 뼈모세포가 뼈막 속에 새로운 뼈단위를 침착시키기 때문이다. 체중 부하 운동은 뼈를 더 두껍게 하고 강하게 하여 골절의 위험성을 줄일 수 있다. 반면 운동부족은 이러한 변화를 역행하여 뼈를 가볍게 하고 약해지게 하여 골절의 위험성을 높일 수 있다.

식이와 뼈

뼈조직을 튼튼하게 하기 위해서는 음식을 통해 칼슘과 비타민 A, C, D를 적절하게 섭취해야 한다. 또한 칼슘 이외에도 인, 철, 망간과 같은 소량의 미네랄도 뼈가 적절하게 석회화되도록 하는 데 기본적으로 필요한 물질이다. 비타민 A는 뼈모세포의 활동에 필요하고, 비타민 C는 교원질 합성에 필요하며, 비타민 D는 소장으로부터 칼슘과 인의 흡수를 위해 필요하다.

뼈의 표식

대부분의 뼈는 표면이 거칠고 돌출부가 있어 근육의 힘줄이나 인대가 부착할 수 있다. 이러한 부착 부위에 대해서 특별히 알아야 할 것이 아니라면 개개의 뼈마다 설명을 하고 있지는 않지만 도해도(illustrations)에는 많은 부분이 표시되어 있다. 관련된 전문용어는 **표 16-1**에 정의되어 있다.

표 16-1 뼈대와 관련 있는 전문용어

용어	의미
관절면 (Articulating surface)	관절 형성에 포함된 뼈 부분
관절(Articulation)	두 개나 그 이상의 뼈 사이에서 볼 수 있는 접합 부분
뼈의 동(뼈의 굴: Bony sinus)	뼈 속에 텅 빈 공간
가장자리(Border)	표면을 두 개로 분리하는 뼈의 끝
관절융기(Condyle)	관절부에 존재하며, 매끄럽고 둥근 모양으로 돌출된 뼈
면(Facet)	작으면서 일반적으로 편평한 관절면
틈새(Fissure or cleft)	가는 틈
구멍(Foramen) (plural: foramina)	뼈를 관통하는 둥근 구멍
오목(Fossa) (plural: fossae)	텅 빈 혹은 움푹 들어간 부분
길, 도(Meatus)	뼈 속에 있는 원기둥 모양의 공간
사이막(Septum)	두 공간을 나누는 벽
척추, 가시돌기, 능선 (Spine, spinous process, crest)	끝이 뾰족한 구조의 뼈
붓돌기(경상돌기: Styloid process)	근육과 인대가 부착할 수 있도록 아래쪽으로 뾰족하게 돌출된 뼈
봉합(Suture)	섬유관절 (예: 붙어 있는 두개골의 양쪽 뼈 사이)
돌기, 거친면, 결절	근육 및 인대 등이 부착되는 뼈 돌출부로, 돌출부의 크기에 따라 다양한 명칭이 정해진다. 돌기(trochanter)는 가장 큰 돌출부를 의미하며 거친면, 결절(tuberosiry, tubercle) 등은 가장 작은 돌출부를 의미한다.

뼈의 치유

골절은 다음과 같이 분류된다.

- 폐쇄골절(simple closed fracture): 뼈끝이 피부를 관통해 돌출되지 않음.
- 복합골절(compound fracture): 뼈끝이 피부를 뚫고 돌출됨.
- 병적골절(pathological fracture): 질병에 의해 약화된 뼈의 골절

골절이 발생하면 부러진 뼈의 끝에서 새로운 뼈가 침착되면서 접합된다. 이러한 과정은 몇 단계를 거쳐서 이루어진다(**그림 16-8**).

1. 부러진 뼈의 말단부와 주위 연부조직에 혈종이 생긴다.
2. 뒤이어 급성 염증이 발생하고, 염증성 삼출물이 축적되는데, 그 삼출물에는 대식세포가 있어서 혈액 공급이 없는 가운데서도 혈종과 작은 뼈의 파편들을 탐식한다(대략 5일 정도 걸림). 이때 섬유모세포가 그 부위로 이동하며, 육아조직과 새로운 모세혈관이 발달한다.
3. 수많은 뼈모세포가 해면뼈에서 분비됨에 따라 새로운 뼈가 형성되어 부러진 뼈의 말단이 다시 붙게 되는데, 이것은 뼈의 바깥층과 연골에 의해 보호를 받는다. 이

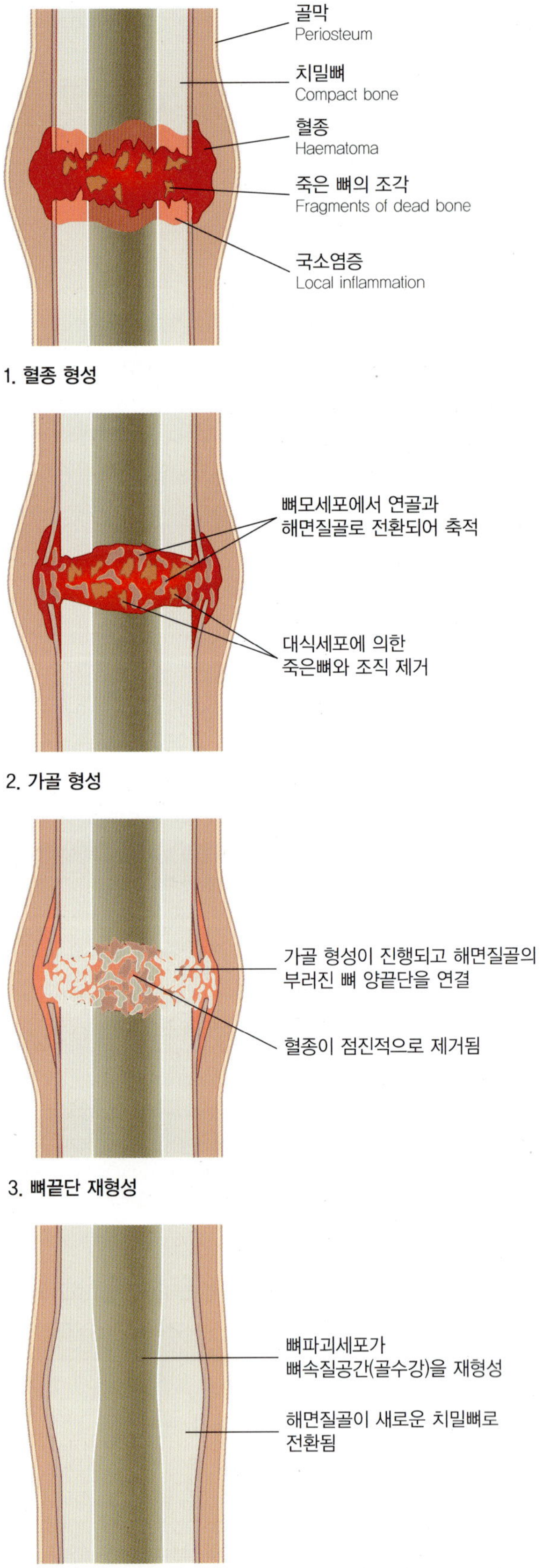

그림 16-8 뼈의 치유단계

렇게 새로운 뼈와 연골이 침착하여 형성된 것을 애벌뼈(가골, callus)라고 한다. 이어서 몇 주가 지난 후에는 애벌뼈가 성숙하고, 연골은 점차적으로 새로운 뼈로 대체된다.

4. 뼈는 지속적으로 새로운 모양을 갖추게 되고, 점진적으로 뼈속질관(medullary canal)이 애벌뼈 속에 발생하게 된다(몇 주 혹은 몇 달이 걸리기도 함). 골절 치유가 완료될 시점에는 애벌뼈가 성숙한 치밀뼈로 완전히 대체된다. 뼈가 완전히 치유되고 나면 종종 치유된 부위가 다른 원래의 부위보다 더 두꺼워지고 더 강해지게 된다. 따라서 만약 이차적으로 골절이 발생한다면 치유된 부위가 아닌 다른 부위에서 발생할 확률이 더 높아진다.

골절의 치유를 지연시키는 요인

뼈 말단에 있는 조직파편. 죽은 뼈의 부서진 조각과 연부 조직의 파편이 세균탐식작용에 의해 제거되지 않으면 치유가 늦어진다.

혈액 공급의 결핍. 혈액 공급이 부족하면 육아조직과 새로운 혈관의 성장이 늦어진다. 낮은산소증(hypoxia)은 동일한 모세포에서 기원하는 뼈모세포와 연골세포의 생성에 영향을 미치는데, 뼈모세포의 수는 감소하고, 연골세포의 수는 증가한다. 따라서 산소 공급이 부족한 상황이 발생하면 골절 부위에 연골결합이 발생하여, 결국 결합 강도가 약해진다. 혈액 공급이 부족하여 문제가 발생할 확률이 높은 부위는 넙다리뼈목(대퇴골경, neck of femur), 손배뼈(주상골, scaphoid), 정강뼈의 뼈 몸통부이다.

뼈 말단부의 부정 정렬. 뼈 말단부의 부정 정렬은 크고 불규칙한 애벌뼈를 말단 부위에 형성하게 되며, 치유속도를 늦추고, 종종 영구적인 기능상실을 초래한다.

뼈 말단부의 지속적인 움직임. 뼈 말단 부위가 지속적으로 움직이면 육아조직이 섬유화가 되어 골절 부위에 섬유결합이 발생하게 된다.

기타. 아래와 같은 경우도 뼈 치유를 지연시킨다.

- 감염(infection) (골수염 참조)
- 전신 질병(systemic illness)
- 영양불량(malnutrition)
- 약물(drugs)[예: 코르티코스테로이드(corticosteroids)]
- 노화(aging)

골절의 합병증

감염(골수염). 손상된 피부를 통해 병원체가 들어오게 되면 감염이 될 수 있다. 그런 경우는 감염의 문제가 해결될 때까지 치유가 잘 되지 않는다.

지방색전. 뼈속질공간에 있는 뼈속질에서 기원한 지방색전이 혈관을 타고 전신으로 순환할 수 있는데, 이러한 지방색전은 전신을 순환하다 허파에서 가장 많이 침착될 수 있다.

2. 몸통뼈대

학습목표

이 단원의 학습을 통해서 다음을 이해할 수 있다.

- 머리뼈에서 각각의 뼈 구분(얼굴뼈와 머리뼈)
- 머리뼈에 존재하는 숫구멍(fontanelles)과 굴(sinus)의 기능
- 전형적인 등뼈의 특징
- 등뼈의 구조
- 등뼈기둥의 움직임과 기능
- 가슴우리(thoracic cage)를 형성하는 뼈 구분

뼈대를 구성하는 뼈는 크게 두 그룹으로 나누어지는데, 몸통뼈대(axial skeleton)와 팔다리뼈대(appendicular skeleton)이다(그림 16-9).

몸통뼈대에는 머리뼈, 등뼈(vertebral column), 갈비뼈, 복장뼈가 있다. 이러한 뼈들은 인체의 중심부에 형성되어 있으며, 몸에서 중요한 축(axis)의 역할을 한다.

팔다리뼈대에는 팔이음뼈(견갑대), 다리이음뼈(골반대), 그리고 상지 및 하지뼈가 있다.

머리뼈(그림 16-10, 그림 16-11)

머리뼈는 등뼈의 윗부분 말단에 놓여 있으며, 두 부분, 즉 머리와 얼굴 부분으로 나눈다.

머리뼈

머리뼈는 많은 납작뼈와 불규칙뼈로 구성되어 있으며, 뇌를 보호하는 역할을 한다. 머리뼈의 바닥부 위에 뇌가 들어 있고, 둥근 천장(vault)이 뇌를 덮고 있다. 머리뼈의 속 표면에 붙어 있는 뼈막 중에서, 바깥층에 있는 뼈막을 경질막(경막, dura mater)이라고 한다. 완전히 성숙한 머리뼈는 뼈와 뼈 사이가 완전히 봉합되어 움직이지 않게 된다(섬유결합, fibrous). 또한 머리뼈는 많은 수의 통로, 즉 구멍, 틈새가 있어 신경, 혈관, 림프관이 통과한다. 머리뼈를 구성하는 뼈는 아래와 같다.

- 1 이마뼈(전두골, frontal bone)
- 2 마루뼈(두정골, parietal bones)
- 2 관자뼈(측두골, temporal bones)
- 1 뒤통수뼈(후두골, occipital bone)
- 1 나비뼈(접형골, sphenoid bone)
- 1 벌집뼈(사골, ethmoid bone)

이마뼈

이마뼈는 이마에 있는 뼈라고 할 수 있다. 이마뼈는 눈확공간(안와강, orbital cavities; eye sockets)과 눈 위의 두드러진 능선, 눈확위모서리(안와상연, supraorbital margins)로 이루어졌다. 단지 눈확위모서리의 뼈 속에만 섬모점막으로 덮여 있는 공기가 채워진 공간 혹은 동이 두 개 있으며, 콧구멍으로 연결되어 있다.

관상봉합(coronal suture)은 이마뼈와 마루뼈를 연결하고, 그 외의 섬유관절은 나비뼈, 광대뼈(관골), 눈물뼈(누골), 코뼈(비골)와 벌집뼈에 의해 생긴다. 이마뼈는 이마봉합(전두봉합, frontal suture)에 의해 두 뼈가 서로 연결되어 있다(그림 16-18).

마루뼈

마루뼈는 머리뼈의 지붕과 측면을 구성한다. 두 부분의 마루뼈는 시상봉합으로 연결되어 있고, 관상봉합에 의해 이마뼈와 연결되어 있으며, 삼각봉합(람다봉합, lambdoid suture)에 의해 뒤통수뼈가, 그리고 비늘봉합(인상봉합, squamous suture)에 의해 관자뼈가 결합되어 있다. 마루뼈의 속면은 오목하고, 뇌와 혈관이 자리 잡을 수 있는 고랑이 형성되어 있다.

관자뼈(그림 16-12)

관자뼈는 머리의 양쪽면에 각각 하나씩 놓여 있으며 마루뼈, 뒤통수뼈, 나비뼈 및 광대뼈와 부동섬유관절을 이룬다. 이 밖에도 관자뼈에는 몇 가지 중요한 특징이 있다.

인상부분(squamous part)은 부채 모양이며, 마루뼈와 결합한다. 광대돌기(관골돌기, zygomatic process)는 광대뼈와 결합하여 광대활(관골궁, zygomatic arch; cheekbone)을 만든다.

꼭지부분(유양부분, mastoid part)은 꼭지돌기(유양돌

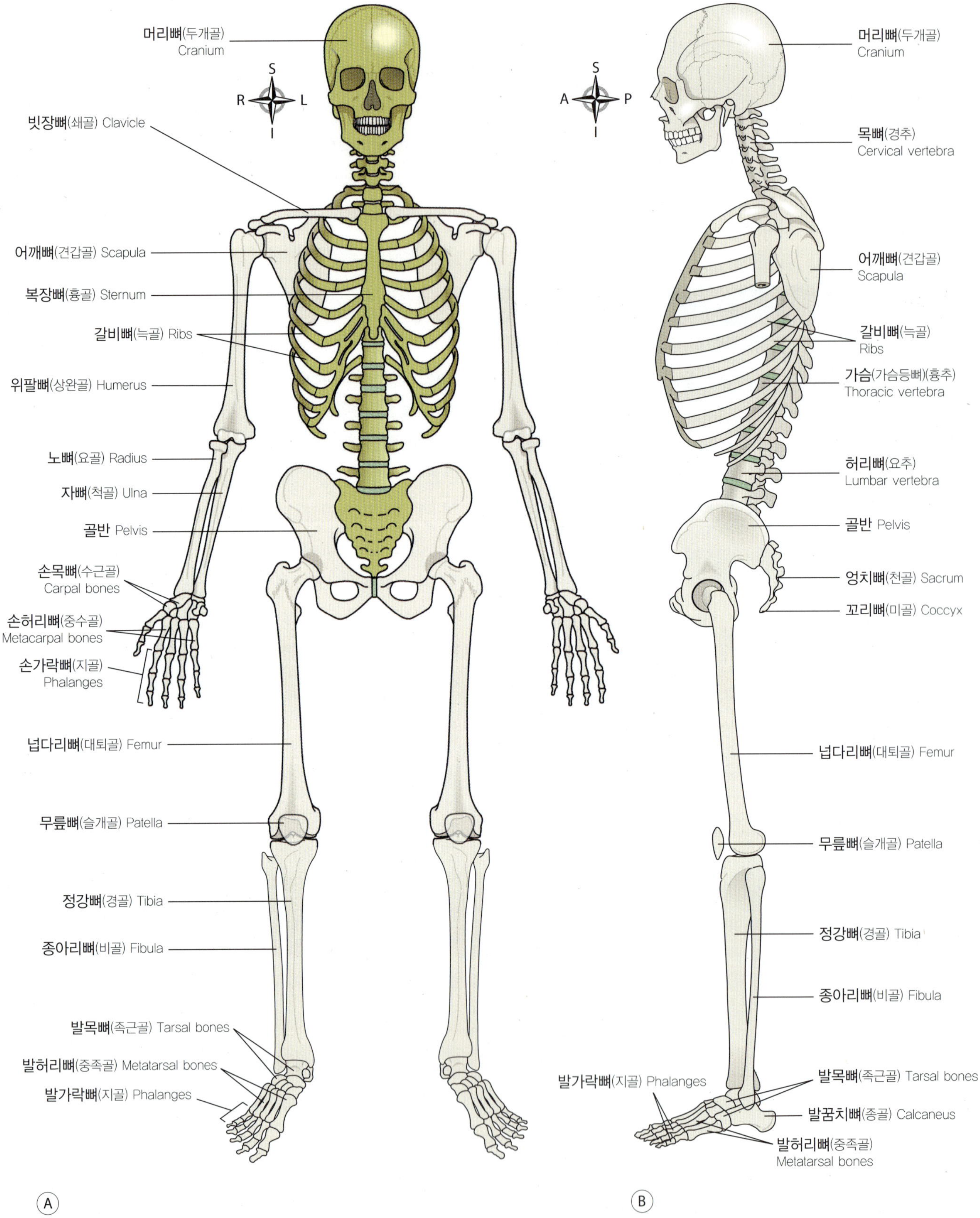

그림 16–9 뼈대. **A.** 앞면, 몸통뼈대–황금색, 팔다리뼈대–갈색 **B.** 옆면

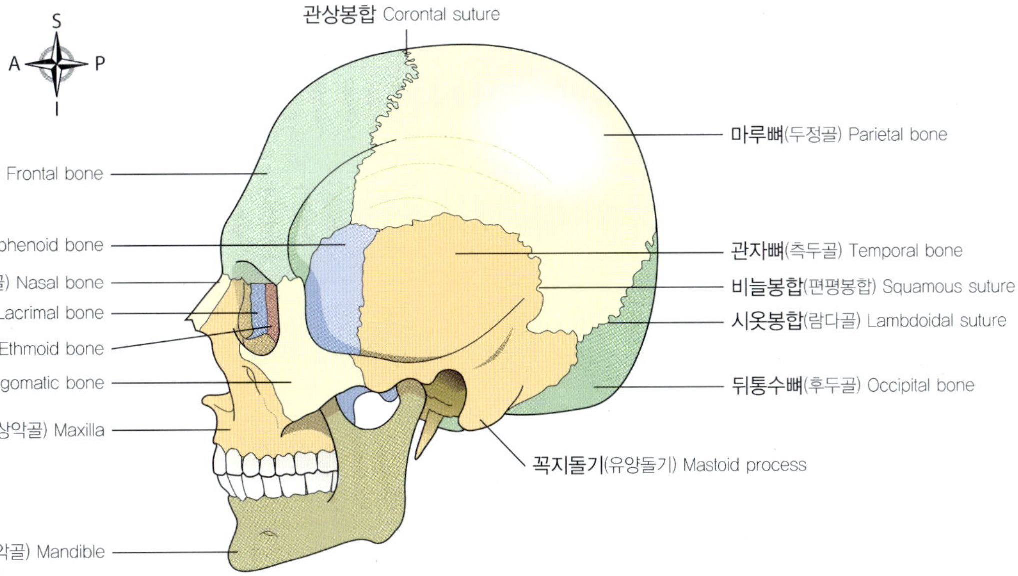

그림 16-10 머리뼈에 포함된 뼈와 관절(봉합)

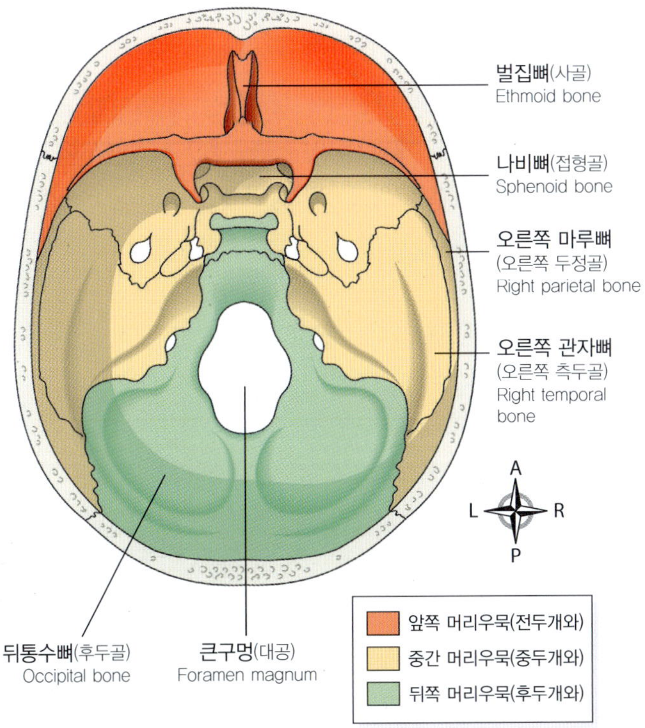

그림 16-11 머리뼈의 저부를 형성하는 뼈와 머리우묵. 위 관찰

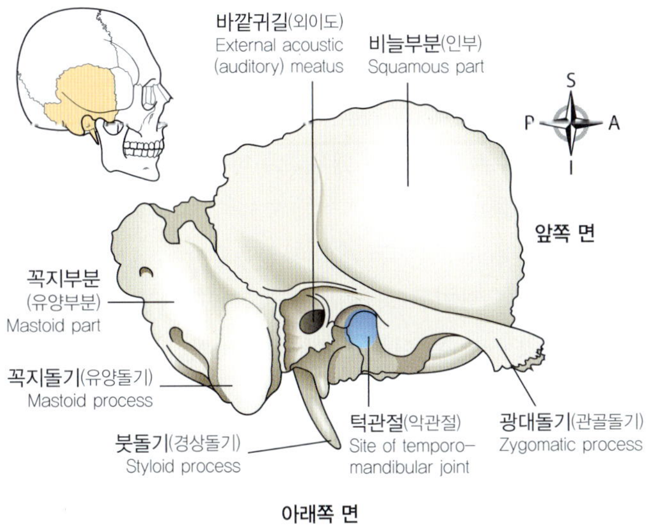

그림 16-12 오른쪽 관자뼈. 옆면 관찰

기, mastoid process)가 포함되어 있으며, 귀 뒤에 두꺼운 부분이다. 꼭지부분에는 매우 작은 공기구멍(함기동, air sinus)이 많은데, 이 공기구멍은 가운데귀(중이, middle ear)와 통해 있고 편평상피로 덮여 있다.

바위부분(추체부, petrous portion)은 머리뼈 바닥부의 일부를 형성하고, 청각과 균형을 담당하는 기관[나선기관(코르티기관), spiral organ]이 들어 있다.

관자뼈는 머리뼈의 유일한 유동관절인 턱관절에서 아래턱뼈와 관절하고 있다. 이 관절면의 바로 뒤는 바깥귀길(외이도, external acoustic meatus; auditory canal)이 있으며, 바깥귀길은 바위부분을 향해 안으로 연결되어 있다.

붓돌기(경상돌기, styloid process)는 관자뼈의 아래쪽에서 돌출되어 있으며, 목뿔뼈(설골, hyoid bone)와 혀와 인두를 움직이는 근육들이 부착되는 부위이다.

뒤통수뼈(그림 16-13)

뒤통수뼈는 머리뼈의 뒷부분과 바닥부의 일부를 형성한다.

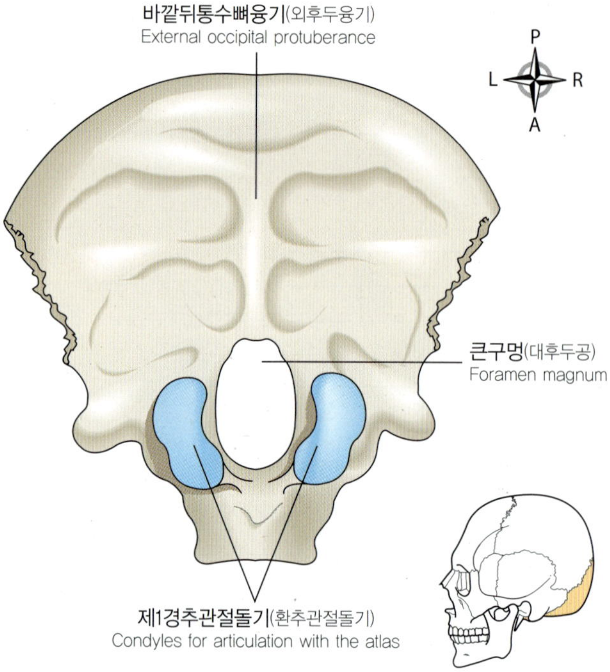

그림 16-13 뒤통수뼈(후두골)의 모습. 아랫면 관찰

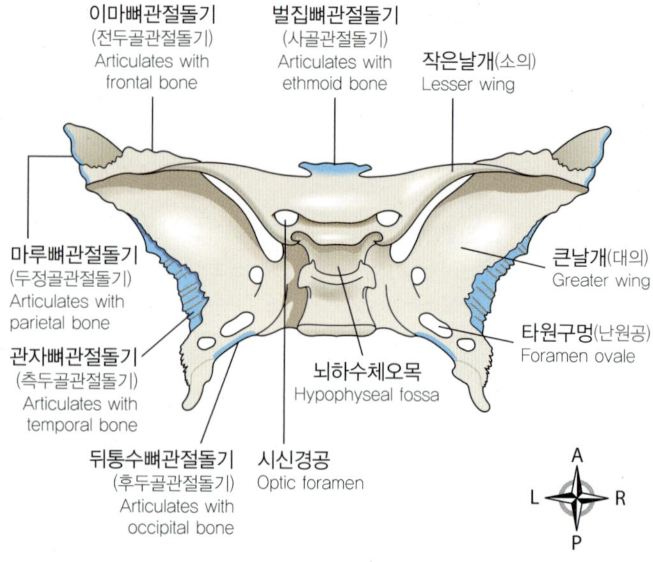

그림 16-14 나비뼈(접형골)의 모습. 윗면 관찰

뒤통수뼈는 마루뼈, 관자뼈, 나비뼈와 부동섬유관절을 이룬다. 뒤통수뼈의 속면은 매우 오목하며, 대뇌의 뒤통수엽과 소뇌가 들어 있다.

후두과(occiput)는 두 개의 관절융기가 있어 등뼈의 첫 번째 등뼈인 고리뼈(환추, atlas)와 타원관절(과상관절, condyloid joint)을 이룬다. 이 관절은 머리를 끄덕거리는 움직임이 가능하도록 한다. 관절융기 사이에는 큰구멍(대공, foramen magnum; large hole)이 있어 척수가 머리뼈 안공간으로 들어가는 통로 역할을 한다.

나비뼈(그림 16-14)

나비뼈는 머리뼈의 바닥부 중간에 위치하고 있으며, 뒤통수뼈, 관자뼈, 마루뼈, 이마뼈와 관절을 이루고 있다(그림 16-11). 나비뼈는 머리뼈와 안면뼈 모두와 관절하여 머리뼈의 좌우를 연결시켜주는 역할을 한다. 나비뼈 가운데 부분의 위쪽은 약간 안장 모양처럼 움푹 들어가 있는데, 이 부분을 뇌하수체오목(hypopheaseal fossa; sella turcica)이라고 하고, 뇌하수체가 놓여 있다. 나비뼈의 몸통에는 다소 큰 몇 개의 공기구멍이 있으며, 그 공기구멍의 표면은 섬모가 있는 점막으로 덮여 있고, 콧구멍으로 개구되어 있다. 시신경은 시신경공을 통해 뇌로 연결된다.

벌집뼈(그림 16-15)

벌집뼈는 머리뼈의 저부 앞부분에 위치하여 눈확공간, 코사이판 및 콧구멍의 바깥벽을 형성하는 데 기여한다. 각각의 벌집뼈에서 두 개의 돌기가 콧구멍으로 돌출되어 있는데, 위에 있는 것은 위코선반(상비갑개, upper conchae)이고, 밑에 있는 것은 중간코선반(중비갑개, middle conchae)이다.

벌집뼈에는 섬모상피가 덮고 있는 공기구멍이 많이 있으

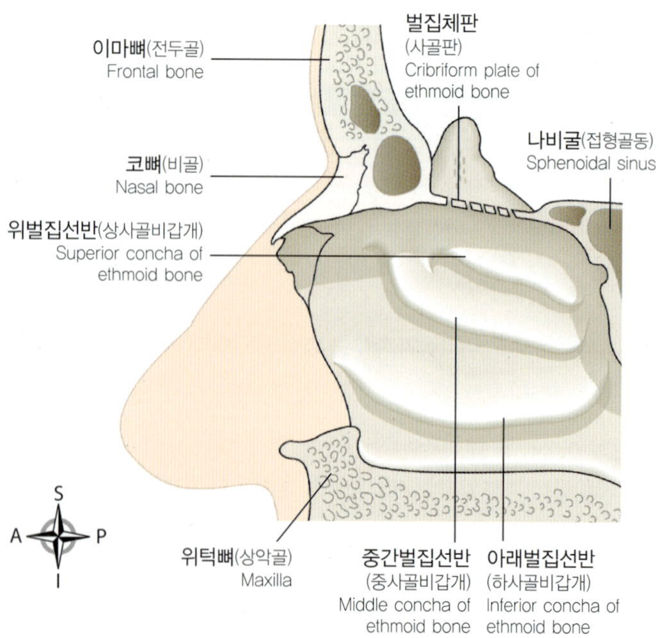

그림 16-15 우측의 벌집뼈(사골)와 관계된 구조물

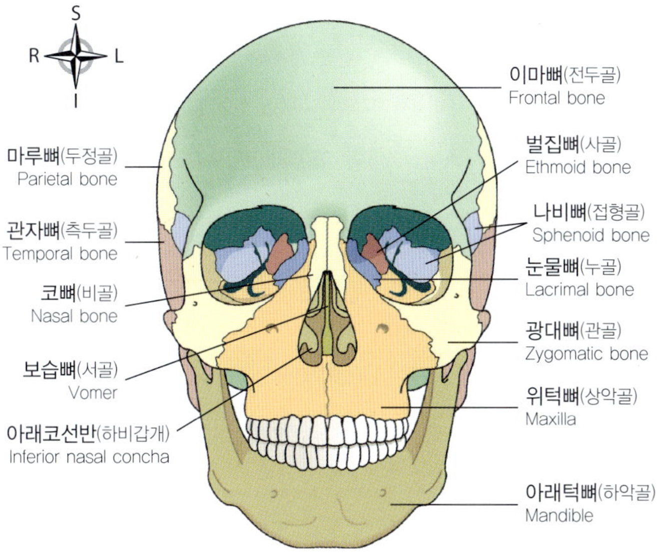

그림 16-16 **안면부의 뼈구조**. 앞면 관찰

며, 콧구멍으로 개구되어 있다. 벌집뼈에는 벌집체판(사판, cribriform plate)이라는 수평으로 편평한 부분이 있으며, 벌집체판은 콧구멍의 천장을 형성하고 코에서 뇌로 냄새를 전달하는 후각신경의 신경섬유가 통과하는 작은 구멍이 많이 존재한다. 또한 벌집뼈에는 매우 정교한 수직판이 있어 코사이판의 윗부분을 형성한다.

얼굴

얼굴을 이루는 뼈는 앞에서 설명한 이마뼈를 포함하여 13개의 뼈로 이루어져 있다. 얼굴을 이루는 뼈들이 어떻게 연결되어 있는지는 **그림 16-16**에서 볼 수 있다.

- 2 광대뼈(zygomatic bone; cheek)
- 1 위턱뼈(상악골, maxilla: 발생할 때는 2개로 시작)
- 2 코뼈(nasal bone)
- 2 눈물뼈(lacrimal bone)
- 1 보습뼈(서골, vomer)
- 2 입천장뼈(구개골, palatine bone)
- 2 아래코선반(inferior conchae)
- 1 아래턱뼈(하악골, mandible: 발생할 때는 2개로 시작)

광대뼈

광대뼈는 2개의 뼈로 이루어져 있으나, 출생 전에는 하나로 연결되어 있다. 광대뼈는 볼에서 돌출된 부분이며, 눈확공간의 바닥과 바깥벽을 이룬다.

위턱뼈

위턱뼈는 발생할 때는 2개의 뼈로 시작하지만 출생하기 전에 융합되어 하나가 된다. 위턱뼈는 입에서 위턱을 이루고, 입천장의 앞부분, 콧구멍의 바깥벽, 안와공간의 중간벽을 형성한다. 이틀융기(치조돌기, alveolar ridge or process)가 아래쪽으로 돌출되어 있어 위쪽 치아를 지지한다. 위턱뼈 양쪽에는 위턱굴(상악동, maxillary sinus)이라는 큰 공기구멍이 있으며, 공기구멍의 표면은 섬모가 있는 점막이 덮고 있고, 콧구멍으로 개구되어 있다.

코뼈

코뼈는 작고 편평한 두 개의 뼈로 구성되어 있다. 코뼈는 콧마루의 윗면과 바깥 부위를 형성한다.

눈물뼈

눈물뼈는 두 개의 작은 뼈로 되어 있고, 코뼈의 뒤쪽과 바깥쪽에 위치하고 있으며, 눈확공간 가운데 벽의 일부분을 형성한다. 눈물뼈에는 비루관이라는 구멍이 있어 눈물이 눈의 안쪽눈각(medial canthus)에서 콧구멍으로 들어갈 수 있다.

보습뼈

보습뼈는 가늘고 편평한 뼈로 입천장의 중간 부분에서 위쪽으로 뻗어 있으며, 코사이판의 아래의 대부분을 형성한다. 보습뼈의 상부는 벌집뼈의 수직판과 관절을 이룬다.

입천장뼈

입천장뼈는 L자 모양의 작은 뼈로 두 개가 있다. 수평부분은 단단입천장의 뒷부분을 형성하고, 위로 돌출되어 있는 수직 부위는 콧구멍의 바깥쪽 벽의 일부를 형성한다. 또한 입천장뼈의 상부는 안와강의 일부를 형성한다.

아래코선반

각각의 코갑개는 소용돌이 모양처럼 생겨서 콧구멍의 바깥쪽 벽의 일부를 구성하고, 중간코선반 밑에서 콧구멍으로 돌출되어 있다. 위코선반과 중간코선반은 벌집뼈의 일부분이며 아래코선반과는 구별된다. 코선반은 콧구멍의 표면적을 넓히는 역할을 하여, 흡입되는 공기를 따뜻하고 촉촉하게 하는 데 기여한다.

아래턱뼈(그림 16-17)

아래턱뼈는 머리뼈에서 유일하게 움직일 수 있는 뼈로 아래턱을 이룬다. 아래턱뼈는 처음에 두 개의 뼈로 시작하지만 나중에 중앙에서 융합된다. 반으로 나누어 보면 각각의 반은 두 개의 주요 부분으로 구성되어 있는데, 아랫니를 지지하고 있는 이틀융기가 포함된 만곡이 있는 몸통부분과 몸통의 뒤쪽 끝에서 수직각을 이루면서 위로 돌출된 가지부분이다.

가지의 위쪽 끝부분은 다시 둘로 나누어지는데, 관자뼈와 관절하여 턱관절을 만드는 관절돌기와 턱을 닫는 근육과 인대들이 부착되는 갈고리돌기(구상돌기, coronoid process)가 있다. 아래턱뼈의 가지와 몸통이 결합되는 부위는 턱의 각 부분이다.

목뿔뼈

목뿔뼈(hyoid bone)는 분리된 말굽 모양의 뼈이고 목에 있는 연부조직에 의해 유지되며, 후두의 위와 아래턱뼈의 아래에 존재한다(**그림 10-4** 참조). 목뿔뼈는 다른 뼈들과 관절을 이루지는 않지만, 인대에 의해 관자뼈의 붓돌기에 부착되어 있다. 목뿔뼈는 후두를 지지하며, 혀의 바닥부가 부착될 수 있는 장소가 된다.

머리뼈의 천문(숫구멍)(그림 16-18)

출생할 당시에는 머리뼈봉합(두개봉합, cranial suture)이 완전하게 뼈형성이 되지 못한 상태로 존재한다. 따라서 세 개 이상의 뼈가 만나는 위치에 막으로만 되어 있는 부분이 있는데, 이 부분을 숫구멍(천문, fontanelles)이라고 한다. 가장 큰 두 개의 숫구멍 중 하나인 앞숫구멍(대천문, anterior fontanelle)은 출생 후 12~18개월 정도에 완전히 뼈형성이 되고, 보다 작은 뒤숫구멍(소천문, posterior fontanelle)은 출생 후 2~3개월 정도에 뼈형성이 된다.

머리뼈의 기능

머리뼈를 이루는 다양한 부분은 아래와 같이 각각 독특하고 구별된 기능을 가지고 있다.

- 머리뼈는 뇌와 같이 예민한 조직을 보호한다.
- 안와뼈는 눈이 손상되지 않도록 보호하고, 눈을 움직이는 근육의 부착장소가 된다.
- 관자뼈는 귀와 관련된 섬세한 구조물을 보호한다.
- 얼굴과 머리뼈의 저부를 이루는 몇몇의 뼈들은 굴이라고 불리는 공기를 담고 있는 공간을 가지고 있어 목소리가 공명될 수 있도록 한다. 굴에는 콧구멍으로 개구되어 있는 작은 구멍들이 있다.
- 얼굴뼈는 콧구멍의 뒷부분 벽을 형성하며, 호흡 촉진을 공기 통로가 계속 열려 있도록 한다.
- 위턱뼈(maxilla)와 아래턱뼈(mandible)에는 이틀융기(alveolar ridge)가 있어 치아를 고정시킨다.
- 아래턱뼈는 머리뼈 중 유일하게 움직일 수 있는 뼈이며, 음식을 씹는 동작은 얼굴에 있는 몇몇 근육과 씹기근육(저작근육)이 서로 협동적으로 작용하여 아래턱뼈를 움직이도록 한다.

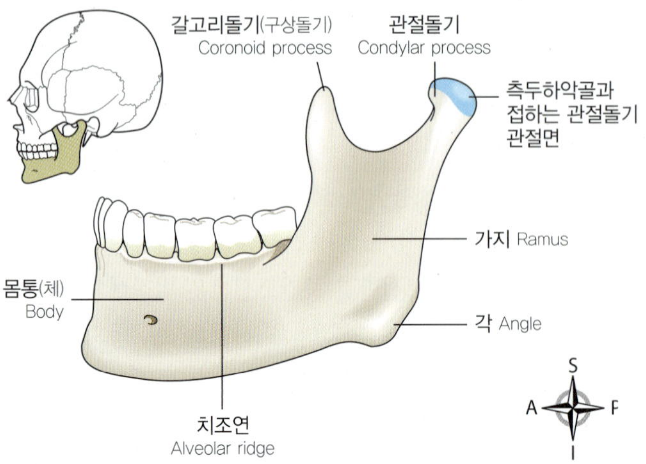

그림 16-17 아래턱뼈(좌측 하악골)의 모습

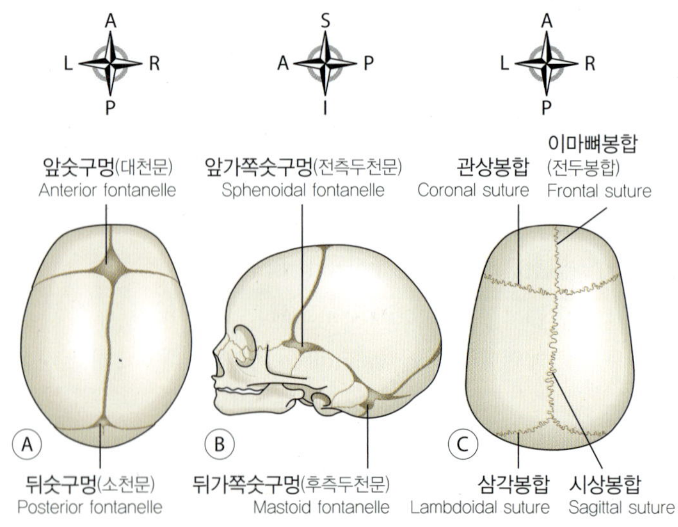

그림 16-18 머리뼈(두개골)의 숫구멍(천문)과 봉합. **A.** 숫구멍(천문) 상부 **B.** 숫구멍(천문) 외부 **C.** 완전한 머리뼈(두개골) 골화의 모습(전면)

등뼈(그림 16-19)

등뼈(척주, vertebral column)에는 26개의 뼈가 있다. 분리되는 24개의 등뼈는 머리뼈의 뒤통수뼈에서부터 아래로 나열되어 있으며, 그 아래에 5개의 등뼈가 융합되어 생긴 엉치뼈가 있고, 마지막으로 3~5개의 등뼈가 융합되어 형성된 꼬리뼈가 있다.

등뼈는 여러 부분으로 나누어지는데, 목에 있는 처음 일곱 개의 등뼈는 목등뼈(경추, cervical vertebra)를 이루고, 다음 열두 개의 등뼈는 가슴등뼈(흉추, thoracic vertebra)를 이루며, 다음 다섯 개는 허리등뼈(요추, lumbar vertebra)를 형성하고, 가장 아래의 등뼈는 엉치뼈와 관절한다.

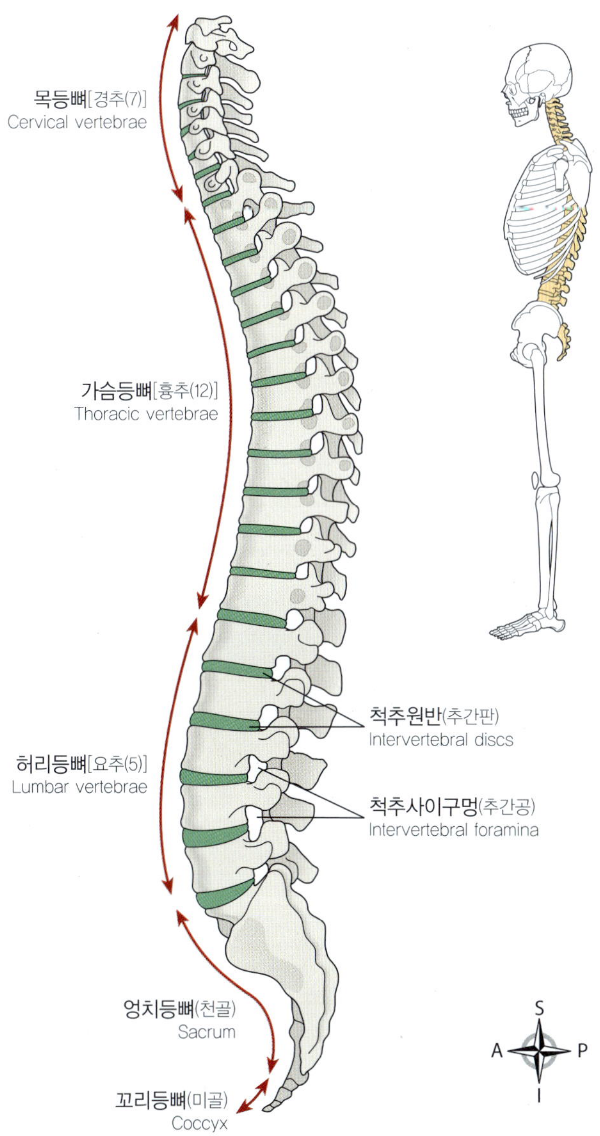

그림 16-19 척주의 형태. 옆면 관찰

각각의 등뼈는 등뼈에서 그 부분이 차지하는 부위를 일컫는 용어의 첫 글자를 사용해 구분하고, 순서에 따라 번호를 매겨 명명하고 있다. 예를 들면, 등뼈에서 가장 위에 있는 등뼈를 C1이라 부르고, 허리등뼈에서 세 번째에 있는 등뼈를 L3라고 부른다. 각각의 등뼈는 일반적으로 공통적인 특징이 많지만, 등뼈가 특성에 따라 몇 개의 집단을 이루게 되면 집단들 간에 서로 구별되는 특징을 갖게 된다.

전형적인 등뼈의 특징(그림 16-20)

몸통(추체, body). 각 등뼈의 몸통은 앞쪽에 위치하고, 크기는 부위에 따라 다양하며, 목등뼈가 가장 작고 허리등뼈로 갈수록 점점 커진다.

등뼈고리(추궁, vertebral arch; 신경고리, neural arch). 등뼈고리는 큰 등뼈구멍(추공, vertebral foramen)을 둘러싸고 있다. 등뼈고리는 몸통의 뒷부분에 있으며, 등뼈구멍의 뒤쪽과 바깥쪽 벽을 이룬다. 등뼈꼬리는 다시 바깥쪽 벽을 이루는 납작한 뼈인 고리뿌리(추궁근, pedicle)와 뒤쪽 벽을 이루는 고리판(추궁판, laminae)으로 되어 있다. 고리뿌리(pedicle)와 고리판(lamina)이 만나는 부위에 가로돌기(횡돌기, transverse process)라고 부르는 바깥쪽으로 융기

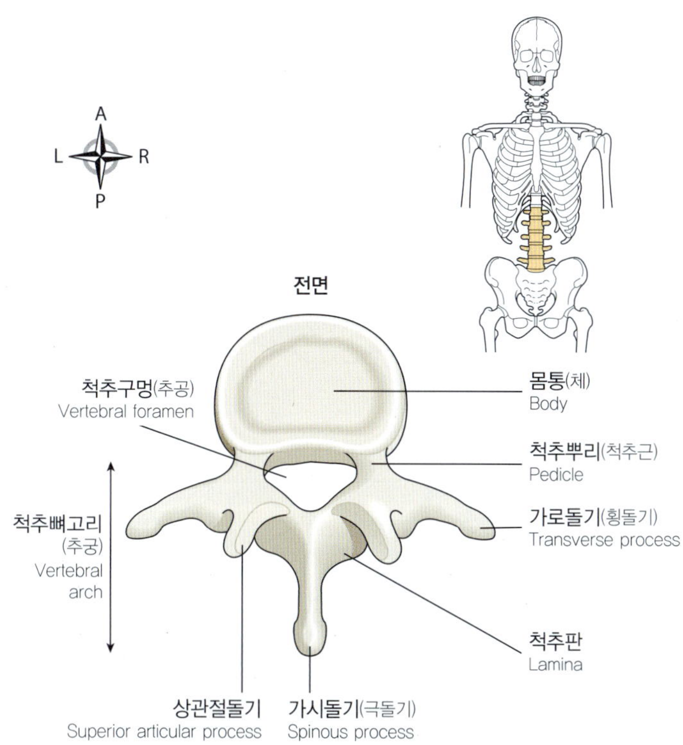

그림 16-20 허리뼈(요추)의 외형적 모습. 윗면 관찰

된 돌기가 있으며, 뒷부분에서 두 개의 고리판(laminae)이 만나는 부위에는 가시돌기(극돌기, spinous process)라는 돌기가 있다. 뼈의 융기는 등뼈의 길이를 따라 피부를 통해 만져진다. 신경고리(신경궁, neural arch)는 네 개의 관절면을 가지고 있는데, 윗부분과 아랫부분에 각각 두 개의 관절면이 있다. 등뼈구멍(vertebral foramina)은 등뼈(신경)관을 형성하며 척수가 들어가 있다.

각 부위별 등뼈의 특징

목등뼈(그림 16-21)

등뼈 가운데 가장 작은 등뼈로, 가로돌기에는 등뼈동맥이 뇌로 올라가는 구멍이 있다. 처음 두 개의 등뼈, 즉 고리뼈와 중쇠뼈(축추, axis)는 다른 등뼈들과는 다른 모양을 하고 있다.

첫째 목등뼈인 고리뼈는 머리뼈를 받치는 뼈이며, 고리뼈 아래로는 두 번째 목뼈(C2)인 중쇠뼈가 있다. 고리뼈(그림 16-22 A)는 기본적으로 반지 모양의 뼈이며, 두 개의 짧은 가로돌기를 가지고 있지만 몸통이나 가시돌기는 없다.

고리뼈는 뒤통수뼈와 관절면을 이루는 납작한 두 개의 면을 가지고 있고, 뒤통수뼈의 관절을 융기관절이라고 하며, 머리를 끄덕이는 움직임이 일어나도록 한다.

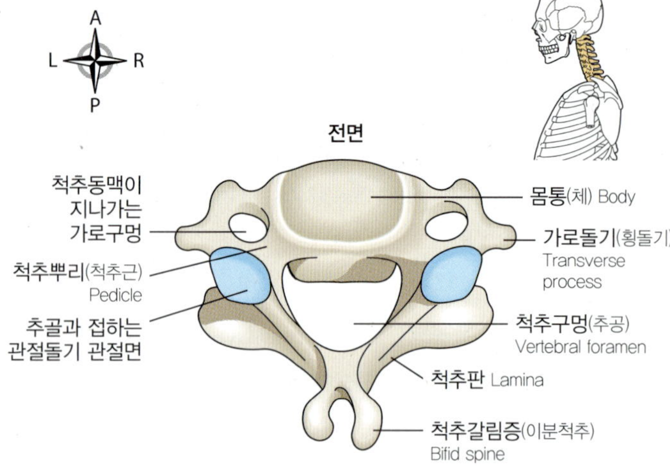

그림 16-21 목등뼈(경추)의 외형적 모습. 윗면 관찰

중쇠뼈(그림 16-22 B)는 고리뼈의 바로 아래에 있으며, 치아돌기(치돌기, odontoid process; 치아를 의미)라는 작은 돌기가 상방으로 돌출되어 있는 작은 몸통을 가지고 있다. 중쇠뼈는 고리뼈에 있는 등뼈구멍 속의 뒷부분과 관절하며, 가로인대(횡인대, transverse ligament)에 의해 보강되어 있다. 이 관절이 있기 때문에 머리를 옆으로 돌리는

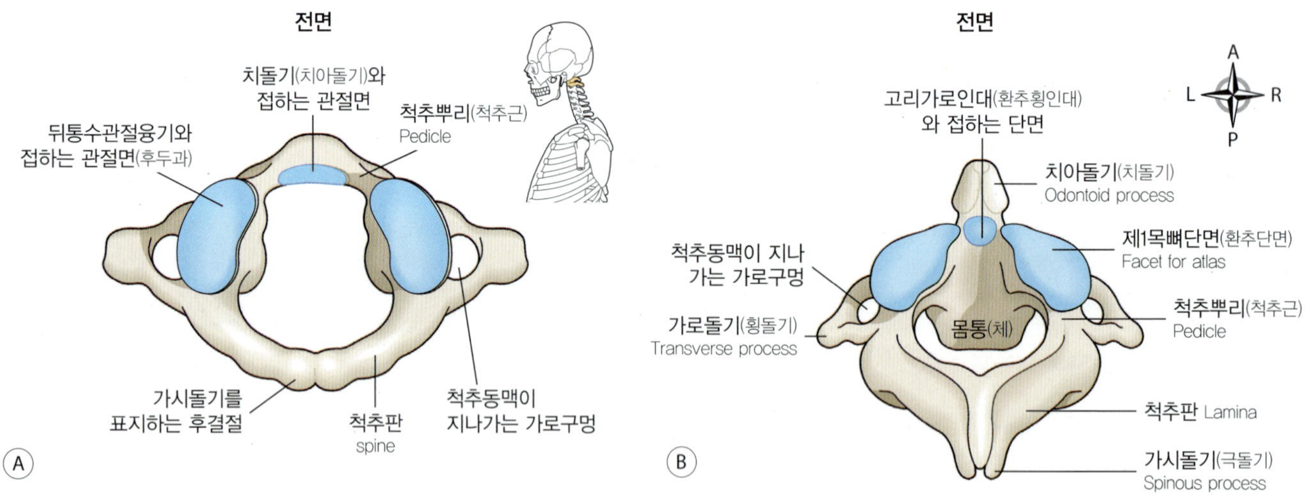

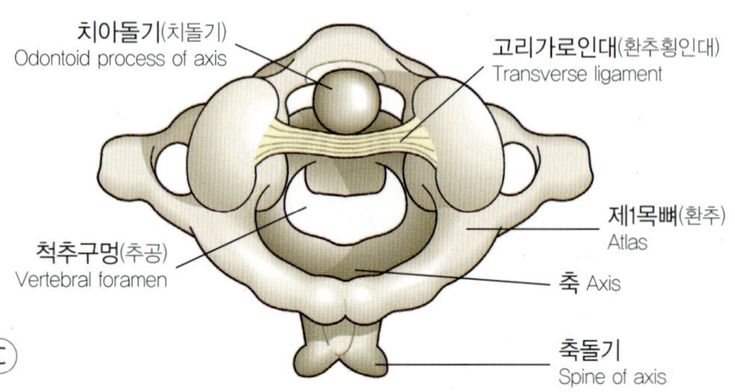

그림 16-22 목등뼈(경추)의 상부. **A.** 환추(제1목뼈) **B.** 축추(제2목뼈) **C.** 환추와 축추(제1목뼈와 제2목뼈)의 고리가로인대(환추횡인대)와 결합된 모습

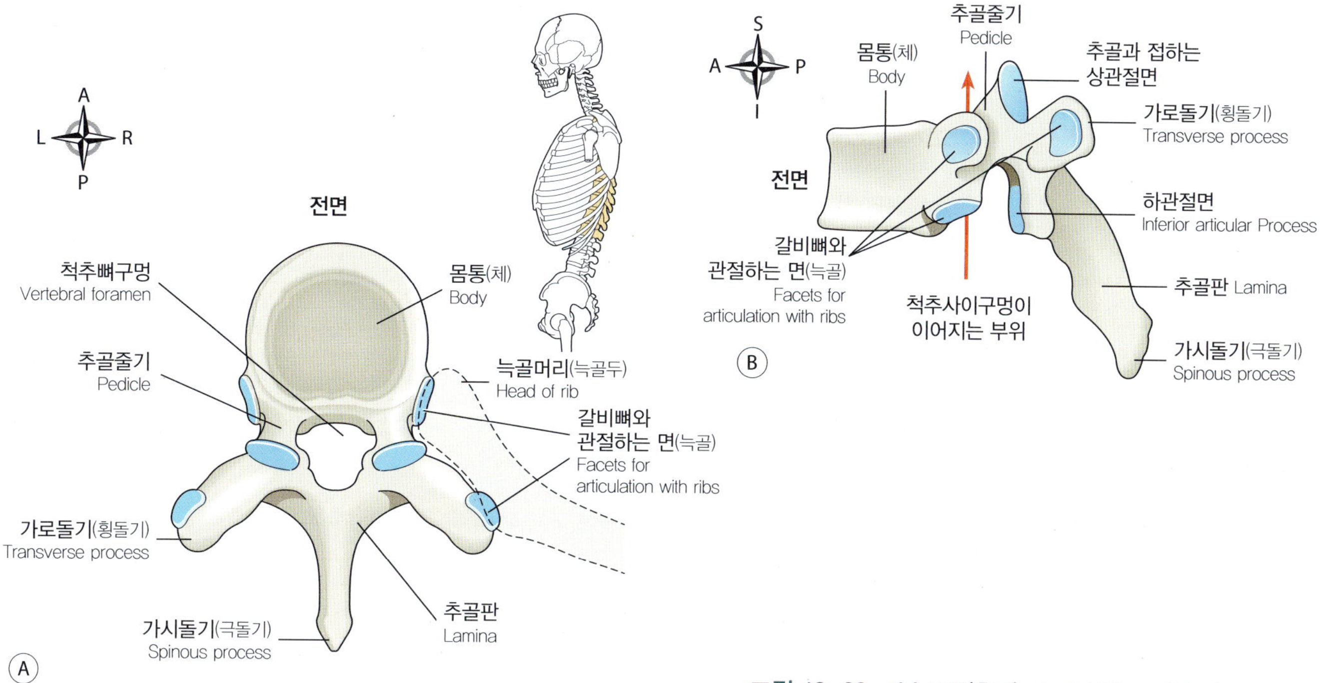

그림 16-23 가슴등뼈(흉추). A. 상부면 B. 외측면

동작 같은 머리의 회전이 가능하다(그림 16-22 C).

일곱째 목등뼈인 C7은 솟을뼈(융추, vertebra prominens)라고 하며, 가시돌기가 길어 목의 바닥부에서 쉽게 촉지가 가능하다.

가슴등뼈(그림 16-23)

가슴등뼈는 목등뼈에 비해 몸무게를 좀 더 많이 지탱하기 때문에 상대적으로 목등뼈에 비해 좀 더 크다. 등뼈몸통과 가로돌기에는 갈비뼈가 관절하는 관절면이 있다.

허리등뼈(그림 16-20)

허리등뼈는 상체의 무게를 지탱해야 하기 때문에 등뼈 가운데 가장 크며, 많은 근육이 부착되기 때문에 가시돌기가 크고 견고하다.

엉치등뼈(그림 16-24)

엉치등뼈는 등뼈 5개가 융합되어 만들어진 것이고, 앞면이 오목하며, 삼각형 또는 쐐기 모양을 하고 있다. 엉치등뼈의 윗부분은 5번째 허리등뼈와 관절면을 이루고, 양쪽면은 엉덩뼈와 관절면을 이루어 엉치엉덩관절(천장관절, sacroiliac joint)을 형성하며, 아랫부분은 꼬리등뼈와 관절면을 이룬다. 엉치등뼈의 바닥부 가장자리에는 엉치뼈곶(갑각, promontory)이라는 구조물이 있어, 골반공간 속으로 튀어나와 있다. 또한 엉치등뼈의 양쪽 면에는 등뼈구멍이 연속적으로 존재하는데, 이 통로를 통해 신경이 지나간다.

꼬리등뼈(그림 16-24)

꼬리등뼈는 4개의 작은 등뼈가 융합되어 이루어져 있으며,

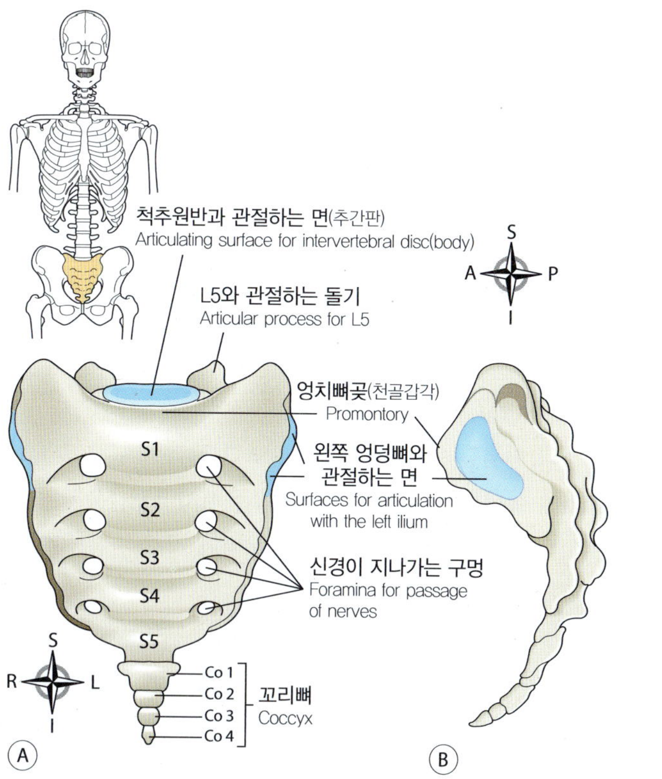

그림 16-24 엉치뼈와 꼬리뼈. A. 전면 B. 외측면

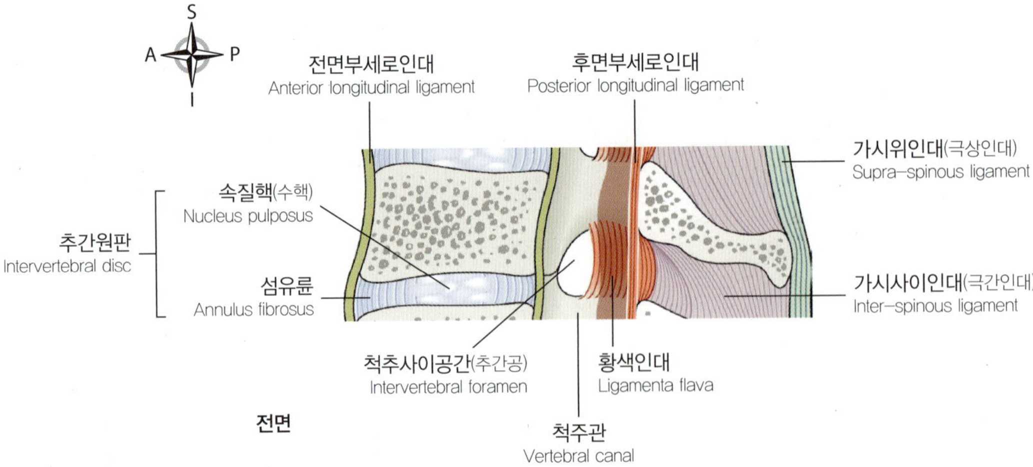

그림 16-25 척주단면. 구성하는 인대와 추간원판 및 척추뼈사이구멍을 확인할 수 있다.

작은 삼각형 모양의 뼈로서 윗부분은 엉치등뼈와 관절면을 이룬다.

등뼈의 특성

등뼈사이원반

등뼈사이원반(추간원판, intervertebral disc)은 인접한 등뼈들의 몸통을 분리시켜주는 역할을 하며, 등뼈사이원반 가장자리에는 섬유륜(annulus fibrosus)가 둘러싸고 있고, 가운데에는 젤리 같은 물질인 속질핵(수핵, nucleus pulposus)이 있다(그림 16-25). 등뼈사이원반은 목뼈에서 가장 얇으며, 등뼈에 가해지는 부하가 아래로 갈수록 증가하기 때문에 허리뼈의 등뼈사이원반이 가장 두껍다. 등뼈 통로 속에는 뒤세로인대(후종인대, posterior longitudinal ligament)가 있어 등뼈사이원반을 지지하고 있다. 등뼈사이원반은 충격흡수의 기능이 있고, 연골관절을 이루어 등뼈가 전반적으로 유연성을 유지할 수 있게 하는 기능이 있다.

등뼈사이공간

두 개의 인접한 등뼈를 측면에서 보면 고리뿌리 사이의 틈에 의해 형성된 공간을 볼 수 있다. 등뼈사이공간을 이루는 벽을 보면 상부의 등뼈와 하부의 등뼈가 각각 반을 차지하고 있는 것을 볼 수 있다(그림 16-26).

등뼈 전체에 걸쳐 인접한 등뼈 사이에는 등뼈사이공간이 존재하며, 이 등뼈사이공간으로 신경과 혈관 및 림프관이 통과한다.

등뼈인대(그림 16-25)

등뼈인대는 등뼈와 등뼈를 연결시켜 주고, 어떤 자세에서든 등뼈사이원반을 유지하는 역할을 한다.

가로인대(횡인대, transverse ligament)는 고리뼈 안에 치아돌기가 바르게 위치할 수 있도록 지지하는 역할을 한다(그림 16-22 C).

앞세로인대(전종인대, anterior longitudinal ligament)는 등뼈 전체에 걸쳐 퍼져 있으며, 등뼈몸통의 앞쪽에 놓여 있다.

뒤세로인대(후종인대, posterior longitudinal ligament)는 등뼈 통로 속에 놓여 있으며, 등뼈 전체에 걸쳐 퍼져 있고, 등뼈몸통의 후부 표면에 붙어 있다.

황색인대(ligamena flava)는 인접한 등뼈의 고리판을 연결한다.

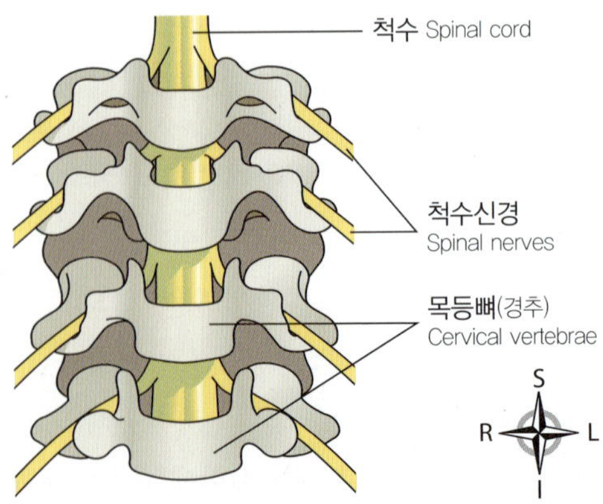

그림 16-26 척추뼈사이구멍을 지나는 척수. 목뼈하부(경추하부)

목덜미인대(항인대, ligamentum nuchae)와 가시끝인대(극상인대, supraspinous ligament)는 가시돌기를 연결하고, 뒤통수뼈에서 엉치뼈까지 뻗어 있다.

등뼈만곡(그림 16-27)

등뼈를 옆에서 보면 크게 만곡이 4개 존재하는데, 1차 만곡(primary curvature)이 두 개, 2차 만곡(secondary curvature)이 두 개이다.

자궁 안에 태아는 웅크린 자세로 있기 때문에 머리와 무릎이 더 잘 만져지기도 하지만 때로는 만지기 더 어려울 수도 있다. 웅크린 자세에서 볼 수 있는 것이 1차 만곡(굽이)이다. 2차 만곡인 목부위만곡(cervical curvature)은 아기가 머리를 들 때(약 3개월 후) 발달하고, 2차 만곡인 허리부위만곡(lumbar curvature)은 아기가 일어설 때(12~15개월 후) 발달한다. 1차 만곡인 가슴부위만곡(thoracic curvature)과 엉치부위만곡(sacral curvature)은 태어난 후에도 여전히 존재한다.

등뼈 움직임

등뼈를 구성하는 각각의 등뼈 사이에서 발생하는 움직임은 매우 제한적이다. 그러나 전체적으로 등뼈에서의 움직임은 매우 큰 편으로, 굽힘(굴곡, flexion; 앞쪽으로 굽히는 것), 폄(신전, 뒤쪽으로 굽히는 것), 바깥굽힘(외측굴곡, lateral flexion)과 돌림(회전, rotation)이 있다. 특히 목과 허리에서의 움직임이 다른 부위에 비해 더 크다.

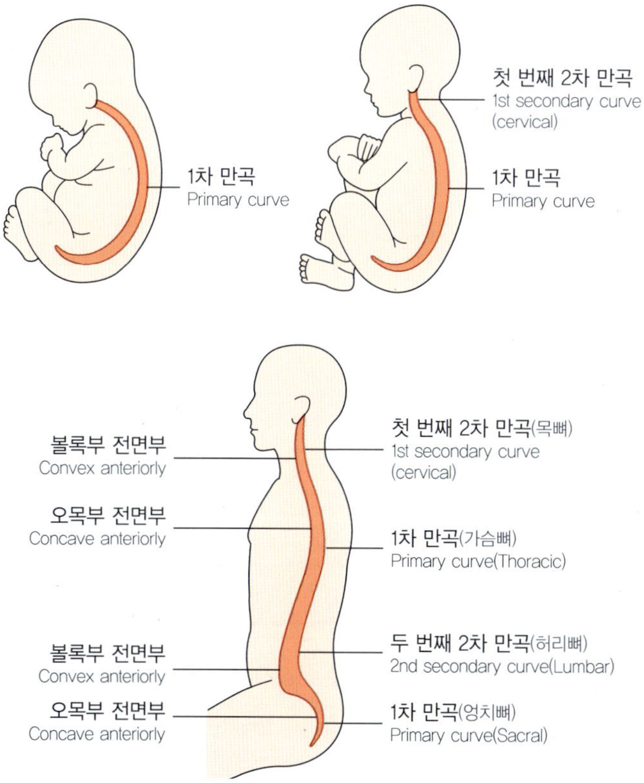

그림 16-27 척추만곡의 발달과정

등뼈의 기능

등뼈의 기능은 다음과 같다.

- 집합적으로 등뼈구멍은 척수가 지나가는 통로를 형성하며, 그곳에 놓여 있는 척수를 보호하는 단단한 보호막이 된다.
- 인접한 등뼈의 고리뿌리(pedicles) 사이에 등뼈사이구멍이 형성되어 있고, 각각의 등뼈사이구멍에는 척수신경, 혈관과 림프관이 통과한다.
- 많은 수의 등뼈들이 모여서 많은 양의 움직임이 가능하게 된다.
- 머리뼈를 지지한다.
- 등뼈사이원반은 충격을 흡수하고, 뇌를 보호하는 작용을 한다.
- 등뼈는 몸통의 축을 형성하며, 갈비뼈, 팔이음뼈(견갑대, shoulder girdle), 팔(상지, upper limb), 다리이음뼈(골반대, pelvic girdle), 다리(lower limb)와 결합하는 관절면을 제공한다.

가슴우리(그림 16-28)

가슴우리의 앞쪽은 복장뼈에 의해 형성되고, 양쪽 측면은 12쌍의 갈비뼈에 의해 형성되며, 뒤쪽은 12개의 가슴뼈에 의해 형성된다.

복장뼈(그림 16-29)

복장뼈는 납작뼈로 가슴 중앙 피부 아래에서 만질 수 있다.

복장뼈의 위쪽에는 복장뼈자루(흉골병, manubrium)가 있으며, 처음 두 쌍의 갈비뼈와 관절하고, 복장빗장관절(흉쇄관절, sternoclavicular joint)에서 빗장뼈(쇄골, clavicle)와 관절을 이룬다.

복장뼈몸통(흉골체, body), 혹은 중간 부분은 갈비뼈와 부착하는 부분이다.

칼돌기(검상돌기, xiphoid process)는 복장뼈의 첨단부에 있다. 검상돌기에는 가로막, 전방 복벽 근육과 흰색선(linea alba)의 부착부가 있다(그림 16-62).

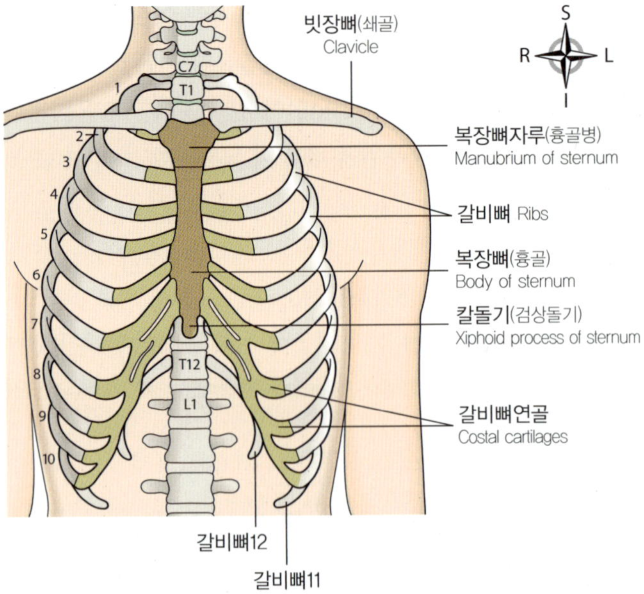

그림 16-28 가슴우리의 전면부

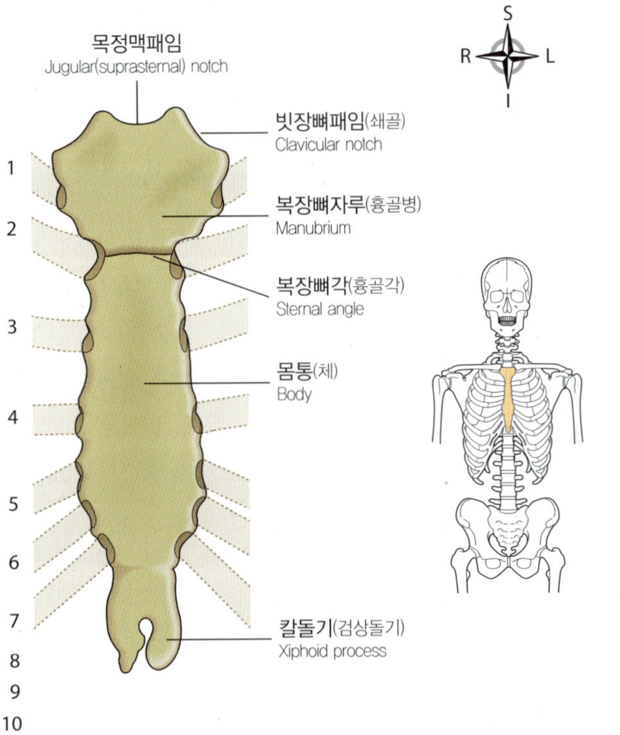

그림 16-29 복장뼈의 부착부

갈비뼈

12쌍의 갈비뼈는 가슴우리의 바깥벽을 형성한다(**그림 16-28**). 갈비뼈는 만곡이 연장된 모양의 뼈로(**그림 16-30**), 뒤쪽에서 등뼈와 만난다. 앞쪽에서 처음 7쌍의 갈비뼈가 복장뼈와 직접 연결되는데, 이를 참갈비뼈(진늑골, true ribs)라고 한다. 이어지는 3쌍의 갈비뼈는 복장뼈와 간접적으로 이어지는데, 갈비뼈연골(늑연골, costal cartilage)에 의해 복장뼈에 부착되어 있다. 가장 아래에 있는 2쌍의 갈비뼈는 뜬갈비뼈(부유늑골, floating ribs)라고 하며, 복장뼈에 부착되어 있지 않고 자유롭게 떠 있다.

각각의 갈비뼈는 등뼈와 관절을 이루는 관절면이 3개씩 있다. 두 개의 관절은 갈비뼈머리의 위쪽과 아래쪽에 각각 하나씩 존재하는 갈비뼈머리관절면(늑골두단면, facet on the head of ribs)이 등뼈의 몸통에 있는 관절면과 결합하여 생긴다. 또 하나의 관절은 10개의 갈비뼈에 있는 갈비뼈결절(늑골결절, tubercle)이 아래쪽 등뼈의 가로돌기에 결합하면서 형성된다.

갈비뼈의 아래쪽 표면에는 깊은 갈비뼈고랑(groove)이 있어 갈비사이신경(늑간신경, intercostal nerves)과 혈관들이 통과한다. 각각의 갈비뼈와 갈비뼈 사이에는 호흡에 필수적인 갈비사이근(늑간근, intercostal muscle)이 존재한다.

갈비뼈들은 정렬 모양과 가슴우리에 존재하는 많은 양의 연골 때문에, 숨을 쉬는 동안에 모양과 크기가 변할 수 있는 유연한 구조물이 된다. 첫 번째 갈비뼈는 복장뼈와 첫 번째 등뼈에 단단하게 고정되어 있어 들숨 때에도 움직이지 않는다. 이렇게 고정되어 있기 때문에 갈비사이근이 수축하게 되면, 가슴우리 전체가 첫 번째 갈비뼈 쪽으로 당겨

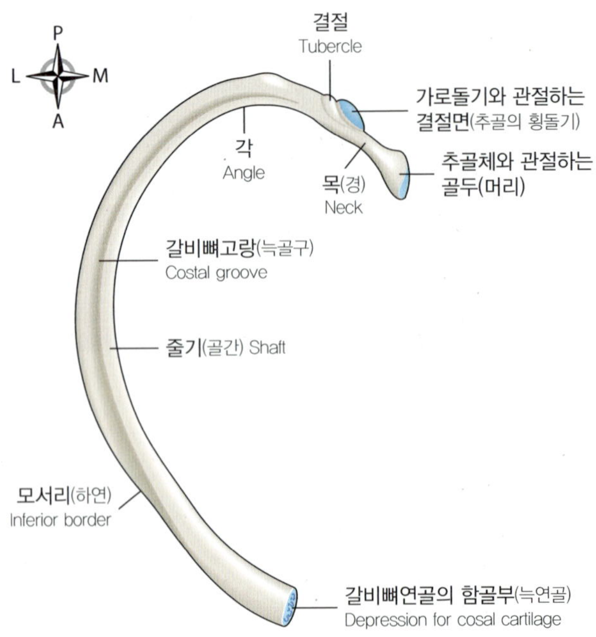

그림 16-30 갈비뼈(늑골)의 구성 아랫면 관찰

져 올라가게 된다.

3. 팔다리뼈대

학습목표

이 단원의 학습을 통해서 다음을 이해할 수 있다.

- 팔다리뼈대를 구성하는 뼈
- 팔다리뼈대를 구성하는 뼈들의 특징
- 여성과 남성의 골반 모양의 구조적 차이

팔다리뼈대는 아래와 같이 구성된다(그림 16-9).

1. 팔이음뼈(견갑대) 및 상지뼈
2. 다리이음뼈(골반대) 및 하지뼈

팔이음뼈와 팔

팔은 팔이음뼈를 통해 몸통과 관절을 이룬다.

팔이음관절

팔이음뼈는 2개의 어깨뼈(견갑골, scapulae)와 2개의 빗장뼈로 구성된다.

빗장뼈(그림 16-31)

빗장뼈는 S자 모양의 긴뼈이며, 복장뼈자루와 복장빗장관절을 이루고, 어깨뼈의 봉우리돌기(견봉돌기, acromion process)와 봉우리빗장관절(견쇄관절, acromioclavicular joint)을 형성한다. 빗장뼈는 팔과 몸통뼈대를 직접 연결하는 유일한 연결 부위가 된다.

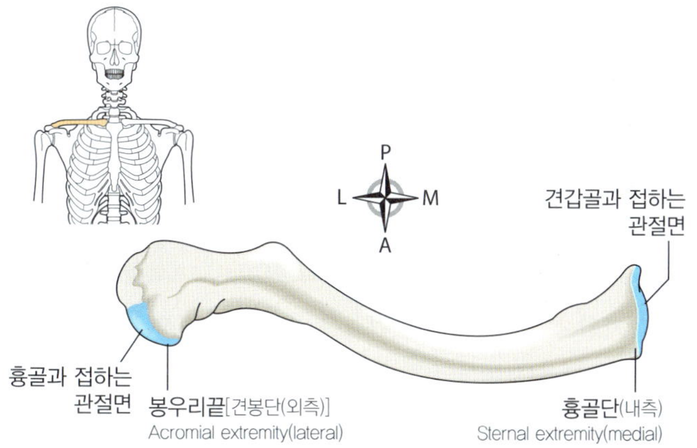

그림 16-31 오른쪽 빗장뼈

어깨뼈(그림 16-32)

어깨뼈는 편평한 삼각형 모양의 뼈로, 가슴우리의 뒷부분을 형성하는 갈비뼈의 위쪽에 위치하고 어깨뼈와 갈비뼈 사이에는 근육들이 존재하여 두 뼈를 분리하고 있다.

어깨뼈의 바깥쪽각(외측각, lateral angle)에는 관절오목(관절와, glenoid cavity)이라는 얕은 관절면이 있으며, 위팔뼈머리(상완골두, head of humerus)와 만나 어깨관절을 형성한다.

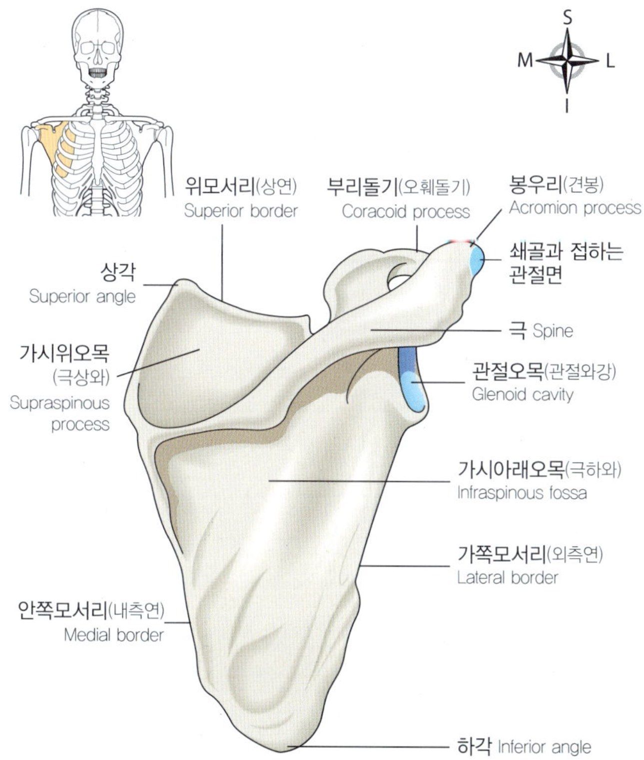

그림 16-32 오른쪽 어깨뼈 후면부

뒤쪽 면에는 어깨뼈가시(견갑극, spine)라는 거친 융기가 있는데, 어깨뼈가시는 어깨뼈의 가쪽모서리(외측연, lateral border)를 지나 관절오목으로 돌출되어 있다. 이 돌출된 융기는 어깨의 가장 높은 지점에서 촉지가 가능하고, 이렇게 돌출된 부분을 봉우리돌기라고 하며, 빗장뼈와 결합하여 봉우리빗장관절을 형성한다. 이 관절은 약간의 움직임이 가능한 윤활관절(synovial joint)로 팔이음뼈의 가동성에 기여한다. 어깨뼈의 위모서리(상연, upper border)에서 돌출된 부리돌기(오훼돌기, coracoid process)는 어깨관절을 움직이는 일부의 근육들이 부착되는 지점이다.

팔

위팔뼈(그림 16-33)

위팔뼈(상완골, humerus)는 위팔에 포함된 뼈이며, 위팔뼈머리가 어깨뼈의 관절오목에 안착하여 어깨관절을 형성한다. 위팔뼈머리에서 약간 먼 쪽에는 큰결절(대결절, greater tubercle)과 작은결절(소결절, lesser tubercle)이라는 두 개의 거친 융기가 있으며, 결절들 사이에는 깊은 고랑인 두갈래근고랑(이두근구, bicipital groove or intertubercular sulcus)이 있고, 두갈래근고랑에는 위팔두갈래근(상완이두근, biceps muscle)의 두 힘줄 가운데 하나가 존재한다.

위팔뼈의 먼쪽 끝에는 팔꿉관절(주관절, elbow joint)이 있으며, 팔꿉관절을 이루는 노뼈(요골, radius)와 자뼈(척골, ulna)가 결합하는 관절면이 두 개 존재한다.

노뼈와 자뼈(그림 16-34)

노뼈와 자뼈는 아래팔(전완, forearm)을 이루는 두 개의 뼈이다. 손바닥을 앞쪽을 향하게 하는 해부학적 자세로 있을 때 두 뼈는 서로 평행하게 배열되어 있으며, 자뼈가 노뼈에 비해 좀 더 길고 안쪽에 있다. 아래팔은 팔꿉관절에서 위팔뼈와 관절하고, 수근관절(손목관절, wrist joint)에서 손목뼈와 관절하며, 노뼈와 자뼈의 근위와 원위에서 각각 노자관절(요척관절, radioulnar joints)을 형성한다. 또한 노뼈와 자뼈 사이에는 섬유관절인 아래팔뼈사이막(전완골간막, interosseous membrane)이 있어 두 뼈의 몸통이 단단하게 연결되어 있으며, 이로 인해 팔꿉관절 또는 손목관절에서 외력이 발생해도 두 뼈가 자신의 위치를 유지할 수 있다.

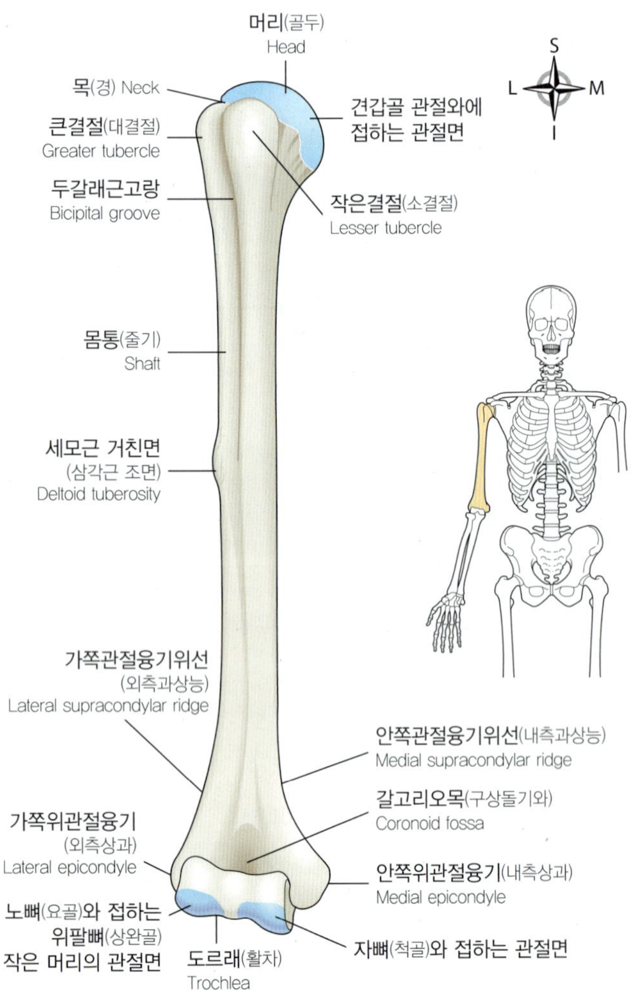

그림 16-33 오른쪽 위팔뼈 전면부

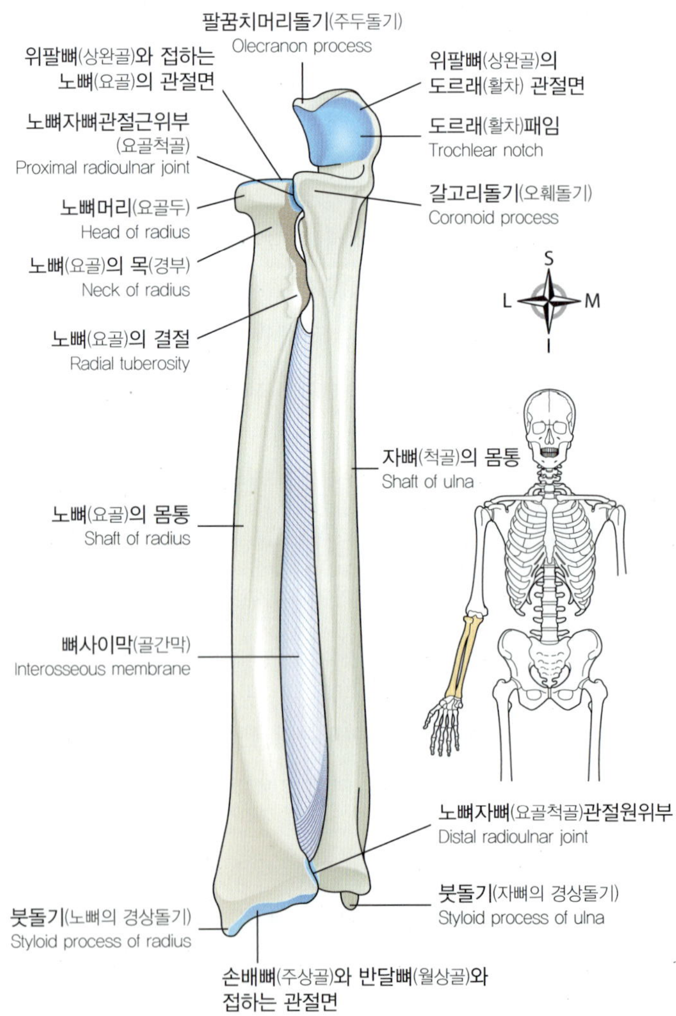

그림 16-34 노뼈(요골)와 자뼈(척골) 및 뼈사이막(골간막)

손목뼈(그림 16-35)

손목에는 4개씩 두 줄로 배열된 여덟 개의 손목뼈가 있다. 바깥쪽과 안쪽에 있는 손목뼈는 다음과 같다.

- 근위열(가까운쪽 배열): 손배뼈(주상골, scaphoid), 반달뼈(월상골, lunate), 세모뼈(삼각골, triquetral), 콩알뼈(두상골, pisiform)
- 원위열(먼쪽 배열): 큰마름뼈(대능형골, trapezium), 작은마름뼈(소능형골, trapezoid), 알머리뼈(유두골, capitate), 갈고리뼈(유구골구, hamate)

손목뼈들은 서로 밀접히 맞추어져 있으며, 인대들에 의해 고정되어 있기 때문에 움직임이 매우 제한되어 있다. 근위열의 뼈들은 손목관절과 연결되고, 원위열은 손허리뼈(중수골, metacarpal bone)와 연결되어 있다. 아래팔뼈에서 시작하는 근육의 힘줄들이 손목을 지나 손으로 가고, 손목에서 지지띠(지대, retinacula)로 불리는 강한 섬유성 밴드가 이 힘줄들을 뼈 가까이에 부착되도록 고정한다(그림 16-50).

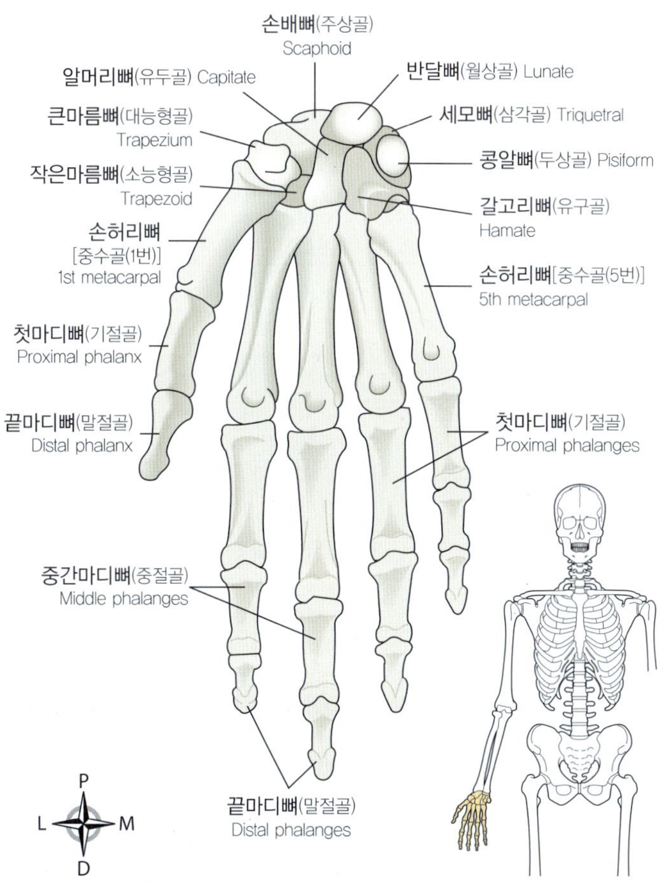

그림 16-35 손과 손목 및 손가락을 구성하는 뼈(전면)

손허리뼈

손허리뼈를 이루는 다섯 개의 뼈는 손바닥을 형성한다. 손허리뼈은 엄지(thumb)에서부터 안쪽으로 숫자로 이름이 매겨져 있다. 몸쪽 부위는 손목뼈, 먼쪽 부위는 손가락뼈(아래골반부, phalanges)와 관절한다.

손가락뼈

손가락뼈는 각각의 손가락마다 3개씩, 엄지에는 2개가 존재하기 때문에, 총 14개가 존재한다. 손가락뼈는 손허리뼈와 관절하고, 또 서로 서로 관절하여 경첩관절을 이룬다.

다리이음뼈와 다리

다리는 다리이음뼈를 통해 몸통과 연결되어 있다.

다리이음뼈

다리이음뼈는 두 개의 볼기뼈(관골, innominate bone; hip bone)에 의해 형성된다. 골반(pelvis)은 다리이음뼈에 의해 형성된 분지 모양의 구조를 가지고 있으며, 엉치뼈와 관절을 이룬다.

볼기뼈(그림 16-36)

각각의 볼기뼈는 3개의 뼈가 혼합된 구조이다; 엉덩뼈(장골, ilium), 궁둥뼈(좌골, ischium), 두덩뼈(치골, pubis).

볼기뼈의 바깥쪽 표면에는 깊고 오목한 부분이 있는데, 이를 볼기뼈절구(관골구, acetabulum)라 하고, 볼기뼈절구는 넙다리뼈머리(대퇴골두, head of femur)와 결합하여 엉덩관절(고관절, hip joint)을 만든다.

엉덩뼈는 볼기뼈의 가장 위쪽에 편평한 부분이고 엉덩뼈능선(장골능, iliac crest)이 있으며, 엉덩뼈능선의 앞쪽 굴곡부에는 위앞엉덩뼈가시(상전장골극, anterior superior iliac spine)라는 돌출부가 있다. 엉덩뼈는 엉치뼈와 함께 엉치엉덩관절이라는 윤활관절을 형성하는데, 이 관절은 체중에 의해 가해지는 스트레스를 흡수할 수 있는 강한 관절이며, 노년기에는 섬유화가 되는 경향이 있다.

두덩뼈는 볼기뼈의 앞부분이고, 반대측의 두덩뼈와 결합하여 연골관절(cartilage joint), 즉 두덩결합을 이룬다.

궁둥뼈는 아래와 뒷부분을 이루며, 아랫부분에는 궁둥뼈결절이라는 거친 돌출부가 있어 앉아 있을 때 체중부하

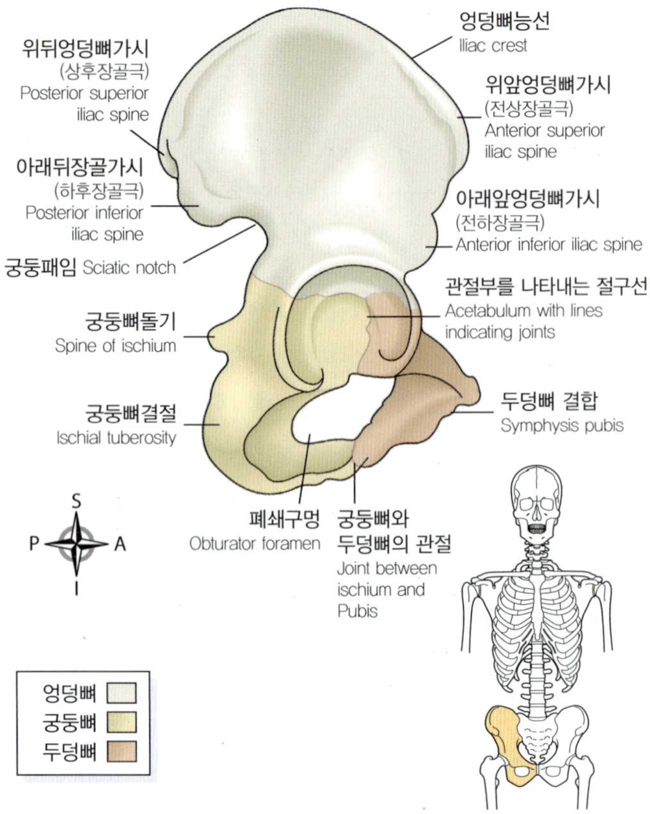

그림 16-36 오른쪽 볼기뼈(관골) 외측면

를 받는다.

세 부분의 뼈들은 볼기뼈절구(관골구, acetabulum)에서 융합된다.

골반(그림 16-37)

골반은 볼기뼈, 엉치뼈, 꼬리뼈에 의해 형성된다. 골반은

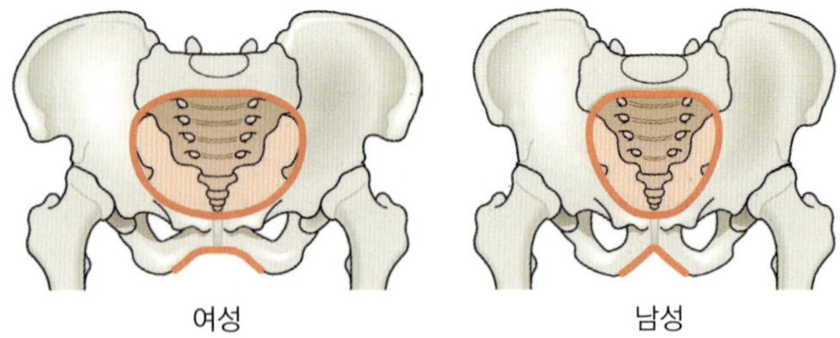

그림 16-38 여성과 남성 간의 골반 모양 차이

엉치뼈곶과 볼기뼈의 엉덩두덩선(장치골선, iliopectineal line)을 잇는 골반의 분계선(brim of the pelvis)에 의해 위쪽과 아래쪽 두 부분으로 나누어진다. 골반의 분계선 위쪽 부위를 큰 골반(greater or false pelvis)이라고 하고, 아랫부위를 작은 골반(lesser or true pelvis)이라고 한다.

남성과 여성의 골반 차이(그림 16-38). 여성의 골반 모양을 보면 출산하는 동안에 아기가 잘 나올 수 있는 구조를 가지고 있다. 남성의 골반과 비교할 때, 여성의 골반은 보다 가볍고, 깊이가 좀 더 얕고 둥글며, 일반적으로 공간이 넉넉하다.

다리

넙다리뼈(그림 16-39)

몸에서 가장 길고 무거운 뼈이며, 넙다리뼈머리는 거의 구형에 가깝고, 볼기뼈의 볼기뼈절구와 결합하여 엉덩관절을 형성한다. 넙다리뼈목은 넙다리뼈머리에서 바깥쪽 방향과 약간 아래쪽 방향으로 넙다리뼈몸통(shaft)까지 뻗어 있고,

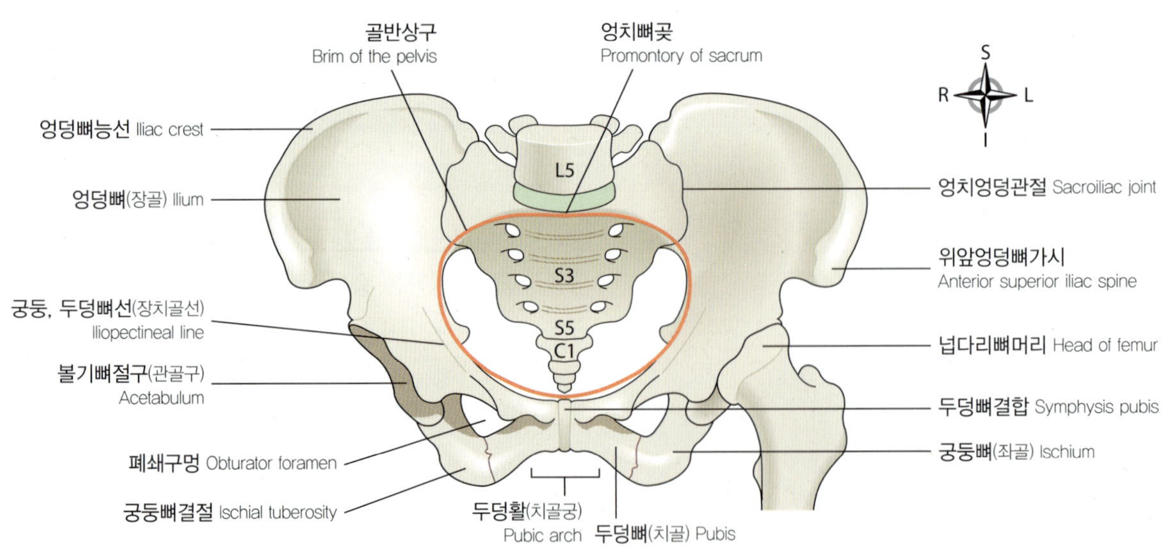

그림 16-37 골반을 형성하는 뼈와 왼쪽 넙다리뼈 구성

대부분은 관절주머니에 싸여 있다.

넙다리뼈의 아래쪽 1/3 지점의 뒷면은 오금면(슬와면, popliteal surface)이라고 불리는 편평한 삼각지대를 형성한다. 넙다리뼈의 먼쪽부는 정강뼈와 무릎뼈(슬개골, patella)가 관절하는 두 개의 관절돌기가 있으며, 무릎관절(슬관절, knee joint)을 이룬다. 넙다리뼈는 아래에 있는 무릎과 발에 몸무게를 전달하는 기능이 있다.

정강뼈(그림 16-40)

정강뼈는 다리에 있는 두 개의 뼈 가운데 안쪽에 있는 뼈이다. 정강뼈의 몸쪽부의 말단을 보면 넓고 편평하며, 넙다리뼈와 관절하는 안쪽관절융기(내측과, medial condyles)와 가쪽관절융기(외측과, lateral condyles)가 있어 넙다리뼈와 함께 무릎관절을 만든다. 종아리뼈머리(head of fibula)는 정강뼈의 바깥관절융기의 아랫면과 관절하여 정강종아리관절(경비관절, tibiofibular joint)을 이룬다.

정강뼈의 원위부는 목말뼈(거골, talus), 종아리뼈(비골, fibula)와 함께 발목관절(족관절, ankle joint)을 형성한다. 정강뼈의 먼쪽 부위에서 안쪽복사(내과, medial malleolus)가 하방으로 돌출되어 발목관절을 안쪽에서 지지하고 있다.

종아리뼈(그림 16-40)

종아리뼈는 다리에 있는 뼈로 길고 가늘며 가쪽에 존재하는 뼈이다. 종아리뼈머리는 정강뼈의 바깥관절융기와 관절하여 정강종아리관절을 형성하고, 아래쪽 끝부분 역시 정강뼈와 관절하며, 좀 더 아래로 돌출되어 바깥복사뼈(외측과, lateral malleolus)를 만든다. 바깥복사는 발목관절을

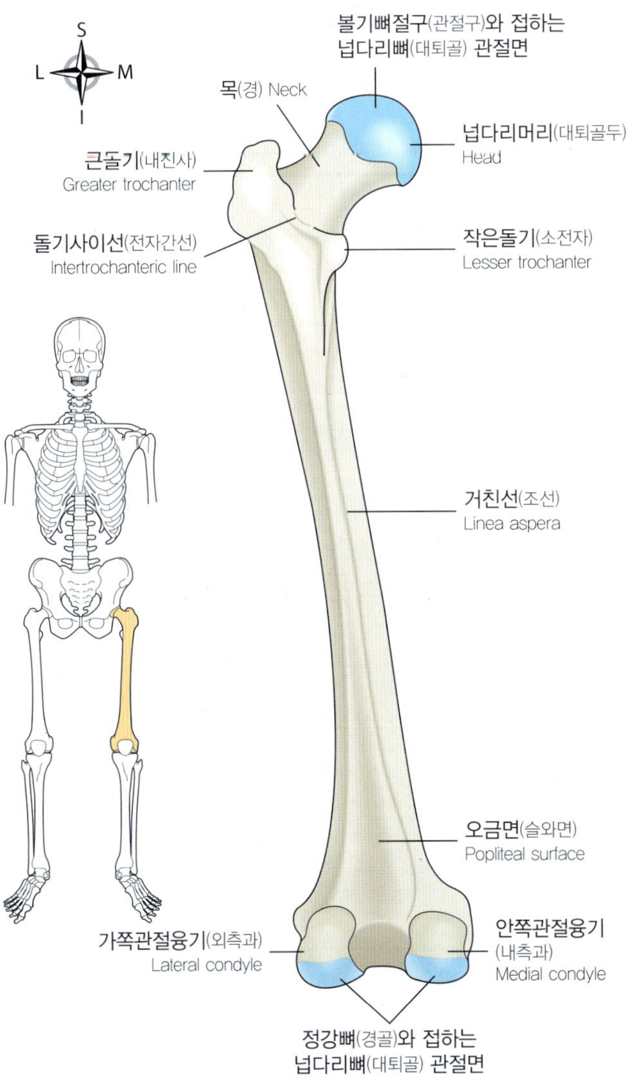

그림 16-39 왼쪽 넙다리뼈 후면

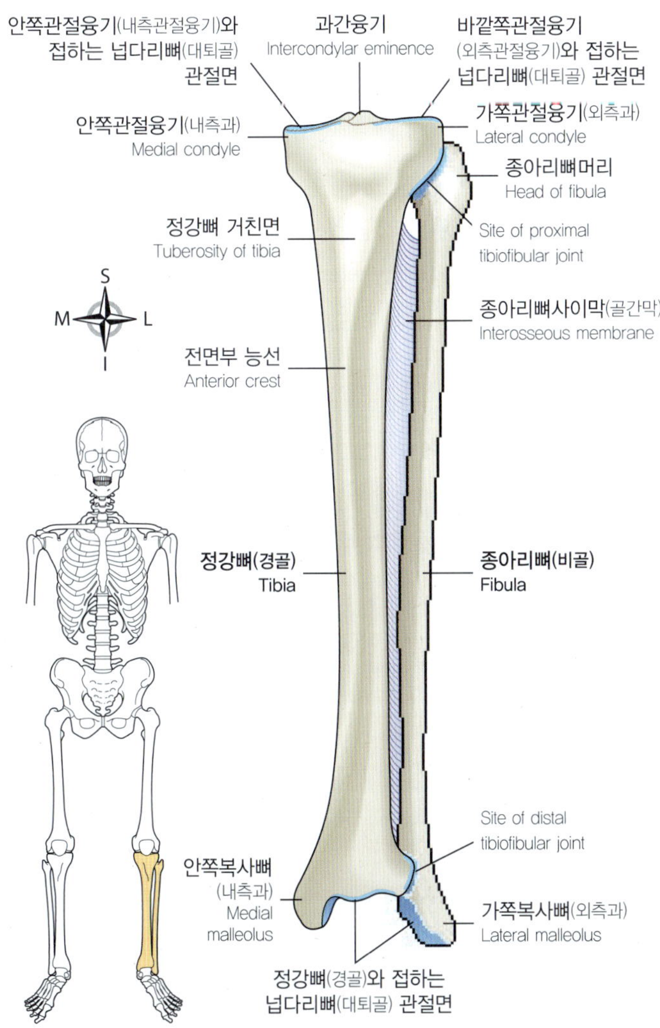

그림 16-40 왼쪽 정강뼈와 종아리뼈 사이의 골간막 전면

안정시키는 데 도움을 준다.

무릎뼈

무릎뼈는 무릎관절과 관계 있는 거친 삼각형 모양의 종자뼈(종자골, sesamoid bone)이며, 뒷면은 넙다리뼈의 무릎면과 관절하고, 앞면은 무릎힘줄(슬개건, patellar tendon), 즉 넙다리네갈래근힘줄(대퇴사두근건, tendon of quadriceps femoris)의 속에 있다.

발목뼈(그림 16-41)

발의 뒷부분, 즉 발목관절에 가까운 부위를 형성하는 일곱 개의 발목뼈에는 목말뼈, 발꿈치뼈(종골, calcaneus), 발등뼈(주상골, navicular), 입방뼈(입방골, cuboid), 세 개의 쐐기뼈(설상골, cuneiform)가 있다. 목말뼈는 발목관절에서 정강뼈, 종아리뼈와 관절한다. 발꿈치뼈는 발의 뒤꿈치 부분을 형성한다. 나머지 뼈들은 각각 서로 서로 관절하며, 발허리뼈와도 관절한다.

발허리뼈(그림 16-41)

발허리뼈는 다섯 개의 뼈로 되어 있고, 안쪽에서부터 숫자가 매겨져 명명되며, 발등에서 큰 부분을 차지하고 있다. 발허리뼈의 몸쪽 부위 말단은 발목뼈, 먼쪽 부위 말단은 발가락뼈와 관절한다. 제1발허리뼈의 먼쪽 부위 말단은 비대되어 있으며, 발을 보면 작고 둥근 덩이(ball)가 형성된 것을 볼 수 있다.

발가락뼈(그림 16-41)

손가락에 있는 뼈들의 배열과 유사하며, 엄지발가락에 두 개, 그 밖의 발가락에는 각각 세 개의 뼈가 배열되어 있다.

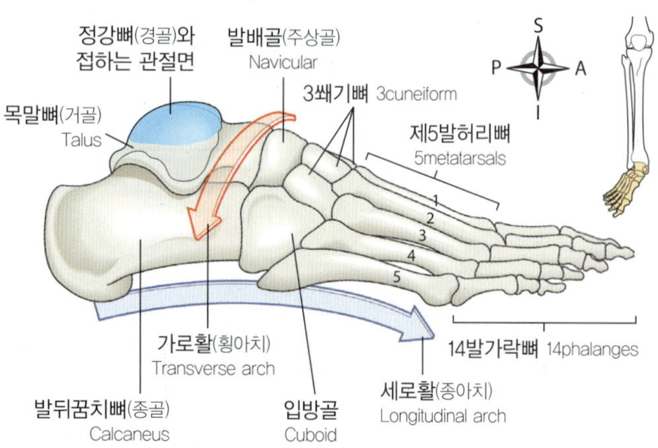

그림 16-41 발을 구성하는 뼈. 외측 관찰

발의 아치(arches of the foot). 발에 배열된 뼈들은 연관된 인대와 관련 근육의 작용에 의해 유지되며, 발바닥은 아치 모양 혹은 굽은 모양을 하고 있다(그림 16-41, 그림 16-42). 발뒤꿈치에서 발가락까지 형성된 굽은 모양을 세로활(족궁, longitudinal arch)이라고 하고, 발을 가로질러 형성된 굽은 모양을 가로활(횡궁, transverse arch)이라고 한다.

세로활의 상태가 정상이라면 발꿈치뼈와 발허리뼈의 먼쪽부위 말단만이 지면에 닿고 나머지 뼈들은 명확히 들려진 상태가 된다. 따라서 세로활이 정상일 때 전통적인 발자국 모양이 생기게 된다. 그러나 만약 발바닥에 있는 인대나 힘줄이 늘어나서 둥근 아치가 사라지면, 아치부에 있는 피부와 발의 더 많은 부위가 지면에 접촉하게 되는데, 이런 경우를 편평발(평발, flatfoot)이라 한다. 발의 아치형 구조는 서 있거나 움직이는 동안에 체중을 분산시키는 데 중요한 역할을 하기 때문에 편평발인 경우에는 정상적인 발의 구조에서 볼 수 있는 경쾌한 걸음걸이가 어렵고, 장시간 서 있거나, 걷거나 뛰게 되면 발에 통증이 발생할 수 있다. 발에 있는 모든 뼈들 사이에서는 움직임이 가능한 관절들이 많기 때문에, 걷거나 뛰거나 점프할 때 발의 강도, 탄력성과 안전성을 유지하기 위해서는 매우 강한 근육과 인대가 필요하다.

뒤정강근(후경골근, tibialis posterior). 뒤정강근은 세로활을 유지하는 데 매우 중요한 근육이다. 이 근육은 다리의

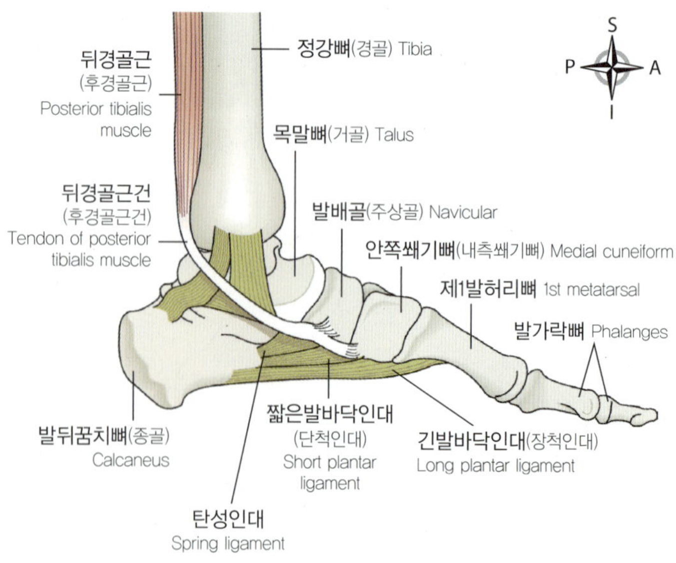

그림 16-42 왼쪽발의 아치를 지지하는 건 인대. 내측 관찰

뒷면에 놓여 있고, 정강뼈와 종아리뼈의 2/3 지점에서 기시하며, 힘줄은 안쪽복사의 뒤를 지나서 손배뼈, 입방뼈, 쐐기뼈와 발허리뼈에 정지한다. 뒤정강근은 아치구조를 유지하는 현수장치로 작용한다.

발의 짧은 근육(Short muscles of the foot). 이 집단의 근육은 주로 세로활과 가로활을 유지하는 기능과 밀접한 관련이 있다. 이 근육은 발바닥에서 통통한 살 부분을 구성한다.

바닥쪽발꿈치발배인대(척측종주인대, plantar calcaneo-navicular; 용수철인대: spring ligament). 이 인대는 발꿈치뼈에서 손배뼈까지 뻗어 있는 매우 강하고 두꺼운 인대이며, 안쪽 세로활을 유지하는 데 중요한 역할을 한다.

바닥쪽인대(척측인대, plantar ligaments)와 종아리뼈사이막(하퇴골간막, interosseous membrane). 바닥쪽인대와 종아리뼈사이막은 가쪽 세로활과 가로활을 유지한다.

4. 관절

학습목표

이 단원의 학습을 통해서 다음을 이해할 수 있다.

- 섬유관절과 연골관절의 특징
- 윤활관절의 종류
- 5가지 유형의 윤활관절에서 발생할 수 있는 움직임
- 전형적인 윤활관절의 구조와 기능
- 어깨관절, 팔꿉관절, 손목관절, 엉덩관절, 무릎관절, 발목관절의 구조와 각 관절에서 볼 수 있는 움직임

관절(joint)은 두 개 혹은 더 많은 뼈들이 연결되어 있거나 모여 있는 부분을 의미한다. 관절이 있기 때문에 뼈대에서 운동이 일어나고, 유연성이 존재하며, 뼈와 뼈가 붙어 있을 수 있다.

섬유관절

섬유관절에 의해 형성된 뼈는 질긴 섬유성 물질로 연결되어 있다. 따라서 섬유관절에 의해 연결된 뼈에서는 종종 움직임이 발생하지 않는다(그림 16-43). 예를 들어 머리뼈 사이의 관절, 즉 봉합(suture)은 전혀 움직일 수 없으며, 건강한 치아가 치주인대(periodontal ligament)에 의해 아래턱뼈에 단단하게 고정되어 있는 것도 그 예이다. 다리에서 정강뼈와 종아리뼈가 종아리뼈사이막이라는 섬유성 조직에 의해 연결되어 있는 것도 한 예라고 할 수 있다(그림 16-40). 따라서 섬유관절이 있는 곳에서는 운동이 매우 제한적이고, 뼈의 정렬이 올바로 고정된다는 것을 알 수 있다.

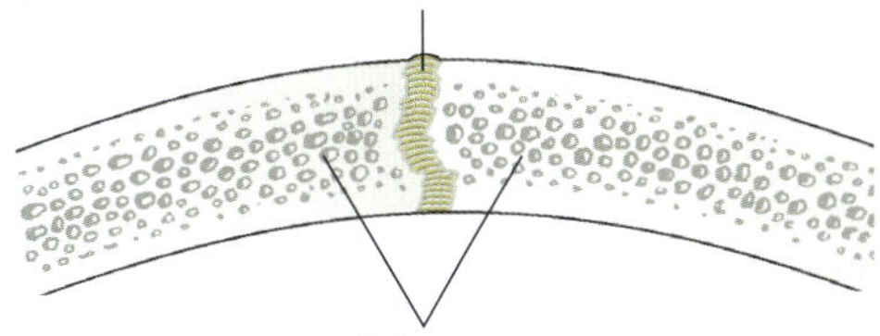

그림 16-43 머리뼈(두개골) 내에서의 섬유관절(봉합)

연골관절

연골관절은 섬유연골(fibrocartilage) 패드로 이루어졌으며, 충격을 흡수할 수 있지만, 움직임이 거의 없는 관절이다. 성장하는 아이들의 경우, 긴뼈의 연골성 뼈끝판이 성장하여 차후에 긴뼈의 뼈몸통(diaphysis)과 연결되는데, 연골성 뼈끝판에 의해 생긴 관절이 연골관절의 한 예이다. 연골관절의 다른 예로서 등뼈사이원반에 의해 분리되어 있는 등뼈 사이의 관절을 들 수 있으며(그림 16-44), 이 관절에서는 약간의 움직임이 가능하다. 또 다른 예로는 두덩결합(pubis symphysis)을 들 수 있는데(그림 16-37), 두덩결합은 임신 기간 동안에는 출산이 용이하도록 하는 호르몬의 작용 때문에 부드러워져 있다.

윤활관절

윤활관절(synovial joint)은 맞닿은 뼈들 사이에 공간 혹은 주머니가 존재하는 특징이 있다(그림 16-45). 뼈의 끝부분은 섬유성 조직의 슬리브에 의해 가깝게 고정되어 있고, 관절주머니는 윤활제로서 적은 양의 액체를 담고 있다. 대부분의 윤활관절은 움직임의 범위가 크다는 특징이 있다.

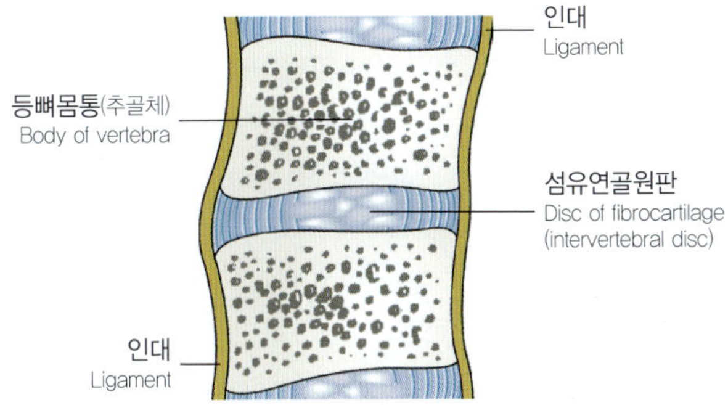

그림 16-44 인접한 추골체 간의 연골관절

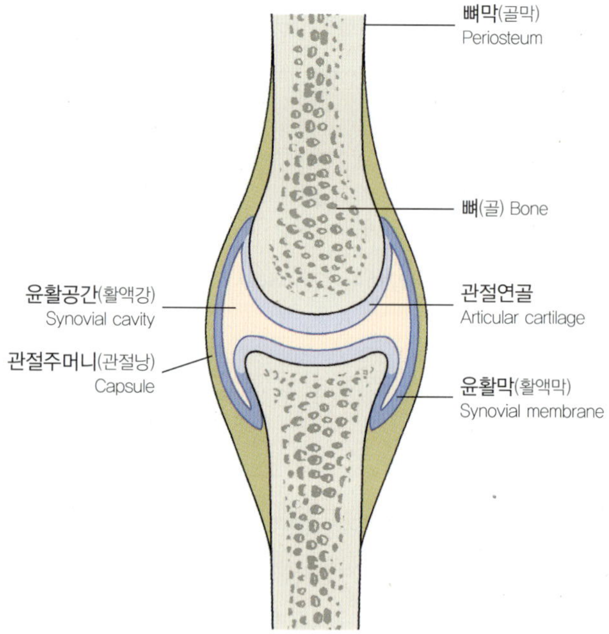

그림 16-45 윤활관절의 기본구조

윤활관절의 특징

모든 윤활관절은 공통적인 몇 가지 특징이 있다(**그림 16-45**).

관절 혹은 유리연골

뼈와 뼈가 맞닿는 부위에는 항상 유리연골이 덮여 있다(**그림 3-22 A** 참조). 유리연골은 관절면을 부드럽게 하고, 체중부하나 압력을 흡수하기에 충분히 강한 조직이다. 유리연골은 젊은 사람의 경우 7mm 정도이지만, 나이가 들어감에 따라 점점 얇아지고 압력 흡수능력도 저하된다. 이로 인해 관절을 이루는 다른 구조물에 스트레스가 증가한다. 연골은 혈관을 통해 직접 혈액을 공급받지 않고, 윤활액(synovial fluid)으로부터 영양분을 받는다.

관절주머니 혹은 관절주머니인대

윤활관절은 섬유성 조직의 슬리브가 둘러싸고 있으며, 슬리브에 의해 뼈들이 결합되어 있다. 이 섬유성 조직은 자연스러운 움직임이 가능할 정도로 느슨하지만 손상으로부터 관절을 보호하기에 충분할 정도로 강한 조직이다.

윤활막(활액막)

윤활막은 상피층(epithelial layer)로 이루어져 있으며 관절주머니(capsule)의 속 표면을 구성한다. 그리고 체중부하를 받지 않는 관절 내 구조물을 덮고 있으며 윤활액(활액)을 분비한다.

윤활액(활액). 윤활액은 윤활공간(synovial cavity)에 있으며, 달걀흰자와 같이 걸쭉하고 끈적한 성질의 액체로 윤활막에서 분비된다. 그리고 기능은 아래와 같다.

- 관절 공간에 있는 구조물에 영양분을 공급한다.
- 거대포식세포(대식세포, phagocyte)가 포함되어 있어서 미생물과 세포의 부스러기를 제거한다.
- 윤활액으로서 작용한다.
- 관절을 안정적으로 유지한다.
- 두 개의 유리면 사이에 존재하는 약간의 물이 하는 역할처럼 뼈와 뼈 사이가 분리되는 것을 억제한다.

윤활액이 소량 들어 있는 주머니나 윤활주머니(bursae)는 무릎관절 등의 일부 관절에 존재한다. 윤활주머니는 뼈와 인대, 뼈와 근육 사이, 또는 뼈와 피부에서 발생하는 마찰을 방지하는 완충작용을 한다.

관절주머니 속의 다른 구조물

몇 개의 관절은 윤활막의 바깥면 이외에도 관절주머니 속에 몇 가지 구조물이 더 있다. 예를 들면, 무릎관절에서 볼 수 있는 지방패드(fat pad)와 관절반달(반월판, menisci) 같은 것이 있으며, 그러한 구조물은 관절의 안정성을 유지하는 데 도움이 된다. 이러한 구조물은 부하가 주어지지 않을 때는 윤활막에 의해 덮여 있다.

관절주머니 바깥의 구조물

- 관절주머니와 섞여 있는 인대는 대부분의 관절에서 부가적인 안전성을 제공한다.
- 근육 혹은 근육의 연장인 힘살 역시 안정성을 제공하고 관절을 가로질러 뻗어 있어서 움직임도 가능하다. 근육이 짧게 수축할 때, 한쪽의 뼈가 다른 뼈 방향으로 당겨진다.

신경과 혈액 공급

관절을 가로질러 지나가는 신경과 혈관은 일반적으로 관절주머니와 관절을 움직이는 근육에 공급한다.

윤활관절에서 운동

관절에서 발생하는 운동은 여러 가지 요인, 예를 들어 관절을 고정해주고 있는 인대의 긴장성, 관절주머니 속의 구조물이 뼈에 얼마나 잘 붙어 있는지 없는지와 같은 요인에 의

표 16-2 윤활관절에서 일어나는 운동

운동	정의
굽힘(Flexion)	보통 앞쪽으로 구부리는 운동 종종 뒤쪽으로 구부리는 경우도 있음(무릎관절)
폄(Extension)	펴기 또는 뒤쪽으로 구부리는 운동
벌림(Abduction)	신체의 중심선에서 멀어지는 운동
모음(Adduction)	신체의 중심선 쪽으로 가까워지는 운동
휘돌림 (Circumduction)	사지 또는 지절의 운동으로 인해 원주모양으로 움직이는 운동
돌림(Rotation)	뼈의 장축을 기준으로 일어나는 반원운동
엎침(Pronation)	손의 바닥을 아래로 뒤집는 운동
뒤침(Supination)	손의 바닥을 위로 뒤집는 운동
안쪽번짐(Inversion)	발의 뒤꿈치를 안쪽으로 회전시키는 운동
가쪽번짐(Eversion)	발의 뒤꿈치를 밖으로 회전시키는 운동

해 많은 영향을 받는다. 일반적으로 관절의 안정성이 강할수록 움직임은 반대로 감소하게 된다. 관절에서 발생할 수 있는 주요 움직임에 대해 표 16-2와 그림 16-46는 잘 요약하고 있다.

윤활관절의 종류

윤활관절은 운동범위에 따라 분류하거나(표 16-2) 또는 관절면의 모양에 따라 분류하기도 한다.

절구관절(구상관절, ball and socket joint)

관절을 이루는 뼈 가운데 하나는 머리가 공 모양이고, 다른 뼈는 컵 모양의 소켓구조이다. 절구관절에서 일어나는 움직임은 굽힘(flexion), 폄(extension), 모음(adduction), 벌림(abduction), 돌림(rotation) 등 매우 다양하다. 절구관절로는 어깨관절과 엉덩관절이 있다.

경첩관절(접번관절, hinge joint)

뼈의 관절면 끝부분이 마치 문에서 볼 수 있는 경첩과 같이 배열되어 있으며, 운동은 굽힘과 폄만 가능하다. 팔꿉관절이 대표적인 예로, 아래팔의 굽힘과 폄만 가능하다. 그 밖의 경첩관절은 무릎, 발목, 손가락과 발가락의 사이에 발생하는 관절들이 있다.

미끄럼관절(활주관절, gliding joint)

관절면이 편평하거나 혹은 매우 약한 곡선 모양이고 하나의 뼈가 다른 하나의 뼈 위로 미끄러지는 움직임이 발생한다. 하지만 움직임의 양은 매우 제한적이며, 모든 윤활관절 가운데 움직임이 가장 작은 관절이다. 예를 들어, 손목관절에 있는 손목뼈(carpal bone), 발에 있는 발목뼈(tarsal bone) 사이에 있는 관절이 포함되고, 등뼈에 있는 관절돌기 사이에서 볼 수 있는 관절이 포함된다(등뼈 몸통 사이에 있는 관절은 연골원판에 의해 생긴 연골관절임에 유의하라)(그림 16-44).

중쇠관절(차축관절, pivot joint)

중쇠관절에서는 뼈나 사지의 회전운동이 일어난다. 중쇠관절은 굴렁쇠 모양의 인대(hoop-shaped ligament) 속에 하나의 뼈가 딱 맞게 들어가 다른 뼈에 붙어 있으면서 그 반지 모양의 인대 안에서 회전 운동이 일어날 수 있는 구조를 갖고 있다. 예를 들면, 중쇠뼈(axis)의 치아돌기(odontoid process)와 고리뼈(atlas)의 가로인대에 의해 만들어진 관절을 들 수 있으며, 이 관절에서 머리를 회전시키는 동작이 일어난다(그림 16-22).

타원관절(condyloid joints)

타원관절은 관절융기와 컵 모양의 함몰부에서 생기는 관절이다. 보통 관절융기(condyle)는 매끄럽고, 둥근 모양으로 돌출되어 있으며, 이 관절융기가 반대편 뼈에 있는 컵 모양의 함몰부에 결합하게 된다. 아래턱뼈(mandible)와 관자뼈(temporal bone)의 관절돌기(condylar process) 사이의 관절, 손에서 손가락뼈와 손허리뼈 사이의 관절, 그리고 발에서 발가락뼈와 발허리뼈 사이의 관절이 타원관절의 좋은 예이다. 타원관절에서는 굽힘, 폄, 벌림, 모음 및 휘돌림 운동이 일어난다.

안장관절(saddle joints)

관절하는 두 뼈가 마치 말안장 위에 사람이 앉아 있는 것 같은 모양을 하고 있다. 가장 대표적인 안장관절은 엄지의 바닥부에서 볼 수 있는 큰마름뼈와 제1손허리뼈가 이루는 관절이다(그림 16-35). 가능한 운동은 타원관절과 유사하지만 타원관절에 비해 좀 더 유연성이 있는데, 엄지의 맞섬(opposition) 기능을 들 수 있다. 한 손에서 엄지손가락과 그 밖의 손가락 끝을 맞닿을 수 있는 것은 엄지손가락에

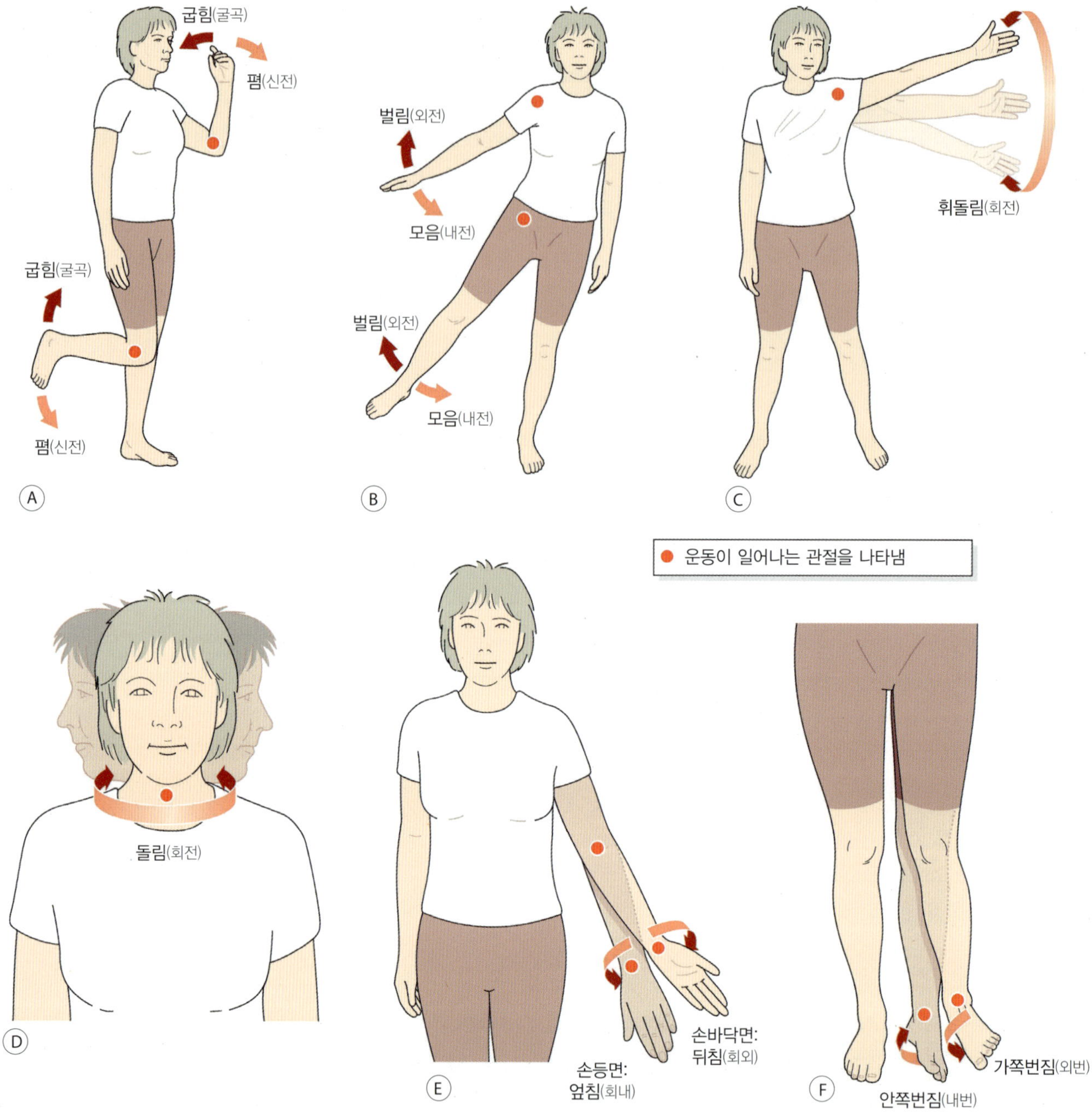

그림 16-46 윤활관절의 주요 움직임

서 볼 수 있는 안장관절에 의한 맞섬운동이 가능하기 때문이다.

팔다리의 중요한 윤활관절

각각의 윤활관절은 위에서 설명한 특성을 가지고 있으며, 이들 관절의 독특한 특성에 대한 내용이 이 부분에서 다루어진다.

어깨관절(그림 16-47)

절구관절(ball and socket)은 신체에서 운동성이 가장 뛰어난 반면에 안정성이 가장 부족하기 때문에 특히 아이들에게서 탈구가 쉽게 발생할 수 있는 관절이다. 어깨관절은 어깨뼈의 관절오목과 위팔뼈머리에 의해 만들어지며, 보호역할을 하는 윤활주머니가 관절을 잘 덮고 있다. 관절주머니 인대는 어깨관절에서 볼 수 있는 정상적인 운동이 보다 원활하게 일어날 수 있도록 매우 느슨하게 되어 있다. 관절

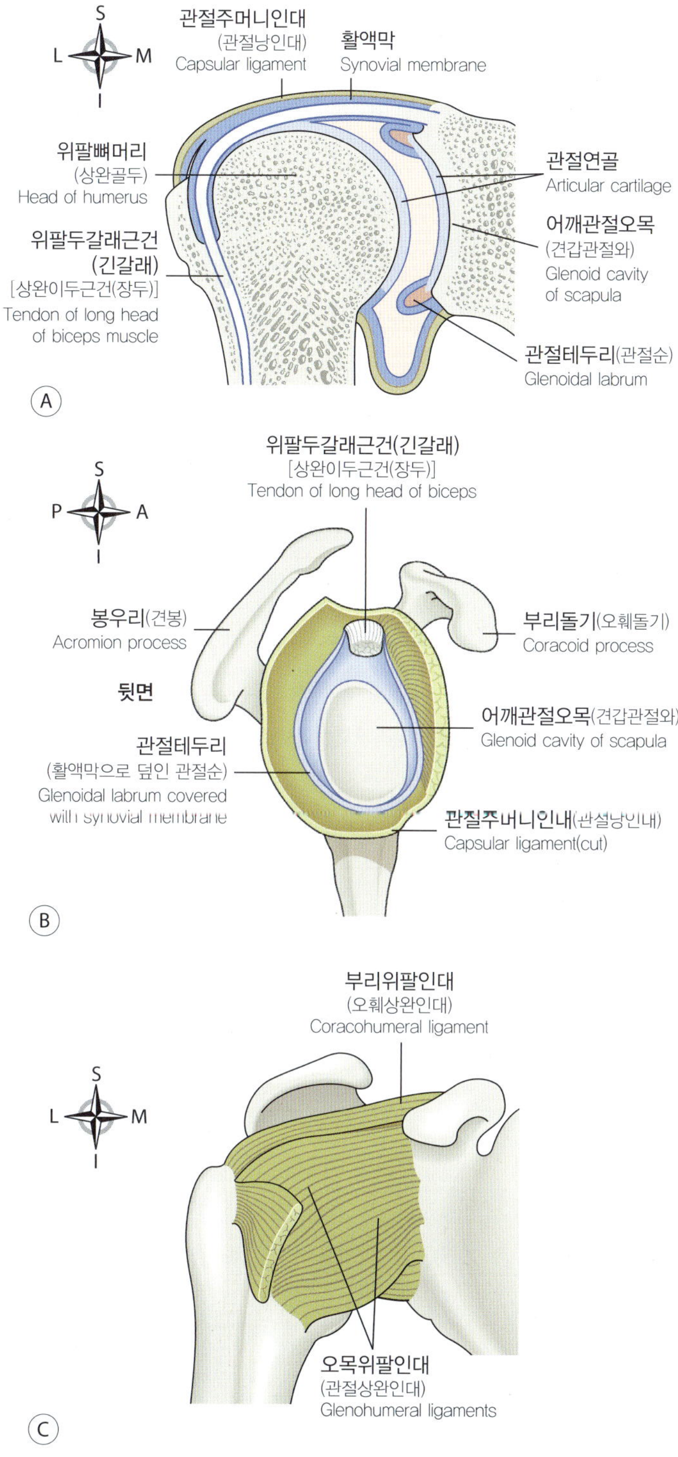

그림 16-47 오른쪽 어깨관절(견관절). A. 전방 단면 **B.** 위팔뼈머리(상완골두)가 제거된 관절테두리(관절순)의 가측면(외측면) **C.** 전방부의 지지인대

오목은 오목테두리(관절순, glenoid labrum)라는 섬유연골의 테두리에 둘러싸여 있는데, 운동에는 제한을 주지 않으면서 관절의 안정성에 기여한다. 위팔두갈래근 긴갈래의 힘살은 가로위팔인대(transverse humeral ligament)에 의해 결절사이고랑에 고정되어 있다. 이 긴갈래는 관절공간(joint cavity)을 지나, 어깨뼈의 관절오목의 테두리 윗부분에 부착되어 있다.

윤활막(synovial membrane)은 관절주머니인대 속에 있는 위팔두갈래근 긴갈래 힘살 주위를 슬리브처럼 둘러싸고 있으며, 오목테두리를 덮고 있다.

어깨관절은 오목위팔인대(관절상완인대, glenohumeral ligament), 부리위팔인대(오훼상완인대, coracohumeral ligament), 가로위팔인대(횡상완인대, transverse humeral ligament)와 같은 많은 인대들에 의해 부분적으로 안정화되어 있지만 주로 어깨에 있는 근육과 그 근육의 힘살에 의해 안정성이 유지된다. 관절의 안정성은 위팔두갈래근의 힘줄 주변에 존재하는 구조물이 관절의 반복적인 탈구에 의해 신장되는 경우 감소될 수 있다.

근육과 움직임(그림 16-65)

팔을 움직이는 근육은 뒤에 더욱 자세하게 다루고 있으며, **표 16-3**에 어깨관절에서 볼 수 있는 움직임과 근육의 종류를 요약해 두었다.

팔꿉관절(그림 16-48)

팔꿉관절은 경첩관절로서 도르래(활차, trochlea)와 위팔뼈 작은머리(소두, capitulum), 자뼈의 도르래패임(활차절흔, trochlear notch)과 노뼈머리에 의해 형성된다. 팔꿉관절은 위팔뼈와 자뼈의 표면이 맞물려 있기 때문에 상당히 안정성이 있는 관절이며, 관절주머니 역시 매우 강한 관절이다.

관절주머니 바깥(extracapsular)에는 앞, 뒤, 중간, 바깥

표 16-3 어깨관절의 근육과 움직임

움직임	근육
폄(Extension)	넓은등근(광배근), 큰원근(대원근)
굽힘(Flexion)	부리위팔근(오훼완근), 큰가슴근(대흉근)
벌림(Abduction)	어깨세모근(삼각근)
모음(Adduction)	넓은등근(광배근), 큰가슴근(대흉근)
가쪽돌림 (Lateral rotation)	큰가슴근(대흉근), 어깨세모근(삼각근)의 후부섬유
안쪽돌림 (Medial rotation)	넓은등근(광배근), 큰가슴근(대흉근), 큰원근(대원근), 어깨세모근(삼각근)의 전부섬유
휘돌림 (Circumduction)	위 근육 모두의 공동작용

쪽에 있는 강한 인대들로 구성되어 있으며, 이들 인대는 관절의 안정성에 기여한다.

근육과 움직임(그림 16-65)

팔꿉관절의 구조 때문에 굽힘과 폄만이 가능하다. 위팔두갈래근이 아래팔을 굽히는 데 주로 작용하고, 위팔근(상완근, brachialis)은 보조역할을 하며, 위팔세갈래근(상완삼두근, triceps brachii)은 팔꿉관절을 펴는 작용을 한다.

몸쪽과 먼쪽 노자관절

몸쪽노자관절(근위요척관절, proximal radioulnar joint)은 자뼈의 노패임과 노뼈머리에 의해 형성된 중쇠관절로 회전이 가능하며, 팔꿉관절을 싸고 있는 관절주머니 속에 들어 있다. 고리인대(윤상인대, annular ligament)는 관절주머니 바깥에 있는 강한 인대이며, 노뼈머리가 자뼈의 노패임에 붙어 있도록 노뼈머리를 둘러싸고 있다(**그림 16-48 B**).

먼쪽노자관절(원위요척관절, distal radioulnar joint)은 자뼈머리와 노뼈의 원위부 말단 사이에 있는 중쇠관절이다(**그림 16-49**).

주목해서 볼 것은 노뼈와 자뼈의 뼈몸통을 따라 뼈에 연결되어 있는 섬유성 막이다. 즉 이 뼈사이막은 섬유관절의 한 예이며, 힘이 손목이나 팔꿉관절 어디에서 발생하더라도 두 뼈가 분리되는 것을 방지해준다.

근육과 움직임 (그림 16-65)

아래팔(forearm)에서 엎침(회내, pronation; 손바닥이 아래로 향하게 뒤집는 운동) 또는 뒤침(회외, supination; 손바닥이 위로 향하게 뒤집는 운동) 운동이 일어난다. 엎침은 원엎침근(원회내근, pronator teres)에 의해서 나타나고, 뒤침은 손뒤침근(회외근, supinator)과 위팔두갈래근(상완이두근, biceps brachii)에 의해서 발생한다.

손목관절(그림 16-49)

손목관절은 손배뼈, 반달뼈 및 세모뼈의 몸쪽 끝부분과 노뼈의 먼쪽 끝부분 사이에서 형성된 타원관절이다. 하얀색의 섬유연골 원반은 관절공간에서 자뼈를 분리하면서 자신은 손목뼈와 관절한다. 더해서 이 원반은 손목관절에서 아래쪽 노자관절을 분리시키기도 한다.

관절주머니 바깥 구조물은 안쪽, 바깥쪽 인대(medial,

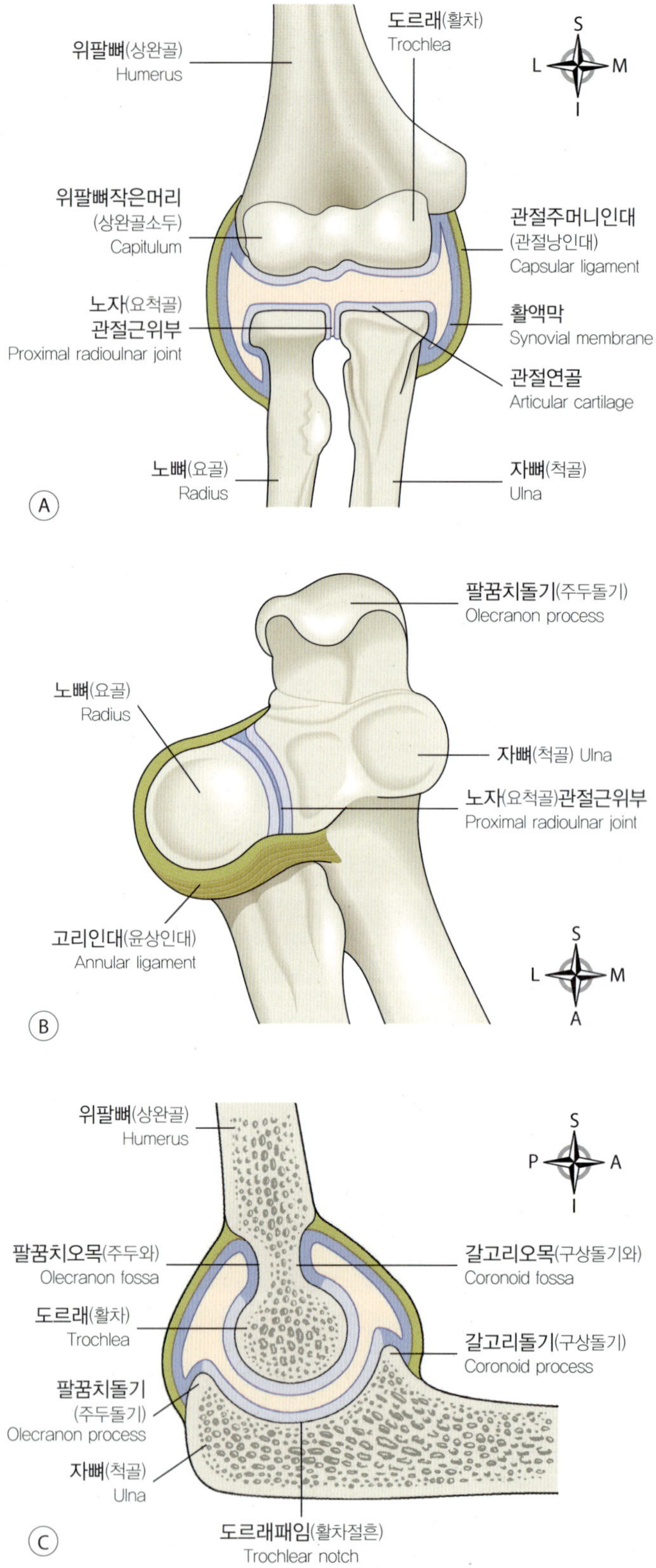

그림 16-48 팔꿉관절(주관절) 및 노자(요척골)관절 근위부. A. 전방 단면 **B.** 노자(요척골)관절 상면 **C.** 팔꿉관절(주관절)의 굽힘(부분굴곡) 외측면

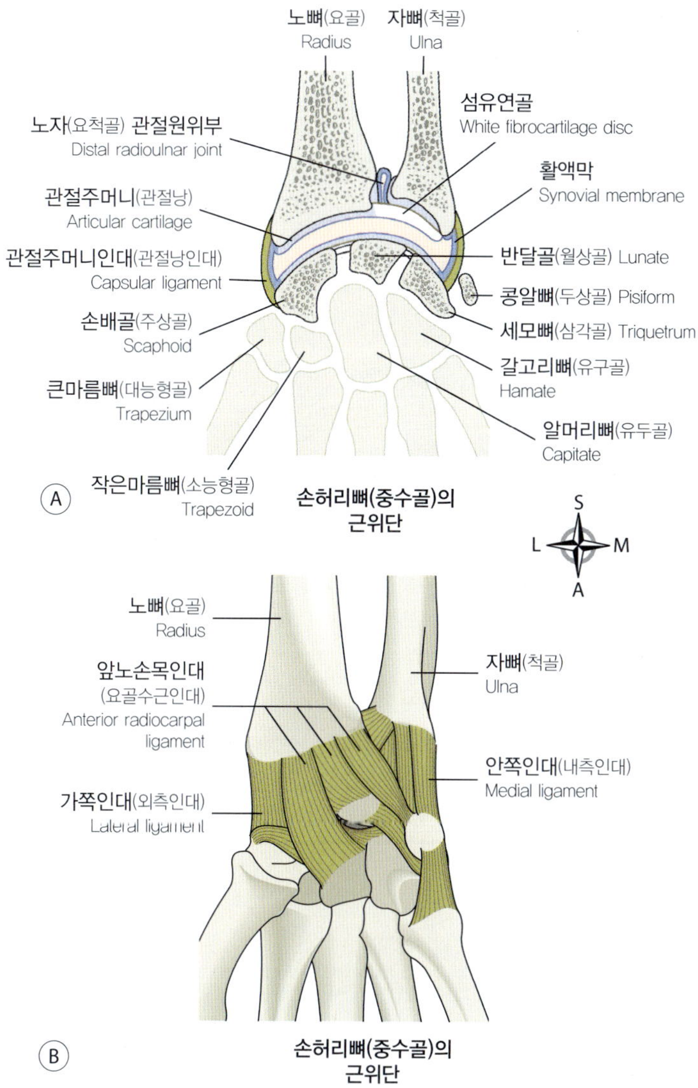

그림 16-49 손목(수근) 및 노자(요척골) 관절원위부. A. 관절 단면 **B.** 지지인대

lateral ligament) 및 앞, 뒤 노손목인대(요수근인대, radiocarpal ligament)로 구성되어 있다.

근육과 움직임(그림 16-65)

손목은 굽힘, 폄, 벌림, 모음 운동이 가능하다. 이러한 운동을 수행하는 근육에 대해서는 뒤에 잘 설명되어 있으며, **표 16-4**에는 손목을 움직이는 주요 근육을 요약해 놓았다.

손과 손가락관절

손목뼈 사이, 손목뼈와 손허리뼈 사이, 손허리뼈와 몸쪽손가락뼈 사이, 손가락뼈 사이에 있는 관절은 윤활관절로 형성되어 있다. 손과 손가락을 움직이는 근육은 손에 있는 작은 근육과 아래팔에 있는 근육에 의해서 조절된다. 손가락에는 자체 근육이 없으며, 따라서 손가락의 운동은 아래팔과 손에서 시작하는 근육의 힘줄에 의해서 발생한다.

표 16-4 손목관절의 근육과 움직임

굽힘(Flexion)	노쪽손목굽힘근(요측수근굴근), 자쪽손목굽힘근(척측수근굴근)
폄(Extension)	노쪽손목폄근(긴, 짧은)[요측수근신근(장, 단)], 자쪽손목폄근(척측수근신근)
모음(Adduction)	노쪽손목굽힘근(요측수근굴근), 노쪽손목폄근(요측수근신근)
벌림(Abduction)	자쪽손목굽힘근(척측수근굴근), 자쪽손목폄근(척측수근신근)

타원관절인 엄지의 바닥부에 있는 관절은 다른 손가락 관절과 달리 안장관절로 되어 있으며, 이 때문에 엄지가 다른 손가락에 비해 가동성이 더 좋다. 엄지에서 가능한 운동은 굽힘, 폄, 휘돌림, 벌림, 모음과 같은 동작이다. 나아가 엄지는 같은 손에 있는 각각의 다른 손가락과 끝부분끼리 맞닿을 수 있는 맞섞우동이 가능하다. 또한 손으로 물체를 섬세하게 잡는다든지 펜을 잡는 것과 같은 매우 세밀한 움직임을 가능하게 한다.

손목과 손가락뼈 사이에 있는 관절은 손가락의 운동을 가능하게 한다. 가동성이 가장 큰 첫 번째 손가락을 포함하여 다른 모든 손가락에서 볼 수 있는 운동은 굽히고, 펴고, 벌리고, 모으고, 휘돌리는 동작이다. 손가락관절은 경첩관절이며, 단지 굽힘과 폄 운동만이 가능하다.

굽힘근지지띠(굴근지대, flexor retinaculum)는 손목뼈의 앞면을 가로질러 펼쳐져 있는 강한 섬유띠로서, 오목면(함몰부, concavity)을 둘러싸고 있으며 손목굴(수근관, carpal tunnel)을 형성한다. 손목관절에서 손가락 굽힘근의 힘줄과 정중신경(median nerve)은 손목굴을 통과하는데, 지지띠에 의해 뼈에 가깝게 붙어 지나간다. 윤활막은 손목굴을 지나가는 힘줄을 둘러싸는 보호막을 형성하고, 일부는 손바닥으로 뻗어 있다.

윤활집(synovial sheaths) 역시 손가락의 표면에서 굽힘근의 힘줄을 둘러싸고 있다. 윤활액(synovial fluid)은 뼈 위에서 이러한 구조물이 움직일 때 힘살에 손상을 줄 수 있는 마찰을 방지한다(**그림 16-50**).

폄근지지띠(신근지대, extensor retinaculum)는 손목의 뒤를 가로질러 뻗어 있는 강한 섬유띠이다. 손목과 손가락

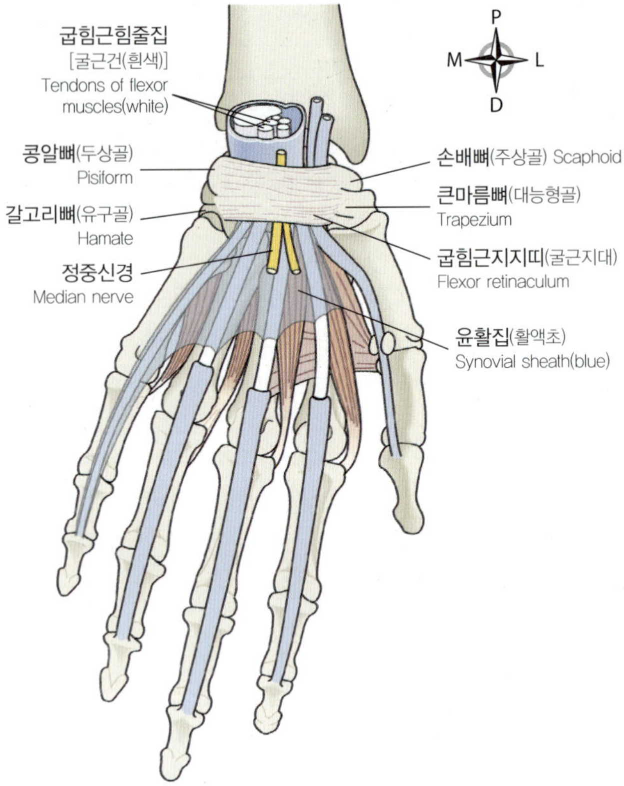

그림 16-50 팔목터널(수근관)과 윤활집(활액초) → 파란색으로 표시된 부분, 왼손의 손바닥면(장측면)

을 펴는 근육의 힘살이 지지띠 밑에서 윤활막에 싸여 있다. 윤활집(synovial sheaths)은 굽힘근에 분포되어 있는 것보다는 작으며, 윤활액이 마찰을 방지하기 위해 분비된다.

엉덩관절(그림 16-51)

엉덩관절은 절구관절(ball and socket joint)로 볼기뼈의 볼기뼈절구와 공 모양의 넙다리뼈머리에 의해 형성된다. 관절주머니인대가 넙다리뼈목의 대부분과 넙다리뼈머리를 덮고 있다. 관절공간(cavity)은 섬유연골이 볼기뼈절구(acetabulum)의 테두리 모양을 따라 원형으로 부착되어 만들어진 오목테두리에 의해 더 깊어져 있기 때문에 가동범위(ROM)를 제한하지 않으면서 관절에 안정성을 제공한다. 엉덩관절은 직립할 때 체중 전체를 떠받쳐야 하기 때문에 기본적으로 강력하고 튼튼한 관절이다. 엉덩관절의 안정성에 영향을 주는 요인으로는 주변에 있는 근육조직과 인대를 들 수 있다. 특히 관절주머니 바깥의 구조물로 엉덩관절의 안정성에 영향을 미치는 주요 인대가 세 개 있는데, 엉덩넙다리인대(장골대퇴인대, iliofemoral ligament), 궁둥넙다리인대(좌골대퇴인대, ischiofemoral ligament), 두덩

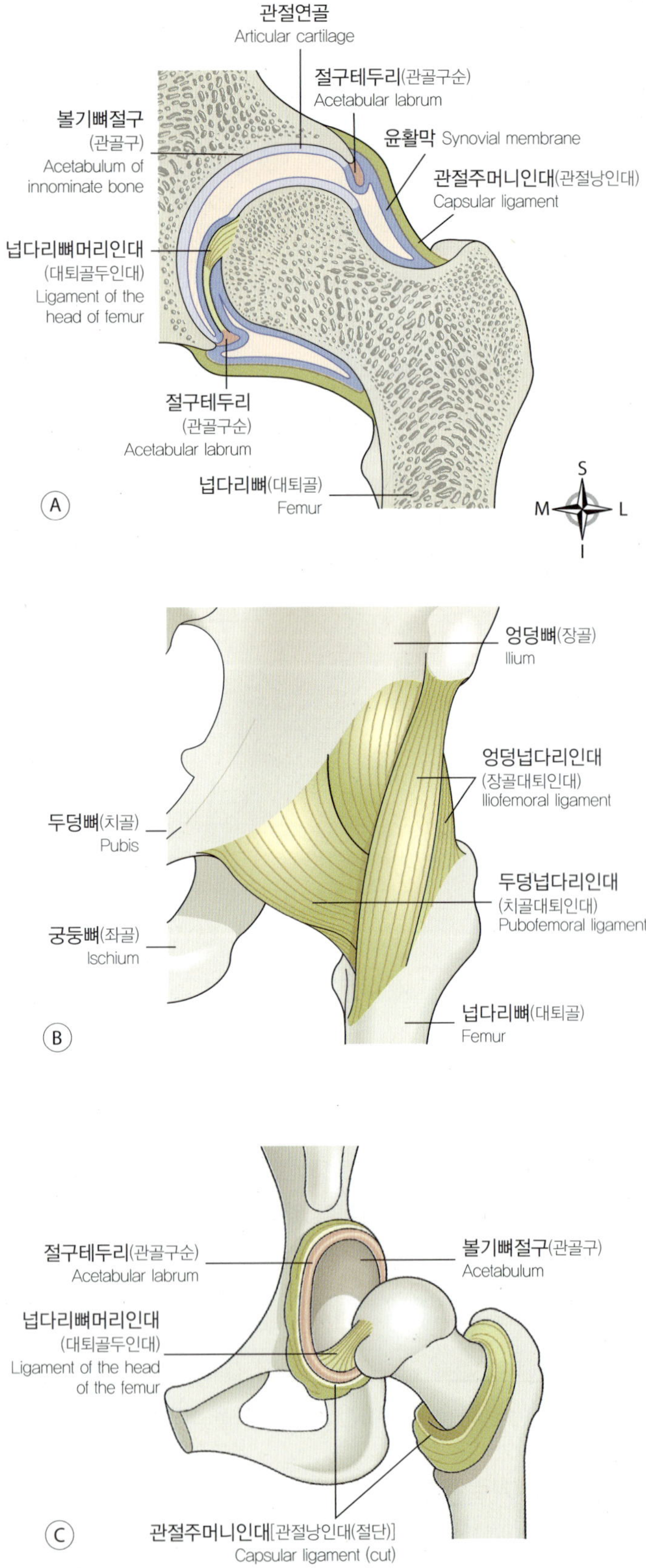

그림 16-51 엉덩관절(고관절). A. 엉덩관절 단면 B. 지지인대 C. 넙다리뼈머리(대퇴골두)와 관골구를 분리하여 절구테두리(관골구순)를 보여주는 모습

넙다리인대(치골대퇴인대, pubofemoral ligament)이며, 이 인대들은 관절주머니를 두껍게 한다(그림 16-51 B). 관절 속에서는 넙다리뼈머리인대(대퇴골두인대, ligament of the head of femur; ligamentum teres)가 있어 넙다리뼈머리가 볼기뼈절구에 붙어 있도록 한다(그림 16-51 A, C).

근육의 움직임(그림 16-66)

엉덩관절에서 다리를 굽히고, 펴고, 벌리고, 모으고, 돌리고, 휘돌리는 움직임을 할 수 있다(표 16-5).

무릎관절(그림 16-52)

무릎관절은 가장 크고, 복잡한 관절이다. 무릎관절은 경첩관절로, 넙다리뼈의 관절융기(condyles)와 정강뼈의 관절융기, 무릎뼈의 뒤쪽 표면에 의해 형성되어 있다. 관절주머니의 앞쪽 부분은 넙다리네갈래근의 힘줄로 이루어져 있으며, 무릎뼈를 지지해준다. 관절주머니 속에 있는 구조물 가운데 두 개의 십자인대(cruciate ligament)가 서로 교차되어 있는데, 넙다리뼈의 융기사이패임(과간절흔, intercondylar notch)과 정강뼈의 융기사이융기(과간융기, intercondylar eminence)에 연결되어 있다. 십자인대는 관절의 안정성에 기여한다.

반달연골(반월상연골, semilunar cartilage; menisci)은 정강뼈의 관절융기 위에 위치하고 있는 불완전한 모양의 하얀색 섬유연골원반(disc of white fibrocartilage)이다. 반달연골은 바깥쪽 테두리가 두꺼운 형태의 쐐기모양으로, 무릎관절에 안정성을 제공한다. 반달연골은 넙다리뼈의 관절융기가 바깥쪽으로 위치가 바뀌는 것을 방지해주고, 관절의 움직임에 따라 관절공간에서 이동하는 뼈에 대한 완충작용을 한다.

무릎관절에는 윤활주머니(bursae)와 지방패드가 많이

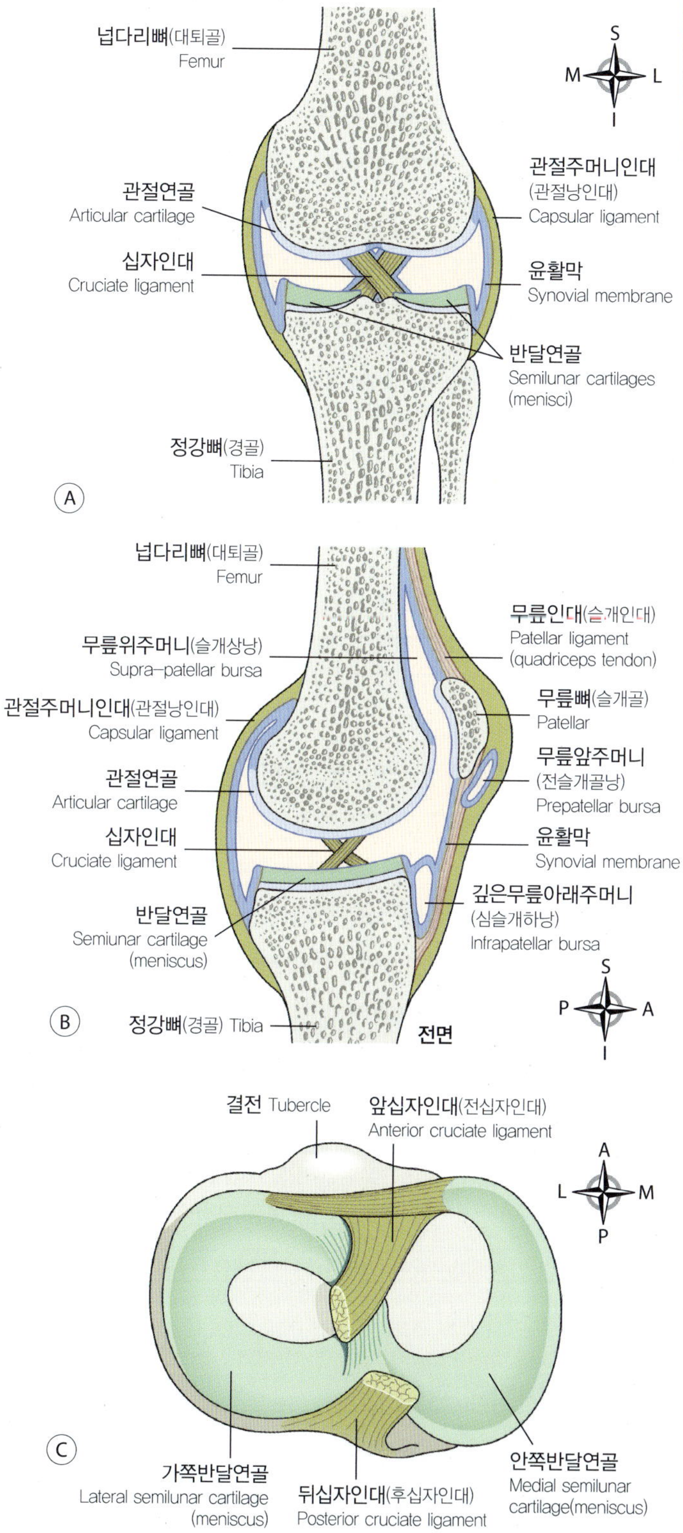

그림 16-52 무릎관절(슬관절). A. 앞면(전면부) **B.** 가쪽면(외측부) **C.** 정강뼈/경골의 상부면 반월상연골과 십자인대를 보여준다.

표 16-5 고관절의 근육과 움직임

굽힘(Flexion)	허리근(요근), 엉덩근(장골근), 넙다리빗근(봉곤근)
폄(Extension)	큰볼기근(대둔근), 뒤넙다리근(슬괵근)
벌림(Abduction)	중간볼기근(중둔근), 작은볼기근(소둔근), 넙다리빗근(봉곤근)
모음(Adduction)	모음근 그룹(긴, 짧은, 큰)[내전근 그룹(장, 단, 대)]
안쪽돌림 (Medial rotation)	중간볼기근(중둔근), 작은볼기근(소둔근), 모음근 그룹(내전근 그룹)
가쪽돌림 (Lateral rotation)	큰볼기근(대둔근), 넙다리네갈래근(대퇴사두근), 폐쇄근

존재한다. 이들은 뼈와 인대, 뼈와 힘줄 사이 및 피부와 무릎뼈 사이에서 생길 수 있는 마찰을 방지한다. 십자인대와 지방패드는 윤활막이 덮고 있지만, 반달연골은 체중을 지탱해야 하기 때문에 윤활막에 의해 덮여 있지 않다. 관절의 바깥에 있는 인대는 지지력을 더욱 강화시켜 주고, 관절이 탈구(dislocation)되지 않도록 단단히 고정시켜 준다. 주요 인대 가운데는 넙다리네갈래근 힘줄의 연장인 무릎인대, 무릎의 뒤에 있는 빗오금인대(사슬와인대, popliteal ligament), 양 바깥쪽에 외측곁인대(측부인대, collateral ligament)가 있다.

근육과 움직임(그림 16-66)

무릎관절에서는 굽힘, 폄 운동이 일어나고, 무릎관절이 완전히 펴질 때 관절에 '잠김'이 일어나는 회전성 운동이 일어난다. 이렇게 관절이 잠기면 무릎관절을 펴는 근육의 피로함 없이 오랜 기간 동안 직립이 가능하다. 무릎관절을 펴는 주요 근육은 넙다리네갈래근이며, 주요 굽힘근은 뒤넙다리근육(슬간근육, hamstring muscles)과 장딴지근(비복근, gastrocnemius)이다.

발목관절(그림 16-53)

발목관절은 경첩관절이며, 정강뼈의 먼쪽 끝부분, 정강뼈의 먼쪽 끝부분에서 돌출된 안쪽복사뼈, 종아리뼈의 먼쪽 끝 부분인 바깥쪽복사뼈, 목말뼈에 의해 형성된다. 이 관절을 강화시키는 4개의 중요한 인대로 세모인대(deltoid ligament)와 앞, 뒤, 안쪽, 바깥쪽 인대(anterior, posterior, medial and lateral ligaments)가 있다.

근육과 움직임(그림 16-66)

발목관절에서 일어나는 안쪽번짐(내번, inversion)과 바깥쪽번짐(외번, eversion) 운동은 엄밀히 말하면 발목관절에서 일어나는 것이 아니라 발목뼈 사이에서 일어난다. 발목관절에서 일어나는 운동의 종류와 관련된 근육은 **표 16-6**에 잘 나타나 있다.

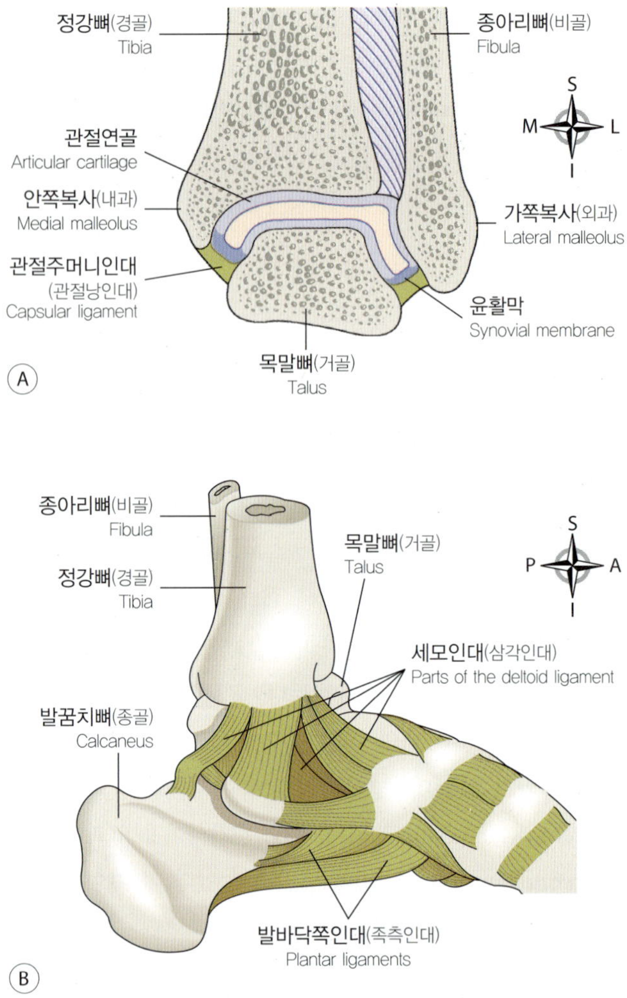

그림 16-53 발목관절(좌측 족관절). A. 앞면(전면부) B. 지지인대의 내측면

표 16-6 발목관절의 근육과 움직임
발등굽힘(배측굴곡, dorsiflexion; 발가락을 정강이 방향으로 들어올리는 것)
앞정강근(전경골근, tibialis anterior)과 발가락폄근(신전근, extensor)
발바닥굽힘(저측굴곡, plantaflexion; 발끝으로 서는 것)
장딴지근(비복근, gastrocnemius), 넙치근(가자미근, soleus)과 발가락굽힘근(굴곡근, flexor)

발과 발가락의 관절

발목뼈 사이, 발목뼈와 발허리뼈 사이, 발허리뼈와 몸쪽발가락뼈 사이, 발가락뼈 사이에 많은 수의 윤활관절이 있다.

운동은 다리에서 시작하여 발목관절을 가로지르는 긴 힘줄과 발에서 시작하는 작은 근육에 의해 일어난다. 발목관절을 가로지르는 힘줄은 윤활집이 싸고 있으며, 강한 가로인대에 의해 뼈 가까이에 붙어 있다.

관절이 움직임에 따라 힘줄도 윤활집 속에서 부드럽게 움직인다. 발에 있는 근육은 관절을 움직이는 기능 이외에도 세로활(longitudinal arch)을 지지하고, 신체균형을 유지하는 것을 도와준다.

5. 뼈대근육

학습목표

이 단원의 학습을 통해서 다음을 이해할 수 있다.

- 뼈대근의 주요 특성
- 뼈대근의 구조와 수축활동
- 근 긴장과 피로의 특성
- 뼈대근의 기능에 영향을 미치는 요인

근육세포는 수축성 세포가 특징이며 근섬유라고 불리다. 근조직의 종류는 민무늬근, 심장근육 및 뼈대근육으로 구분되며 이는 각각 구조, 위치 및 생리적 기능이 다르다. 민무늬근육과 심장근육은 불수의적으로 조절되는 근육으로 3장에서 상세히 다루고 있다. 뼈대근육은 의식적으로 조절이 되는 수의근이며, 힘줄을 거쳐 뼈에 부착되어 뼈대를 움직이게 한다. 뼈대근육은 심장근육처럼 현미경상으로 특이적 띠의 형태가 관찰되는 줄무늬근육 또는 가로무늬근육이라고 한다(**그림 16-54 B**, **그림 16-55**).

뼈대근육의 조직(그림 16-54)

근육은 수많은 근섬유로 이루어져 있다. 전체 근육은 근육바깥막이라 불리는 결합조직막으로 덮여 있다. 근세포(근섬유)들은 별개의 다발을 이루고 있는데, 이를 근섬유다발이라고 부른다. 근섬유다발은 근육다발막이라 부르는 결합조직막으로 덮여 있다. 근섬유다발은 개별적인 근세포들로서 각각 근육속막인 미세한 결합조직으로 싸여 있다. 이러한 결합조직의 벽은 근육의 길이를 나타내고 유기적 구조 내로 섬유들은 묶고 근육을 뼈에 부착시키는 힘줄의 형태로 근육끝과 함께 섞는다. 힘줄은 줄 같지만 넓은 종이 형태를 취하기도 하는데, 이를 널힘줄이라고 한다. 근육을 둘러싸는 다양한 결합조직벽은 근세포의 강한 수축력을 뼈대에 부착되는 지점까지 보내는 데 중요한 역할을 한다. 근육의 살 부분을 힘살이라 부르며 근육이 수축할 때 돌출하고 짧아진다.

뼈대근육섬유

각각의 근섬유들의 수축이 서로 조화를 이루어 근육 형성이 이루어질 때 하나의 뼈대근 수축이 가능하게 된다.

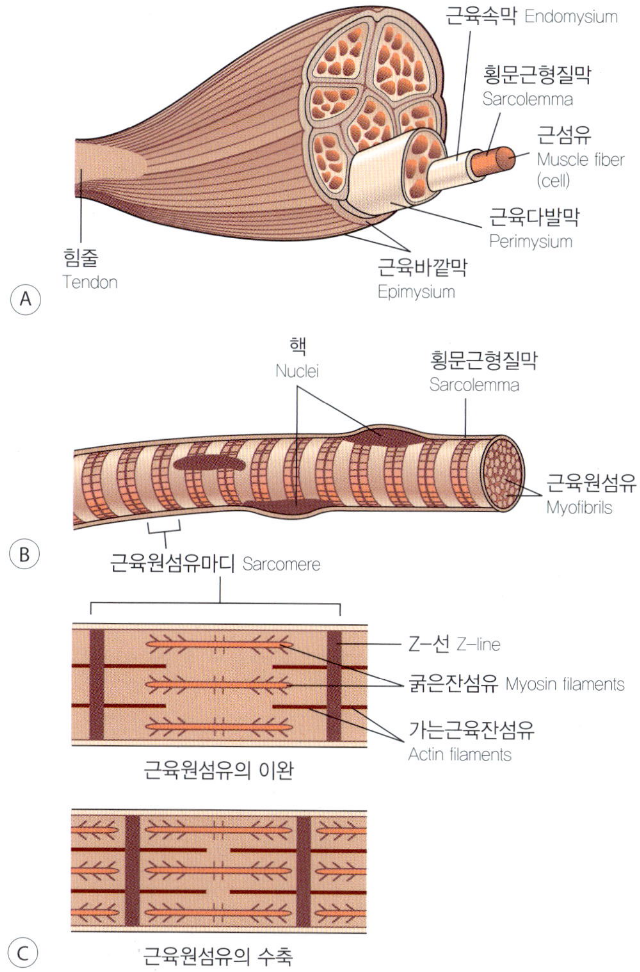

그림 16-54 뼈대근육 조직. A. 뼈대근육과 결합조직 **B.** 세포(근섬유) **C.** 근육원섬유의 수축과 이완

구조

뼈대근육을 현미경으로 관찰하면 근섬유는 원주 모양이고 서로 평행으로 위치하며 밝고 어두운 줄무늬로 구성되어 있다(**그림 16-54 B**, **그림 16-55**). 개개의 섬유들은 매우 길며 가장 긴 근육은 35cm이다. 각각의 섬유는 너무 길기 때문에 여러 개의 핵이 있으며, 횡문근형질막 아래에 존재한다. 근형질이라 불리는 근섬유의 세포질은 근육의 길이를 따라 세로로 배열되어 있는 잔섬유(미세섬유)로 싸여 있다. 이것들이 수축성 잔섬유이다. 또한 포도당으로부터 ATP를 생산하고 수축기 전에 에너지가 되는 산소를 생산하는 사립체가 있다. 또한 특징적으로 산소와 결합하는 물질인 미오글로빈이 있다. 이는 적혈구에 있는 혈색소와 비슷하며, 근육 내에 산소를 저장한다. 게다가 칼슘은 세포 내에 저장되어 있으며, 근육의 신경자극에 의해 근형질 내로 분비되

고 근육잔섬유가 수축활동을 하는 데 있어서 필수적이다.

액틴, 마이오신 및 근육원섬유마디. 근섬유에는 굵은 잔섬유와 가는 잔섬유로 이루어져 있으며 근섬유 수축의 단위는 근원섬유마디(sarcomere)로 반복되는 구조이다. 굵은 잔섬유는 단백질인 마이오신으로 구성되어 있고 어두운 띠가 보이며, 가는 잔섬유는 액틴으로 구성되어 있고 밝은 띠가 보인다.

각각의 근육원섬유마디는 Z선으로 묶여 있고, 근육원섬유마디의 중앙에 있는 액틴잔섬유는 마이오신과 겹쳐진다.

수축

뼈대근육세포는 신경섬유의 자극에 반응하여 수축한다. 신경과 근육은 가까이 근접해 있으며, 신경자극의 전달은 신경근 연접 부위에서 이루어진다. 신경자극이 횡문근형질막을 따라 신경으로부터 퍼지면 근형질을 따라 진행되는 특별한 통로망을 통하여 근육세포에 깊게 침투되고, 세포 내에 저장되어 있는 칼슘이 유리된다. 칼슘은 마이오신을 액틴에 결합시켜 교차다리를 형성한다. 그때 ATP는 두 개의 잔섬유가 서로 미끄러지도록 에너지를 공급한다. 또한 근육원섬유마디의 끝부분에 있는 Z선이 서로 가깝게 잡아당겨 근육원섬유마디가 좁아진다(그림 16-54 C). 섬유들이 동시에 수축하도록 자극을 받게 되면 전체 근육은 짧아질 것이다. 이것을 근 수축의 활주설이라고 한다.

신경자극이 정지되면 근육은 이완한다. 칼슘은 세포 내 저장영역으로 돌아가고 액틴잔섬유와 마이오신잔섬유 사이의 교차다리를 끊게 된다. 잔섬유들은 그들의 원위치, 근육원섬유마디의 길이로 미끄러져 원래 길이로 회복된다.

신경근연접

운동신경원의 축삭은 여러 개의 미세섬유로 나뉘고 각각 축삭 말단의 시냅스마디(종말단추, synaptic knob)로 정지하여 뼈대근육의 수축 자극을 전달한다. 시냅스마디와 근육세포 사이의 공간을 시냅스틈새(synaptic cleft)라고 한다. 운동신경원의 활성은 신경전달물질인 아세틸콜린을 시냅스틈새로 방출하고, 방출된 아세틸콜린은 운동종판(motor end plate)(그림 16-56)의 연접후막(postsynaptic membrane)에 존재하는 아세틸콜린 수용체와 결합하여 근육세포의 수축을 유발한다.

운동단위

각 근섬유(muscle fiber)는 하나의 시냅스마디로부터 신호를 전달받지만, 운동신경원은 미세섬유로 나뉘어 여러 개의 시냅스마디를 형성하기 때문에 많은 수의 근섬유를 동시에 자극할 수 있다. 그림 16-57에서는 신경근육접합부를 전자현미경으로 촬영한 것으로, 하나의 운동신경원과 두 개의 운동종판을 확인할 수 있다.

운동단위는 하나의 운동신경섬유가 지배하는 근섬유를

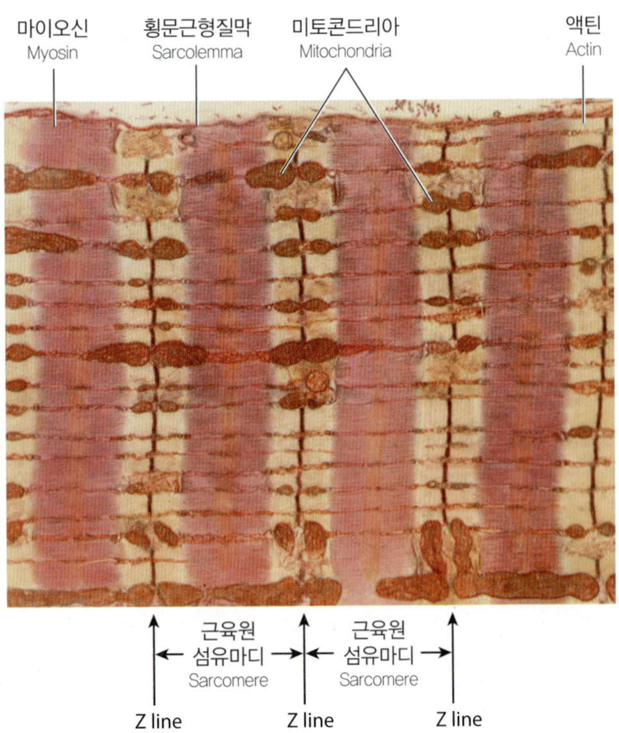

그림 16-55 특징적인 결합 양상과 여러 개의 미토콘드리아를 보여주는 뼈대근육세포의 전자현미경 사진

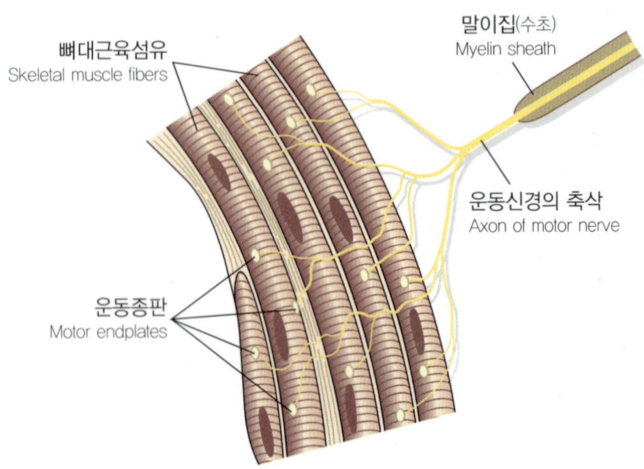

그림 16-56 신경근연접

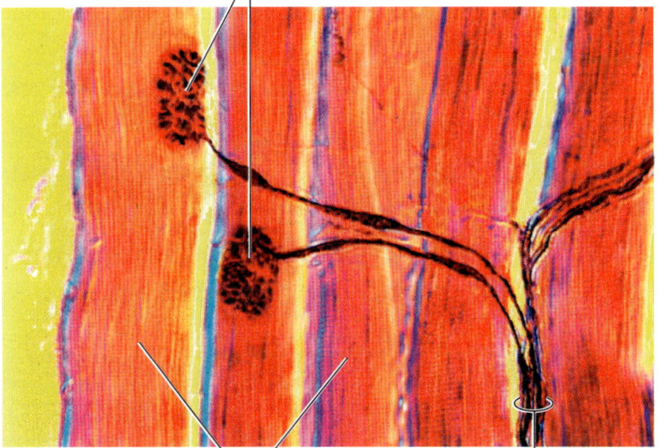

그림 16-57 신경근육접합부. 하나의 운동신경원과 두 개의 운동종판을 보여주는 전자현미경 사진

의미한다. 운동신경원에 의해 각 운동단위의 최대 수축이 유도될 때 일련의 연속적인 근 수축이 일어난다. 따라서 근 수축력(strength)은 동원된 운동단위의 수에 비례하며 하나의 근육에 많은 근섬유를 지배할 때 최대 수축력을 보인다. 하나의 운동신경원이 다수의 근섬유를 지배하여 운동단위 비율이 높은 경우는 주로 광범위의 강력한 힘을 요구하는 근육(팔, 다리)에서 확인할 수 있다. 안구의 움직임에 관여하는 근육처럼 정교하고 섬세한 움직임을 필요로 하는 경우에는 하나의 운동신경원이 소수의 근섬유를 지배하여 조절한다.

뼈대근육의 기능

근육이 수축하는 과정에서 각각의 근육세포(muscle cells)들은 전체 골격근을 둘러싸고 있는 결합조직(connective tissue)들을 끌어당겨 근긴장도(tone)를 발생시킨다.

근긴장(근장력)

근육섬유가 수축할 때 근섬유는 전체 근육이 완전하게 수축하거나 모두 수축하지 않는 실무율(all-or-none) 법칙에 따른다. 전체 근육이 수축하는 정도는 한 번에 수축하는 근섬유의 수에 의한다. 강력한 수축은 약한 섬유보다 큰 배율로 가능한 섬유를 포함한다. 즉 무거운 무게를 올리기 위해서는 가벼운 무게를 올리는 것보다 수축하기 위해 더 많은 근섬유가 요구된다.

근긴장은 지속되고, 부분적 근육 수축은 근육의 피로감 없이 위치를 유지하도록 한다. 예를 들면, 머리를 위로 똑바로 유지하는 것은 목과 어깨근육의 지속적인 활동을 요구한다. 이러한 근육 내에 있는 근섬유의 집합체는 교대로 어느 순간에 수축한다. 어떤 섬유가 수축하면 다른 섬유는 휴식을 취한다. 이는 머리를 위로 똑바로 유지하기 위해 필요한 노력이 근육 전체에 걸쳐 분포되도록 한다. 좋은 근긴장은 관절을 보호하고 이완할 때조차도 근육의 견고함과 형태를 유지시켜 준다.

근육피로

지속적인 수준을 유지하기 위해 근육은 적절한 산소와 포도당 같은 연료 분자의 공급이 필요하다. 근육이 산소와 연료 분자의 공급을 초과하는 수준으로 일할 때 피로가 발생한다. 근육반응은 억제되고 결과적으로 함께 정지될 것이다.

근육이 요구하는 화학적 에너지(ATP)는 탄수화물과 지방의 분해에 의해 발생한다. 단백질은 지방과 탄수화물이 고갈되었을 때 사용된다. 적절한 산소 공급은 이러한 연료 분자 내에 저장된 모든 에너지를 방출하기 위해 필요하다. 산소 공급이 없다면 인체는 무산소 대사경로를 사용하게 되는데 그러면 에너지생산효율이 떨어지며 결과적으로 젖산(lactic acid)을 생성 축적시키게 된다. 격렬한 운동을 할 때와 같이 불충분한 산소 공급이 이루어지면 운동 중인 근육 내에 젖산이 축적됨으로써 피로가 발생하는 것이다. 또한 피로는 저장된 에너지가 고갈되거나, 마라톤과 같은 지속적인 격렬한 운동 후에 발생하는 근육의 물리적 손상으로 인해 초래될 수 있다.

근육회복

운동 후 근육은 ATP와 포도당을 보충하고 손상된 섬유를 개선시키기 위해 회복하는 시간이 요구된다. 노력 정도에 따라 산소부족이 발생할 수 있다. 인체는 초과된 젖산을 피루브산(pyruvic acid)으로 전환하고 저장에너지를 대체한다.

뼈대근육 수행에 영향을 미치는 요인

뼈대근육은 정규적으로 운동할 때 더 잘 기능한다. 훈련은 지구력과 힘을 향상시킨다. 역도와 같은 무산소성 훈련은 근육 내의 각각의 섬유 크기가 증가하기 때문에 근육부피를 증가시킨다(근비대, hypertrophy).

뼈대근육의 작용

인체의 움직임을 위해서, 근육이나 힘줄은 적어도 한 개의 관절을 지나 신장되어야 한다. 근육이 수축할 때 근육은 한 개의 뼈를 다른 뼈쪽으로 당기게 된다. 예를 들면 앞팔의 굽힘이 진행되는 동안 팔꿈치가 구부러질 때 주로 움직이는 것은 다른 끝이 노뼈에 정착되어 있는 위팔두갈래근이다. 한쪽 끝은 어깨뼈에 근육이 수축할 때 근육이 짧아지면서 노뼈를 당긴다. 이는 앞팔이 위팔 쪽으로 움직이게 하고 팔꿈치를 구부리게 한다. 또한 이 예는 근육 조정의 다른 특성인 길항작용(antagonistic pairs)을 설명한다. 많은 근육들은 서로 상반된 작용을 위하여 조정된다. 위팔 앞에 있는 주요 굴곡근이 수축할 때 동시에 위팔 뒤쪽에 있는 근육은 손상을 예방하기 위하여 이완해야만 한다.

등척성 및 등장성 수축

근육의 수축은 보통 근육이 짧아지는 결과를 낸다. 예를 들면, 컵을 집어 들기 위해 위팔을 사용하게 되면 위팔두갈래근이 짧아지게 된다.

근육에 의해 발생되는 힘은 처리할 수 있는 무게를 들어 올리고 근육에는 긴장이 지속적으로 남는다. 이 상황에서의 수축을 등장성 수축(isotonic contraction)이라고 한다. 그러나 한손으로 80kg 남자를 들어 올리려고 하는 경우, 대부분의 사람들은 이 일을 수행할 수 없다. 그러나 팔과 어깨근육은 이것이 될 때까지 열심히 일하게 된다. 이 상황에서 남자 무게에 대한 저항이 그를 들어 올리는 사람의 노력에 비해 너무 크기 때문에, 근육은 짧아질 수가 없는 대신에 발생된 힘은 근육의 긴장도를 증가시킨다. 이러한 수축을 등척성 수축(isometric contraction)이라 한다.

근육용어

근육은 다양한 특성에 따라 명명되고(표 16-7), 주요 근육의 명칭, 기능 등에 대한 특징을 잘 이해한다면, 익숙하지 않은 근육에 대한 명칭 및 기능에 대해서 이해하기가 쉽다. 근육의 기시(origin) 지점은 근육의 근위부가 뼈에 부착하는 부위로 근육이 수축할 때 뼈를 당겨주는 시작점에 해당한다. 뼈의 정지(insertion) 지점은 일반적으로 근육이 수축할 때 움직이게 되는 뼈에 있는 먼쪽 부착 부위이다.

표 16-7 근육용어

특성	예	설명
형태	등세모근(Trapezius)	세모 모양
섬유방향	배빗근(Oblique muscles of abdomen)	섬유가 비스듬히 진행한다.
근육위치	정강근(Tibialis)	정강이뼈 근처에 위치한다.
적용운동	자쪽손목폄근 (Extensor carpi ulnaris)	손목과 자뼈의 손목뼈에 연결되고 손목의 폄에 관여한다.
연결지점의 수	위팔두갈래근 (Biceps brachii)	이 근육은 어깨에 연결되는 두 지점이 있다.
근육이 연결되는 뼈	노쪽손목근 (Carpi radialis muscles)	손목과 노뼈의 손목뼈에 연결된다.

주요 뼈대근육

팔다리 움직임에 관여하는 근육과 더불어 중요하게 작용하는 주요 뼈대근육(얼굴, 목, 등, 가슴, 골반바닥, 복부)에 대해서 살펴보고자 한다.

얼굴과 목근육(그림 16-58)

얼굴근육

얼굴표정을 변화시키고 음식물을 씹거나 말하는 동안 아래턱의 움직임과 관련된 근육이 많이 있다.

뒤통수이마근(두개표근, occipitofrontalis). 뒤통수뼈와 이마뼈를 덮는 뒤통수근(occipitalis)과 이마근(frontalis)으로 구성된다. 편평한 힘줄이나 널힘줄이 머리뼈 위에 뻗어 있고, 두 개의 근육이 연결되어 있으며, 이 근육은 눈썹을 들어올린다.

위눈꺼풀올림근(상안검거근, levator palpebrae superioris). 위눈꺼풀올림근은 눈확공간의 뒷부분에서부터 위눈꺼풀까지 뻗어 있으며, 눈꺼풀을 들어 올린다.

눈둘레근(안륜근, orbicularis oculi). 눈둘레근은 눈, 눈꺼풀, 눈확공간을 둘러싸고 있으며, 눈을 감는 작용을 한다.

볼근(협근, buccinator). 볼근은 음식물을 씹을 때와 공기를 내뱉을 때 볼을 치아 쪽으로 당긴다(트럼펫 부는 사람의 근육).

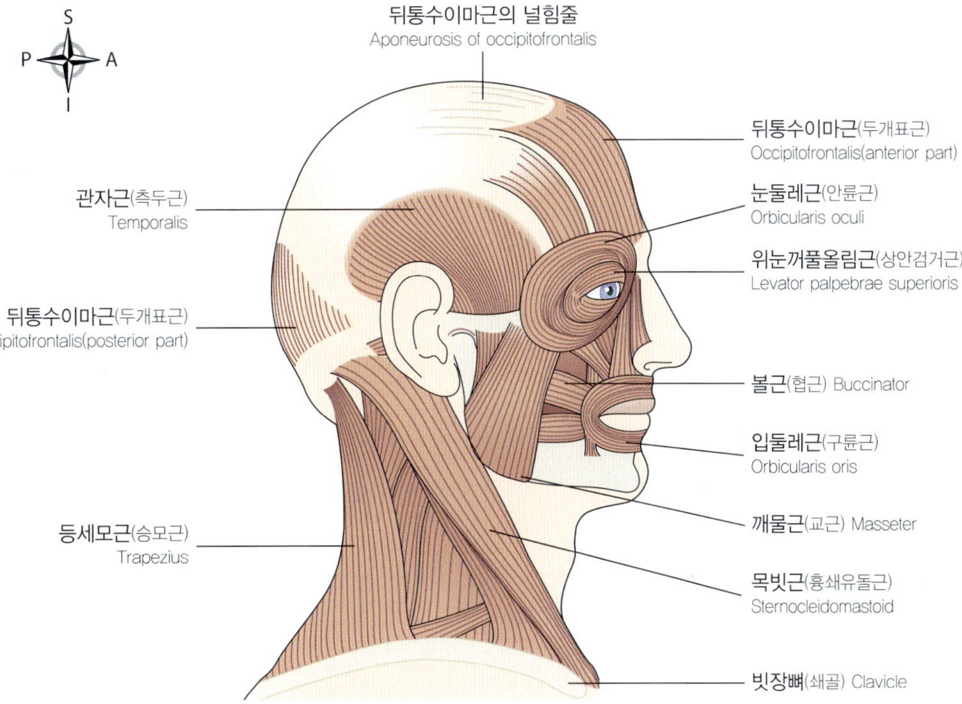

그림 16-58 얼굴, 머리 및 목의 오른쪽면의 근육

입둘레근(구륜근, orbicularis oris). 입둘레근은 입 주위를 둘러싸고 있으며, 볼의 근육과 연결된다. 이는 입을 다물게 한다. 강하게 수축하면 휘파람 부는 모양이 된다.

깨물근(교근, masseter). 깨물근은 넓은 근육으로 광대활(zygomatic arch)과 턱뼈각 사이에 걸쳐 있다. 음식물을 씹을 때 아래턱을 위턱까지 당기며 턱을 다물 수 있도록 하고, 강하게 수축하게 되며, 휘파람 부는 입모양을 하게 된다.

관자근(측두근, temporalis). 관자근은 관자뼈를 덮고 있으며, 광대활 밑을 지나 아래턱뼈 근육돌기에 닿는다. 입을 다물고 씹는 기능을 돕는다.

날개근(익돌근, pterygoid). 날개근은 나비뼈와 아래턱에 걸쳐 있으며, 입을 다물고 아래턱을 앞으로 당기게 한다.

목근육

목에 분포하는 근육에는 많은 종류가 있으나 여기서는 가장 큰 목근육, 두 가지를 살펴본다.

목빗근(흉쇄유돌근, stemocleidomastoid). 목빗근은 복장뼈자루와 빗장뼈에서 기시하여 관자뼈의 꼭지돌기에 닿는다. 목빗근은 머리 회전을 보조하며 호흡에도 영향을 주는 근육이다. 편측으로 수축 시, 머리가 어깨쪽으로 당겨지며, 양측이 동시에 수축하면 목뼈의 굽힘이 나타난다. 머리가 고정된 자세에서 양측의 목빗근이 동시에 수축하면 복장뼈(흉골)과 빗장뼈(쇄골)가 상방으로 이동하는데 강제호흡(forced respiration)을 유도할 때 나타난다.

등세모근(승모근, tropecius). 등세모근은 어깨와 목의 뒷부분을 덮는다. 위쪽으로는 뒤통수융기에 닿고 중간에서는 목뼈와 가슴뼈의 가로돌기에 닿으며 옆으로는 빗장뼈, 가시돌기와 어깨뼈의 봉우리돌기에 닿는다. 이는 머리를 뒤로 당기고 어깨를 정사각형으로 덮음으로써 어깨관절을 사용할 때 어깨뼈의 움직임을 조절한다.

몸통근육

몸통근육은 팔다리뼈대와 몸통뼈대의 가슴이음뼈로 연합되어 있으며, 어깨와 위팔을 움직이도록 한다.

등근육

등에 6쌍의 큰 근육이 있으며 이는 뒤쪽 복벽을 형성한다(**그림 16-59**, **그림 16-60**, **그림 16-61**).

- 등세모근(trapezius)
- 넓은등근(광배근, latissimus dorsi)
- 큰원근(대원근, teres major)

- 허리근(요근, psoas)(452p 참조)
- 허리네모근(요방형근, guadratus lumborum)
- 엉치등뼈근(천극근, sarcospinalis)

넓은등근. 넓은등근육은 엉덩뼈능선의 후면, 허리뼈의 가시돌기, 아래쪽 가슴뼈에서 기시하여 위팔뼈의 두갈래근고랑에 정지하고 팔의 모음, 돌림, 폄운동에 관여한다.

큰원근. 큰원근은 어깨뼈의 하각에서 기시하여 어깨관절의 위팔뼈에 정지한다. 큰원근은 팔의 폄, 모음, 돌림 운동에 관여한다.

허리네모근. 허리네모근은 엉덩뼈능선에서 기시하여 위로 등뼈와 근접하여 평행하게 분포되어 12번째 갈비뼈에서 정지한다(**그림 16-60**). 2개 근육은 호흡하는 동안 아래갈비뼈를 고정시키고 등뼈를 확장시킨다. 편측근육이 수축하게 되면 등뼈의 허리부분을 옆으로 굽히게 된다.

엉치등뼈근(천골등뼈근, sacrospinalis). 엉치등뼈근은 등뼈의 가시돌기와 가로돌기에 위치한 근육의 집합체이다(**그림 16-61**). 근육은 엉치뼈에서 기시하여 뒤통수뼈에 정지한다. 엉치등뼈근의 수축은 등뼈를 신전시킨다.

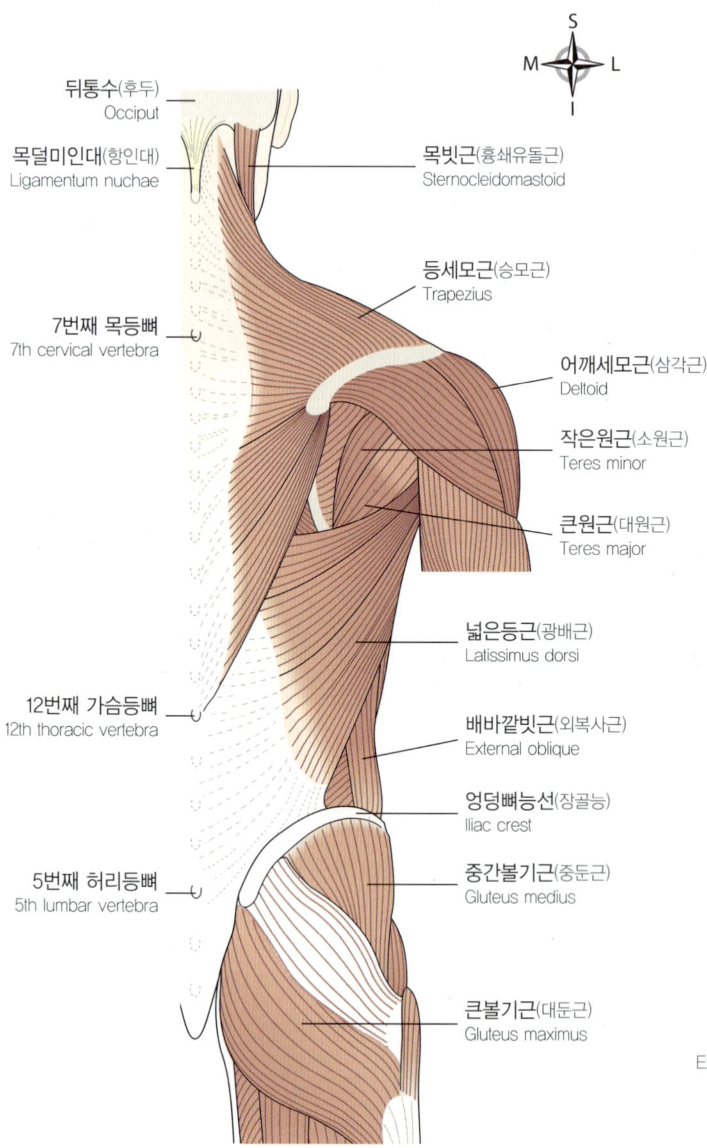

그림 16-59 등근육

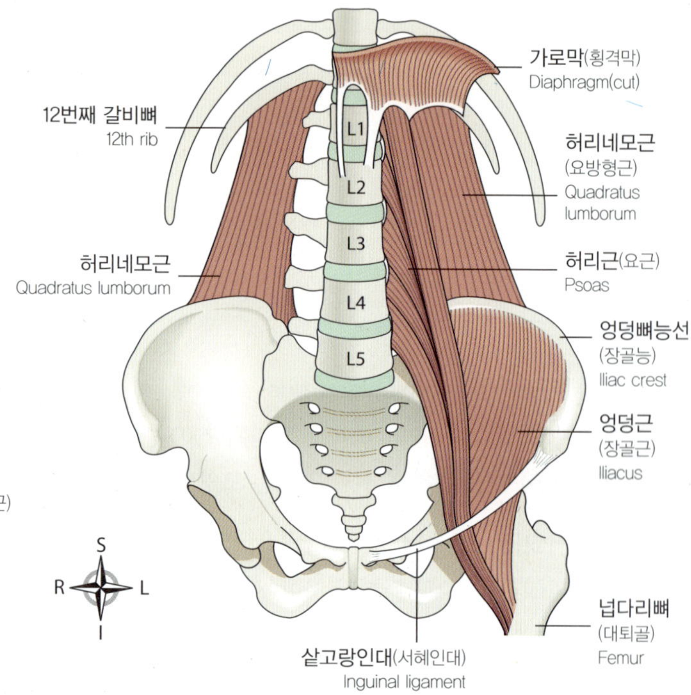

그림 16-60 뒤쪽배벽의 심층 근육

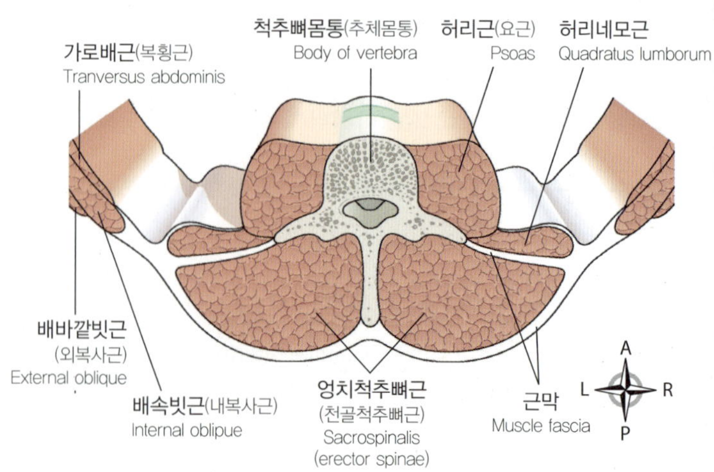

그림 16-61 뒤쪽배벽의 가로면 허리뼈와 연합된 근육

배근육

배근육은 5쌍의 근육으로 이루어져 있다(그림 16-62, 그림 16-63).

- 배곧은근(복직근, rectus abdominis)
- 배바깥빗근(외복사근, external obligue)
- 배속빗근(내복사근, internal obligue)
- 배가로근(복횡근, transversus abdominis)
- 허리네모근(요방형근, guadratus lumborum)

배근육의 주요기능은 복강의 앞쪽면에 강한 근육층의 복벽을 형성하여 복강을 보호하는 것이다. 배근육이 함께 수축하게 되면 복부에 압력이 가해지고, 척추의 굽힘 운동이 나타난다. 빗근(복사근)의 편측 수축 시에는 몸통의 회전이 나타난다. 배의 앞쪽에 위치하는 배곧은근은 중앙 힘줄끈(건삭)에 의해 수직으로 나뉘어지고 백색선(white alba)은 복장뼈(흉골)의 칼돌기(검상돌기)에서 두덩결합(치골결합)까지 이어져 있다.

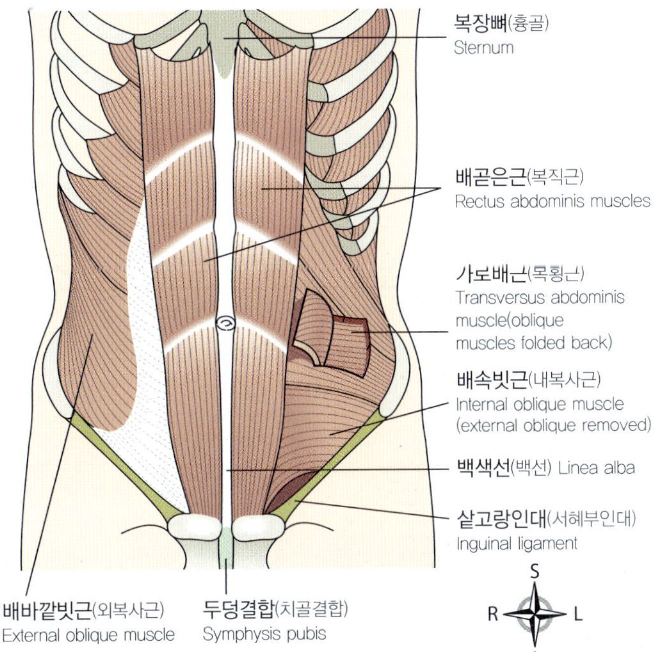

그림 16-62 앞쪽배벽의 근육

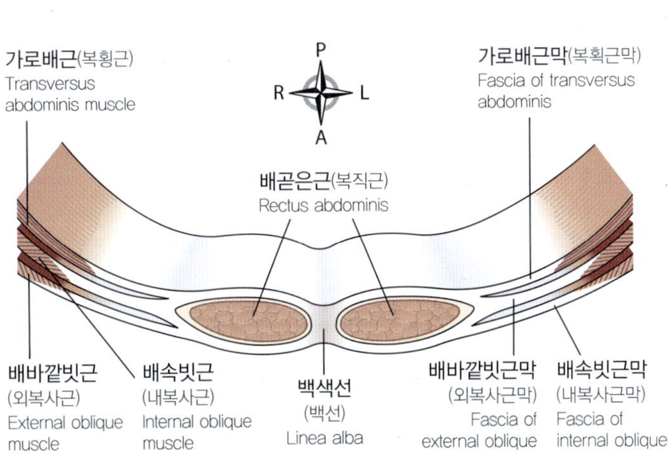

그림 16-63 앞쪽배벽의 근육과 근막의 가로면

배곧은근. 배곧은근은 가장 표면에 위치하는 근육이다. 넓고 편평하며 두덩뼈의 가로부분에서 기시하여 아래갈비뼈와 복장뼈의 칼돌기에서 정지한다. 양쪽 근육은 흰색선에 부착되어 있다.

배바깥빗근. 배바깥빗근은 아래갈비뼈에서 기시하여 엉덩뼈능선과 널힘줄에 의해 흰색선에서 정지한다.

배속빗근. 배속빗근은 바깥속빗근보다 안쪽에 위치하며, 엉덩뼈능선과 근막의 넓은 띠에 의하여 허리뼈의 가시돌기에서 기시하여 아래갈비뼈와 널힘줄에 의해 흰색선 위쪽으로 향한다. 섬유들은 배바깥빗근에 대한 오른쪽각에 위치한다.

배가로근. 배가로근은 배벽의 근육 중에서 가장 안쪽에 위치한다. 근육은 엉덩뼈능선과 허리뼈에서 기시하며 배벽을 가로질러 널힘줄에 의한 흰색선에서 정지한다. 섬유들은 배곧은근에 대한 오른쪽각에 위치한다.

샅굴(서혜관)

샅굴은 길이가 2.5~4cm이며 배벽을 비스듬히 지나간다. 이는 배가로막과 샅고랑인대에 연결되어 있으며(그림 16-60) 남성에서는 정삭에 속하고 여성에서는 자궁원인대에 속한다. 샅굴의 약화는 복벽을 형성하는 근육층이 강할지라도 탈장을 일으킬 수 있는 요인이 된다.

흉부근육

흉부근육은 호흡에 관여한다(10장 참조).

골반근육(그림 16-64)

골반근육은 중앙선을 따라 두 부분으로 나뉜다. 각 부분은 근막과 근육으로 구성된다. 근육에는 항문올림근과 꼬리뼈근이 있다.

아래골반부는 골반의 장기들을 지탱해주고, 배뇨와 배변 시 상승된 골반안 압력에 대응하여 유지할 수 있게 한다.

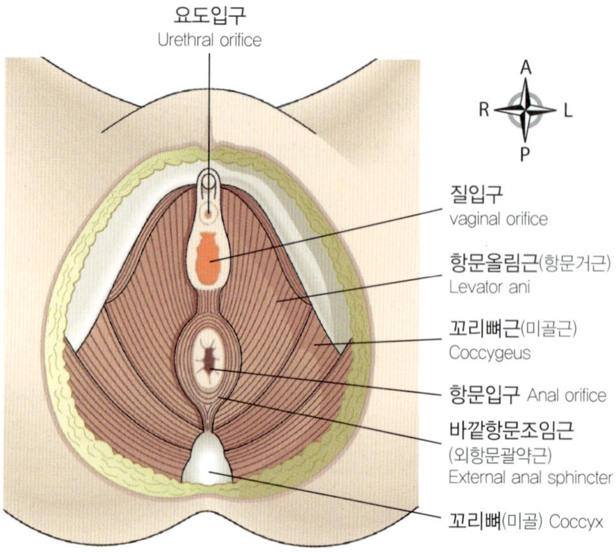

그림 16-64 여성의 골반근육

항문올림근. 항문올림근(항문거근, levator ani)은 한 쌍의 넓고 편평한 근육으로 아래골반부의 앞쪽을 형성한다. 근육은 참골반에서 기시하여 중앙선에서 연결된다. 근육은 골반장기를 지지해주는 걸이를 형성한다.

꼬리뼈근. 꼬리뼈근(미골근, coccygeus)은 근육과 항문올림근 뒤에 위치한 힘줄섬유들과 삼각형 모양으로 쌍을 이룬다. 근육은 궁둥뼈의 중앙부분에서 기시하여 엉치뼈와 꼬리뼈에서 정지한다. 근육은 아래골반부를 형성하며 남성은 요도와 항문이 있고 여성은 요도, 질 및 항문이 있다.

어깨와 팔근육(그림 16-65)

이 근육은 팔다리뼈대와 몸통뼈대의 가슴이음뼈로 연합되어 있으며, 어깨와 위팔을 움직이도록 한다.

어깨세모근. 어깨세모근(삼각근, deltoid)은 어깨세모근은 빗장뼈, 어깨뼈의 봉우리와 가시돌기에서 기시하여 위팔뼈의 어깨세모근의 거친면에 닿는다. 어깨세모근은 살과 어깨의 둥근 윤곽을 이루며 주요 기능은 팔의 운동이다. 앞쪽은 어깨관절을 굽히고 중간 부분은 벌리며 뒷부분은 어깨관절을 펴고 바깥쪽은 회전에 관여한다.

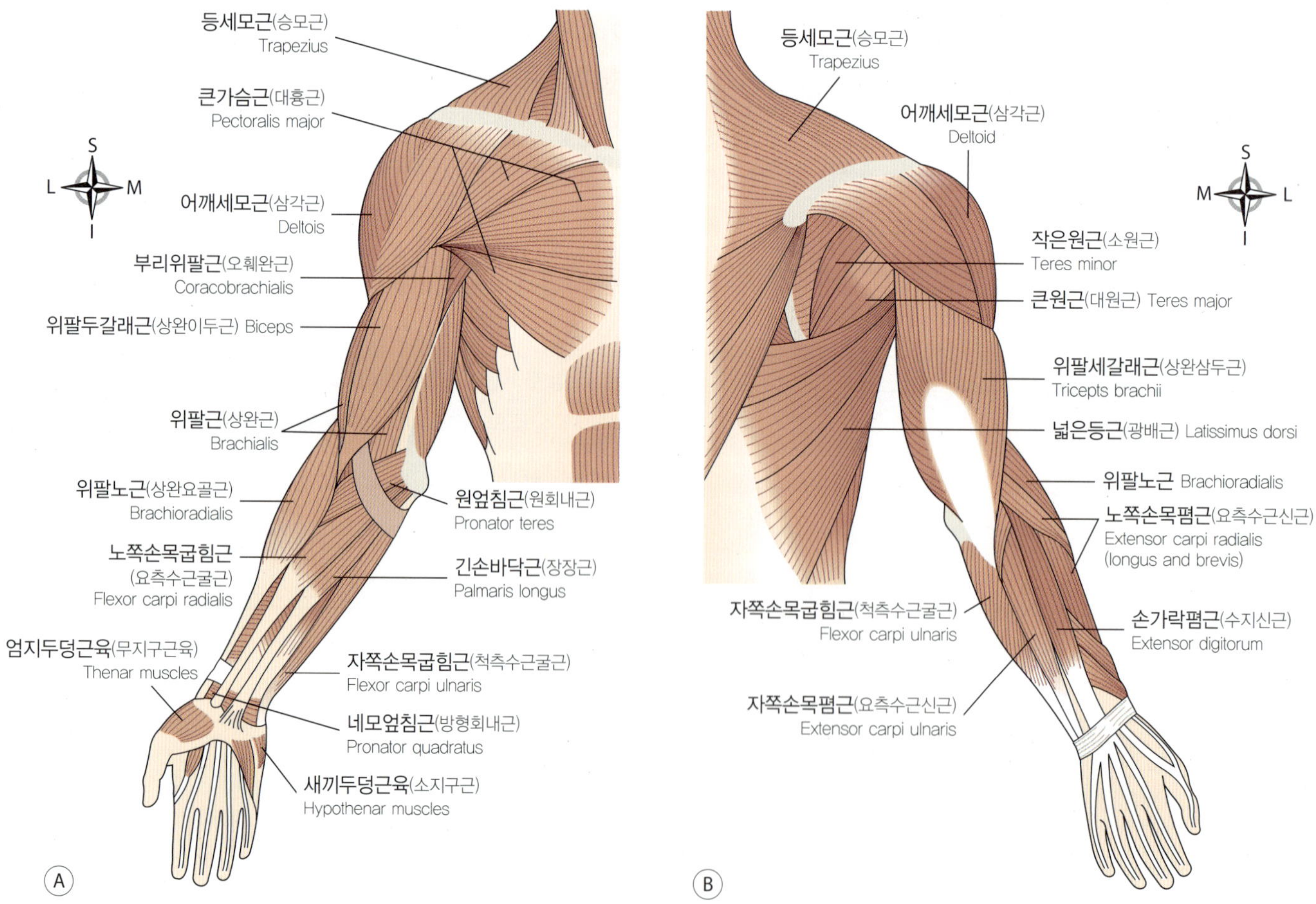

그림 16-65 어깨와 위팔의 근육. A. 앞면 B. 뒷면

큰가슴근. 큰가슴근(대흉근, pectoralis major)은 큰가슴근은 앞쪽 가슴벽에 위치한다. 섬유는 빗장뼈와 복장뼈에서 기시하여 위팔뼈의 결절사이고랑에 정지한다. 이는 팔의 모음과 굽힘에 관여한다.

부리위팔근. 부리위팔근(오훼완근, coracobrachialis)은 부리위팔근은 팔의 위쪽 중앙에 위치한다. 부리위팔근은 어깨뼈의 부리돌기에서 기시하고 어깨관절 앞쪽으로 뻗어 위팔뼈의 중앙 세 번째에서 정지한다. 이는 어깨관절을 굴곡시킨다.

위팔두갈래근. 위팔두갈래근(상완이두근, biceps brachii)은 위팔두갈래근은 위팔의 앞쪽에 위치하며, 두 개의 머리부분으로 나누어진다. 짧은 머리는 어깨뼈의 부리돌기에서 기시하여 어깨관절 앞쪽을 지난다. 긴머리는 관절오목위결절에서 기시하여 힘줄은 관절강과 위팔뼈의 두갈래근고랑에서 유지된다. 가로위팔인대가 고랑을 가로질러 신장함으로써 힘줄이 두갈래근 고랑에 유지된다. 먼쪽 힘줄은 팔꿈치관절을 가로질러 노뼈거친면에서 정지한다. 이는 어깨관절 굽힘과 안정성을 제공하여 팔꿈치관절의 굽힘과 뒤침에 관여한다.

위팔근. 위팔근(상완근, brachialis)은 위팔근은 위팔두갈래근 밑 위팔의 앞쪽에 위치한다. 이는 위팔뼈에서 기시하여 팔꿈치관절을 가로질러 자뼈에서 정지한다. 이는 팔꿈치관절의 주요한 굽힘근이다.

위팔세갈래근. 위팔세갈래근(상완삼두근, triceps brachii)은 위팔세갈래근은 위팔뼈의 뒤쪽에 위치한다. 이는 3부분으로 나누어지는데, 1개는 어깨뼈에서 비롯되며 2개는 위팔뼈의 뒤쪽면에서 기시하여 공통힘줄에 의하여 자뼈의 팔꿈치머리돌기에서 정지한다. 이는 팔의 모음과 팔꿈치관절의 폄에 관여한다.

위팔노근. 위팔노근(상완요골근, brachioradialis)은 위팔노근은 팔꿈치관절에 붙어 있으며, 위팔뼈의 원단부에서 기시하여 노뼈의 가쪽위관절융기에서 정지한다. 위팔노근 수축에 의해 팔꿈치관절의 굽힘이 일어난다.

네모엎침근. 네모엎침근(방형회내근, pronator guadratus)은 네모 모양의 근육은 손을 엎치게 하는 주요 근육으로, 노뼈와 자뼈의 아랫부분에 붙어 있다.

원엎침근. 원엎침근(원회내근, pronator teres)은 원엎침근은 앞팔 앞쪽의 위쪽을 비스듬히 지나간다. 이 근육은 위팔뼈의 안쪽위관절융기와 자뼈의 갈고리돌기에서 기시하여 앞팔을 비스듬히 지나 노뼈몸통의 가쪽거친면에 정지한다. 이는 노자뼈관절을 회전시키고 손을 해부학적 자세에서 글씨 쓰는 자세로 변형시킨다.

뒤침근. 뒤침근(회외근, supinator)은 뒤침근은 앞팔의 뒤쪽과 가쪽을 지난다. 이 근육은 위팔뼈의 가쪽위관절융기와 자뼈의 윗부분에서 기시하여 노뼈의 위쪽 가쪽 거친면에서 정지한다. 이는 노자뼈관절을 회전시키고 글씨를 쓸 때 손을 해부학적 위치로 변형시킨다.

자쪽손목굽힘근. 자쪽손목굽힘근(척측수근굴근, flexor carpi ulnaris)은 자쪽손목굽힘근은 앞팔의 앞쪽에 위치하며 위팔뼈의 안쪽위관절융기에서 기시하여 두 번째, 세 번째 손허리뼈에서 정지한다. 이는 손목관절의 굽힘에 관여하고 노쪽손목폄근과 함께 작용할 때 관절의 벌림이 나타난다.

노쪽손목굽힘근. 노쪽손목굽힘근(요측수근굴근, flexor carpi radcalis)은 노쪽손목굽힘근은 앞팔의 안쪽에 위치하며 위팔뼈의 안쪽위관절융기와 자뼈의 윗부분에서 기시하여 콩알뼈, 갈고리뼈 및 다섯 번째 손허리뼈에 정지한다. 이는 손목굽힘에 관여하고 자쪽손목폄근과 작용할 때 관절의 모음이 나타난다.

노쪽손목폄근. 노쪽손목폄근(요측수근신근, extensor carpi radialis)은 노쪽손목폄근은 앞팔의 뒤쪽에 위치하고 위팔뼈의 가쪽위관절융기에서 기시하며 두 번째, 세 번째 손허리뼈에서 정지한다. 이는 관절의 폄과 벌림에 관여한다.

자쪽손목폄근. 자쪽손목폄근(척측수근신근, extensor carpi ulnaris)은 자쪽손목폄근은 앞팔의 뒤쪽에 위치하고 위팔뼈의 가쪽위관절융기에서 기시하여 다섯 번째 손허리뼈에 정지한다. 이는 관절의 폄과 모음에 관여한다.

긴손바닥근. 긴손바닥근(장장근, palmarus longus)은 긴손바닥근은 피부와 손바닥근막을 잡아당겨 비틀기힘을 견디며 손목굽힘에 관여한다. 이는 위팔뼈의 안쪽위관절융기에서 기시하며 손바닥에 있는 힘줄에 정지한다.

손가락폄근. 손가락폄근(수지신근, extensor digitorum)은 손가락폄근은 위팔뼈의 가쪽위관절융기에서 기시하여 팔꿈치와 손목관절에 붙어 있다. 이는 4개의 힘줄로 나뉘어 각 손가락에 닿는다. 이 근육의 기능은 팔꿈치, 손목, 손가락관절의 폄에 관여한다.

손가락 운동을 조절하는 근육. 아래팔에 있는 긴 근육은 손과 손가락에 힘을 가하지만 미세한 손가락을 조절하는 데 필요한 운동에는 관여하지 못한다. 손목뼈와 손허리뼈에서 기시하는 짧은 근육은 손가락의 미세한 운동을 조절하지만 손가락폄에는 관여하지 못한다.

엉덩이와 다리근육(그림 16-66)

인체의 가장 큰 근육들이 있으며 기능은 주로 체중을 지탱해준다. 인체의 아랫부분은 걸을 때와 달릴 때 체중을 전달해 주도록 설계되어 있다.

허리근. 허리근(요근, psoas)은 허리근육은 허리뼈의 가로돌기와 몸통에서 기시하여 엉덩뼈의 편평한 부분과 샅고랑인대 뒤를 거쳐 넙다리뼈에 정지한다. 엉덩근과 함께 작용하여 엉덩이 관절의 굽힘에 관여한다(그림 16-60).

엉덩근. 엉덩근(장골근, iliacus)은 엉덩근은 볼기뼈의 엉덩뼈오목에 위치하며, 엉덩뼈능선에서 기시하여 엉덩뼈오목을 지나 허리근의 힘줄과 결합하여 넙다리뼈의 작은돌기에서 정지한다. 엉덩근과 허리근의 연합기능은 엉덩이관절의 굽힘에 관여한다.

넙다리네갈래근. 넙다리네갈래근(대퇴사두근, quadriceps femoris)은 넙다리네갈래근은 넙다리의 앞과 가쪽에 위치한 4개 근육의 집합체이다. 이는 넙다리곧은근, 가쪽넓은

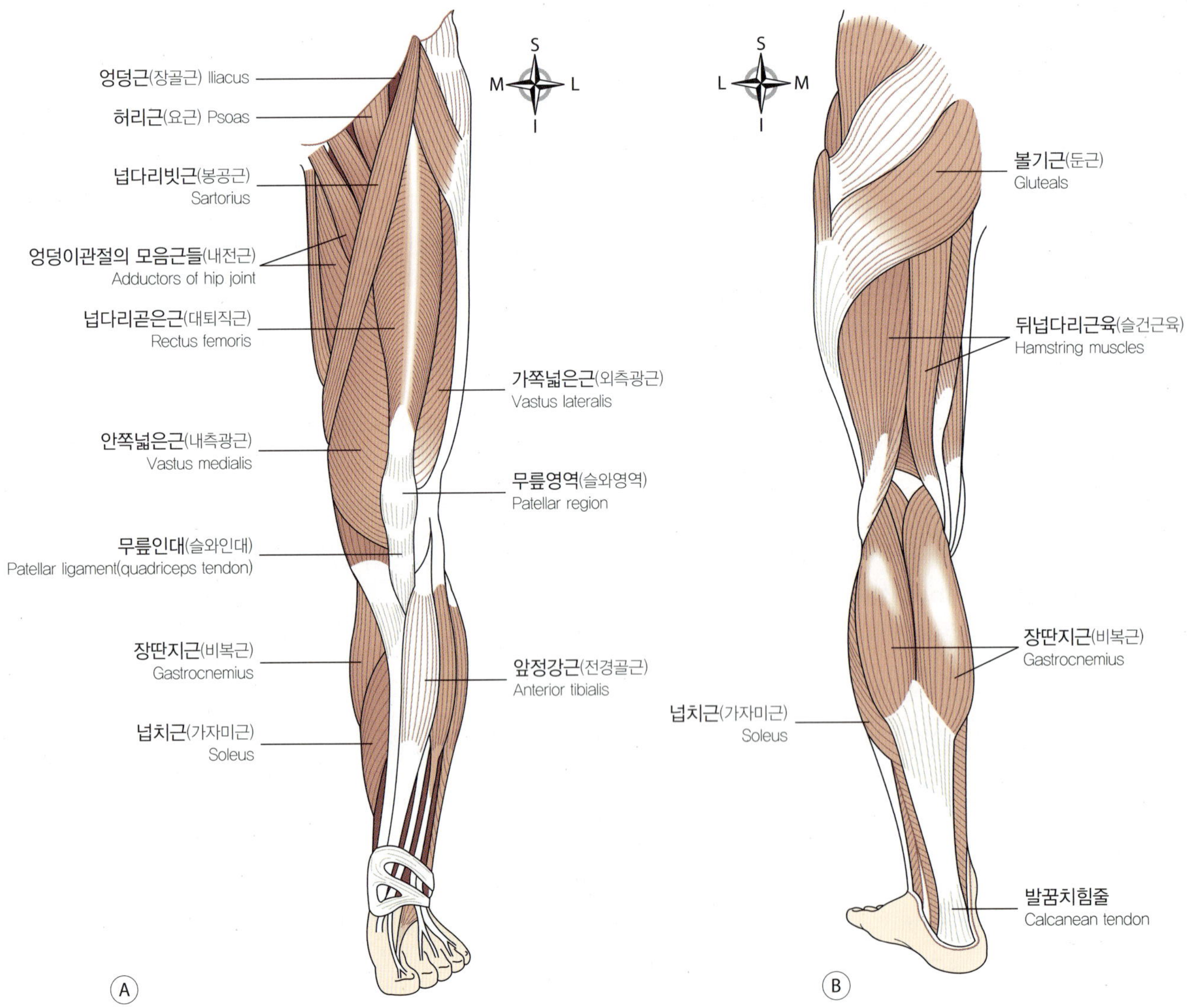

그림 16-66 다리근육. A. 앞면 B. 뒷면

근, 안쪽넓은근 및 중간넓은근으로 구성된다. 넙다리곧은근은 엉덩뼈와 넙다리뼈의 상단에서 기시하여 무릎관절 앞을 지나 정강뼈에서 정지한다. 넙다리곧은근만이 엉덩이관절의 굽힘에 관여하고 근육들이 함께 작용하여 무릎관절의 폄에 관여한다.

폐쇄근. 폐쇄근(obturatus)은 볼기의 안쪽에 있는 폐쇄근은 골반의 폐쇄구멍에서 기시하여 몸쪽넙다리뼈에서 정지한다. 이 근육의 주요 기능은 엉덩이관절의 바깥쪽회전이다.

볼기근. 볼기근(둔근, gluteals)은 볼기근은 큰볼기근, 중간볼기근, 작은볼기근으로 구성되며 볼기의 살부분을 형성한다. 볼기근은 엉덩뼈와 엉치뼈에서 기시하며 넙다리뼈에서 정지한다. 이는 엉덩이관절의 폄, 벌림, 안쪽회전에 관여한다.

넙다리빗근. 넙다리빗근(봉공근, sartorius)은 넙다리빗근은 인체에서 가장 긴 근육으로 엉덩이와 무릎관절을 지난다. 이는 엉덩뼈 앞쪽 위에서 기시하여 엉덩이관절, 넙다리 및 무릎관절을 비스듬히 지나 정강이뼈 윗부분의 안쪽면에 정지한다. 이는 엉덩이관절의 굽힘과 벌림에 관여하고 무릎의 굽힘에 관여한다.

모음근육. 모음근육(내전근, adductor group)은 모음근육은 넙다리의 안쪽면에 위치하며, 궁둥뼈에서 기시하여 정강이의 위쪽끝에서 정지한다. 이들은 넙다리두갈래근, 반막근 및 반힘줄근으로 무릎관절의 굽힘에 관여한다.

장딴지근. 장딴지근(비복근, gastrocnemius)은 장딴지근은 다리의 장딴지를 이루는 근육으로서, 넙다리뼈의 각 융기에서 기시하여 정강이뼈 아래를 거쳐 발꿈치뼈에서 정지한다. 이는 무릎과 발목관절을 가로질러 있으며, 무릎의 발바닥쪽굽힘에 관여한다.

가자미근. 가자미근(soleus)은 가자미근은 장딴지의 주요 근육으로서 장딴지근보다 더 안쪽에 위치한다. 장딴지뼈와 정강뼈의 머리와 뒷부분에서 기시하고 장딴지근육과 함께 아킬레스건으로 합쳐지면서 발꿈치뼈(종골)에 정지한다. 이는 발목의 발바닥쪽굽힘에 관여하고 서 있을 때 관절을 안정시킨다.

6. 노화와 근육뼈대계

학습목표

이 단원의 학습을 통해서 다음을 이해할 수 있다.

- 노화가 근육뼈대계의 구조와 기능에 미치는 영향

연령이 증가하면서 뼈조직의 비중은 가벼워지고 치밀도가 떨어지게 된다. 이는 노인에게서 골절이 주로 발생하는 원인이 된다. 이러한 골조직의 변화가 나타나는 것을 뼈감소증(골감소증)이라고 하며, 30대에서 40대에서 나타나기 시작한다. 여성 호르몬인 에스트로겐은 뼈조직 소실을 보호하는데 관여하며 폐경기 여성의 경우, 에스트로겐 호르몬 감소하면서, 뼈다공증이 발생할 확률이 높아진다. 또한, 추간판(intervertebral disc) 압축으로 인하여 척주(spinal column)의 길이가 짧아진다.

연골과 그외 기타 결합조직들이 뻣뻣해지며, 연령이 높아질수록 뼈대근육계의 퇴행이 진행되어 관절의 가동성과 유연성이 감소되고 뼈관절염이 발생될 수 있다. 뼈대근육섬유들은 작아지고 탄성이 감소하며 섬유성조직으로 대체되기도 한다. 이러한 섬유성조직은 탄성이 없기 때문에 근수축력이 감소되는 요인이 된다. 노화에 따른 운동부하능(운동허용능, exercise tolerance)의 변화도 나타나게 되는데, 고령일수록 심혈관계의 기능이 저하되어 각각의 근육세포들이 저장할 수 있는 에너지원[글루코오스(glucose), 미오글로빈(myoglobin)]이 줄어들면서 운동부하능이 감소하게 된다. 또한 근육활동으로 발생한 열이 효율적으로 소실되지 않고 계속 잔존하게 된다.

적절한 운동을 주기적으로 유지할 경우, 연령에 따른 근육뼈대계의 퇴행성 변화를 지연시킬 수 있다.

7. 뼈질환

학습목표

이 단원의 학습을 통해서 다음을 이해할 수 있다.

- 뼈다공증, 파제트병, 구루병 및 뼈연화증의 병리적 현상
- 골수염의 원인과 결과
- 뼈발달의 기형
- 뼈종양의 결과

뼈다공증(골다공증)

뼈다공증은 뼈침착이 흡수와 보조를 맞추지 못하기 때문에 뼈밀도가 감소함으로써 발생한다. 비록 뼈가 적절하게 광물화가 진행되더라도 뼈 내부구조의 손실로 인하여 뼈가 부서지기 쉽고 현미경상에서 비정상적인 뼈 내부를 확인할 수 있다(그림 16-67). 뼈질량은 35세경에 최고점에 달하고, 그 후 점차적으로 남성, 여성에게 있어서 모두 감소하게 된다. 폐경기 이후 에스트로겐의 수치가 감소되면서 여성에게서 뼈손실을 가속화시킨다. 이후 여성의 뼈밀도는 남성보다 낮아진다. 또한 질환과 환경적 요인은 뼈질량을 감소시켜 뼈다공증의 유발을 가중시킨다(Box 16-1). 사람에 따라서는 생활식습관의 변화에 의해 영향을 받기도 한다. 아동기와 청소년기 동안의 운동과 칼슘섭취는 개인의 뼈질량에 영향을 미치고 노년기의 뼈다공증의 위험을 결정하는 데 중요한 요인이 된다. 뼈질량이 감소하면 골절에 대한 감수성이 증가한다. 고정에 의한 뼈의 부동성은 고정의 기간과 정도에 따라 가역적 뼈다공증을 유발시킬 수 있다. 예를 들면, 무의식 기간이 지속되는 동안 뼈대 전반에 걸쳐 동일한 형태의 뼈다공증 병변이 나타나지만, 골절 후 특정한 관절의 고정에 의한 부동성은 특정한 뼈에 대한 부분적 뼈다공증 병변을 유발하게 된다.

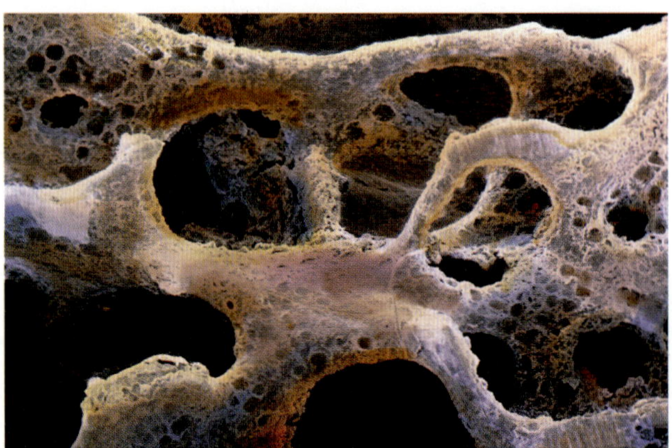

그림 16-67 전자현미경 상에서의 스펀지 형태의 뼈조직

Box 16-1 뼈질량의 감소원인

위험요인	약
여성	코르티코스테로이드
연령 증가	
백인종	**질환**
가족력	쿠싱증후군
운동부족	부갑상샘 기능항진증
저칼슘식이	I형 당뇨
흡연	류마티스 관절염
알코올 과량섭취	만성 콩팥기능상실
조기폐경	만성 간질환
난소절제술	신경성 식욕부진
얇은 뼈	특정암

뼈다공증의 주요 증상은 다음과 같다.

- 뼈기형: 등뼈의 압박에 의한 연령 증가에 따른 신장의 점진적 감소
- 뼈통증
- 골절: 엉덩이, 손목 및 등뼈

파제트병(그림 16-68)

파제트병은 뼈 재형성에 있어 장애가 나타나는 질환으로, 뼈형성과 뼈파괴 사이에서 적절한 균형이 이루어지지 않고 뼈모세포와 뼈파괴세포의 비정상적인 활성에 의해 재조직화가 이루어지지 않는 경우이다. 파제트병의 침착된 뼈는 유연성이 있으며 구조가 비정상적이다. 주로 골반뼈, 넙다리뼈, 정강뼈 및 두개뼈의 기형과 골절을 유발하며, 대부분 40세 이후에 발생하고 연령이 높아짐에 따라 발병률이 높아진다. 원인은 잘 알려져 있지 않으며, 합병증이 발생함에 따라 발견되고 뼈관절염과 뼈종양의 위험을 증가시킨다.

구루병과 뼈연화증

뼈연화증과 구루병은 비정상적인 뼈의 석회화(calcification)에 의해 발생한다. 일반적으로 비타민 D의 결핍이나 비타민 D의 대사과정의 결함 때문에 발생한다. 성장기 아동에서 다리뼈의 특징적인 휨과 기형을 유발하는 경우를 일컬어 이를 구루병이라고 한다. 정상적인 뼈의 재편성을 위해서는 비타민 D가 필요하며, 비타민 D가 결핍된 성인

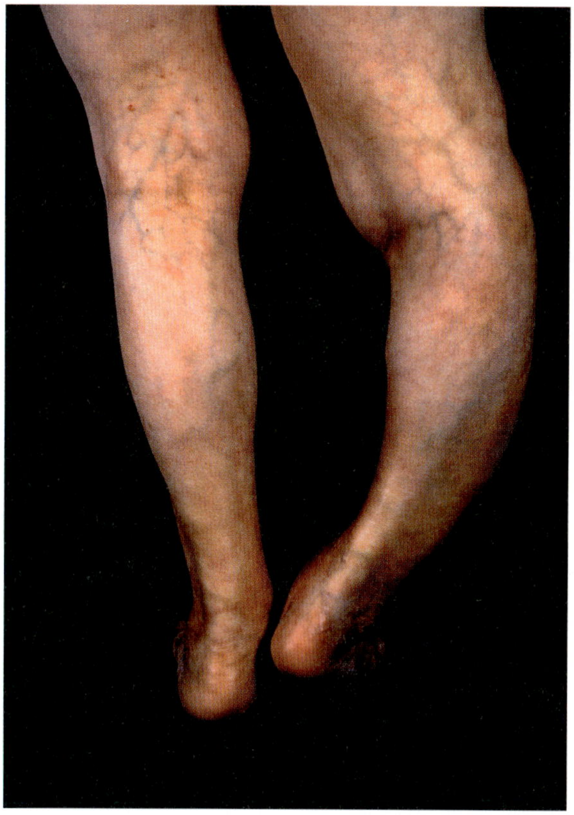

그림 16-68 파제트환자의 심각한 하지 변형 모습

의 경우에는 뼈연화증이 발생될 수 있고 골절과 뼈통증을 증가시킨다.

비타민 D의 결핍은 불충분한 식이나 햇빛의 노출부족으로 발생할 수도 있다. 유전적으로 비타민 D를 정상적으로 대사하지 못하는 경우에는 뼈의 석회화가 불충분하게 진행되며, 소화기로부터의 흡수장애에 따른 비타민 D의 결핍이 유발될 수도 있다.

골수염

골수염은 뼈에 세균성 감염이 일어난 경우이다. 이는 개방골절이나 수술과정에 수반되는 것으로 찢겨진 피부를 통하여 세균이 침입하는 것이다. 또한 귀, 후두나 피부와 같은 부위에서의 혈액성 감염의 결과로 발생하기도 하며, 주로 어린이에게 많이 발생한다. 즉각적이고 적절한 치료를 통해 영구적인 손상이 없이 치유가 가능하지만 관리가 되지 않는 경우에는 만성화되어 코결굴(부비동)에서 피부로 농이 분비되고 열과 통증이 발생한다.

뼈의 발달적 기형

연골무형성증

이는 연골로부터 형성되는 뼈의 뼈되기작용에 영향을 미치는 유전적 기형에 의해 발생한다. 다리뼈와 같은 긴뼈에서 발생하여 짧은 다리와 특징적인 왜소발육증을 일으킨다.

불완전한 뼈발생(Brittle bone syndrome)

이는 콜라겐 합성의 선천성 결함이 있는 것으로, 그 결과 뼈되기부전을 초래한다. 뼈는 가벼운 외상 후에도 쉽게 약해지고 골절되기 쉽다.

뼈종양

양성 종양

뼈와 연골의 단순 또는 복합종양에 대해서는 그 원인이 잘 알려져 있지 않다. 병리학적 골절이나 연한 조직의 압박손상에 의해 발생하며, 양성등뼈종양은 척수나 척수신경에 손상을 가한다. 연골의 양성 종양은 악성 종양으로 변화되는 경향이 있다.

악성 종양

전이성 종양

뼈의 주된 악성 종양의 대부분은 유방, 허파, 갑상샘, 콩팥 및 전립선암의 일차암으로부터 전이됨으로써 발생한다. 해면뼈와 같은 혈액 공급이 잘 되는 부위에서 주로 암이 발생한다. 특히 허리뼈의 몸체와 위팔뼈 및 넙다리뼈의 뼈끝 부위에서 잘 발생한다. 종양의 일부분은 혈액으로 전이되고 골반종양과 등뼈종양은 정맥벽을 따라 이동한다. 종양의 증식에 의해 뼈침식, 뼈의 약화가 동반되어 통증, 병리학적 골절, 뼈구조의 파괴 등을 초래한다.

일차종양

일차적인 뼈의 악성 종양은 비교적 드물다.

뼈육종. 뼈육종은 급속도로 증식하고 전이된 종양은 뼈발생세포의 전구체에서 발생한다. 10~25세 사이의 젊은 연령층에서 발병하며, 대부분 긴뼈, 특히 넙다리뼈의 숨뇌관에서 발생한다. 60세 이상의 노인층에서는 파제트병과 함께 발현되고 뼈는 대부분 등뼈, 머리뼈 및 골반뼈에 침범된다.

8. 관절장애

학습목표

이 단원의 학습을 통해서 다음을 이해할 수 있다.

- 비정상적인 해부학과 생리학 측면에서 근육뼈대계 질환
- 류마티스성 관절염과 뼈관절염의 특징

윤활관절에서 주로 나타나는 질환은 윤활막, 유리연골 그리고 뼈조직과 관련되어 발생한다.

염증성 관절질환(관절염)

류마티스성 관절염

류마티스성 관절염은 주로 말초 활액관절을 침범하는 만성적인 염증성 자가면역질환이다. 이는 염증성 변화가 관절뿐 아니라 심장, 혈관 및 피부를 포함하여 다른 부위를 침범하는 전신장애이다.

이는 남성보다 여성에게 더 많이 발생하고 어린이를 포함하여 모든 연령층에 영향을 미친다. 35~55세 사이에 주로 발병한다. 원인을 명확하게 알 수는 없지만 자가면역의 발생은 유전적으로 감수성이 있는 사람들의 세균성 감염에 의한 것이다. 위험인자는 다음과 같다.

- 연령: 연령이 증가함에 따라 위험성이 증가한다.
- 성: 폐경 전 여성이 남성보다 3배 정도 많이 발생한다.
- 유전적 위험: 가족력이 작용하는 경우가 있으며, 백혈구 세포막 표면의 생물학적 표지가 류마티스성 관절염의 발병위험도와 관련이 있는 것으로 알려져 있다.

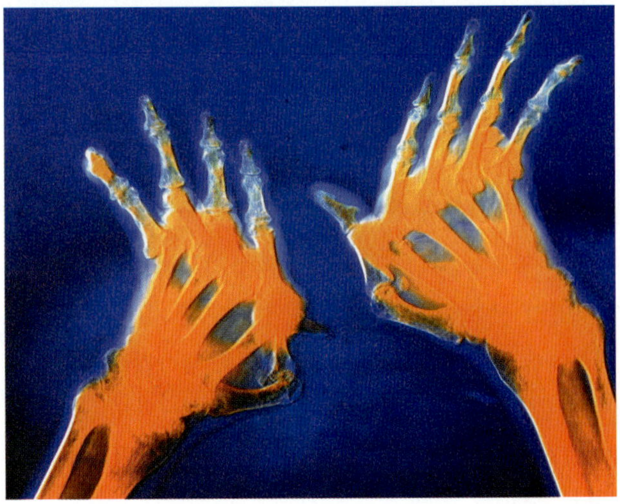

그림 16-69 류마티스성 관절염 환자의 손의 변형

90% 이상의 발병된 사람에게서 체액 내에 류마티스 인자를 가지고 있다. 특히 초기에 류마티스 인자의 수치가 높으면 류마티스성 관절염을 가속화시키고 더 심각한 증상을 유발한다. 증상은 관절통증, 오전과 휴식 후 강직 등이 있다. 관절은 붓고 열감 및 압통이 나타난다. 급성 류마티스 관절염은 염증이 수반되고 관절염 증상이 완화되는 시기가 있다. 관절염이 발병한 주요 관절은 주로 손과 발 부위의 관절이지만 심한 경우에는 활액관절이 대부분 포함된다. 증상이 악화되면 기형, 통증 및 기능상실이 동반되기도 한다. 초기 변화들은 가역적이며, 혈액세포의 비대와 과다형성, 섬유소염증성 유출이 있다. 질환이 진행되면서 영구적인 조직손상을 초래한다. 염증성 육아조직의 성장을 판누스(pannus)라고 부르며 이는 관절을 변형시키고 관절연골을 파괴한다(그림 16-69). 뼈 밑이 노출되어 통증, 강직 및 기형이 발생하고 움직임을 제한하여 근육의 소실이 동반된다. 공격적 성향을 가진 환자 중에서 약 1/3은 앞팔이나 팔꿈치에 결합조직의 작은 결절이 생긴다. 관절 외의 증상으로는 빈혈, 말초신경증, 심장기형, 늑막염 및 혈관염이 있다. 관절염 질환의 말기에는 염증 및 열의 발생이 현저하게 나타나지 않는다. 관절염에 의한 장애는 경증에서 중증에 이르기까지 다양하게 나타난다. 표 16-8은 뼈관절염과 류마티스 관절염의 차이를 나타낸다.

다발관절염의 형태

다발관절염은 하나 이상의 관절에서 염증반응이 나타나는 질환으로 류마티스성 관절염의 특징과 유사하나 류마티스 인자는 발견되지 않는다. 원인은 알려져 있지 않지만 유전적 특성이 있다.

강직성 등뼈염. 강직성 등뼈염은 젊은 성인에게 발생하는 경

표 16-8 관절염 유형별 특성

	골관절염	류마티스 관절염
질환의 유형	퇴행성	감염 및 자가면역
침범되는 조직	관절연골	활액막
발병 연령	중년 후반	주로 30~55세, 간혹 어린이도 발생
침범되는 관절	체중부하관절 (엉덩이, 무릎관절)	작은관절(손, 발)

향이 있으며 등뼈관절을 침범한다. 등뼈와 등뼈 사이의 관절의 석회화는 척수 유연성과 영구적 기형을 감소시킨다.

건선성 관절염. 건선성 관절염은 손톱 건선으로 고생하는 사람에서 발생한다. 주로 침범된 관절은 손가락과 발가락이다.

라이터 증후군(Reite's syndrome). 이 증후군은 클라미디아 트라코마티스에 감염됨으로써 발병한다. 침범받은 관절은 일반적으로 다리관절 부분이다.

류마티스열. 류마티스열은 염증성 조건이 확산되는 것으로 결합조직에 영향을 미친다. 다발성 관절염은 팔목, 팔꿈치, 무릎 및 발목 등에 발현된다. 관절염은 대개 합병증 없이 특발성으로 회복된다.

감염성 관절염

관절감염은 혈액성 전신감염으로부터 발현되며, 관통성 관절손상에 의해 유발된다. 질환이 발현되기 전에 관절이 먼저 손상된 상황에서 감염이 쉽게 일어나게 된다. 단지 한 개의 관절이 급성으로 감염되며, 치료가 즉각적으로 시행되면 완전한 치료가 가능하지만 영구적인 관절손상은 질환 초기에 발생한다.

뼈관절염

뼈관절염(osteoarthritis)은 퇴행적 비감염성 질환으로, 통증을 유발하고 침범된 관절의 움직임을 제한한다. 뼈관절증(osteoarthrosis)이 보다 더 정확한 용어지만, 뼈관절염이라는 용어가 주로 사용된다. 초기단계에서 뼈관절염은 종종 증상이 나타나지 않지만, 매우 흔한 질환으로 65세 이상의 대부분이 뼈관절 변화를 나타낸다. 관절연골이 점진적으로 얇아지는 데 비해 뼈형성이 뼈파괴작용과 균형을 이루지 못하는 과정에서 발생한다. 결과적으로 뼈관절 표면에 기형이 나타나게 되고, 이는 관절운동을 감소시키는 원인이 된다. 만성 감염은 관절 내로 유출시키고 식세포에 의해 제거되지 않은 조직파편이 자극을 초래한다. 때때로 뼈의 가장자리에 있는 연골이 뼈되기가 되어 뼈곁돌기를 형성하고 비정상적으로 성장하게 된다.

대부분의 경우에 뼈관절염의 원인은 알려져 있지 않지만 위험인자는 침범된 관절의 과도한 사용, 여성, 연령증가, 비만, 유전 등이다. 이차적 뼈관절염은 관절이 통풍이나 외상과 같은 질환이나 기형에 의해 발생한다. 뼈관절염은 중년 후반에 발병하고 관절, 무릎, 목뼈와 허리뼈의 관절과 같은 체중부하를 크게 받는 관절에 영향을 미친다. 대부분의 경우 한 개의 관절만 포함한다.

관절의 외상적 손상

염좌, 좌상, 탈구

관절주머니는 손상을 받지 않고 관절 주변의 연조직, 힘줄 및 인대 등을 손상시킨다. 탈구는 어깨관절의 위팔두갈래근육 긴머리부분, 무릎관절의 십자형 인대, 그리고 엉덩이관절의 넙다리뼈 머리부분 인대 등의 신장에 의해 관절 안쪽 구조의 이차적 손상이 유발된다. 회복이 완전하게 이루어지지 않은 경우에는 관절의 안정성이 상실하게 되고 반복적인 손상이 유발된다.

관통성 손상

관통성 손상은 관절뼈의 복합골절이나 창상에 의해 발생한다. 치료는 순조롭거나 관절조직의 손상 정도에 의해 지연되기도 한다. 찢어진 연조직은 제거되거나 정상적인 체내기전에 의해 회복될 수 없고 관절의 완전한 회복을 방해한다. 감염은 또 다른 위험인자로 작용하며, 만성 감염은 관절의 영구적 퇴행적 변화를 초래할 수 있다.

통풍

통풍은 여성보다 남성에게 더 많이 발병하고 가족력이 있다. 이는 관절과 힘줄에 나트륨 요산염 결정체가 침전되어 발병되며 급성 염증반응으로 발현된다. 위험요인은 비만, 유전, 높은 요산혈증, 알코올섭취 등이다. 가장 흔한 일차적 통풍은 항상 남성에게 발생하고, 요산분비능력의 감소나 요산생산의 증가와 관련이 있다. 이차적 통증은 이뇨제 치료나 신부전의 결과로 발생한다.

대부분의 경우 한 개 관절만이 포함되며 전형적으로 빨갛고 열감이 있으며 통증이 있다. 가장 많이 침범하는 부위는 엄지발가락과 발목의 발허리 발가락 관절, 무릎, 손목, 팔꿈치 관절이다. 며칠 또는 몇 주간 관절염이 지속된 후 완화되는 시기가 있다. 급성 침범이 반복된 후에 영구적 손상은 만성 기형과 침범된 관절의 기능상실과 함께 발생한다. 통풍은 콩팥결석에 의해 합병증이 나타난다.

결합조직질환

결합조직질환은 주로 다음과 같은 특징이 나타난다.

- 관절, 피부 및 피하조직 등에 영향을 미친다.
- 성인 초기에 발병하는 경향이 있다.
- 남성보다 여성에게 더 많이 발생한다.
- 만성화되는 질환이다.
- 비정상적 자가항체가 개인의 조직을 공격하는 자가면역 질환이다.

이 질환에는 다음과 같은 것이 있다.

- 전신홍반루프스(SLE)−전신홍반루푸스는 대개 머리, 무릎, 발목을 침범한다. 특징적인 적색 나비 모양 발진이 얼굴에 발생한다. 콩팥에서의 발병이 흔하고 만성 신부전의 합병증인 콩팥토리염을 초래할 수 있다.
- 전신피부경화증(공피증)−결합조직의 점진적인 비후가 나타나면서 전신피부경화증과 같은 장애가 나타난다. 콜라겐 생산의 증가가 다양한 장기의 손상을 일으키며, 피부에서는 진피섬유화가 나타나고 피부가 단단해져 손과 관련된 관절의 움직임에 영향을 미친다. 또한, 혈관벽과 장관 기타 장기에 영향을 미친다.
- 류마티스 관절염
- 강직 척수염
- 라이터 증후군

손목굴 증후군

손목의 정중신경이 압박되는 경우에 손목굴 증후군이 발생한다(그림 16−48). 30~50대 여성에게서 주로 나타나는 질환이다. 손과 손목의 통증이 엄지손가락과 집게손가락, 중간손가락, 새끼손가락에 영향을 미친다. 류마티스 관절염, 당뇨병, 말단비대증, 갑상샘 기능저하증과 같은 특발성 혹은 속발성인 경우가 대부분이다. 반복적인 키보드(건반) 사용과 같은 굽힘과 폄의 반복동작은 손목굴 증후군을 유발한다.

9. 근육질환

학습목표

이 단원의 학습을 통해서 다음을 이해할 수 있다.

- 근육질환을 유발하는 인자
- 근이영양증의 유형별 특징 비교

중증근육무력증

중증근무력증은 원인이 알려져 있지 않은 자가면역질환으로 남성보다 20~40세 여성에게서 많이 나타난다. 체내에서 생성된 자가항체는 신경근육이음부(신경근접합부, neuromuscular junction)의 아세틸콜린 수용체와 결합하여 신호전달을 차단한다. 자가항체에 의해 아세틸콜린의 방출이 억제되면서 신경흥분이 근섬유로 전달되지 않기 때문에 근육자체에는 이상이 없지만 광범위한 진행성 근위축이 나타난다. 눈 주위 근육에서 주로 발생하여 눈꺼풀처짐(안검하수증, ptosis)과 복시(diplopia)를 유발하고, 목의 근육과 팔다리 근육에도 영향을 미친다. 결과적으로 삼키기, 말하기, 씹기 등의 동작이 불가능해진다. 증상이 완화되고 호전을 보이다가 격렬한 운동이나 감염 및 임신 등에 의해서 재발하여 상태가 악화되는 특징이 있다.

근이영양증

근이영양증은 유전적 질환이며 진행적인 근육퇴행증이 나타난다. 근이영양증의 유형별 주요 차이점은 다음과 같다.

- 발병나이
- 진행률
- 다발단위의 근육이 발병함.

듀시엔형 근이영양증

듀시엔형은 성염색체와 관련이 있는 유전적 질환이며 모체의 X염색체와 밀접한 관계를 가진다. 듀시엔형 근이영양증 환자는 아버지와 어머니로부터 각각 50%에 해당하는 유전적 정보를 제공받음으로써 질병이 발생한다. 질환과 관련한 비정상적인 근육증상은 태어나기 이전에 이미 유전적으로 결정되어 있지만 5세 이전까지 나타나지 않는다. 다리에서 근위축과 근약화가 나타나며 팔로 진행된다. 주로 청소년기 때 호흡부전과 심부전증 또는 심근병증에 의한 사망이 발생한다.

안면견갑상완 근이영양증

남성과 여성 모두에게 영향을 미치는 질환이며, 주로 질병은 청소년기와 소아기 때 보다 급격하게 진행속도를 보인다. 일차적으로 안면부 근육과 견갑(어깨)근육이 손상을 받으며 서서히 만성적 질환으로 진행되지만 신체적 장애를 유발하지는 않으며, 정상적인 생활이 가능한 예후를 나타낸다.

근육긴장퇴행위축

주로 성인기 때 발병되며 남성과 여성 모두에게 나타나는 질환이다. 근수축과 근이완이 느리게 나타나며, 손의 물건 잡기 동작이 어려워진다. 혀의 근육과 안면부 근육이 일차적으로 손상을 받으며, 사지 쪽으로 진행된다. 다음과 같은 증상이 나타난다.

- 백내장
- 생식샘 위축
- 심장근육병증
- 포도당 내성

이러한 질환은 진행성으로 나타나며 장애로 이어지는 경우가 많다. 중년기 때 호흡근의 문제 발생 또는 심부전증에 의한 사망이 발생한다.

돌림근띠손상(회전근개손상)

돌림근(회전근개, rotator cuff)은 견관절의 안정성에 관여하는 근육이지만 손상을 쉽게 받는 근육이기도 하다. 손상이 발생할 경우 통증이 나타나고 견관절의 운동가동성에도 제한을 받게 된다. 손상이전 상태로 회복하기까지 수 개월 또는 그 이상이 소요되기도 한다.

CHAPTER 17

유전학 개론

Introduction to genetics

인간(human beings)을 포함한 모든 살아 있는 유기체는 번식(reproduction)을 한다. 그래서 생의 마지막에 이르기 전까지 자신을 대신할 적어도 하나 혹은 그 이상의 다른 개체를 생산해야 한다. 그렇게 함으로써 각각의 종(species)이 유지된다. 유아는 자신이 속한 종 안에서 제 역할을 담당하는 구성원으로 발달하기 위해 필요한 모든 정보를 부모로부터 물려받아 태어난다. 이러한 정보는 주로 세포의 핵 내에 존재하는 DNA(deoxyribonucleic acid)에 의해 전달된다. DNA는 유전자(genes)라고 하는 기능적 단위를 담는 매체이고, 염색체(chromosome)라 불리는 더 큰 구조의 일부이다. 세포 내에 존재하는 모든 유전물질을 포괄적으로 유전체(genome)라 부른다. 유전학(genetics)은 유전자를 연구하는 학문으로, 유전학의 발달로 인한 유전자에 대한 지식이 일상의 여러 분야에 적용되고 있다. 가령, 유전병을 가진 가족을 상담한다거나, 유전적으로 조작된 미생물로부터 인간의 인슐린을 생산해내는 일 등이 유전학의 발달로 가능해진 사례에 속한다.

1. 염색체, 유전자 및 DNA

학습목표

이 단원의 학습을 통해서 다음을 이해할 수 있다.

- 염색체, 유전자와 DNA의 구조적 관계
- DNA의 분자구조
- 상염색체와 성염색체의 의미
- 유전체, 단배체, 이배체, 핵형의 정의

염색체

거의 모든 체세포는 핵에 동일한 유전정보를 지닌 사본(copy)을 지니고 있다. 하지만 핵을 갖지 않는 적혈구(red blood cell)나 생식세포(gametes or sex cell)는 예외이다. 휴지기세포(resting cell)에서 염색질[chromatin; 유전물질(그림 3-8 참조)]은 핵 내에 분산되어 있기 때문에 현미경으로 관찰하기 힘들다. 하지만 세포가 분열을 준비하는 단계에 이르면 염색질이 응축되어 현미경상에서 관찰 가능한 소세지 모양의 구조물을 형성한다. 이러한 구조를 염색체(chromosome)라 한다. 각각의 염색체는 쌍을 이루는데, 하나는 어머니로부터 나머지 하나는 아버지로부터 유전된 것이다. 인간의 세포는 46개의 염색체, 즉, 23쌍의 염색체를 갖고 있고, 23쌍의 염색체를 가지는 세포를 배수체(diploid)라 한다. 반면 일반적인 염색체 쌍의 절반만을 가진 생식세포 즉, 정자(spermatozoa)와 난자(ova)를 단배체(haploid)라고 하는데, 단배체는 46개가 아닌 23개의 염색체를 가지고 있다. 크기가 같고 담고 있는 유전정보의 내용이 대응이 되는 두 염색체가 하나의 쌍을 이루는데, 이 두 염색체를 상동염색체(homologous chromosomes)라 한다. 하나의 세포 내에 존재하는 전체 염색체 꾸러미(set)를 그 세포의 핵형(karyotype)이라 한다(그림 17-1).

각 염색체 쌍에는 번호를 부여하는데, 가장 큰 쌍을 1번으로 한다. 초반 22쌍의 염색체는 상염색체(autosome)로 알려져 있고, 각 쌍의 염색체는 동일하다. 23번째 염색체 쌍은 개체의 성(gender)을 결정하기 때문에 성염색체(sex chromosome)라 한다(그림 17-2). 상염색체와 달리 이 두 염색체는 반드시 동일한 것은 아니다. Y 염색체는 X 염색체보다 길이가 짧고 남성에게만 존재한다. 부모로부터 각각 하나씩 두 개의 X 염색체가 유전되면 여성이 되고, 어머니로부터 X 염색체, 아버지로부터 Y 염색체가 유전되면 남성이 된다.

유전자

염색체에는 유전자들이 길게 배열되어 있다. 각각의 유전자는 정보를 암호화(coding)하여 갖고 있으며, 세포가 유전자 산물(gene product), 즉 특정한 단백질을 만들 수 있게 한다. 하나의 유전암호는 하나의 특정 단백질을 위한 것이다. 인간의 유전체에는 25,000~30,000개의 유전자가 있는 것으로 알려져 있는데, 각기 다른 단백질이 만들어질 수 있다는 것을 의미한다.

하나의 유전자 산물에 대한 유전정보는 한 쌍의 상동염색체상의 대응하는 유전자 자리(gene site 또는 locus)에 담겨 있기 때문에 유전자는 대개 쌍으로 존재한다.

DNA

유전자는 아주 긴 DNA 가닥의 사슬로 이루어져 있다. 각 세포 DNA의 총 길이는 1m 정도이다. DNA가 수 마이크로미터(μm) 정도의 길이에 불과한 염색체에 뭉쳐 있다는 것은 고밀도로 압축되어 있음을 뜻한다.

DNA는 2중나선구조의 분자로, 두 개의 뉴클레오티드(nucleotide) 사슬로 이루어져 있다. 하나의 뉴클레오티드는 3가지의 하위 단위로 구성된다.

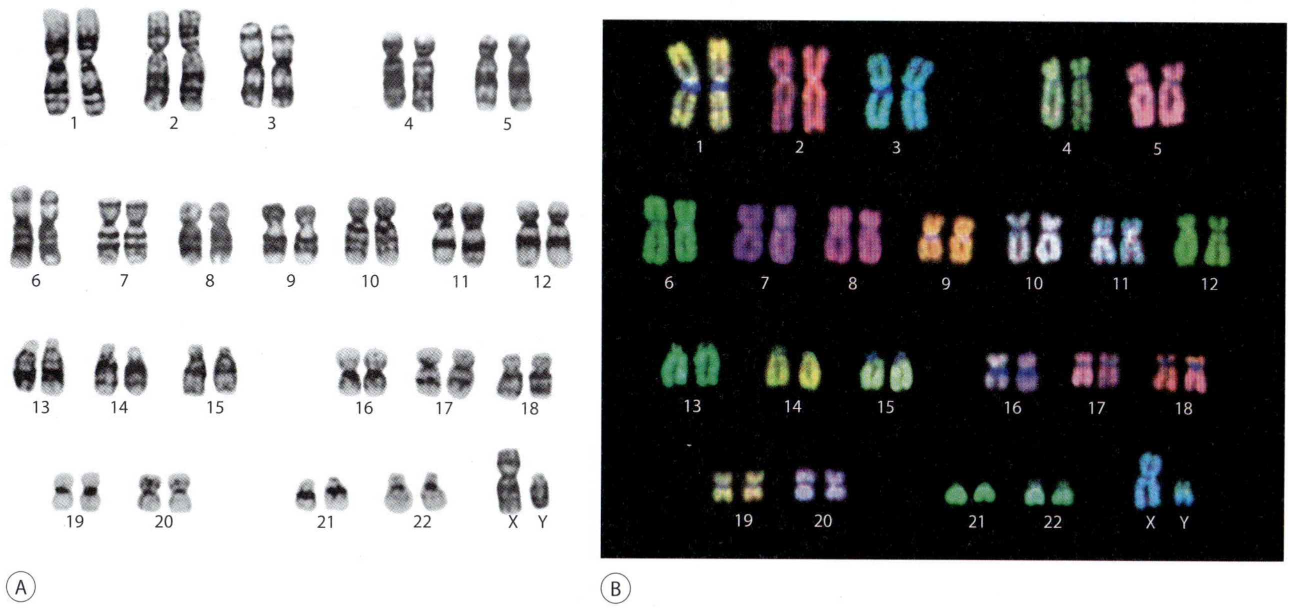

그림 17-1 22쌍의 상염색체와 1쌍의 성염색체(XY)를 보여주는 정상 남성의 염색체

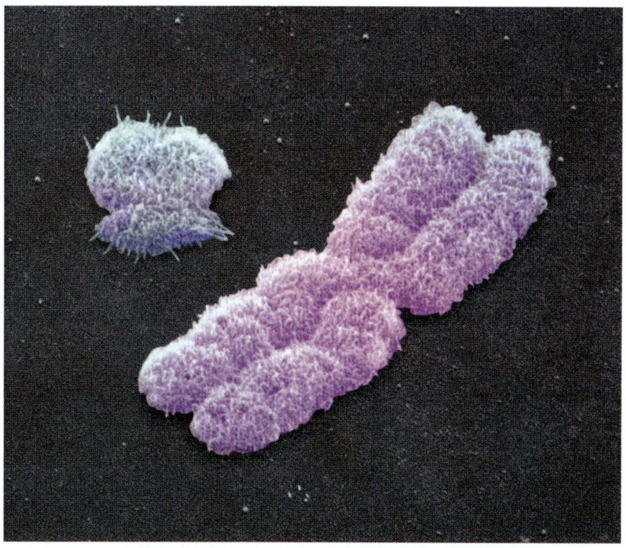

그림 17-2 복제된 성염색체의 전자현미경 사진

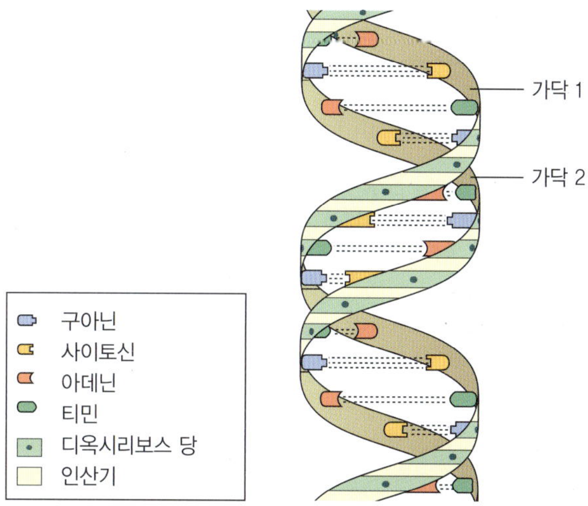

그림 17-3 디옥시리보핵산(DNA)

- 당(sugar)
- 인산기(phosphate group)
- 염기(base)

DNA 분자는 당과 인산기가 교대로 위치해서 형성한 두 개의 사슬이 꼬여 있는 사다리 모양을 하고 있다(그림 17-3). DNA에서 당은 디옥시리보스(deoxyribose)이고, DNA의 D는 디옥시리보스(deoxyribose)에서 유래한 것이다. 하나의 사슬에서 염기는 당과 연결되고, 각각의 염기는 또한 다른 사슬상의 염기와 결합하여 사다리의 가로대를 형성한다. 두 사슬은 서로를 꼬아 올라가기 때문에 2중나선구조(double helix)를 갖게 된다. 2중나선은 히스톤(histone)이라는 구조단백질(structural protein)을 감싼다. 히스톤은 DNA의 3차원적 나선구조를 유지하는 데 매우 중요하다. DNA-히스톤 복합체 상태를 염색사(chromatin)이라 부른다. 염색체 상태에서 추가로 더 꼬이고 응축되어서 염색체 구조를 형성하게 된다(그림 17-4).

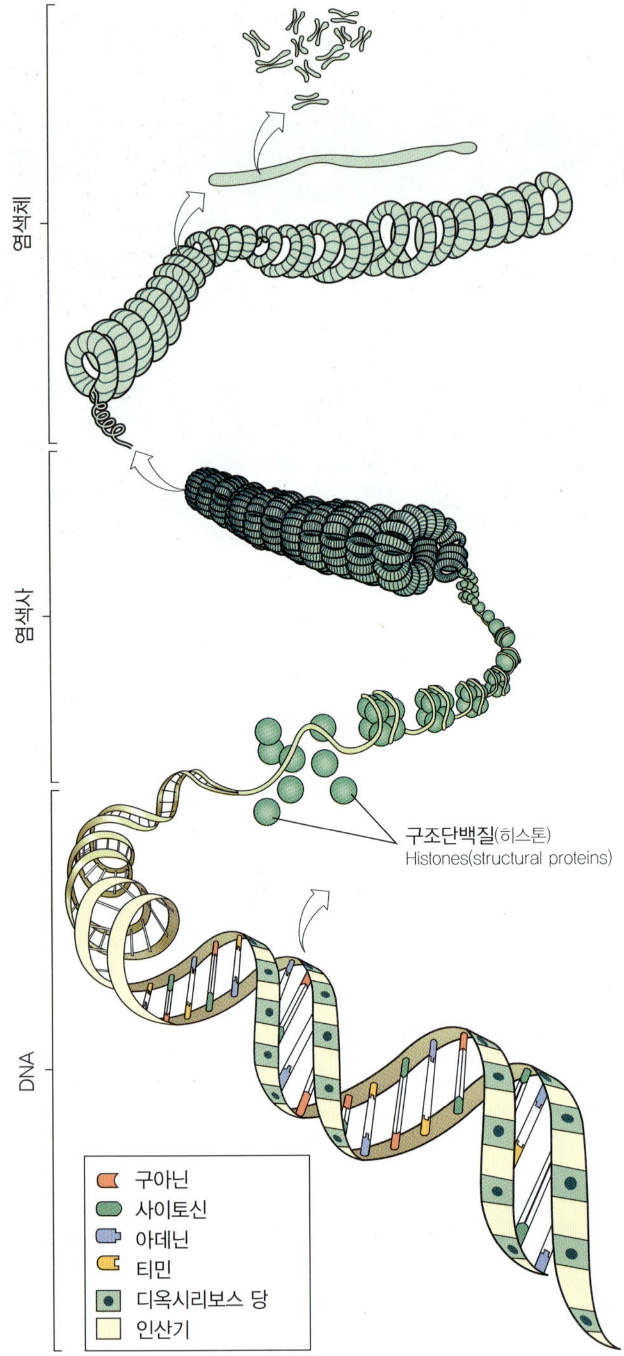

그림 17-4 DNA, 염색질과 염색체 간의 구조적 관계

유전암호

DNA는 유기체(organism)의 생물학적 활동을 결정하는 방대한 정보를 저장하는 기능과 이를 다음 세대로 전달하는 기능을 한다. 이러한 정보가 어떠한 방식으로 DNA 내에 저장되는지는 DNA의 염기에서 찾을 수 있다. DNA에는 다음과 같은 네 가지 염기가 있다.

- 아데닌(adenine, A)
- 구아닌(guanine, G)
- 티민(thymine, T)
- 사이토신(cytosine, C)

이들 네 가지 염기는 DNA 분자를 따라 정확한 순서로 나열되어, 단백질 합성에 필요한 암호(code)를 만든다. 하나의 DNA 사슬을 따라 존재하는 각 염기는 다른 사슬에 존재하는 염기와 정확하고 예측가능한 쌍을 이룬다. 이를 상보적 염기 짝짓기(complementary base pairing)라 한다. 아데닌은 항상 티민과 사이토신은 항상 구아닌과 짝을 이룬다. 두 사슬에서 짝을 이루는 염기들은 나선(helix)의 안쪽에 위치하며 수소결합(hydrogen bond)을 통해 결합한다(그림 17-3).

돌연변이

돌연변이(mutation)는 세포 내 유전자 구성에 변화가 생기는 것을 의미한다. 일생을 통해 수없이 많은 DNA의 복제와 세포분열이 일어나기 때문에 이 과정에서 돌연변이가 발생할 수 있다. 또한, X-선, 자외선, 특정 화학물질에 노출에 의해서도 돌연변이가 일어난다.

때때로 돌연변이는 세포가 생존하는 데 필요한 중요한 기능을 손상시키기 때문에 세포의 죽음(세포사)을 유발할 수 있다. 돌연변이가 일어난 세포는 비정상적인 세포이기 때문에 일반적으로 면역세포(immune cell)에 의해 감지되고 파괴된다. 어떤 돌연변이는 세포를 죽음에 이르도록 하지 않고, 성질을 변화시켜 질병을 유발한다[예: 암(cancer)].

미토콘드리아 DNA

각각의 세포에서는 평균적으로 5천 개의 미토콘드리아를 관찰할 수 있으며 미토콘드리아 고유의 DNA에는 에너지 생산에 관여하는 특정 효소에 대한 유전정보가 들어있다. 미토콘드리아 DNA는 난자를 통한 모계유전이며 특정 유전질환의 경우 미토콘드리아 DNA 결함에 의해 발생할 수 있다.

2. 단백질 합성

학습목표

이 단원의 학습을 통해서 다음을 이해할 수 있다.

- mRNA의 유래와 구조
- 전사의 기전
- 번역의 기전

DNA는 2중나선구조의 중심부에 위치한 염기들의 서열에 의해 작성된 세포대사에 필수적인 정보를 갖고 있다. 이러한 정보에 의해 생산되는 산물은 대부분 단백질이다. 단백질은 신체를 이루는 주요 구조를 형성하고 생화학반응에 필수적인 효소 등을 구성함으로써 신체의 모든 기능에서 중요한 적용을 한다. 인간의 단백질은 20개의 각기 다른 아미노산(amino acid) 블록으로 만들어진다. 세포의 DNA는 핵으로부터 단백질을 생산하는 세포질(cytoplasm)로 이동하기에는 사이즈가 크기 때문에 유전정보를 전달하는 중간매개 분자가 필요하다. 이러한 역할을 담당하는 것이 전령RNA(messenger RNA, mRNA)이다. 단백질 합성은 그림 17-5에 요약되어 있다.

전령 RNA(mRNA)

mRNA는 단일 가닥 뉴클레오티드로 세포가 특정 단백질을 필요로 할 때 핵의 존재하는 해당 유전자로부터 합성된다. RNA를 DNA와 비교해 보면 다음과 같은 3가지 주요한 구조상의 차이가 있다.

- 2중가닥이 아닌 단일가닥이다.
- 디옥시리보스가 아닌 리보스(ribose)를 당(sugar)으로 갖는다.
- 티민 대신 우라실(uracil)을 염기로 갖는다.

mRNA는 DNA를 주형(template)으로 하여 발현이 요구되는 유전자로부터 만들어진다. 이러한 과정을 전사(transcription)라 한다. 이후 mRNA는 핵공을 통해 핵을 떠나 세포질에 있는 리보소체(ribosome)으로 이동한다.

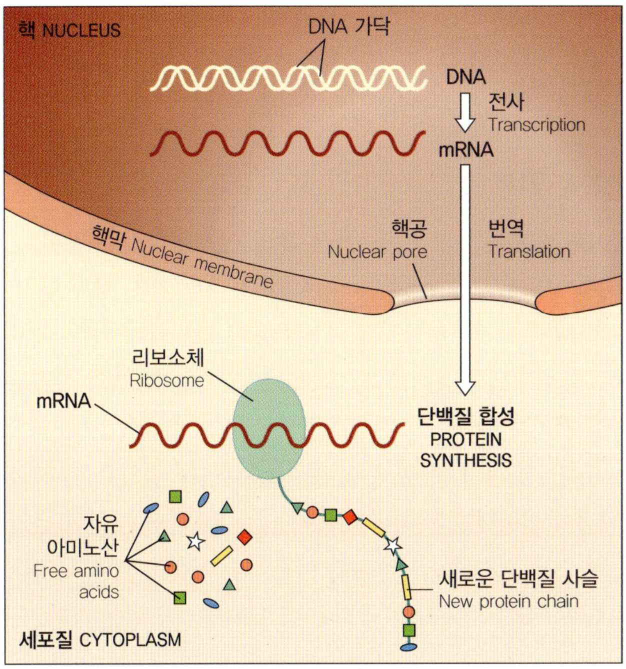

그림 17-5 DNA, RNA와 단백질 합성 간의 관계

전사

유전암호(genetic code)는 DNA 분자 내에 묻혀 있는 염기서열이기 때문에 전사(transcription)의 첫 번째 단계는 나선(helix)을 열어 염기들이 노출되게 하는 것이다. 전체 DNA 사슬이 풀리는 것이 아니라 전사될 유전자가 존재하는 부위만이 풀리고 나미지 부분은 그대로 2중나선구조를 유지한다.

사슬이 풀리면 양쪽 사슬의 염기들이 노출되지만 mRNA를 만드는 효소는 한쪽 사슬만 사용한다. 풀려 있는 DNA 가닥을 따라 효소가 이동하면서 암호를 해독하고, mRNA에 상보적인 염기를 추가한다. 만약 DNA 주형사슬의 염기가 사이토신이라면 mRNA 분자에는 구아닌이 더해진다. 티민이라면 아데닌이 추가될 것이고, 아데닌이라면 유라실이 추가될 것이다(그림 17-6). 효소가 '정지(stop)'신호를 만나게 되면 mRNA 분자의 합성은 종료되고 DNA로부터 mRNA가 떨어져 나간다. 풀려진 DNA 사슬은 또 다른 효소에 의해 마치 지퍼를 올리듯 하여 원래 구조로 돌아온다. 그리고 만들어진 mRNA는 핵을 떠나 세포질로 이동한다.

번역

번역(translation)은 mRNA에 의해 전달된 정보를 토대로 최종산물인 단백질을 합성하는 과정을 말한다. 이 과정은 세포질이나 세포질그물(endoplasmic reticulum)에 존재하는 리보소체에서 일어난다. 먼저 mRNA가 리보소체에 붙고 리보소체는 mRNA의 염기서열을 읽는다(그림 17-6).

단백질은 20개의 다른 아미노산으로 만들어지기 때문에 네 종류 염기들로는 아미노산과 일대일로 대응하여 유전암

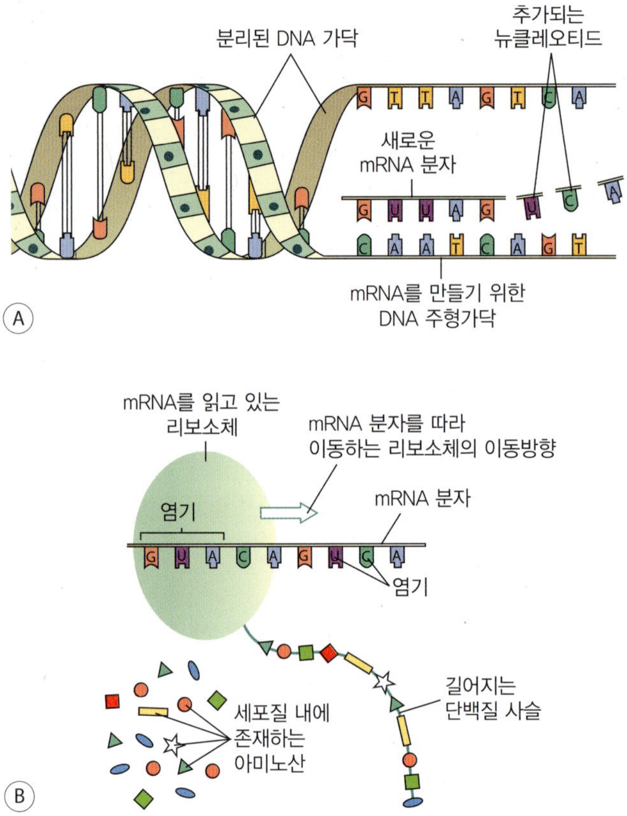

그림 17-6 A. 전사 B. 번역

호를 구성하는 것이 불가능하다. 충분한 경우의 수를 위해서 RNA는 세 개의 염기가 하나의 아미노산을 지정하는 세벌식(triplet)으로 읽혀야 한다. 이 경우 64가지의 염기조합이 가능해지며, 이러한 조합은 각각의 아미노산과 아울러 다른 특정 암호(예: 시작과 멈춤)를 위한 정보도 제공한다. 각각의 세벌식 서열을 코돈(codon)이라 한다. 예를 들면, 염기순서 ACA(아데닌, 사이토신, 아데닌)는 아미노산 시스테인(cysteine)을 지정한다. 첫 번째 코돈은 단백질 합성 개시를 지시하는 시작 코돈(start codon)이다. 리보소체가 mRNA를 따라 이동하면서 코돈을 읽어 대응되는 아미노산을 첨가하면 단백질 분자 사슬이 계속 길어지게 된다. 리보소체는 종결 코돈(stop codon)이 도착하기 전까지 단백질 분자를 계속해서 조립한다. 종결 코돈이 리보소체에 의해 읽혀지면 단백질 합성은 종결되고 조립되던 단백질은 리보소체로부터 떨어져 나간다. 이렇게 만들어진 단백질 중 일부는 세포 내에서 사용되고, 다른 것은 세포 밖으로 방출된다. 예를 들면, 이자섬의 세포(pancreatic β-islet cell)에서 합성된 인슐린은 혈류로 방출된다.

유전자 발현

생식세포, 적혈구를 제외한 모든 세포는 동일한 유전자 조성을 갖고 있지만, 각 세포는 단지 특정한 기능과 관련된 유전자만을 제한적으로 발현한다. 예를 들면, 모든 체세포가 헤모글로빈 유전자를 갖고 있지만 헤모글로빈(hemoglobin) 단백질을 발현하는 것은 적혈구뿐이다. 이러한 선택적인 유전자 발현은 다양한 조절물질에 의해 조절되지만 그 세포에서 발현될 필요가 없는 유전자의 경우, 아예 스위치 자체가 꺼진(stitched off) 상태로 존재하게 된다.

3. 세포분열

학습목표

이 단원의 학습을 통해서 다음을 이해할 수 있다.

- DNA 복제의 기전
- 유사분열과 감수분열의 비교
- 세대간 유전적 다양성의 기초

신체를 구성하는 세포는 대부분 성인기에도 지속적인 분열을 하거나 필요한 상황에서만 분열할 수 있는 능력을 갖고 있다. 세포분열은 보통 두 개의 동일한 이배체 딸세포를 만들어내는데, 이는 유사분열(mitosis)로 신체의 성장과 손상 복구에 중요하다. 생식세포의 딸세포는 46개의 염색체가 아니라 그 절반인 23개의 염색체를 갖고 있다. 그래서 이를 단배체(haploid)라 한다. 즉, 생식세포는 감수분열에 의해 만들어진다. DNA 복제는 유사분열과 감수분열 이전에 일어난다.

DNA 복제

DNA는 자가복제능력을 가진 유일한 생물학적 분자이다. 복제과정에서의 오류는 비정상적 기능을 가진 세포를 만들어내거나 정상적인 세포조절반응이 나타나지 않는 세포 즉, 암세포를 만들어낸다. 그러므로 정확한 DNA의 복제는 필수적이다.

DNA 복제의 첫 번째 단계는 2중나선을 펼치고 전사 과정에서 일어났던 것처럼 맞물려 있는 두 가닥을 열어 염기들이 노출되게 하는 것이다. 이후, 양쪽 가닥의 부모 DNA(parent DNA) 분자가 복제된다. DNA를 복제하는 역할을 담당하는 효소는 각 가닥의 염기서열을 따라 이동하며, 유전적 암호를 읽고 상보적인 염기를 더해 새로운 사슬을 형

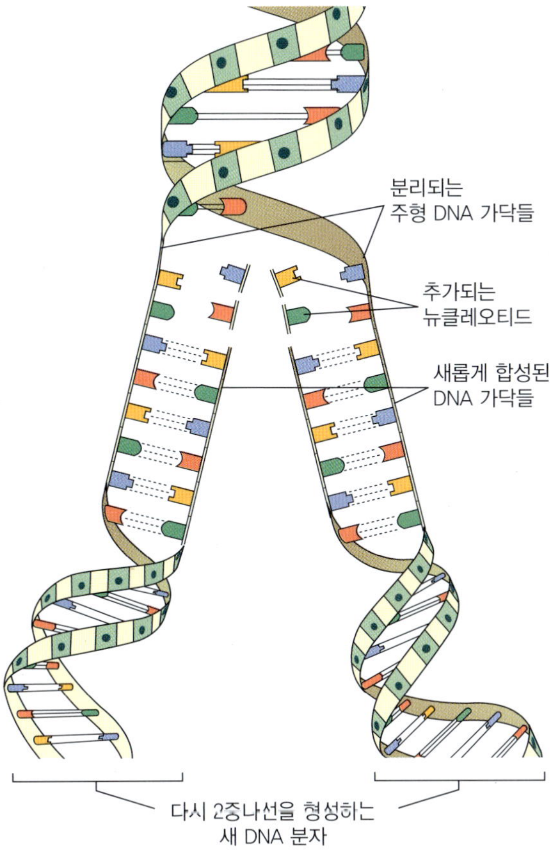

그림 17–7 DNA 복제

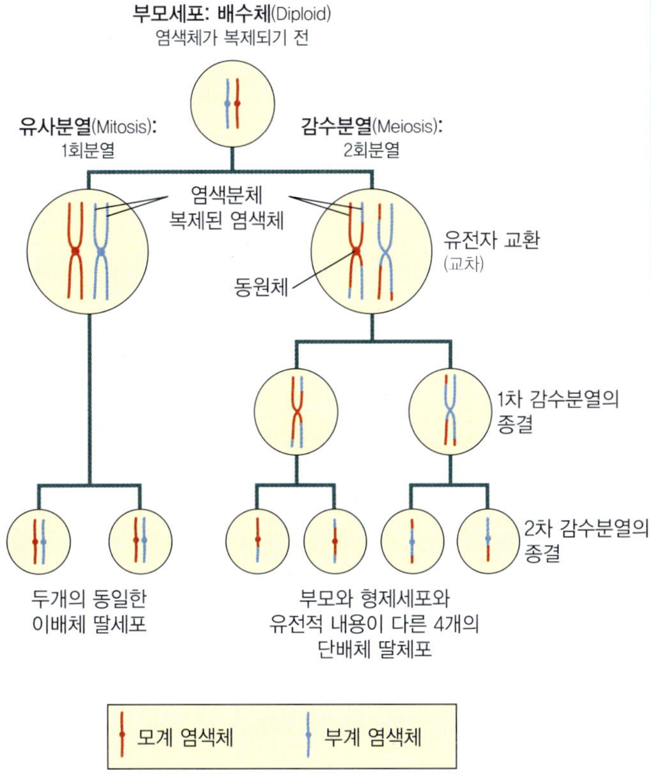

그림 17–8 유사분열과 감수분열

성한다. 염기들이 열려 있던 각 가닥은 상보적인 가닥의 생성으로 다시 이중가닥(double strand)이 되고 결과적으로 두 개의 동일한 DNA 분자가 만들어지게 된다(**그림 17–7**). 새로운 이중가닥이 형성될 때, 일군의 효소들의 작용에 의해 가닥은 꼬이고 다시 코일 형태로 말리면서 이전의 모습으로 회복된다.

유사분열

3장에 설명되어 있다.

감수분열

생식세포는 감수분열(meiosis)에 의해 만들어진다. 남성의 생식세포(정자)와 여성의 생식세포(난자)가 합쳐지는 수정(fertilization)을 통해 이배체의 접합체(zygote)가 된다. 유사분열과는 달리 감수분열은 두 번의 세포분열을 통해(**그림 17–8**) 네 개의 딸세포를 만들어내는데, 이 딸세포들은 염색체의 조성에 있어 부모세포와 다르고, 같이 만들어진 다른 딸세포들과도 다르다. 이를 통하여 유전적 다양성과 개인의 특이성이 형성된다.

첫 번째 감수분열

이 과정을 통해 유전적으로 다른 두 개의 딸세포가 생산된다.

이 시기에 DNA 복제는 이미 형성된 상태이다. 각각의 염색체 쌍은 네 개의 염색분체(chromatid)를 갖고 있으며, 이들은 서로 단단히 결합되어 있다. 염색분체가 결합하는 시기 동안 유전자 교환이 일어날 수 있으며, 이러한 과정을 교차(crossing over)라 하고, 교차로 인해 네 개의 염색분체 유전자 조합이 달라지게 된다. 교차된 염색체들은 첫 번째 감수분열을 통하여 어머니와 아버지로부터 받은 염색체가 딸세포로 무작위 이주한다. 두 딸세포는 부모로부터 받은 DNA가 예측불가능한 조합을 가지며 이는 엄청난 경우의 수를 가진 염색체 조합을 가능하게 한다. 이러한 방법으로 한 아이가 어머니와 아버지의 특성을 적절하게 조합하여 갖게 되는 것이다.

각 염색체 쌍은 유사분열에서와 같이 방추사(spindle)에 의해 세포의 양 끝으로 이동하고 세포질이 나누어지면서 유전적으로 유일한 두 개의 배수체 딸세포가 만들어진다.

두 번째 감수분열

첫 번째 감수분열 이후 두 딸세포에 존재하는 유전물질들이 나뉨으로써 생식세포가 형성된다. 이는 두 번째 감수분열을 통해 이루어진다(그림 17-8). 동원체(centromere)가 분리되고 두 개의 딸 염색분체(sister chromatid)가 세포 양끝으로 이동하면서 세포분열이 일어난다. 따라서 네 개의 단배체 딸세포는 원래의 쌍으로부터 나누어진 단 하나의 염색체를 갖게 된다. 이렇게 만들어진 생식세포는 다른 생식세포와 융합, 즉 수정됨으로써 이배체를 만들고 체세포 분열에 의해 인간으로 성장과 발달을 한다.

4. 형질유전의 유전적 유형

학습목표

이 단원의 학습을 통해서 다음을 이해할 수 있다.

- 열성 유전과 우성 유전을 포함한 상염색체 유전의 기초
- 성연관(sex-linked) 특성이 다음 세대로 전달되는 방법

감수분열 동안 양 부모로부터 받은 유전자가 혼합되기 때문에 인간에게는 엄청난 유전적 다양성이 가능해진다. 그러므로 유전자가 어떠한 상호작용으로 유전적 특성을 만들어 낼 수 있는지를 이해하는 것은 중요하다.

상염색체 유전

각 상동염색체 쌍은 동일한 형질(trait)에 대한 유전자를 갖고 있다. 예를 들어, 혀를 말 수 있는 능력은 하나의 단일 유전자에 의해 암호화된다. 각 염색체 쌍에서 하나의 염색체는 아버지에게서, 다른 하나는 어머니로부터 유전된 것이기 때문에 한 개인은 혀를 말 수 있는 능력과 관련하여 두 개의 유전자를 갖게 된다. 이렇게 짝지어진 유전자를 대립유전자(alleles)라 한다. 상응하는 대립유전자는 특정한 하나의 형질과 관련되지만, 반드시 동일할 필요는 없다.

따라서 개인의 특정한 형질과 관련하여 아래 두 가지 경우 중 하나에 해당된다.

- 상응하는 두 대립유전자가 동일한 경우
  (동종접합, homozygous)
- 상응하는 두 대립유전자가 다른 경우
  (이종접합, heterozygous)

혀를 말 수 있는 능력과 관련하여, 하나의 대립유전자에 혀를 말 수 있도록 하는 유전자가 암호화되어 있고, 상동염색체에 존재하는 상응하는 유전자가 혀를 말 수 없는 능력이 암호화된 유전자일 수 있다. 이러한 예시에서는 같은 유전자의 두 유형만으로 형질이 결정되는 단순한 경우이지만 대부분의 특성들은 더욱 복잡한 양상을 보인다. 눈동자의 다양한 색깔은 색소(pigment)의 분포 양상에 따라 나타나는 것으로 하나의 유전자에 의해 조절되는 것이 아니라 여러 유전자가 관련한다.

한 사람이 한 부모에게서는 혀를 말 수 있는 유전자를, 다른 부모에게서는 혀를 말 수 없는 유전자를 받았다고 가정해 본다. 이 사람이 혀를 말 수 있는 것은 혀를 말 수 있는 유전자는 우성(dominant)이기 때문에 혀를 말 수 없는 열성(recessive) 유전자보다 우선권을 갖기 때문이다. 우성 유전자는 열성 유전자가 존재하더라도 항상 발현되기 때문에 하나의 유전자 사본만 있어도 그 특성은 발현된다. 열성 유전자는 두 개의 염색체 모두가 열성일 경우에만 발현될 수 있다. 혀를 말지 못하는 사람의 경우 혀를 말 수 없는 열성 유전자의 복사본 두 개를 가지고 있다.

동종접합인 개체는 하나의 유전자에 대해 두 개의 동일한 사본을 갖고 있는 경우로 두 개 모두 우성이거나, 두 개 모두 열성이다. 이종접합인 개체는 하나의 우성유전자와 하나의 열성 유전자를 갖고 있다.

펀넷 표

하나의 유전자형에 대한 유전 가능성은 부모의 유전적 구성에 의해 결정된다. 상염색체 유전은 펀넷 표(Punnett square)를 이용해서 다음과 같이 설명할 수 있다(그림 17-9). 표에서 부모가 모두 이종접합자인 경우 자식에서의 혀를 마는 것과 관련된 유전자의 가능한 조합을 볼 수 있다. 이 예시에서 볼 때, 이들 사이에 태어나는 아이가 혀를 말 수 있는 경우는 네 가지 경우의 수 중 세 가지 경우(75%)이고(TT 또는 Tt) 하나의 경우가 열성 유전형질을 유전받게 되어 혀를 말 수 없게 된다.

유전병인 낭포성 섬유종(cystic fibrosis)의 경우 태어날 자손의 발병가능성을 예측할 수 있어서, 자손의 발병이 의심스러울 경우 부모는 유전상담을 받을 수 있다. 이렇듯 유전학적 지식은 다양한 유전병에 대한 유전상담의 기초가 된다.

		부계 유전자	
		T	t
모계 유전자	T	TT 혀가 말림, 동종접합자	Tt 혀가 말림, 이종접합자
	t	Tt 혀가 말림, 이종접합자	tt 혀가 안 말림, 동종접합자

그림 17-9 상염색체 유전. 이종접합자 부모의 자손에서 혀말림 유전자의 모든 가능한 조합. T: 우성유전자(혀를 말 수 있음); t: 열성유전자(혀를 말 수 없음)

		부계 유전자	
		A	B
모계 유전자	A	AA A형	AB AB형
	o	Ao A형	Bo B형

그림 17-10 ABO 혈액형 공동우성의 유전형질

공동우성(co-dominance)

2종 이상의 대립유전자 간에 다른쪽에 영향을 미치지 않고 독립적으로 발현될 때(1개 이상 우성발현) 공동우성(그림 17-10)이라고 한다. 적혈구의 세포막에 표지된 A type과 B type의 항원으로 혈액형이 결정되고 유전성을 갖는 ABO식 혈액형을 공동우성의 예로 들 수 있다. ABO식 혈액형에는 3종의 대립유전자가 존재한다. A type의 항원을 생산하는 대립유전자(A형), B type의 항원을 생산하는 대립유전자(B형), 그리고 A형과 B형의 항원을 생산하지 못하는 대립유전자(O형) 등이다. 일반적으로 3종의 대립유전자 중, 2종의 대립유전자를 가지고 있기 때문에, AA, AB, BB, AO, BO, 또는 OO의 조합이 가능하다. 이 중에서, A와 B형의 대립유전자는 우성이며, 각각 독립적으로 발현되어 공동우성이다. 반면, O형의 대립유전자는 열성이며 동형접합성(homozygous)으로 발현된다. 따라서 O형은 A나 B형의 대립유전자를 가지지 않고 동형접합(OO)인 경우에만 혈액형이 O형으로 나타난다. A와 B형의 대립유전자는 공동우성이기 때문에 각각의 형질이 모두 발현되어 A와 B형의 대립유전자를 가진 경우에는 혈액형이 AB형으로 나타난다. 그리고 유전형이 Ao 또는 AA인 경우에는 A형으로 나타나고, Bo 또는 BB인 경우에는 B형으로 나타난다(그림 17-10).

성연관 유전

Y 염색체는 X 염색체보다 짧기 때문에 유전자가 더 적게 담겨 있다(그림 17-1). X 염색체상의 어떤 부위에 암호화되어 있는 유전자는 Y 염색체상에 상응하는 유전자를 갖지 않는다.

특정 성염색체상에만 존재하는 유전자의 특성을 성연관(sex linked)이라 한다. 정상적인 색상인식을 암호화하는 유전자는 X 염색체상에 존재한다. 드물긴 하지만 열성 유전자는 적록색맹을 유발한다. 한 여성이 두 X 염색체 중 하나는 색맹유전자 사본을 가지고, 다른 하나의 X 염색체는 정상의 유전자 사본을 물려받으면 정상의 색상시각을 가지게 된다. 그러나 이 여성의 경우 자신은 색맹이 아닐지라도 색맹유전자를 자손에게 물려줄 수 있다. 그래서 이러한 사람을 보인자(carrier)라 한다. 만약 남성에게 이러한 비정상 유전자가 유전되면 색맹이 된다. 이유는 남성은 하나의 X 염색체를 가지고 있으며 남성의 색상시각은 그 유일한 X염색체가 가지고 있는 유전자에 좌우되기 때문이다. 이러한 색맹유전의 과정이 그림 17-11에 설명되어 있다. 이 그림에서 보인자인 어머니와 정상의 아버지 사이에서 가능한 유전적 조합을 보여준다.

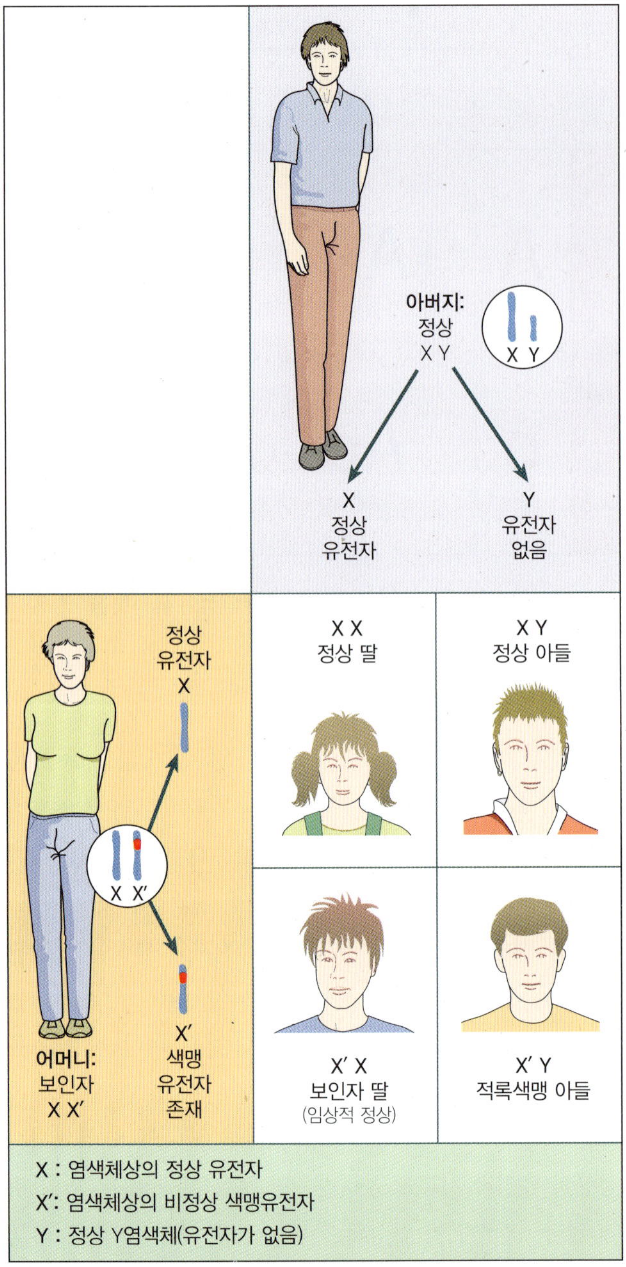

그림 17-11 성연관 적록색맹 유전자의 유전

5. 노화와 유전

학습목표

이 단원의 학습을 통해서 다음을 이해할 수 있다.

- 세포의 유전물질에 노화가 미치는 영향
- 노화(senescence)의 유전적 메커니즘

노화와 DNA

일생동안 유전자 돌연변이 유발인자에 노출되어 DNA 자가 복구(회복) 능력이 감소된다는 것은 신체를 구성하는 세포들의 유전체에 유전자 돌연변이가 발생하여 암(종양)과 같은 질병이 발생할 가능성이 높아진다는 것을 의미한다. 미토콘드리아 DNA는 핵 내 DNA보다도 돌연변이 발생 빈도가 높으며 노화와 지속적인 소모(wear and tear) 등에 의해 영향을 받고 점진적인 세포기능의 소실을 야기한다.

세포노화

세포는 50~60번의 세포분열을 할 수 있으며 이 과정에서 텔로머레이즈(종말체효소, telomerase)가 세포노화(cell senescence)와 관련하여 영향을 미치는 것으로 알려져 있다. 텔로머레이즈는 세포분열, DNA 복제과정에서 염색체 양 끝단에 존재하는 텔로미어(종말체, telomere)를 복구하는 효소이다. 텔로머레이즈는 노화가 진행되면서 그 기능이 감소하여 세포분열에 영향을 미치게 된다. 노화에 따른 텔로머레이즈 기능 감소는 DNA 복제 과정에서 텔로미어 복구가 제대로 이루어지지 않아, 점차 길이가 짧아지면서 더 이상 세포분열을 할 수 없는 단계에 도달하여 세포노화(senescence)로 진행하게 된다.

6. 질병의 유전적 기초

학습목표

이 단원의 학습을 통해서 다음을 이해할 수 있다.
- 암(cancer)과 세포 돌연변이의 관계
- 유전자 돌연변이와 비정상 염색체에 의한 유전적 장애

암

암(악성 종양, malignant tumor)은 DNA의 돌연변이에 의해 유발되어 세포의 성장이 비조직화되고, 조절이 되지 않는 특성이 있다.

유전질환

Box 17-1에 유전질환을 나열하였다.

유전자 돌연변이

낭포성 섬유종이나 혈우병(haemophilia)과 같은 수많은 질병은 부모로부터 결함을 가진 유전자가 자식에게 전달되어 발병한다. 이러한 수많은 유전자들의 위치가 인간게놈(human genome) 지도가 완성됨으로써 밝혀졌다. 예를 들어 낭포성 섬유종은 7번 염색체에 의해 유전된다. 천식(asthma), 암, 심혈관계 질환 등과 같은 질병은 유전적 요소를 가지고 있고 그 요소는 가족 계보를 따라 전해 내려온다. 그러나 이런 경우 질병과 관련된 단일유전자가 밝혀지지 않았기에 단일유전자에 의한 질병보다 발병 여부를 예측하는 것이 어렵다.

페닐케톤뇨증

이는 선천적 대사장애의 한 예로 페닐알라닌수산화효소(phenylalanine hydroxylase)를 생산하는 유전자의 결함으로 이 효소가 결핍되어 일어나는 질병이다. 이 효소는 간에서 페닐알라닌을 타이로신(tyrosine)으로 전환해주는 역할을 한다. 하지만 이 효소가 없으면 간에 페닐알라닌이 축적되고 과잉되어 혈류로 유입된다(그림 17-12). 높은 수치의 페닐알라닌은 충추신경계에 손상을 입혀 치료하지 않을 경

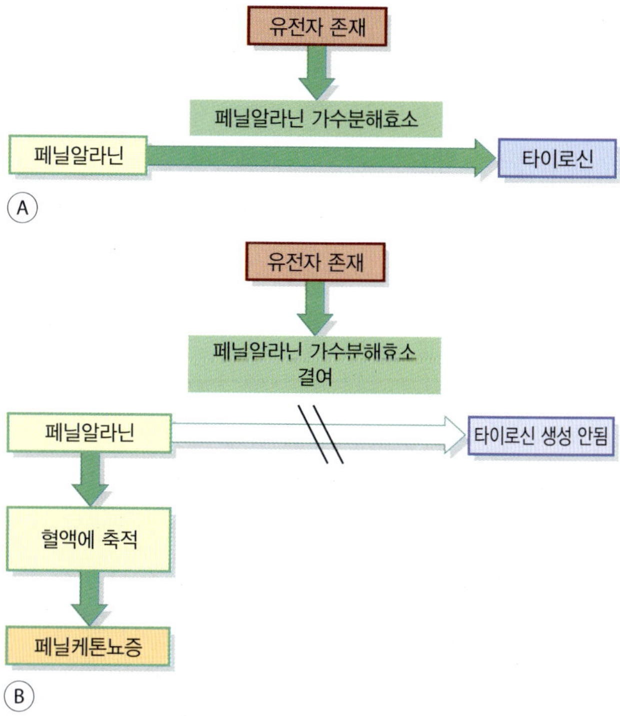

그림 17-12 페닐케톤뇨증. A. 유전자 기능 정상 B. 비정상 유전자

Box 17-1 유전적 요인이 있는 일부 질환

단일 유전질환	**다발성 유전질환:** 하나 이상의 유전자가 관련되어 있으며, 생활 스타일이 위험요소에 포함됨.
페닐케톤뇨증	천식
듀센형 근육위축증	구개열
헌팅톤병	고혈압
혈우병	죽종
연골무형성증	유방암 및 위암과 같은 일부 종양
유방, 난소, 방광암과 같은 일부 종양	당뇨병
근긴장성 이영양증	간질
주머니섬유증	정신분열증
뭇주머니콩팥병	이분척추와 같은 신경관 결손

우 몇 달 사이에 뇌손상과 정신지체를 유발한다. 그리고 멜라닌을 만드는 데 필요한 타이로신이 부족하기 때문에 탈색소화(depigmentation)가 일어나 백색 피부와 금발이 나타난다. 최근 들어 페닐케톤뇨증 발병률이 저하되고 있는데, 이는 신생아 시기에 상태를 검사하고 조기에 치료를 하기 때문이다.

미토콘드리아 이상

미토콘드리아 DNA는 총 37개의 유전자만을 가지고 있으나 결함이 발생할 경우 다양한 범주의 fatal sign과 증상이 나타날 수 있다. 일반적으로 CNA 신경계통과 뼈대근육 그리고 심장근에 영향을 미치는 것으로 알려져 있다. 성인의 경우, 자연적으로 미토콘드리아 DNA의 돌연변이가 발생할 수 있으며 당뇨병, 파킨슨병, 알츠하이머 등의 성인질환을 야기하는 요인이 된다.

염색체 이상

다운 증후군

이 장애의 경우 21번 염색체의 수가 3개(trisomy 21)인데, 감수분열 동안 염색체 비분리로 인해 하나의 염색체가 더 존재한다. 다운 증후군(Down syndrome)을 가진 사람은 키가 작고, 눈꺼풀이 돌출되고 편평하며 둥그스름한 얼굴을 하고 있다. 입에 비해 혀가 크기 때문에 습관적으로 혀를 내민다. 정상인들보다 심혈관계, 호흡계 질환의 발생률이 높기 때문에 수명이 짧다. 다운 증후군은 모체가 고령 특히, 35세 이상에서 임신할 경우 발생률이 증가한다.

고양이 울음 증후군

고양이 울음(cri-du-chat) 증후군을 가진 아동은 고양이 울음소리를 내는 것이 특징이다. 이 증후군은 5번 염색체의 일부의 결손으로 생긴다. 학습장애와 위장간과 심혈관계에 문제를 일으키는 해부학적 이상소견을 보인다.

성염색체 이상(abnormality)

성염색체의 비정상적인 감수분열은 염색체 비분리에 의해 너무 많거나 혹은 너무 적은 수의 염색체 이상으로 나타난다. 성염색체수이상 돌연변이로 태어난 경우, 정상적인 성발달이 어렵고 그 외 지적, 학습능력저하 등이 동반된다.

터너 증후군

터너 증후군(Turner syndrome)은 총 22쌍의 염색체와 1개의 X 염색체만 가지고 있는 경우이다. 따라서 핵형분석에서는 XO로 확인되며 여성에게서 나타난다. 여성의 외부생식기와 난소를 확인할 수 있지만 정상적인 발달과정이 나타나지 않아, 에스트로겐 호르몬 처방 없이는 여성의 2차 성징이 나타나지 않는다. 그 외 특징으로는 작은 키, 대동맥 협착(15%) 등이 있고 지적 능력은 보통 정상이다.

클라인펠터 증후군

클라인펠터 증후군(Klinefelter syndrome)은 핵형분석에서 XXY로 확인되고 총 47개의 염색체를 가지며 남성의 성염색체 이상으로 발생한다. 클라인펠터 증후군은 터너 증후군보다 발생빈도가 더 높으며 대표적인 증상으로는 큰 키와 지적장애 등이 있다. 남성외부생식기를 가지고 있으나 미성숙한 고환이 나타나며 불임이다. 사춘기 성발달기 때 유방이 발달하는 유방 이상 비대(gynecomastia) 증상과 둥근형태의 골반이 나타나며 테스토스테론 처방 없이는 남성의 2차 성징이 나타나지 않는다.

CHAPTER 18

생식기계

The reproductive systems

생물과 무생물은 생식능력으로 구분한다. 원시동물일수록 생식과정은 단순하다. 사람에서도 생식과정은 성적인 번식의 일종으로 남성과 여성의 장기는 해부학적 · 생리학적으로 다르다.

남성과 여성 모두 생식세포(gametes)라는 특별한 세포를 생산한다. 남성 생식세포는 정자(spermatozoa)이고, 여성 생식세포는 난자(ova)이다. 정자와 난자의 염색체에는 다음 세대에 유전적 특징을 전해주는 유전자라는 유전물질이 들어 있다. 체세포에는 23쌍에 배열된 46개의 염색체가 있지만, 생식세포에는 각 쌍에 하나씩 단지 23개의 염색체만이 있다. 생식세포는 감수분열(meiosis)에 의해 생성된다. 난자와 정자가 융합하는 수정(fertilization) 시 생성되는 세포는 접합체(zygote)라 부르고, 46개의 완전한 염색체를 가진다.

접합체는 자궁벽 깊이 착상해 출생 전 임신기간(gestation period) 동안 성장하고 발달한다.

1. 여성 생식기계

학습목표

이 단원의 학습을 통해서 다음을 이해할 수 있다.

- 바깥 생식기계 주요 구조
- 질의 구조와 기능
- 자궁과 난관의 구조와 기능, 위치
- 배란의 과정과 배란을 조절하는 호르몬
- 월경의 생리적인 기전을 포함하여 사춘기 여성에게서 일어나는 변화
- 여성 유방의 구조와 기능

여성 생식기계의 기능은 다음과 같다.

- 난자 형성
- 정자 수용
- 수정과 태아 발달에 적당한 환경 제공
- 분만
- 신생아에게 수유를 통한 영양 제공(젖 생산)

남성 생식기계의 기능은 다음과 같다.

- 정자 생산
- 정자를 여성 생식기에 전달

여성 생식기는 바깥 기관과 안쪽 기관으로 나뉜다(**그림 18-1**).

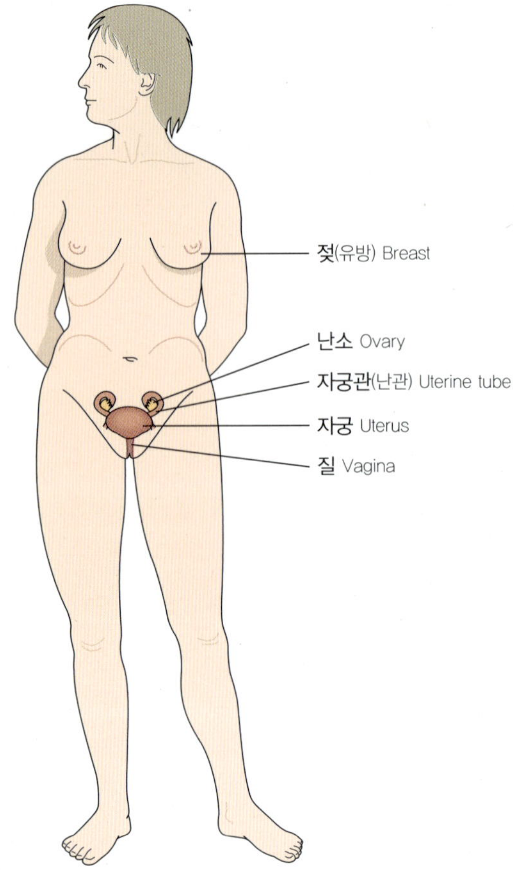

그림 18-1 여성 생식기관. 옅은 선은 하부 늑골과 골반의 위치를 나타낸다.

바깥 생식기(외음)

바깥 생식기(**그림 18-2**)는 큰음순(labia majora), 작은음순(labia minora), 음핵(clitoris), 질입구(vaginal orifice), 질어귀(질전정, vestibule), 처녀막(hymen), 질전정샘(vestibular gland)으로 구성되어 있고, 이를 총괄해서 음문(vulva)이라 한다.

큰음순

큰음순은 음문의 경계를 형성하는 두 개의 큰 주름이다. 피부, 섬유조직과 지방 위에 있고, 많은 기름샘이 존재한다. 앞에 있는 주름은 두덩뼈결합(치골결합, symphysis pubis) 앞에서 연결되고, 뒤에 있는 주름은 샅(회음, perineum)의 피부와 합쳐진다. 사춘기에 치구와 큰음순의 바깥면에서 음모가 자란다.

작은음순

작은음순은 많은 기름샘이 있는 큰음순 사이에 두 개의 작

은 피부 주름을 일컫는다. 그 틈을 질어귀라 한다. 질, 요도, 큰전정샘관이 질어귀에 개구한다.

음핵

음핵은 남성의 음경(penis)에 해당하고, 감각신경말단과 발기조직이 있지만 생식에 관여하지는 않는다.

질어귀샘

질어귀샘(Bartholin gland)은 질구 가까이 한 쪽에 하나씩 위치한다. 작은 완두콩 크기이며, 질어귀 바로 바깥쪽에서 처녀막에 붙는 곳까지 관이 있다. 여기서 바깥음부를 촉촉하게 하는 점액을 분비한다.

혈액 공급, 림프환류, 신경지배

동맥 공급. 속엉덩동맥(내장골동맥, internal iliac artery)의 가지인 속음부동맥(내음부동맥, internal pudendal artery)에서 나오는 가지와 넙다리동맥(대퇴동맥, femoral artery)으로 분지되는 바깥엉덩동맥(외장골동맥, external iliac artery)에 의해 공급받는다.

정맥환류. 최종적으로 속엉덩정맥으로 환류되는 큰 정맥얼기를 형성해 이루어진다.

림프환류. 표층 서혜부에 위치한 림프절을 통해 이루어진다.

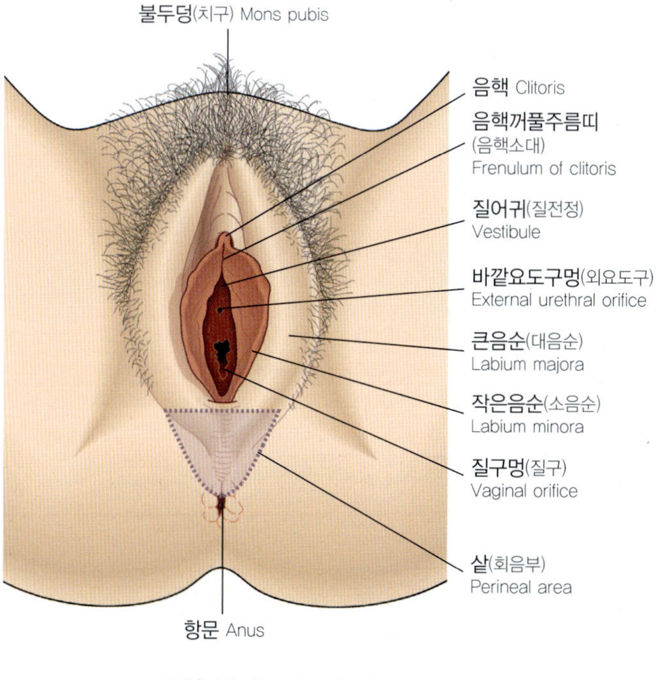

그림 18-2 여성의 외부 생식기

신경지배. 음부 신경가지에 의해 이루어진다.

회음

회음은 작은음순의 아랫부위에서부터 항문관까지 뻗어 있는 부분이다. 이는 거의 삼각형 모양이고 결합조직, 근육, 지방으로 구성되어 있다. 그리고 골반의 아랫부위에 근육의 부착부를 제공한다.

안쪽 생식기

여성 생식기계의 안쪽 기관(그림 18-3, 그림 18-4)은 골반 공간 안에 위치하고 질(vagina), 자궁(uterine), 2개의 난관(uterine duct), 2개의 난소(ovary)로 구성된다.

질

질은 안쪽 생식기과 바깥 생식기를 연결하는 편평상피층의 섬유근육층으로 이루어진 관상기관이다. 방광의 앞쪽과 곧창자, 항문 뒤쪽 사이에서 위쪽 뒤로 약 45°의 각도로 비스듬히 주행한다. 성인에서 앞쪽 벽은 약 7.5cm이고 뒤쪽벽은 약 9cm이다. 두 벽 간에 차이가 나는 것은 앞쪽 벽에서 기시하는 자궁목(cervix)의 각도 때문이다.

처녀막. 처녀막은 질을 부분적으로 막고 있는 얇은 점막층이다. 불완전하게 막고 있는 형태이기에 생리혈이 통과할 수 있다. 처녀막은 성교, 탐폰(tampon) 또는 출산에 의해 완전히 분리될 수 있다.

질의 구조

질은 윤주상 조직인 바깥층, 평활근인 중간층, 주름(rugae)을 형성하며 편평상피층으로 이루어진 안층의 총 3층으로 이루어져 있다. 분비샘은 아니지만 자궁목의 분비물 때문에 표면은 촉촉하게 유지된다. 정상적으로 사춘기(puberty)와 폐경기(menopause) 사이에 젖산을 분비하는 박테리아(Lactobacillus acidophilus)가 pH 3.5~4.9를 유지하며 질 안에 존재한다. 산도는 회음부에서 질 안으로 들어갈지도 모르는 대부분의 다른 미생물의 성장을 억제한다.

혈액 공급, 림프환류, 신경지배

동맥 공급. 동맥총은 속엉덩동맥에서 분지된 자궁동맥(uterine artery)과 질동맥(vaginal artery)으로부터 이루어지며, 이 혈관들은 질을 돌아 나온다.

정맥환류. 근육벽에 위치한 정맥총은 속엉덩정맥으로 흘러 들어간다.

림프환류. 심부 및 표층 엉덩뼈샘을 통해서 이루어진다.

신경지배. 엉치척수에서 나오는 부교감신경과 요수에서 나오는 교감신경, 음부신경에서 나오는 체성감각신경으로 구성된다.

질의 기능

성교를 하는 동안 질 안에 음경이 위치하고, 출산이 이루어질 때 아기가 나오도록 탄력적인 통로를 제공한다.

자궁

자궁은 앞뒤로 편평한 배 모양으로 속이 빈 근육성 기관이다. 자궁은 방광과 곧창자 사이의 골반안에 위치한다(그림 18-3). 대부분의 여성은, 자궁이 앞쪽으로 기울어져 있는데, 질에서 적절한 각도로 앞으로 굽어 있어서 앞쪽 벽은 방광 뒤쪽에 부분적으로 걸려 두 기관 사이에 방광자궁오목(vestibulouterine pouch)을 형성한다. 기립 시, 자궁은 대부분 수평 상태로 놓여 있다. 길이는 약 7.5cm, 넓이는 약 5cm이고, 벽의 두께는 약 2.5cm이다. 무게는 30~40g이다. 자궁은 자궁바닥(fundus), 자궁몸통(body), 자궁목(cervix)으로 구성된다(그림 18-4).

자궁바닥. 난관이 시작하는 자궁 위쪽에 있는 돔형 모양의 부분을 말한다.

자궁몸통. 자궁의 대부분을 차지하며 자궁목에서 이어지는 안쪽의 부분부터 아래로 갈수록 좁아진다.

자궁목. 질의 바깥쪽에서 질 쪽으로 시작해서 질의 앞쪽으로 나온다.

구조

자궁벽의 구조는 자궁바깥막(perimetrium), 자궁근층(myometrium), 자궁안막(endometrium)의 3층으로 구성되어 있다(그림 18-5).

자궁바깥막(perimetrium). 자궁바깥막은 자궁벽을 구성하는 다른 층과는 다르다(그림 18-3).

자궁바깥막은 앞쪽으로 방광 상면에 겹쳐 자궁바닥에서 자궁몸통까지 뻗어 있다. 자궁바깥막의 오목한 부분은 방광자궁오목을 형성한다.

뒤쪽으로는 자궁바닥, 자궁몸통, 자궁목에 걸쳐 뻗어 있고, 곧창자자궁오목(직장자궁와, rectouterine pouch, Douglas)을 형성하면서 곧창자까지 이어진다.

바깥쪽으로 자궁바깥막은 위쪽 자유연에서 두 개의 난관 주름을 형성하기 때문에, 자궁바닥만을 덮고 있다. 바깥쪽 끝에 있는 이 두 개의 주름은 자궁을 골반에 고정하는 넓은 자궁인대(자궁광간막, broad ligament)이다.

자궁근층(myometrium). 자궁벽 조직 중 가장 두꺼운 층이다. 자궁근층은 조직, 혈관, 신경이 윤문상으로 얽혀 있는 민무늬근 섬유층이다.

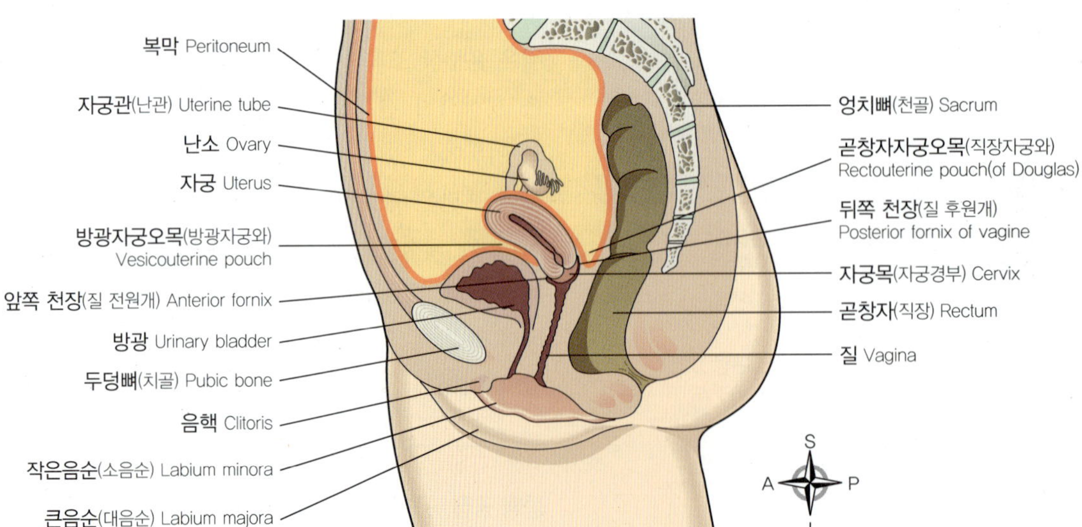

그림 18-3 골반 내 여성 생식기의 외측면과 관련 구조

자궁안막(endometrium). 자궁안막은 많은 점액을 분비하는 관상샘이 있는 원주상피로 이루어져 있다. 자궁안막은 기능적으로 두 층으로 나뉜다.

• 기능층은 바깥쪽에 있고 두꺼우며 월경주기의 처음 1/2 동안 혈관이 발달한다. 만약 난자가 수정이나 착상이 되지 않는다면 월경주기 동안 기능층은 탈락된다.

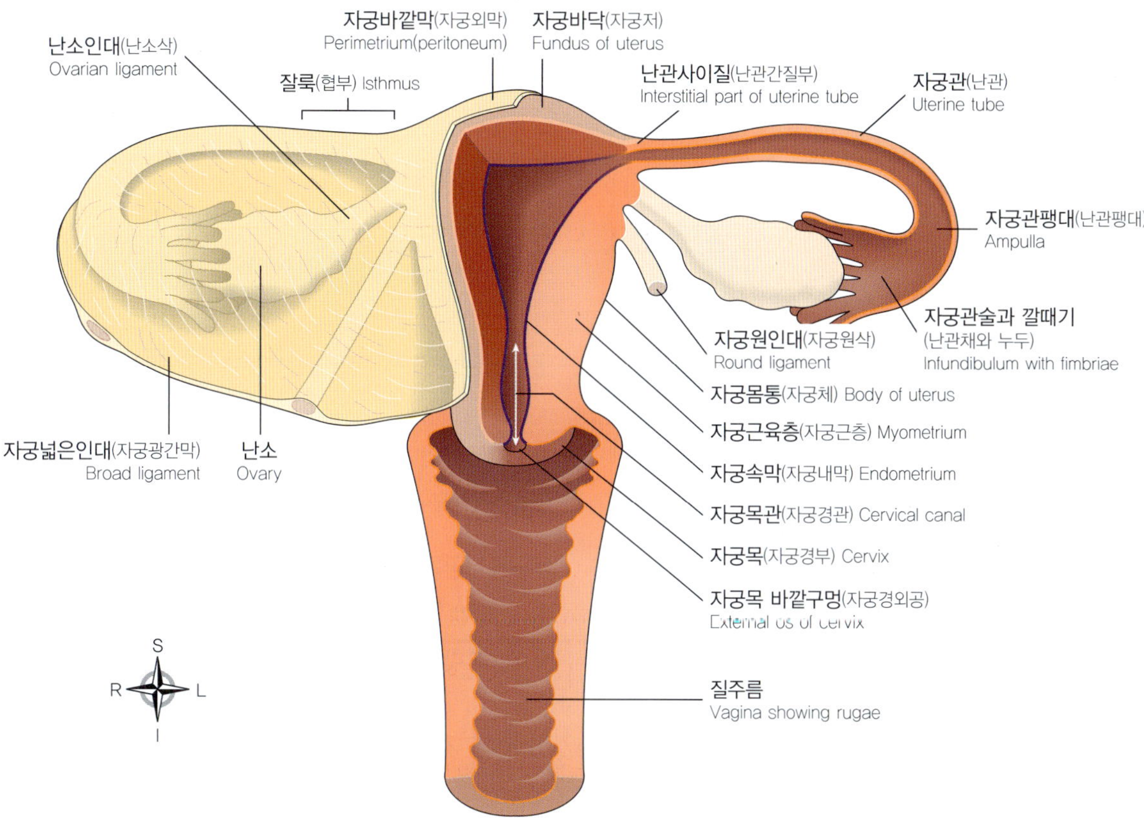

그림 18-4 골반 내 여성 생식기

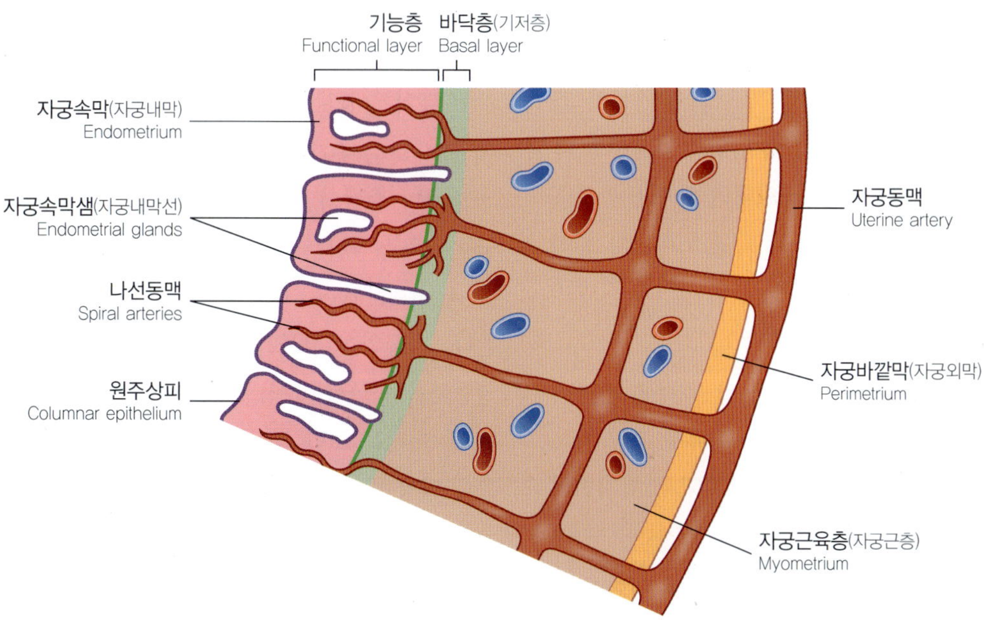

그림 18-5 자궁벽의 구조. 녹색선은 자궁안막의 기능적 기저막의 경계면을 나타내었다.

- 바닥층은 자궁근층 바로 아래에 위치하고 월경 시 탈락되지 않는다. 각 주기 동안 기능층으로 재생되는 층이다.

자궁목관의 위쪽 2/3는 점막으로 되어 있다. 하지만, 아래로 내려올수록 점막은 변해서 편평상피층으로 될 때까지 이어진다.

혈액 공급, 림프환류, 신경지배

동맥 공급. 자궁동맥과 속엉덩동맥의 가지에 의해 이루어지며, 자궁인대의 두 층 사이에서 자궁 바깥쪽 면을 따라 나온다. 자궁과 난관에 혈액을 공급하고 난소에 혈액을 공급하기 위해 난소동맥(ovarian artery)과 합쳐진다.

정맥환류. 정맥은 동맥과 같이 주행하고 결국 속엉덩정맥으로 유입된다.

림프환류. 심부 및 표층 림프관은 자궁과 난관에서 대동맥 림프절과 엉덩동맥과 관련된 림프절로 림프액을 흘려보낸다.

신경지배. 자궁과 난관의 신경지배는 엉치척수로부터 빠져나오는 부교감성 신경섬유와 허리척수로부터 빠져나오는 교감성 신경섬유로 이루어진다.

지지구조

자궁은 골반안에서 각 기관들, 골반아래근육, 골반벽에 자궁을 고정시켜주는 인대에 의해 둘러싸여 있다(그림 18-6).

넓은자궁인대(broad ligament). 넓은자궁인대 바깥막의 두 겹의 주름에 의해 형성되며 자궁의 각 측면에 하나씩 있다. 자궁인대는 난관부터 골반 측면에 붙어 난관의 바깥쪽 끝까지 아래로 축 늘어져 있다. 자궁인대의 위쪽 자유연과 바깥쪽 끝이 난관을 싸고 있으며, 자궁인대의 뒤벽을 통과해 배공간에 개구한다. 난소는 뒤벽의 각 측면에 하나씩 붙어 있다. 혈관, 림프관, 신경은 자궁인대의 층 사이로 자궁과 난관을 연결한다.

자궁원형인대(round ligament). 자궁의 각 측면에 하나씩 있는 두 층의 자궁인대 사이에 존재하는 섬유성 조직이다. 자궁원형인대는 골반의 측면을 지나 큰음순과 합쳐지면서 서혜관을 통해 끝까지 지난다.

자궁엉치뼈인대(uterosacral ligament). 자궁목과 질의 뒤벽에서 기시하여 직장과 엉치뼈까지 이어진다.

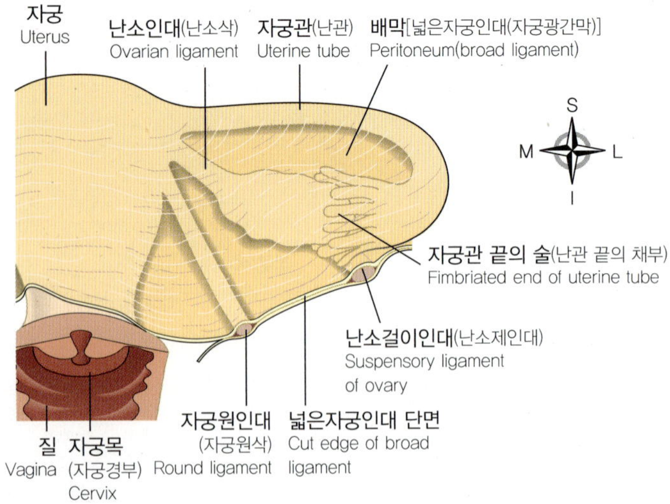

그림 18-6 자궁을 지지하는 주요 인대. 한쪽만 나타냄

가로자궁목인대(transverse cervical ligament). 자궁엉치뼈인대는 자궁목과 질에서부터 시작해 골반벽까지 이어진다.

두덩뼈자궁목 근막(pubocervical fascia). 두덩뼈자궁목 부위 근막은 가로자궁목 부위 인대에서 방광까지 이어져 있으며, 두덩뼈의 뒤면에 붙어 있다.

자궁의 기능

사춘기 이후, 시상하부(hypothalamus)와 뇌하수체 앞엽(anterior pituitary) 호르몬(9장 참조)의 조절에 의해 자궁안막이 매달 규칙적으로 변하는 월경을 경험한다. 월경주기는 자궁이 수정된 난자에게 영양을 주고 보호하기 위해 준비를 하는 것이다. 또한 이 주기는 26~30일 정도를 유지하며 규칙적이다. 만약 난자가 수정되지 않았다면 짧은 출혈 뒤 새로운 주기가 시작된다(월경, menstruation).

난자가 수정되면, 접합체는 자궁벽 깊숙이 착상한다. 자궁근육은 성장하는 아기를 품기 위해 발달하고 첫 8주 동안을 배아(embryo), 나머지 임신기간을 태아(fetus)라고 부른다. 자궁의 분비물은 자궁안막에 난자가 착상하기 전에 영양분을 공급하고, 착상 뒤 자궁안막에서 영양 공급을 받는다. 이것은 초반 몇 주만 해당하고, 그 뒤부터는 태반을 통해 영양을 공급받는다(5장 참조).

탯줄(제대, umbilical cord)에 의해 태아와 연결된 태반은 자궁벽에 견고하게 붙어 있고, 아기에게 산소와 영양분을 공급해주며 노폐물을 제거한다. 정상적으로 약 40주 정도인 임신기간 동안 자궁의 근육층은 태반에서 분비되는 높은 농도의 프로게스테론에 의한 조기출산을 막는다.

임신 말기에, 성 호르몬 중 자궁근층의 수축력을 증가시키는 에스트로겐(oestrogen)이 혈액에 많다. 또한, 옥시토신(oxytocin)은 뇌하수체 뒤엽(posterior pituitary)에서 방출되고 자궁근층을 자극한다. 옥시토신 방출의 조절은 양성 되먹임 기전에 의해 조절된다(그림 9–5 참조). 분만 시, 자궁은 강하고 주기적인 수축을 통해 물리적으로 아기를 밀어낸다.

난관

난관(그림 18–4)은 약 10cm로 자궁몸통과 자궁바닥 부위 사이의 측면으로 뻗어 있다. 난관은 자궁인대 위쪽 자유연에 위치하고 트럼펫 모양처럼 생긴 바깥쪽 끝부분은 난소 주변의 배공간에 열려 자궁인대의 뒤벽을 관통한다. 난관 끝에는 술이라고 하는 손가락 모양의 돌기가 있다. 돌기 중 가장 긴 것이 난소술(ovarian fimbria)이고, 난소와 가까이에 있다.

구조

난관은 자궁바깥막으로 된 바깥막과 민무늬근으로 된 중간층이 있고, 안쪽은 섬모상피로 되어 있다.

기능

난관은 꿈틀운동과 섬모운동을 통해서 난소에서 자궁으로 난자를 옮긴다. 점막에 의해 분비되는 점액은 난자와 정자의 움직임에 이상적인 환경을 제공한다. 주로 수정은 난관에서 일어나고, 접합체는 착상을 위해 자궁으로 보내진다.

난소

난소(그림 18–4)는 여성 생식샘(난자와 성 호르몬을 생산하는 샘)이고, 골반 바깥쪽의 얕은 오목에 있다. 난소는 길이 2.5~3.5cm, 너비 2cm, 두께 1cm이다. 각각은 난소인대(ovarian ligament)에 의해 자궁 위쪽, 난소간막(mesovarium)에 의해 자궁인대 뒤에 붙어 있다. 혈관과 신경은 난소간막을 통해 난소를 통과한다(그림 18–7, 그림 18–8).

난소의 구조

난소의 조직은 2층으로 구분할 수 있다.

수질. 안쪽에 위치하고 있으며, 섬유조직, 혈관, 신경으로 구성되어 있다.

겉질. 겉질은 속질을 덮고 있다. 배아상피에 의해 싸여 결합조직으로 된 기질이라는 구조이다. 여러 단계의 성숙기에 있는 난포(ovarian follicle)가 존재하며, 각각의 난포에는 난자가 있다. 사춘기 이전 난소는 활발하지 않지만 출

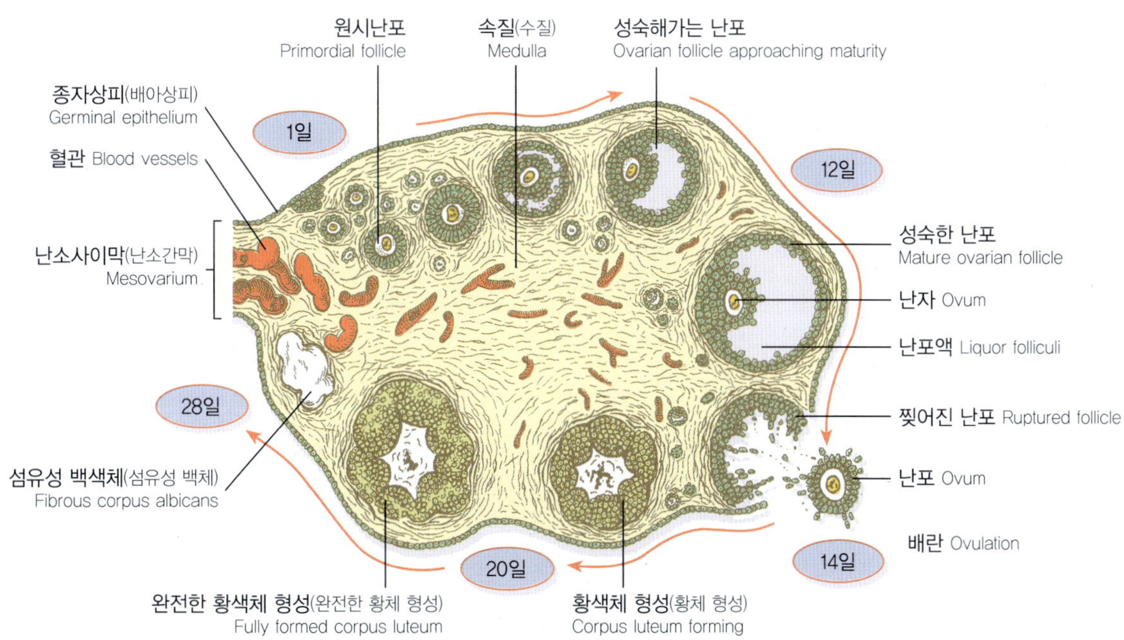

그림 18–7 1개의 난포가 발달하는 단계를 나타낸 난소의 단면

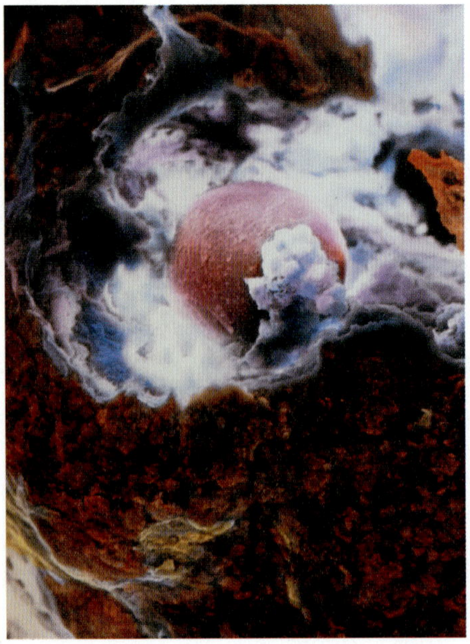

그림 18-8 **배란의 순간.** 난소의 표면을 통해 배출되는 난자의 전자현미경 사진

생 뒤부터 이미 기질은 덜 성숙한 난포를 가지고 있다. 가임기간 중, 매달, 약 28일 주기로 하나의 난포가 성장하고 찢어져 하나의 난자가 배공간으로 방출된다. 이것을 배란(ovulation)이라고 하며, 대부분의 월경주기를 차지한다(그림 18-7).

혈액 공급, 림프환류, 신경지배

동맥 공급. 배대동맥(복대동맥, abdominal aorta)에서 분지되어 콩팥동맥(신동맥, renal artery)의 바로 아래에 위치하는 난소동맥에 의해 공급된다.

정맥환류. 자궁의 바로 아래 난소정맥에서 분지되는 정맥얼기로 유입된다.

림프환류. 가쪽대동맥림프절(외측대동맥림프절, lateral aortic lymph node)과 대동맥앞림프절(대동맥전림프절, preaortic lymph node)로 유입된다. 림프관은 동맥과 같은 주행로를 지난다.

신경지배. 난소는 엉치척수로부터 나오는 부교감성 신경지배와 허리척수로부터 나오는 교감성 신경지배를 받는다.

기능

난포의 성숙은 뇌하수체 앞엽에서 방출되는 난포자극 호르몬(follicle stimulating hormone, FSH)과 난포에서 분비되는 에스트로겐에 의해 자극을 받는다. 배란은 배란 몇 시간 전, 뇌하수체 앞엽에서 나오는 황체형성 호르몬(luteinising hormone, LH)에 의해 유발된다. 배란 뒤 난포는 뇌하수체 앞엽에서 방출되는 황체형성 호르몬의 영향을 받아 황체(corpus luteum)가 된다. 황체는 프로게스테론과 약간의 에스트로겐을 생산한다. 만일 난자가 수정되었다면 수정란이 성장하고 인간융모성 성샘자극 호르몬(human chorionic gonadotrophin, HCG)을 생산할 자궁벽에 깊숙이 착상하여 임신 3개월 동안 황체가 계속해서 프로게스테론과 에스트로겐을 분비하도록 자극한다(그림 18-9). 그 뒤에는 이와 같은 기능을 태반에서 이어받도록 한다. 만일 난자가 수정되지 않았다면 황체는 퇴화하고 월경의 새로운 주기가 시작된다. 황체가 퇴화된 부분에서는 비활성 섬유조직인 백체(corpus albicans)가 형성된다. 때때로 동시에 여러 난포가 성숙해서 같은 월경주기에 두 개 또는 그 이상의 난포가 방출된다. 이럴 경우 난자가 수정되면 다태임신(multiple pregnancy)이 된다.

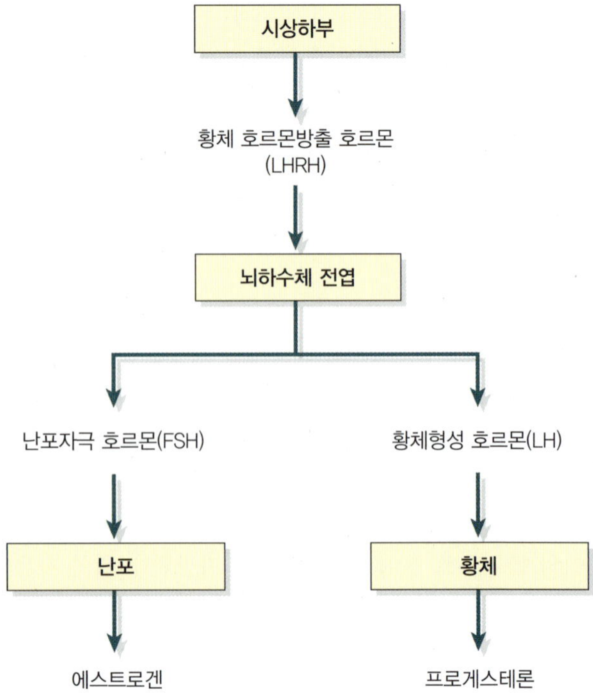

그림 18-9 **여성 생식기계 호르몬과 표적조직**

사춘기 여성

사춘기는 안쪽 생식기가 성숙하는 시기를 말한다. 이를 초경(menarche)이라 하고, 가임기의 시작으로 본다. 난소는

뇌하수체 앞엽에서 분비되는 생식샘자극 호르몬(gonadotrophin)인 난포자극 호르몬(FSH)과 황체 호르몬(LH)에 의해 자극받는다.

10~14세 사이 사춘기가 되고, 이 시기에 신체적 · 정신적으로 많은 변화가 일어난다.

- 자궁, 난관, 난소가 성장한다.
- 월경주기와 배란이 시작된다(초경).
- 가슴이 발달하고 커진다.
- 거웃털(음모, pubic hair)과 겨드랑이털(액모, axillary hair)이 자라기 시작한다.
- 골반의 길이와 너비가 증가한다.
- 특히 가슴과 엉덩 부위에 피부아래지방이 증가한다.

월경주기

월경은 여성에게서 약 36년 정도의 가임기간 동안 26~30일 정도의 규칙적인 간격으로 계속 일어난다(그림 18-10). 주기는 혈액에서 호르몬의 농도 변화에 의해 자극되어 난소와 자궁벽에서 일어나는 변화를 보여준다(그림 18-10 B, D). 월경주기 동안 분비되는 호르몬은 음성 되먹임 기전에 의해 조절된다.

시상하부는 황체 호르몬방출 호르몬(luteinising hormone releasing hormone, LHRH)을 분비하고, 이를 분비하기 위해 뇌하수체 앞엽을 자극한다(표 9-1 참조).

- 에스트로겐을 분비하고 난포를 성장시켜서 배란을 유도하는 난포자극 호르몬
- 배란을 유발하고 황체의 발달을 자극하며 프로게스테론을 분비하는 황체형성 호르몬

시상하부는 혈액에서 에스트로겐과 프로게스테론의 변화에 반응한다. 이들 호르몬이 많으면 억제되고 적으면 자극된다.

평균적으로 월경주기는 약 28일이다. 일반적으로 월경기간은 약 4일 정도 지속되는 월경 시작일로부터 계산한다. 그 뒤를 따라 수정기(약 10일), 그 다음 분비기(약 14일)로 이어진다.

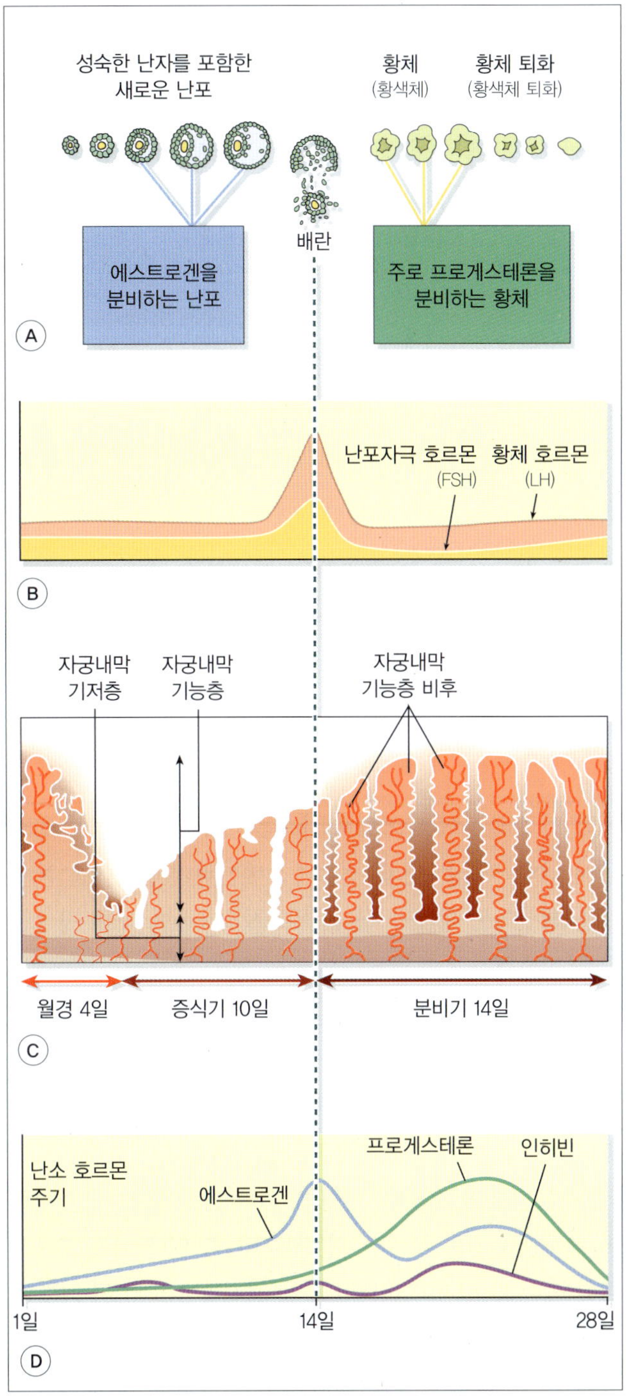

그림 18-10 여성 월경주기 요약. A. 난소주기; 난포 성숙과 황체 발달 **B.** 뇌하수체 앞엽 주기; LH와 FSH 농도 **C.** 자궁주기; 월경기, 증식기, 분비기 **D.** 난소 호르몬주기; 에스트로겐과 프로게스테론 농도

월경기

난자가 수정되지 않으면, 황체는 퇴화되기 시작한다. 임신 시, 자라는 배아로부터 분비되는 인간융모성 성샘자극호르몬(HCG)에 의해 황체가 유지된다. 그 결과, 월경기간 동안 에스트로겐과 프로게스테론의 농도는 낮아지고, 난소호르몬에 많이 의존적인 자궁안막의 기능층이 떨어진다(그림 18-10 C). 월경 시 환류되는 것은 자궁안막샘, 자궁안막세포, 손상된 모세혈관의 혈액과 수정되지 않은 난자로 구성

된다.

에스트로겐과 프로게스테론이 많이 분비되면 난포자극 호르몬과 황체형성 호르몬의 방출을 막아 뇌하수체의 앞엽을 억제하고 임신이 되며, 에스트로겐과 프로게스테론의 증가는 성숙을 막고 다른 난자를 배출한다. 하지만 황체가 퇴화한 뒤, 에스트로겐과 프로게스테론이 감소하면 난포자극 호르몬의 농도가 높아져 다음 월경주기를 억제하면서 뇌하수체 앞엽의 재활성화를 유발한다.

증식기

이 시기에 난포자극 호르몬에 의해 자극되는 난포는 성숙하고, 수정된 난자를 수용하기 위해 자궁안막의 기능층의 증식을 자극하는 에스트로겐을 생산한다. 혈관과 점액분비샘이 많아지며, 자궁안막이 비후해진다. 이 단계에서 배란이 일어나고 난포에 의한 에스트로겐 생산이 감소할 때 끝난다.

분비기

배란 바로 다음에 난포에서 나오는 세포는 황체형성 호르몬에 의해 자극을 받고, 프로게스테론과 약간의 에스트로겐을 생산하는 황체가 된다. 프로게스테론에 의해 자궁안막은 비후해지고 분비샘은 점액의 양을 증가시킨다. 이는 정자가 자궁을 통해 난자가 수정되는 난관으로 이동하는 것을 보조하는 것으로 알려져 있다. 유사하게 난관샘과 자궁목샘에 의해 질의 윤활제 역할을 하는 점액 분비가 증가한다.

난자는 배란 뒤 8시간 정도의 아주 짧은 시간 동안 수정이 가능한 형태로 살 수 있다. 성교 중 질 안에 있는 정자는 며칠을 살 수 있다고 하더라도 약 24시간 정도만 난자와 수정할 수 있다. 이는 생리주기 중에서 수정이 가능한 기간은 상대적으로 짧다는 것을 의미한다. 여성의 몸에서 관찰할 수 있는 변화는 배란시기에 일어난다. 원래는 빽빽하고 건조한 자궁목 부위의 점막이 탄력 있고 촉촉해지고 체온은 배란 뒤 즉시 측정할 수 있을 정도는 아니지만 약간은 증가한다. 일부 여성은 월경주기의 중반쯤에 난포가 찢어져 배안으로 방출될 때 복부의 불편감을 느낀다.

만약 난자가 수정되지 않는다면 월경을 하고, 새로운 주기가 시작된다.

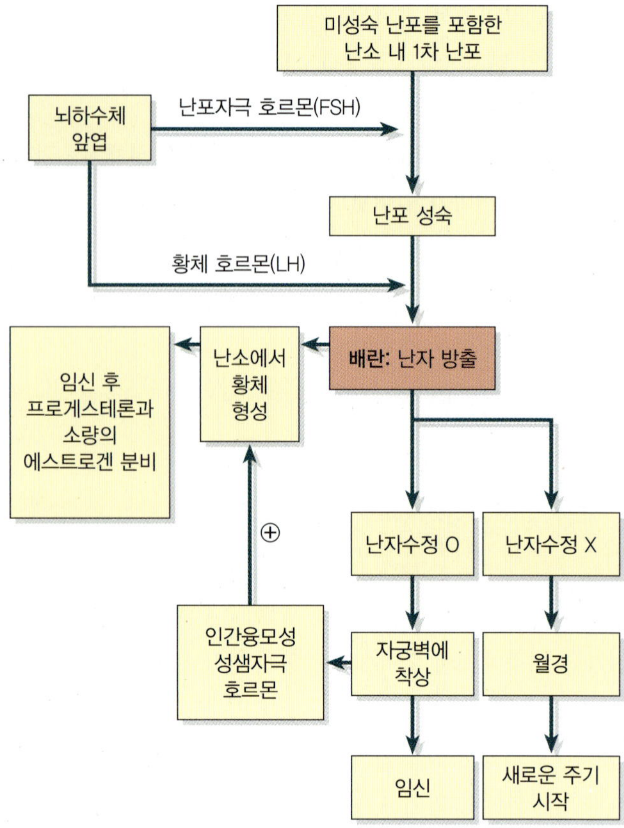

그림 18-11 난자의 발달단계와 관련된 호르몬 정리

만약 난자가 수정된다면 자궁안막의 파열이 없고 월경을 하지 않는다. 수정된 난자(접합체)가 난관을 통해 자궁으로 이동해 자궁벽 깊숙이 착상하고 뇌하수체 앞엽의 황체형성 호르몬과 유사한 인체융모성 성샘자극 호르몬(HCG)을 생산한다. 이 호르몬은 다른 난포의 성숙을 억제하면서 임신 첫 3~4개월 동안 에스트로겐과 프로게스테론을 분비할 수 있도록 황체를 원형으로 유지하게 한다(**그림 18-11**). 그 시간 동안 태반은 발달하고 에스트로겐, 프로게스테론, 성샘자극 호르몬을 생산한다.

폐경기

폐경기는 45~55세 사이에 나타나고 가임기간의 끝을 의미한다. 폐경은 성 호르몬의 변화에 의해 초래되며 때때로 10년 정도로 몇 년에 걸쳐 일어나거나 혹은 갑자기 생길 수도 있다. 난소는 점점 난포자극 호르몬과 황체형성 호르몬에 대한 반응이 낮아지고, 배란과 월경주기가 불규칙해지며 결국은 활동을 중단한다. 이 시기에 다음과 같은 몇몇 다른 증상들이 나타날 수도 있다.

- 갑자기 얼굴 붉힘, 땀흘림, 두근거림과 함께 혈관 확장이 일어나며, 수면 형태가 깨진다.
- 가슴이 작아진다.
- 겨드랑이털과 거웃털이 엉성해진다.
- 성에 관련한 생식기계의 위축이 온다.
- 예민해지고 기분변화 등 특징 없는 행동이 나타난다.
- 피부가 점차 얇아진다.
- 뼈기질(bone mass)이 감소해서 골다공증(osteoporosis)의 소견을 보인다.
- 폐경기 이후 여성에서 동일 연령의 남성에서보다 심혈관계 질환의 위험을 증가시키는 혈중 콜레스테롤 농도가 서서히 증가한다.

외과적으로 난소를 제거하거나 양쪽 난소에 방사선을 조사하면 유사한 변화가 나타난다.

유방

유방 혹은 젖샘(mammary gland)은 여성 생식기계의 부속샘이다. 유방은 남성에도 있지만, 발육되지 않고 흔적만 존재한다.

사춘기 이전의 여성에서 유방은 작고 미성숙하다. 그 뒤 에스트로겐과 프로게스테론의 영향으로 유방은 발달한다. 임신기간 중 이들 호르몬은 유방이 더 발달하도록 자극한다. 분만 뒤, 양성 되먹임 기전에 의해 뇌하수체 앞엽으로부터 나오는 프로락틴(prolactin)은 젖의 생산을 촉진시키고, 뇌하수체 뒤엽으로부터 나오는 옥시토신은 아기가 젖꼭지를 빨 때 그 자극에 대해 젖을 분비한다.

구조

젖샘(그림 18-12)은 상피조직, 섬유조직, 지방조직으로 구성되어 있다.

유방은 약 20개 엽의 상피조직으로 구성되고, 각 엽은 젖꼭지 주위로 퍼지는 작은엽(lobule)으로 구성된다. 작은엽은 작은 관에 개구하는 꽈리덩어리로 구성되고, 젖샘관(lactiferous duct)이라는 큰 분비관을 형성하기 위해 합쳐진다. 유관은 젖을 저장하는 유방의 중간부에서 합쳐진다. 젖샘관팽대(lactiferous sinus)는 젖꼭지 표면에 개구하는 좁은 관이다. 섬유조직은 상피조직과 관을 지지한다. 지방은 각 엽 사이뿐만 아니라 젖샘의 표면을 싸고 있다.

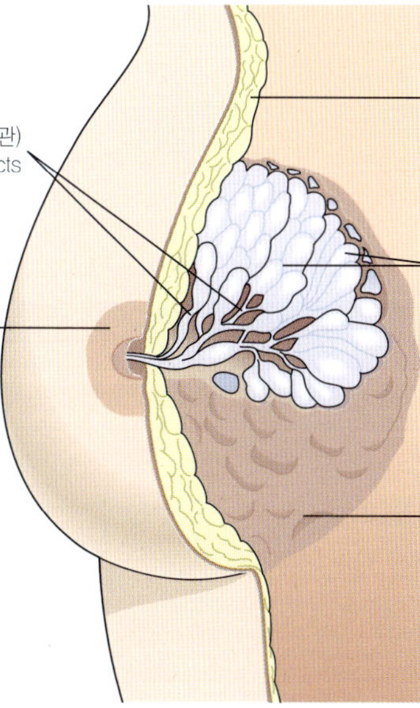

그림 18-12 유방의 구조

젖꼭지. 젖꼭지(nipple)는 유방 가운데 색이 있는 부분, 젖꽃판(유륜, areola)에 의해 싸여진 원뿔의 돌기이다. 젖꽃판의 표면은 많은 기름샘(Montgomery's tubercles)으로 되어 있다.

혈액 공급, 림프환류, 신경지배

동맥 공급. 유방은 겨드랑동맥의 가슴 부위 가지와 안가슴동맥(내유동맥, internal mammary artery), 갈비사이동맥으로부터 혈액을 공급받는다.

정맥환류. 정맥혈을 젖꼭지 주위로 환류시켜 겨드랑이오목, 유방정맥에서 끝나는 문합성 혈관에 의해 일어난다.

림프환류(그림 6-1 참조). 림프액은 주로 표면 부위 겨드랑이오목림프관과 림프절로 유입된다. 만약 표면 부위의 림프관이 막힌다면 림프는 안가슴림프절로 유입된다.

신경지배. 유방은 4, 5, 6번째 가슴신경(흉신경, thoracic nerve)에서 나오는 가지에 의해 지배되며, 가슴신경의 가지는 교감성 섬유를 포함한다. 유방에서, 특히 젖꼭지 주위에 많은 수의 체성 감각신경말단이 있다. 흡입에 의해 촉각수용기가 자극되면 시상하부로 흥분이 전달되고, 옥시토신의 분비를 증가시켜 젖 분비를 촉진시킨다.

기능

젖샘은 단지 임신 후기와 출산 뒤에만 활성화되어 젖이 생산된다(수유). 젖 분비는 프로락틴이라는 호르몬에 의해 자극된다.

2. 남성 생식기계

학습목표

이 단원의 학습을 통해서 다음을 이해할 수 있다.

- 고환의 기능과 구조
- 정삭의 구조와 기능
- 정액이 되는 분비물
- 사정의 과정
- 사춘기 남성에게서 일어나는 주요 변화

남성 생식기계는 그림 18-13에서 확인할 수 있다. 남성 생식기기관의 기능은 다음과 같다.

- 정자의 생성, 분화, 저장 등
- 여성 생식기 내로의 정자 이동

요도는 소변배출의 통로이기도 하다.

음낭

음낭은 피부, 섬유조직, 결합조직, 민무늬근으로 된 주머니이다. 각각 고환과 부고환 한 개, 정삭의 고환부가 있는 총 두 개의 부분으로 나뉜다. 이것은 앞쪽 넓적다리, 음경 뒤, 두덩결합 아래에 위치한다.

고환

고환(그림 18-14 A, B)은 여성의 난소에 상응하는 남성의 생식샘이다. 고환은 길이 4.5cm, 너비 2.5cm, 두께 3cm이고, 정삭에 의해 음낭에 걸려 있다. 고환은 3개의 조직층으로 둘러싸여 있다.

고환집막(tunica vaginalis). 고환집막은 고환 바깥을 싸는 이중막이고, 배막과 골반막으로 증식한다. 태아 초기, 고환은 콩팥 바로 아래 배공간의 허리등뼈부에서 발달한다. 그 다음 고환은 배막, 혈관, 림프관, 신경과 정관을 싸며 음낭으로 내려간다. 결국 배막은 고환을 둘러싸고, 음낭에서 배막으로부터 떨어진다. 고환에서 음낭으로 이어지는 부분은 8개월령의 태아시기에 완전해진다.

흰색막(tunica albicans). 고환집막 바로 아래에서 고환을 싸고 있는 섬유성 막이다. 고환의 샘구조를 작은엽으로 나누며 안쪽으로 사이판을 형성한다.

혈관막(tunica vasculosa). 복잡한 결합조직에 의해 지지되는 모세혈관의 네트워크로 구성된다.

고환의 구조

하나의 고환은 200~300개의 작은엽으로 구성되고, 각 작은엽 안에는 정세관(seminiferous tubule)이라는 생식상피세포로 구성된 1~4개의 복잡한 고리가 있다. 사춘기 이후 세관 사이에는 테스토스테론(testosterone)을 분비하는 사이질세포(간질세포, interstitial cell)가 있다. 고환의 위쪽

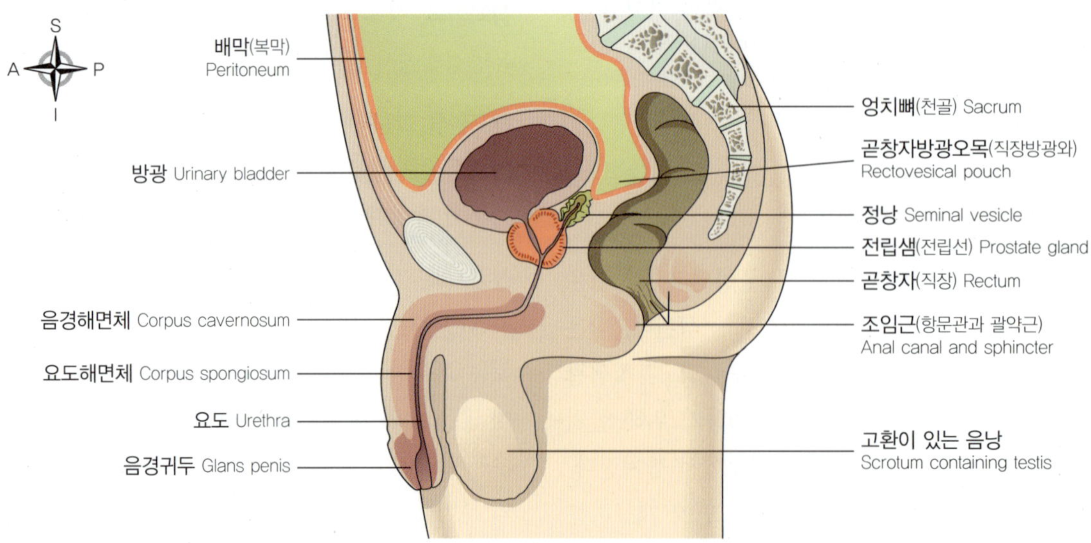

그림 18-13 남성 생식기와 관련 구조

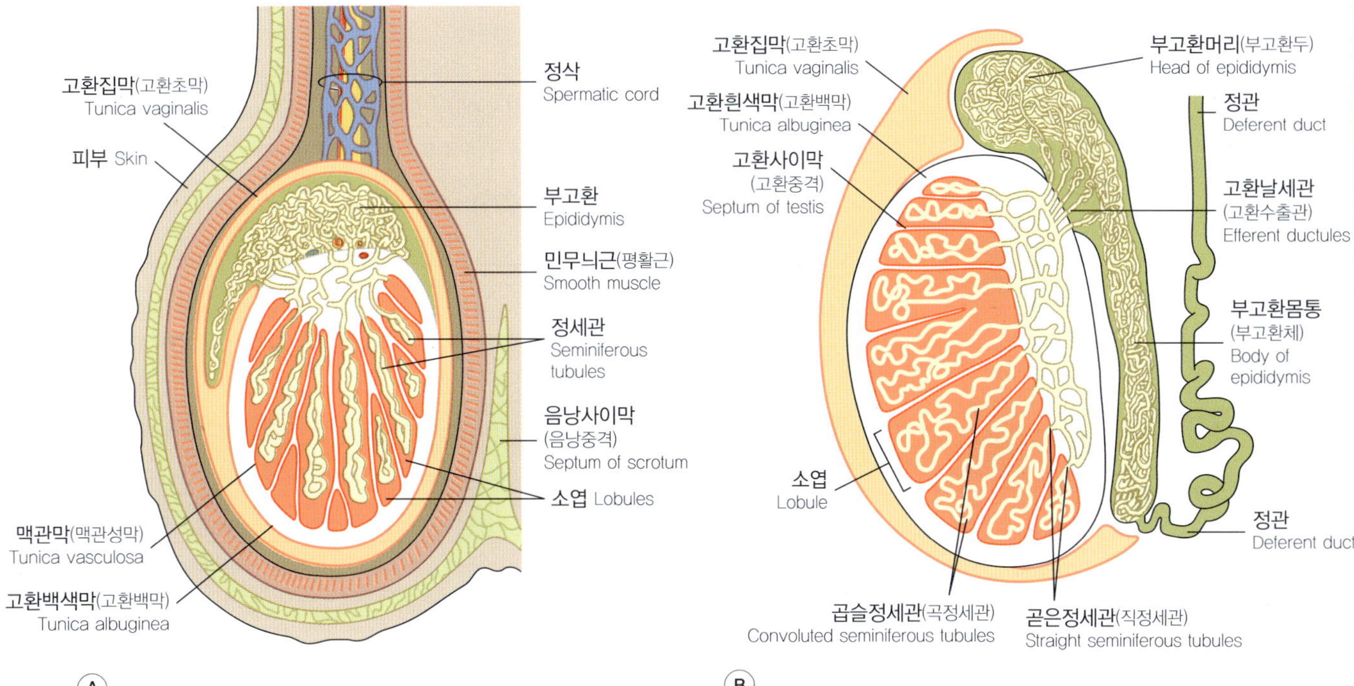

그림 18-14 고환. A. 고환의 단면과 싸고 있는 막 B. 고환의 세로 단면과 정관

끝에서 세관은 단일세관을 형성하기 위해 결합한다. 전체 길이 6cm 정도의 세관은 많은 주름이 있고, 부고환을 가득 채운다. 세관은 정삭에서 정관으로 바뀐다. 혈관과 림프관은 정삭에서 고환으로 지나간다.

기능

정자는 고환의 정세관에서 생산되고, 정자가 저장되는 부고환에서 성숙한다. 정자 생산을 조절하는 호르몬은 뇌하수체 앞엽의 난포자극 호르몬이다. 성숙한 정자(그림 18-15)는 머리, 몸통, 운동성을 위한 긴 채찍 같은 꼬리가 있다. 머리는 DNA가 포함된 핵으로 거의 가득 차 있다. 또 정자는 난자의 바깥 막을 통과해서 핵에 도달해 융합할 수 있는 효소를 가지고 있다. 정자의 몸통은 여성 생식관을 따라 정자를 이동시키는 꼬리의 추진력을 위해 미토콘드리아로 가득 채워져 있다.

정자 발생은 정상 체온보다 약 3℃ 정도 낮은 체온에서 잘 일어난다. 고환은 배안 밖에 위치하기 때문에 시원하고, 음낭의 얇은 바깥막에는 보온효과가 있는 지방은 거의 없다. 고환은 배안 밖에 위치하기 때문에 시원하고, 음낭의 얇은 바깥막에는 보온효과가 있는 지방은 거의 없다.

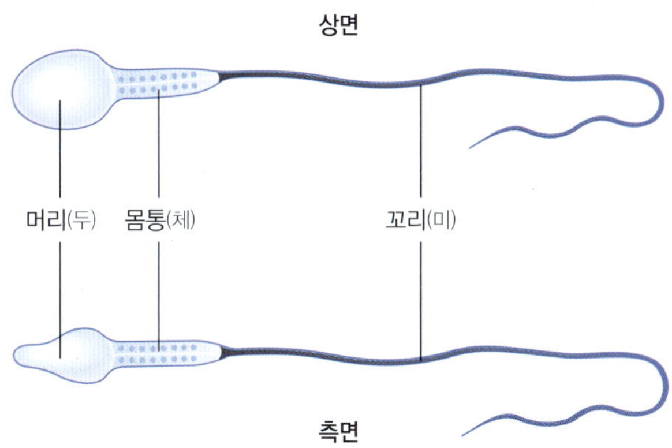

그림 18-15 정자

난자를 형성하는 난모세포가 출생 이전에 이미 생성되어 있는 여성과는 달리, 남성은 사춘기를 시작으로 일생 전반에 걸쳐 정자를 생성할 수 있다. 연령이 증가하면서 노화가 진행되면, 남성 호르몬인 테스토스테론의 분비 변화로 정자 형성에 영향을 받게 된다.

정삭

정삭은 음낭에 고환을 매단다. 각각의 정삭은 고환동맥, 정맥, 림프관, 정관과 고환신경이 존재하고, 배안에서 여러 곳에 있는 기시부로부터 정삭을 형성하기 위해 합쳐진다. 평활근초와 결합조직, 섬유조직으로 덮인 정삭은 서혜관을 통과해서 뒤벽의 고환에 붙는다.

혈액 공급, 림프환류, 신경지배

동맥 공급. 고환동맥은 배대동맥으로부터 콩팥동맥의 바로 아래에 분지된다.

정맥환류. 고환정맥(testicular vein)은 배안으로 간다. 왼쪽 정맥은 왼쪽 콩팥정맥에 개구하고, 오른쪽 정맥은 아래대정맥에 개구한다.

림프환류. 대동맥 주위 림프절에 의한다.

신경지배. 10, 11번째 가슴신경으로부터 나오는 가지에 의해 지배된다.

정관

정관의 길이는 45cm 정도이다. 정관은 서혜관을 통해 고환의 위쪽으로 통과해서 사정관(ejaculatory duct)을 형성하기 위해 정낭이 합쳐져 관이 되는 방광의 뒤벽을 향해 중앙으로 달린다(그림 18–16).

정낭

정낭은 방광 뒷면에 위치하는 원주상피층으로 된 2개의 섬유근성 주머니이다(그림 18–16). 정낭의 끝부분에서 짧은 관을 개구하고, 사정관을 형성하기 위해 정세관과 합쳐진다.

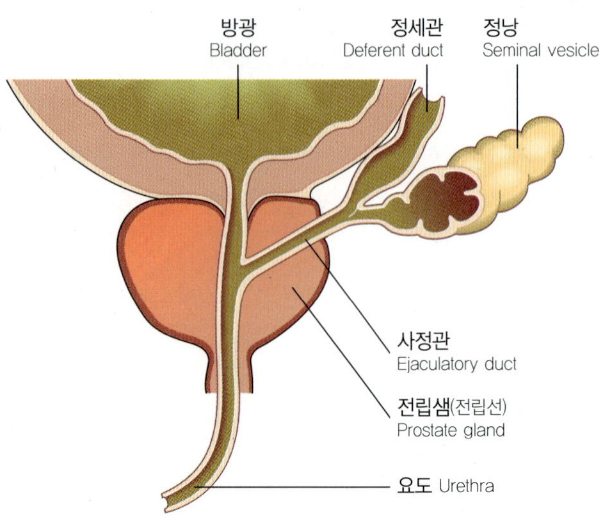

그림 18–16 전립샘의 단면과 생식구조

기능

사정 시 정낭은 수축하고 정액과 들어 있던 내용물을 분출한다. 남성 장기에서 사정된 액체의 60%를 차지하는 정액에는 여성 생식기계를 통해 정자가 이동하는 동안 정자를 지지하는 영양분이 들어 있다.

사정관

사정관은 길이 2cm 정도의 두 개의 관이고, 하나의 사정관은 정낭과 정관에서 관이 합쳐져 형성된다. 사정관은 전립샘(prostate gland)을 통과하여 전립샘요도(prostatic urethra)와 합쳐져 정액과 정자를 요도로 이동시킨다(그림 18–16). 사정관은 정낭과 같은 조직층으로 구성되어 있다.

전립샘

전립샘(그림 18–16)은 뒤쪽 두덩뼈결합, 곧창자 앞쪽의 골반안에 위치하고, 요도의 1/2를 둘러싸고 있다. 전립샘은 섬유성 바깥막, 민무늬근, 원주상피세포에서 분비되는 물질로 구성된다. 소아기 때의 전립샘 무게는 8g이고 연령이 증가함에 따라 전립샘의 무게도 점차 증가한다. 50대의 경우, 전립샘의 무게는 40g까지 증가한다.

기능

전립샘은 정액의 약 30%에 해당하는 묽은 우유빛의 액체를 분비한다. 전립샘에는 질 안에서 정액을 농축되게 하는 응고효소가 있어서, 정액이 자궁목 부위 가까이에 남아 있을 가능성을 높인다.

요도와 음경

요도

남성 요도로 소변과 정액, 남성 생식기관의 분비물이 모두 흐른다. 요도는 19~20cm 정도의 길이로 세 부분으로 구성된다. 전립샘요도(prostate urethra)는 방광의 음경방울(요도구)에서 시작되어 전립샘을 통과한다. 막성요도(membranous urethra)는 가장 짧고 좁은 부분이며, 전립샘에서 회음막을 통과한 뒤 음경 확장 부위까지 뻗어 있다. 해면질 또는 음경요도부(penile urethra)는 음경의 요도해면체 안에 위치하고 귀두(glans penis)의 바깥 음경방울에서 끝난다. 요도조임근(urethral sphincter)은 두 가지가 있다(그림 18–17). 안조임근은 전립샘 위쪽 방광목에서 민무늬근섬유로 구성된다. 바깥조임근은 막성 부위를 둘러싸며 뼈대근 육섬유로 구성된다.

음경

음경(그림 18-17)에는 뿌리와 체부가 있다. 뿌리는 회음부에 있고 체부는 요도를 싸고 있다. 음경은 발기조직과 민무늬근으로 구성된 3층의 원주상이다. 발기조직은 섬유조직에 의해 지지되고 피부에 의해 싸여 있으며 충분한 혈액 공급을 받는다.

음경해면체(corpus cavernosa)와 요도해면체(corpus spongiosum)라는 두 개의 기둥이 있고, 그 기둥 사이에 요도가 있는 기둥이 지난다(그림 18-18 A). 끝에서 귀두라는 삼각형 구조로 넓어진다. 귀두 바로 위쪽 피부는 자체적으로 주름져 있고, 두 층으로 된 유동성인 음경(포피)껍질(prepuce)을 형성한다. 동맥혈은 안음부동맥에서 분지되는 음경의 심부, 배부, 구부동맥(bulbar artery)에 의해 공급된다. 정맥혈은 속음부정맥(내음부정맥, internal pudendal vein)과 속엉덩정맥으로 유입된다. 음경은 자율신경과 체성신경 모두에 의해 지배된다. 세동맥 확장과 정맥 수축에 의해 일어나는 부교감신경 자극은 해면질 발기조직(그림 18-18 B)을 혈액으로 가득 채워 음경에 혈액 유입을 증가시키고 환류를 막는다. 이로써 음경은 충혈이 되어 발기된다.

사정

남성극치감(오르가즘) 동안 일어나는 사정 시, 정자는 부고환으로부터 나가 정관, 사정관, 요도를 통해 이동한다. 정액은 정관벽에 있는 평활근의 강하고 규칙적인 수축에 의해 일어나고, 근 수축은 교감신경계에 의해 일어난다. 정낭과 전립샘에 있는 근육의 수축에 의해 사정액이 생식관을

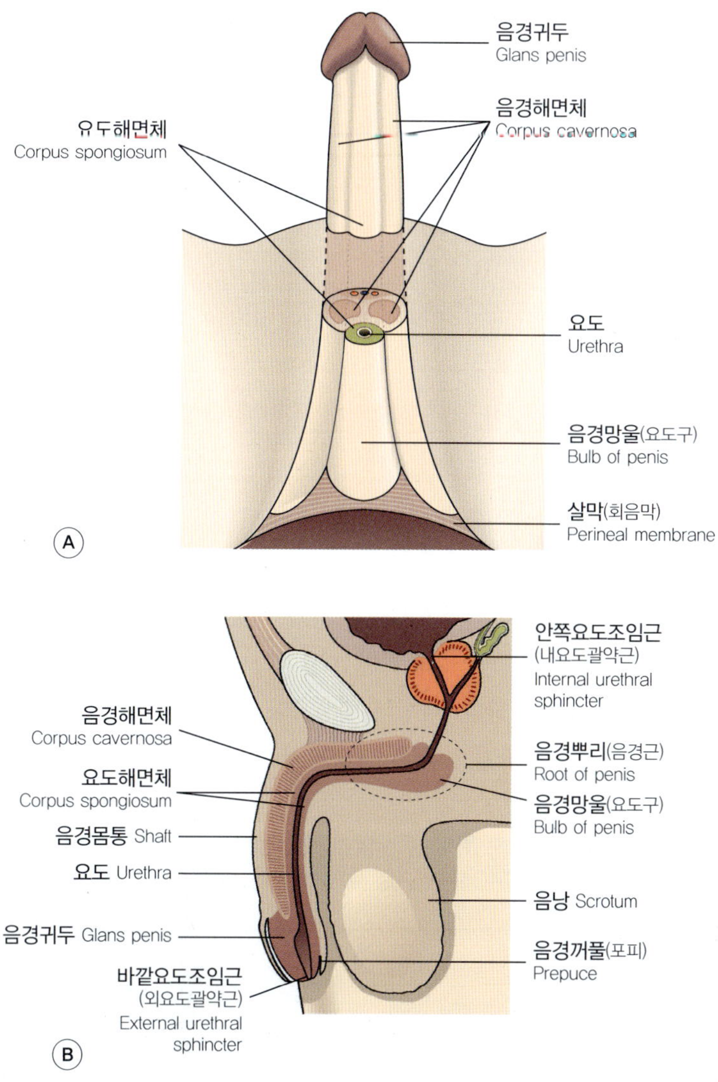

그림 18-17 음경. A. 아래에서 본 그림 B. 측면에서 본 그림

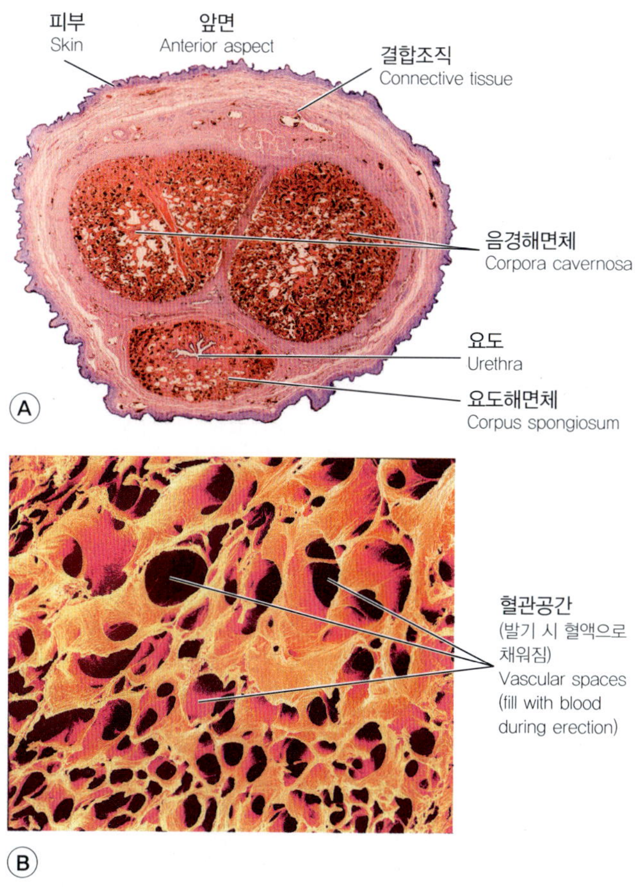

그림 18-18 음경. A. 횡단면(광학현미경) B. 발기조직(전자현미경)

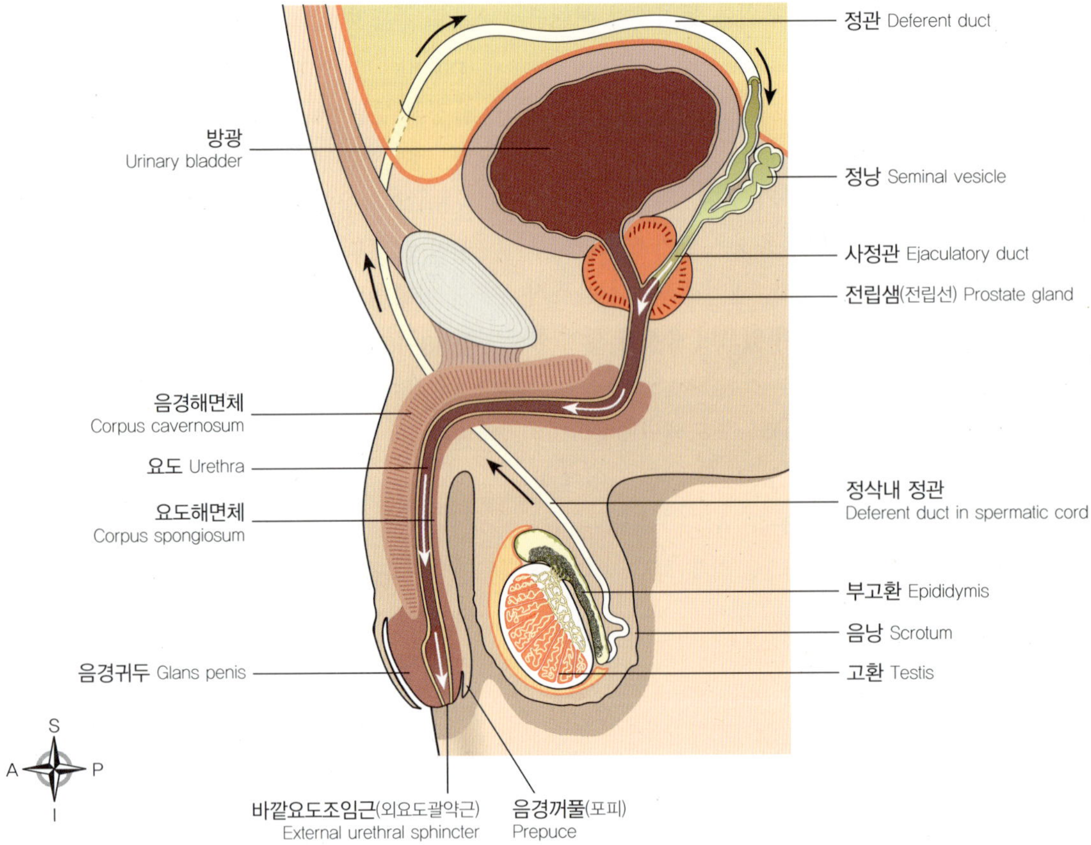

그림 18-19 남성 생식기계의 단면. 화살표는 사정 시 정자가 이동하는 길

통과한다. 이런 과정은 바깥요도조임근을 통해 정액을 방출시킨다(**그림 18-19**).

정자는 최종 사정액의 10%만을 차지하고 나머지는 요도 점막에서 생산되는 점액뿐만 아니라 정액, 전립샘액으로 구성된다. 정액은 질의 산도를 중화시키기 위해 약알칼리성이다. 정상 사정액에서 2~5mL의 정액이 생산되고, 1mL당 4천만~10억 개의 정자가 들어 있다. 사정이 되지 않는다면, 정자는 몇 달 뒤 점차 생식능력을 잃고, 부고환에 의해 재흡수된다.

남성 사춘기

사춘기는 10~14세 사이에 일어난다. 뇌하수체 앞엽으로부터의 황체형성 호르몬은 고환에서 테스토스테론의 생산을 증가시키기 위해 고환의 사이질세포를 자극한다. 이 호르몬은 신체 발달과 성적 성숙에 영향을 미친다. 사춘기에 나타나는 변화는 다음과 같다.

- 근육과 뼈의 성장이 나타나고 키와 몸무게가 증가한다.
- 후두가 비대하고 목소리가 낮아진다.
- 얼굴, 겨드랑이, 가슴 부위, 배, 음부에 털이 난다.
- 음경, 음낭, 전립샘이 비대한다.
- 정세관이 성숙하고 정자를 생산한다.
- 피부가 두터워지고 매끄러워진다.

남성에게 있어서 생식능력과 성적능력은 노화와 함께 점점 감소한다. 대개 50대 초반부터 시작되며 테스토스테론의 분비가 감소한다. 여성의 폐경기와 같은 기간이 남성의 경우에는 나타나지 않는다.

3. 인간의 성장(발달)

학습목표

이 단원의 학습을 통해서 다음을 이해할 수 있다.

- 배아기, 태아기, 수정란(zygote), 포배(blastocyst)의 개념
- 배아기와 태아기 발달의 주요단계

자궁내 성장기 동안의 영향

초기 3개월

태아는 최초의 수정란(1개의 세포)에서부터 3조(trillions)개의 세포로 분열하고 서로 다른 조직으로 성장하여 태어난다. 세포는 임신 초기(12주) 동안 특정조직으로 분화하고 신체를 구성하는 기관으로 조직화되는데 12주차의 태아와 40주차의 태아를 비교했을 때 12주차의 태아가 매우 작지만 형태적으로는 40주차와 매우 유사한 모습을 보인다.

임신후기

임신후기, 태아는 출생후 독립적인 생활(자립, independent life)을 위해 6개월 동안 빠른 성장을 하게 된다(**표 18-1**).

4. 노화와 생식기계

학습목표

이 단원의 학습을 통해서 다음을 이해할 수 있다.

- 여성의 생식기계에 노화가 미치는 영향
- 남성의 생식기계에 노화가 미치는 영향

여성 생식기계와 노화

여성은 45~55세 사이에 난자 공급이 전부 소진되고 에스트로겐 호르몬 분비 또한 감소된다. 이 시기에 여성의 생식주기는 중단되고 생식능력은 저하되어 폐경기로 진입한다. 폐경기 동안 에스트로겐 분비는 감소하지만 난소의 기능저하에 대응하기 위해 시상하부 및 뇌하수체에서 성샘 자극호르몬(고나도트로핀, gonadotrophin)의 분비가 증가된다. 중년기로 진입하면서 여성의 생식능력이 감소할 뿐만 아니라 유방의 크기 역시 감소한다. 외음부의 위축 및 섬유화가 진행되면 병원체의 감염이 쉽게 일어나고 악성 종양이 발생할 가능성이 커진다. 질벽은 얇아지고 주름이 감소하며 질샘의 분비 또한 감소된다.

남성 생식기계와 노화

남성 생식기계의 경우, 여성의 폐경기와는 다른 변화를 거친다. 남성 호르몬인 테스토스테론의 분비가 50대부터 감소하여 생식능력 및 성욕 등이 감소하지만, 정자생산능력은 계속적으로 유지할 수 있기에, 고령에도 불구하고 자손번식(be able to father a child)이 가능하다.

표 18-1 배아기/태아기 발달의 주요 특징

개월수	길이	무게	특징
1개월	5mm	0.02g	심장박동, 호흡기관 및 소화기관 형성 시작, 신경관으로부터 신경계 발달, 팔다리싹(limb buds) 형성 시작
2개월	28mm	2.7g	내분비샘 형성 시작, 호흡기관, 혈관계의 완성(vascular system laid down), 심장 발달, 피부 및 손톱, 땀샘 등이 관찰, 뼈 형성을 위한 연골 등장, 사람의 얼굴 형성
3개월	78mm	26g	골수에서 적혈구 생성, 뇌와 척수의 구조 관찰, 골화 및 근육 형성 시작, 생식샘 형성 시작(여성의 경우 난소, 남성의 경우 고환)
4개월	133mm	150g	모발 형성, 눈과 귀의 형성, CNS 신경계 발달, 관절형성
9개월	346mm	3.2kg	출생 후, 신체기관들은 미성숙 상태이지만, 기능은 갖추고 있는 상태. 심혈관계와 호흡기계 등은 적응단계가 필요하다.

5. 성매개감염

학습목표

이 단원의 학습을 통해서 다음을 이해할 수 있다.
- 성매개감염에 대한 주요 원인
- 성매개감염의 영향

생식기계의 감염은 다음과 같이 분류된다.

- 대체로 Staphylococci, Streptococci, Coli form bacteria, Clostridium perfringens과 같은 미생물이 혼합되어 일어나는 비특이적 감염
- 임균(Nesseria gonorrhoeae), 트리코모나스균(Trichomonas vaginalis), 클라미디아(Chlamydia), 헤르페스 바이러스(Herpes virus), 인체면역결핍 바이러스(HIV), B형 간염을 유발하는 미생물에 의한 특이적 감염

성매개감염을 일으키는 미생물은 몸 바깥에서 오랫동안 생존할 수 없으며, 중간숙주가 없다.

클라미디아

클라미디아 트라코마티스(Chlamydia trachomatis)는 자궁목 부위의 염증을 일으킨다. 감염은 생식관을 통해 위쪽으로 번지고 골반안에 염증을 일으킨다. 이 미생물은 남성에서 요도염을 일으키며 위쪽으로는 부고환까지 퍼진다. 클라미디아 감염은 다른 성매개질병과 결합되어 나타난다. 이 세균은 눈에 감염되어 눈을 멀게 하는 트라코마(trachoma)를 일으킨다.

임질

임질은 임균(Nesseria gonorrhoeae)에 의해 생기며, 생식관과 요도관의 점막에 영향을 미친다. 남성에서 화농성 요도염이 일어나 전립샘, 부고환, 고환으로 퍼진다. 여성에서는 바깥음부샘, 질, 자궁목 부위에서 자궁몸통, 난관, 난소, 배막으로 퍼진다. 여성에서 치유과정에 나타나는 섬유화는 난관을 막아 불임을 유발한다. 남성에서 임질은 요도협착을 일으킨다.

비접촉성 전이로 감염되어 모체로부터 태어나는 아기는 신생아 안염이 생길 수 있다. 질을 통해 이동하여 태아의 눈에 감염된다.

매독

매독은 매독균(Treponema pallidum)에 의해 일어난다. 현재 매독환자를 거의 찾을 수 없다고 하더라도, 증상이 나타나는 3단계로 나누고 있다. 1단계 증상은 몇 주간의 잠복기 뒤 바깥음부, 질, 배막, 음경과 입 주위 등의 감염 부위에서 궤양이 나타난다. 여성의 경우 궤양이 안쪽에 있다면 발견할 수 없다. 몇 주 뒤에 궤양은 자연적으로 가라앉는다. 2단계 증상은 감염 뒤 3~4달에 바깥 생식기와 질 벽에 피부 발진과 구진이 나타난다. 이런 증상은 몇 달 뒤에 가라앉고 몇 년의 잠복기가 있다. 3단계에서는 신경계를 포함해 여러 기관에서 나타나며 마비를 일으킬 수도 있다.

객담 안에 병원균이 있는 1단계와 2단계에서 성 접촉성 감염이 발생할 수 있다. 선천성 전이는 감염된 모체로부터 태반을 통해 태아가 감염되어 발생한다. 감염부에서 혈액으로 병원균이 이동한 뒤 잠복기에 있는 사람의 혈액에 의해 갑작스럽게 감염이 전이된다.

트리코모나스

이 원충은 급성 바깥음부질염을 일으킨다. 대개 성적 접촉을 매개로 일어나고 임질이 있는 여성에서 같이 나타난다.

칸디다증

칸디다알비칸스라는 효모는 보통의 질에서 공생하고 문제를 일으키지 않는다. 정상적으로 질의 산도는 이 효모가 활성화되는 것을 막지만 어떤 상황에서는 증식해서 칸디다증을 유발한다. 촉진시키는 요인은 다음과 같다.

- 질의 pH를 낮게 유지하는 박테리아의 항생제 치료
- 임신
- 면역체계 기능 감소

후천성 면역결핍증(AIDS)과 B형 간염

바이러스가 성적 접촉으로 전이되지만 감염의 국소적인 증상은 없다. AIDS와 HIV에 대한 설명은 15장에, B형 간염에 대한 설명은 12장에 있다.

생식기헤르페스

생식기 감염을 일으키는 헤르페스 바이러스에는 Herpes simples 2(HSV-2)가 있다. 처음 감염 시에는 작은 형태로 발견되고 두통과 발열이 나타난다. 생식기헤르페스는 뒤뿌리 신경절(후근절, dorsal root ganglia)내에 존재하다가 활성화되기 때문에 재발이 쉬운 바이러스이다.

6. 여성 생식기계 질환

학습목표

이 단원의 학습을 통해서 다음을 이해할 수 있다.

- 골반염질환의 원인과 결과
- 바깥음부의 질병
- 처녀막 막힘증
- 자궁목암의 원인과 영향
- 자궁과 난관의 주요 병리 기전
- 난소에 관한 질병의 원인과 영향
- 여성 불임의 원인
- 여성의 유방에 관한 주요 질병

골반염질환

골반염질환은 성매개감염에 의해 유발된다. 바깥음부질염처럼 시작해서 자궁목, 자궁, 난관과 난소를 향해 위쪽으로 퍼진다. 출산이나 낙태 수술 전 특히, 임신 시 생긴 물질이 남아 있다면 질에 감염되었을 때 위쪽으로 퍼질 수 있다. 골반염질환의 합병증은 다음과 같다.

- 난관폐쇄에 따른 불임
- 배막염
- 장과 자궁 또는 난관 사이 유착에 의한 장폐쇄
- 수막염, 깊은안막염, 화농성 관절염을 일으키는 세균성 혈액
- 관이 막힌다면 바르톨린샘의 고름이나 낭종

자궁목 부위 병변

자궁목암

자궁목 상피안종양이라는 형성 장애는 자궁목관의 편평상피층으로 된 하부 1/3과 분비상피층으로 된 위쪽 2/3가 연결되는 부분의 상피심층에서 시작된다. 형성 장애는 상피세포를 완전히 비후하게 한다. 형성 장애 모두가 악성종양으로 발전되지는 않지만 어떻게 발전할 것인지, 그대로 있을 것인지 나아질 것인지는 예측할 수 없다. 단계별로 명확한 차이는 아니지만 다음과 같은 3단계 형성 장애로 구분할 수 있다.

- CIN 1 = 경한 단계
- CIN 2 = 중간 단계
- CIN 3 = 심한 단계

CIN 3은 침습성 암종으로 발전한다. 초기 전이는 림프절을 통해 일어나고 국소전이는 일반적으로 자궁, 질, 방광, 곧창자에 나타난다. 후기 전이는 혈액을 통해 간, 허파, 뼈로 일어난다.

질병을 발달시키는 데는 15~20년 정도가 걸리고 대개 35~50세 사이에 발생한다. 상당한 부분이 성적 접촉에 의한 종양유발물질에 의해 전이될 것이다. 어린 나이에 여러 사람과 성관계를 자주 가지면 위험하고, 종양유발물질에 노출될 가능성이 증가한다. 장벽피임약(자궁안 피임장치)은 질병을 막는다. 생식기 사마귀가 생기는 사람은 사람유두종 바이러스(HPV)와 관련된 암과 깊은 관련이 있다.

자궁안막의 병변

자궁안막염

자궁안막염은 출산이나 낙태 뒤, 특히 막이나 태반의 분절이 자궁에 남아 있을 때 비특이적인 감염에 의해 일어난다. 또한 자궁안막염은 자궁 안 피임장치(IUD)에 의해 생긴다. 자궁 안 피임장치나 자궁에 남아 있던 물질이 제거되고 나면 염증은 가라앉는다. 감염은 난관, 자궁심층과 같은 골반의 심부구조를 둘러싸며 퍼진다.

자궁안막증

자궁안막증은 난소, 난관, 다른 골반안 장기와 같이 자궁바깥에서 자궁안막조직이 성장하는 것을 의미한다. 자궁안막증처럼, 자궁바깥조직은 월경주기 동안 성 호르몬의 변화에 반응한다. 하부 배안의 난소로 혈액을 흘려 보내고 '초콜릿 낭종'이라는 색깔 있는 낭종을 형성한다. 종창에 의한 간헐적인 동통이 있고, 주기적인 출혈은 섬유조직을 만든다. 난소 자궁안막증은 난소, 자궁, 자궁인대, 장을 포함해서 골반염증을 일으키고 불임과 함께 골반을 유착시킨다. 원인은 명확하지는 않지만 월경기간 동안 혈액이 난관을 통해 자궁에서 배막으로 유입되는 경우가 있다.

자궁안막비대

자궁안막비대는 비만, 에스트로겐 치료, 난소암에서와 같이 높은 에스트로겐 농도와 관련이 있다. 때때로 악성 종양 위험도 증가와 관련이 있다.

자궁안막종

자궁안막종은 50~60세 사이 아이를 낳지 않은 여성(임신

경험이 전혀 없는)에게서 주로 발생한다. 에스트로겐을 분비하는 종양이 있을 때 혈중 에스트로겐 농도가 높기 때문에 비만이거나 고혈압, 당뇨가 있는 여성에게서 발생률은 증가한다. 암은 산재된 덩어리, 국소적인 플라크나 용종으로 발달하고 출혈과 궤양이 나타난다. 자궁안막에는 림프가 존재하지 않기 때문에 다른 골반구조의 국소전이가 일어나기까지 시간이 걸린다.

나중에 원위부 위치변화는 일반적으로 간, 허파, 뼈에서 일어난다. 자궁에 전이되면 물콩팥증(수신증), 사망의 주요 원인인 요독증을 일으킨다.

자궁근층의 병변

샘근육증(선근증)

자궁근조직 내에 자궁내막이 안쪽으로 성장하는 질환으로써 자궁 내 국소 부위에서 자궁강 전체의 비대를 유발한다. 샘근육증은 40~50대 사이에 발병하며 월경곤란증과 월경과다의 원인이 된다.

평활근종

평활근종(섬유양, fibroid; 근종, myoma)은 흔하게 나타나는 양성 종양으로, 다발적으로 발생하는 특징이 있다. 근섬유가 얇게 압착된 형태로 딱딱한 덩어리의 평활근종을 둘러싸고 있으며 종양의 크기는 다양하다. 종양의 크기가 커지면서 종양으로 유입되는 혈액의 양이 증가하게 되어 세포괴사와 섬유화, 그리고 석회화가 동반되어 점차 악화된다. 여성의 가임기 동안 호르몬에 의한 영향을 받으며, 임신한 경우나 피임약을 복용할 때 주로 발생한다. 폐경기 이후에는 발병률이 낮은 편이다. 종양이 커지면서 골반부 불쾌감이 나타나고 잦은 배뇨와 월경과다, 비규칙적인 출혈, 월경곤란증, 생식 기능의 약화 등이 발생한다. 악성 종양으로 전환되는 경우는 드물게 나타난다.

난관과 난소의 병변

급성 난관염

난관염은 난관의 염증을 말한다. 난관염은 일반적으로 자궁과 배안의 감염에 의해 발생한다. 난관은 영구적으로 섬유성 반흔조직으로 남겨져 폐색과 불임을 유발할 수 있다. 염증은 난소와 배안으로 퍼진다.

자궁바깥 임신

수정된 난자가 자궁 밖, 주로 난관에서 착상되는 것이다. 태아가 자라면서 난관은 찢어지고 난관에 있던 내용물이 배안으로 들어가 급성 염증(복막염)과 배안에 심한 출혈을 일으킨다.

난소암

난소암은 20~45세 사이에 발생하고 대부분 양성이다. 일반적으로 45~65세에 발생하며 경계성 악성 종양(lawgrade cancer)과 프랭크(frank) 악성 종양으로 구분된다. 선진국과 사회경제적으로 상위 그룹에서 더 잘 발생한다. 임신과 경구피임약에 의한 배란조절은 월경의 배란주기를 감소시키기 때문에 예방효과가 있다. 난소암 발생에 기여하는 세포에는 상피세포, 생식세포, 호르몬 분비세포로 3가지 종류의 세포가 있다.

전이성 난소종

난소종은 일반적으로 다른 골반안 장기와 유방, 위, 췌장, 쓸개관으로 원발성 종양을 전이시킨다.

여성 불임

불임은 다음의 원인 때문이다.

- 골반염증질환의 결과로 난관이 막힘
- 자궁의 뒤기울어짐(후경증)과 같은 해부학적인 기형
- 내분비 요인(예: 분비샘과 월경주기를 조절하는 호르몬의 이상은 배란이나 자궁주기를 방해할 수도 있다.)
- 신경성 식욕부진(예: 저체중 또는 영양실조)
- 자궁안막증

유방질환

유방염

급성 비화농성 유방염

수유기 동안 발생하며, 유방의 통증성 울혈과 부종과 관련있다. 호르몬으로 시작된다.

급성 화농성 유방염

아기가 젖꼭지를 빨 때 젖꼭지에 생긴 찰과상을 통해서 병원균이 들어간다. 가장 일반적인 원인균은 병원에서 감염되는 황색포도알균(Staphylococcus aureus)과 화농사슬알균(Streptococcus pyogenes)이다. 감염은 각 엽의 유관을 따라 퍼져 국소적인 종창과 발열을 일으킨다. 치유되지 않으면 만성이나 화농의 형태가 될 수도 있다.

유방암

양성 종양

대부분의 유방암(90%)은 양성이다. 양성 섬유성 상피종은 가장 흔한 유형으로 사춘기 이후 언제든지 발생하며, 30대에 가장 많이 발생한다. 일부는 낭성이고 일부는 폐경에 가까운 여성에서 발생하는 액성이다. 양성 종양은 분비세포, 섬유성 조직 또는 분비관으로부터 시작된다.

악성 종양

종양의 가장 흔한 타입은 유방의 바깥쪽 위쪽 1/4에서 발견되는 무통성 덩어리이다. 종양 주위에서 젖꼭지의 퇴화, 괴사, 피부의 궤양을 일으킬 수도 있는 상당한 양의 섬유화가 일어난다. 일반적으로 35~70세 사이에서 증가한다.

초기 전이는 유방아래부로 림프를 통해 겨드랑이와 안가슴림프절로 일어난다. 국소적으로 흉근과 가슴막으로 침투한다. 뒤에 혈액을 통한 전이는 여러 장기와 뼈, 특히 가슴등뼈와 허리등뼈에서 일어난다. 유방암의 원인은 밝혀지지 않았지만 중요한 소인은 높은 에스트로겐의 농도이다. 초경은 빠르고 폐경이 늦은 여성과 임신 경험이 없는 여성은 일생 동안 월경주기가 더 많고 매달 주기의 증식기 동안 나타나는 에스트로겐 농도를 급상승시키기 때문에 정상인보다 위험도가 높다. 유방암은 유전적인 경향이 있기 때문에 유방암 종양의 발병위험도가 상당히 높게 나타난다. 전체 유방암의 1%는 남성에서 발생한다.

7. 남성 생식기계 질환

학습목표

이 단원의 학습을 통해서 다음을 이해할 수 있다.

- 음경과 요도감염의 원인
- 고환의 주요 병리
- 전립샘의 질환
- 남성 불임의 주요 원인

음경감염

귀두와 음경껍질의 감염은 특이성 감염이나 비특이성 감염에 의해 일어날 수 있다. 비특이성 감염 중 귀두염은 위생부족에 의해 발생하며, 특히 포경염의 경우에는 음경껍질의 구멍이 너무 작아 정상적인 퇴화가 일어나지 않는다. 감염이 만성화되면 음경껍질에 섬유화가 일어나고 귀두염이 심해진다.

요도감염

임균성 요도염은 특이성 감염 중 가장 흔하다. 비특이성 감염은 방광염에서 퍼지거나 카테터 삽입 시, 방광경검사 또는 수술 시에 일어난다. 모든 타입이 전립샘, 정낭, 부고환과 고환을 통해 번진다. 만약 염증이 만성화가 된다면 섬유화는 요도 협착이나 폐쇄를 일으켜 소변이 지체된다.

부고환과 고환

감염

비특이성 부고환염과 고환염은 일반적으로 전립샘 절제 뒤 요도감염으로부터 번진다. 병원균은 정관이나 림프를 통해 번진다.

특이성 부고환염. 대개 특이성 부고환염은 요도로부터 이동되는 임질에 의해 일어난다.

고환염. 일반적으로 고환염은 귀밑샘의 홍역 바이러스, 혈액매개에 의해 일어난다. 부종을 동반한 급성 염증은 귀아래샘 종창이 나타난 뒤 약 1주일경에 나타난다. 염증은 대개 편측성이지만 만약 양쪽 방향성으로 나타난다면 정세관의 생식상피에 심한 손상을 주어 불임을 일으킨다.

잠복고환증

배아기 동안 배안 내에서 고환이 발달하지만 출생 전에 음낭으로 내려간다. 만약 음낭으로 내려가지 않거나 올바른 위치로 내려가지 않는다면 불임을 초래하고 고환암의 위험이 증가한다.

음낭수종

음낭수종은 음낭종창의 가장 일반적인 원인이고 고환집막에 장액을 축적시킨다. 발병은 통증이 있는 급성이거나 만성이다. 선천적이거나, 부고환염이나 고환염에 수반하는 이차적인 질병이다.

고환암

고환암의 대부분은 악성이고 젊은 남성에게서 가장 흔한 악성 종양이다. 고환암은 고환이 음낭으로 내려가지 않거나 음낭으로 늦게 내려가는 경우 유년기나 초기 성인기에 발생한다. 종양은 오랫동안 국소적으로 남아 있지만 결국 골반이나 배안림프절을 통해서 번지고 혈액에 의해 더 넓게 번진다. 때때로 호르몬 분비 종양이 생겨 남아에서 엄청난 성장을 일으킨다.

전립샘

감염

급성 전립샘염은 카테터 삽입, 방광경검사, 요도 확장이나 전립샘 수술 뒤 비특이성 감염에 의해 일어나고 요도나 방광에서 번진다. 급성 감염 뒤에 만성으로 이어진다. 치유되는 동안 전립샘의 섬유화가 일어나 요도 협착이나 폐쇄를 일으킨다.

양성 전립샘 비대

요도 주변부는 증식형 결절로 형성되어 소변의 흐름을 막아 요를 축적시킨다. 요도협착은 배뇨 동안 방광이 완전히 비워지지 않는 경우, 감염의 원인이 되고, 위쪽으로 번져 깔때기콩팥염(신우신장염)과 다른 합병증을 일으킨다. 전립샘 비대는 50세 이상 남성에서 흔하고 70세 이상 남성의 70%까지 영향을 끼친다. 안드로겐 분비 감소에 따른 노화 과정의 가속화가 원인이지만 확실하지는 않다.

악성 전립샘종

상대적으로 50세 이상의 남성에서 사망에 이르는 원인 중 흔한 원인이다. 종양유발물질이 밝혀지지는 않았지만 안드로겐과 에스트로겐 균형의 변화나 바이러스로 추정한다. 골반안이나 배안림프절에서 림프에 의해 전이가 일어나기 전 국소조직으로 넓게 퍼진다. 뼈에서 혈액에 의해 일어나는 전이가 일반적이고 파골보다 골의 생성이 일반적인 특징이다. 정맥벽을 따라 퇴화가 일어나기 때문에 허리등뼈가 흔한 발생 부위일 수도 있다. 뼈의 전이가 악성 전립샘암의 첫 번째 특징이다.

유방

남성의 유방조직은 주로 기질과 관으로 구성되어 있다.

여성유방증

여성유방증은 남성에서 유방조직에 비대가 일어나는 것이다. 대개 한쪽 방향성으로 발생하며 양성이다. 사춘기와 노년기 남성에서 흔히 발생하고 다음과 관련이 있다.

- 특히 높은 에스트로겐 농도와 관련 있는 내분비계 질병
- 간경화증
- 영양실조
- chlorpromazine, spironolactone, digoxin과 같은 몇몇 약물
- 고환이 위축되고 정자발생이 사라지는 유전질환인 클라인펠터 증후군(Klinefelter syndrome)

악성 종양

악성 종양은 노년기 소수의 남성에서 발생한다.

남성 불임

남성 불임은 다음과 같은 원인에 의해 많이 일어난다.

- 내분비계 질환
- 정관의 폐쇄
- 성관계 중 발기나 사정곤란
- 정관절단술
- 이온화 방사선, 화학요법, 다른 약물에 의한 정자 발생 억제

APPENDIX

부록
Appendix

정상치 Normal values

생물학적인 측정치 중 책에서 인용되는 몇 개를 적어놓았다. 여기에 적혀 있는 정상치가 다른 책에서는 약간 다르게 명시되어 사용될 수도 있다.

미터법 측정, 단위와 SI 기호

이름	SI 단위	기호
길이	meter	m
질량	kilogram	kg
물질의 양	mole	mol
압력	pascal	Pa
에너지	joule	J

단위의 십진배수와 음의 십진배수는 표준접두어로 표시한다.

배수	접두어	기호	음의 배수	접두어	기호
10^6	mega	M	10^{-1}	deci	d
10^3	kilo	k	10^{-2}	centi	c
10^2	hecto	h	10^{-3}	milli	m
10^1	deca	da	10^{-6}	micro	μ
			10^{-9}	nano	n
			10^{-12}	pico	p
			10^{-15}	femto	f

압력의 변환 표(예: 모세관압력)

1mmHg = 0.13kPa
1mmHg = 7.5kPa
35mmHg = 4.7kPa
25mmHg = 3.3kPa
15mmHg = 2.0kPa
10mmHg = 1.3kPa

수소 이온의 농도(pH)

중성 = 7　산 = 0~7　염기 = 7~14

각 체액의 정상 pH 값의 범위	
혈액	7.35~7.45
타액	5.8~7.4
위액	1.5~3.5
담즙	6.0~8.5
소변	4.5~8.0

성인의 혈장내 구성성분의 정상범위

칼슘	2.12~2.62mmol/L	(8.5~10.5mg/100mL)
염화물	97~106mmol/L	(97~106mEq/L)
콜레스테롤	3.6~6.7mmol/L	(140~260mg/100mL)
글루코오스	3.5~8mmol/L	(63~144mg/100mL)
공복혈당	3.6~5.8mmol/L	(65~105mg/100mL)
칼륨	3.3~4.7mmol/L	(3.3~4.7mEq/L)
나트륨	135~143mmol/L	(135~143mEq/L)
요소	2.5~6.6mmol/L	(15~44mg/100mL)

동맥피의 가스와 전해질

PO_2	12~15kPa	(90~110mmHg)
PCO_2	4.5~6kPa	(34~46mmHg)
중탄산염	21~27.5mmol/L	
H^+ 이온	36~44nmol/L	(7.35~7.45 pH units)

혈압

정상 성인 120/80mmHg

고혈압 140/90mmHg 이상

심박수

휴식 시	60~80/min
굴느린맥	60/min 이하
굴빠른맥	100/min 이상

호흡수

휴식 시	15~18/min
일회호흡량	500mL
무용공간	150mL
허파꽈리환기	15 (500–150) = 5.25L/min

혈액세포수

백혈구	4×10^9/L~11×10^9/L
호중구	2.5×10^9/L~7.5×10^9/L
호산구	0.04×10^9/L~0.44×10^9/L
호염기구	0.015×10^9/L~0.1×10^9/L
단핵구	0.2×10^9/L~0.8×10^9/L
림프구	1.5×10^9/L~3.5×10^9/L
적혈구	
여성	3.8×10^{12}/L~5×10^{12}/L
남성	4.5×10^{12}/L~6.5×10^{12}/L
혈소판	200×10^9/L~350×10^9/L

영양

1kilocalorie(kcal) = 4.182kilojoules(kJ)

1kilojoule = 0.24kilocalories

에너지원	에너지 방출	요구 섭취 비율
탄수화물	1g = 17kJ = 4kcal	55~75%
단백질	1g = 17kJ = 4kcal	10~15%
지방	1g = 38kJ = 9kcal	15~30%

성인의 1일 비타민 요구량

비타민	1일 요구량
지용성	
비타민 A	600~700mcg
비타민 D	10mcg
비타민 E	남성: 10mg 여성: 8mg
비타민 K	1mcg/kg
수용성	
비타민 B_1	0.8~1mg
비타민 B_2	1.1~1.3mg
비타민 B_3	12~17mg
비타민 B_6	1.2~1.4mg
비타민 B_{12}	1.5mcg
엽산	200mcg
판토텐산	3~7mg
비오틴	10~20mcg
비타민 C	40mg

소변

비중	1.020~1.030
배뇨량	1000~1500mL/day

일반적으로 소변에 글루코오스는 없지만, 혈액내 글루코오스 농도가 9mmol/L 이상이면 소변에도 나타날 수 있다.

체온

정상	36.8°C: 겨드랑이 체온
저체온	35°C 이상: 중심체온
사망	25°C 이하

뇌척수액 압력

옆으로 누운 상태 60~180 mmHg

안내압

1.3~2.6kPa(10~20mmHg)

참고문헌 Bibliography

Bain CM, Burton K, McGavigan CJ (2011) *Gynaecology Illustrated* 6th edn Churchill Livingstone

Boron WF, Boulpaep EL (2005) *Medical physiology* Updated edition Saunders: Oxford

Brashers VL (2006) *Clinical applications of pathophysiology: an evidence-based approach* 3rd edn Mosby: St Louis

British Nutrition Foundation. *Nutrition science.* Available online at: http://www.nutrition.org.uk/nutritionscience Available: 8 January 2014

Carroll RG (2006) *Elsevier's integrated physiology* Mosby: Edinburgh

Colledge MR, Walker BR, Ralston SH (2010) *Davidson's principles and practice of medicine* 21st edn Churchill Livingstone: Edinburgh

Cross SS Ed. (2013) *Underwood's Pathology: a Clinical Approach* 6th edn Churchill Livingstone: Edinburgh

Damjanov I (2008) *Pathophysiology* Saunders: Philadelphia

Department of Health (1991) *Dietary reference values of food energy and nutrients for the UK: COMA report* HMSO: London

des Jardins T, Burton GG (2011) *Clinical Manifestations and assessment of respiratory disease* 6th edn Mosby

Folkow B, Svanborg A (1993) *Physiology of Cardiovascular Aging* In Physiological Reviews 73 (4)

Friedman NJ, Kaiser PK (2007) *Essentials of ophthalmology* Saunders: Edinburgh

Gaw A, Murphy MJ, Cowan RA, et al. (2008) *Clinical biochemistry* 4th edn Churchill Livingstone: Edinburgh

Geissler CA, Powers HJ (2011) *Human nutrition* 12th edn Churchill Livingstone: Edinburgh

Guyton AC, Hall JE (2005) *Textbook of medical physiology* 11th edn Saunders: Edinburgh

Huether SE, McCance KL (2012) *Understanding pathophysiology*, 5th edn Mosby: St Louis

Islam N, Strouthidis N, Keegan D, et al. (2009) *Crash course: ophthalmology, dermatology, ENT* Mosby: Edinburgh

Jafek BW, Murrow BW (2005) *ENT secrets* 3rd edn Mosby: London

Kierszenbaum A, Tres LL (2012) *Histology and cell biology: an introduction to pathology* 3rd edn Mosby: Edinburgh

King T (2006) *Elsevier's integrated pathology* Mosby: Edinburgh

Klug WS, Cummings MR, Spencer CA, Palladino MA (2012) *Essentials of Genetics* 8th edn Pearson

Kumar P, Clark M (2012) *Clinical medicine* 8th edn Saunders: Edinburgh

Kumar V, Abbas AK, Aster JC (2013) *Robbins basic pathology* 9th edn Saunders: Edinburgh

Madigan MT, Martinko JM (2006) *Brock Biology of Microorganisms* 11th edn Pearson

Male D, Brostoff J, Roth DB, et al. (2013) *Immunology* 8th edn Mosby: Philadelphia

Martini FH, Nath JL (2012) *Fundamentals of anatomy and physiology* 9th edn Pearson/Benjamin Cummings: San Francisco

Masoro EJ, Austad SN (eds) (2011) *Handbook of the Biology of Aging* 2011 Academic Press

NICE guidelines: *hypertension* http://guidance.nice.org.uk/CG127 Available: 9 January 2014

Patton KT, Thibodeau GA (2013) *Anatomy and physiology* 8th edn Mosby: St Louis

Standring S (2008) *Gray's anatomy: the anatomical basis of clinical practice* 40th edn Churchill Livingstone: Edinburgh

Telser AG, Young JK, Baldwin KM (2007) *Elsevier's integrated histology* Mosby: Edinburgh

Tortora GJ, Derrickson BH (2011) *Principles of Anatomy and Physiology* 13th edn Wiley

Turnpenny P, Ellard S (2012) *Elements of Medical Genetics* 14th edn Elsevier

Vander JF, Gault JA (2007) *Ophthalmology secrets in color* 3rd edn Mosby: St Louis

World Health Organization 2012 *Good health adds life to years. Global brief for World Health Day 2012.* WHO 2012 Geneva. Available online at http://whqlibdoc.who.int/hq/2012/WHO_DCO_WHD_2012.2_eng.pdf (p. 10) Available: 8 January 2014

Young B, Lowe JS, Stevens A, et al. (2006) *Wheater's functional histology: a text and colour atlas* Churchill Livingstone: Edinburgh

찾아보기

INDEX